全国高级卫生专业技术资格考试辅导丛书

外科护理学副主任/主任护师
职称考试强化训练 4000 题

主　编　战　颖　徐雅萍
编　委　武　杰　薛长莹

辽宁科学技术出版社
LIAONING SCIENCE AND TECHNOLOGY PUBLISHING HOUSE

拂石医典
FU SHI MEDBOOK

内容简介

《外科护理学副主任/主任护师职称考试强化训练4000题》按照国家对高级卫生专业技术资格人员的专业素质要求，集中、准确地介绍了外科护理学基础理论和常用护理技术，重点阐述外科常见病防治及护理方法、疑难病例分析、国内外发展现状和发展趋势等前沿信息。本书内容包括外科护理学与外科护理学相关学科的知识点。本书紧扣高级卫生专业技术资格考试大纲，根据大纲对专业知识"了解""熟悉""掌握"的不同层次要求安排简繁，重点突出，是晋升副高级和正高级职称卫生专业人员的考前复习必备用书。

图书在版编目（CIP）数据

外科护理学副主任/主任护师职称考试强化训练4000题/战颖，徐雅萍主编．—沈阳：辽宁科学技术出版社，2020.7
 ISBN 978-7-5591-1517-1

Ⅰ.①外… Ⅱ.①战… ②徐… Ⅲ.①外科学—护理学—资格考试—习题集 Ⅳ.①R473.6-44

中国版本图书馆CIP数据核字（2020）第020984号

版权所有 侵权必究

出版发行：辽宁科学技术出版社
　　　　　北京拂石医典图书有限公司
　　地　址：北京海淀区车公庄西路华通大厦B座15层
联系电话：010-57262361/024-23284376
E – mail：fushimedbook@163.com
印　刷　者：三河市双峰印刷装订有限公司
经　销　者：各地新华书店

幅面尺寸：185mm×260mm
字　　数：819千字　　　　　　　印　张：36.5
出版时间：2020年7月第1版　　　印刷时间：2020年7月第1次印刷

责任编辑：陈　颖　李俊卿　　　责任校对：丁　艾
封面设计：潇　潇　　　　　　　封面制作：潇　潇
版式设计：天地鹏博　　　　　　责任印制：丁　艾

如有质量问题，请速与印务部联系　联系电话：010-57262361

定　　价：128.00元

外科护理学副主任/主任护师职称考试应试必读

目前，高级专业技术资格采取考试和评审结合的办法取得。高级卫生专业技术资格考试实行各省区独立组织、独立命题、自主确定合格标准的考试制度，已经覆盖临床医学、药学、护理、医技等各科室的100多个专业。

一、卫生高级职称考试报名条件

（一）主任医（药、护、技）师

1. 医学中专毕业，在县及以下基层医疗机构工作，受聘副高职务满七年。
2. 医学大学专科毕业，受聘副高职务满七年。
3. 医学大学本科毕业及以上学历，受聘副高职务满五年。

（二）副主任医（药、护、技）师

1. 医学大学专科毕业，在县及以下基层医疗机构工作，从事主治（管）医（药、护、技）师工作不少于七年。
2. 医学大学本科毕业，从事主治（管）医（药、护、技）师工作不少于五年。
3. 取得临床医学硕士学位，从事主治（管）医（药、护、技）师工作不少于四年。
4. 取得临床医学博士学位，从事主治（管）医（药、护、技）师工作不少于二年。
5. 临床医学博士后人员在完成博士后研究工作、出博士后流动站前。

（三）破格条件

符合下列有关条件，申报副主任医（药、护、技）师、主任医（药、护、技）师任职资格不受上述学历和任职年限的限制：

1. 获自然科学奖、国家发明奖、国家科技进步奖的主要完成人。
2. 获省部级科技进步奖二等及以上奖的主要完成人。

二、高级卫生专业技术资格考试简介

1. 高级卫生专业技术资格考试报名时间

高级卫生专业技术资格考试报名时间由各地卫生部门安排，全国不统一时间。

2. 考试内容

主要考核考生应知应会的本专业及相关知识（专业知识与相关专业知识）、国内外发展现状和趋势（学科新进展），以及常见病、复杂疑难病例分析（本专业病种及专业实践能力）等。不指定考试复习用书。

3. 高级卫生专业技术资格考试专业设置

专业知识和专业实践能力考试共设置100多个专业。报考人员报考专业和级别必须与申报评审专业和级别相一致；报考有执业资格要求的，所报考的专业须与本人执业类别、执业范围相一致；报考护理专业，要有护士执业证书。凡报考专业与申报评审专业不符或与执业类别、执业范围不一致的考试成绩，不作为申报评审的依据。

申报评审中医各专业的人员除按《考试专业目录》现有的对应专业或相近专业报考外，其他无对应或相近专业的一律报考"中医内科"专业；申报评审中西医结合各专业的人员除按《考试专业目录》现有的对应专业或相近专业报考外，其他无对应或相近专业的按照西医所设置的对应专业报考。

4. 高级卫生专业技术资格考试形式和题型

全部采用人机对话形式，考试时间为2小时（卫生管理单独加试1小时）。

（1）副高：单选题（含共用题干单选题）、多选题和案例分析题三种题型。

（2）正高：只包括多选题和案例分析题两种题型。

5. 人机对话考试的特点

与纸笔考试不同的是，在人机对话考试中的某些特定情形下，考生作答操作是"不可逆"的。在进行"单选题"的测试过程中，考生是可以随时查看、修改此题型内任何一题的选择答案的，而一旦确认完成作答、进入新的题型时，考生将不能退回到前一测试题型（"单选题"）进行查看和修改答案。对每道案例分析题，只有完成前一个问题才能看到下一个问题，并且在确定进入下一个问题后是无法对前面问题的作答进行查看和修改的（如当确认完成"第1问"，进入"第2问"后，考生无法查看或修改其"第1问"的选择）。

人机对话考试主要测试考生在临床环境中对知识的应用能力，而不是对书本的死记硬背。试题题干内容多数以病例描述为主，考生通过阅读病例，在病例中提取重要信息，然后进行分析诊断作答。因为题目比较灵活，如果概念模糊就容易出错，得分也不会高。

6. 高级卫生专业技术资格考试总分及分数线

总分100分。每个地区的合格分数线并不相同，分数线根据每个地区当年的具体规定比例制定。

三、考试题型介绍

（一）单选题（每题1个得分点）

以下每道考题有5个备选答案，请选择1个最佳答案。

1. 留置中心静脉测压导管后，护理操作错误的是

　　A. 保持引流通畅

　　B. 每日更换输液管道

　　C. 妥善固定导管

　　D. 记录24小时出入液量

　　E. 在中心静脉导管输血或静脉取血时严格无菌操作

（二）多选题（每题2个得分点）

以下每道考题有5个备选答案，每题至少有2个正确答案，多选、少选、漏选均不得分。

1. 外科重症监护病房（ICU）收治对象包括

　　A. 急性传染病患者

　　B. 严重创伤患者

　　C. 严重中毒患者

　　D. 精神病患者

E. 严重代谢紊乱患者

（三）共用题干题（每个提问有 1 个得分点）

以下每道考题有 2~6 个提问，每个提问有 5 个备选答案，请选择一个最佳答案。共 15~20 问，注意总计有多少个提问，就得多少分(15~20 分)。

(1~2 题共用题干)

患者，男性，58 岁。拟行胆总管切开取石＋胆囊切除术。患者既往有高血压病史，入院前口服降压药，血压控制在（150~160）/（80~90）mmHg。

1. 对于该患者血压的处理，正确的是

   A. 无需做任何处理

   B. 降至 150/80mmHg 以下

   C. 降至 140/80mmHg 以下

   D. 继续常规服用降压药

   E. 降至 120/70mmHg 以下

2. 高血压患者在麻醉和手术过程中，若血压骤升达 170/100mmHg，则应警惕

   A. 急性心力衰竭

   B. 急性呼吸衰竭

   C. 急性肝衰竭

   D. 急性肾衰竭

   E. 急性脑水肿

（四）案例分析题

每个案例至少有 3 个提问，每个提问有多个备选答案，其中正确答案有 1 个或几个，每选择一个正确答案得 1 个得分点，每选择一个错误答案扣 1 个得分点，扣至本提问得分点为 0。注意：总计有多少个正确答案，就得多少分（15~20 分）。

(1~3 题共用题干)

患者，女，55 岁，因"右下肢被重物挤压 3 小时，肉眼血尿 1 次"来诊。查体：右下肢皮温降低、感觉异常、弹性减退。

1. 最可能的诊断是

   A. 下肢静脉曲张

   B. 软组织挫伤

   C. 挤压综合征

   D. 股骨干骨折

   E. 骨盆骨折

   F. 肾功能衰竭

2. 不符合挤压综合征临床表现的是

   A. 肢体肿胀明显

   B. 骨擦音及骨擦感

   C. 压痛

   D. 皮温降低

E. 感觉异常

F. 皮温升高

3. 如发现患肢肿胀、压痛，肢体主动活动及被动牵拉活动会引起疼痛，下列处理正确的是

A. 禁止抬高患肢

B. 医师切开减压清除坏死组织

C. 密切观察患肢皮温、血运、感觉、活动

D. 不予以药物治疗

E. 进行按摩和热敷

F. 使用利尿剂

  为了让考生能对外科护理学副主任/主任护师职称考试有更深入的了解，我们根据高级卫生专业技术资格考试大纲目录，按章节精选单选题、多选题、共用题干题、案例分析题4000余道，并对试题的难点部分进行了精练的阐释与解析，条理性强，重点突出，以便考生系统复习和自我检测。

  本书编写过程中，由于医疗、教学、科研工作繁重，难免有不当之处，在此恳请使用本书的读者如发现书中有不足之处，及时与我们联系，便于再版时加以修正。也可以关注我们的公众微信号，我们会根据读者提出的问题定期进行答疑。

  为了让考生能对"人机对话"考试形式有更深入的了解，我们设计了一套全真"人机对话"版模拟试卷，作为本书的免费赠送产品。请扫描本书附带的二维码，关注拂石医典的公众微信号，我们会在公众微信平台发布下载人机对话模拟版试卷的网址，并说明如何安装使用。最后预祝大家顺利通过考试。

联系电话：（010）57262361

E－mail：fushimedbook@163.com

目　录

第一篇　外科护理学 ··· (1)
　　第一章　水、电解质、酸碱代谢失衡患者的护理 ··· (1)
　　第二章　外科休克患者的护理 ··· (12)
　　第三章　重症监测治疗与护理 ··· (22)
　　第四章　麻醉患者的护理 ·· (33)
　　第五章　外科围术期患者的护理 ·· (42)
　　第六章　外科营养支持患者的护理 ·· (52)
　　第七章　外科感染患者的护理 ··· (61)
　　第八章　损伤患者的护理 ·· (71)
　　第九章　肿瘤患者的护理 ·· (81)
　　第十章　移植患者的护理 ·· (90)
　　第十一章　颅脑外科疾病患者的护理 ·· (98)
　　第十二章　颈部疾病患者的护理 ·· (110)
　　第十三章　乳房疾病患者的护理 ·· (121)
　　第十四章　胸部外科疾病患者的护理 ··· (131)
　　第十五章　急性化脓性腹膜炎患者的护理 ··· (142)
　　第十六章　腹外疝患者的护理 ··· (149)
　　第十七章　胃十二指肠疾病患者的护理（胃十二指肠溃疡、胃癌） ···················· (161)
　　第十八章　肠疾病患者的护理（肠梗阻、肠瘘） ··· (175)
　　第十九章　肝疾病患者的护理 ··· (182)
　　第二十章　胆道疾病患者的护理 ·· (191)
　　第二十一章　胰腺疾病患者的护理 ·· (201)
　　第二十二章　腹部损伤患者的护理 ·· (203)
　　第二十三章　周围血管疾病患者的护理 ·· (211)
　　第二十四章　泌尿外科疾病患者的护理 ·· (222)
　　第二十五章　骨与关节疾病患者的护理 ·· (242)

第二篇　外科护理学相关学科 ··· (261)
　　第一章　护理伦理学 ·· (261)
　　第二章　护理心理学 ·· (273)
　　第三章　护理教育学 ·· (283)

第四章 护理研究 …………………………………………………………………（290）
第五章 社区护理学 ………………………………………………………………（297）
第六章 护理健康教育学 …………………………………………………………（312）
第七章 医院感染护理学 …………………………………………………………（322）
第八章 护理管理学 ………………………………………………………………（347）

答案与解析 ……………………………………………………………………………（359）

第一篇　外科护理学

第一章　水、电解质、酸碱代谢失衡患者的护理

一、单选题

1. 正常人每日皮肤蒸发水量为
   A. 150ml
   B. 350ml
   C. 500ml
   D. 850ml
   E. 1200ml

2. 将体内固体代谢物排出体外至少需要的尿量是
   A. 100~250ml/d
   B. 300~450ml/d
   C. 450~600ml/d
   D. 750~900ml/d
   E. 900~1000ml/d

3. 急性肾衰竭少尿期最主要和危险的并发症是
   A. 低钾血症
   B. 水中毒
   C. 代谢性碱中毒
   D. 高钾血症
   E. 代谢性酸中毒

4. 等渗性脱水患者输入大量等渗盐水时，可出现
   A. 高钠
   B. 高钾
   C. 水中毒
   D. 高氯性酸中毒
   E. 低氯性酸中毒

5. 患者，女性，36岁，不明原因腹胀、呕吐已半年，多于午后发作，吐出隔夜食物，呕吐量较大，吐后舒服，由于长期呕吐除脱水外还会造成
   A. 低钾、高氯性碱中毒
   B. 低钾、低氯性碱中毒
   C. 低钾、低氯性酸中毒
   D. 高钾、低氯性酸中毒
   E. 高钾、低氯性碱中毒

6. 低钾血症的患者可以出现
   A. 反常性碱性尿
   B. 反常性酸性尿
   C. 中性尿
   D. 正常性酸性尿
   E. 正常性碱性尿

7. 以下关于低钾血症的临床体征和症状的描述，错误的是
   A. 肌无力
   B. 反常性酸性尿
   C. ECG示T波低平
   D. 麻痹性肠梗阻
   E. 精神亢奋

8. 高钾血症的表现不包括
   A. 肌肉乏力
   B. 呼吸困难
   C. 代谢性碱中毒
   D. 嗜睡、昏迷
   E. 心律失常
9. 碱中毒易发生手足抽搐是因为
   A. 低氯
   B. 低钙
   C. 低钾
   D. 高钠
   E. 高钾
10. 高钙血症是指血清钙
    A. 高于2.35mmol/L
    B. 高于2.45mmol/L
    C. 高于2.55mmol/L
    D. 高于2.65mmol/L
    E. 高于2.75mmol/L
11. 急性水中毒的患者治疗应该立即输入
    A. 甘露醇
    B. 乳酸钠林格
    C. 低渗盐水
    D. 等渗盐水
    E. 高渗盐水
12. 易发生脱水热的水钠代谢紊乱类型是
    A. 低渗性脱水
    B. 等渗性脱水
    C. 高渗性脱水
    D. 水中毒
    E. 水肿
13. 重度高渗性脱水出现的临床表现是
    A. 口渴
    B. 乏力
    C. 尿少
    D. 眼窝凹陷
    E. 惊厥
14. 低渗性脱水的典型表现是
    A. 尿比重低
    B. 口渴明显
    C. 血清钠降低
    D. 尿内钠离子很少
    E. 血容量下降
15. 低渗性脱水时,体液容量的变化特点为
    A. 细胞外液减少,细胞内液正常
    B. 细胞外液、内液按比例减少
    C. 细胞外液正常,细胞内液减少
    D. 细胞外液轻度减少,细胞内液显著减少
    E. 细胞外液显著减少,细胞内液轻度减少
16. 当患者重度低渗性脱水时,其输液治疗原则正确的是
    A. 补充等渗盐水
    B. 先输血浆,再输高渗盐水
    C. 先输高渗盐水,再输平衡液
    D. 先输高渗盐水,再输血浆,最后输入平衡液
    E. 先输含盐溶液,再输血浆,最后输高渗盐水
17. 机体维持体液酸碱平衡的途径是
    A. 肾素-血管紧张素-醛固酮系统
    B. 下丘脑-垂体-肾上腺系统
    C. 泌尿系统
    D. 抗利尿激素和醛固酮
    E. 血液缓冲系统、肺和肾

二、多选题
1. 关于代谢性酸中毒的治疗,下面说法正确的是
   A. 乳酸性酸中毒主要针对病因,包括纠正循环障碍、改善组织灌注、控制感染、供应充足能量等
   B. 轻度酸中毒常不必使用碱性药物
   C. 经计算的补碱量应一次性快速输入
   D. 纠正酸中毒后应适当补钾
   E. 碱性药物的使用应根据有关的检测结果进行调节
2. 外科最常见的水、电解质和酸碱失衡是
   A. 等渗性脱水
   B. 代谢性碱中毒
   C. 代谢性酸中毒
   D. 低钠血症
   E. 低钾血症
3. 下列属于等渗溶液的是
   A. 5%葡萄糖溶液
   B. 10%葡萄糖溶液

C. 5%碳酸氢钠溶液
D. 1.4%碳酸氢钠溶液
E. 灭菌注射用水

4. 发生代谢性酸中毒时，机体发生的变化有
   A. 呼吸深快
   B. 呼吸浅慢
   C. 体内二氧化碳增多
   D. 肾脏泌 H^+ 增多
   E. 血钾水平上升

5. 以下对水、电解质、酸碱代谢失衡患者做出的护理评估，错误的是
   A. 大量出汗可导致体液及 Na^+ 和 K^+ 的丢失
   B. 严重的低血钾及高血钾均可引起血压下降
   C. 等渗性脱水时，患者会感到恶心、厌食、乏力、少尿、口渴
   D. 尿少且尿比重高提示肾脏严重受损
   E. 若中心静脉压小于 0.49kPa，为右心房充盈不足或血容量不足

6. 有关低钾血症的说法，不正确的是
   A. 血钾低于 3.0mmol/L
   B. 常合并碱中毒
   C. 轻度低钾血症以口服氯化钾为佳
   D. 常合并酸中毒
   E. 休克患者应尽快补钾

7. 下列哪些情况可能发生高钾血症
   A. 洋地黄中毒
   B. 溶血反应
   C. 大量组织破坏
   D. 代谢性酸中毒
   E. 肾衰竭

8. 酸中毒纠正后容易出现的电解质紊乱是
   A. 低钾
   B. 高钾
   C. 低镁
   D. 低钙
   E. 高钙

9. 以下对机体体液平衡及调节作用不大的体液是
   A. 消化道分泌液
   B. 血浆
   C. 滑囊内液
   D. 胸腔内液
   E. 脑脊液

10. 低钾血症的表现有
    A. 恶心、呕吐、腹痛
    B. 腹胀，肠麻痹
    C. 心率快，心律异常
    D. 代谢性碱中毒
    E. 代谢性酸中毒

11. 下列血气分析结果中，符合代谢性碱中毒的有
    A. pH 7.40，$PaCO_2$ 30mmHg，HCO_3^- 16mmol/L
    B. pH 7.40，$PaCO_2$ 35mmHg，HCO_3^- 22mmol/L
    C. pH 7.48，$PaCO_2$ 32mmHg，HCO_3^- 23mmol/L
    D. pH 7.46，$PaCO_2$ 50mmHg，HCO_3^- 35mmol/L
    E. pH 7.48，$PaCO_2$ 36mmHg，HCO_3^- 29mmol/L

12. 体内水分缺乏或丧失时，出现
    A. 细胞外液渗透压降低
    B. 产生口渴感
    C. 尿钠减少
    D. 抗利尿激素分泌增加
    E. 尿量减少

13. 等渗性脱水的处理原则不包括
    A. 消除原发病因
    B. 防止或减少水和钠的继续丧失
    C. 防止血液稀释
    D. 补充血清氯
    E. 用乳酸钠和复方氯化钠补充血容量

14. 高钾血症的心电图改变是
    A. PR 间期延长
    B. QRS 波群增宽
    C. 出现 U 波
    D. ST 段降低
    E. T 波高尖

15. 低钾血症可见于
    A. 手术后较长时间禁食
    B. 术后严重呕吐
    C. 急性肾衰竭少尿期

D. 代谢性酸中毒

E. 大量注射葡萄糖，并与胰岛素合用者

16. 属于高渗液的有
    A. 10%葡萄糖液
    B. 11.2%乳酸钠
    C. 1.4%碳酸氢钠
    D. 5%碳酸氢钠
    E. 林格溶液

17. 对脱水患者做每日输液计划时，应包括下列哪些内容
    A. 脱水量（失衡量）
    B. 每日生理需要量
    C. 1/2 额外丢失量
    D. 已丧失量
    E. 继续丧失量

18. 代谢性酸中毒常见于
    A. 休克
    B. 肾衰
    C. 高钾血症
    D. 肠瘘
    E. 剧烈呕吐

19. 等渗性脱水常见于
    A. 弥漫性腹膜炎
    B. 肠梗阻
    C. 高热、大汗
    D. 大量呕吐、腹泻
    E. 大面积烧伤

20. 下列哪些是脱水的护理诊断
    A. 体液不足
    B. 有受伤的危险
    C. 营养失调
    D. 潜在并发症：低钠性休克
    E. 皮肤完整性受损

21. 等渗性脱水纠正后，容易出现低血钾的原因是
    A. 细胞外液的钾离子移入细胞内
    B. 钾离子排出增多
    C. 细胞外液量增多，钾离子浓度被稀释
    D. 细胞内钾外移停止
    E. 钾摄入减少

22. 在安排补液顺序及速度时，下列说法正确的是

A. 先血浆扩容，后乳酸钠溶液
B. 先 10%葡萄糖后复方氯化钠
C. 先快后慢
D. 见尿补钾
E. 各类液体交替输入

23. 呼吸性酸中毒的病因包括
    A. 全身麻醉、镇静药过量
    B. 使用呼吸机通气量不足或通气障碍
    C. 支气管痉挛、喉痉挛
    D. 慢性阻塞性肺病
    E. ARDS

24. 临床引起低钾血症的常见原因是
    A. 肠梗阻、肠瘘
    B. 代谢性酸中毒
    C. 库欣综合征
    D. 严重的创伤，特别是挤压综合征
    E. 原发性醛固酮增多症

25. 呼吸性酸中毒的治疗措施是
    A. 解除肺不张
    B. 控制肺部感染
    C. 改善通气功能
    D. 静脉滴注碱性药物
    E. 降低吸氧浓度

26. 长期频繁呕吐可致
    A. 脱水
    B. 高钾血症
    C. 低镁血症
    D. 代谢性酸中毒
    E. 代谢性碱中毒

27. 下列属于等渗性碱性液体的溶液有
    A. 11.2%乳酸钠
    B. 1.87%乳酸钠
    C. 5%碳酸氢钠
    D. 1.4%碳酸氢钠
    E. 2∶1 等张含钠液

28. 代谢性酸中毒常发生于
    A. 休克
    B. 肠瘘
    C. 肾衰竭
    D. 高热
    E. 瘢痕性幽门梗阻

29. 下列哪些情况可引起高钾血症

A. 洋地黄中毒
B. 严重挤压伤
C. 输入大量库存血
D. 急性肾衰竭
E. 大面积烧伤

30. 关于静脉补钾的叙述，错误的是
A. 首要的是尿量 30ml/h 以上
B. 浓度不可超过 0.3%
C. 速度不可超过 80 滴/分
D. 总量不可超过 12g/d
E. 严密观察，防止并发症

31. 关于水中毒的治疗，描述错误的是
A. 限制水的入量
B. 脱水利尿
C. 治疗原发病
D. 氯化钠日补充量不应超过 30g
E. 静脉输注等渗盐水

32. 临床常见的导致低渗性脱水的病因是
A. 肠瘘
B. 慢性肠梗阻
C. 急性肠梗阻
D. 长期胃肠减压
E. 大创面的慢性渗液

33. 高钾血症引起心律失常时，静脉注射可选用的药物是
A. 利尿剂
B. 10% 葡萄糖酸钙 + 25% 葡萄糖溶液
C. 5% 碳酸氢钠溶液
D. 5% 葡萄糖溶液 + 胰岛素
E. 5% 氯化钙溶液 + 等量 5% 葡萄糖溶液

34. 重度低渗性脱水的主要表现有
A. 神志不清
B. 肌痉挛性抽搐
C. 休克
D. 血细胞比容下降
E. 尿少，尿比重低于 1.010

三、共用题干题

(1~2 题共用题干)

患者，男，45 岁，因"频繁呕吐、腹泻而出现尿少、头晕、乏力"而入院。BP 85/60mmHg，P 110 次/分，脉搏减弱，神志淡漠，口唇干燥、眼窝凹陷，皮肤弹性差，呼吸深快，血清钠 140mmol/L，血清钾 3.4mmol/L，二氧化碳结合力 14mmol/L，T 波低平。

1. 对该患者的护理评估是
A. 等渗性脱水 + 代谢性碱中毒 + 低钾血症
B. 低钾血症 + 高渗性脱水 + 代谢性酸中毒
C. 低钾血症 + 等渗性脱水 + 代谢性酸中毒
D. 代谢性酸中毒 + 低渗性脱水 + 低钾血症
E. 低渗性脱水 + 低钾血症 + 呼吸性酸中毒

2. 对该患者的护理措施是
A. 应补给 10% 葡萄糖液
B. 应补给生理盐水
C. 应先纠正脱水并给予碱性液体及钾盐
D. 应给予生理盐水、碱性液和氯化钾
E. 给予 10% 葡萄糖液、碱性液和氯化钾

(3~5 题共用题干)

患者，女性，28 岁，因急性肠梗阻频繁呕吐，出现口渴、尿少、眼窝凹陷，血压 90/60mmHg。

3. 该患者的脱水类型是
A. 等渗性脱水
B. 原发性脱水
C. 低渗性脱水
D. 继发性脱水
E. 高渗性脱水

4. 为该患者进行液体疗法，静脉滴注应选用的液体是
A. 5% 葡萄糖液
B. 乳酸钠林格液
C. 5% 葡萄糖氯化钠
D. 复方氯化钠
E. 10% 氯化钠

5. 在纠正该患者脱水的过程中，应特别注意避免发生
A. 低钙血症
B. 低钠血症
C. 低钾血症
D. 低氯血症
E. 低镁血症

(6~9 题共用题干)

患者，女性，36 岁，环卫工人，因高温，出大量汗，未补充水分已有 3 天，现出现明显口

渴、尿少、口干舌燥、眼窝凹陷、皮肤弹性下降、尿比重1.040。

6. 目前,该患者属于
    A. 低渗性脱水
    B. 等渗性脱水
    C. 高钾血症
    D. 高渗性脱水
    E. 低钠血症

7. 目前该患者的表现是中度脱水,失水约是体重的
    A. 1%
    B. 3%
    C. 5%
    D. 7%
    E. 10%

8. 该患者的体重60kg,实际丢失的水约为
    A. 1000ml
    B. 2000ml
    C. 3000ml
    D. 5000ml
    E. 6000ml

9. 补液时,这部分液体第一天给多少
    A. 800ml
    B. 1000ml
    C. 1500ml
    D. 2500ml
    E. 4000ml

(10~12题共用题干)

患者,女性,45岁,因肠梗阻行小肠切除术,术后3天仍恶心、呕吐,无明显腹痛。查体:患者倦怠、乏力,嗜睡,呼吸深而快,T 38℃,P 100次/分,BP 110/90mmHg;全腹膨胀,无肠鸣音,白细胞$8.5×10^9$/L,血清钠140mmol/L,动脉血pH值为7.3,血清钾3mmol/L,腹部透视4~6个气液平面。诊断为术后肠麻痹。

10. 此诱因可能是
    A. 腹膜炎
    B. 手术创伤反应
    C. 代谢性酸中毒、低钾血症
    D. 低钾血症
    E. 肠粘连

11. 该患者心电图可能会有下述哪项改变

    A. T波高而尖
    B. QRS波增宽
    C. PR间期延长
    D. T波低平、ST段降低
    E. QT间期缩短

12. 该患者的治疗重点是
    A. 胃肠减压
    B. 大量抗生素
    C. 手术解除肠粘连
    D. 纠正碱中毒、静脉滴注氯化钾
    E. 纠正酸中毒、静脉滴注氯化钾

(13~15题共用题干)

患者,男性,36岁,因外伤导致右下肢开放性损伤,需大量输血。

13. 为防止枸橼酸钠中毒反应,应该采取下列哪项措施
    A. 口服碳酸氢钠
    B. 两瓶之间输入少量葡萄糖液
    C. 输血前肌内注射异丙嗪25mg
    D. 输库存血1000ml以上时,应静脉注射10%葡萄糖酸钙10ml
    E. 输库存血1000ml以上时,应静脉注射氯化钙10ml

14. 患者出现手足抽搐,指尖麻木及针刺感,发生了
    A. 高钠血症
    B. 低钠血症
    C. 高钙血症
    D. 低钙血症
    E. 低钾血症

15. 血液中钙离子正常范围是
    A. 2.0~2.15mmol/L
    B. 2.15~2.35mmol/L
    C. 2.35~2.55mmol/L
    D. 2.25~2.75mmol/L
    E. 2.85~3.0mmol/L

(16~17题共用题干)

患者,女性,18岁,因减肥2日未进食,自述口渴、口干、尿少色黄。查体:口舌干燥,皮肤弹性差,眼窝凹陷。实验室检查:尿比重1.03,血清钠浓度为155mmol/L。

16. 考虑该患者出现了

A. 轻度高渗性脱水
　　B. 中度高渗性脱水
　　C. 等渗性脱水
　　D. 低渗性脱水
　　E. 重度高渗性脱水
17. 患者目前的治疗措施错误的是
　　A. 尽早去除病因，防止体液继续丢失
　　B. 鼓励患者饮水
　　C. 经静脉补充 5% 葡萄糖
　　D. 经静脉补充 10% 氯化钠
　　E. 观察血清钠动态变化

四、案例分析题

(1~2 题共用题干)
患者，男性，56 岁。胃癌根治术后，遵医嘱禁食水已 5 天，给予静脉输液治疗。
1. 为患者输液的主要目的是
　　A. 补充水分
　　B. 补充营养
　　C. 输入药物，治疗疾病
　　D. 增加循环血量，改善微循环
　　E. 扩充血容量
　　F. 补充电解质和热量
2. 应为患者输入的晶体溶液是
　　A. 5% 葡萄糖
　　B. 0.9% 氯化钠
　　C. 乳酸钠
　　D. 生理盐水
　　E. 复方氯化钾
　　F. 5% 碳酸氢钠

(3~7 题共用题干)
患者，男性，45 岁。肠梗阻致反复呕吐 10 天入院。呼吸浅慢，嗜睡，BP 90/70mmHg，血清钾 2.8mmol/L，血清钠 130mmol/L，pH 7.5，血浆 HCO_3^- 35mmol/L。
3. 该患者酸碱失衡诊断是
　　A. 呼吸性酸中毒
　　B. 代谢性酸中毒
　　C. 呼吸性碱中毒
　　D. 代谢性碱中毒
　　E. 呼吸性酸中毒合并代谢性酸中毒
　　F. 呼吸性碱中毒合并代谢性酸中毒

4. 该患者水、电解质失衡诊断是
　　A. 低钾血症
　　B. 高钾血症、低钠血症
　　C. 高钾血症、高钠血症
　　D. 高钠血症
　　E. 高钾血症
　　F. 低钠血症
5. 该患者心电图表现为
　　A. QT 间期延长
　　B. 出现 U 波
　　C. QRS 波增宽
　　D. PR 间期延长
　　E. T 波降低、低平或倒置
　　F. ST 段降低
6. 在补液时，当尿量小于 30ml/h 时不应补给
　　A. 10% 葡萄糖
　　B. 10% 氯化钾
　　C. 0.9% 氯化钠
　　D. 5% 葡萄糖
　　E. 5% 葡萄糖盐水
　　F. 复方氯化钠
7. 关于补钾的注意事项，正确的是
　　A. 不能口服者可经静脉滴注
　　B. 禁止静脉推注钾
　　C. 尿量超过 60ml/h 方可补钾
　　D. 注意对肾功能的监测
　　E. 浓度不宜超过 40mmol/L
　　F. 成人静脉滴注速度不超过 80 滴/分

(8~9 题共用题干)
患者，男性，44 岁。心搏骤停经抢救后心跳恢复，而后出现呼吸困难，换气无力。
8. 该患者可出现下列哪些结果
　　A. 肺换气功能不足
　　B. 血 pH 低于 7.35
　　C. 血 HCO_3^- 下降
　　D. 血 $PaCO_2$ 增高
　　E. 血 HCO_3^- 正常
　　F. 血 HCO_3^- 增高
9. 对该患者目前最需解决的护理问题为
　　A. 意识障碍
　　B. 体液不足
　　C. 恐惧

D. 无效/低效性呼吸型态
E. 体液过多
F. 自理能力受限

(10~13题共用题干)

某公众场所,一位年轻男性突然呼吸困难,继而呼吸急促,感到眩晕、全身发麻,手脚僵硬,急诊送至医院。医生介绍,男子感到呼吸困难后立刻大口呼吸,换气太猛引起体内二氧化碳浓度过低,造成酸碱平衡紊乱,导致了全身发麻、僵硬。

10. 该患者的酸碱平衡紊乱是
    A. 代谢性酸中毒
    B. 代谢性碱中毒
    C. 呼吸性酸中毒
    D. 呼吸性碱中毒
    E. 混合型酸碱平衡紊乱
    F. 以上都不对

11. 对该疾病主要的治疗方式,描述正确的是
    A. 吸氧
    B. 吸入含5%二氧化碳的氧气
    C. 保持呼吸道通畅
    D. 使用呼吸机辅助呼吸
    E. 鼓励患者深呼吸
    F. 用纸袋罩住口鼻

12. 当患者出现手足抽搐时,可应用
    A. 氨基丁三醇
    B. 氯化钾
    C. 10%葡萄糖酸钙
    D. 5%氯化钙
    E. 羧基丁三醇
    F. 碳酸氢钠

13. 患者继而表现为四肢软弱无力,恶心呕吐,原因为
    A. 高钾血症
    B. 低钾血症
    C. 高钠血症
    D. 低钠血症
    E. 高钙血症
    F. 低钙血症

(14~15题共用题干)

患者,男性,45岁,因"肠梗阻18小时"来诊。查体:T 37.4℃,P 84次/分,R 21次/分,BP 128/94mmHg,急性病容,口唇干燥,眼窝凹陷,皮肤弹性差,尿少。全腹膨隆,可见肠型和蠕动波,中腹部压痛,但无腹肌紧张和反跳痛,肠鸣音活跃,有气过水声。实验室检查:血红蛋白、红细胞计数和血细胞比容均升高,血清钾 2.8mmol/L。半年前做过胃大部切除术。

14. 该患者的病情可判定为
    A. 粘连性肠梗阻
    B. 血运性肠梗阻
    C. 低钾血症、麻痹性肠梗阻
    D. 绞窄性肠梗阻并脱水、低钾血症
    E. 输入段肠袢梗阻
    F. 单纯性肠梗阻

15. 以下处理措施,不正确的是
    A. 禁饮食
    B. 胃肠减压
    C. 口服石蜡油
    D. 纠正电解质失衡
    E. 手术治疗
    F. 静脉补充液体

(16~18题共用题干)

患者,男,36岁,因"四肢软弱无力、恶心、呕吐、腹胀2天"来诊。患者最近少食,体态消瘦。血电解质:钾 2.9mmol/L。于急诊留观治疗。

16. 血清钾的正常值为
    A. 3.0~4.5mmol/L
    B. 3.5~4.5mmol/L
    C. 4.0~5.5mmol/L
    D. 4.5~5.5mmol/L
    E. 3.5~5.5mmol/L
    F. 5.5~7.5mmol/L

17. 纠正低钾时,静脉补钾需要尿量至少达到
    A. 10ml/h
    B. 20ml/h
    C. 30ml/h
    D. 40ml/h
    E. 50ml/h
    F. 60ml/h

18. 静脉补钾的原则为
    A. 见尿补钾,尿量超过1000ml/d才可

补钾
B. 限制总量,每日补钾量不超过6g
C. 浓度不宜过高,氯化钾浓度一般不超过1.5g/L
D. 首选静脉补钾
E. 低钾血症导致的洋地黄中毒征象为恶心、呕吐、心律不齐
F. 滴速不要过快,补钾速度不宜超过20mmol/h

(19~21题共用题干)

患者,男,36岁,因"头痛、头晕(非旋转性)伴双膝关节阵发性疼痛1个月"来诊。查体:患者易激动,手足抽搐,虚弱貌,右颈前外侧饱满,右胸锁乳突肌内侧可扪及约3cm×3cm的质韧肿物,轻压痛,随吞咽上下活动。

19. 对患者的诊断有重要参考意义的检查有
   A. 血、尿、粪常规
   B. 胸部X线片
   C. 骨X线片
   D. 血清钙、磷
   E. 24小时尿钙、磷排泄量
   F. 颈部B型超声、CT

20. 提示:颈部CT:甲状腺右叶后方一肿物,约3cm×3cm,有包膜,内可见低密度区,怀疑甲状旁腺占位。患者接受手术治疗,手术当晚及第1、2天患者均出现口唇及四肢麻木。患者术后出现上述情况的原因是
   A. 低钙血症
   B. 高钙血症
   C. 低镁血症
   D. 高镁血症
   E. 低钠血症
   F. 高钠血症

21. 提示:患者术后出现低钙血症。关于术后低钙血症的治疗,叙述正确的是
   A. 低钙症状出现时,立即口服乳酸脱氢钙
   B. 手足抽搐明显者,可静脉推注10%葡萄糖酸钙10~20ml
   C. 补钙量是否足够,视神经肌肉应激性和血钙水平而定
   D. 持续顽固的低钙血症,需考虑是否同时存在低磷血症而须同时补磷

E. 持续顽固的低钙血症,需考虑是否同时存在低镁血症而须同时补镁
F. 难治顽固性低钙血症,可静脉滴注葡萄糖酸钙(溶于5%或10%的葡萄糖溶液)

(22~24题共用题干)

患者,女,65岁,直肠癌根治术后3天周突发寒战、高热,伴呕吐大量胃内容物。查体:BP 100/60mmHg;HR 125次/分;呼吸变浅变弱,左上肢疼痛,四肢肌张力减弱。血气分析:pH 7.499,$PaCO_2$ 42.1mmHg,HCO_3^- 40mmol/L,BE + 9.7mmol/L。

22. 患者存在的酸碱平衡紊乱是
   A. 单纯呼吸性酸中毒
   B. 单纯代谢性酸中毒
   C. 单纯呼吸性碱中毒
   D. 单纯代谢性碱中毒
   E. 呼吸性酸中毒合并代谢性碱中毒
   F. 呼吸性碱中毒合并代谢性酸中毒
   G. 呼吸性碱中毒合并代谢性碱中毒

23. 提示:血钾2.7mmol/L,钠130mmol/L,钙1.75mmol/L,镁1.1mmol/L。患者同时存在的电解质紊乱是
   A. 高钾血症
   B. 低钾血症
   C. 高钠血症
   D. 低钠血症
   E. 高钙血症
   F. 低钙血症
   G. 高镁血症
   H. 低镁血症

24. 提示:ECG各导联T波低平,V_3、V_5导联有U波。患者ECG改变及肌张力减退的主要原因是
   A. 高钾血症
   B. 低钾血症
   C. 高钠血症
   D. 低钠血症
   E. 高钙血症
   F. 低钙血症
   G. 高镁血症
   H. 低镁血症

(25~27题共用题干)

患者，男，36岁，骶骨瘤术后3小时，神志淡漠，皮肤苍白、湿冷，出现急性肾衰竭。术中出血7000ml，输入压积红细胞1200ml，血浆1200ml。实验室检查：血钾6.5mmol/L。

25. 患者的心电图表现可为
   A. T波高尖
   B. QT间期缩短
   C. QT间期延长
   D. PR间期延长
   E. 出现U波
   F. QRS波增宽

26. 以下护理要点错误的是
   A. 暂停一切含钾药物
   B. 静脉注射10%葡萄糖酸钙溶液
   C. 静脉注射10%氯化钙溶液
   D. 血液透析治疗
   E. 给予患者葡萄糖和胰岛素溶液
   F. 保留灌肠

27. 高钾血症患者的临床表现不包括
   A. 软弱无力
   B. 皮肤苍白、发冷、发绀
   C. 心动过速
   D. 心动过缓
   E. 感觉异常
   F. 腹胀腹泻

(28~35题共用题干)

患者，男性，68岁。有30年吸烟史，半包/日。患慢性阻塞性肺病6年。入院主诉胸闷、气促伴胸痛、头痛。查体：BP 160/90mmHg，双肺有哮鸣音，踝部有指压性凹陷。动脉血气：pH 7.32，$PaCO_2$ 70mmHg，HCO_3^- 34mmol/L。心电图示心室纤颤。

28. 该患者属哪类酸碱代谢失衡
   A. 呼吸性碱中毒
   B. 呼吸性酸中毒
   C. 代谢性酸中毒
   D. 代谢性碱中毒
   E. 混合型酸碱失衡
   F. 以上都不是

29. 患者头痛原因为
   A. 血压增高
   B. 胸闷、气促
   C. 二氧化碳潴留
   D. 脑血管扩张
   E. 颅内压增高
   F. 脑疝

30. 引起该患者心室纤颤的最可能原因为
   A. 高钾血症
   B. 低钾血症
   C. 高钙血症
   D. 低钙血症
   E. 低钠血症
   F. 高钠血症

31. 对该患者的处理原则中，最重要的是
   A. 应用THAM纠正酸中毒
   B. 注射呼吸中枢兴奋剂
   C. 保证有充分的氧气吸入
   D. 应用抗生素控制呼吸道感染
   E. 解除呼吸道梗阻，改善气体交换功能
   F. 呼吸时罩一纸袋

32. 下列有关高钾血症的治疗措施，正确的是
   A. 透析疗法
   B. 静脉注射5%碳酸氢钠
   C. 25%葡萄糖+胰岛素静脉滴注
   D. 10%葡萄糖酸钙静脉注射
   E. 静脉滴注生理盐水
   F. 静脉注射10%碳酸氢钠

33. 血清钾过低时可引起
   A. 神经肌肉应激性减退
   B. 末梢血管痉挛
   C. 心电图出现ST段升高
   D. 肌腱反射不变
   E. 呼吸急促
   F. 恶心呕吐

34. 经治疗后，该患者代谢紊乱纠正，心室纤维颤动消失，但心电监护中尚存有病理性Q波，其可能存有的既往史为
   A. 心绞痛
   B. 心脏压塞
   C. 低钾血症
   D. 心肌梗死
   E. 高钾血症
   F. 心衰

35. 针对该患者的护理措施，正确的是
    A. 解除呼吸道梗阻，改善气体交换功能
    B. 半卧位
    C. 静脉补液以纠正代谢紊乱
    D. 提供充分氧气
    E. 加强对动脉血气分析结果的动态观察
    F. 11.2%乳酸钠或4%～5%碳酸氢钠静脉滴注

(36～39题共用题干)

患者，女性，28岁，体重50kg，因怀孕呕吐导致失水，失水量占体重的5%。患者心率120次/分，脉搏减弱，血压90/60mmHg，手脚湿冷，入院后胃管引流液350ml。

36. 该患者当日的补液量为
    A. 3200ml
    B. 3300ml
    C. 3400ml
    D. 3500ml
    E. 3600ml
    F. 3800ml

37. 患者的化验检查可能为
    A. 红细胞计数增高
    B. 红细胞计数降低
    C. 血红蛋白增高
    D. 血红蛋白降低
    E. 血细胞比容增高
    F. 血细胞比容降低

38. 下列治疗措施，正确的是
    A. 寻找并消除原发病因
    B. 减少水钠继续丢失
    C. 静脉滴注生理盐水
    D. 静脉滴注平衡盐溶液
    E. 静脉滴注复方氯化钠
    F. 静脉滴注乳酸钠

39. 该患者的护理诊断有
    A. 体液不足
    B. 体液过多
    C. 有皮肤完整性受损的危险
    D. 有受伤的危险
    E. 疼痛
    F. 焦虑

第二章 外科休克患者的护理

一、单选题

1. 各类休克共同的病理生理改变是
   A. 心排出量减少
   B. 有效循环血量锐减
   C. 外周血管阻力升高
   D. 组织细胞坏死
   E. 酸碱平衡失调

2. 抗休克治疗中，体表灌流情况的观察要点是
   A. 皮温、皮色
   B. 精神状态
   C. 血压
   D. 心率
   E. 尿量

3. 下列哪种表现表明患者的病情已发展到休克期
   A. 神志淡漠
   B. 皮肤发绀
   C. 血压下降
   D. 无尿
   E. 脉搏无法触及

4. 严重休克时，休克指数可能是
   A. 0.1
   B. 0.5
   C. 1.0
   D. 1.5
   E. 3.0

5. 抗休克的首要治疗措施是
   A. 及时纠正酸碱平衡失调
   B. 早期应用血管活性药物
   C. 积极处理原发疾病
   D. 及时、快速、足量补充血容量
   E. 应用强心药以增加心肌收缩力

6. 反映休克患者病情危重的指标是
   A. 无尿
   B. 神志淡漠
   C. 脉搏细速，120 次/分
   D. 皮肤出现多处瘀点、瘀斑
   E. 收缩压低于 10.7kPa（80mmHg）

7. 造成休克患者死亡最主要的原因是
   A. 心、肺、肾功能衰竭
   B. 代谢性酸中毒
   C. 高血钾
   D. 心排血量不足
   E. 窒息

8. 休克患者输液过程中，错误的护理措施是
   A. 有计划地安排输液顺序
   B. 先输胶体再输晶体，见尿补钾
   C. 升血压药物应缓慢滴注，根据血压随时调整滴速
   D. 加强巡视，发现缩血管药物外溢及时用妥拉苏林做局部封闭
   E. 连续输液者，需每日更换输液器

9. 以下关于感染性休克的描述，错误的是
   A. 体温多升高或下降
   B. 控制休克是治疗的关键
   C. 是外科常见的休克类型
   D. 休克控制后，感染自然就好了
   E. 应早期、联合应用抗菌药物

10. 给休克患者使用血管扩张剂时，必须
    A. 小剂量使用
    B. 在扩容完成之后
    C. 尽早使用
    D. 同时应用强心药物
    E. 与血管收缩剂配合使用

11. 在下列抗休克措施中，错误的是

A. 置热水袋加温

B. 半坐卧位

C. 吸氧，输液

D. 测每小时尿量

E. 测中心静脉压

12. 患者，女性，26 岁，大面积烧伤并失液性休克，扩容时通常每输入晶体液 3000ml，宜同时输入胶体液

    A. 250ml

    B. 500ml

    C. 750ml

    D. 1000ml

    E. 1500ml

13. 符合休克代偿期临床表现特点的是

    A. 血压下降，脉压显著缩小，心率加快，尿量减少

    B. 血压下降，脉压轻度缩小，心率加快，尿量减少

    C. 血压正常，脉压无变化，心率加快，尿量正常

    D. 血压轻度降低，脉压无变化，心率加快，尿量减少

    E. 血压正常或稍升高，脉压缩小，心率加快，尿量正常或减少

14. 腹部外伤合并出血性休克，主要的处理原则是

    A. 快速补液

    B. 大量镇静药物

    C. 输血补充血容量

    D. 在积极治疗休克的同时，手术探查止血

    E. 应用大量抗生素控制感染

15. 对腹部闭合性损伤伴休克，腹腔穿刺抽出粪性液体的患者应

    A. 立即手术探查

    B. 先纠正休克，必须等休克好转后才能施行手术

    C. 积极治疗休克，在抗休克的同时进行手术探查

    D. 持续胃肠减压、输液、应用大剂量抗生素

    E. 严密观察腹部情况 12 小时后再考虑手术治疗

16. 患者，男性，32 岁，体重 70kg，烧伤面积为 60%，7 小时后入院，经注射吗啡、头孢类抗生素和生理盐水 1000ml，仍有休克，应考虑为

    A. 神经性休克

    B. 感染性休克

    C. 心源性休克

    D. 低血容量性休克

    E. 中毒性休克

17. ICU 的收治对象不包括

    A. 休克患者

    B. 大手术患者

    C. 急性肾衰竭患者

    D. 器官移植患者

    E. 终末期肿瘤患者

18. 十二指肠损伤若发生在腹膜后，对其症状与体征的描述正确的是

    A. 明显的腹膜刺激征

    B. 出血性休克

    C. 发热与黄疸

    D. 无症状与体征

    E. 可有血性呕吐物

二、多选题

1. 休克监测的特殊项目有

    A. CVP

    B. BP

    C. $PaCO_2$

    D. CO

    E. PCWP

2. 冷休克的临床表现包括

    A. 面色苍白

    B. 皮肤湿冷

    C. 血压下降，脉压减小

    D. 尿量骤减（<25ml/h）

    E. 脉搏细速

3. 休克代偿期的微循环变化是

    A. 微动脉、微静脉收缩

    B. 动－静脉短路开放

    C. 静脉回心血量增加

    D. 组织灌注量减少

    E. 微动脉扩张，微静脉收缩

4. 大面积烧伤患者抗休克治疗常用的晶体是
   A. 平衡盐溶液
   B. 碳酸氢钠等渗盐水
   C. 林格液
   D. 葡萄糖
   E. 血浆
5. 常用的升压药包括
   A. 多巴胺
   B. 去甲肾上腺素
   C. 间羟胺
   D. 异丙肾上腺素
   E. 东莨菪碱
6. 在休克的治疗中，包括下列哪些措施
   A. 补充血容量
   B. 积极处理原发病
   C. 纠正酸碱平衡失调
   D. 应用血管活性药物
   E. 增强心肌的功能
7. 休克抑制期典型的表现包括
   A. 神志淡漠
   B. 血压正常
   C. 脉搏细速
   D. 尿量正常
   E. 代谢性酸中毒
8. 在治疗休克时，应用血管扩张剂的作用是
   A. 解除小动脉和小静脉痉挛
   B. 关闭动－静脉短路
   C. 增加组织灌流量
   D. 增加回心血量
   E. 升血压
9. 重度休克患者为纠正代谢性酸中毒，宜使用下列哪项
   A. 碳酸氢钠等渗盐水
   B. 11.2%乳酸钠溶液
   C. 5%葡萄糖等渗盐水
   D. 5%碳酸氢钠溶液
   E. 三羟甲基氨基甲烷
10. 休克患者采取中凹位的目的有
    A. 减少回心血量
    B. 有利于呼吸
    C. 利于下肢静脉回流
    D. 利于患者体位舒适
    E. 减轻肺淤血
11. 下列符合低血容量性休克特点的是
    A. DIC
    B. 低血压
    C. 低心排血量
    D. 低中心静脉压
    E. 全血、血浆或水盐丧失
12. 下列属于休克晚期症状的有
    A. 体温不升
    B. 无脉搏
    C. 无尿
    D. 血压测不到
    E. 烦躁不安
13. 各种类型休克的基本病理变化是
    A. 组织灌注不足
    B. 中心静脉压下降
    C. 脉压减小
    D. 微循环、代谢改变和内脏器官的继发性损害
    E. 有效循环血量锐减
14. 下列选项中可引起低血容量性休克的疾病有
    A. 大血管破裂
    B. 食管－胃底静脉曲张破裂出血
    C. 严重腹泻、呕吐
    D. 外伤性肝或脾破裂
    E. 胃、十二指肠溃疡出血
15. 下列选项中可引起感染性休克的疾病有
    A. 胆道化脓性感染
    B. 绞窄性肠梗阻
    C. 大面积撕脱伤
    D. 宫外孕出血
    E. 急性化脓性腹膜炎
16. 维持有效循环血量的重要因素有
    A. 正常的血压
    B. 充足的血容量
    C. 毛细血管充盈度
    D. 适宜的周围血管张力
    E. 有效的心搏出量
17. 常用的血管扩张剂有
    A. 东莨菪碱
    B. 多巴胺

C. 间羟胺
D. 去甲肾上腺素
E. 酚妥拉明

18. 低排高阻型休克的临床表现包括
    A. 神志躁动、淡漠或嗜睡
    B. 皮肤色泽淡红或潮红
    C. 皮肤温度湿冷或冷汗
    D. 脉搏慢、有力
    E. 尿量 <25ml/h

19. 可引起失液性休克的疾病为
    A. 外伤性肝或脾破裂
    B. 胃、十二指肠溃疡出血
    C. 大面积烧伤
    D. 严重腹泻、呕吐
    E. 肠梗阻

20. 外科常见的休克类型有
    A. 低血容量性休克
    B. 创伤性休克
    C. 感染性休克
    D. 过敏性休克
    E. 心源性休克

21. 中心静脉压测定可以反映
    A. 左心房压力
    B. 右心房压力
    C. 肺循环压力
    D. 胸腔内腔静脉压力
    E. 左心室压力

22. 休克患者可以采取的体位是
    A. 平卧位
    B. 半卧位
    C. 俯卧位
    D. 中凹位
    E. 截石位

23. 下列哪些情况提示休克好转
    A. 唇色转红
    B. 躁动不安
    C. 尿量增加
    D. 表情淡漠
    E. 肢体转暖

24. 胃、十二指肠溃疡急性穿孔并发休克时的护理措施是
    A. 胃肠减压
    B. 取半卧位
    C. 禁食、禁饮
    D. 遵医嘱应用抗生素
    E. 严密观察病情

25. 怀疑患者心脏骤停或休克时,选择下列哪些动脉为诊脉点是错误的
    A. 颞动脉
    B. 肱动脉
    C. 足背动脉
    D. 颈动脉
    E. 股动脉

26. 烧伤患者的饮食治疗原则为
    A. 休克期1~2天应进食流质饮食
    B. 感染期应静脉营养和口服相结合
    C. 休克期应严格控制蛋白质的摄入
    D. 康复期应选择高蛋白质、高热量、高维生素的饮食
    E. 感染期优质蛋白质应供给热量的70%

27. 休克患者留置导尿的目的是
    A. 测尿量及比重,了解肾脏血液灌注量
    B. 保持床单清洁干燥、防止压疮发生
    C. 排空膀胱,避免尿潴留
    D. 引流尿液,促进体内有毒物质排泄
    E. 保持会阴清洁干燥、预防感染

28. 关于休克的治疗原则,下列叙述正确的是
    A. 失血性休克的治疗首选输注平衡盐溶液
    B. 休克并发酸中毒时,不主张早期给予碱性药物纠正酸中毒
    C. 早期血容量未补足前,禁用血管活性药物
    D. 采取休克体位,头和躯干抬高15°~20°,下肢抬高20°~30°
    E. 感染性休克的治疗首先应积极处理原发灶和抗感染

29. 患者,男性,47岁,因"左上腹闭合性损伤"入院,入院后经保守治疗,一般情况良好。入院第3天,下床活动时突然出现全腹剧烈疼痛,面色苍白、皮肤湿冷、大汗淋漓、脉搏细速。此时护士应采取的护理措施是
    A. 予禁食、禁水,胃肠减压
    B. 积极抗休克治疗,做好术前准备
    C. 严密观察患者体温变化

D. 严密观察患者血压变化

E. 给予心理护理,注射镇痛剂

30. 骨盆骨折后,易引起血容量不足并导致休克的因素包括

A. 骨盆各骨主要为松质骨

B. 邻近较丰富的动脉及静脉丛,且静脉丛多无静脉瓣阻挡回流

C. 可并发髂内、外动脉损伤

D. 可并发股动脉损伤

E. 可并发腹腔脏器损伤

31. 针对烧伤面积较大者,应立即给予

A. 伤后如不能在2小时送到附近医院,应在原单位给予抗休克治疗,待休克控制后再转运

B. 用冷水或冰水浸泡,无菌敷料、干净布类覆盖

C. 保护好创面,避免再损伤或污染

D. 取舒适卧位,避免创面受压

E. 可涂有色外用药

32. 腹膜炎的早期病理生理改变是

A. 失水和电解质紊乱

B. 血容量减少

C. 腹腔脓肿形成

D. 毒素吸收和中毒性休克

E. 肠粘连

三、共用题干题

(1~3题共用题干)

患者,男,25岁,因"腹痛4小时"来诊。实验室检查:血淀粉酶增高;诊断为胰腺炎。按照胰腺炎治疗4天后,出现呼吸急促。查体:T 39.2℃,R 32次/分,BP 70/45mmHg;HR 140次/分;SaO_2 85%。转入ICU。

1. 患者最可能的诊断是

A. 失血性休克

B. 低血容量性休克

C. 感染性休克

D. 心源性休克

E. 过敏性休克

2. 需要立即为患者建立静脉通道,不宜选择的部位是

A. 颈内静脉

B. 锁骨下静脉

C. 股静脉

D. 上肢外周静脉

E. 下肢外周静脉

3. 给患者输液时,错误的操作是

A. 监测中心静脉压,以此为输液的指标

B. 监测血压、心率和尿量,以此评估心每搏量

C. 监测电解质

D. 维持输液管道通畅

E. 大量输液时无须控制输入液量及速度

(4~6题共用题干)

患者,男,因"腹部外伤2小时"来诊。查体:P 130次/分,BP 70/55mmHg;呼吸浅弱,全身苍白,外周湿冷,皮肤花斑样改变,毛细血管充盈时间延长。

4. 估计患者出血量为

A. <500ml

B. <750ml

C. 800~1000ml

D. 1000~1200ml

E. 1500ml

5. 提示:患者为低血容量性休克,立即给予抗休克治疗。最能反映休克时组织细胞是否缺氧、缺氧程度及休克是好转或恶化的主要实验室检查是

A. 动脉血CO_2分压

B. 动脉血pH值

C. 动脉血乳酸浓度(LAC)

D. 血清钾离子浓度

E. 动脉血氧分压

6. 提示:抽血时,护士发现血液不易抽出、易凝固,全身皮肤可见多处出血点和发绀,伤口及注射部位渗血不止。考虑患者可能出现的问题是

A. 肝衰竭

B. DIC

C. 凝血因子缺乏

D. 纤溶亢进

E. 继续失血

(7~10题共用题干)

患者,男性,58岁。车祸伤3小时后送来急诊,

检查发现骨盆骨折，左股骨干骨折伴左胫腓骨骨折。查体：面色苍白，血压75/45mmHg。

7. 观察中首先应考虑何种并发症出现
   A. 休克
   B. 创伤性关节炎
   C. 尿路感染及结石
   D. 创口感染
   E. 坠积性肺炎

8. 在急诊室首要的护理是
   A. 固定骨折处
   B. 联系床位住院
   C. 建立静脉通道补液
   D. 通知化验室检查
   E. 找家属办手续

9. 首选的治疗措施是
   A. 抗休克
   B. 开放复位内固定
   C. 骨盆牵引
   D. 石膏外固定
   E. 应用镇痛剂

10. 该症状早期病理生理变化是
    A. 交感神经－肾上腺轴兴奋
    B. 大量乳酸堆积
    C. 微循环障碍
    D. 发生DIC
    E. 重要脏器灌注不足

(11~14题共用题干)
患者，男性，34岁。车祸致双下肢挤压伤，神志尚清楚，表情淡漠，明显口渴，面色苍白，皮肤湿冷，P 118次/分，BP 90/60mmHg，CVP 0.13kPa（1.33cmH$_2$O），毛细血管充盈迟缓，血pH 7.32。

11. 该患者的情况是
    A. 未发生休克
    B. 休克虚脱期
    C. 休克代偿期
    D. 中度休克期
    E. 重度休克期

12. 该患者循环系统主要的病理生理改变为
    A. 心功能不全
    B. 有效循环血量严重不足
    C. 容量血管过度收缩

    D. 血管通透性增加
    E. 动－静脉短路

13. 对该患者进行救治，应从何时开始使用抗生素
    A. 抢救开始时
    B. 休克控制后
    C. 决定手术前
    D. 手术后
    E. 病情进一步恶化时

14. 该患者急诊入院后首先应采取的有效措施是
    A. 应用收缩血管药
    B. 补充血容量
    C. 纠正酸中毒
    D. 增强心肌收缩力
    E. 应用扩血管药物

(15~19题共用题干)
患者，男性，30岁，车祸后腹部闭合性损伤2小时入院。查体：患者神志淡漠、口唇发绀，BP 70/40mmHg，P 160次/分，R 38次/分，查Hb 68g/L，腹腔穿刺抽出不凝固血。

15. 估计该患者失血量占全身血容量的
    A. 10%以上
    B. 20%以上
    C. 30%以上
    D. 40%以上
    E. 80%以上

16. 此时首要的处理措施是
    A. 应用血管收缩剂
    B. 立即行剖腹探查止血术
    C. 应用大剂量止血药物
    D. 快速补充新鲜全血
    E. 快速补充晶体液和人工胶体液

17. 目前对该患者最佳的治疗方案是
    A. 快速大量输血补液
    B. 立即行剖腹探查止血术
    C. 快速输血补液同时行剖腹探查止血术
    D. 待休克纠正后行剖腹探查止血术
    E. 尽早应用血管收缩剂

18. 在快速大量输血补液时，判断血容量补充足与否的最可靠指标是
    A. 血压和脉搏

B. 尿量和中心静脉压
C. 面色和肢端温度
D. 血压和中心静脉压
E. 意识和血压

19. 目前对该患者的病情观察，不重要的是
    A. 血压
    B. 尿量
    C. 中心静脉压
    D. 肢体活动度
    E. 脉率

(20~23题共用题干)

患者，男性，32岁，建筑工程师，巡视工地时失足坠楼后10小时，神志不清，无脉搏，无血压，无尿，体温不升，全身广泛出血倾向，可见大片瘀斑，并有呕血、便血、心跳和呼吸微弱。

20. 该患者处于休克的哪一期
    A. 休克早期
    B. 休克期
    C. 休克晚期
    D. 濒死期
    E. 系统功能衰竭期

21. 该患者易并发
    A. 呼吸衰竭
    B. 肾功能衰竭
    C. 肝功能衰竭
    D. 血液系统功能衰竭
    E. 多系统功能衰竭

22. 对该患者最主要的抢救措施应是
    A. 吸氧
    B. 强心
    C. 扩容
    D. 止血
    E. 降温

23. 此时，该患者最适合应用的药物为
    A. 止血药
    B. 静脉滴注大量维生素
    C. 抗生素
    D. 抗凝药物
    E. 血管收缩剂

(24~25题共用题干)

患者，男，72岁，因"发热、咳嗽、呼吸困难2小时"来诊。查体：T 39℃，P 140次/分，R 32次/分，BP 75/55mmHg；左肺湿性啰音。胸部X线片：左肺弥漫性渗出阴影。诊断：左侧肺炎，感染性休克。

24. 提示：感染性休克的早期复苏，患者无慢性肾功能损害。患者尿量应
    A. >0.10ml/（kg·h）
    B. >0.25ml/（kg·h）
    C. >0.50ml/（kg·h）
    D. >0.75ml/（kg·h）
    E. >1.00ml/（kg·h）

25. 提示：立即为患者建立中心静脉通路并进行液体复苏治疗，中心静脉压为4cmH$_2$O，BP 90/70mmHg。正确的处理是
    A. 减慢输液速度
    B. 加快输液速度
    C. 减慢输液速度，加用升压药
    D. 维持原输液速度
    E. 减慢输液，加用利尿药

(26~29题共用题干)

患者，男性，48岁。患急性化脓性胆管炎，面色苍白，肢体湿冷，脉搏114次/分，血压86/70mmHg，经大量快速输液后血压和脉搏无改善，测中心静脉压21cmH$_2$O，血pH值7.30。

26. 该患者存在的情况是
    A. 血容量仍不足
    B. 心功能不全
    C. 血容量相对过多
    D. 容量血管过度收缩
    E. 容量血管扩张

27. 应采取的有效措施是
    A. 继续快速补液
    B. 用血管收缩剂
    C. 纠正酸中毒
    D. 给予强心剂
    E. 加大抗生素用量

28. 首选的药物是
    A. 毛花苷丙
    B. 地塞米松
    C. 间羟胺
    D. 肝素
    E. 碳酸氢钠

29. 因休克无好转，拟早期一次静脉输注大剂量地塞米松，下列哪项不是其抗休克作用
    A. 减低血液黏滞性，可预防血栓形成
    B. 保护细胞溶酶体，增进线粒体功能
    C. 增强心肌收缩力，增加心排出量
    D. 促进糖原异生，有利于减轻酸中毒
    E. 阻断α受体兴奋，使血管扩张，改善微循环

（30~32题共用题干）
患者，男性，35岁。因注射青霉素过敏而面色发绀、呼吸急促、四肢冷、神经紧张、烦躁不安，脉细弱，100次/分，血压90/70mmHg。

30. 患者的休克类型是
    A. 出血性休克
    B. 心源性休克
    C. 过敏性休克
    D. 创伤性休克
    E. 感染性休克

31. 患者早期可以应用的药物是
    A. 阿拉明
    B. 多巴胺
    C. 山莨菪碱
    D. 东莨菪碱
    E. 异丙肾上腺素

32. 在对因治疗上应选用的药物是
    A. 阿拉明
    B. 多巴胺
    C. 异丙嗪
    D. 毛花苷丙
    E. 去甲肾上腺素

（33~35题共用题干）
患者，男，36岁，因"双侧股骨干骨折4小时"来诊。无尿。查体：T 36.7℃，脉搏细弱，BP 60/40mmHg；四肢冷。

33. 首先考虑的诊断是
    A. 轻度休克
    B. 感染性休克
    C. 中度休克
    D. 重度休克
    E. 高排低阻型休克

34. 首选的治疗措施是
    A. 静脉用强心药物
    B. 立即手术治疗
    C. 迅速补充血容量
    D. 利尿药改善肾功能
    E. 应用抗生素

35. 该患者应采取的体位是
    A. 平卧位
    B. 下肢抬高10°
    C. 头和躯干抬高10°
    D. 头、躯干抬高20°~30°，下肢抬高15°~20°
    E. 头、躯干抬高40°~50°，下肢抬高30°~40°

四、案例分析题

（1~7题共用题干）
男性，53岁。直肠癌术后2小时。T 36.9℃、P 118次/分、R 28次/分、BP 82/65mmHg，CVP 4cmH$_2$O。患者烦躁不安、面色苍白、肢体冰凉。体检：下腹部膨隆，叩诊呈浊音。术后保留尿管，引流尿量25ml。实验室检查：RBC 3.2×10^{12}/L，Hb 73g/L，WBC 9×10^9/L。

1. 目前引起患者血压降低的原因最可能是
   A. 失血过多
   B. 失液过多
   C. 容量负荷过重
   D. 血管扩张
   E. 心功能不全
   F. 以上都是

2. 此时首要的处理措施是
   A. 应用强心剂
   B. 应用缩血管药物
   C. 控制输液量和速度
   D. 快速大量输液
   E. 立即手术止血
   F. 及时输血

3. 输液首选
   A. 新鲜全血
   B. 平衡盐液
   C. 血液制品

D. 新鲜血浆
   E. 生理盐水
   F. 葡萄糖
4. 不正确的保暖措施是
   A. 电热毯加温
   B. 热水袋加温
   C. 空调升温
   D. 电暖壶加温
   E. 毛巾热敷
   F. 加盖棉被、毛毯
5. 治疗过程中,对了解肾等重要脏器灌流情况最可靠的指标是
   A. 血压
   B. 脉搏
   C. 尿比重
   D. 尿量
   E. CVP
   F. 以上都是
6. 治疗过程中,若患者出现心慌、胸闷,BP 78/56mmHg,P 132次/分,CVP 8cmH_2O,提示患者出现了
   A. 血容量严重不足
   B. 血容量相对过多或心功能不全
   C. 容量血管过度收缩
   D. 容量血管过度扩张
   E. 心功能不全
   F. 尿潴留
7. 处理措施中,正确的是
   A. 应用强心剂
   B. 应用缩血管药物
   C. 控制输液速度
   D. 使用血管扩张剂
   E. 应用升压药
   F. 应用利尿剂

(8~10题共用题干)
患者,女,48岁,头面部、四肢及会阴部火焰烧伤2小时,烧伤面积60%,烦躁不安,手足湿冷,伤后无尿。查体:R 25次/分;HR 160次/分。
8. 首选的诊断是
   A. 急性肾衰竭
   B. 烧伤

   C. 烧伤休克
   D. 呼吸道吸入性损伤
   E. 特重度烧伤
   F. 意识丧失
9. 首选的紧急处理是
   A. 气管切开
   B. 迅速建立静脉输液通路
   C. 无痛下清创
   D. 立即吸氧
   E. 及时使用抗生素
   F. 健康宣教
10. 正确的护理措施是
    A. 吸氧,输液
    B. 置热水袋保暖
    C. 平卧位
    D. 测每小时尿量
    E. 测中心静脉压
    F. 纠正电解质紊乱

(11~14题共用题干)
男性患者,40岁,因车祸发生脾破裂,就诊时血压8/4kPa(60/30mmHg),脉率120次/分,患者烦躁不安,皮肤苍白,四肢湿冷。
11. 此时最重要的护理措施是
    A. 平卧位
    B. 定时测量血压
    C. 置热水袋保暖
    D. 测每小时尿量
    E. 遵医嘱补液
    F. 保暖
12. 在等待配血期间,静脉输液宜选
    A. 生理盐水
    B. 5%葡萄糖盐水
    C. 平衡盐溶液
    D. 5%碳酸氢钠
    E. 5%葡萄糖溶液
    F. 5%葡萄糖氯化钠溶液
13. 该患者进入微循环衰竭期不会出现的特征性表现为
    A. 表情淡漠
    B. 皮肤苍白
    C. 尿量减少
    D. 血压下降

E. 全身广泛出血
F. 尿量增多
14. 此患者的休克指数为
   A. 0.5
   B. 1.0
   C. 1.5
   D. 2.0
   E. 2.5
   F. 3.0

第三章

重症监测治疗与护理

一、单选题

1. 留置中心静脉测压导管后,护理操作错误的是
   A. 保持引流通畅
   B. 每日更换输液管道
   C. 妥善固定导管
   D. 记录 24 小时出入液量
   E. 在中心静脉导管输血或静脉取血时严格无菌操作

2. 患儿,男,6 岁,因脑膜炎致呼吸衰竭,使用机械通气后,已具备撤离呼吸机条件。对其进行脱机,护理措施错误的是
   A. 撤机后,询问患儿有无气促、憋气和呼吸困难等症状
   B. 撤机时使用镇静剂
   C. 若患儿烦躁不安、自主呼吸频率加快等应当停止或减慢撤机过程
   D. 拔管前,注意防止气管套管脱落
   E. 脱机后经套管提供足够氧气吸入

3. ARDS 患者的治疗原则,错误的是
   A. 迅速纠正低氧血症
   B. 控制输液总量,胶体为主、辅以晶体
   C. 抗感染治疗
   D. 维持有效循环
   E. 营养支持

4. ARDS 末期患者临床表现是
   A. 严重碱中毒
   B. 动脉血氧分压下降至 7.3kPa（55mmHg）
   C. CO_2 分压上升至 3.3kPa（25mmHg）
   D. 体温升高
   E. 心律失常

5. 呼吸机使用过程中的监护内容不包括
   A. 密切观察病情变化
   B. 注意呼吸机工作是否正常
   C. 保持呼吸道通畅
   D. 定期进行血气分析和电解质测定
   E. 预防和控制感染,做好消毒工作

6. 手术、创伤后机体代谢的特点不包括
   A. 蛋白质分解代谢增强,呈负氮平衡
   B. 糖利用率降低,血糖增高
   C. 脂肪成为主要的能量来源
   D. 体内水排出减少,水、钠潴留
   E. 血钾浓度增高

7. 完全胃肠外营养支持患者可能发生的最严重的代谢并发症是
   A. 高脂血症
   B. 低脂血症
   C. 肝功能异常
   D. 高渗性非酮性昏迷
   E. 高血糖

8. 门静脉高压症时受影响最早的侧支血管为
   A. 脐静脉
   B. 胃冠状静脉
   C. 直肠上静脉
   D. 腹膜后静脉
   E. 腹壁上静脉

9. 门静脉高压症最具诊断价值的表现是
   A. 腹水
   B. 黄疸
   C. 腹壁静脉曲张
   D. 脾肿大,脾功能亢进
   E. 食管下段、胃底静脉曲张

10. 患者,女性,45 岁,因脾静脉栓塞引起左侧门静脉高压症,行脾切除术后 3 天体温正常,观察的重点是

A. 腹水
B. 内出血
C. 肝性脑病
D. 血小板计数
E. 腹腔感染

11. 患者，男性，55岁，肝癌肝叶切除术后第1天，患者感腹痛、心慌、气促，出冷汗，血压90/60mmHg，首先应考虑为
    A. 胆汁性腹膜炎
    B. 肠梗阻
    C. 肝断面出血
    D. 肝脓肿
    E. 阑尾炎

12. 患者，男性，55岁，肝癌肝叶切除手术后第1天，以下护理指导正确的是
    A. 绝对制动
    B. 卧床休息，不鼓励早期活动
    C. 早期活动以利于胃肠功能恢复
    D. 禁止咳嗽
    E. 平卧，以利于减轻腹痛

13. 胆道T形管引流和腹腔引流管的护理措施，两者不同的是
    A. 保持引流管通畅
    B. 每天更换引流瓶
    C. 观察引流量和性状
    D. 拔管前夹管观察1~2天
    E. 引流瓶不得高于引流出口

14. 颅内压正常值为
    A. 0.2~0.6kPa
    B. 0.7~2.0kPa
    C. 2.1~3.0kPa
    D. 3.1~3.6kPa
    E. 3.7~4.6kPa

15. 观察颅脑损伤患者时，提示急性颅内压增高早期表现的是
    A. 脉快，血压低
    B. 脉快，血压高
    C. 脉慢，血压低
    D. 脉快，呼吸急促
    E. 脉慢，呼吸慢，血压高

16. 颅内高压不能进食的成年患者，每日输液量1500~2000ml，其中等渗盐水不超过多少毫升，保持每日尿量不少于多少毫升
    A. 2000，1000
    B. 1500，800
    C. 1000，600
    D. 800，1200
    E. 500，600

17. 全髋关节置换术后最严重的并发症是
    A. 脱位
    B. 深静脉血栓形成
    C. 肺部感染
    D. 血管和神经损伤
    E. 感染

二、多选题

1. 外科重症监护病房（ICU）收治对象包括
   A. 急性传染病患者
   B. 严重创伤患者
   C. 严重中毒患者
   D. 精神病患者
   E. 严重代谢紊乱患者

2. 肺动脉楔压测定主要了解
   A. 肺小动脉压力变化
   B. 右心房压力变化
   C. 左心房压力变化
   D. 左心功能情况
   E. 上、下腔静脉压变化

3. 用于通气力学监测的指标包括
   A. 潮气量
   B. 呼吸类型
   C. 呼吸道压力
   D. 每分通气量
   E. 吸气/呼气时间比

4. 呼吸机与患者呼吸不同步的常见原因包括
   A. 呼吸道分泌物增多
   B. 通气不当
   C. 肺不张
   D. 胃潴留
   E. 使用镇静药物

5. 关于休克护理，下列措施恰当的有
   A. 平卧位
   B. 常规吸氧
   C. 给热水袋，保暖

D. 观察每小时尿量

E. 每 15 分钟测血压、脉搏一次

6. 属于 ARDS 初期表现的是

   A. 呼吸加快

   B. 呼吸窘迫感

   C. 肺无啰音

   D. 胸部 X 线片见网状阴影

   E. 动脉血氧分压下降

7. 呼吸功能监测参数有

   A. 潮气量

   B. 肺活量

   C. 氧分压

   D. 肺内分流量

   E. 血气分析

8. 机械通气患者吸痰时的注意事项

   A. 调节吸引负压不要超过 19.6kPa

   B. 每次吸痰时间不超过 15 秒

   C. 吸痰时避免用吸引口腔的吸痰管再吸引气管

   D. 吸痰前应翻身、拍背，使痰液从周边肺野向中心集中

   E. 吸痰前后应当提高吸氧浓度

9. 通过监测中心静脉压，能反映患者的

   A. 血容量

   B. 左心前负荷

   C. 右心前负荷

   D. 左心功能

   E. 右心功能

10. 下列血流动力学监测参数正常值，不正确的有

    A. 平均动脉压：13～15kPa

    B. 中心静脉压：1～2kPa

    C. 肺动脉楔压：0.8～1.6kPa

    D. 血压：10～13.4kPa

    E. 平均肺动脉压：2.47～3.0kPa

11. 可引起血氧饱和度下降的因素包括

    A. 休克

    B. 气道梗阻

    C. 换气功能障碍

    D. 组织灌注不良

    E. 通气不良

12. 可作为急性肾衰竭患者少尿期输液量是否适当的评价指标的是

    A. 体重每日减轻 0.5kg

    B. CVP 在正常水平

    C. 血钾恢复正常

    D. 无呼吸困难及肺水肿

    E. 血钠维持在 130mmol/L 以上

13. 心脏复跳后，施行低温疗法可以

    A. 降低脑组织耗氧量

    B. 减轻脑水肿，降低颅内压

    C. 终止脑组织缺氧性病变的发展

    D. 制止寒战和抽搐

    E. 避免发热

14. 创伤性窒息的并发症包括

    A. 脑水肿

    B. 脑出血

    C. 视网膜损伤

    D. 眼球破裂

    E. 肺挫伤

15. 关于脑复苏时的药物应用，以下哪些是正确的

    A. 肾上腺皮质激素能减轻脑水肿

    B. 应适当应用抑制脑细胞代谢的药物

    C. 应用冬眠药物的主要目的在于消除低温引起的寒战

    D. 在降温和维持血压平稳的基础上，宜及早应用脱水剂

    E. 巴比妥类药是脑复苏中的常用药物

16. ICU 感染的危险因素包括

    A. 患者的病情重

    B. 侵入性操作多

    C. 抗菌药应用不足

    D. 环境拥挤

    E. 患者周转快

17. 胃肠减压护理要点有

    A. 保持减压持续通畅

    B. 使用胃肠减压时可给患者饮水

    C. 每天用等渗盐水 50～100ml 冲洗胃管 2 次

    D. 观察并准确记录引流液的色、质、量

    E. 若吸出引流液含少量鲜血则立刻停止吸引

18. 体外循环后的病理生理变化包括

A. 红细胞破环
B. 血小板增加
C. 代谢性酸中毒
D. 肾功能减退
E. 低血钾

19. 患者，男性，33岁，因车祸致颅骨骨折，当即昏迷15分钟后清醒，遂就诊。受伤后2小时患者再次昏迷。查体：P 60次/分，R 12次/分，BP 130/70mmHg；右侧瞳孔放大，对光反射迟钝；左侧肢体瘫痪，肌张力增加，腱反射亢进，病理征阳性。该患者可诊断为
    A. 急性硬脑膜外血肿
    B. 急性硬脑膜下血肿
    C. 急性颅内血肿
    D. 急性腹膜下血肿
    E. 小脑幕切迹疝

20. 保证组织有效灌注的条件包括
    A. 正常的心泵功能
    B. 足够数量及质量的体液容量
    C. 正常的血管舒缩功能
    D. 血液流变状态正常
    E. 微血管状态正常

21. 肠外营养制剂的成分包括
    A. 维生素
    B. 脂肪乳剂
    C. 复方氨基酸溶液
    D. 皮质激素
    E. 适量抗生素

22. 危重患者入院后的初步护理是
    A. 安置于重危病室
    B. 做入院介绍
    C. 通知医生做好抢救准备
    D. 配合医生进行抢救
    E. 备好急救器械和药品

23. 鼻饲法的禁忌证有
    A. 昏迷
    B. 口腔疾患
    C. 食管癌
    D. 拒绝进食者
    E. 食管静脉曲张

24. 急性肾功能衰竭少尿期或无尿期主要临床表现为
    A. 水电解质酸碱平衡失调
    B. 尿毒症
    C. 尿比重低
    D. 全身感染
    E. 尿比重高、尿量少

25. 使用冰槽降温，正确的方法是
    A. 两耳用不脱脂的棉花塞住
    B. 用凡士林纱布盖双眼
    C. 头部置冰槽内（后颈用海绵垫好，除面部外）
    D. 肛温保持不低于35℃
    E. 用毕，擦干头部，整理床单位和清理用物

26. 抢救危重患者应做到
    A. 当机立断
    B. 分秒必争
    C. 采取急救措施
    D. 严密观察患者的情绪变化
    E. 以上都对

27. 濒死期循环衰竭的临床表现有
    A. 心音低弱
    B. 皮肤苍白
    C. 皮肤湿冷
    D. 血压下降
    E. 四肢发绀

28. 濒死期患者表现为
    A. 意识模糊
    B. 瞳孔缩小
    C. 感觉迟钝
    D. 焦虑感
    E. 听力丧失

29. 濒死患者由于丘脑下部受抑制可出现
    A. 瞳孔对光反射消失
    B. 血压下降
    C. 呼吸变浅
    D. 高热
    E. 低热

30. 对临终患者生理变化的描述，下列哪些是正确的
    A. 意识模糊甚至昏迷
    B. 潮式呼吸、张口呼吸

C. 大、小便失禁
D. 四肢发绀、血压下降
E. 胃肠蠕动增快而腹胀

31. 心肺复苏的步骤包括
    A. 心内注射
    B. 清除口腔分泌物
    C. 开放气道
    D. 人工呼吸
    E. 胸外心脏按压

32. 气管插管时需定期放出套囊内的气体，因为充气时间过长可引起
    A. 局部循环障碍
    B. 压迫食管
    C. 痰液积聚过多造成气管内阻塞
    D. 局部组织坏死
    E. 以上都不对

33. 患者出现颜面苍白、皮肤湿冷，要警惕
    A. 中毒
    B. 虚脱
    C. 贫血
    D. 过敏
    E. 休克

34. 中心静脉导管适用于
    A. 需长期输液的患者
    B. 静脉采血
    C. 输入血管活性药物
    D. 监测中心静脉压
    E. 输入对血管有刺激性的药物

三、共用题干题

(1~3题共用题干)
患者，男，53岁，颅内肿瘤，术后入ICU进行监护，初期定为神经系统1级监护观察神志。

1. 瞳孔应多长时间观察一次
   A. 1小时
   B. 2小时
   C. 4小时
   D. 6小时
   E. 8小时

2. 好转后改为2级监护，观察神志、瞳孔应多长时间一次
   A. 2小时
   B. 3小时
   C. 5小时
   D. 6小时
   E. 8小时

3. 又进一步好转，改为3级监护，以上观察几小时一次
   A. 3小时
   B. 5小时
   C. 8小时
   D. 12小时
   E. 24小时

(4~6题共用题干)
患者，女，24岁，因"感冒后哮喘发作1周，不缓解"来诊。患者自幼患麻疹后咳喘迁延不愈。查体：意识淡漠，呼吸困难，呈端坐呼吸，双鼻导管吸氧5L/min时发绀明显；HR 126次/分，律齐；双肺可闻及哮鸣音。

4. 为评估患者的病情，应做的检查是
   A. 动脉血气分析
   B. 血电解质测定
   C. 痰细菌培养
   D. 变应原皮肤试验
   E. 血清IgE测定

5. 提示：动脉血气分析，pH 7.42，PaO_2 44mmHg，$PaCO_2$ 60mmHg，SpO_2 91%。进一步处理措施是
   A. 补充酸性药物纠正碱中毒
   B. 建立人工气道，进行机械通气
   C. 适当应用镇静药，抑制过度通气
   D. 改为储氧面罩吸氧，纠正缺氧
   E. 嘱患者做深呼吸，增加二氧化碳的排出

6. 提示：经口气管内插管后呼吸机辅助呼吸，第2天呼吸30次/分，发绀，护士可听到咽喉部有漏气声，呼吸机出现低压报警。最可能出现的情况是
   A. 呼吸机抵抗
   B. 管道扭曲
   C. 分泌物堵塞气道
   D. 管道内冷凝水过多
   E. 气管内插管气囊破裂

(7~8题共用题干)
患者，男，55岁，因"反复胸闷、气促1年

余,加重并夜间阵发性呼吸困难3天"来诊。考虑急性左心衰竭。拟行中心静脉置管,以监测中心静脉压。

7. 关于中心静脉置管的指征,叙述错误的是
   A. 长期接受胃肠外营养
   B. 需接受大量、快速输血和补液
   C. 抗生素治疗需静脉给药
   D. 放置临时起搏器
   E. 需长期补液,但外周静脉穿刺困难者

8. 提示:右侧锁骨下静脉置管后30分钟,出现意识淡漠,呼吸困难加重;R 32次/分,BP 80/40mmHg,HR 140次/分,右侧呼吸音减弱,SpO$_2$ 85%。患者可能出现了
   A. 局部出血、血肿
   B. 心律失常
   C. 空气栓塞
   D. 气胸
   E. 感染

(9~11题共用题干)
患者,女性,45岁,因"全身大面积烧伤6小时"入院,临床上出现尿量减少、水电解质代谢紊乱、酸中毒等急性肾功能衰竭症状。

9. 下列哪项不是急性肾衰竭氮质血症的表现
   A. 出血
   B. 高热
   C. 恶心、呕吐、腹痛
   D. 非蛋白氮升高
   E. 昏迷、抽搐

10. 该患者的补液量是否充足,简单而可靠的指标是
    A. 呼吸
    B. 血压
    C. 脉搏
    D. 尿量
    E. 精神状态

11. 对急性烧伤肾衰竭患者的饮食安排,下列哪项不正确
    A. 低蛋白
    B. 高维生素
    C. 高糖
    D. 高脂肪饮食
    E. 低钾

(12~14题共用题干)
患者,男,45岁,因"腹痛6小时"来诊。诊断为消化道穿孔、弥漫性腹膜炎。给予抗感染、对症支持治疗,效果差。患者出现发热,血压降低,血白细胞升高。

12. 扩容后血压 80/40mmHg。首选的升压药物是
    A. 毛花苷C
    B. 多巴胺或去甲肾上腺素
    C. 肾上腺素
    D. 异丙肾上腺素
    E. 硝酸甘油

13. 目前患者最需要重点监测的是
    A. 无创血压监测
    B. 有创血压监测
    C. 肺动脉压监测
    D. 心排血量监测
    E. 动脉血氧饱和度监测

14. 注射部位出血,应考虑
    A. 呼吸窘迫综合征
    B. 急性肾衰竭
    C. 肝功能衰竭
    D. 弥散性血管内凝血
    E. 心功能衰竭

(15~16题共用题干)
女性,创伤性休克后入住ICU,护士进行抽血时,血不易抽出,易凝固,皮肤有出血点,紫斑。

15. DIC患者最早的临床表现是
    A. 皮肤黏膜出血
    B. 消化道出血
    C. 伤口出血
    D. 注射部位出血
    E. 取血时血液不易抽出,血易凝固

16. 急性DIC高凝期应及时应用
    A. 凝血因子
    B. 止血药
    C. 肝素
    D. 阿司匹林
    E. 抗纤溶液

(17~18题共用题干)
某创伤性休克的晚期患者,出现咯血、呕血,

护士抽血化验时发现皮肤上出现瘀点和瘀斑。收缩压 8.0kPa（60mmHg），血小板 30×10^9/L，纤维蛋白原 1.0g/L，凝血酶原时间延长。

17. 该患者最可能的临床诊断为
    A. 弥散性血管内凝血
    B. 急性呼吸衰竭
    C. 急性肾功能衰竭
    D. 休克
    E. 肝昏迷

18. 此时该患者最适合应用的药物为
    A. 止血剂
    B. 静滴大量维生素
    C. 抗生素
    D. 抗凝药物
    E. 血管收缩剂

（19～21题共用题干）

女性，44岁，急性重症胆管炎，急诊入院，体温 39.4℃，血压 90/50mmHg（12.0/6.7kPa），脉搏 100 次/分，右腹压痛、反跳痛、肌紧张，意识不清，不能诉说其他不适。

19. 患者休克属于
    A. 过敏性休克
    B. 感染性休克
    C. 心源性休克
    D. 低血容量性休克
    E. 神经性休克

20. 当前有效的处理办法是
    A. 手术
    B. 抢救休克
    C. 抢救休克与手术同时进行
    D. 禁忌手术
    E. 以上都不对

21. 术后回到ICU病房，T形管的处理是
    A. 开放
    B. 开放纱布包裹
    C. 关闭，4 小时开放 1 次
    D. 关闭，6 小时开放 1 次
    E. 以上都不对

（22～24题共用题干）

患者，男，42岁，因"胸部外伤，严重呼吸困难，发绀 2 小时"来诊。查体：P 120 次/分，BP 90/60mmHg；气管左偏，右胸廓饱满，叩诊高调鼓音，呼吸音消失。

22. 患者最可能的诊断是
    A. 肋骨骨折
    B. 开放性气胸
    C. 闭合性气胸
    D. 张力性气胸
    E. 血胸

23. 患者最需要的急救处理是
    A. 输血、补液、抗休克
    B. 立即胸腔排气
    C. 胶布固定
    D. 应用升压药
    E. 氧气吸入

24. 急救处理后进一步治疗应首选
    A. 放置胸腔闭式引流管
    B. 急诊剖胸探查
    C. 胸廓固定
    D. 气管内插管
    E. 开放中心静脉，大量补液

（25～30题共用题干）

患者，男，42岁，因"高处坠落致内脏破裂大出血"而欲行急诊手术治疗。去手术室之前，护士遵医嘱迅速为患者建立了静脉通道并进行输血治疗。因时间紧迫，从血库取回血后，为了尽早将血输给患者，护士便将血袋放在热水中加温，5 分钟后为患者输入。当输入 15 分钟左右，患者感到头部胀痛，出现恶心呕吐，腰背部剧痛。

25. 此患者最可能出现了
    A. 过敏反应
    B. 溶血反应
    C. 高钾血症
    D. 酸中毒
    E. 低血钙

26. 产生此反应最可能的原因是
    A. 输入了对患者致敏的物质
    B. 输入了异型血液
    C. 输入了库存血
    D. 输入前将血液加温，破坏了红细胞
    E. 枸橼酸浓度过高

27. 当大量血红蛋白进入血浆后，患者将出现

的特征性表现是
  A. 心前区压迫感
  B. 面部潮红
  C. 四肢麻木
  D. 黄疸和血红蛋白尿
  E. 血压下降

28. 如患者出现以上情况,此反应的致死原因是
  A. 心力衰竭
  B. 呼吸衰竭
  C. 肾功能衰竭
  D. 过敏性休克
  E. 感染性休克

29. 发生此反应时,护士首选的护理措施是
  A. 吸氧
  B. 通知医生
  C. 停止输血
  D. 静脉注射碳酸氢钠
  E. 将剩余血送检,重做血型鉴定和交叉配血试验

30. 预防此反应发生的有效措施中,错误的是
  A. 输血前预防性地给予抗过敏药物
  B. 认真做好血型鉴定和交叉配血试验,保证结果正确
  C. 输血前需由两人重新核对,做好"三查八对"工作
  D. 取回的血液不能剧烈振荡或加温
  E. 输入的血液内不能加入其他药物

(31~34题共用题干)
某患者被诊断为冠心病、心绞痛,给予口服消心痛等药治疗。门诊随访3个月后某日感觉心前区疼痛,持续1小时,含硝酸甘油无效,急诊心电图无心肌梗死的表现。

31. 在监测心电图时应高度警惕
  A. T波高耸
  B. QT间期明显延长
  C. PR间期延长
  D. 窦性心动过速
  E. ST段压低,T波变平

32. 4小时后心电图诊断为急性心肌梗死,血压11.5/8kPa(86/60mmHg),伴四肢冷、大汗淋漓,考虑有心源性休克。下列抗休克治疗原则最重要的是
  A. 应用扩血管药增加冠状动脉血流灌注
  B. 主要用增强心肌收缩力的强心药
  C. 激素治疗提高应激性
  D. 缩血管药保证冠状动脉的灌注
  E. 快速补充血容量

33. 首选的升压药是
  A. 酚妥拉明
  B. 多巴胺
  C. 异丙肾上腺素
  D. 去甲肾上腺素
  E. 间羟胺(阿拉明)

34. 患者经治疗后心源性休克被纠正,但10小时后突然心脏停搏而死亡。最可能的死因是
  A. 心律失常
  B. 室间隔穿孔
  C. 心脏破裂
  D. 乳头肌断裂
  E. 泵衰竭

(35~37题共用题干)
患者,女,20岁。溺水,救出时呼吸、心跳已停止,立即由两人行心肺复苏术。

35. 行胸外心脏按压时,错误的是
  A. 按压部位是胸骨中、下1/3交界处
  B. 按压手法是右手掌压在左手背上
  C. 垂直向下用力按压
  D. 按压频率60~100次/分
  E. 按压深度使胸骨下陷1~2cm

36. 口对口人工呼吸的频率为
  A. 10~12次/分
  B. 12~16次/分
  C. 18~20次/分
  D. 20~24次/分
  E. 30~40次/分

37. 人工呼吸与胸外心脏按压的比例为
  A. 2:30
  B. 1:10
  C. 1:15
  D. 1:20
  E. 1:25

四、案例分析题

（1~5题共用题干）

患者，女性，25岁，因"腹部闭合性损伤2小时"入院。查体：患者神志淡漠，口唇发绀，BP 62/40mmHg，P 150次/分，R 36次/分，查Hb 68g/L，腹腔穿刺抽出不凝固血。

1. 估计该患者失血量占全身血容量的
   A. 10%以上
   B. 20%以上
   C. 30%以上
   D. 40%以上
   E. 80%以上
   F. 60%以上

2. 此时首要的处理措施是
   A. 应用血管收缩剂
   B. 立即行剖腹探查止血术
   C. 应用大剂量止血药物
   D. 快速补充新鲜全血
   E. 快速补充晶体液和人工胶体液
   F. 气管插管

3. 目前对该患者最佳的治疗方案是
   A. 快速大量输血补液
   B. 立即行剖腹探查止血术
   C. 快速输血补液同时行剖腹探查止血术
   D. 待休克纠正后行剖腹探查止血术
   E. 尽早应用血管收缩剂
   F. 气管插管，使用有创通气

4. 在快速大量输血补液时，判断血容量补充充足与否的最可靠指标是
   A. 血压和脉搏
   B. 尿量和中心静脉压
   C. 面色和肢端温度
   D. 血压和中心静脉压
   E. 尿量和血压
   F. 脉搏和中心静脉压

5. 目前对该患者的病情观察，不重要的是
   A. 血压
   B. 尿量
   C. 中心静脉压
   D. 肢体活动度
   E. 脉率
   F. 体温

（6~8题共用题干）

患者，男性，67岁，入院时T 38℃，P 110次/分，R 40次/分，动脉血气分析 PaO_2 35mmHg，$PaCO_2$ 55mmHg，胸片可见双肺广泛大片致密阴影。

6. 该患者为改善呼吸状态，首先应给予的措施是
   A. 记录出入量
   B. 机械通气
   C. 补充液体，以晶体为主，辅以胶体
   D. 输入血浆和白蛋白
   E. 治疗感染
   F. 鼻导管吸氧

7. 建立有效人工气道后，护理错误的是
   A. 应注意保持人工通气管的湿化
   B. 气囊平时应保持充气状态
   C. 气囊压力一般维持在30cmH_2O
   D. 保持呼吸道通畅
   E. 吸痰过程中注意给氧，观察患者的生命体征
   F. 气囊应避免保持充气状态

8. 预防呼吸机相关性肺炎的措施是不包括
   A. 吸痰操作前后注意洗手
   B. 定期更换并消毒呼吸机的管路
   C. 定期更换并消毒接触呼吸道的设备
   D. 吸痰保持无菌操作
   E. 定时监测中心静脉压
   F. 及时复查血气

（9~11题共用题干）

患者，女性，40岁，因"车祸致左腹部损伤3小时"急诊入院。查体：意识模糊，烦躁不安，面色苍白，肢端湿冷。左上腹持续性疼痛，有轻度肌紧张和反跳痛，移动性浊音（+）；T 37.1℃，P 116次/分，BP 70/55mmHg，尿量减少。经进一步检查确诊为脾破裂，造成失血性休克。

9. 此时给予的处理不恰当的是
   A. 建立静脉通道，快速补液
   B. 氧气吸入
   C. 头低脚高位
   D. 定时测量血压、脉搏、呼吸

E. 观察单位时间内尿量
F. 采取半卧位

10. 为了合理补液,最有效的监测指标是
    A. 血压
    B. 脉搏
    C. 血常规
    D. 中心静脉压
    E. 动脉血气分析
    F. 以上都是

11. 入院后第 3 天,患者体温 39.2℃,血常规检查 WBC 26×10⁹/L,中性核左移,BP 90/70mmHg,P 108 次/分,无尿。患者出现的并发症是
    A. 肺感染
    B. 感染性休克
    C. 神经源性休克
    D. 心源性休克
    E. 过敏性休克
    F. 尿潴留

(12~16 题共用题干)
患者,男性,42 岁,肾衰竭 10 余年,由其弟弟供肾,昨日行肾移植成功,现在监护室观察。

12. 此种移植称为
    A. 异种异体移植
    B. 同种异体移植
    C. 同种移植
    D. 自体移植
    E. 带蒂移植
    F. 亲属移植

13. 该患者需完善免疫学检测,要求淋巴毒交叉配合试验必须
    A. <10%
    B. >10%
    C. <20%
    D. >20%
    E. <25%
    F. <30%

14. 该患者除完成上述检查外,还需要完成的临床检查是
    A. 腹部 CT
    B. 腹部 B 超
    C. 腹部 MRI
    D. 肾动态显像
    E. 骨扫描
    F. X 线胸片

15. 肾移植术后观察移植肾功能的首选指征是
    A. 体温
    B. 血压
    C. 脉搏
    D. 呼吸
    E. 尿量
    F. 以上都是

16. 慢性排斥反应一般在术后多长时间发生
    A. 24 小时
    B. 2~3 日
    C. 6 日
    D. 30 日
    E. 60 日
    F. 90 日

(17~18 题共用题干)
患者,女,45 岁。因严重感染后发生急性肾衰,经过抢救患者尿量 5000ml/d,诊为急性肾衰多尿期,给予治疗。

17. 在治疗过程中,不正确的是
    A. 输液量应该出多少补多少
    B. 补钾离子
    C. 补钠离子
    D. 继续应用抗生素
    E. 纠正贫血
    F. 以上都不正确

18. 在护理过程中,不正确的是
    A. 准确记录出入量
    B. 加强营养
    C. 给予含钾饮食
    D. 血尿素氮下降时,增加蛋白饮食
    E. 解除消毒隔离
    F. 以上都不正确

(19~20 题共用题干)
患者,男,30 岁,于晨起被刀扎伤肩背部、左上肢、双下肢,自觉头晕、呼吸困难。查体:R 18 次/分,BP 90/50mmHg;意识清楚,精神差,面色苍白,口唇发绀;HR 120 次/分,张力性气胸体征。

19. 优先抢救的急症除外
    A. 大出血
    B. 张力性气胸
    C. 头晕
    D. 伤口感染
    E. 休克
    F. 心率快
20. 下列护理措施，错误的是
    A. 维持循环血容量
    B. 疼痛的护理
    C. 创面观察与护理
    D. 引流管护理
    E. 严格记录出入量
    F. 监测体温

(21~23 题共用题干)

患者，男，55 岁，计划于入院次日行胆总管切开取石术，做好术前准备。因心脏病发作，出现心力衰竭而入外科 ICU。既往有慢性支气管炎病史 20 余年。

21. 进入 ICU 后，监测项目包括
    A. 连续测血压
    B. 血氧饱和度监测
    C. 心电示波监测
    D. 中心静脉压监测
    E. 肢体活动功能监测
    F. 体温的监测
22. 为患者测中心静脉压调节零点时，患者平卧时换能器位置应在
    A. 第 4 肋间腋后线
    B. 第 4 肋间腋中线
    C. 第 6 肋间腋前线
    D. 第 5 肋间腋中线
    E. 第 5 肋间腋后线
    F. 第 4 肋间腋前线
23. 监测 CVP 期间不可能出现的并发症是
    A. 心律失常
    B. 疼痛和炎症
    C. 相伴行的动脉损伤
    D. 空气栓塞
    E. 感染
    F. 管路滑脱

第四章

麻醉患者的护理

一、单选题

1. 硬膜外麻醉最严重的并发症是
   A. 全脊髓麻醉
   B. 血管扩张
   C. 尿潴留
   D. 血压下降
   E. 呼吸变慢
2. 全麻患者发生高血压的原因可能是
   A. 术中镇痛药用量不足
   B. 手术牵拉或直接刺激迷走神经
   C. 下肢骨折后长期卧床的老年手术患者
   D. 术中长时间容量补充不足
   E. 麻醉过深导致血管扩张
3. 预防全麻术后患者发生误吸的主要措施是
   A. 选择静脉麻醉
   B. 术前用阿托品
   C. 术前用止吐药
   D. 术后去枕平卧,头转向一侧
   E. 术前放置胃管
4. 有高血压病史的患者,在全麻时血压下降超过术前血压的多少时提示为低血压
   A. 10%
   B. 20%
   C. 30%
   D. 40%
   E. 50%
5. 腰麻穿刺部位是
   A. 腰2~腰3椎间隙
   B. 腰1~腰2椎间隙
   C. 腰3~腰4椎间隙
   D. 胸12~腰1椎间隙
   E. 腰5~骶1椎间隙
6. 腰麻开始后不久,患者收缩压从麻醉前的110mmHg下降至88mmHg,此时应从静脉输液中加入哪种药物
   A. 间羟胺
   B. 麻黄碱
   C. 肾上腺素
   D. 多巴胺
   E. 去甲肾上腺素
7. 患者,女性,18岁,在普鲁卡因局部浸润麻醉后,先感胸闷,继而心慌、烦躁、恶心、呕吐,血压下降,随后呼吸困难,首先考虑为
   A. 中毒反应
   B. 过敏反应
   C. 注射药物过快
   D. 剂量过大
   E. 麻醉平面过高
8. 在普鲁卡因局部浸润麻醉下手术,手术中,患者突然大叫,惊厥,发绀,心率120次/分,处理应
   A. 静脉输液
   B. 静脉注射间羟胺
   C. 静脉注射硫喷妥钠
   D. 吸氧
   E. 静脉注射肾上腺素
9. 以下关于使用止痛药物注意事项中,正确的是
   A. 患者未明确诊断前,使用强止痛药尽可能地缓解患者疼痛
   B. 术后疼痛属于正常现象,可以不处理
   C. 止痛药物一般没有适应证,都具有缓解疼痛症状的作用
   D. 非麻醉性药物能够达到止痛效果时也可

以使用麻醉性药物

E. 用药后评估和记录止痛效果,注意观察患者用药后的反应

10. 患者,女性,腰麻下行阑尾切除术,术后4小时患者烦躁不安,主诉腹胀,测血压、脉搏、呼吸均正常。查体:下腹部膨隆,叩诊浊音。首先考虑

A. 肠梗阻

B. 急性胃扩张

C. 腹腔内出血

D. 急性腹膜炎

E. 尿潴留

11. 判断全身麻醉已完全清醒的依据

A. 睫毛反射恢复

B. 呼之能睁眼

C. 能正确回答问题

D. 四肢有主动活动

E. 针刺有痛苦表情

12. 麻醉辅助用药不包括

A. 地西泮

B. 琥珀胆碱

C. 咪达唑仑

D. 芬太尼

E. 吗啡

13. 硬脊膜外阻滞麻醉平面的影响因素包括

A. 麻醉药容积

B. 注药速度

C. 穿刺间隙

D. 导管位置和方向

E. 以上都是

14. 腰麻穿刺时患者应

A. 侧卧在手术台上,取低头、弓腰、抱膝姿势

B. 仰卧在手术台上,取低头、弓腰、抱膝姿势

C. 平卧在手术台上,取低头、抱膝姿势

D. 侧卧在手术台上,取低头、弓腰姿势

E. 俯卧在手术台上,取低头、弓腰、抱膝姿势

15. 麻醉平面是

A. 麻醉穿刺部位的平面

B. 皮肤感觉消失的分界线

C. 痛觉消失的平面

D. 皮肤触觉消失的分界线

E. 皮肤温觉消失的分界线

16. 椎管内麻醉出现低血压,血压骤降应给下列哪种药物

A. 阿托品

B. 多巴胺

C. 异丙肾上腺素

D. 麻黄碱

E. 氟马西尼

17. 椎管内麻醉时患者出现恶心、呕吐症状,以下处理措施不正确的是

A. 静脉注射麻黄碱

B. 吸氧

C. 加快输液速度

D. 暂停手术牵拉,减少迷走刺激

E. 给予哌替啶

18. 以下有关全麻兴奋期的表述,错误的是

A. 为Ⅱ期

B. 为麻醉诱导开始到意识消失的阶段

C. 临床表现为血压、心率搏动和呼吸紊乱等

D. 可能出现深而有节律的呼吸

E. 表现为兴奋状态

二、多选题

1. 预防局麻药毒性反应的措施包括

A. 限制麻醉药的用量

B. 麻醉前使用巴比妥类药物

C. 适当加入微量肾上腺素

D. 小量多次注射

E. 避免药物注入血管

2. 下列哪些是局麻的优点

A. 并发症少

B. 对全身生理干扰轻微

C. 麻醉方法简单

D. 止痛效果好

E. 肌肉松弛效果好

3. 腰麻术后常见的并发症有

A. 头痛

B. 呼吸抑制

C. 尿潴留

D. 血压下降
   E. 脊神经根损伤
4. 神经阻滞麻醉常用方法包括
   A. 臂丛神经阻滞
   B. 颈丛神经阻滞
   C. 肋间神经阻滞
   D. 指神经阻滞
   E. 趾神经阻滞
5. 麻醉的目的是
   A. 消除疼痛
   B. 使肌肉松弛
   C. 预防术后感染
   D. 保持呼吸道通畅
   E. 保证患者术中安全
6. 全麻患者未清醒时的护理措施包括
   A. 去枕平卧，头偏向一侧
   B. 定时测脉搏、呼吸、血压
   C. 床边放置吸痰器
   D. 准备气管切开包
   E. 适当约束患者肢体
7. 蛛网膜下隙麻醉后患者常规的护理措施包括
   A. 观察血压
   B. 去枕平卧6～8小时
   C. 静脉补液
   D. 硬膜外腔注射中分子右旋糖酐
   E. 注射苯甲酸钠咖啡因
8. 蛛网膜下隙麻醉常见的并发症有
   A. 头痛
   B. 呼吸抑制
   C. 尿潴留
   D. 血压下降
   E. 脊神经根损伤
9. 在局部麻醉药中不能加入肾上腺素的情况有
   A. 指（趾）手术
   B. 乳房纤维腺瘤手术
   C. 合并高血压病患者
   D. 脉管炎患者
   E. 甲状腺功能亢进症患者
10. 麻醉前用药的目的包括以下哪几项
    A. 镇静
    B. 提高痛阈
    C. 减少呼吸道分泌物

   D. 增强肌肉松弛作用
   E. 抑制迷走神经反射
11. 腹部手术清醒后采取半卧位的优点有
    A. 有利于呼吸，增加肺通气量，减少肺部并发症
    B. 利于腹肌松弛，减轻腹壁切口张力
    C. 利于渗出物引流
    D. 减轻伤口疼痛
    E. 减少尿路感染的机会
12. 铺麻醉床比铺备用床在用物上多备
    A. 输液架
    B. 麻醉护理盘
    C. 中单、橡胶单
    D. 气管切开包
    E. 导尿包
13. 全麻护理记录单常用于
    A. 全麻后的患者
    B. 危重患者
    C. 大手术患者
    D. 瘫痪患者
    E. 监护患者
14. 蛛网膜下隙阻滞麻醉术中常见并发症有
    A. 低血压
    B. 恶心呕吐
    C. 尿潴留
    D. 头痛
    E. 主观气促感
15. 手术后应根据患者的麻醉方式、手术方式等安置患者卧位，关于手术后患者的卧位，下列叙述正确的是
    A. 颅脑手术后无昏迷或休克表现的患者，可取15°～30°头高脚低斜坡卧位
    B. 颈、胸部手术后患者，多取去枕平卧位6小时，便于呼吸和引流
    C. 脊柱或臀部手术后患者，可取俯卧位或仰卧位
    D. 蛛网膜下隙麻醉患者，应去枕平卧12小时，防止脑脊液外渗
    E. 腹部手术后患者，多取低半坐卧位或斜坡卧位，以减少腹壁张力
16. 关于麻醉性镇痛药的特点，正确的是
    A. 具有镇痛效力

B. 具有消炎作用
C. 具有耐受性
D. 依赖成瘾性
E. 呼吸抑制

17. 可以用于表面麻醉的常用药物是
    A. 普鲁卡因
    B. 利多卡因
    C. 丁卡因
    D. 氯胺酮
    E. 硫喷妥钠

18. 腰麻后呼吸抑制的预防方法有
    A. 小心用药
    B. 吸氧
    C. 维持循环
    D. 气管插管
    E. 人工呼吸

19. 麻醉护理盘内应备
    A. 输氧导管
    B. 吸痰管
    C. 张口器
    D. 舌钳
    E. 牙垫

20. 直接兴奋延髓呼吸中枢的药物是
    A. 回苏灵
    B. 多巴胺
    C. 可拉明
    D. 利多卡因
    E. 洛贝林

21. 铺麻醉床时中单和橡胶单的铺法正确的是
    A. 第一块中单和橡胶单铺于床中部,上缘距床头45～50cm
    B. 另一块中单和橡胶单铺于床头,上缘平齐床头
    C. 中线与床中线对齐
    D. 下肢手术者再加一块中单和橡胶单铺于床尾
    E. 非全麻手术者只需在床头铺一块中单和橡胶单

22. 铺麻醉床前对患者情况的评估包括
    A. 病情
    B. 术前用药
    C. 手术部位
    D. 麻醉种类
    E. 术后注意事项

23. 关于铺麻醉床的描述,正确的是
    A. 盖被扇形三折于背门一侧
    B. 枕头横立于床头,开口背门
    C. 麻醉护理盘放于床旁桌上
    D. 输液架放于床尾
    E. 椅子移回原处

24. 麻醉前的一般准备及护理内容包括
    A. 禁饮、禁食
    B. 膀胱准备
    C. 精神状况准备
    D. 患者的义齿不必去除
    E. 改善患者的营养状况

25. 麻醉期间发生低血压的常见因素有
    A. 血容量不足
    B. 麻醉过深
    C. 迷走神经反射
    D. 麻醉过浅
    E. 未进行麻醉前用药

26. 硬膜外麻醉一般适用于
    A. 颅脑手术
    B. 上腹手术
    C. 下腹手术
    D. 盆腔手术
    E. 下肢手术

27. 局麻常用的方法有
    A. 表面麻醉
    B. 局部浸润麻醉
    C. 区域阻滞
    D. 神经阻滞
    E. 腰麻

28. 成功麻醉的要求包括
    A. 能给患者提供最大的安全性
    B. 消除手术时的疼痛,还能产生足够的肌肉松弛,维持患者舒适
    C. 有利于手术的进行
    D. 麻醉药效迅速且容易恢复
    E. 药物毒性最低且副作用最小

29. 腰麻适用于哪些患者
    A. 手术部位较低
    B. 手术时间较短

C. 体格条件较好
D. 中枢神经系统疾病手术
E. 不能合作的小儿

30. 关于全麻麻醉深度的表述，正确的是
    A. Ⅰ期为镇痛期
    B. Ⅱ期为兴奋期
    C. Ⅲ期为兴奋期
    D. Ⅳ期为延髓麻醉期
    E. Ⅳ期为手术麻醉期

三、共用题干题

(1~2题共用题干)
患者，男性，58岁。拟行胆总管切开取石+胆囊切除术。患者既往有高血压病史，入院前口服降压药，血压控制在（150~160）/（80~90）mmHg。

1. 对于该患者血压的处理，正确的是
   A. 无需做任何处理
   B. 降至150/80mmHg以下
   C. 降至140/80mmHg以下
   D. 继续常规服用降压药
   E. 降至120/70mmHg以下

2. 高血压患者在麻醉和手术过程中，若血压骤升达170/100mmHg，则应警惕
   A. 急性心力衰竭
   B. 急性呼吸衰竭
   C. 急性肝衰竭
   D. 急性肾衰竭
   E. 急性脑水肿

(3~4题共用题干)
患者，男性，24岁。局麻下行左肘部残留异物取出术，1%利多卡因局麻注射5ml时患者即出现面色苍白、心悸、气短、烦躁不安。

3. 首先考虑
   A. 中枢神经毒性反应
   B. 心脏毒性反应
   C. 肾上腺素反应
   D. 局麻药毒性反应
   E. 疼痛反应

4. 若该患者随后出现惊厥，应使用药物
   A. 哌替啶
   B. 氨茶碱
   C. 硫喷妥钠
   D. 阿托品
   E. 异丙嗪

(5~9题共用题干)
女性，29岁，平素体健，无药物过敏史。局麻下行乳房脓肿切开引流术。局部注入利多卡因300mg加肾上腺素后约6分钟，患者突然出现眩晕、寒战、四肢抽搐，继而呼吸减慢、血压下降、心率缓慢。

5. 此时，患者最可能出现了
   A. 全脊髓麻醉
   B. 局麻药毒性反应
   C. 脑血管意外
   D. 局麻药过敏反应
   E. 呼吸抑制

6. 出现这一并发症最可能的原因是
   A. 一次性用药量过大
   B. 药物吸收速度过快
   C. 注药部位血供丰富
   D. 局麻药误入血管
   E. 患者对麻醉药耐受性差

7. 避免该患者出现上述并发症的措施是
   A. 控制药物剂量
   B. 减慢注药速度
   C. 降低药物浓度
   D. 注药前回抽
   E. 提高患者的耐受能力

8. 为控制该患者的抽搐和惊厥，选用
   A. 地西泮
   B. 异丙嗪
   C. 氯胺酮
   D. 哌替啶
   E. 硫喷妥钠

9. 纠正患者心率缓慢，可选用
   A. 阿托品
   B. 麻黄碱
   C. 氯胺酮
   D. 异丙嗪
   E. 硫喷妥钠

(10~12题共用题干)
女性，50岁，在全麻下行"乳癌根治术"。术后入麻醉恢复室。约20分钟开始出现呼吸急

促，有鼾声，之后出现鼻翼翕动、三凹征。体温37.5℃，脉搏102次/分，呼吸28次/分，血压150/90mmHg。

10. 首先考虑患者并发
    A. 上呼吸道梗阻
    B. 低氧血症
    C. 通气量不足
    D. 下呼吸道梗阻
    E. 误吸

11. 出现上述并发症的原因不包括
    A. 口腔分泌物过多
    B. 气管导管贴壁
    C. 舌后坠
    D. 喉头水肿
    E. 口腔异物

12. 首先应采取的处理方法
    A. 清理口腔分泌物
    B. 调整气管导管位置
    C. 抬起下颌
    D. 增大氧流量
    E. 通知医师

(13~19题共用题干)

男性，70岁，急诊行"颅内血肿清除术"，拔除气管插管后转入麻醉恢复室。呼之能应，体温37.5℃，脉搏112次/分，呼吸22次/分，血压130/90mmHg，SpO_2 99%。2小时后患者突然呕吐大量胃内容物，并出现呼吸急促，烦躁不安，口唇轻度发绀，脉搏128次/分，呼吸28次/分，血压108/76mmHg，SpO_2 86%。肺部有明显湿啰音。血气分析示 PaO_2 68mmHg，$PaCO_2$ 43mmHg。

13. 该患者并发了
    A. 窒息
    B. 上呼吸道梗阻
    C. 低氧血症
    D. 下呼吸道梗阻
    E. 急性肺水肿

14. 最可能的原因是
    A. 气管导管扭折
    B. 喉头水肿
    C. 口腔分泌物误吸
    D. 舌后坠
    E. 呕吐物误吸

15. 目前首要处理措施是
    A. 加大氧流量
    B. 机械通气
    C. 气管切开
    D. 放置口咽通气道
    E. 清除口腔内呕吐物

16. 以下处理方法不妥的是
    A. 侧卧位
    B. 患者躁动不安时适当给予镇静剂
    C. 加大吸氧浓度
    D. 定时听诊肺呼吸音
    E. 口腔吸引

17. 该患者发生了
    A. 高碳酸血症
    B. 低氧血症
    C. 呼吸衰竭
    D. 急性肺水肿
    E. 心功能不全

18. 最佳的处理方法是
    A. 面罩吸氧
    B. 放置口咽通气道
    C. 控制补液速度
    D. 气管插管机械通气
    E. 气管切开机械通气

19. 该患者最有可能继发的其他并发症是
    A. 喉头水肿
    B. 支气管炎
    C. 坠积性肺炎
    D. 肺气肿
    E. 气管炎

(20~22题共用题干)

患者，女性，42岁。因"转移性右下腹痛1天"入院，诊断为急性阑尾炎，即在腰麻下行阑尾切除术。手术进行顺利，术后血压及尿量均正常。术后第2天，患者起床活动，发生头痛，平卧后消失。

20. 腰麻患者术后典型的头痛可发生在穿刺后
    A. 3~5小时
    B. 4~6小时
    C. 72小时
    D. 12~15小时

E. 18~24 小时
21. 腰麻术后头痛的主要原因是
   A. 患者体质过于敏感
   B. 麻醉平面过高
   C. 低颅压性头痛
   D. 术前用药不当
   E. 高颅压性头痛
22. 该患者术后的主要护理原则是
   A. 嘱患者平卧休息
   B. 应用镇痛药对症处理
   C. 加快输液速度
   D. 甘露醇脱水治疗
   E. 抗菌药治疗

(23~24 题共用题干)
患者，男，50 岁，在全麻下行胃大部切除术，术后回病房麻醉未清醒。
23. 患者血压、脉搏正常，呼吸困难，呼吸时喉头有啰音，应考虑
   A. 舌后坠
   B. 呼吸道分泌物过多
   C. 喉痉挛
   D. 呕吐物窒息
   E. 呼吸节律紊乱
24. 该患者回病房后应取的体位是
   A. 仰卧位
   B. 去枕平卧，头偏向一侧
   C. 半卧位
   D. 头高卧位
   E. 俯卧位

(25~27 题共用题干)
患者，男性，42 岁。腰麻下手术，当麻醉穿刺成功注药后，立即出现血压下降。
25. 患者血压下降是由于
   A. 麻醉平面过高
   B. 交感神经抑制
   C. 穿刺出血
   D. 缺氧
   E. 麻醉平面过低
26. 应对患者采取的主要措施是
   A. 给苯巴比妥钠
   B. 给阿托品
   C. 给氧
   D. 注射麻黄碱
   E. 给硫喷妥钠
27. 上述所选方法的用量是
   A. 0.1~0.2mg
   B. 0.1~0.2g
   C. 15~30mg
   D. 40~50mg
   E. 0.5~0.8mg

(28~31 题共用题干)
患者，女，25 岁，近 1 年来情绪急躁，月经不调，多食但消瘦，脉率 > 100 次/分，甲状腺 II° 肿大，入院准备行甲状腺大部分切除手术。
28. 对该患者首选的麻醉方式是
   A. 局部浸润麻醉
   B. 硬膜外麻醉
   C. 臂丛神经阻滞
   D. 颈丛神经阻滞
   E. 区域阻滞麻醉
29. 该患者术前禁食禁水的时间是
   A. 禁食 6 小时，禁水 4 小时
   B. 禁食 8 小时，禁水 8 小时
   C. 禁食 8 小时，禁水 4 小时
   D. 禁食 12 小时，禁水 4 小时
   E. 禁食 12 小时，禁水 8 小时
30. 该患者麻醉前不能使用的药物是
   A. 苯巴比妥钠
   B. 阿托品
   C. 哌替啶
   D. 氟哌啶
   E. 安定
31. 阿托品不能作为该患者的麻醉前用药，该药物的作用是
   A. 中枢性肌松
   B. 提高痛阈，减少麻醉药用量
   C. 抗局麻药毒副反应
   D. 抗焦虑，抗惊厥
   E. 抑制腺体分泌和迷走神经兴奋

(32~35 题共用题干)
患者，女性，30 岁。平时身体健康，自述无药物过敏史，普鲁卡因过敏试验（－）。行局部浸润麻醉下脂肪瘤切除术，注药前回抽无回血，局部注入普鲁卡因 0.5g，数分钟后患者突

然出现眩晕、耳鸣、烦躁、肌痉挛、抽搐、惊厥,继而血压下降、呼吸困难、心率减慢。

32. 该患者最可能的诊断为
    A. 全脊髓麻醉
    B. 脑出血
    C. 局麻药过敏反应
    D. 电解质紊乱
    E. 局麻药毒性反应

33. 出现上述并发症最可能的原因是
    A. 麻醉药耐受力低
    B. 麻醉药过敏
    C. 药物吸收速度过快
    D. 误入血管
    E. 一次性用药量过大

34. 预防上述并发症,应采取的措施是
    A. 加强营养,提高患者耐受性
    B. 降低药物浓度
    C. 加入肾上腺素
    D. 减慢注药速度
    E. 麻醉前做多次过敏试验,确定有无过敏

35. 可以控制该患者惊厥的静脉注射药物是
    A. 阿托品
    B. 地西泮
    C. 吗啡
    D. 氯胺酮
    E. 硫喷妥钠

(36~38题共用题干)

男,50岁,食管癌早期,拟行根治术入院。

36. 全麻下手术顺利,术后回ICU病房,全麻未清醒前卧位是
    A. 平卧位,头转向一侧
    B. 平卧位
    C. 半卧位
    D. 中凹位
    E. 侧卧位

37. 清醒后病情平稳,卧位改为
    A. 平卧位
    B. 侧卧位
    C. 中凹位
    D. 半卧位
    E. 俯卧位

38. 在护理过程中,胃管不通,采取什么措施

A. 少量等渗盐水低压冲洗
B. 多用盐水用力冲洗
C. 向上提胃管
D. 向下送胃管
E. 拔出胃管更换

(39~40题共用题干)

患者,男性。急诊在硬膜外麻醉下行阑尾切除术,术后用平车护送患者入病室。

39. 患者回病室后应取何种体位
    A. 中凹位6小时
    B. 仰卧位4小时
    C. 仰卧位2小时
    D. 仰卧位6小时
    E. 侧卧位2小时

40. 患者术后第2天,主诉伤口疼痛,应采取何种体位
    A. 半坐卧位
    B. 仰卧屈膝位
    C. 端坐位
    D. 头高脚低位
    E. 左侧卧位

四、案例分析题

(1~2题共用题干)

患者,女性,43岁。活动后心悸、气短15年,诊断为风湿性心脏病、二尖瓣狭窄。该患者在全麻低温体外循环下行二尖瓣置换术。

1. 体外循环手术后的护理评估包括
   A. 麻醉方式、术中转流、阻断循环时间及手术过程中各系统器官功能状况
   B. 全麻是否清醒,清醒后躁动的原因,对疼痛的耐受程度
   C. 心脏、呼吸功能监测
   D. 血液供应与微循环情况
   E. 伤口与各种引流情况
   F. 以上都是

2. 体外循环手术后体温监测,叙述正确的是
   A. 术后体温低于36℃时应保暖复温
   B. 体温逐渐回升至常温时,及时撤除保暖措施并防止体温反跳
   C. 若体温升至37℃以上,可能是致热原或多肽物质引起的反应

D. 若术后体温升至37.5℃，应立即采取降温措施
E. 若高达38℃以上，应通知医师予以药物降温
F. 若术后体温升至37℃，应立即采取降温措施

（3~4题共用题干）

患者，女性，21岁，不慎被燃放的鞭炮炸伤右额及右眼1小时，急诊入院。查体：右额及右眼炸伤，右眼毁损伤，有短暂昏迷史，GCS 14分（睁眼反应3分，肢体运动反应6分，言语反应5分），诊断为"右颅开放性爆炸伤"。

3. 提示：急诊完善各项术前准备后，患者在全麻下行"右额开颅血肿清除、颅内压（ICP）监测管置入术、右眼球摘除术"。患者手术前实施Time Out（暂停核对）的具体内容是
   A. 核对确认患者身份
   B. 核对确认患者信息
   C. 核对确认手术名称
   D. 核对确认手术体位
   E. 核对确认手术部位
   F. 由手术医生、麻醉医师、巡回护士共同确认

4. 全身麻醉最危险的阶段和需要护理配合的关键时刻是
   A. 诱导前清醒期
   B. 诱导期
   C. 维持期
   D. 复苏期
   E. 清醒后观察期
   F. 平稳期

（5~7题共用题干）

患者，男性，73岁，腰麻下疝修补术，术后头痛，一般止痛药无效。

5. 该患者头痛的原因可能是
   A. 脑脊液外溢
   B. 颅内压增高
   C. 血管扩张性头痛
   D. 血压低
   E. 血压高
   F. 以上都不是

6. 当前应如何处理
   A. 给利血平
   B. 给肾上腺素
   C. 给右旋糖酐
   D. 给麻黄碱
   E. 给甘露醇
   F. 使用镇痛泵

7. 应如何给药
   A. 静脉注射
   B. 静脉点滴
   C. 肌内注射
   D. 硬膜外隙注射
   E. 蛛网膜下隙注射
   F. 皮下注射

第五章 外科围术期患者的护理

一、单选题

1. 腹部手术备皮范围原则上应超出切口四周的距离为
   A. 5cm 以上
   B. 8cm 以上
   C. 10cm 以上
   D. 15cm 以上
   E. 20cm 以上

2. 骨科手术术前皮肤准备需要的时间为
   A. 6 小时
   B. 8 小时
   C. 24 小时
   D. 3 天
   E. 5 天

3. 控制术后疼痛最有效的护理措施是
   A. 应用止痛药
   B. 减轻患者焦虑
   C. 为患者取合适体位
   D. 教患者保护伤口
   E. 为患者提供生活护理

4. 甲亢患者术前抗甲状腺药物和碘剂的应用目的是
   A. 测定基础代谢率
   B. 控制血压
   C. 控制心率
   D. 降低基础代谢率
   E. 以上都对

5. 预防甲状腺大部切除术后出现甲状腺危象最重要的措施是
   A. 做好术前准备
   B. 术中充分止血
   C. 及时补钙
   D. 保留足够的残留甲状腺
   E. 术中避免损伤甲状旁腺

6. 斜疝修补术后，预防阴囊血肿最主要的措施是
   A. 平卧位，膝下垫软枕
   B. 切口沙袋压迫，托起阴囊
   C. 咳嗽时用手按压伤口
   D. 不宜过早下床活动
   E. 防止便秘、尿潴留

7. 关于慢性硬脑膜下积液引流术后护理措施，正确的是
   A. 清醒后给予半卧位
   B. 健侧卧位以利于引流
   C. 引流瓶应低于创腔 60cm
   D. 术后不使用强力脱水药
   E. 应严格限制水分摄入

8. 关于颅内肿瘤切除术后创腔引流，下列说法正确的是
   A. 创腔引流的目的是防止形成脑脊液漏
   B. 术后创腔引流袋放置于头旁枕上或枕边，高度应高于头部创腔水平面
   C. 术后 48 小时后，可将引流袋略抬高，以期较快引流出创腔内的液体
   D. 引流 3~4 日后，当血性脑脊液转清即可拔除引流管
   E. 引流 5~6 日后，当没有脑脊液流出，即可拔除引流管

9. 颅脑手术后护理体位，正确的是
   A. 小脑幕上开颅术后，取患侧卧位或仰卧位
   B. 小脑幕上开颅术后，取健侧卧位或俯卧位
   C. 小脑幕下开颅术后，取患侧卧位或俯

卧位

D. 小脑幕下开颅术后,取健侧卧位或仰卧位

E. 小脑幕下开颅术后,取健侧卧位或俯卧位

10. 食管癌患者手术前胃肠道准备,正确的是
   A. 术前3日遵医嘱给予患者分次口服抗生素溶液
   B. 术前3日改半流质饮食
   C. 术前12小时禁食
   D. 对进食后反流者,术前1日晚遵医嘱予以生理盐水100ml加抗生素经鼻胃管冲洗食管及胃
   E. 手术日晨常规置胃管,要将胃管置于胃中

11. 成人择期手术前应
   A. 禁食6小时,禁饮2小时
   B. 禁食6小时,禁饮4小时
   C. 禁食8~12小时,禁饮4小时
   D. 禁食8~12小时,禁饮6小时
   E. 禁食12小时,禁饮8小时

12. 关于门静脉高压症的术前准备,错误的是
   A. 保肝治疗
   B. 无渣高糖饮食
   C. 输新鲜血液
   D. 肌注维生素K
   E. 手术当日留置胃管

13. 甲亢患者术前用抗甲状腺药加碘剂做术前准备,脉搏应控制在
   A. 50~60次/分
   B. 60~70次/分
   C. 70~90次/分
   D. 90~110次/分
   E. 110~120次/分

14. 甲亢患者术前服用碘化钾溶液,护士应明确服用的目的是
   A. 减轻突眼症状
   B. 减轻甲状腺血管充血
   C. 降低机体储存甲状腺素的能力
   D. 增加甲状腺释放能力
   E. 缩小甲状腺滤泡的体积

15. 甲亢术后患者回病房,护士要求患者说话,目的在于判断患者有无
   A. 神经损伤
   B. 出血
   C. 呼吸道有无痰液
   D. 意识障碍
   E. 记忆力受损

16. 患者,男性,46岁,行胃大部切除术进食后20分钟,突然出现上腹胀痛、喷射状呕吐大量含胆汁液体,呕吐后症状不缓解,上腹偏右有压痛,并扪及包块。该患者出现的并发症为
   A. 十二指肠残端破裂
   B. 胃肠吻合口破裂
   C. 胃排空延迟
   D. 胃出血
   E. 术后梗阻

17. 患者,男性,22岁。因"转移性右下腹痛8小时"急诊行阑尾切除术,术中证实为坏疽性阑尾炎穿孔。术后6小时,患者仍感腹痛,躁动不安,未解小便。查体:体温38.5℃,血压10.7/8kPa(80/60mmHg),面色苍白,皮肤湿冷,心率110次/分,脉搏较弱,腹部稍胀,脐周及下腹压痛,轻度肌紧张,肠鸣音减弱。预防该并发症的最主要措施是
   A. 术前检查凝血功能
   B. 术前抗生素防感染
   C. 术前输注新鲜全血
   D. 术中严格止血
   E. 术后腹带包扎

二、多选题

1. 手术日清晨护理包括
   A. 测量生命体征
   B. 嘱患者排空膀胱
   C. 遵医嘱术前用药
   D. 检查是否禁食禁水,备皮
   E. 询问女患者有无月经来潮

2. 术前患者常见的心理反应有
   A. 担忧手术效果
   B. 惧怕麻醉和手术
   C. 惧怕手术医生

  D. 担心被误诊或误治
  E. 惧怕病房环境
3. 手术后患者护理评估内容包括
  A. 了解手术方式
  B. 检查生命体征
  C. 安置体位
  D. 了解术后患者体重变化
  E. 观察患者切口状况
4. 腹部手术后拔除胃肠减压管的指征包括
  A. 无明显腹胀
  B. 肠蠕动恢复
  C. 腹痛减轻
  D. 肛门排气
  E. 患者食欲恢复
5. 为适应手术后变化，术前护士为患者进行的健康教育内容包括
  A. 练习床上大小便
  B. 正确地咳嗽、咳痰
  C. 深呼吸
  D. 至少戒烟 4 周
  E. 术后早期活动的方法
6. 大手术后应用镇痛药解除切口疼痛，其主要目的在于
  A. 保证患者睡眠休息
  B. 增加肺通气量
  C. 促进患者深呼吸、咳嗽、咳痰
  D. 加速切口愈合
  E. 促进患者床上翻身
7. 关于手术中的无菌原则，下列说法正确的是
  A. 手术台边缘以下不是无菌区
  B. 手套接触到有菌物品应立即用无菌生理盐水冲洗
  C. 与皮肤接触过的刀片和器械不可再用
  D. 胃肠道手术的污染步骤完成后，手术人员应用无菌水冲洗手套后，继续手术
  E. 每个手术间内的参观人员不应超过 3 人
8. 术后为预防深静脉血栓形成，下列措施正确的是
  A. 早期床上活动
  B. 尽早离床活动
  C. 下肢用弹性绷带或穿弹性袜
  D. 给予抗凝药物

  E. 给予溶栓药物
9. 手术后应根据患者的麻醉方式、手术方式等安置患者卧位，关于手术后患者的卧位，下列叙述正确的是
  A. 颅脑手术后无昏迷或休克表现的患者，可取 15°~30°头高脚低斜坡卧位
  B. 颈、胸部手术后患者，多取去枕平卧位 6 小时，便于呼吸和引流
  C. 脊柱或臀部手术后患者，可取俯卧位或仰卧位
  D. 蛛网膜下腔麻醉患者，应去枕平卧 12 小时，防止脑脊液外渗
  E. 腹部手术后患者，多取低半坐卧位或斜坡卧位，以减少腹壁张力
10. 甲状腺次全切除术后患者取半卧位有利于
  A. 患者呼吸及吞咽
  B. 观察病情
  C. 切口内积液引流
  D. 减轻疼痛
  E. 防止压疮
11. 疝修补术后护理，正确的是
  A. 注意保暖，避免受凉
  B. 术后平卧，膝下垫枕，使髋关节微屈
  C. 术后不宜过早下床活动
  D. 注意观察有无伤口渗血
  E. 血压平稳后改半卧位
12. 胃大部切除术后 24 小时内应特别注意
  A. 体温情况
  B. 出血情况
  C. 腹痛情况
  D. 切口情况
  E. 呼吸道分泌物情况
13. 胆结石术后，取半坐卧位的目的是
  A. 防止手术后出血
  B. 减轻腹胀
  C. 减轻疼痛
  D. 减少伤口缝合张力
  E. 利于腹腔引流
14. 患者因肾手术后腹胀明显时，应采取的措施有
  A. 膈神经封闭
  B. 给予镇静剂

C. 肛管排气
D. 少进胀气食物
E. 肌内注射新斯的明

15. 乳癌术后的护理，下列说法正确的是
   A. 胸带加压包扎，松紧度适宜
   B. 下床活动时他人扶持患肢，做好保护
   C. 指导患者做好上肢功能锻炼
   D. 保持引流管通畅
   E. 监测生命体征变化

16. 全肺切除患者术后护理，错误的是
   A. 健侧卧床
   B. 尽量少给止痛药
   C. 严格控制输液速度
   D. 保持胸腔引流管通畅、开放
   E. 为减少术后并发症的发生，术后1天内应下床活动

17. 肾癌术后常见的早期并发症有
   A. 出血
   B. 感染
   C. 肾衰竭
   D. 肺栓塞
   E. 肝衰竭

18. 下列哪些是肾移植术后外科并发症
   A. 出血或血肿
   B. 输尿管梗阻
   C. 尿瘘
   D. 胆汁淤积性肝炎
   E. 肾血管血栓或狭窄

19. 全髋置换术后应遵循的"三不原则"是
   A. 不要穿需要系带的鞋
   B. 不要坐矮椅或沙发
   C. 不要弯腰拾东西
   D. 不要交叉双腿
   E. 不要屈膝而坐

20. 关于心血管疾病患者术前准备，错误的有
   A. 高血压患者血压控制在稳定水平即可手术
   B. 高血压患者血压控制在正常范围后方可手术
   C. 急性心梗患者病情稳定后3个月
   D. 心力衰竭者最好控制6个月后再进行手术
   E. 偶发的室性期前收缩必须积极给予内科处理

21. 以下关于手术区皮肤消毒的描述，正确的是
   A. 清洁处逐渐向污染处涂擦
   B. 污染部位的消毒棉球不可再返回清洁处
   C. 为腹部手术，应以切口为中心向四周涂擦
   D. 为肛门手术，应以肛门为中心，涂向外周消毒
   E. 消毒范围一般为手术切口周围至少15cm区域

22. 计划拔除胸腔闭式引流管的指征是
   A. 胸腔积液排液引流管48~72小时后引流量明显减少，24小时引流液少于50ml
   B. 患者无呼吸困难，X线胸片示肺膨胀良好
   C. 引流液体颜色变深，引流量突然减少
   D. 引流出液体颜色由深红变鲜红色
   E. 引流管伤口无渗液，无感染

23. 下列属于术后一般观察的是
   A. 生命体征
   B. 肝功能
   C. 伤口情况
   D. 引流情况
   E. 术后并发症

24. 手术中可能导致手术野污染的途径有
   A. 空气中的飞沫
   B. 手术器械
   C. 麻醉器械
   D. 患者手术区皮肤
   E. 手术人员的手臂

25. 神经阻滞前的准备包括
   A. 常规禁食6小时
   B. 心理准备
   C. 洗净局部
   D. 预注抗生素
   E. 阻滞前明确诊断

26. 泌尿外科引流管的护理包括
   A. 鼓励多饮水，每日达到2500ml
   B. 保持床单整洁干燥

C. 保持各引流管通畅，无脱落、拆叠、扭曲

D. 注意引流液的色、质、量

E. 前列腺摘除术后，膀胱造口一般在术后24小时内拔除引流管

27. 下列哪些是T形管拔除应观察的指征

A. 引流管通畅，胆汁颜色正常

B. 引流胆汁量逐日减少

C. 大便颜色正常，食欲好转

D. 黄疸逐渐消退，无发热、腹痛

E. 造影无残余结石，夹管后机体无异常变化

28. 胸腔闭式引流的观察，应注意哪些

A. 保持引流管通畅并妥善固定

B. 密切观察和记录引流液的量、颜色和性质

C. 随时观察引流管水柱波动情况

D. 应保持引流管近端高远端低

E. 引流瓶低于胸腔出口30~50cm

29. 大隐静脉剥脱术后可能发生的并发症有

A. 静脉炎

B. 深静脉血栓形成

C. 肺栓塞

D. 切口感染

E. 伤口出血

30. 胸部损伤或手术后，预防肺部并发症发生的措施包括

A. 鼓励深呼吸

B. 协助翻身拍背，咳嗽咳痰

C. 及时应用吗啡止痛

D. 应用抗生素

E. 保持呼吸道通畅

31. 直肠肛管疾病手术后常见的潜在并发症有

A. 贫血

B. 肛瘘

C. 肛门失禁

D. 继发感染

E. 手术后出血

32. 预防门静脉高压症术后感染的措施是

A. 使用抗生素

B. 加强口腔护理

C. 卧床休息

D. 必要时进行病室隔离

E. 吸氧

33. 膀胱癌术后，行膀胱灌注化疗药物时，应

A. 严格无菌操作

B. 每次灌注量50~60ml

C. 注药前嘱患者排空膀胱

D. 灌注后需行体位疗法

E. 吸出的液体可回注膀胱

三、共用题干题

(1~4题共用题干)

患者，男性，50岁。十二指肠溃疡30年，上腹部隐痛1年，近1个月又出现呕吐并逐渐加剧，呕吐隔夜宿食，精神状态差，消瘦明显，皮肤弹性差，贫血貌。经胃镜检查确诊为十二指肠溃疡并发幽门梗阻，将于近日择期行胃大部切除术。

1. 从提高患者对手术的耐受力考虑，首要的护理诊断是

A. 焦虑

B. 知识缺乏

C. 有感染的危险

D. 活动无耐力

E. 营养失调，低于机体需要量

2. 特殊的术前准备是

A. 术前禁食禁水

B. 术前1~2日进流质

C. 术前2~3日起每晚温盐水洗胃

D. 术前晚肥皂水灌肠

E. 术日晨插胃管

3. 术后饮食指导正确的是

A. 术后第1日流质，2日后改半流质

B. 术后第2日流质，5日后改半流质

C. 术后禁食2~3天，肛门排气后可进流质

D. 肛门排气后，可进半流质

E. 不必限制饮食

4. 该患者术后麻醉未清醒时的卧位是

A. 去枕仰卧位，头偏向一侧

B. 半卧位

C. 平卧位

D. 头高斜坡卧位

E. 高半卧位

(5~7题共用题干)

患者，男性，40岁。因"外伤脾性破裂"急诊入院。入院后立即给予抗休克治疗，同时在全身麻醉下行脾脏切除术。术后1日，自觉腹胀。

5. 该患者腹胀最可能的原因是
   A. 肠梗阻
   B. 腹痛
   C. 胃肠蠕动受抑制
   D. 禁食
   E. 低钾血症

6. 术后护理措施正确的是
   A. 绝对卧床休息
   B. 平卧位
   C. 高流量吸氧
   D. 持续胃肠减压
   E. 排气后开始恢复饮食

7. 预计该患者术后拆线的时间是
   A. 术后4~5日
   B. 术后5~7日
   C. 术后7~9日
   D. 术后10日
   E. 术后12日

(8~12题共用题干)

男性，52岁。上腹部不适3年，加重半年，伴黑便1周入院。吸烟20余年。明确诊断后行胃癌根治术，留置胃管和腹腔引流管。现术后第3日，患者一直卧床，肛门尚未排气，腹胀明显，尚未进食，给予静脉输液等治疗。

8. 目前患者最主要的护理诊断/问题是
   A. 潜在并发症：腹腔感染
   B. 营养失调：低于机体需要量，与术后禁食有关
   C. 活动无耐力：与手术创伤有关
   D. 腹胀：与肠蠕动尚未恢复有关
   E. 体液不足：与禁食引流有关

9. 针对目前患者状况，下列措施正确的是
   A. 鼓励床旁活动
   B. 雾化吸入
   C. 镇静解痉
   D. 夹闭胃管促进肠蠕动
   E. 鼓励进食

10. 该患者术后引流管的观察和护理，错误的是
    A. 仔细检查引流物的量和颜色的变化
    B. 保持引流管通畅，防止阻塞
    C. 换药时应注意引流管体外部分的固定
    D. 有多根引流管时应区分各引流管的引流部位
    E. 胃肠减压管，只要待引流液减少即可拔除

11. 若患者出现发热、呼吸和心率增快，胸部听诊有局限性湿性啰音，考虑该患者可能存在
    A. 膈下感染
    B. 肺部感染
    C. 胸膜炎
    D. 切口感染
    E. 腹膜炎

12. 若该患者出现咳嗽、咳痰，痰液黏稠不能咳出，此时主要的护理措施是
    A. 给予镇咳药物
    B. 鼓励翻身
    C. 戒烟
    D. 给予抗生素
    E. 雾化吸入

(13~17题共用题干)

男性，32岁。突发上腹部刀割样疼痛10小时，腹肌强直，全腹压痛、反跳痛。做好术前准备，剖腹探查，行十二指肠球部溃疡穿孔修补术。现术后8小时，已排尿3次，但每次尿量少，约数毫升。

13. 该患者可能出现了
    A. 尿频
    B. 尿潴留
    C. 尿失禁
    D. 尿路感染
    E. 肾积水

14. 引起该患者现有问题的可能原因不包括
    A. 麻醉的影响
    B. 排尿反射抑制
    C. 切口疼痛
    D. 不适应卧床体位
    E. 补液量过多

15. 目前首选的护理措施是
    A. 诱导排尿
    B. 减慢输液滴速
    C. 控制液体入量
    D. 导尿
    E. 肌内注射氨甲酰胆碱
16. 术后拔除胃肠减压管最重要的指征是
    A. 无明显腹胀
    B. 无恶心、呕吐
    C. 腹痛减轻
    D. 肛门排气
    E. 患者食欲恢复
17. 若此患者术后第6天出现顽固性呃逆，应警惕的是
    A. 切口感染
    B. 肺不张
    C. 膈下感染
    D. 急性胃扩张
    E. 肠梗阻

(18~19题共用题干)

患者，男性，28岁，急性阑尾炎行阑尾切除术后6天，T 38.9℃，排便次数增多，有里急后重感，无其他主诉。

18. 该患者应首先考虑的是
    A. 切口感染
    B. 盆腔脓肿
    C. 膈下脓肿
    D. 肺部感染
    E. 尿路感染
19. 对该患者的护理措施，错误的是
    A. 给予抗生素
    B. 加强营养
    C. 温盐水灌肠
    D. 给予止泻药
    E. 局部理疗

(20~21题共用题干)

患者，男性，55岁，肝癌肝叶切除手术后第1天。

20. 以下护理指导正确的是
    A. 绝对制动
    B. 卧床休息，不鼓励早期活动
    C. 早期活动以利于胃肠功能恢复
    D. 禁止咳嗽
    E. 平卧，以利于减轻腹痛
21. 提示：患者感腹痛、心慌、气促，出冷汗，血压90/60mmHg，首先应考虑为
    A. 胆汁性腹膜炎
    B. 肠梗阻
    C. 肝断面出血
    D. 胆囊水肿
    E. 阑尾炎

四、案例分析题

(1~6题共用题干)

患者，男性，32岁，既往有甲亢病史3年，经内科规范治疗无效，拟手术治疗而收入院。查体：眼球突出，甲状腺弥漫性肿大，甲状腺质软并可触及震颤，可闻及血管杂音。查体：T 36.6℃，P 110次/分，R 19次/分，BP 125/75mmHg。

1. 护士应在术前指导该患者练习
    A. 侧卧位
    B. 脊柱过伸位
    C. 头颈过伸位
    D. 去枕平卧位
    E. 垫枕平卧位
    F. 侧卧位
2. 经药物准备后，下列哪项已达到手术指标
    A. 脉率大于100次/分
    B. BMR小于20%
    C. 情绪稳定
    D. 体重增加
    E. 甲状腺腺体缩小变硬
    F. 睡眠好转
3. 术后护理措施中，下列不正确的是
    A. 取半卧位
    B. 术后6小时无呕吐可进流食
    C. 观察发音情况
    D. 保持伤口引流管通畅
    E. 停用复方碘化钾
    F. 普萘洛尔口服
4. 若患者已行甲状腺大部分切除，术后观察最重要的项目是
    A. 脉搏

B. 心率
C. 血压
D. 呼吸
E. 体温
F. 以上全是

5. 患者手术后,最重要的急救准备是
   A. 床旁放置复方碘化钾溶液
   B. 床旁常规放置普萘洛尔
   C. 床旁常规放置气管切开包
   D. 床旁常规放置氢化可的松
   E. 床旁常规放置剪刀
   F. 床旁放置隔离衣

6. 术后第2日,若出现手足抽搐,最有可能是手术损伤了
   A. 甲状旁腺
   B. 喉上神经内侧支
   C. 喉上神经外侧支
   D. 单侧喉返神经
   E. 双侧喉返神经
   F. 颈内动脉

(7~10题共用题干)
患者,男性,70岁,慢性便秘10余年。近1年来阴囊部位出现梨形疝块,站立时尤为明显,平卧时可以自行还纳。体检时发现腹股沟外环扩大。触诊:咳嗽时指尖有冲击感,平卧回纳疝块后用手指压迫内环,缓慢站立后咳嗽,疝块不再出现,初步诊断为腹外疝,准备手术治疗。

7. 为避免术后疝的复发,术前准备中最重要的是
   A. 治疗便秘
   B. 备皮
   C. 排尿
   D. 灌肠
   E. 麻醉前用药
   F. 体位准备

8. 正常情况下,该患者术后第3天的饮食为
   A. 禁食、禁水
   B. 禁食可进水
   C. 流食
   D. 半流食
   E. 普食
   F. 软食

9. 术后第2日患者宜采用的体位是
   A. 半卧位,膝关节、髋关节微屈
   B. 平卧位
   C. 头低足高位
   D. 斜坡卧位
   E. 端坐位
   F. 侧卧位

10. 术后预防血肿的措施不包括
    A. 仰卧位
    B. 保持敷料清洁、干燥
    C. 托起阴囊,伤口沙袋压迫
    D. 应用抗生素
    E. 冷敷
    F. 采用止血药

(11~14题共用题干)
患者,男性,51岁,因溃疡穿孔,在全身麻醉下行毕Ⅰ式胃大部切除、腹腔引流术。术后返回病室,生命体征稳定,切口敷料干燥,胃肠减压吸出暗红色液体60ml。

11. 判断全身麻醉已完全清醒的依据是
    A. 睫毛反射恢复
    B. 呼之能睁眼
    C. 能正确回答问题
    D. 四肢有主动活动
    E. 针刺有痛苦表情
    F. 自主睁眼

12. 胃肠减压的目的是
    A. 改善肠壁的血液循环
    B. 促进胃肠道吻合口愈合
    C. 维持正常体液平衡
    D. 促进胃肠功能恢复
    E. 减轻胃肠道内压力
    F. 促进炎症局限

13. 该患者术后24小时内最容易发生的并发症是
    A. 吻合口出血
    B. 切口感染
    C. 吻合口梗阻
    D. 输出段肠梗阻
    E. 倾倒综合征
    F. 疼痛

14. 该患者术后第5日,突然右上腹剧烈疼痛,腹膜炎,病情严重。可能为
    A. 吻合口瘘
    B. 十二指肠残端瘘
    C. 输入段肠袢不完全梗阻
    D. 输出段肠袢梗阻
    E. 吻合口出血
    F. 幽门梗阻

(15~17题共用题干)

患者,女性,32岁,因患"阑尾炎"住院治疗,今日上午9点在连硬外麻醉下行阑尾切除术,下午2时诉伤口疼痛难忍,要求使用镇痛药。

15. 患者属于哪一类疼痛
    A. 神经痛
    B. 手术创伤性疼痛
    C. 内脏性疼痛
    D. 精神因素疼痛
    E. 牵涉性疼痛

16. 查体:该患者自由体位。按口述描绘评分法患者的疼痛属于哪一度
    A. Ⅰ度
    B. Ⅱ度
    C. Ⅲ度
    D. Ⅳ度
    E. Ⅴ度
    F. 0度

17. 关于术后镇痛的并发症哪项正确
    A. 恶心,呕吐
    B. 肺不张
    C. 皮肤瘙痒
    D. 尿潴留
    E. 消化道排气延迟
    F. 嗜睡

(18~20题共用题干)

患者,男性,53岁。半年来排便次数增多,时有便意,便形变细,粪便表面附有暗红色血液;体重明显减轻,食欲差。拟诊断直肠癌,准备行手术治疗。

18. 该患者拟施行的手术属于
    A. 急症手术
    B. 限期手术
    C. 择期手术
    D. 紧急手术
    E. 普通手术
    F. 一般手术

19. 下列术前准备中,不恰当的是
    A. 术前练习并掌握深呼吸运动
    B. 补充热量和膳食纤维
    C. 术前指导患者床上活动的方法
    D. 预防性应用抗生素
    E. 术前1天做好肠道准备
    F. 术前3天开始少渣饮食

20. 该患者术日晨的护理内容不包括
    A. 留置导尿管
    B. 放置胃管
    C. 用温盐水洗胃
    D. 遵医嘱术前给药
    E. 取下活动的义齿、发夹等
    F. 体位训练

(21~25题共用题干)

患者,女性,42岁。转移性右下腹痛14小时,检查确诊为阑尾炎。术中发现阑尾充血肿胀明显,局部已穿孔,有较多脓性分泌物。术后第4天,T 38.4℃,患者自述切口疼痛加重,局部出现红肿、压痛,有黄色分泌物流出。

21. 考虑该患者可能存在
    A. 切口裂开
    B. 切口疼痛
    C. 腹腔脓肿
    D. 切口感染
    E. 肺炎
    F. 术后疼痛

22. 目前较为合适的处理方法是
    A. 拆除局部缝线,撑开伤口
    B. 应用大剂量抗生素
    C. 局部热敷
    D. 用碘伏消毒伤口
    E. 加强营养支持,促进愈合
    F. 以上都是

23. 经处理后切口愈合,该类切口的愈合属于
    A. Ⅰ类甲级
    B. Ⅱ类乙级
    C. Ⅲ类丙级

    D. Ⅰ类乙级
    E. Ⅱ类丙级
    F. Ⅱ类甲级
24. 引起术后切口感染的原因除外
    A. 脓肿切开引流
    B. 全身抵抗力差
    C. 切口血肿
    D. 细菌污染
    E. 异物
    F. 切口内遗有死腔
25. 预防术后切口感染的措施，正确的是
    A. 合理使用抗生素
    B. 保证足够的营养素
    C. 术前处理使腹压突然升高的疾病
    D. 术中严格无菌操作
    E. 术中彻底止血
    F. 合理控制心率

（26～29题共用题干）

患者，女性，45岁，3天前洗澡时无意发现左乳房外上方有一蚕豆大小的肿块，无任何自觉症状，未经处理即来院就诊。查体：两侧乳房大小对称，无外形改变，无乳头溢液，左乳外上象限可触及一个3cm质硬肿块，边缘不清，表面不光滑，活动度一般，同侧腋窝扪及2个可推动的淋巴结。

26. 提示：该患者准备接受手术治疗。ⅠB期乳腺癌适宜采用的手术方式有
    A. 乳房肿块切除术
    B. 单纯乳房切除术
    C. 乳腺癌改良根治术
    D. 保留乳腺的乳腺癌切除术
    E. 乳腺癌根治术
    F. 乳腺癌扩大根治术
27. 保留乳房的乳腺癌切除术的手术切除范围包括
    A. 切除肿块
    B. 完整切除肿块
    C. 切除肿块周围1cm的组织
    D. 切除肿块周围2～3cm的组织
    E. 腋窝淋巴结清扫
    F. 胸骨旁淋巴结清除

28. 术后正确的护理措施有
    A. 术后第2天活动患侧上肢
    B. 患侧胸壁加压包扎
    C. 取平卧位
    D. 保持引流管通畅
    E. 避免在患肢测血压
    F. 避免在患侧上肢静脉输液
29. 乳腺癌手术后加强伤口护理的措施包括
    A. 密切观察生命体征的变化
    B. 手术部位用弹性绷带加压包扎
    C. 为防止皮瓣下积液，只要不影响呼吸，包扎应越紧越好
    D. 肢端手指发麻、皮温下降时需调整绷带松紧度
    E. 确保引流管维持在有效的负压引流状态
    F. 每天观察记录引流情况

（30～31题共用题干）

患者，女，76岁，因"跌倒后左髋部疼痛，不敢站立和行走1天"来诊。查体：T 37℃，P 84次/分，R 14次/分，BP 130/80mmHg；局部肿胀、压痛、畸形，左下肢短缩。

30. 提示：髋关节X线片示股骨颈不稳定性嵌插型骨折，有移位。治疗方法应选择
    A. "丁"字鞋外固定
    B. 短期皮肤牵引
    C. 保持患肢于外展、旋转中立位
    D. 闭合复位空心螺钉内固定术
    E. 人工股骨头置换术
    F. 全髋关节置换术
31. 提示：为了尽快纠正骨折后的血管扭曲、痉挛，尽可能保留股骨头的残存血供，以降低股骨颈骨折不愈合率和股骨头缺血坏死率，选择全髋关节置换术。手术后可能发生的并发症是
    A. 感染
    B. 肿胀
    C. 下肢深静脉血栓
    D. 脱位
    E. 出血
    F. 功能障碍

第六章 外科营养支持患者的护理

一、单选题

1. 完全胃肠外营养支持患者可能发生的最严重的代谢并发症是
   A. 高钾血症
   B. 低钾血症
   C. 肝功能异常
   D. 高血糖
   E. 高渗性非酮性昏迷

2. 通过鼻胃管灌注要素饮食时，最好让患者
   A. 右侧卧位
   B. 左侧卧位
   C. 半卧位
   D. 垫枕平卧位
   E. 去枕平卧位

3. 某患者因全身情况差，肠梗阻术后留置深静脉管道给予肠外营养，伤口愈合情况尚可，术后第8日出现高热，次日出现血压下降，脉率慢，观察患者神志清楚，腹软，皮肤干燥、潮红，手足温暖，此时应首先考虑
   A. 深静脉置管感染
   B. 腹腔感染
   C. 肠瘘
   D. 出血
   E. 肺部感染

4. 输入肠内营养液时，初始的速度为
   A. 20ml/h
   B. 40ml/h
   C. 60ml/h
   D. 80ml/h
   E. 120ml/h

5. 人体正常的糖原贮备，在饥饿状态下最多能供应的时间为
   A. 4小时
   B. 8小时
   C. 12小时
   D. 16小时
   E. 24小时

6. 鼻饲时预防恶心呕吐的正确方法是
   A. 给予营养液后应立即给予拍背
   B. 输注营养液后给予平卧位30分钟
   C. 营养液给量宜一次给足，不宜过少
   D. 营养液速度恒定，避免波动
   E. 输注营养液的浓度应逐渐由低到高

7. 配制好的肠内营养液保存的条件是
   A. -8℃
   B. -4℃
   C. 0℃
   D. 4℃
   E. 8℃

8. 输入肠内营养液时，可以输注的最大速度为
   A. 20ml/h
   B. 40ml/h
   C. 60ml/h
   D. 80ml/h
   E. 120ml/h

9. 下列关于营养支持的叙述，正确的是
   A. 高支链氨基酸配方适用于肾衰竭患者
   B. 经鼻肠管进行肠内营养支持时较易发生误吸
   C. 首选肠内营养支持
   D. 要素饮食是有渣饮食
   E. 葡萄糖、氨基酸和脂肪乳最好分别单独输注

10. 以下适用于肠内营养支持的情况是
    A. 活动性消化道出血

B. 严重肠道感染
C. 肠梗阻
D. 急性阑尾炎穿孔
E. 脑部损伤后昏迷患者

11. 肠内营养支持患者最常见的胃肠道并发症是
    A. 黑便
    B. 腹胀
    C. 腹泻
    D. 便秘
    E. 恶心、呕吐

12. 静脉高营养的绝对适应证是
    A. DIC
    B. 严重的大面积烧伤
    C. 严重营养不良
    D. 复杂大手术后
    E. MODS

13. 关于饥饿初期时的机体代谢变化，下述哪一项是主要的
    A. 机体的代谢率降低
    B. 糖原分解加强
    C. 初期蛋白质分解增加，几天后分解减少
    D. 机体组织此时均利用脂肪氧化供能
    E. 蛋白质分解释出的氨基酸经糖异生作用生成葡萄糖

14. 外科患者营养不良的特点是
    A. 蛋白质－能量不足
    B. 以能量不足为主
    C. 维生素及矿物质摄入不足
    D. 以蛋白质不足为主
    E. 脂肪摄入不足

15. 长期胃肠外营养患者的置管部位是
    A. 手部静脉
    B. 足部静脉
    C. 股静脉
    D. 下腔静脉
    E. 上腔静脉

二、多选题

1. 使用要素饮食，下列哪些是错误的
    A. 浓度由低到高，开始使用12.5%～15%要素饮食溶液，以后可逐渐提高浓度
    B. 溶液温度要保持在30℃左右
    C. 开始速度不宜过快，以40～50ml/h的滴速为宜
    D. 滴速可逐渐增加，但一般不超过80～100ml/h
    E. 溶液配制后应当天使用，以防止要素饮食变质

2. 肠内营养的输入途径包括
    A. 经口摄入
    B. 中心静脉导管
    C. 鼻胃管
    D. 鼻十二指肠管
    E. 周围静脉

3. 关于肠外营养的护理，叙述正确的是
    A. 适用于不能经口进食超过7天者
    B. 葡萄糖、脂肪和氨基酸等成分尽量单瓶输注
    C. 输注时间少于2周者多使用周围静脉途径
    D. 浓度为15%的葡萄糖可经周围静脉途径输注
    E. 防止液体输注中断，以免空气栓塞

4. 不易发生误吸的肠内营养支持途径有
    A. 口服
    B. 鼻胃管
    C. 胃造瘘管
    D. 鼻肠管
    E. 空肠造瘘

5. 肠内营养支持的患者出现胃肠道反应时，可能的原因除外
    A. 营养液输注速度过慢
    B. 营养液温度过低
    C. 营养液种类不适宜
    D. 营养液浓度过低
    E. 营养液总量过大

6. 反映机体脂肪或能量储备的人体测量指标有
    A. 体质指数
    B. 肱二头肌皮褶厚度
    C. 上臂中点肌周径
    D. 体重
    E. 血清蛋白质

7. 要素饮食所引起的胃肠反应是

A. 恶心

B. 呕吐

C. 腹泻

D. 腹胀

E. 腹痛

8. 中心静脉插管进行全胃肠外营养常选用

    A. 颈内静脉

    B. 锁骨下静脉

    C. 头静脉

    D. 贵要静脉

    E. 颈外静脉

9. 全胃肠道外营养（TPN）的成分为

    A. 3%氨基酸

    B. 10%葡萄糖

    C. 10%～20%脂肪乳剂

    D. 维生素B、维生素C

    E. 适量胰岛素

10. 鼻饲法的禁忌证有

    A. 昏迷

    B. 口腔疾患

    C. 肠梗阻

    D. 消化道活动性出血

    E. 拒绝进食者

11. 营养素的主要功能是

    A. 提供能量

    B. 构成及修补组织

    C. 维持基础代谢

    D. 调节机体生理活动

    E. 保证正常的生长发育及活动

12. 通过中心静脉穿刺置管给予肠外营养，可发生的并发症有

    A. 血气胸

    B. 导管错位

    C. 空气栓塞

    D. 胸导管损伤

    E. 血栓性静脉炎

13. 肠内营养支持的适应证有哪些

    A. 吞咽和咀嚼困难

    B. 高分解代谢状态

    C. 消化道疾病稳定期

    D. 意识障碍、无进食能力者

    E. 急性阑尾炎穿孔

14. 全胃肠外营养并发症有

    A. 感染

    B. 空气栓塞

    C. 气胸

    D. 高血糖症

    E. 低血糖症

15. 使用要素饮食应注意

    A. 严格执行无菌操作

    B. 配制好的溶液存放于4℃的冰箱内保存

    C. 长期使用者应补充维生素和矿物质

    D. 应用期间应定期检查血糖、尿糖、电解质等指标

    E. 已配制的要素饮食应24小时用完

16. 关于鼻饲患者的护理，正确的是

    A. 每次鼻饲量＜200ml，间隔时间不少于1小时

    B. 新鲜果汁与奶液应分开灌入，以防凝块

    C. 鼻饲过程中避免注入空气

    D. 长期鼻饲者，应每天进行口腔护理

    E. 长期鼻饲者应每周更换鼻饲管

17. 高热时需注意给患者补充营养和水分是因为

    A. 迷走神经兴奋性升高，消化液分泌减少

    B. 迷走神经兴奋性降低，使胃肠蠕动增加

    C. 迷走神经兴奋性升高，使胃肠蠕动减弱

    D. 分解代谢增加，所需营养物质增多

    E. 患者情绪低下，食欲差，食纳少

18. 关于补碘的健康指导，下列叙述正确的是

    A. 为防治碘缺乏病，推行普遍食物碘化

    B. 食盐中加碘浓度35±15mg/kg

    C. 食盐中加碘浓度40mg/kg

    D. 在碘充足和碘过量地区，应食用无碘盐

    E. 具有甲状腺疾病遗传背景或潜在甲状腺疾病的个体，宜食用碘盐

19. 肠外营养制剂的成分不包括

    A. 维生素

    B. 脂肪乳剂

    C. 复方氨基酸溶液

    D. 皮质激素

    E. 适量抗生素

20. 下列属于长期鼻饲患者胃肠道并发症的是

    A. 恶心、呕吐

B. 腹胀
C. 腹泻
D. 应激性溃疡
E. 肠道感染

21. 有关肠内营养支持的叙述，错误的是
    A. 当不能采用肠外营养时采用
    B. 要素饮食是有渣饮食
    C. 最常见的并发症是腹泻
    D. 液化饮食是人工合成的营养成分
    E. 最严重的并发症是误吸

22. 关于全营养混合液的叙述，正确的是
    A. 一般由药房或医院营养支持小组的护士在层流台中用严格无菌技术配置
    B. 输液过程简单，节省护理时间
    C. 有较好的热氮比，增加节氮效果
    D. 较单瓶输注方法不易出现并发症
    E. 减少污染机会

23. 全胃肠外营养支持患者可能发生的代谢性并发症有
    A. 低血糖
    B. 高血糖
    C. 导管败血症
    D. 肝胆系统损害
    E. 高渗性非酮性昏迷

24. 与肠外营养相比，肠内营养的缺点是
    A. 费用较高
    B. 给药方便
    C. 并发症较多
    D. 更符合营养物质消化吸收的解剖生理
    E. 充分利用胃肠道的免疫防御功能

25. 中心静脉插管所致的并发症为
    A. 气胸
    B. 出血
    C. 血胸
    D. 败血症
    E. 臂丛神经损伤

26. 关于肠外营养的护理，叙述正确的是
    A. 输液导管，不宜作抽血、输血、输血浆、输血小板等用
    B. 葡萄糖、脂肪和氨基酸等成分尽量避免单瓶输注
    C. 输注时间少于2周者多使用周围静脉

D. 浓度为15%的葡萄糖可经周围静脉途径输注
E. 防止液体输注中断，以免空气栓塞

三、共用题干题

（1~4题共用题干）

患者，男性，36岁。暴饮暴食后突发腹痛，疼痛呈持续性并阵发加重，伴呕吐，体温升高，被诊为急性坏死性胰腺炎，急诊行手术治疗。

1. 该患者术后第1天营养供给应采取
    A. 普食
    B. 管饲流食
    C. 要素饮食
    D. 部分胃肠外营养
    E. 全胃肠外营养

2. 术后第1天，患者在进行上述营养供给后2小时出现口渴、头痛、尿多。首先的处理应该是
    A. 少量饮水以减轻口渴
    B. 应用止痛药物
    C. 通知医师处理
    D. 暂停输注
    E. 给氧

3. 术后第4天患者体温降至正常后又升高至39.8℃，精神不振，寒战，无腹痛腹胀，伤口引流液少，中心静脉置管处红肿，有压痛。应警惕其可能发生了
    A. 空气栓塞
    B. 低血糖症
    C. 高血糖症
    D. 急性胰腺炎复发
    E. 导管败血症

4. 此时正确的处理措施是
    A. 全身应用降温药
    B. 更换穿刺部位敷料
    C. 拔出导管并将管端送细菌培养
    D. 封管
    E. 继续观察病情待其自愈

（5~7题共用题干）

患者，女性，30岁。因"高位小肠瘘2天"入院，入院后经颈内静脉插管滴肠外营养液，2周后突然出现寒战、高热，无咳嗽、咳痰，腹

部无压痛、反跳痛。
5. 该患者可能的诊断是
   A. 高渗性非酮性昏迷
   B. 肺部感染
   C. 气胸
   D. 导管性脓毒血症
   E. 咽部感染
6. 观察6小时如仍有高热，应采取的措施为
   A. 肠外营养液中加胰岛素
   B. 雾化吸入
   C. 胸腔穿刺抽气
   D. 拔除中心静脉导管
   E. 咽拭子细菌培养
7. 如果1天后仍发热，应该
   A. 使用抗生素
   B. 胸腔穿刺抽气
   C. 停止肠外营养
   D. 气管切开
   E. 增加胰岛素用量

(8~11题共用题干)

患者，男性，70岁。因"轻度度营养不良"入院，医嘱给予肠外营养治疗，输注脂肪乳剂等。在治疗期间，患者出现发热、血小板减少、溶血、肝脾大、骨骼肌肉疼痛等症状。

8. 可以帮助护士判断其营养不良的依据是
   A. 3个月内体重下降超过5%
   B. 1年内体重下降超过3kg
   C. 1年内体重下降10%
   D. ALB 40g/L
   E. 体质指数高于正常值范围
9. 该患者可能出现了
   A. 血糖超载综合征
   B. 脂肪超载综合征
   C. 氨基酸超载综合征
   D. 蛋白超载综合征
   E. 维生素超载综合征
10. 其处理措施是立即停输
    A. 脂肪乳剂
    B. 氨基酸乳剂
    C. 葡萄糖制剂
    D. 蛋白制剂
    E. 配方营养液
11. 对长期应用脂肪乳剂的患者，应定期做
    A. 脂肪代谢试验
    B. 脂肪廓清试验
    C. 脂肪利用能力试验
    D. 脂肪含量试验
    E. 驱脂肪试验

(12~15题共用题干)

患者，女性，54岁。食管癌术后因鼻肠管滑脱而改行肠外营养支持，经周围静脉输注TNA，每日2000ml，数日后输注部位见长条索状红肿，触感硬，并有触痛。

12. 其营养液配方中葡萄糖每天最多为
    A. 1~2g/kg
    B. 3~4.5g/kg
    C. 4~5g/kg
    D. 5.5~6g/kg
    E. 6.5g/kg
13. 应首先考虑为
    A. 血栓性深静脉炎
    B. 血栓性浅静脉炎
    C. 过敏性荨麻疹
    D. 局部蜂窝织炎
    E. 局部静脉曲张
14. 最可能的原因是
    A. 输液的静脉管径过粗
    B. 深静脉瓣膜功能不全
    C. 营养液过敏
    D. 全身或局部感染
    E. 营养液渗透压过高
15. 处理原则正确的是
    A. 即予抗生素抗感染
    B. 外涂消炎软膏后继续原位输液
    C. 立即予抗过敏药物
    D. 停止经该静脉途径输液，并局部湿热敷
    E. 以上都是

(16~19题共用题干)

患者，男性，54岁。因"幽门梗阻致营养不良"入院。患者消瘦，血清白蛋白26g/L，医嘱给予肠外营养治疗。

16. 每天提供的氨基酸占总能量的
    A. 5%~10%
    B. 10%~15%

C. 15%～20%
　　D. 20%～25%
　　E. 25%～30%
17. 每次输注肠内营养液前估计胃内残留量，应延迟或暂停输注的是残留量大于
　　A. 50～100ml
　　B. 100～150ml
　　C. 150～200ml
　　D. 200～250ml
　　E. 250～300ml
18. 为防止胃潴留引起反流而致误吸，必要时加用
　　A. 胃肠减压
　　B. 消食药物
　　C. 胃动力药物
　　D. 催吐疗法
　　E. 导泻疗法
19. 关于肠外营养的护理，正确的是
　　A. 不可经周围静脉途径
　　B. 可经中心静脉途径输血
　　C. 不要经中心静脉导管取血
　　D. 怀疑导管败血症时，首选抗生素治疗
　　E. 葡萄糖、氨基酸和脂肪乳最好分开输注

四、案例分析题

（1～5题共用题干）
患者，男，72岁。脑血管意外3天转入本院，消瘦、嗜睡。营养指标检测发现：血清白蛋白26g/L，转铁蛋白1.8g/L。患者无消化道出血和肠道感染，既往除高血压外无其他疾病史。
1. 根据其检测结果，该患者的营养状况属于
　　A. 营养状况正常
　　B. 轻度营养不良
　　C. 中度营养不良
　　D. 重度营养不良
　　E. 消瘦型营养不良
　　F. 无法判断
2. 此时对该患者的营养支持应首选
　　A. 口服流质
　　B. 置管行肠内营养
　　C. 肠外营养
　　D. 肠内营养+肠外营养，以肠外为主

　　E. 先治疗原发病再考虑营养支持
　　F. 禁食水
3. 该患者进行营养支持时首选的给予途径是
　　A. 口服
　　B. 鼻胃管
　　C. 周围静脉
　　D. 中心静脉
　　E. 鼻肠管
　　F. 锁骨下静脉
4. 若该患者鼻饲期间出现呛咳、呼吸急促，提示可能的情况是
　　A. 误吸
　　B. 胃肠道不耐受
　　C. 急性腹膜炎
　　D. 原发病加重
　　E. 胸腔积液
　　F. 管路感染
5. 此时，恰当的处理措施包括
　　A. 半卧位30°
　　B. 鼓励咳嗽、必要时吸痰
　　C. 改用鼻空肠管
　　D. 改用无乳糖配方
　　E. 评估胃内残留量
　　F. 妥善固定胃管

（6～8题共用题干）
患者，女，60岁，胃癌根治术后1天，经鼻肠管采用重力滴注法行早期肠内营养支持，80滴/分。查体：T 38℃，P 89次/分，R 20次/分，BP 110/68mmHg。
6. 患者精神焦虑，主诉恶心、腹胀，考虑最可能的情况是
　　A. 麻醉后反应
　　B. 不全性肠梗阻
　　C. 胃肠道不耐受
　　D. 误吸
　　E. 急性腹膜炎
　　F. 管路堵塞
7. 有效的处理方法是
　　A. 停用肠内营养，改为TPN
　　B. 应用胃肠动力制剂，促进肠蠕动
　　C. 应用止吐药物
　　D. 减慢营养液滴速，降低营养液浓度

E. 心理支持、减轻焦虑
F. 重新留置管路

8. 有助于减轻其恶心、腹胀的预防措施包括
   A. 输注前后使用温开水30ml冲洗管道
   B. 半卧位、床上活动
   C. 选用无乳糖配方
   D. 保持营养液合适的温度38℃
   E. 使用肠内营养输注泵
   F. 及时估计胃残余量

(9～12题共用题干)
患者，男，50岁，Crohn病，消瘦，近日腹泻明显，>8次/天。检查发现：血清Na^+ 125mmol/L，K^+ 3.2mmol/L，Cl^- 90mmol/L，血清白蛋白32g/L，转铁蛋白2.0g/L。

9. 判断该患者的营养状况为
   A. 正常范围
   B. 轻度营养不良
   C. 中度低蛋白型营养不良
   D. 消瘦型营养不良
   E. 重度营养不良
   F. 中度消瘦型营养不良

10. 考虑对该患者进行营养支持，恰当的处理是
    A. 立即TPN
    B. EN＋PN
    C. 先纠正电解质紊乱，再予肠外营养
    D. 先纠正电解质紊乱，再予肠内营养
    E. 立即TPN同时纠正电解质紊乱
    F. 纠正电解质紊乱

11. 经周围静脉给予TNA，每日2000ml，数日后发现输注部位条索状红肿、触硬并疼痛。首先考虑的情况是
    A. 局部蜂窝织炎
    B. 浅静脉曲张
    C. 血栓性浅静脉炎
    D. 血栓性深静脉炎
    E. TNA过敏
    F. 血流感染

12. 最可能的原因是
    A. 营养液渗透压过高
    B. 营养液量过多
    C. 患者体抗力低下导致局部感染

D. 深静脉瓣膜功能不全
E. 外周静脉循环不良
F. 静脉营养被污染

(13～19题共用题干)
患者，女性，50岁，体重50kg。右半结肠切除术后，予TNA营养液2000ml经颈内静脉输注，3小时后患者出现嗜睡、幻觉，随即出现昏迷。实验室检查示血糖33.3mmol/L，血清钠155mmol/L，血浆渗透压360mmol/L；尿糖强阳性，但尿酮（－）。此时已输入TNA液1000ml，患者既往无糖尿病病史。

13. 该患者可能并发了
    A. 高脂血症
    B. 低血糖反应
    C. 意识障碍
    D. 非酮性高渗性高血糖性昏迷
    E. 脂肪超载综合征
    F. 感染中毒性休克

14. 出现上述并发症的最可能原因为
    A. TNA液输入速度过快
    B. TNA液中糖浓度过高
    C. TNA液中糖浓度过高、输入速度过快
    D. TNA液已污染或变质
    E. 患者的基础疾病所致
    F. TNA液输入量过大

15. 为防止TNA液变质，TNA液应在配置后
    A. 10小时内输完
    B. 12小时内输完
    C. 24小时内输完
    D. 36小时内输完
    E. 48小时内输完
    F. 72小时内输完

16. 关于肠外营养输注途径的选择，需遵循的原则为
    A. 为避免导管性并发症，只能经周围静脉途径输注
    B. 为提高患者的耐受性，只能经中心静脉途径输注
    C. 估计营养支持时间>2周者，应考虑经中心静脉途径输注
    D. 为有效预防静脉炎的发生，应尽量选择经外周静脉输注

E. 只要有足够好的护理条件就应该选经中心静脉途径输注

F. 为避免发生静脉炎，应尽量选择中心静脉输注

17. 若该患者经及时治疗后，神志清晰，血糖和各项生化指标均恢复正常，尿糖（-）。继续经原颈内静脉途径接受 TNA 液输注，但经此管输注 2 周后患者又出现无法解释的发热、寒战、反应淡漠或烦躁不安，最应考虑的原因是

A. 空气栓塞

B. 胸导管损伤

C. 气胸

D. 营养液成分过敏

E. 导管性感染

F. 管路阻塞

18. 此时应采取的最有效措施为

A. 抽血做血培养

B. 留取 TNA 液进行培养

C. 抗生素应用

D. 每天清洁和消毒静脉穿刺部位

E. 在排除其他部位感染的基础上，及时拔除该导管，并做微生物培养和药物敏感试验

F. 暂停营养液输注

19. 为预防上述并发症，下述不妥的措施是

A. 每天清洁、消毒静脉穿刺部位

B. 观察穿刺部位有无红、肿、痛、热等感染征象

C. 用 3M 透明胶布贴封导管穿刺处，并标明更换日期

D. 尽量避免经导管抽血或输血

E. 常规预防性使用抗生素

F. 经常更换输液接头

（20~22题共用题干）

患者，女，36岁，患短肠综合征，拟行长期全胃肠外营养。

20. 肠外营养技术最严重的并发症是

A. 局部出血

B. 气胸

C. 空气栓塞

D. 损伤胸导管

E. 臂丛神经损伤

F. 血流感染

21. 最理想的静脉应选择

A. 颈内静脉

B. 颈外静脉

C. 头静脉

D. 大隐静脉

E. 上肢静脉

F. PICC

22. 患者全胃肠外营养超过 2 周，全胃肠外营养的适应证是

A. 营养不良

B. 胃肠道功能障碍

C. 出凝血功能紊乱

D. 高分解代谢状态

E. 抗肿瘤期间不能正常饮食

F. 休克

（23~25题共用题干）

患者，男，60岁，胰十二指肠切除术后第 7 天，出现肠瘘，经颈内静脉行胃肠外营养治疗。

23. 下列叙述正确的为

A. 可经中心静脉导管取血

B. 可经中心静脉导管输血

C. 葡萄糖、氨基酸、脂肪乳最好单独输入

D. 营养液放置4℃冰箱内最长 12 小时

E. 营养液从冰箱内取出后，应置室温下复温后再输注

F. 营养液应在配置24 小时内输完

24. 下列叙述错误的是

A. 输液不畅时，应首先回抽中心静脉导管的血

B. 一旦导管发生移位，应立即停止输液，并拔除导管

C. 值班护士记录导管刻度，导管若有少量脱出，应将导管插回原位

D. 如果存在导管相关性感染，应拔除导管，并对导管尖端进行细菌培养

E. 不应通过静脉营养液输入管道输入其他药物

F. 中心静脉输液后，不需要封管

25. 治疗过程中，出现导管性脓毒血症时，应

立即
- A. 给予大剂量抗生素
- B. 更换营养液
- C. 给予退烧药
- D. 拔除导管
- E. 局部清洁换药
- F. 微生物培养和药敏试验

(26~28题共用题干)

患者，女，37岁，进行性听力下降5年，伴步态不稳。自觉面部麻木，感觉减退。入院后明确诊断在全麻下行开颅探查肿瘤切除术，术后出现声嘶，喉头有痰，无力咳出，饮水呛咳。

26. 对该患者护理，哪些是正确的
- A. 静脉补充营养
- B. 鼻饲流质
- C. 坚持让患者经口进食
- D. 暂禁食
- E. 进食时可抬高床头
- F. 胃肠内营养

27. 为解决营养问题，在上述治疗开始前应行
- A. 胃造瘘术
- B. 空肠造瘘术
- C. 中心静脉插管输液
- D. 胃食管转流术
- E. 口服要素饮食
- F. 留置鼻胃管

28. 要素饮食溶液的温度应是
- A. 45~48℃
- B. 38~42℃
- C. 35~40℃
- D. 29~34℃
- E. 24~28℃
- F. 32~34℃

第七章

外科感染患者的护理

一、单选题

1. 以下不属于特异性感染的疾病是
   A. 破伤风
   B. 肺结核
   C. 急性阑尾炎
   D. 气性坏疽
   E. 炭疽

2. 对于外科感染特点的描述，错误的是
   A. 分为特异性感染和非特异性感染
   B. 大多需手术或换药处理
   C. 多数为单一细菌引起的感染
   D. 病变以局部炎症为主
   E. 多与创伤有关

3. 全身化脓性感染出现转移性脓肿的是
   A. 脓血症
   B. 菌血症
   C. 毒血症
   D. 败血症
   E. 以上都不是

4. 皮肤的多数相邻毛囊和皮脂腺的急性化脓性炎症称
   A. 丹毒
   B. 疖
   C. 痈
   D. 急性蜂窝织炎
   E. 急性淋巴管炎

5. 痈的治疗正确的是
   A. 初期红肿时，行热敷治疗
   B. 已破溃时，不必切开
   C. 切口应达病变边缘皮肤
   D. 切开引流时做"＋"形切口
   E. 切口应达深筋膜深面

6. 在外科感染中，与致病菌侵入有同样密切关系的是
   A. 机体的抵抗力
   B. 局部组织的特异性
   C. 过敏体质
   D. 年龄
   E. 性别

7. 化脓性脑膜炎脑脊液不应出现
   A. 外观混浊
   B. 压力升高
   C. 糖增多
   D. 蛋白质增多
   E. 白细胞增多

8. 软组织化脓性感染应隔离的有接触传染性的是
   A. 疖
   B. 痈
   C. 丹毒
   D. 急性蜂窝织炎
   E. 急性淋巴管炎和急性淋巴结炎

9. 急性梗阻性化脓性胆管炎最关键的治疗是
   A. 输液、输血
   B. 胆道减压手术
   C. 纠正酸中毒
   D. 营养支持
   E. 静滴大量抗生素

10. 以下关于感染性休克的描述，错误的是
    A. 体温多升高或下降
    B. 应早期、联合应用抗菌药物
    C. 是外科常见的休克类型
    D. 应早期应用皮质醇
    E. 控制感染是治疗的关键

11. 破伤风患者频繁抽搐，呼吸道分泌物多，

有窒息的可能，首先应采取的措施是
   A. 肌注苯巴比妥
   B. 立即气管切开
   C. 输液，应用青霉素
   D. 口服水合氯醛
   E. 静脉滴注甲硝唑
12. 患者因"颈部蜂窝织炎"入院，颈部肿胀明显，应特别注意观察
   A. 血压
   B. 脉搏
   C. 呼吸
   D. 吞咽
   E. 神志
13. 下肢急性蜂窝织炎伴全身化脓性感染，需抽血做血培养及抗生素敏感试验，最佳时间应是
   A. 高热时
   B. 间歇期
   C. 晨起空腹
   D. 静脉滴注抗生素时
   E. 抗生素输入后
14. 某患者颈后局限性肿痛1周，伴畏寒，体温38.3℃，已使用抗生素5天。查体：颈后发际下肿胀，质地坚韧，界限不清，有多个小脓头伴坏死组织。WBC 16×10⁹/L。此时最恰当的治疗方法是
   A. 继续抗生素静脉使用
   B. 做"+"或"++"形切口引流
   C. 免疫治疗
   D. 理疗
   E. 外敷中药膏
15. 某患者急性胆囊炎、胆石症合并梗阻性化脓性胆管炎，其血压偏低，躁动不安，最好的处理是
   A. 立即给镇静剂、输液，给升压药及大量抗生素保守治疗
   B. 快速输液纠正水电解质失衡，等待休克恢复后再手术
   C. 短时间的术前准备加胆总管探查引流术
   D. 立即行单纯胆囊造口手术
   E. 立即行胆囊切除术及胆总管切开探查术
16. 某患者曾患肺结核3年，曾正规抗结核治疗1年余，但痰培养一直为阳性。该患者应考虑为
   A. 非结核分枝杆菌感染或原发耐药菌感染
   B. 可能合并重度感染
   C. 获得耐药菌感染
   D. 可能合并冠心病
   E. 无反应性结核病
17. 阑尾周围脓肿，首选的治疗方法是
   A. 早期阑尾切除术
   B. 脓肿切开引流术
   C. 肠外营养治疗
   D. 抗炎非手术治疗
   E. 腹腔内引流术
18. 在肾病综合征并发的感染中，最常发生的是
   A. 胃肠炎
   B. 上呼吸道感染
   C. 原发性腹膜炎
   D. 脑膜炎
   E. 尿路感染

二、多选题
1. 革兰阳性球菌脓毒症的特点是
   A. 一般无寒战
   B. 血压下降迅速
   C. 呈稽留热或弛张热型
   D. 白细胞计数明显升高
   E. 休克出现晚，四肢温暖
2. 患肢抬高的临床意义不包括
   A. 促进静脉回流
   B. 增加动脉供血
   C. 减轻肢体肿胀
   D. 缓解疼痛
   E. 有利功能练习
3. 急性化脓性感染时为改善局部血运不可采用
   A. 患肢抬高
   B. 外用药敷贴
   C. 夹板或石膏固定
   D. 湿热敷
   E. 大剂量抗生素
4. 控制破伤风痉挛可选用
   A. 鲁米那

B. 冬眠Ⅰ号
C. 硫喷妥钠
D. 肌肉松弛剂
E. 10%水合氯醛

5. 面部疖肿不慎碰撞，突然寒战高热，血白细胞 $20 \times 10^{12}/L$，中性粒细胞 0.93%，局部肿胀明显，全身皮肤见散在瘀血点，处理正确的是
   A. 等待血培养结果，进一步处理
   B. 联合应用抗生素静滴
   C. 纠正水、电解质紊乱
   D. 必要时输血
   E. 不宜扩大引流

6. 关于脓性指头炎的治疗，正确的是
   A. 用抗菌药物
   B. 早期患指湿热敷
   C. 跳痛时切开引流
   D. 可采用患指掌面纵切口
   E. 切断腔内纤维隔以利引流

7. 下列破伤风患者的临床表现，正确的是
   A. 肌肉收缩最初是咀嚼肌
   B. 抽搐时口吐白沫，面色发绀
   C. 一般无高热
   D. 常引起尿潴留
   E. 抽搐时神志往往不清

8. 需要预防性应用抗菌药物的是
   A. 大肠手术
   B. 开放性骨折
   C. 甲状腺部分切除术
   D. 术中有明显污染
   E. 急症手术同时合并其他化脓性感染

9. 联合应用抗菌药物，下列哪几项正确
   A. 可降低药物剂量
   B. 能提高抗菌效果
   C. 联合以多为好
   D. 能减少毒性反应
   E. 能防止或延迟细菌产生耐药性

10. 下列有关外科感染问题，哪些是正确的
    A. 痈是毛囊与邻近的皮脂腺化脓性感染
    B. 痈是多数散在，不相关连的疖病
    C. 丹毒是皮内网状淋巴管的炎性病变
    D. 急性蜂窝织炎是皮下结缔组织的感染
    E. 脓肿是急性感染后局限性脓液积聚

11. 化脓性海绵状静脉窦炎的临床表现有
    A. 对侧肢体瘫痪
    B. 局部疼痛、压痛
    C. 寒战、高热
    D. 昏迷
    E. 患侧眼部及周围进行性红肿和硬结

12. 深部脓肿的临床表现中，正确的有
    A. 压痛明显
    B. 局部红肿多不明显
    C. 可扪到波动
    D. 有全身症状
    E. 穿刺有脓

13. 抗生素治疗外科感染的适应证中，下列哪几项正确
    A. 较严重的感染
    B. 无局限化倾向的感染
    C. 严重创伤
    D. 术中有明显污染
    E. 表浅已引流的化脓伤口

14. 革兰阴性杆菌脓毒症，下列哪几项正确
    A. 多伴有转移性脓肿
    B. 发热呈间歇热，严重时可低于正常
    C. 一般以突然寒战开始
    D. 其内毒素可引起血管活性物质的释放
    E. 休克发生早，且持续时间长

15. 处理刺伤伤口，不应进行的是
    A. 尽早清创，取出异物
    B. 防治感染
    C. 注射 TAT
    D. 热敷
    E. 及早包扎止血

16. 关于破伤风，描述错误的是
    A. 晚期出现颈部肌肉强力收缩
    B. 光线不能诱发全身肌肉抽搐
    C. 严重者神志不清
    D. 可出现尿潴留
    E. 不会发生骨折

17. 破伤风的处理原则包括
    A. 消除毒素来源
    B. 中和游离毒素
    C. 控制和解除痉挛

D. 防治并发症
E. 降温
18. 非特异性感染的典型症状包括
    A. 红
    B. 肿
    C. 痒
    D. 痛
    E. 热
19. 外科感染的局部治疗包括
    A. 局部制动、抬高患处
    B. 局部热敷
    C. 局部用药
    D. 手术治疗包括脓肿切开引流
    E. 静脉滴注抗生素治疗
20. 外科感染体温过高患者的护理措施包括
    A. 适当降低室温
    B. 鼓励多活动
    C. 进高热量、高维生素饮食
    D. 多饮水
    E. 按时做好口腔护理
21. 预防破伤风的有效措施包括
    A. 伤后注射 TAT
    B. 预防注射破伤风类毒素
    C. 伤后彻底清创
    D. 合理使用抗生素
    E. 注射 TAT 前先做皮内过敏试验
22. 下列叙述中，针对破伤风肌肉痉挛的特点，错误的是
    A. 潜伏期一般为 7～8 天
    B. 痉挛间歇期肌肉完全松弛
    C. 持续痉挛并伴高热
    D. 患者神志清楚
    E. 面部肌肉痉挛时呈苦笑面容
23. 化脓性感染使用抗生素的正确方法是
    A. 可用可不用者，不用
    B. 使用 3 天无效，应及时更换
    C. 症状消失，体温正常即停药
    D. 可用一种，不联合使用
    E. 可用窄谱，不用广谱
24. 革兰阴性杆菌感染表现包括
    A. 畏寒
    B. 发热，为间歇热型

C. 低血压
D. 休克
E. 血白细胞计数明显降低
25. 脓肿切开引流注意事项包括
    A. 体温变化
    B. 敷料是否湿透
    C. 浅表脓肿放置胶片或纱条引流
    D. 切口处于最低位
    E. 患指切开，在侧面做纵切口
26. 硼酸溶液的作用
    A. 厌氧菌感染创面的冲洗
    B. 杀灭铜绿假单胞菌
    C. 感染创面湿敷
    D. 溶解坏死组织
    E. 防止伤口腐烂
27. ICU 感染的危险因素不包括
    A. 患者的病情重
    B. 侵入性操作多
    C. 抗菌药应用不足
    D. 环境拥挤
    E. 患者周转快
28. 阑尾炎患者观察期间发现腹痛突然减轻提示
    A. 病情好转
    B. 并发腹腔脓肿
    C. 阑尾穿孔
    D. 形成阑尾周围脓肿
    E. 并发门静脉炎
29. 关于外科感染局部治疗的描述，正确的是
    A. 散瘀消肿
    B. 患部制动
    C. 伴有严重中毒症状时切开减压
    D. 必要时切除发炎脏器
    E. 物理疗法（湿热敷）
30. 以下关于全身性感染致病菌的描述，错误的是
    A. 革兰阴性杆菌感染多出现低温、低白细胞、低血压
    B. 厌氧菌感染多为一般细菌感染后的二重感染
    C. 革兰阳性球菌感染多为克雷伯杆菌
    D. 革兰阴性杆菌感染多数抗生素均可杀菌

和消除细胞内毒素

E. 革兰阳性球菌感染倾向于血液播散，形成转移性脓肿

31. 对丹毒患者治疗护理措施不包括
    A. 抬高患肢
    B. 切开引流
    C. 呼吸道隔离
    D. 应用抗生素
    E. 50%硫酸镁湿敷

32. 上呼吸道感染的并发症包括
    A. 支气管炎
    B. 肺炎
    C. 心力衰竭
    D. 急性肾炎
    E. 咽后壁脓肿

33. 肺炎支原体感染的检查方法有
    A. 冷凝集试验
    B. 抗原检测
    C. 血清抗体测定
    D. 咽拭子培养分离肺炎支原体
    E. 以上都不是

三、共用题干题

(1~4题共用题干)

患者，女性，29岁，左足癣并感染7天，2天前开始出现右小腿片状红疹，颜色鲜红，中间较淡，边缘清楚，左腹股沟淋巴结肿大。

1. 该患者可能的诊断为
   A. 疖
   B. 痈
   C. 丹毒
   D. 急性蜂窝织炎
   E. 急性管状淋巴管炎

2. 引起本病的致病菌最常见的是
   A. 金黄色葡萄球菌
   B. 溶血性链球菌
   C. 铜绿假单胞菌
   D. 大肠杆菌
   E. 变形杆菌

3. 该患者首选的抗生素是
   A. 青霉素
   B. 链霉素

   C. 甲硝唑
   D. 环丙沙星
   E. 庆大霉素

4. 为预防复发，在全身和局部症状消失后仍需继续使用抗生素
   A. 1~2 天
   B. 3~5 天
   C. 6~9 天
   D. 10~12 天
   E. 13~15 天

(5~9题共用题干)

患者，女性，35岁，3天前做饭时不慎左手食指末端被刺破，未进行消毒处理，3天后感到肿胀，轻微疼痛，昨天开始疼痛加剧，夜间为甚，难以入睡，局部苍白，肿胀明显，全身不适。

5. 该患者可能是
   A. 脓性指头炎
   B. 甲沟炎
   C. 甲下脓肿
   D. 化脓性腱鞘炎
   E. 蜂窝织炎

6. 入院后检查，左手食指末节指腹苍白，肿胀明显，张力较高，触痛剧烈，波动感不明显。此时的首要护理措施是
   A. 拔除指甲
   B. 局部涂抹鱼石脂软膏
   C. 局部热敷
   D. 手指两侧切开引流
   E. 抗生素应用

7. 如果治疗不及时，可能发生
   A. 肌腱坏死
   B. 手内肌坏死
   C. 掌中间隙感染
   D. 指骨坏死
   E. 手部蜂窝织炎

8. 经治疗3周后，局部伤口未愈，不断流脓，此时可能并发了
   A. 末节指骨骨髓炎
   B. 化脓性腱鞘炎
   C. 掌中间隙感染
   D. 鱼际间隙感染

E. 手部蜂窝织炎
9. 处理措施是
   A. 切开引流，换药
   B. 使用有效抗生素
   C. 理疗
   D. 末节指骨切除
   E. 局部病灶刮除

(10～14题共用题干)
患者，女性，40岁，产后16天出现畏寒、发热，左侧乳房胀痛。查体：左侧乳房皮肤红肿明显，局部扪及一压痛硬块，同侧腋窝淋巴结肿大、触痛。

10. 该患者首先考虑的疾病是
    A. 炎性乳癌
    B. 乳房纤维腺瘤
    C. 急性淋巴结炎
    D. 急性乳腺炎
    E. 乳房结核

11. 该病常见于
    A. 妊娠期妇女
    B. 乳头内陷的妇女
    C. 产后3～4周的哺乳期妇女
    D. 产后未哺乳妇女
    E. 产后哺乳时间过长妇女

12. 该病的主要致病菌是
    A. 溶血性链球菌
    B. 金黄色葡萄球菌
    C. 绿脓杆菌
    D. 厌氧菌
    E. 大肠杆菌

13. 预防该病的关键在于
    A. 防止乳房皮肤破损
    B. 保持乳房皮肤清洁
    C. 预防性使用抗生素
    D. 避免乳汁淤积
    E. 减少母乳喂养时间

14. 下列处理措施中，错误的是
    A. 患乳停止哺乳
    B. 局部用硫酸镁湿敷
    C. 遵医嘱应用抗生素
    D. 局部理疗
    E. 局部行切开引流

(15～18题共用题干)
患者，男，10岁，有近期胫骨骨折史，突发高热、寒战、左下肢近膝关节处剧痛，活动受限。查体：局部深压痛，白细胞 $23 \times 10^9/L$。

15. 最有可能的诊断是
    A. 骨结核
    B. 膝关节缺血性坏死
    C. 化脓性骨髓炎
    D. 一过性滑膜炎
    E. 急性血源性骨髓炎

16. 对急性化脓性骨髓炎具有早期诊断意义的检查是
    A. X线检查
    B. CT检查
    C. 血常规检查
    D. 关节穿刺检查
    E. 局部分层穿刺检查

17. 该患者体检时最可能发现的阳性体征是
    A. 拾物试验阳性
    B. 浮髌试验阳性
    C. "4"字试验阳性
    D. 托马斯试验阳性
    E. 直腿抬高试验阳性

18. 该病早期治疗为
    A. 手术引流
    B. 手术减压
    C. 大剂量抗生素应用，72小时无效则手术
    D. 局部理疗
    E. 手术冲洗

(19～21题共用题干)
患者，男性，45岁，因"高位小肠瘘2天"入院。入院后经锁骨下静脉插管滴肠外营养液，2周后突然出现寒战、高热，无咳嗽、咳痰，腹部无压痛、反跳痛。

19. 该患者可能的诊断是
    A. 高渗性非酮性昏迷
    B. 肺部感染
    C. 气胸
    D. 导管性脓毒症
    E. 咽部感染

20. 观察7小时如仍有高热，应采取的措施为
    A. 肠外营养液中加胰岛素

B. 雾化吸入
C. 胸腔穿刺抽气
D. 拔除中心静脉导管
E. 咽拭子细菌培养

21. 1 天后仍发热, 应该
A. 使用抗生素
B. 胸腔穿刺抽气
C. 停止肠外营养
D. 气管切开
E. 增加胰岛素用量

(22~24 题共用题干)
患者, 女性, 36 岁。因足底被刺伤后出现全身肌肉强直性收缩, 阵发性痉挛, 诊断为破伤风。

22. 治疗此患者应用的抗生素为
A. 青霉素
B. 甲硝唑
C. 红霉素
D. 四环素
E. 磺胺药

23. 护理此患者的过程中尤其应注意预防
A. 休克
B. 窒息
C. 肺部感染
D. 心脏损害
E. 脱水、酸中毒

24. 用于冲洗此患者伤口的溶液为
A. 3% 碘酊
B. 5% 盐水
C. 3% 双氧水
D. 10% 硝酸银溶液
E. 生理盐水

四、案例分析题

(1~5 题共用题干)
患者, 男, 40 岁。右足部被铁钉刺伤后 7 日, 出现全身肌肉强直性收缩和阵发性痉挛 24 小时, 诊断为"破伤风"收住院。

1. 患者最早发生强直性痉挛的肌群是
A. 面肌
B. 颈项肌
C. 咀嚼肌
D. 四肢肌群
E. 肋间肌
F. 腹部肌

2. 该患者治疗的最重要措施是
A. 及时处理伤口
B. 注射破伤风抗毒素
C. 注射破伤风类毒素
D. 使用大量抗生素
E. 控制和解除痉挛
F. 营养支持

3. 与控制痉挛无关的护理措施是
A. 保持病室安静
B. 治疗护理操作应尽量集中进行
C. 安置避光单人病室
D. 遵医嘱使用镇静、解痉药物
E. 定时吸痰
F. 翻身拍背

4. 该患者伤后预防破伤风最可靠的措施是
A. 注射 TAT
B. 及时处理伤口
C. 大量应用抗生素
D. 注射免疫球蛋白
E. 注射破伤风类毒素
F. 静脉注射肠外营养

5. 易导致患者死亡的常见原因是
A. 肺水肿
B. 窒息
C. 脓毒症
D. 代谢性酸中毒
E. 脱水
F. 心力衰竭

(6~12 题共用题干)
男性, 20 岁, 地震时下肢被挤压到建筑物中 2 天, 下肢"开放性骨折伴血管损伤"。患者自诉伤肢疼痛、包扎过紧感。于第二日出现伤口"胀裂样"剧痛。体检: T 39.0℃、P 120 次/分、R 28 次/分、BP 95/60mmHg, 神志清醒、表情淡漠, 口唇苍白, 大汗淋漓; 伤口周围肿胀明显、有明显压痛, 皮肤呈紫红色、压之有气泡逸出, 并伴稀薄、恶臭的浆液性或血性液体流出。

6. 考虑该患者发生了
A. 破伤风
B. 脓毒症

C. 气性坏疽
D. 急性蜂窝织炎
E. 菌血症
F. 败血症

7. 预防该病最有效的措施是
   A. 彻底清创
   B. 使用大剂量抗生素
   C. 高压氧治疗
   D. 纠正电解质紊乱
   E. 及时给予气性坏疽抗毒血清治疗
   F. 手术清创

8. 对该患者的药物治疗首选
   A. 青霉素
   B. 庆大霉素
   C. 甲硝唑
   D. 头孢霉素
   E. 麦迪霉素
   F. 替硝唑

9. 对该患者下肢伤口的处理不正确的是
   A. 紧急手术清创
   B. 伤口敞开、不予缝合
   C. 广泛、多处切开引流
   D. 3%过氧化氢溶液冲洗
   E. 切口加压包扎
   F. 截肢，残端缝合

10. 处理其换下的敷料的最佳方法是
    A. 75%乙醇浸泡
    B. 焚烧
    C. 微波消毒灭菌
    D. 高压蒸气灭菌
    E. 煮沸
    F. 直接弃去

11. 若该患者整个肢体广泛感染，为挽救患者生命应
    A. 截肢
    B. 大量应用抗生素
    C. 高压氧治疗
    D. 快速补充血容量
    E. 输注新鲜全血
    F. 手术清创

12. 若该患者出现意识障碍，T 36.2℃、P 140次/分、R 36次/分、BP 76/55mmHg，气急、面色发绀、尿少，白细胞计数 26×10^9/L，提示已出现
    A. 脓毒症
    B. 菌血症
    C. 感染性休克
    D. 呼吸衰竭
    E. 肾衰竭
    F. 心力衰竭

(13~16题共用题干)
女性，30岁。4天前不慎刺伤食指末节指腹，当时仅有少量出血，未予处理。前一日发现手指明显肿胀、皮肤苍白，自感搏动性跳痛，患者彻夜难眠，并出现寒战、高热。

13. 该患者可能发生了
    A. 甲下脓肿
    B. 脓性指头炎
    C. 甲沟炎
    D. 化脓性滑囊炎
    E. 急性化脓性腱鞘炎
    F. 破伤风

14. 对该患者应立即采取的处理措施是
    A. 合理应用抗生素
    B. 应用止痛剂
    C. 局部热敷理疗
    D. 脓肿切开减压
    E. 拔除指甲
    F. 伤口引流

15. 若该患者突感疼痛减轻，皮色由红转白，提示
    A. 感染好转
    B. 已转为慢性甲沟炎
    C. 有指骨坏死的危险
    D. 感染已蔓延到掌中间隙
    E. 感染已蔓延到鱼际间隙
    F. 有形成慢性骨髓炎的危险

16. 该患者的护理措施不正确的是
    A. 抬高患肢
    B. 局部制动
    C. 敷料紧贴创面者，轻柔撕下
    D. 必要时，换药前应用镇痛剂
    E. 按摩手指促进炎症消退
    F. 创面换药时，动作轻柔

(17~20题共用题干)

女性，35岁。因突发寒战、高热、右上腹剧烈疼痛伴恶心、呕吐、黄疸1天，急诊以"胆管结石、急性胆管炎"收入院治疗。查体：T 39.8℃，P 133次/分，R 36次/分。血常规检查：白细胞计数 25×10^9/L、中性核左移。

17. 此时应首先考虑患者出现了
    A. 胆管炎引起脓毒症
    B. 肠源性感染引起脓毒症
    C. 坏死组织毒素吸收引起菌血症
    D. 腹膜炎引起脓毒症
    E. 机体抵抗力低下引起脓毒症
    F. 胆管炎引起菌血症

18. 关于抗生素的应用，错误的是
    A. 根据感染特点尽早足量应用
    B. 尽量联合用药以减少副作用
    C. 严重感染时尽量静脉给药
    D. 尽早应用大剂量广谱抗生素
    E. 根据细菌培养和药敏试验结果选用
    F. 严重感染时可口服给药

19. 治疗过程中，若患者出现意识模糊、体温不升、面色苍白、四肢冰凉、血压降低、白细胞计数减少，常提示为
    A. 革兰阴性菌感染
    B. 革兰阳性菌感染
    C. 真菌感染
    D. 厌氧菌感染
    E. 病毒感染
    F. 支原体感染

20. 针对患者出现的上述病情变化，护理措施包括
    A. 快速补液
    B. 仰卧中凹位
    C. 使用热水袋
    D. 遵医嘱应用升压药
    E. 遵医嘱应用抗生素
    F. 遵医嘱物理降温

(21~23题共用题干)

患儿，男，8岁，右手外伤后感染，右腋窝出现肿块，疼痛，伴发热、头痛2日。查体：体温39℃，右侧腋窝有一4cm直径大小的肿块，质韧、压痛、无波动感，皮肤红、肿、热。白细胞 15×10^9/L，中性粒细胞89%。

21. 该患者应考虑为
    A. 急性淋巴结炎
    B. 急性蜂窝织炎
    C. 腋窝脓肿
    D. 急性淋巴管炎
    E. 丹毒
    F. 急性甲沟炎

22. 下列护理措施中，正确的是
    A. 高营养饮食、多饮水
    B. 给予物理降温
    C. 静脉给予抗生素
    D. 50%硫酸镁湿热敷
    E. 立即切开引流以防坏死
    F. 局部外敷消炎药膏

23. 具备以下什么条件可切开引流
    A. 体温超过40℃
    B. 局部肿胀加重
    C. 穿刺抽出脓液
    D. 血培养阳性
    E. 感染性休克
    F. 局部红肿

(24~26题共用题干)

患儿，男，9岁。玩耍时不慎被木刺扎进右示指指腹，自觉疼痛，家人挑出肉眼所见刺后未做进一步处理。次日出现指端胀痛、触痛，皮肤呈苍白色，T 38.5℃，来院急诊。

24. 正确的处理方法是
    A. 加强抗生素剂量
    B. 待出现波动感后切开引流
    C. 立即切开减压、引流
    D. 局部热盐水浸泡
    E. 用药外敷
    F. 合理应用抗生素

25. 若引出的脓液量少、稠厚、黄色、无臭，可能的致病菌是
    A. 金黄色葡萄球菌
    B. 溶血性链球菌
    C. 大肠杆菌
    D. 绿脓杆菌
    E. 变形杆菌
    F. 梭状杆菌

26. 最应考虑的诊断为
   A. 甲沟炎
   B. 脓性指头炎
   C. 急性化脓性腱鞘炎
   D. 丹毒
   E. 化脓性滑囊炎
   F. 手掌深部间隙感染

(27~29题共用题干)

患者，女，60岁，因中毒性肺炎，高热昏迷11天，经抗生素治疗病情趋于稳定，但仍意识不清，近日发现口腔黏膜破溃，创面附着白色膜状物，用棉条拭去附着物，可见创面轻微出血，无疼痛。

27. 患者口腔病变可能是以下哪种原因引起的
   A. 凝血功能障碍
   B. 铜绿假单胞菌（绿脓杆菌）感染
   C. 真菌感染
   D. 病毒感染
   E. 维生素缺乏
   F. 金黄色葡萄球菌感染

28. 应选择何种口腔护理液
   A. 生理盐水
   B. 复方硼砂溶液（朵贝尔液）
   C. 1%~4%碳酸氢钠
   D. 0.1%醋酸溶液
   E. 0.02%呋喃西林溶液
   F. 5%葡萄糖溶液

29. 为患者口腔护理时应禁忌
   A. 用开口器
   B. 活动义齿先取下
   C. 用血管钳夹紧棉球
   D. 棉球太湿
   E. 漱口
   F. 清点棉球数量

(30~32题共用题干)

患儿，女，11岁。平素体弱易感冒。最近5天突然高热，体温达39~41℃，伴随左大腿肿痛，患肢不愿动。体检：左大腿下段轻肿，压痛（+）。实验室检查：白细胞$20×10^9$/L，杆状核细胞0.05，分叶核细胞0.7，血红蛋白75g/L。

30. 可能为诊断依据的检查是
   A. X线片
   B. 局部B超
   C. 局部分层穿刺
   D. 血培养
   E. 膝关节穿刺
   F. 局部CT

31. 应选择的治疗方法是
   A. 切开引流，开放换药
   B. 切开引流+骨开窗+开放换药
   C. 反复脓肿穿刺，抗生素冲洗
   D. 开窗减压术
   E. 切开引流，放置灌注管，缝合伤口
   F. 局部钻孔引流

32. 病情好转后，抗生素停止应用的指征是
   A. 血红蛋白恢复正常后2~3周
   B. 血沉正常后2~3周
   C. 伤口愈合后2~3周
   D. 白细胞正常后2~3周
   E. 症状消失后2~3周
   F. 脓液消失后2~3周

(33~34题共用题干)

患儿，女，10岁。慢性咳嗽6个月，1个月前因劳累并摔伤，开始右膝痛，时有发热。体检：跛行，消瘦，右膝肿胀，浮髌试验（+），局部不红不热，右大腿较对侧稍细，患肢屈伸部分受限。血沉85 mm/h，白细胞$13.3×10^9$/L（13300/mm^3），淋巴0.46，中性0.53。

33. 初步诊断
   A. 创伤性滑膜炎
   B. 色素绒毛结节性滑膜炎
   C. 类风湿性关节炎
   D. 化脓性关节炎
   E. 结核性关节炎
   F. 强直性脊柱炎

34. 以下可应用的辅助检查有
   A. 豚鼠接种试验
   B. CT检查
   C. MRI
   D. 结核菌素试验
   E. 普通X线片
   F. 核素骨显像

第八章

损伤患者的护理

一、单选题

1. 患者，女性，34岁，因在家中不慎跌倒，导致右手开放性损伤，需大量输血，为防止枸橼酸钠中毒反应，应该采取下列哪项措施
   A. 服碳酸氢钠1g
   B. 两瓶之间输入少量葡萄糖液
   C. 输血前肌内注射异丙嗪25mg
   D. 输血开始30分钟后皮下注射0.1%肾上腺素1ml
   E. 输库存血1000ml以上时应静脉注射10%葡萄糖酸钙10ml

2. 关于深Ⅱ°烧伤的描述，错误的是
   A. 创面基底湿润，苍白
   B. 伤及真皮层
   C. 创面不痛
   D. 1~3周愈合
   E. 愈合后有瘢痕

3. 外伤合并出血性休克，主要的处理原则是
   A. 快速补液
   B. 大量镇静药物
   C. 输血补充血容量
   D. 应用大量抗生素控制感染
   E. 在积极治疗休克的同时手术探查止血

4. 患者，女性，34岁，因车祸撞伤伴腹痛3小时，伤后曾有呕吐不适，为少量胃内容物，无血液。查体：神志清，BP 100/65mmHg，P 90次/分，上腹部有压痛、反跳痛及肌紧张，移动性浊音（-），腹腔穿刺（-）。腹部平片示：两侧膈下有游离气体。考虑最可能为
   A. 脾包膜下血肿
   B. 胰腺损伤
   C. 腹壁挫伤
   D. 肝破裂
   E. 腹腔内空腔器官破裂

5. 患者，男性，35岁，因车祸导致右下肢挤压伤。第2天统计24小时尿量为200ml，下列化验结果不符合肾衰竭的是
   A. 血钾5mmol/L
   B. 尿素氮14.2mmol/L
   C. 血镁1.4mmol/L
   D. 血磷0.89mmol/L，血钙2.96mmol/L
   E. 血浆肌酐106mmol/L

6. 患者，男性，25岁，体重65kg，烧伤面积为65%，5小时后入院，经注射吗啡、头孢类抗生素和生理盐水1000ml，仍有休克，应考虑为
   A. 神经性休克
   B. 感染性休克
   C. 心源性休克
   D. 低血容量性休克
   E. 中毒性休克

7. 患者，男性，33岁，因车祸致下腹部外伤4小时入院。患者小腹隐痛伴排尿困难，试插导尿管可以顺利进入膀胱，注入100ml生理盐水，5分钟后引出50ml。应首先考虑
   A. 膀胱破裂
   B. 前尿道断裂
   C. 后尿道断裂
   D. 输尿管损伤
   E. 肾挫伤

8. 以下不支持腹内脏器损伤的是
   A. 腹膜刺激征
   B. 腹腔穿刺出混浊液体
   C. 移动性浊音阳性

D. 肠鸣音亢进

E. 血红蛋白、血细胞比容持续下降

9. 判断有腹内实质性脏器损伤的主要依据是

A. 腹痛程度严重

B. 腹腔穿刺抽出不凝固血液

C. 肝浊音界消失

D. 腹膜刺激征

E. 腹部 X 线检查可见膈下游离气体

10. 闭合性腹部伤在临床观察期间，下列错误的做法是

A. 不随意搬动患者

B. 禁食

C. 应用止痛剂，减轻疼痛

D. 禁用泻剂

E. 禁灌肠

11. 重度烧伤是指总烧伤面积

A. 不足 10%

B. 30%～49%

C. 20%～29%

D. 30%～39%

E. 40% 以上

12. 创伤性窒息临床表现最明显的部位是

A. 头、面、颈部

B. 面部和眼眶部

C. 面部和胸部

D. 颈部和胸部

E. 上胸部

13. 患者，女性，56 岁，头部外伤，伤口出血，经现场急救简单包裹，救护车送至急诊，到医院时已是伤后 12 小时。检查头顶伤口 6cm 深达皮下，创口整齐较清洁，未见其他异物。以下处理不妥的是

A. 清创后伤口开放

B. TAT 注射

C. 用抗生素

D. 伤口分帽状腱膜及皮肤两层缝合

E. 定期复查

14. 头皮裂伤 35 小时，伤口内有污物，宜采取

A. 不作清创术

B. 清创后二期缝合

C. 每日换药

D. 清创后一期缝合

E. 清创后缝合，放置引流物

15. 对腹部闭合性损伤伴休克，腹腔穿刺抽出粪性液体的患者应

A. 立即手术探查

B. 先纠正休克，必须等休克好转后才能施行手术

C. 积极治疗休克，在抗休克的同时进行手术探查

D. 持续胃肠减压、输液

E. 严密观察腹部情况 12 小时后再考虑手术治疗

16. 观察颅脑损伤患者时，提示急性颅内压增高早期表现的是

A. 脉快，血压低

B. 脉快，血压高

C. 脉慢，血压低

D. 脉快，呼吸急促

E. 脉慢，呼吸慢，血压高

17. 患儿，女，10 岁，体重 30kg，被开水烫伤后出现双前臂、双手出现大小不等水疱，创面质地较软、温度较高，剧烈疼痛，痛觉敏感。对于该患儿的现场处理错误的是

A. 大量补液

B. 迅速送往医院

C. 创面涂抹甲紫

D. 迅速脱离热源

E. 用大量自来水冲洗双下肢

18. 患者，男性，25 岁，体重 65kg。在扑灭火灾时烧伤面颈（头部除外）、双上肢、后躯干、双下肢（臀部除外）3 小时。查体：R 25 次/分，血压 95/79mmHg，面部肿胀，声嘶，烦躁不安，手足湿冷，尿量 20ml/h。该患者的烧伤面积为

A. 70%

B. 72%

C. 78%

D. 80%

E. 81%

二、多选题

1. 口腔烧伤的护理措施包括

A. 用湿棉签拭去脱落的黏膜组织

  B. 能进流食者可用吸管吸入
  C. 应禁食水，必须给予肠外营养
  D. 进食后清洁口腔
  E. 用0.9%氯化钠溶液或硼酸水漱口
2. 挤压综合征的临床表现包括
  A. 皮温下降
  B. 感觉异常
  C. 皮肤弹性减退
  D. 患肢出现发绀
  E. 肢体肿胀
3. 关于创面的观察与处理，叙述正确的有
  A. 健康的肉芽组织色泽新鲜呈粉红色，较坚实，触之易出血
  B. 肉芽组织生长过快，突出于伤口，阻碍周围表皮生长，应剪平后压迫止血
  C. 肉芽组织生长过快，突出于伤口，10%~20%硝酸银烧灼后禁止用0.9%氯化钠溶液湿敷
  D. 肉芽色苍白或暗红、质硬，表面污秽，有纤维覆盖，可用搔刮部分肉芽清除等方法处理
  E. 肉芽水肿可用5%~10%氯化钠溶液湿敷，促进水肿消退
4. 不符合深Ⅱ°烧伤特点的有
  A. 损伤达真皮层，有皮肤附件残留
  B. 无水疱出现
  C. 疱底潮湿，均匀发红
  D. 痛觉迟钝，但拔毛有痛感
  E. 愈合后不留瘢痕
5. 烧伤创面的暴露疗法多用于
  A. 头面部烧伤
  B. 大面积烧伤
  C. 四肢部位烧伤
  D. 会阴部烧伤
  E. 严重感染创面
6. 下列换药操作哪些是正确的
  A. 用手揭去外层敷料和内层敷料
  B. 用酒精棉球消毒伤口周围皮肤两次
  C. 用酒精棉球轻轻拭去伤口内脓液或分泌物
  D. 敷贴药物纱布
  E. 盖上灭菌干纱布，固定

7. 伤口的愈合过程分期不包括
  A. 炎症期
  B. 增生期
  C. 炎性渗出期
  D. 肉芽组织形成期
  E. 塑形期
8. 烧伤的严重程度不取决于
  A. 热力的强度
  B. 烧伤面积的大小
  C. 热力与组织接触的时间
  D. 烧伤的深度
  E. 患者的感受
9. 汽车转运大面积烧伤的患者时，伤员在车上最理想的体位是
  A. 横位
  B. 头后脚前位
  C. 头前脚后位
  D. 头高脚低位
  E. 侧卧位
10. 有关损伤的急救和转运，下列哪几项是正确的
  A. 昏迷伤员为防止呕吐物引起的窒息，最可靠的方法是在口腔内放一通气管
  B. 开放性伤口用无菌纱布覆盖，缠上绷带
  C. 四肢动脉大出血时，要上止血带
  D. 脊柱骨折的伤员必须卧板床
  E. 未判明无颅脑及腹部内脏损伤而剧痛的伤员可注射止痛剂
11. 有关挫伤，正确的有
  A. 锐器所致的一种损伤
  B. 伤部肿胀，有压痛
  C. 伤部有皮肤青紫
  D. 严重者有肌纤维断裂或血肿
  E. 严重者可伴有伤部皮肤破损
12. 关于清创术，下列哪几项是正确
  A. 清创术最好在伤后10~12小时内施行
  B. 污染较轻的伤口，伤后12小时一般仍可一期缝合
  C. 超过12小时的伤口，清创后一般延期缝合
  D. 面颈部、关节附近、神经血管暴露的伤口，即使超过24小时，仍应缝合

E. 战地伤口早期，可作一期缝合

13. 有关健康肉芽组织的标准，下列哪几项正确
    A. 创面平、浅
    B. 创面鲜红色
    C. 创面呈细颗粒状
    D. 创面分泌物多
    E. 创面不易出血

14. 烧伤创面清创包含
    A. 不剃除创周毛发
    B. 肥皂水清洗正常皮肤
    C. 剪除一切水疱
    D. 移去坏死表皮
    E. 以灭菌溶液轻擦创面

15. 游离植皮时，术前准备不包括
    A. 供皮区常规进行备皮
    B. 小儿不必剃毛
    C. 大面积烧伤切除焦痂者，要备足够量血液
    D. 受皮区肉芽创面水肿，应以生理盐水纱布换药
    E. 取皮时以2.5%碘酊和70%酒精消毒

16. 下列属于浅Ⅱ°烧伤特点的是
    A. 伤及真皮深层
    B. 剧痛
    C. 水疱小
    D. 水疱壁薄
    E. 愈后可有色素沉着

17. 关于Ⅲ°烧伤的叙述，正确的是
    A. 痛觉丧失
    B. 有水疱
    C. 有网状栓塞血管
    D. 留有瘢痕
    E. 伤及皮肤全层，甚至达皮下、肌肉或骨骼

18. 烧伤的临床分期不包括
    A. 急性体液渗出期
    B. 纤维蛋白修复期
    C. 感染期
    D. 修复期
    E. 瘢痕形成期

19. 包扎疗法不适用于

    A. 污染较轻的四肢浅度烧伤
    B. 污染较重的躯干烧伤
    C. 小儿或躁动的患者
    D. 头、颈部烧伤
    E. 门诊患者

20. 烧伤休克期患者的补液原则，错误的是
    A. 先胶后晶
    B. 先快后慢
    C. 先盐后糖
    D. 晶体、胶体交替输入
    E. 先输入大量水分补足血容量

21. 提示烧伤患者补液量足够的指标，错误的是
    A. 肢端温暖
    B. P＞120次/分
    C. CVP 0.39～0.59kPa（4～6cmH$_2$O）
    D. 安静
    E. 心音强而有力

22. 使用翻身床的护理措施包括
    A. 向患者解释翻身床的使用方法
    B. 使用前认真检查各部件
    C. 首次俯卧者应严密观察呼吸困难症状
    D. 昏迷患者应定时进行翻身
    E. 休克期内严禁使用翻身床

23. 关于男性烧伤面积的计算，正确的是
    A. 双手占5%
    B. 双足占5%
    C. 会阴占1%
    D. 面部占3%
    E. 双臀占10%

24. 浅度溃疡期压疮的护理原则包括
    A. 清洁创面
    B. 保持湿润
    C. 促进愈合
    D. 解除压迫
    E. 手术治疗

25. 骶尾部压疮破溃，清洗创面不可用
    A. 生理盐水
    B. 0.02%呋喃西林溶液
    C. 2%碳酸氢钠溶液
    D. 0.1%醋酸溶液
    E. 75%酒精

26. 红外线照射创面的作用是
   A. 消炎
   B. 解痉止痛
   C. 促进上皮再生
   D. 促进创面干燥结痂
   E. 保护肉芽组织生长
27. 急性软组织挫伤患者，局部肿胀剧痛，可采用的治疗方法是
   A. 热敷
   B. 冷敷
   C. 按摩
   D. 超短波
   E. 用加压绷带固定患处
28. 下列哪些是温度性损伤
   A. 烫伤
   B. 烧伤
   C. 撞伤
   D. 刺伤
   E. 灼伤
29. 冻伤的早期症状是
   A. 皮肤呈青紫色
   B. 皮肤呈苍白色
   C. 麻木感
   D. 局部温度低
   E. 皮肤呈潮红色
30. 压疮瘀血红润期的处理，下述哪些是正确的
   A. 增加翻身次数
   B. 抽出水疱内液体，覆盖无菌纱布
   C. 用新鲜鸡蛋内膜紧贴创面
   D. 扩创引流分泌物
   E. 防止再受压
31. 下列哪些患者易发生压疮
   A. 昏迷者
   B. 脊椎受伤者
   C. 年老体弱者
   D. 严重水肿者
   E. 长期卧床者
32. 预防压疮的方法中，下列哪些是正确的
   A. 昏迷、瘫痪者每4小时翻身一次
   B. 给予高蛋白、高维生素饮食
   C. 保持皮肤、床铺干燥清洁
   D. 骨隆突处放软枕、海绵垫
   E. 受压部位用50%乙醇涂擦并按摩
33. 生理盐水用于换药的作用，错误的是
   A. 烧灼过度生长的肉芽
   B. 正常肉芽创面外敷
   C. 皮肤消毒
   D. 创面清洁、湿润
   E. 感染创面湿敷
34. 挤压伤最严重的并发症有
   A. 休克
   B. 软组织损伤
   C. 急性肝功能衰竭
   D. 急性肾功能衰竭
   E. 呼吸功能衰竭
35. 根据中国新九分法，关于成人烧伤面积的计算方法，下列叙述正确的是
   A. 面部烧伤5%
   B. 左上肢烧伤9%
   C. 颈部烧伤3%
   D. 双手烧伤5%
   E. 双小腿烧伤18%

三、共用题干题

（1~3题共用题干）

患者，男性，50岁，地震致肝损伤。入院时T 39℃，P 150次/分，R 36次/分，BP 80/45mmHg，立即进行抢救，升压补液，血压未见好转，血压降至60/40mmHg，皮肤上出现出血点，遵医嘱护士再次进行抽血，发现血液不易抽出。

1. 为明确诊断，需做的检查是
   A. 腹部CT
   B. 血常规+凝血功能
   C. 肝功能
   D. 腹部B超
   E. 电解质
2. 术后第3天患者体温降至正常后又升高至39.5℃，精神不振，寒战，无腹痛腹胀，切口引流液少，中心静脉置管处红肿、有压痛，应警惕其可能发生了
   A. 空气栓塞
   B. 低血糖症

C. 高血糖症
D. 导管败血症
E. 伤口感染

3. 此时正确的处理措施是
   A. 全身应用降温药
   B. 更换穿刺部位敷料
   C. 拔出导管并将管端送细菌培养
   D. 改用抗生素封管
   E. 继续观察病情待其自愈

(4~6题共用题干)

患儿，女，6岁，体重25kg，被开水烫伤后双前臂、胸腹部局部出现大小不等水疱，创面质地较软、温度较高，剧烈疼痛，痛觉敏感。

4. 该患儿烫伤面积约为
   A. 19%
   B. 24%
   C. 35%
   D. 46%
   E. 50%

5. 该患儿的烫伤程度
   A. Ⅰ°
   B. 浅Ⅱ°
   C. 深Ⅱ°
   D. Ⅲ°
   E. 不能确定

6. 该患儿烫伤后第一个24小时应补的晶体液和胶体液量为
   A. 700ml
   B. 855ml
   C. 950ml
   D. 1200ml
   E. 1350ml

(7~9题共用题干)

男性，野外工作者，在树林中被蛇咬伤后，局部皮肤留下一对大而深的齿痕且伤口出血，周围皮肤迅速出现瘀斑、血疱。

7. 应首先采取何种急救措施
   A. 伤口排毒
   B. 首先呼救
   C. 早期绑扎伤处近心端的肢体
   D. 立即送医院
   E. 反复挤压伤口

8. 为减慢毒素的吸收，患肢应
   A. 制动并下垂
   B. 抬高
   C. 局部热敷
   D. 加压包扎
   E. 局部按摩

9. 为降解伤口内蛇毒，可用于伤口外周封闭的是
   A. 糜蛋白酶
   B. 胰蛋白酶
   C. 青霉素
   D. 脂肪酶
   E. 地塞米松

(10~12题共用题干)

患者，男，45岁，在施工过程中不慎被钢筋刺破胸壁。

10. 此患者损伤的类型为
    A. 挫裂伤
    B. 挤压伤
    C. 闭合性损伤
    D. 开放性损伤
    E. 扭伤

11. 现场应给予的主要急救措施是
    A. 心肺复苏
    B. 封闭伤口
    C. 固定骨折
    D. 解除窒息
    E. 控制出血

12. 在运送过程中患者应采取的卧位是
    A. 去枕平卧位
    B. 低斜坡健侧卧位
    C. 低斜坡患侧卧位
    D. 俯卧位
    E. 头低仰卧位

(13~15题共用题干)

患者，男性，35岁，体重60kg。被火烧伤，左上肢、颈部、胸腹部、双足和双小腿均为水疱，有剧痛，右手掌焦痂呈皮革样，不痛；面部红斑，干燥；并发低血容量性休克。

13. 估计该患者Ⅱ°烧伤面积为
    A. 54%
    B. 42%

C. 58%
D. 45%
E. 39%

14. 该患者烧伤后第一个24小时应补的液体量为
    A. 6050ml
    B. 6150ml
    C. 6250ml
    D. 6350ml
    E. 6450ml

15. 输液护理中，判断血容量已补足的简便、可靠依据是
    A. 脉搏在120次/分以下
    B. 收缩压在80mmHg以上
    C. 中心静脉压在6cmH$_2$O以上
    D. 尿量30ml/h以上
    E. 安静

(16~18题共用题干)

地震现场，某工人左腰及下肢被倒塌的砖墙压住，6小时后被救出，救出后4小时送达医院。口渴，尿少，呈暗红色。查体：HR 120次/分，BP 88/70mmHg，左下肢明显肿胀，皮肤有散在瘀血斑及水疱，足背动脉搏动较对侧弱，趾端凉，无骨折征。

16. 根据上述病史可诊断为
    A. 左下肢挫伤
    B. 左下肢血栓形成
    C. 肾挫伤
    D. 挤压综合征
    E. 足背动脉挫伤

17. 根据以上诊断，静脉输液宜首选
    A. 全血
    B. 右旋糖酐
    C. 5%葡萄糖溶液
    D. 等渗盐水+5%碳酸氢钠
    E. 多巴胺

18. 在急救转运过程中，对伤员搬运及放置，以下错误的是
    A. 头向车头，足向车尾
    B. 平卧位
    C. 应尽量减少体位变化
    D. 体位变化时应慢

E. 应用快速运载工具迅速送至急救中心

(18~20题共用题干)

患者，女性，32岁。不慎被锐器划破面部皮肤12小时，检查左面颊皮肤全层裂开约3cm，有血痂。

19. 该开放性伤口属于
    A. 清洁伤口
    B. 感染伤口
    C. 轻度污染伤口
    D. 重度污染伤口
    E. 中度污染伤口

20. 目前伤口的处理原则是
    A. 伤口清创不缝合
    B. 不清创，伤口处理后换药
    C. 清创后延期缝合
    D. 清创后一期缝合
    E. 伤口内应用抗生素

(21~25题共用题干)

患者，男性，34岁，60kg。烧伤后2小时入院，自述疼痛剧烈，口渴。查体：面色苍白，HR 150次/分，BP 85/65mmHg，头颈部、躯干部布满大小不等的水疱，可见潮红创面，两上肢呈焦黄色，无水疱。

21. 该患者的烧伤总面积为
    A. 7×9%
    B. 6×9%
    C. 5×9%
    D. 4×9%
    E. 3×9%

22. 该患者Ⅲ°烧伤面积为
    A. 1×9%
    B. 2×9%
    C. 3×9%
    D. 4×9%
    E. 5×9%

23. Ⅲ°烧伤创面的处理原则是
    A. 休克期常规切痂
    B. 开始补液后2小时内切痂
    C. 休克期过后半月内切痂
    D. 争取复苏平稳，根据病情尽早切痂
    E. 常规分次切痂

24. 该患者诉口渴。查体：HR 150次/分，BP

85/65mmHg。导致该患者血容量减少的原因主要为
A. 输液量不足
B. 炎症介质释放
C. 血浆渗出到组织间隙
D. 心排出量减少
E. 末梢血管扩张

25. 若对该患者实施补液治疗，除生理需要量外，伤后第一个 8 小时应输入的晶体和胶体溶液量为
A. 2000ml
B. 2210ml
C. 2430ml
D. 2700ml
E. 3430ml

四、案例分析题

(1~3题共用题干)
患者，女，55岁，因"右下肢被重物挤压3小时，肉眼血尿1次"来诊。查体：右下肢皮温降低、感觉异常、弹性减退。

1. 最可能的诊断是
A. 下肢静脉曲张
B. 软组织挫伤
C. 挤压综合征
D. 股骨干骨折
E. 骨盆骨折
F. 肾功能衰竭

2. 不符合挤压综合征临床表现的是
A. 肢体肿胀明显
B. 骨擦音及骨擦感
C. 压痛
D. 皮温降低
E. 感觉异常
F. 皮温升高

3. 如发现患肢肿胀、压痛，肢体主动活动及被动牵拉活动会引起疼痛，下列处理正确的是
A. 禁止抬高患肢
B. 医师切开减压清除坏死组织
C. 密切观察患肢皮温、血运、感觉、活动
D. 不予以药物治疗
E. 进行按摩和热敷

F. 使用利尿剂

(4~6题共用题干)
患者，男，36岁，工作时被热金属液体烫伤双前臂、双手、胸腹部，局部出现大小不等水疱，创面质地较软、温度较高，剧烈疼痛，痛觉敏感。

4. 其烧伤面积约为
A. 20%
B. 24%
C. 35%
D. 46%
E. 50%
F. 70%

5. 该患者的烧伤深度为
A. Ⅰ°
B. 浅Ⅱ°
C. 深Ⅱ°
D. Ⅲ°
E. 不能确定
F. 浅Ⅱ°至深Ⅱ°之间

6. 下列措施错误的是
A. 迅速脱离热源
B. 保持呼吸道通畅
C. 保护创面
D. 立即脱掉衣物，减轻烧伤
E. 用大量冷水淋洗或浸入水中
F. 裸露创面无须覆盖

(7~9题共用题干)
患者，男，20岁，因"右下肢被重物压伤6小时，肉眼血尿1次"来诊。意识模糊，呼之能应，不能对答问题。查体：T 37℃，P 130次/分，R 23次/分，BP 100/60mmHg；患肢肿胀明显，皮温降低，弹性减退。

7. 其诊断为
A. 浅昏迷
B. 深昏迷
C. 股骨干骨折
D. 软组织挫伤
E. 挤压综合征
F. 下肢静脉曲张

8. 下列处理措施正确的是
A. 避免搬动患肢

B. 抬高患肢
C. 对患肢进行按摩
D. 遵医嘱给予碳酸氢钠及利尿药
E. 禁止对患肢进行热敷
F. 医师切开减压清除坏死组织后，密切观察患肢末梢

9. 关于肢体功能锻炼，叙述正确的是
   A. 病情稳定后，鼓励、指导并协助患者早期进行功能锻炼
   B. 预防发生关节僵硬和肌肉萎缩
   C. 颈部烧伤应取平卧位
   D. 根据损伤部位不同，给予相应的有针对性的功能锻炼
   E. 功能锻炼以主动活动为主，被动活动为辅，循序渐进为原则
   F. 早期应采取舒适体位，不一定在功能位

(10~12题共用题干)
患儿，男，3岁，因"火灾烧伤4小时"来诊。患儿哭闹不止；面部、颈部、双上肢、躯干前、会阴部均烧伤，双上肢出现小水疱，局部肿胀明显，温度较低，感觉迟钝；躯干部局部红肿，有大小不等的水疱，剧烈疼痛。

10. 其诊断为
    A. Ⅰ°烧伤
    B. 浅Ⅱ°烧伤
    C. 深Ⅱ°烧伤
    D. Ⅲ°烧伤
    E. 重度烧伤
    F. 中度烧伤

11. 该患儿的抢救措施包括
    A. 迅速脱离热源
    B. 用大量冷水淋洗或浸入水中（水温一般30~35℃）或用冷水浸湿的毛巾、纱垫敷于创面
    C. 吸入性损伤，避免呼吸窘迫
    D. 保护好创面，防止创面再损伤和污染
    E. 裸露的创面用无菌敷料、干净布类覆盖或行简单包扎后送往医院
    F. 给予抗休克治疗

12. 关于患儿会阴部的护理，叙述错误的是
    A. 采用干燥暴露疗法
    B. 采用湿润暴露疗法

C. 备皮清创后，无菌操作留置尿管
D. 分泌物无须处理，保持创面湿润
E. 排便后冲洗消毒创面再涂药，避免污染
F. 定时放尿，每日擦洗会阴

(13~15题共用题干)
男性，33岁，施工中因工程塌方，被埋在泥土中，伤肢严重肿胀，组织广泛缺血与坏死。

13. 该患者最可能的损伤是
    A. 扭伤
    B. 挫伤
    C. 挤压伤
    D. 冲击伤
    E. 爆震伤
    F. 钝器伤

14. 该患者静脉输液应首选的溶液是
    A. 低分子右旋糖酐
    B. 5%的葡萄糖溶液
    C. 3%的高渗盐水溶液
    D. 全血或血浆
    E. 等渗盐水加入碳酸氢钠溶液
    F. 10%葡萄糖

15. 对患者的急救措施不正确的是
    A. 尽快使患者脱离危险
    B. 首先处理危及生命的损伤
    C. 及时处理活动性出血
    D. 骨折患者包扎固定
    E. 出现休克时可以暂不处理，尽快送医院急救
    F. 不能使用镇痛药

(16~18题共用题干)
男性，24岁。双手、双前臂、右上臂和前胸有3手掌面积的烫伤，创面可见较大水疱，疱壁较薄，疼痛剧烈。

16. 此患者烫伤的面积估计为
    A. 15.5%
    B. 17.5%
    C. 19.5%
    D. 21.5%
    E. 23.5%
    F. 25.6%

17. 此患者的烧伤深度为
    A. Ⅰ°

B. 浅Ⅱ°
C. 深Ⅱ°
D. Ⅲ°
E. Ⅳ°
F. 不可确定

18. 对此患者处理方法包括
    A. 及时补充血容量
    B. 止痛
    C. 防止发生感染
    D. 采取包扎疗法
    E. 采取暴露疗法
    F. 消毒创面后，涂烧伤软膏后覆盖厚纱布包扎

(19~21题共用题干)
一上小学男孩在上学途中不慎被路上钉子刺破鞋底，伤口出血，疼痛，无法行走。

19. 应立即采取何种紧急措施
    A. 包扎伤口
    B. 立即送去医院
    C. 创面涂碘伏消毒
    D. 抬高患肢并限动
    E. 用大量的清水反复冲洗伤口
    F. 贴创可贴止血

20. 送到医院后，应采取的措施是
    A. 伤口清创术
    B. 包扎止血
    C. 全身应用抗生素
    D. 局部硫酸镁湿热敷
    E. 静脉输液
    F. 打破伤风针

21. 该患者清创后应格外留意其出现
    A. 出血
    B. 感染
    C. 功能障碍
    D. 破伤风
    E. 休克
    F. 发热

(22~23题共用题干)
男性，40岁，因室内着火大声呼救，被烧伤头、面、颈、背、臀，部分为深Ⅱ°烧伤。

22. 该患者采用暴露疗法时，病室准备不妥的是
    A. 温度维持在24~28℃
    B. 相对湿度60%左右
    C. 室内备有抢救设备
    D. 严禁家属探视
    E. 注意隔离，防止交叉感染
    F. 床上物品均高压灭菌

23. 患者感胸闷，颈部肿胀明显，最佳处理方法是
    A. 激素治疗
    B. 雾化吸入
    C. 气管切开
    D. 利尿
    E. 吸氧
    F. 气管插管

第九章

肿瘤患者的护理

一、单选题

1. 关于膀胱癌预后的因素中，最主要的是
   A. 肿瘤组织类型
   B. 肿瘤浸润深度
   C. 肿瘤的数目
   D. 肿瘤的大小
   E. 肿瘤的部位
2. 提高早期胃癌诊断率的三项关键性手段是
   A. 纤维胃镜检查，胃液酸碱度检查，X线钡餐检查
   B. 纤维胃镜检查，胃液细胞学检查，X线钡餐检查
   C. 胃液细胞学检查，大便潜血试验，X线钡餐检查
   D. 胃液细胞学检查，大便潜血试验，纤维胃镜检查
   E. 纤维胃镜检查，大便潜血试验，X线钡餐检查
3. 胃癌的好发部位是
   A. 胃小弯
   B. 胃大弯
   C. 胃体部
   D. 胃窦部
   E. 胃底部
4. 右半结肠癌的临床特点是
   A. 早期有排便习惯改变
   B. 右腹肿块以局部症状为主
   C. 以便秘、便血等症状为主
   D. 早期可有腹胀、腹痛等肠梗阻症状
   E. 腹泻，腹痛以进食后加重，排便后减轻
5. 肝癌肝叶切除手术后第1天的护理指导正确的是
   A. 绝对制动
   B. 卧床休息，不鼓励早期活动
   C. 早期活动以利于胃肠功能恢复
   D. 禁止咳嗽
   E. 平卧，以利于减轻疼痛
6. 原发性肝癌患者，今日剧烈咳嗽后突然主诉腹痛，右上腹压痛、反跳痛，移动性浊音（+）。该患者可能发生的并发症是
   A. 应激性溃疡穿孔合并出血
   B. 上消化道出血
   C. 癌肿破裂出血
   D. 细菌性肝脓肿
   E. 急性胆管炎
7. 胰头癌的典型表现是
   A. 腹绞痛
   B. 腹胀痛
   C. 呕吐
   D. 进行性黄疸
   E. 便血
8. 患者，男性，60岁，近2个月来上腹部不适，食欲缺乏，消瘦，乏力，全身黄染，瘙痒。查体：腹软，右上腹轻压痛，可触及包块，肝肋下4cm，质中；胆囊及脾未触及。初步诊断应考虑
   A. 胃癌
   B. 肝癌
   C. 胆囊癌
   D. 胰头及壶腹癌
   E. 横结肠癌
9. 患者肺癌晚期，住院行放射治疗，现皮肤高度充血，有水疱，局部有渗出液，对该患者的皮肤状况，以下说法正确的是
   A. 正常反应

B. 放疗一度反应
C. 放疗二度反应
D. 放疗三度反应
E. 放疗四度反应

10. 食管癌患者手术前胃肠道准备正确的是
    A. 术前3日遵医嘱给予患者分次口服抗生素溶液
    B. 术前3日改流质饮食
    C. 术前12小时禁食
    D. 对进食后反流者，术前2日晚遵医嘱予以生理盐水100ml加抗生素经鼻胃管冲洗食管及胃
    E. 手术日晨常规置胃管，要将胃管置于胃中

11. 食管癌患者，进食后出现呛咳、发热，提示患者出现
    A. 癌侵犯舌咽神经
    B. 气管-食管瘘
    C. 颈段食管癌
    D. 胸中段食管癌
    E. 合并支气管炎

12. 恶性肿瘤目前的治疗原则错误的是
    A. 以手术为主的综合治疗
    B. 早期以手术切除原发灶为主
    C. 早期以手术切除原发灶或局部放疗为主，并辅以化疗
    D. 晚期采取综合治疗，并辅以有效的全身化疗
    E. 晚期可行姑息性手术，辅以全身治疗和对症处理

13. 在癌症疼痛三阶梯给药中，第二阶段的药物不包括
    A. 可待因
    B. 吗啡
    C. 芬太尼
    D. 阿司匹林
    E. 可卡因

14. 低位直肠癌行钡灌肠检查的主要目的是
    A. 明确病变
    B. 了解近端大肠情况
    C. 评估切除范围
    D. 定位肿瘤位置

E. 以上都是

二、多选题

1. 良性肿瘤在短期内增大提示
   A. 肿瘤内出血
   B. 恶性变
   C. 囊性变
   D. 继发感染
   E. 转移

2. 拟订恶性肿瘤治疗方案主要依据不包括
   A. 临床分期
   B. 病理分类
   C. 机体状况
   D. 医疗条件
   E. 患者要求

3. 有关恶性肿瘤的临床表现，下列哪几项是正确的
   A. 疼痛为初发症状
   B. 常易出血和形成溃疡
   C. 局部一定可扪及肿块
   D. 可出现淋巴和血行转移
   E. 消瘦、乏力、发热常为晚期表现

4. 肿瘤的主要特点，下列哪几项正确
   A. 按正常器官的规律生长
   B. 丧失正常细胞功能
   C. 破坏原来的器官结构
   D. 最终将发生转移
   E. 细胞过度增殖

5. 为防治肿瘤患者化疗的副作用，错误的是
   A. 某些刺激性强的化疗药物不可漏出血管外
   B. 抗癌药物漏出血管，局部肿痛，应热敷，帮助消散
   C. 定期查血象，以了解有无骨髓抑制现象
   D. 若出现胃肠反应，可用巴比妥、冬眠灵、灭吐灵等药物减轻反应
   E. 患者出现脱发现象，应立即停药

6. 下列关于恶性肿瘤特点的叙述，错误的是
   A. 多数为局部生长
   B. 可通过血液、淋巴途径向远处转移
   C. 晚期多伴有恶病质
   D. 多数有完整包膜，易手术切除

E. 多数生长迅速，易向周围浸润
7. 良性肿瘤的特点，错误的是
   A. 有包膜
   B. 发展较慢
   C. 膨胀性生长
   D. 细胞分化程度低
   E. 少数可转移
8. 恶性肿瘤的局部表现有
   A. 肿块
   B. 出血
   C. 溃疡
   D. 疼痛
   E. 消瘦乏力
9. 肿瘤 TNM 分类，正确的是
   A. 依据临床表现和病理结果分类
   B. 根据 TNM 不同组合，临床分为四期
   C. T 代表淋巴结
   D. N 代表淋巴结
   E. M 代表远处转移
10. 下列哪些恶性肿瘤对放疗低度敏感
    A. 胃癌
    B. 骨肉瘤
    C. 尤文肉瘤
    D. 淋巴造血系统及胚胎组织的恶性肿瘤
    E. 结肠腺癌
11. 恶性肿瘤化疗的护理中，正确的是
    A. 妥善固定针头
    B. 若静脉给药，应从大静脉开始，以减少药液刺激
    C. 抗癌药配制时应核对无误，注意有效期
    D. 若药液不慎漏到血管外，应局部热敷
    E. 使用前应了解患者的血象、肝肾功能
12. 对于放疗照射野的皮肤护理，下列正确的是
    A. 保持皮肤清洁、干燥
    B. 洗澡可用肥皂
    C. 避免日光直接照射
    D. 常用碘酊、酒精消毒，预防感染
    E. 内衣要柔软宽大，避免摩擦
13. 关于恶性肿瘤的手术治疗，下列哪些是不正确的
    A. 当肿瘤已转移则无须手术
    B. 对 Ⅱ 期肿瘤，手术应结合化疗和放疗
    C. 手术切除范围越广泛越好
    D. 对各期肿瘤，术前化疗均无必要
    E. 对 Ⅱ 期肿瘤，局部切除肿瘤后应化疗
14. 交替性肿瘤的特点是
    A. 常浸润性生长
    B. 形态上属良性
    C. 切除后不易复发
    D. 多次复发易出现转移
    E. 界限不清
15. 关于肿瘤化疗的护理，下列正确的是
    A. 药液必须现用现配制
    B. 药物应在规定的时间内用完
    C. 若出现药液外渗应立即冷敷
    D. 抽吸化疗药物的注射器和空药瓶应单独处理
    E. 每周检查白细胞和血小板计数
16. 肿瘤患者手术前后护理，正确的是
    A. 解释手术的重要性及必要性
    B. 为争取尽早手术，肿瘤患者一般不必做术前准备
    C. 术后指导患者进行功能锻炼
    D. 术后护理不包括训练患者自理能力
    E. 采取各种有效措施，减少并发症
17. 下列良性肿瘤的特点中，正确的是
    A. 细胞分化程度低
    B. 多呈膨胀性生长，不发生转移
    C. 永不威胁生命
    D. 有包膜与周围组织分界明显
    E. 少数可恶变
18. 对放射线高度敏感的肿瘤是
    A. 胃癌
    B. 结直肠癌
    C. 淋巴癌
    D. 多发性骨髓瘤
    E. 卵巢癌
19. 不属于烷化类抗癌药物的是
    A. 氮芥
    B. 阿霉素
    C. 顺铂
    D. 环磷酰胺
    E. 噻替哌

20. 不属于强刺激性抗癌药物的是
    A. 氮芥
    B. 阿霉素
    C. 顺铂
    D. 甲氨蝶呤
    E. 阿糖胞苷
21. 下列属于恶性肿瘤转移方式的是
    A. 接触转移
    B. 血行转移
    C. 淋巴转移
    D. 种植转移
    E. 直接蔓延
22. 有关癌症的特征，叙述正确的是
    A. 表面高低不平
    B. 边界清晰
    C. 早期出现疼痛
    D. 肿块质地坚硬
    E. 肿块固定，不活动
23. 抗肿瘤药物的常见不良反应包括
    A. 骨髓抑制
    B. 胃肠道反应
    C. 肾功能损害
    D. 肝功能损害
    E. 口干
24. 肿瘤的非特异性免疫疗法包括
    A. 卡介苗
    B. 转移因子
    C. 麻疹疫苗
    D. 干扰素
    E. 肿瘤免疫核糖核酸
25. 下列属于恶性肿瘤预防措施的是
    A. 注意心理卫生
    B. 定期进行癌症普查
    C. 积极治疗癌前病变
    D. 纠正不良生活习惯
    E. 发现肿瘤及时手术根治
26. 肿瘤治疗失败的主要原因不包括
    A. 局部治疗不彻底
    B. 远处播散
    C. 手术、放射治疗、化学治疗应用不合理
    D. 患者不合作，延误最佳治疗时机
    E. 机体免疫力降低
27. 肿瘤介入治疗的术后护理包括
    A. 患者平卧6~8小时
    B. 术侧下肢严格制动6~8小时
    C. 加压包扎处按压1~2小时
    D. 术后24小时解除加压包扎
    E. 术侧趾端苍白、感觉迟钝，首先考虑下肢血管栓塞的可能性
28. 对肿瘤患者的体检包括
    A. 肿块部位
    B. 形状及与周围的关系
    C. 营养状况
    D. 区域淋巴结
    E. 化验

三、共用题干题

(1~9题共用题干)

患者，女性，52岁，左侧乳房出现无痛性肿块，边界不清，质地坚硬，直径约3cm，同侧腋窝可扪及2个肿大的淋巴结，无粘连，诊断为乳腺癌，拟手术治疗。

1. 该患者的乳腺癌分期属
    A. 第一期
    B. 第二期
    C. 第三期
    D. 第四期
    E. 第五期
2. 皮肤出现"酒窝征"表示癌肿侵及
    A. 大的乳腺导管
    B. Cooper韧带
    C. 皮下毛细淋巴管
    D. 胸大肌筋膜
    E. 毛囊和汗腺
3. 要进一步进行的检查是
    A. 乳房钼靶X线摄片
    B. 结核菌素试验
    C. 乳房肿块穿刺活检
    D. 乳房肿块切除活检
    E. 乳房红外线扫描
4. 乳腺癌淋巴转移最早和最常见的部位是
    A. 腋窝淋巴结
    B. 锁骨上淋巴结
    C. 患侧腋窝淋巴结

D. 胸骨旁淋巴结
E. 颈部淋巴结
5. 该患者的治疗方法可能为
   A. 乳腺部分切除术
   B. 乳腺单纯切除术
   C. 乳腺癌根治术
   D. 乳腺癌改良根治术
   E. 乳腺癌扩大根治术
6. 术后预防皮下积液及皮瓣坏死的主要措施是
   A. 半卧位
   B. 加压包扎伤口
   C. 抬高患肢
   D. 局部沙袋压迫
   E. 保持引流管通畅
7. 患者的术后护理措施中，错误的是
   A. 抬高患侧上肢
   B. 患侧胸壁加压包扎
   C. 保持引流管通畅
   D. 早期活动患肢
   E. 不在患侧量血压
8. 该患者术后进行功能锻炼的方法错误的是
   A. 术后24小时后活动手部
   B. 术后3～5天活动肘部
   C. 术后第5天进行肩关节活动
   D. 术后第10天进行上肢外展活动
   E. 术后第10～12天进行全范围关节活动
9. 乳腺癌根治术后内分泌治疗的常用药物是
   A. 苯甲酸雌二醇
   B. 绒毛膜促性腺激素
   C. 己烯雌酚
   D. 他莫昔芬
   E. 黄体酮

(10～17题共用题干)
患者，男性，48岁，食管癌早期，拟行根治术入院。

10. 下列术前胃肠道准备中，哪项是对的
    A. 术前晚进流质饮食
    B. 术前晚进半流质饮食
    C. 术前晚禁食
    D. 术日晨禁食
    E. 术前中午开始禁食
11. 遵医嘱予灌肠，灌肠液温度应保持在
    A. 4℃
    B. 28～32℃
    C. 35～39℃
    D. 39～41℃
    E. 41～45℃
12. 灌肠筒内液面距离肛门
    A. 10～20cm
    B. 20～30cm
    C. 30～40cm
    D. 40～60cm
    E. 60～80cm
13. 灌肠过程中患者感觉腹胀，有便意，正确的处理方法是
    A. 拔出肛管，停止灌肠
    B. 降低液面高度，嘱患者深呼吸
    C. 稍转动肛管，观察流速
    D. 升高液面高度，快速灌入
    E. 挤捏肛管，嘱患者忍耐片刻
14. 准备以结肠代食管，结肠的准备从术前几日开始
    A. 1日
    B. 2日
    C. 3日
    D. 4日
    E. 5日
15. 全麻下手术顺利，术后全麻未清醒前卧位是
    A. 去枕平卧位，头转向一侧
    B. 平卧位
    C. 半卧位
    D. 中凹位
    E. 侧卧位
16. 清醒后病情平稳，卧位改为
    A. 平卧位
    B. 侧卧位
    C. 中凹位
    D. 半卧位
    E. 俯卧位
17. 在护理过程中，胃管不通时，可采取
    A. 少量等渗盐水低压冲洗
    B. 多用盐水用力冲洗
    C. 向上提胃管

D. 向下送胃管
E. 拔出胃管更换

(18~20题共用题干)

患者,男,56岁,3个月前进食时偶发哽噎感,胸骨后刺痛,进食后症状消失,近来自觉吞咽困难进行性加重,消瘦,贫血。

18. 患者可能的诊断是
   A. 食管憩室
   B. 食管癌
   C. 食管息肉
   D. 胃癌
   E. 食管-胃底静脉曲张

19. 食管吞钡X线检查示食管中段有3cm长的充盈缺损,确诊后的最佳治疗方案是
   A. 放射治疗
   B. 手术治疗
   C. 化学治疗
   D. 放射治疗后,3周内手术切除
   E. 中医治疗

20. 若该患者拟行手术治疗,术后护理措施错误的是
   A. 妥善固定胃管,防止脱出
   B. 肛门排气后即拔除胃管
   C. 胃管引流不畅时,用生理盐水冲洗
   D. 胃管脱出后不得盲目插入
   E. 避免食生、冷、硬食物

(21~23题共用题干)

患者,男性,66岁。吸烟40年,每天20支。不明原因咳嗽4个月,痰中带血丝。胸部X线片显示右上肺前段不张,痰查病理细胞阴性。

21. 为明确诊断,应首选的检查是
   A. 超声下肿块穿刺活检
   B. 胸部CT检查
   C. 再次痰中找病理细胞
   D. 纤维支气管镜检查
   E. 抗感染治疗3个月后复查

22. 检查确诊为右上肺肿块、鳞癌,最有效的治疗方法是
   A. 化疗
   B. 中医药治疗
   C. 尽早手术
   D. 放疗

E. 激素治疗

23. 该患者出现愤怒、烦躁、不满,迁怒于亲属和医务人员,说明其心理反应为
   A. 震惊否认期
   B. 愤怒期
   C. 磋商期
   D. 抑郁期
   E. 接受期

(24~27题共用题干)

女性,65岁,腹胀痛,腹泻便秘交替月余伴里急后重,无鲜血便。体格检查:腹平软,未及包块,左锁骨上、腹股沟淋巴结未触及。

24. 该患者可能的诊断是
   A. 直肠癌
   B. 乙状结肠癌
   C. 降结肠癌
   D. 升结肠癌
   E. 盲肠癌

25. 进一步检查应首先采用
   A. 肛门指检
   B. 大便常规加涂片
   C. 腹部B超
   D. 腹部X线平片
   E. 钡剂灌肠

26. 此患者主要的治疗应采取
   A. 肠造瘘术
   B. 根治性切除术
   C. 化学治疗
   D. 放射治疗
   E. 免疫治疗

27. 病理结果提示肿瘤累及肠壁肌层但未穿透浆膜,应属Dukes(我国补充分类)哪一期
   A. A
   B. A_2
   C. B_1
   D. B_2
   E. C_1

(28~30题共用题干)

男性患者,28岁。6个月前曾扭伤右膝关节,之后右膝关节内侧疼痛,肿胀逐渐加重,外院摄X线片见:右胫骨上端内侧有5cm×5cm大

小透光区，中间有肥皂泡沫阴影，骨端膨大。近2个月来肿胀明显，夜间疼痛，右膝关节活动受限。入院后X线摄片示：胫骨上端病变扩大，肥皂泡沫阴影消失，呈现云雾状阴影，骨皮质被肿瘤组织穿破，侵入软组织。

28. 该患者最可能的诊断是
    A. 骨肉瘤
    B. 骨软骨瘤恶变
    C. 骨纤维瘤恶变
    D. 骨囊肿恶变
    E. 骨巨细胞瘤恶变

29. 下列哪项处理最合适
    A. 刮除 + 植骨
    B. 刮除 + 骨水泥填充
    C. 肿块切除
    D. 截肢
    E. 广泛切除 + 大块骨或假体植入

30. 该患者术后应定期进行
    A. 免疫疗法
    B. 化学疗法
    C. 胸部X线检查
    D. 应用抗菌药物
    E. 放射疗法

(31~32题共用题干)

男性，45岁，2周来感右上腹隐痛，呈持续性，否认呕吐及发热史，B超示肝脏有一7cm×6cm低回声区，回声不均，边界欠清，收住院。

31. 治疗原则首选
    A. 肝动脉插管治疗
    B. 肝部放疗
    C. 免疫治疗
    D. 中药治疗
    E. 手术切除

32. 如果术前发现肝内有广泛转移，并轻度黄疸，无全身其他转移灶，治疗宜选
    A. 放疗
    B. 手术切除
    C. 免疫治疗
    D. 肝移植
    E. 中药治疗

(33~34题共用题干)

男性，58岁，直肠癌根治术后3年，肛门停止排气排便3天，腹部膨隆。B超示直肠癌复发，盆腔广泛转移。

33. 该患者的手术方式是
    A. 横结肠造瘘术
    B. Miles术
    C. Dixon术
    D. 直肠复发性肿块切除
    E. 经肛门肛管拉出直肠癌肿块切除

34. 该患者属于
    A. 机械性完全性肠梗阻
    B. 机械性不完全性肠梗阻
    C. 粘连性肠梗阻
    D. 麻痹性肠梗阻
    E. 肠扭转

四、案例分析题

(1~2题共用题干)

女性，55岁，发现右乳肿块10天。体检发现：右乳外上象限扪及直径约5cm肿块，质硬，与皮肤广泛粘连，固定；腋窝可扪及成串肿大淋巴结，固定。

1. 患者可能的诊断为
    A. 乳房纤维腺瘤
    B. 乳腺癌
    C. 乳腺炎
    D. 乳腺囊性增生
    E. 乳房结核
    F. 乳腺结节

2. 肿瘤放疗时易损伤皮肤，护理时应
    A. 热敷理疗
    B. 保持皮肤清洁干燥
    C. 按摩
    D. 肥皂水清洗
    E. 外敷消肿药膏
    F. 穿柔软棉质衣服，及时更换

(3~4题共用题干)

女性，50岁，1年前因右乳癌行根治性手术，近1个月出现两侧胸前及腰背痛，渐加重，难以忍受。核素骨扫描提示肿瘤骨转移可能。

3. 不符合世界卫生组织提出癌症三阶梯止痛治疗方案原则的是
    A. 口服为主

B. 从小剂量开始
C. 必须限制用药剂量
D. 不应对药物限制过严
E. 非吗啡类药物效果不好时，改用吗啡类药
F. 轻度疼痛给予阿片类药

4. 患者出现悲伤、沉默寡言、流泪，不听劝告，不遵医嘱，甚至有自杀倾向，说明其心理反应处于
   A. 震惊否认期
   B. 愤怒期
   C. 磋商期
   D. 抑郁期
   E. 接受期
   F. 怀疑期

(5~8题共用题干)

患者，女性，38岁，教师。因"乳房肿块"入院，确诊为乳癌。当得知病情及需要手术、化疗治疗后，表现为紧张、脉快、精力不集中。

5. 该患者目前最主要的护理诊断是
   A. 绝望
   B. 焦虑
   C. 恐惧
   D. 睡眠型态紊乱
   E. 活动无耐力
   F. 疼痛

6. 对该患者最恰当的护理措施是
   A. 教育、安慰
   B. 同情、体贴
   C. 应用镇静药
   D. 置之不理
   E. 许诺、保证治疗效果
   F. 使用抗抑郁药

7. 化疗时的不良反应有
   A. 低热
   B. 皮肤干燥
   C. 失眠
   D. 头痛
   E. 骨髓抑制、胃肠道反应
   F. 脱发

8. 下列对化疗患者的健康教育，正确的是

A. 告知穿着宽松、柔软、吸湿性强的内衣
B. 告知皮肤瘙痒时勿用手搔抓
C. 告知保持局部清洁干燥
D. 告知化疗期间可去任意公共场所
E. 告知每天用肥皂清洗皮肤
F. 告知化疗后多饮水，卧床休息至少30分钟

(9~11题共用题干)

患者，女，45岁。肝癌切除术后2周，准备进行静脉化疗。

9. 以下评估内容中，对化疗无重要意义的是
   A. 红细胞沉降率
   B. 血常规
   C. 肾功能
   D. 肝功能
   E. 消化道功能
   F. C反应蛋白

10. 化疗患者最严重的毒性反应是
    A. 恶心
    B. 骨髓抑制
    C. 脱发
    D. 腹泻
    E. 呕吐
    F. 色素沉着

11. 抗肿瘤药物的不良反应有
    A. 骨髓抑制
    B. 胃肠道反应
    C. 过敏反应
    D. 肾功能损害
    E. 脱发
    F. 肝功能损害

(12~16题共用题干)

患者，女性，48岁。大便带脓血1年余，全身乏力，食欲下降，消瘦，贫血，右上腹可扪及肿块，较硬，触之有疼痛，直肠指检无异常发现。

12. 该患者可能的诊断为
    A. 阿米巴肠病
    B. 右侧结肠癌
    C. 肠结核
    D. 克罗恩病
    E. 溃疡性结肠炎

F. 左侧结肠癌
13. 用于确诊的检查是
    A. B超
    B. 腹部CT
    C. X线检查
    D. CEA检查
    E. 纤维结肠镜检查
    F. 放射性核素检查
14. 该患者为结肠癌C期,为提高治疗效果,可采用
    A. 手术治疗
    B. 放疗
    C. 激素治疗
    D. 免疫治疗
    E. 综合治疗
    F. 化疗
15. 该患者在接受化疗期间应
    A. 常规每天检查血常规1次
    B. 常规每周检查血常规1次
    C. 常规每2周检查血常规1次
    D. 常规每3周检查血常规1次
    E. 常规每月检查血常规1次
    F. 常规每3个月检查血常规1次
16. 该患者行化疗时,WBC下降到3×10^9/L以下,首先应
    A. 服用利血生
    B. 少量多次输血
    C. 暂停化疗
    D. 加强营养
    E. 继续化疗
    F. 使用抗生素

(17~19题共用题干)

患者,男,70岁,诊断为肺癌,临床分期$T_2N_0M_0$。

17. 需实施的手术是
    A. 根治性手术
    B. 姑息性手术
    C. 诊断性手术
    D. 预防性手术
    E. 急症手术
    F. 择期手术
18. 以下术后护理措施错误的是
    A. 全麻清醒后取半卧位以促进胸管的引流
    B. 胸管一旦脱开,首先通知医生寻求帮助
    C. 术后扶患者坐起时不要用力牵拉患侧手臂
    D. 患者咳嗽时协助按压伤口,减轻伤口张力,减轻疼痛
    E. 术后指导患者进行肩关节的上举与外展动作
    F. 术后指导患者卧床休息
19. 关于术后放射治疗的并发症及发生时间,叙述正确的是
    A. 放射性肺炎——6个月
    B. 放射性肺纤维化——3个月
    C. 放射性食管炎——2周
    D. 放射性气管炎——2周
    E. 放射性肺损伤——2周
    F. 放射性肺纤维化——2周

第十章 移植患者的护理

一、单选题

1. 患者，女性，36岁，服装厂工作。工作时不慎被机器切下4个手指，经医院救治再植成功3个手指，此种移植称为
   A. 异种异体移植
   B. 同种异体移植
   C. 同种移植
   D. 自体移植
   E. 带蒂移植

2. 肾移植术后少尿或无尿，首先应考虑的原因是
   A. 全身血容量问题
   B. 肾前性梗阻
   C. 尿外渗
   D. 移植肾动、静脉栓塞
   E. 排斥反应

3. 肾移植术后如果患者尿量减少，腹壁伤口有尿液外渗，可能是发生了
   A. 尿瘘
   B. 术后出血
   C. 消化道出血
   D. 感染
   E. 排斥反应

4. 关于肾移植术后健康教育要点，错误的是
   A. 定期复查
   B. 预防感染
   C. 保护移植肾免受外力伤害
   D. 注意观察尿液的性状
   E. 根据自身状况，随时调整免疫抑制剂的剂量

5. 患者，男性，52岁。肾衰竭，靠透析度日。现其孪生兄弟愿供一肾，此种移植称为
   A. 同种异体移植
   B. 同质移植
   C. 带蒂移植
   D. 自体移植
   E. 组织移植

6. 肾移植术后造成患者死亡的最常见最主要并发症是
   A. 尿瘘
   B. 术后出血
   C. 血肿
   D. 感染
   E. 消化道出血

7. 属于器官移植慢性排斥反应的是
   A. 术后1~2周内发生
   B. 突发寒战、高热
   C. 术后24小时内发生
   D. 移植器官肿大，局部疼痛
   E. 移植器官功能逐渐减退

8. 各类脏器移植中疗效最稳定、最显著的是
   A. 肾移植
   B. 肝移植
   C. 肺移植
   D. 胰腺移植
   E. 心脏移植

9. 肾移植最佳的供者是
   A. 父母子女
   B. 异卵孪生
   C. 同卵孪生
   D. 同胞兄弟姐妹
   E. 有血缘关系的亲属

10. 肾移植患者的术前准备正确的是
    A. 需做ABO配型
    B. 限制蛋白摄入

C. 不需预防性应用抗生素
D. 鼓励患者家属探视，增加心理支持
E. 术前晨温盐水灌肠

11. 肾移植术后早期最常见的并发症是
    A. 切口出血
    B. 急性排斥反应
    C. 感染
    D. 消化道出血
    E. 尿瘘

12. 不属于免疫抑制剂的是
    A. 环磷酰胺
    B. 硫唑嘌呤
    C. 糖皮质激素
    D. 肾上腺素
    E. 环孢素

13. 肾移植术后患者服用免疫抑制剂的时间为
    A. 1 年
    B. 2 年
    C. 3 年
    D. 10 年
    E. 终生

14. 肾移植后最常见的病毒感染是
    A. EB 病毒
    B. CMV
    C. HIV
    D. 单纯疱疹病毒
    E. 水痘–带状疱疹病毒

二、多选题

1. 肝移植术后的并发症有
   A. 移植肝无功能
   B. 腹腔出血
   C. 排斥反应
   D. 肝动脉血栓
   E. 胆管并发症

2. 排斥反应的表现不包括
   A. 皮肤苍白，温度下降
   B. 寒战、高热
   C. 局部肿胀、疼痛
   D. 尿少
   E. 神经功能障碍

3. 下列针对排斥反应的预防不包括
   A. 配血型
   B. 心理护理
   C. 组织配型
   D. 应用抗生素
   E. 应用免疫抑制剂

4. 不属于器官移植的是
   A. 输血
   B. 肾移植
   C. 肝移植
   D. 脂肪移植
   E. 血管移植

5. 游离植皮术后护理，错误的是
   A. 供皮及植皮部位应制动和抬高
   B. 术后 3 日换药
   C. 注意局部保暖
   D. 观察有无感染征象
   E. 供皮区无特殊情况不必换药

6. 不属于慢性排斥反应特点的是
   A. 术后 1～2 周发生
   B. 突发寒战和高热
   C. 移植器官功能逐渐减退
   D. 移植器官肿大、局部肿胀
   E. 术后 24 小时内发生

7. 关于植皮的术前护理，正确的是
   A. 供皮区用2%碘酊消毒
   B. 按术前常规进行备皮
   C. 备皮时不要损伤表皮
   D. 受皮区肉芽创面，术前数天应加强换药
   E. 大面积烧伤焦痂切除，应备足血液

8. 临床排斥反应综合征包括
   A. 超急性排斥反应
   B. 慢性排斥反应
   C. 急性排斥反应
   D. 体液排斥反应
   E. 加速血管排斥反应

9. 为防止发生超急性排斥反应，供者移植前必须检查的项目包括
   A. 血型
   B. 交叉配血试验
   C. 混合淋巴细胞培养
   D. 糖耐量试验
   E. 细胞毒性试验

10. 有关肾移植受者术前的护理，正确的是
    A. 遵医嘱应用抗菌药
    B. 遵医嘱使用红细胞悬液
    C. 鼓励患者进食高蛋白食物
    D. 准备全腹及同侧脊柱以内皮肤
    E. 术前24小时内施行最后一次血液透析
11. 下列哪些患者适宜行肝移植手术
    A. 存在难以控制的感染
    B. 肝外存在难以根治的恶性肿瘤
    C. 肝硬化晚期合并大量腹水
    D. 酒精性肝硬化，但难以戒除酗酒
    E. Wilson病合并肝功能衰竭
12. 应用免疫抑制剂的不良反应有
    A. 感染
    B. 出血
    C. 继发皮质醇症
    D. 骨髓抑制
    E. 恶性病变
13. 肾移植患者的术前准备，下列说法错误的是
    A. 仅需做ABO配型
    B. 低钠、低蛋白饮食
    C. 不需预防性应用抗生素
    D. 鼓励患者家属探视，增加心理支持
    E. 术前晚温盐水灌肠
14. 下列不属于肾移植术后排斥反应的表现有
    A. 血压降低
    B. 体温升高
    C. 尿量>4000ml/d
    D. 移植肾区自觉胀痛
    E. B超发现移植肾明显肿大
15. 下列不属于同基因移植的是
    A. 异体骨移植
    B. 异体皮肤移植
    C. 自体皮肤移植
    D. 自体输血
    E. 同卵双生异体移植
16. 下列发生排斥反应的移植有
    A. 异种异体移植
    B. 人工皮肤移植
    C. 同种异体移植
    D. 自体移植
    E. 同质移植
17. 移植发生急性排斥反应的表现是
    A. 发热
    B. 小血管栓塞
    C. 局部肿胀、疼痛
    D. 移植器官功能减弱或丧失
    E. 溶血反应
18. 下列关于肾移植健康教育要点，正确的有
    A. 教会患者自测生命体征及尿量
    B. 防止着凉、感冒
    C. 工作需要可以到公共场所
    D. 注意保护移植肾
    E. 未有异常可不必定期复诊
19. 属于同基因移植的是
    A. 异体皮肤移植
    B. 同卵双生异体移植深
    C. 自体皮肤移植
    D. 自体输血
    E. 异体骨移植
20. 会发生排斥反应的移植是
    A. 心脏移植
    B. 断肢再植
    C. 同种异体肾移植
    D. 库存骨移植
    E. 异体肝移植
21. 肾移植患者术前饮食宣教错误的是
    A. 高蛋白
    B. 高热量
    C. 高维生素
    D. 高碳水化合物
    E. 富含水分的食物
22. 移植术后护理应注意的事项有
    A. 移植肢体制动
    B. 移植肢体抬高
    C. 指导患者不可搔抓创面
    D. 避免寒冷，预防血管痉挛
    E. 皮片下有脓血应挤压伤口排出脓血
23. 属于组织移植的有
    A. 肝移植
    B. 神经、血管移植
    C. 肌腱移植
    D. 筋膜移植

E. 骨移植
24. 再植肢体动脉供血不足的现象不包括
    A. 皮肤苍白、温度下降
    B. 手指肿胀、皮肤青紫
    C. 脉搏减弱或消失
    D. 表皮下水疱形成
    E. 皮肤红润

三、共用题干题

(1~5题共用题干)
患者，女性，56岁，肾衰竭5年，由其妹妹供肾，昨日行肾移植成功，现在监护室观察。
1. 此种移植称为
    A. 异种异体移植
    B. 同种异体移植
    C. 同种移植
    D. 自体移植
    E. 带蒂移植
2. 该患者需完善免疫学检测，要求淋巴毒交叉配合试验必须
    A. <10%
    B. >10%
    C. <20%
    D. >20%
    E. <25%
3. 该患者除完成上述检查外还需要完成的临床检查是
    A. 腹部 CT
    B. 腹部 B 超
    C. 腹部 MRI
    D. 肾动态显像
    E. 骨扫描
4. 肾移植术后观察移植肾功能的首选指征是
    A. 体温
    B. 血压
    C. 脉搏
    D. 呼吸
    E. 尿量
5. 慢性排斥反应一般在术后多长时间以后发生
    A. 24 小时
    B. 2~3 日
    C. 6 日

D. 30 日
E. 60 日

(6~7题共用题干)
患者，男性，52岁，因"反复发作性水肿、蛋白尿6年，加重伴少尿1个月"而入院，诊断为慢性肾炎、尿毒症，3日前持续硬膜外麻醉下行同种异体肾移植术，术程顺利，麻醉满意，术后安返病房。
6. 肾移植后发生排斥反应的表现不包括
    A. 体温突然升高
    B. 移植肾区自觉胀痛
    C. 尿量显著减少
    D. 血压下降
    E. B 超示移植肾明显肿大
7. 肾移植后的并发症不包括
    A. 感染
    B. 术后出血
    C. 消化道出血
    D. 肾积水
    E. 尿瘘

(8~9题共用题干)
患者，男性，50岁。因"尿毒症"行肾移植术，术后3天时，该患者出现低热（38~38.5℃），尿量逐渐减少，自觉切口胀痛，乏力，查体发现移植肾增大。
8. 患者最有可能发生的并发症为
    A. 超急性排斥反应
    B. 急性排斥反应
    C. 慢性排斥反应
    D. 切口感染
    E. 肾积水
9. 为了明确诊断，目前首先应做的检查是
    A. 血肌酐、尿素氮测定
    B. 超声显像
    C. CT 扫描
    D. 经皮肾穿刺活检
    E. 肾图检查

(10~13题共用题干)
患者，女性，35岁。慢性肾衰竭，靠血液透析维持生命，建议患者行肾移植手术，目前正等待合适的供体。患者以前从未考虑过接受肾移植手术，担心手术效果。查体：体温36℃，脉

搏 90 次/分，血压 100/96mmHg。

10. 在为该患者选择供者时，要求混合淋巴液培养的转化率不应超过
    A. 3%～5%
    B. 6%～10%
    C. 11%～15%
    D. 20%～30%
    E. 50%～60%

11. 若该患者有亲属供肾，最佳供者是
    A. 同卵孪生者
    B. 异卵孪生者
    C. 同胞兄弟姐妹
    D. 父母
    E. 血缘相关的亲属

12. 有关肾移植术前 1 日的准备，以下哪项不适当
    A. 应用免疫抑制剂
    B. 应用抗生素
    C. 清洁全身皮肤
    D. 药物过敏试验
    E. 无须血液透析治疗

13. 目前患者存在的最主要护理问题是
    A. 体液不足
    B. 体液过多
    C. 焦虑
    D. 活动无耐力
    E. 体温过高

四、案例分析题

（1～5 题共用题干）

患者，男，38 岁，因"乙型病毒性肝炎肝硬化"行原位经典肝移植术，术前检查乙型肝炎五项呈"大三阳"表现，HBV－DNA（＋）。术中留置 T 管。术后 4 小时患者清醒，12 小时后脱呼吸机拔除气管内插管，给予鼻导管吸氧 3L/min，生命体征平稳。术后胸部 X 线片：右侧胸腔积液。

1. 对于胸腔积液，需进行的处理是
   A. 右侧胸腔穿刺抽液
   B. 右侧胸腔留置闭式引流
   C. 适当利尿，每日复查胸部 X 线片观察胸腔积液情况，摄片时床头需抬高 30°～45°
   D. 右侧胸腔内注射粘连剂治疗
   E. 右侧开胸探查
   F. 无须处理

2. 给予抗炎保肝治疗，并于术后第 2 天开始服用 FK506。术后第 1 个月理想的 FK506 血药浓度是
   A. 2～5ng/ml
   B. 5～10ng/ml
   C. 10～12ng/ml
   D. 12～15ng/ml
   E. 15～18ng/ml
   F. 19～20ng/ml

3. 为防止乙型肝炎复发，需采取的治疗方案是
   A. 静脉或肌内注射乙型肝炎免疫球蛋白＋抗乙肝病毒药物
   B. 单用核苷类药物
   C. 单用乙型肝炎免疫球蛋白
   D. 利巴韦林＋干扰素
   E. 更昔洛韦
   F. 紫杉醇

4. 术后第 10 天，患者出现发热、右上腹痛，胆汁引流量减少且呈稀薄水样，血清总胆红素、直接胆红素升高。肝彩色超声：肝大、肝动脉血流正常。最可能的诊断是
   A. 移植肝失功能
   B. 急性排斥反应
   C. 严重感染
   D. FK506 药物过量
   E. 肝动脉血栓
   F. 肝功能衰竭

5. 肝穿刺活检病理诊断为急性排斥反应。可先给予的治疗是
   A. 加大吗替麦考酚酯用量
   B. 加大 FK506 用量
   C. 环孢素替代 FK506 治疗
   D. 直接使用抗淋巴细胞免疫球蛋白（ALG）和抗 CD3 单克隆抗体（OKT）
   E. 激素冲击治疗
   F. 加大 FK506 的用量

（6～9 题共用题干）

男性，40 岁，同种异体肾移植术后第 2 天，尿

量650ml/h。体检示：体温36.8℃，脉搏86次/分，血压130/86mmHg，CVP 9cmH₂O。

6. 此时患者应考虑为肾移植术后
   A. 多尿期
   B. 肾动脉血栓形成或栓塞
   C. 急性排斥反应
   D. 急性肾衰竭
   E. 急性肾小管坏死
   F. 超急性排斥反应

7. 该患者的补液原则为
   A. 入量应大于出量
   B. 入量应小于出量
   C. "量入为出"
   D. "量出为入"
   E. 入量等于尿量
   F. 入量大于尿量

8. 该患者补液量应为
   A. 等于尿量
   B. 尿量的20%
   C. 尿量的30%
   D. 尿量的50%
   E. 尿量的80%
   F. 尿量的90%

9. 该患者目前最主要的护理措施为
   A. 监测尿量
   B. 营养支持
   C. 维持体液平衡
   D. 快速补液
   E. 防治出血与感染
   F. 防治排斥反应

(10～12题共用题干)
男性，33岁，同种异体肾移植术后第6天，诉全身乏力，情绪低落，移植肾区胀痛。体检：体温38.6℃，脉搏98次/分，血压165/96mmHg，尿量减少至25ml/h，血肌酐572μmol/L。

10. 根据上述病情，该患者首先应考虑发生了
    A. 心功能衰竭
    B. 急性排斥反应
    C. 腹腔内感染
    D. 急性肾小管坏死
    E. 肾动脉血栓形成

    F. 移植肾感染

11. 目前该患者最关键的处理措施为
    A. 监测体温变化
    B. 应用利尿药
    C. 应用抗凝药物
    D. 甲泼尼龙冲击治疗
    E. 大量补液
    F. MP冲击治疗

12. 在抗急性排斥反应治疗过程中，应特别注意观察
    A. 大便颜色
    B. 患者情绪变化
    C. 尿液颜色
    D. 血常规变化
    E. 生命体征
    F. 意识

(13～15题共用题干)
男性，38岁。肝硬化终末期行肝移植术后第1天，神志清醒，仍以呼吸机辅助呼吸。体检：脉搏120次/分钟，血压从130/86mmHg下降至88/65mmHg，面色苍白，全腹软而膨隆，轻压痛，三条腹腔引流管共引出鲜红色血性液超过250～350ml/h，已持续4小时。

13. 该患者应首先考虑
    A. 原发性移植肝功能不全
    B. DIC
    C. 腹腔内大出血、失血性休克
    D. 呼吸功能衰竭
    E. 术后腹腔引流不通畅
    F. 交感神经反射

14. 应采取的护理措施为
    A. 监测生命体征
    B. 做好基础护理
    C. 监测肝功能
    D. 监测呼吸功能
    E. 遵医嘱扩容抗休克
    F. 遵医嘱应用止血药物

15. 目前应重点观察的指标
    A. 凝血功能
    B. 补液速度
    C. 腹腔引流液
    D. 皮肤温度

E. 呼吸频率
F. 血压

(16~20题共用题干)

男性,46岁。肝移植术后第8天,患者诉肝区不适、食欲缺乏、烦躁、失眠。术后皮肤、巩膜黄染减退后又突然再现,T管引出胆汁量锐减、颜色变淡。体检:皮肤、巩膜黄染,体温39.3℃,血压156/90mmHg。WBC 12.19×10^9/L,血清总胆红素224.0μmol/L,直接胆红素108.5μmol/L,谷丙转氨酶372U/L,谷草转氨酶198U/L。

16. 该患者出现了何种并发症
 A. 呼吸道感染
 B. 肺部感染
 C. 加速性排斥反应
 D. 急性排斥反应
 E. 排斥反应合并感染
 F. 肝功能衰竭

17. 该患者目前最主要的处理原则是
 A. 停用免疫抑制剂
 B. 减量使用免疫抑制剂
 C. 继续观察病情
 D. 加强抗排斥治疗
 E. 再次移植
 F. 开腹探查

18. 肝移植急性排斥反应常发生在术后
 A. 24小时内
 B. 1~3天内
 C. 7~14天左右
 D. 6个月
 E. 1年后
 F. 任何时候

19. 目前该患者需要采取以下哪些护理措施
 A. 严密监测体温、精神状态、肝区胀痛和腹胀等
 B. 监测肝功能、凝血功能、血生化变化
 C. 遵医嘱应用大剂量甲泼尼龙冲击治疗
 D. 监测免疫抑制剂的血药浓度
 E. 患者无感染时不需监测体温
 F. 监测肾功能

20. 该患者在术后11天出现咳嗽咳痰,痰为黄白色黏性,体温在下降至37.5℃后又上升到38.6~39.2℃,此时要考虑并发
 A. 免疫力下降造成的肺部感染
 B. 腹腔感染
 C. 巨细胞病毒感染
 D. 免疫力下降造成的胸腔感染
 E. 免疫力下降造成的肺结核
 F. 肺栓塞

(21~24题共用题干)

患者男性,27岁。因反复发作性水肿、蛋白尿11年,加重伴少尿6个月而入院,诊断为慢性肾小球肾炎、尿毒症,1天前持续硬膜外麻醉下行同种异体肾移植术。术程顺利,麻醉满意,术后安返病房。

21. 肾移植后发生排斥反应的表现不包括
 A. 体温突然升高
 B. 移植肾区自觉胀痛
 C. 尿量显著减少
 D. 血压下降
 E. B超示移植肾明显增大
 F. 胆汁分泌量减少

22. 肾移植后的并发症包括
 A. 感染
 B. 出血或血肿
 C. 消化道出血
 D. 排斥反应
 E. 尿瘘
 F. 肝区不适

23. 肾移植术后少尿或无尿,首先应考虑的原因是
 A. 全身血容量问题
 B. 肾后性梗阻
 C. 尿外渗
 D. 移植肾动、静脉栓塞
 E. 急性排斥反应
 F. 术前透析过度

24. 肾移植术后健康教育的要点不包括
 A. 根据自身状况,随时调整免疫抑制剂的剂量
 B. 预防感染
 C. 术后3个月可恢复正常工作
 D. 注意观察尿液的性状
 E. 定期复查

F. 保护移植肾免受外力伤害

(25~27题共用题干)

患者，女性，45岁。因"尿毒症"行肾移植术。术后8天，该患者出现低热（体温38~38.5℃），血压升高，情绪异常，尿少，血肌酐增高，尿内有蛋白。

25. 该患者最有可能发生的并发症为

   A. 超急性排斥反应
   B. 急性排斥反应
   C. 慢性排斥反应
   D. 切口感染
   E. 肾积水
   F. 移植肾感染

26. 为了明确诊断，目前首先应做的检查是

   A. 肾图检查
   B. 超声显像
   C. CT扫描
   D. 经皮肾穿刺活检
   E. 血肌酐、尿素氮测定
   F. 肾脏核磁

27. 下列哪种药物不属于肾移植的免疫抑制剂

   A. 甲基强的松龙
   B. 硫唑嘌呤
   C. 环孢素A
   D. 抗淋巴细胞抗体
   E. 干扰素
   F. 紫杉醇

第十一章

颅脑外科疾病患者的护理

一、单选题

1. 患者，男性，38岁，因"颅脑外伤"行开颅手术后4天出现搏动性头痛，伴呕吐，颅内压210mmH_2O，处理措施应为
   A. 使用止吐药
   B. 使用脱水剂，激素治疗
   C. 肌注吗啡
   D. 肌注杜冷丁
   E. 脑脊液引流

2. 患者，男，跌倒致头皮裂伤28小时，伤口内有污物，宜采取
   A. 每日换药
   B. 不作清创术
   C. 清创后一期缝合
   D. 清创后二期缝合
   E. 急诊手术治疗

3. 正常成人颅内压正常值为
   A. 0.4~1.0kPa
   B. 0.5~1.0kPa
   C. 0.7~2.0kPa
   D. 3.1~3.6kPa
   E. 3.7~4.6kPa

4. 化脓性脑膜炎脑脊液会出现
   A. 外观清亮
   B. 压力降低
   C. 白细胞减少
   D. 蛋白质增多
   E. 糖增多

5. 患者从高处坠落，就诊后怀疑为颅内压增高，颅内压增高早期表现是
   A. 脉快，呼吸快，血压低
   B. 脉快，呼吸快，血压高
   C. 脉慢，呼吸快，血压低
   D. 脉慢，呼吸慢，血压高
   E. 脉慢，呼吸慢，血压低

6. 患者颅脑外伤入急诊，抢救过程中，出现以下哪种情况预示着出现了小脑幕切迹疝
   A. 血压增高
   B. 昏迷加深
   C. 昏迷变浅
   D. 一侧瞳孔先小，随后开大，对光反射消失
   E. 两侧瞳孔先小，随后开大，对光反射消失

7. 小脑幕切迹疝不同于枕骨大孔疝的临床表现是
   A. 头痛剧烈
   B. 呕吐频繁
   C. 意识障碍
   D. 血压升高，脉缓有力
   E. 呼吸骤停出现晚

8. 患者外伤入院，初步诊断小脑幕切迹疝，入院后护士观察患者瞳孔变化及肢体瘫痪的特点是
   A. 病变对侧瞳孔变化及同侧肢体瘫痪
   B. 病变对侧瞳孔变化及对侧肢体瘫痪
   C. 病变同侧瞳孔变化及同侧肢体瘫痪
   D. 病变同侧瞳孔变化及对侧肢体瘫痪
   E. 双侧瞳孔变化及双侧肢体瘫痪

9. 患者颅内压210mmH_2O，该患者禁用的检查方法是
   A. 颅脑增强CT
   B. 颅脑磁共振
   C. 颅脑X线片
   D. 腰椎穿刺

E. 脑血管造影

10. 患者35岁，颅脑外伤住进ICU，昏迷不能进食，每日输液量在1500～2000ml，其中等渗盐水不超过多少毫升，保持每日尿量不少于多少毫升
    A. 2000，1000
    B. 1500，800
    C. 1000，600
    D. 500，600
    E. 300，300

11. 患者颈动脉内膜剥脱术后脑水肿，欲进行脱水治疗，最常用的药物是
    A. 呋塞米
    B. 地塞米松磷酸钠
    C. 20%甘露醇
    D. 氢化可的松
    E. 螺内酯

12. 患者，女，56岁，慢性硬脑膜下积液，行引流术后护理措施正确的是
    A. 清醒后给予半卧位
    B. 头高足低健侧卧位
    C. 引流术后使用强力脱水药脱水
    D. 引流瓶应低于颅腔30cm
    E. 应严格限制水分摄入

13. 患者，女，65岁，颅内肿瘤切除术后行颅腔引流，下列术后处理正确的是
    A. 颅腔引流的高度应高于头部颅腔水平面
    B. 术后颅腔引流袋放置于枕上或枕边
    C. 术后48小时后，可将引流袋略抬高，以期较快引流出创腔内的液体
    D. 引流1～2日后，当血性脑脊液转清，即可拔除引流管
    E. 引流3～4日后，当血性脑脊液转清，即可拔除引流管

14. 患者外伤行开颅手术，术后护士指导患者正确的体位是
    A. 小脑幕上开颅术后，取患侧卧位或仰卧位
    B. 小脑幕上开颅术后，取健侧卧位或俯卧位
    C. 小脑幕下开颅术后，取患侧卧位或俯卧位
    D. 小脑幕下开颅术后，取健侧卧位或俯卧位
    E. 无论小脑幕上或下手术，均仰卧位

15. 患者与他人打架后送至医院急诊，经检查诊断为颅前窝骨折，此患者可合并损伤的神经是
    A. 视神经
    B. 嗅神经
    C. 听神经
    D. 动眼神经
    E. 滑车神经

16. 患者门诊就诊诊断为脑脊液鼻漏，治疗方式应为
    A. 鼻腔冲洗
    B. 开颅修补硬脑膜
    C. 保守治疗，继续观察，抗生素治疗
    D. 及时用纱条填塞患侧鼻孔
    E. 持续从鼻腔吸引脑脊液

17. 患者，女性，38岁，因颅内肿瘤、颅内压210mmH$_2$O，行脑室引流术后4小时，引流管内无脑脊液流出，错误的处理方法是
    A. 将引流袋降低
    B. 必要时更换引流管
    C. 将引流管轻轻旋转
    D. 生理盐水冲洗
    E. 无菌注射器抽吸

二、多选题

1. 颅内压增高的"三联征"包括
    A. 头痛
    B. 呕吐
    C. 视神经乳头水肿
    D. 呼吸循环骤停
    E. 意识障碍

2. 患者入院诊断为小脑幕切迹疝，这名患者的临床表现可能有
    A. 进行性意识障碍
    B. 患侧瞳孔放大、对光反射消失
    C. 患侧肢体瘫痪、肌张力增高
    D. 病理反射阳性
    E. 脑膜刺激征阳性

3. 患者由于颅内感染导致脑水肿，入院后减轻

脑水肿的措施有
- A. 保持呼吸道通畅
- B. 匀速静脉滴注甘露醇
- C. 头部冰帽降温
- D. 静脉注射地塞米松
- E. 限制液体入量

4. 格拉斯哥昏迷评分法（Glasgow Coma Scale，GCS）是医学上评估患者昏迷程度的方法，其计分依据包括
- A. 睁眼反应
- B. 语言反应
- C. 运动反应
- D. 瞳孔变化
- E. 生命体征

5. 患者，女，54岁，3天前查出颅内动脉瘤，欲进行手术。关于术前护理，叙述正确的有
- A. 绝对卧床休息
- B. 床头抬高15°~30°
- C. 对神志清醒者讲解手术的必要性及手术中需要患者配合的事项，消除其恐惧心理
- D. 防止因着凉而引起患者用力打喷嚏或咳嗽
- E. 必要时使用治疗便秘的缓泻剂

6. 颅内动脉瘤患者，避免颅内压突然增高的措施有
- A. 保持呼吸通畅
- B. 保持大便通畅
- C. 控制咳嗽
- D. 控制癫痫发作
- E. 避免情绪激动

7. 患者脑外伤入院，入院后检查颅内压2.1kPa，降低颅内压的护理措施包括
- A. 平卧位
- B. 限制液体入量
- C. 氧气吸入
- D. 降温
- E. 使用降低颅内压的药物

8. 下列疾病会发生颅内压增高的是
- A. 脑内血肿
- B. 硬脑膜下血肿
- C. 颅内肿瘤
- D. 脑水肿
- E. 脑震荡

9. 患者脑外伤后脑脊液鼻漏，这类患者要禁止
- A. 堵塞漏出
- B. 冲洗漏出
- C. 通过鼻滴药
- D. 腰穿
- E. 经鼻腔做护理操作

10. 患者1小时前发生车祸导致脑震荡，患者的临床表现可有
- A. 逆行性健忘
- B. 恶心、呕吐
- C. 昏迷不超过1个小时
- D. 神经系统检查无其他异常
- E. 中间清醒期

11. 患者，女，25岁，外伤导致颅脑损伤，该患者的护理诊断可有
- A. 窒息危险
- B. 损伤危险
- C. 清理呼吸道无效
- D. 疼痛
- E. 体温过高

12. 患者因颅内动脉瘤行脑血管造影术，术后的护理要点有
- A. 股动脉穿刺者不需要下肢制动
- B. 股动脉穿刺者观察足背动脉的搏动情况
- C. 观察穿刺部位有无渗血或血肿
- D. 股动脉穿刺点应用沙袋压迫止血2~4小时
- E. 安静卧床休息后2小时可进食或起床活动

13. 患者，女，36岁，诊断为颈内动脉海绵窦瘘，临床表现可有
- A. 搏动性突眼
- B. 血管杂音
- C. 眼外肌麻痹
- D. 眼睑外翻、复视
- E. 手指触摸眼球有"猫喘"样震颤

14. 女，68岁，高血压20余年，血压控制不佳，平日血压150/100mmHg，3天前突发脑出血，积极手术后回病房。术后控制血压，错误的说法有

A. 原发性高血压应药物降压，应用强效的降压药，防止再出血
B. 颅内高压导致的高血压，应以降低颅内压为主
C. 颅内高压导致的高血压，应处理原发病，不应盲目降压
D. 脑血管疾病的患者应以缓解血管痉挛为主
E. 脑血管疾病的患者应快速降压

15. 格拉斯哥昏迷评分法（Glasgow Coma Scale, GCS）是医学上评估患者昏迷程度的方法，下列有关GCS计分法的叙述，错误的是
    A. 总分最高15，最低3分
    B. 总分越低表明意识障碍越重
    C. 12分为意识清醒
    D. 总分在8分以上表示已有昏迷
    E. 总分由低分向高分转化说明病情在好转中

16. 患者，主诉"头痛3个月"入院，诊断为颅内占位，治疗措施包括
    A. 头仰卧位，保持呼吸道通畅
    B. 积极防治脑水肿
    C. 姑息性手术
    D. 切除病灶
    E. 改善神经代谢

17. 缺血性脑血管病包括
    A. 脑出血
    B. 脑血栓形成
    C. 脑梗死
    D. 腔隙梗死
    E. 短暂性脑缺血发作

18. 患者，男性，29岁，头部被硬物撞击导致外伤，伤口出血，自己在家中简单包裹后来院急诊，到医院时已是伤后8小时。检查头顶伤口5cm，创口整齐较清洁，未见其他异物。以下处理措施正确的是
    A. 用抗生素
    B. TAT注射
    C. 清创后伤口开放
    D. 伤口分帽状腱膜及皮肤两层缝合
    E. 定期复查

19. 椎管闭合不全可分为哪几种
    A. 脊膜膨出
    B. 脊髓膨出
    C. 脊髓脊膜膨出
    D. 显性脊柱裂
    E. 隐性脊柱裂

20. 男婴，5个月，因"头颅异常增大"就诊，诊断为先天性脑积水。先天性脑积水临床表现可有
    A. 落日征
    B. 叩诊破罐音
    C. 头围增大
    D. 颅缝消失
    E. 智力障碍

21. 脑挫裂伤伴随的意识障碍，下列说法正确的是
    A. 受伤当时立即出现
    B. 绝大多数持续在2个小时以上
    C. 重症者可长期昏迷
    D. 意识障碍的程度和时间与挫裂伤程度无直接关系
    E. 脑挫裂伤一定会出现早期的意识障碍

22. 男，72岁，1小时前意识丧失，入院后诊断为脑卒中。有关脑卒中的描述，正确的是
    A. 缺血性脑卒中少于出血性脑卒中
    B. 情绪激动是缺血性脑卒中的诱因
    C. 缺血性脑卒中是高血压的主要死亡原因
    D. 完全性脑卒中患者多遗留神经功能障碍
    E. 急性脑出血首选CT检查

23. 患者，男，38岁，诊断为脑动静脉畸形，该病的治疗原则包括
    A. 手术切除是最根本的治疗方法
    B. 对位于脑深部或重要功能区的、直径小于5cm的颅内动静脉畸形，可以用伽马刀治疗
    C. 脑动脉完全闭塞者48小时内可手术治疗
    D. 脑血管造影是确诊此病的必需手段
    E. 对血流丰富且体积较大者可行血管内栓塞术

24. 患者与他人发生争执后，被推倒在地，头部着地，入院后头晕，诊断为脑震荡。下

面对脑震荡的处理，哪些是正确的
   A. 休息1个月
   B. 对症治疗
   C. 吗啡镇痛
   D. 观察生命体征
   E. 做好心理治疗

25. 患者从高处坠落后，颅底骨折，入院时有血性脑脊液耳漏，下列哪些是不正确的
   A. 头低足高位
   B. 不打喷嚏
   C. 口腔保持清洁
   D. 外耳道或鼻腔滴入抗菌药物防止感染
   E. 使用抗生素

26. 发现患者有脑脊液鼻漏时，以下处理方式错误的是
   A. 注射抗生素
   B. 鼻腔填塞
   C. 多下地活动
   D. 抬高床头
   E. 应用镇静剂

27. 患者多发伤入院，诊断颅底骨折，哪些是不可靠的诊断依据
   A. 外耳道流出血性脑脊液
   B. 面神经损伤
   C. 视觉丧失
   D. 鼻腔流出血性脑脊液
   E. 颅底X线片

28. 患者发生颅底骨折，入院时发现鼻腔流出血性脑脊液，下列哪些处理是正确的
   A. 加强抗生素应用
   B. 脑脊液长期漏出者也不可采用填塞
   C. 破伤风抗毒素的应用
   D. 鼻禁插、禁堵、禁冲洗
   E. 采取头高足低、健侧位

29. 患者被宠物犬袭击，造成头皮撕脱伤，下述处理正确的是
   A. 撕下头皮过大，只能弃掉，待以后植皮
   B. 彻底清创
   C. 抗感染
   D. 抗休克
   E. 注射TAT

30. 患者高处坠伤，诊断为颅底骨折，手术前发现鼻腔流出脑脊液，正确的措施是
   A. 脑脊液鼻漏者，可经鼻腔置胃管、吸痰及鼻导管给氧
   B. 在鼻孔放置干棉球，棉球浸湿及时更换
   C. 每天2次清洁、消毒鼻前庭
   D. 避免用力咳嗽、打喷嚏
   E. 禁忌做腰椎穿刺

31. 患者外伤后，为预防脑水肿的措施，正确的有
   A. 静脉滴注利尿、脱水剂
   B. 应用皮质激素
   C. 限制入水量
   D. 大量补液，以免血容量不足
   E. 静脉给予高渗盐水

32. 下列不属于原发性脑损伤的是
   A. 脑挫伤
   B. 脑裂伤
   C. 脑疝
   D. 脑震荡
   E. 弥漫性轴索损伤

三、共用题干题

(1~4题共用题干)

患者，男性，62岁，主因"头痛，左侧肢体麻木，乏力1个月，加重1天"而入院，既往有糖尿病10余年，血糖控制可。入院查体：神清，血压135/85mmHg，眼底视神经乳头水肿，左面部感觉减退，左侧肢体肌力4级，左侧巴氏征阳性，胸片示右肺第二肋间可见阴影。

1. 初步诊断为
   A. 脑萎缩
   B. 颅内压增高
   C. 脑缺血
   D. 脑干缺血性病灶
   E. 脑出血

2. 首先应检查
   A. 胸部CT
   B. 颅内超声
   C. 头颅CT或MRI
   D. 心电图
   E. 脑血管造影

3. 头颅CT示颅内占位性病变，周围水肿，中

线移位大于0.5cm，首先考虑诊断为
   A. 脑梗死
   B. 颅内血肿
   C. 慢性硬脑膜下血肿
   D. 脑转移瘤
   E. 原发性颅内肿瘤
4. 降低患者颅内压的最佳措施为
   A. 颅内病灶切除
   B. 口服降压药
   C. 脑脊液引流
   D. 去骨片减压
   E. 腰穿放液

（5~12题共用题干）

患者，男性，25岁，酒后与人斗殴时致头部外伤昏迷2小时，曾呕吐数次，入院时患者神志清，四肢肌力5级，测BP 145/90mmHg，P 82次/分，R 12次/分。诊断"脑挫裂伤"，给予非手术治疗。

5. 降低颅内压的主要措施是
   A. 平卧休息
   B. 限制每日输液量
   C. 保持呼吸道通畅
   D. 遵医嘱使用降压药
   E. 遵医嘱使用甘露醇
6. 该患者应取什么体位，主要作用是
   A. 床头抬高15~30cm，减轻颅内出血
   B. 平卧位，防止呕吐误吸
   C. 平卧位，减轻头痛
   D. 床头抬高15~30cm，减轻脑水肿
   E. 床头抬高15~30cm，改善呼吸状态
7. 输液速度（除脱水剂外）应限制在
   A. 15~20滴/分
   B. 25~30滴/分
   C. 35~40滴/分
   D. 45~50滴/分
   E. 以上均可
8. 为及时发现小脑幕切迹疝，应重点观察
   A. 呼吸、体温、血压
   B. 血压、脉搏、尿量
   C. 瞳孔、肌张力
   D. 瞳孔、意识
   E. 压迫眶上孔的反应
9. 若该患者发生了小脑幕切迹疝，紧急处理措施错误的是
   A. 立即快速输入甘露醇、白蛋白+呋塞米或特苏尼等
   B. 外科清除血肿
   C. 密切观察生命体征、瞳孔变化
   D. 解除脑干压迫
   E. 脑室穿刺快速放出脑脊液
10. 对该患者的护理措施，错误的是
    A. 密切观察意识、瞳孔及生命体征变化
    B. 按时翻身，避免压疮
    C. 记录出入液量
    D. 眼睑不能闭合时覆盖凡士林纱布
    E. 发现患者心脏骤停时，先通知医生
11. 该患者采用面罩给氧，其氧流量为
    A. 2~6L/min
    B. 6~8L/min
    C. 8~10L/min
    D. 10~12L/min
    E. 以上均可
12. 该患者痰液黏稠，下列措施哪项错误
    A. 胸部物理治疗
    B. 增加吸引器负压
    C. 沐舒坦雾化吸入
    D. 化痰药物静脉输液
    E. 使用震动排痰仪

（13~16题共用题干）

患者，男性，69岁，既往有高血压病史10余年，平日血压在150/100mHg左右。近日因晨起激动后突发头痛、头晕、左侧肢体偏瘫3小时，曾呕吐数次。入院测BP 192/104mmH。查体：左侧上、下肢肌力0级，肌张力低下，左侧偏身痛觉减退。

13. 具有诊断和鉴别诊断价值的辅助检查是
    A. 脑脊液检查
    B. 肌电图检查
    C. 头颅X线摄片
    D. 经颅多普勒超声（TCD）检查
    E. 头颅CT检查
14. 该患者最可能的诊断为
    A. 右侧大脑中动脉主干血栓形成
    B. 右侧内囊基底节区出血

C. 左侧内囊基底节区出血
D. 小脑出血
E. 脑干出血

15. 哪项治疗原则不适用于此病例
    A. 大量静滴高渗葡萄糖液，维持高水平血糖，降低颅内压
    B. 快速降低血压
    C. 卧床休息2~4周，保持安静
    D. 积极控制脑水肿、降低颅内压
    E. 保持大小便通畅

16. 该患者目前存在的护理诊断有
    A. 恐惧
    B. 体液不足
    C. 活动无耐力
    D. 体温过高
    E. 疼痛

(17~19题共用题干)

患者，男性，35岁，在天台工作时不慎从3楼坠落，当即昏迷，约20分钟后清醒，主诉头痛、恶心、呕吐3次，右侧外耳道有血性液体流出，双侧瞳孔等大等圆，对光反射灵敏，肌力5级；约1.5小时后，头痛、恶心、呕吐加重，进而昏迷，右侧瞳孔散大，对光反射迟钝，左侧肢体肌力0级、腱反射亢进，巴宾斯基征阳性。

17. 该患者的主要病变是
    A. 脑震荡及颅内高压
    B. 脑挫裂伤及颅内高压
    C. 颅底骨折及硬脑膜外血肿
    D. 颅底骨折并发脑疝
    E. 脑干损伤及脑疝

18. 对该患者应采取的主要救治措施应是
    A. 保持呼吸道通畅
    B. 脱水降压治疗
    C. 正确处理脑脊液漏
    D. 保守治疗，严密观察瞳孔及生命体征变化
    E. 开颅血肿清除术

19. 对该患者施行的下列护理措施中，错误的是
    A. 注意观察瞳孔及生命体征变化
    B. 预防感染并注射TAT

C. 昏迷常规护理
D. 取头高位
E. 快速输液补充足量血容量

(20~22题共用题干)

患者，女性，38岁，车祸后立即昏迷，格拉斯哥评分为6分，大约15分钟后醒来，收治入院。血压138/90mmHg，心率82次/分，患者神志正常、对答切题，四肢肌力5级，病理反射阴性，瞳孔对光反射灵敏。

20. 该患者初步诊断是
    A. 脑震荡
    B. 脑挫裂伤
    C. 短暂性脑缺血发作
    D. 硬脑膜下血肿
    E. 硬脑膜外血肿

21. 对该患者5天内的处理，错误的是
    A. 观察意识变化
    B. 观察血压变化
    C. 观察肢体活动
    D. 卧床休息5~7天
    E. 恢复正常工作

22. 观察过程中特别警惕出现
    A. 意识丧失
    B. 肌力下降
    C. 全身抽搐
    D. 瞳孔散大
    E. 呼吸骤停

(23~24题共用题干)

患者，男，45岁，因"高处坠落伤后1小时"来诊。查体：意识清楚，血压140/100mmHg，前额血肿，全身多处皮下瘀斑，左眼眶周围球结膜下痕斑，鼻孔持续性流出淡红色液体，嗅觉障碍。诊断为"颅前窝骨折"收住院。

23. 诊断颅前窝骨折的主要依据是
    A. 嗅觉障碍
    B. 前额血肿
    C. 皮下痕斑
    D. 脑脊液鼻漏
    E. 高处坠落史

24. 护理诊断"有颅内感染的危险"，其主要相关因素是
    A. 抵抗力降低

B. 治疗不及时
C. 外露伤口
D. 营养失调
E. 脑脊液鼻漏

(25~26题共用题干)

男性，35岁，高处施工时，从二层楼脚手架摔下，头部、肩部先触地，立即昏迷，送来急诊，昏迷程度为格拉斯哥计分6分，住院观察治疗。伤后约30分钟，患者醒来，基本恢复正常，但有头痛、头晕，血压140/90mmHg。伤后约2小时，患者再次昏迷，并逐渐加深，血压170/110mmHg，左侧瞳孔散大，对光反射消失，右侧肢体肌力0级。

25. 该患者初步诊断为
    A. 脑震荡
    B. 颅内血肿
    C. 硬脑膜外血肿
    D. 枕骨大孔疝
    E. 小脑幕切迹疝

26. 当前初步确定患者的病变在
    A. 左侧
    B. 右侧
    C. 双侧
    D. 左右无法确定
    E. 脑干

四、案例分析题

(1~6题共用题干)

患者，女性，32岁，踢球时突发头痛，数分钟内出现恶心呕吐、大小便失禁，抽搐，进而失语、意识障碍。急诊就医。

1. 配合抢救的措施有哪些
   A. 遵医嘱给予快速脱水
   B. 备好气管切开包
   C. 迅速给予吸氧
   D. 迅速建立静脉通道
   E. 紧急联系做头颅CT
   F. 化验血常规

2. CT结果诊断为脑出血，脑出血急性期治疗的主要原则有
   A. 保持安静
   B. 防止再出血

C. 控制脑水肿
D. 平稳降血压
E. 维持生命功能
F. 防治并发症

3. 入院后头痛、呕吐加剧，CT结果诊断为脑出血，医嘱20%甘露醇250ml，快速静滴，快速静滴是指在哪个时段内滴完
   A. 20分钟
   B. 30分钟
   C. 40分钟
   D. 50分钟
   E. 1小时
   F. 1.5小时

4. 使用甘露醇时主要监测的项目有
   A. 瞳孔
   B. 意识
   C. 尿量
   D. 呼吸
   E. 血压
   F. 水、电解质

5. 观察脑疝的先兆表现有
   A. 脉搏减慢
   B. 血压升高
   C. 体温升高
   D. 呕吐
   E. 躁动
   F. 剧烈头痛

6. 经一段时间治疗后，顺利出院，对该患者保健指导的内容不包括
   A. 保持情绪稳定
   B. 遵医嘱服药
   C. 注意休息、加强营养
   D. 为保持体魄选择强度较大的锻炼项目
   E. 生活有规律
   F. 保持大便通畅

(7~12题共用题干)

女性，20岁，下午体育课时突然剧烈头痛、呕吐，左眼睑下垂，左眼球活动受限，不能上、下视，双侧瞳孔扩大，对光反射消失，失语。体检：躁动不安，颈项强直，克氏征阳性。

7. 根据上述症状体征，首先考虑的疾病是
   A. 颅内动脉瘤破裂脑出血

B. 脑血管畸形

C. 硬膜外血肿

D. 高血压脑出血

E. 脑血栓后出血

F. 脑梗死

8. 根据上述症状体征，如果行腰椎穿刺，脑脊液检查结果为
   A. 以大量红细胞增多为主
   B. 以大量白细胞增多为主
   C. 以大量蛋白质增加为主
   D. 以大量白细胞减少为主
   E. 以葡萄糖减少为主
   F. 以葡萄糖增多为主

9. 根据上述症状体征，若考虑为血管性疾病，检查方法有
   A. 多普勒超声
   B. 头部X光
   C. 头部MRI
   D. 头部CT
   E. 数字减影脑血管造影
   F. 血常规

10. 根据上述症状体征，若腰穿获得血性脑脊液，可首先除外
    A. 颅内动静脉畸形
    B. 外伤性蛛网膜下腔出血
    C. 脑内肿瘤
    D. 脊髓血管畸形
    E. 高血压脑出血
    F. 脑梗死性脑出血

11. 根据上述症状体征，若诊断确立，目前治疗方法是
    A. 放射治疗
    B. 加固手术
    C. 栓塞治疗
    D. 结扎颈内动脉
    E. 直视下手术夹闭瘤蒂
    F. 控制血压

12. 根据上述症状体征，患者入院时神志不清，血压150/85mmHg，呼吸12次/分，脉搏60次/分。处理方法是
    A. 20%甘露醇静脉滴注
    B. 卧床休息
    C. 腰椎穿刺
    D. 应用抗生素
    E. 应用止血药
    F. 心电血压监测

(13~17题共用题干)

患者，男性，21岁。和朋友饮酒时突然发生剧烈头痛、呕吐和意识不清。查体：浅昏迷，BP 120/80mmHg，T 37℃，颈抵抗，眼底检查可见视网膜出血，Kernig征阳性，左上眼睑轻度下垂，左眼球外展位，左侧瞳孔直径4mm、对光反射迟钝，左侧瞳孔直径2mm、对光反射灵敏，左肢体肌力0级，左侧巴宾斯基征阳性。诊断为蛛网膜下腔出血。

13. 深昏迷区别于浅昏迷最有价值的特点是
    A. 尿潴留
    B. 不能被唤醒
    C. 角膜反射、瞳孔对光反射及防御反射是否存在
    D. 大小便失禁
    E. 肌肉松弛
    F. 无任何自主运动

14. 患者有颈抵抗，表示患者存在
    A. 浅反射异常
    B. 深反射异常
    C. 颈项强直
    D. 病理反射
    E. 浅反射消失
    F. 深反射消失

15. Kernig征阳性的表现是
    A. 伸膝<135°并伴有疼痛和屈肌痉挛
    B. 伸膝>135°并伴有疼痛
    C. 伸膝>135°并伴有伸肌痉挛
    D. 伸膝<150°并伴有疼痛和屈肌痉挛
    E. 伸膝>150°并伴有疼痛和伸肌痉挛
    F. 伸膝>150°并伴有疼痛

16. Kernig征阳性表示患者存在
    A. 浅反射异常
    B. 深反射异常
    C. 脑膜刺激征
    D. 病理反射
    E. 浅反射消失
    F. 深反射消失

17. 巴宾斯基征阳性的表现是
    A. 腹壁肌立即收缩
    B. 股四头肌收缩，小腿伸展
    C. 患者仰卧位，一侧髋关节屈成直角，小腿抬高，膝关节伸达135°以内出现抵抗或疼痛
    D. 用拇指及食指沿被检查者胫骨前缘用力由上向下滑压，足部踇趾背伸，其余四趾呈扇形展开
    E. 患者俯卧位，下肢自然伸直，托起患者头部前屈时，患者两下肢发生不自主的屈曲
    F. 用钝头竹签划足底外侧缘，由后向前至小趾跟部并转向为内侧，足部踇趾背伸，其余四趾呈扇形展开

(18~20题共用题干)
患者1个月前不明原因出现头晕、头痛，步态不稳症状，行头颅MRI检查提示后颅窝占位。如患者表现为躯干性和下肢远端共济失调，行走时两足分离过远，左右摇摆，醉汉步态，双上肢屈曲前伸如将跌倒之状，并足站立困难。

18. 考虑病变位于
    A. 小脑半球
    B. 小脑体
    C. 小脑幕
    D. 小脑蚓部
    E. 小脑脑桥角
    F. 脑干

19. 为缓解颅内压增高症状，可采取下列措施
    A. 脱水治疗
    B. 激素治疗
    C. 冬眠低温治疗
    D. 脑脊液外引流
    E. 抗生素治疗
    F. 监测水电解质平衡

20. 处理原则中下列哪项属最根本有效的方法
    A. 内科治疗
    B. 内分泌治疗
    C. 放疗
    D. 化疗
    E. 中医药
    F. 手术

(21~23题共用题干)
患者，女，56岁，患高血压15年，平日口服拜新同控制血压，昨天情绪激动后突然倒地昏迷。查体有一侧上下肢瘫痪，口角㖞斜，言语不利。

21. 初步考虑为
    A. 癫痫发作
    B. 脑血栓形成
    C. 急性心肌梗死
    D. 短暂性脑缺血发作
    E. 蛛网膜下腔出血
    F. 脑出血

22. 头颅CT显示小脑出血，血肿20ml左右，侧脑室有扩大征象，应采取措施最合适的是
    A. 卧床休息、保持安静
    B. 遵医嘱使用20%甘露醇降颅压
    C. 保持呼吸道通畅，及时清理呼吸道分泌物
    D. 手术清除血肿
    E. 使用止血药
    F. 保持营养和维持水电解质平衡

23. 护理措施正确的是
    A. 按需给予吸痰
    B. 抬高床头15°
    C. 留置胃管鼻饲
    D. 预防压力性损伤
    E. 严密观察生命体征
    F. 观察瞳孔变化

(24~28题共用题干)
男性，45岁。行走过程中因车祸致头部受伤，伤后当即昏迷2小时，清醒后送至医院急诊科，血压180/110mmHg，主诉头痛、恶心、呕吐，左上肢肌力2级；脑脊液检查有红细胞，CT扫描见左额顶叶低密度灶，其中有散在点状高密度影。

24. 患者目前的表现符合
    A. 脑震荡
    B. 弥散性轴索损伤
    C. 脑挫裂伤
    D. 小脑损伤
    E. 脑干损伤

F. 脑梗死

25. 目前的处理措施正确的是
    A. 应用抗生素
    B. 床头抬高15°~30°
    C. 营养支持
    D. 保持呼吸道通畅并吸氧
    E. 防治脑水肿
    F. 侧卧位

26. 应立即给患者使用的最主要的急救药物是
    A. 氢化可的松
    B. 低分子右旋糖酐
    C. 20%甘露醇
    D. 苯巴比妥
    E. 氢氯噻嗪
    F. 硝苯地平

27. 目前患者病情观察的内容有
    A. 呼吸道梗阻
    B. 颅内压增高、脑疝
    C. 压力性损伤
    D. 水电解质失衡
    E. 意识
    F. 心、肺、肝、肾功能评估

28. 观察该患者的生命体征的顺序是
    A. 脉搏、呼吸、血压
    B. 血压、脉搏、呼吸
    C. 呼吸、脉搏、血压
    D. 呼吸、血压、脉搏
    E. 脉搏、血压、呼吸
    F. 体温、脉搏、呼吸

(29~31题共用题干)

女性，56岁，被摩托车快速撞击后头部着地，立即昏迷，20分钟后清醒，对发生事件描述不清。诉头痛、头晕、恶心、呕吐。体检：神清，双侧瞳孔等大等圆，对光反射灵敏，四肢肌张力正常，注意力不集中，病理征阴性，腰穿压力不高，CT未见异常，血压、心率正常。诊断为脑震荡。

29. 下列处理正确的是
    A. 静卧、休息
    B. 给予镇静药物
    C. 使用吗啡止痛
    D. 告诉患者1~2周可完全恢复

E. 及时清除呕吐物
F. 密切注意意识、瞳孔、肢体活动和生命体征的变化

30. 此患者伤后48小时内应警惕出现
    A. 骨折
    B. 继发感染
    C. 脑梗死
    D. 脑水肿
    E. 压力性损伤
    F. 颅内血肿

31. 该患者的病情观察内容有
    A. 肌张力
    B. 肢体活动
    C. 生命体征
    D. 神志
    E. 瞳孔
    F. 尿量

(32~38题共用题干)

男性，28岁。从建筑工地工作时从高处坠地后致伤，以"颅底骨折"收住院。检查：神志清楚，血压138/84mmHg，心率84次/分，眶周皮下瘀斑，右耳道流出淡血性液体，有视力下降，嘴角向左侧歪。CT示颅内少量积气。

32. 诊断颅底骨折的依据有
    A. 高处坠落史
    B. 嘴角歪斜
    C. 眶周皮下瘀斑
    D. 颅内CT检查结果
    E. 视力下降
    F. 脑脊液耳漏

33. 估计患者骨折部位在
    A. 颅前窝
    B. 颅中窝
    C. 颅后窝
    D. 颞部
    E. 枕部
    F. 乳突部

34. 患者应取的卧位是
    A. 俯卧位
    B. 去枕平卧位
    C. 右侧卧位
    D. 左侧卧位

    E. 侧俯卧位
    F. 半坐卧位
35. 对该患者的护理措施，正确的是
    A. 取头高卧位
    B. 定时清洁、冲洗耳道
    C. 枕部垫无菌巾
    D. 限制液体入量
    E. 嘱患者避免打喷嚏和擤鼻涕
    F. 预防感染
36. 伤后3天患者出现剧烈头痛、头昏、呕吐、反应迟钝、脉搏细弱、血压偏低。考虑其出现了
    A. 颅内压增高
    B. 颅内压过低
    C. 颅内出血
    D. 颅内感染
    E. 低血糖
    F. 心力衰竭
37. 针对上述新出现的病情，正确的处理是
    A. 应用止痛剂
    B. 应用多巴胺
    C. 应用镇静药物
    D. 使用头孢类药物
    E. 应用糖皮质激素
    F. 静脉扩容
38. 该患者伤后第5天出现高热、头痛、意识障碍，脑膜刺激征阳性，应考虑
    A. 颅内压过高
    B. 颅内血肿
    C. 脑梗死
    D. 伤口感染
    E. 脑水肿
    F. 颅内感染

第十二章

颈部疾病患者的护理

一、单选题

1. 患者，女，19岁，诊断"甲亢"入院手术治疗，手术前患者术前准备最重要的是
   A. 测定基础代谢率
   B. 药物过敏试验
   C. 钡餐
   D. 抗甲状腺药物和碘剂的应用
   E. 喉镜检查

2. 患者由于甲状腺肿物行甲状腺大部切除术，为预防术后出现甲状腺危象，最重要的措施是
   A. 术中避免损伤甲状旁腺
   B. 术中充分止血
   C. 及时补钙
   D. 术前使血清甲状腺素水平及基础代谢率达到或接近正常
   E. 保留足够的残留甲状腺

3. 患者，女性，18岁，因"甲状腺弥漫性肿大"就诊，查甲状腺肿大，无结节，表面光滑，质软，TSH在正常范围，甲状腺功能正常，可能的诊断是
   A. 甲亢
   B. 甲减
   C. 单纯性甲状腺肿
   D. 甲状腺炎
   E. 甲状腺肿瘤

4. 甲状腺大部切除术后3天，为预防患者坐起时伤口疼及伤口裂开，护士可指导患者坐起时采用
   A. 将双手放于颈后支撑头部重量
   B. 双手抱膝然后坐起
   C. 将下颌抵住前胸部
   D. 膝胸卧位
   E. 双手撑床

5. 甲状腺大部切除术后出院指导，下列哪项不妥
   A. 练习颈部活动
   B. 注意有无甲亢复发
   C. 注意有无甲状腺功能低下
   D. 术后2个月恢复正常劳动
   E. 定期遵医嘱服药

6. 患者，女，35岁，因"食管癌"入院手术治疗，手术前胃肠道准备，错误的是
   A. 术前1周遵医嘱给予患者分次口服抗生素溶液
   B. 术前3日改流质饮食
   C. 术前12小时禁食
   D. 对进食后反流者，术前1日晚遵医嘱予以生理盐水100ml加抗生素经鼻胃管冲洗食管及胃
   E. 手术日晨常规置胃管，通过梗阻部位时不能强行进入

7. 食管癌晚期进食后出现呛咳、发热，提示患者出现
   A. 癌侵犯舌咽神经
   B. 颈段食管癌
   C. 气管-食管瘘
   D. 主动脉-食管瘘
   E. 合并支气管炎

8. 女性，25岁，流产3次，多处求医后诊断为原发性甲亢，最有效的治疗方法是
   A. ^{131}I治疗
   B. 抗甲状腺药物治疗
   C. 甲状腺激素治疗
   D. 终止妊娠

E. 行甲状腺大部切除术

9. 妊娠 3 个月,出现甲状腺肿大,食欲亢进,性情急躁、失眠、多汗,轻度呼吸困难的症状,以下处理正确的是
   A. 继续妊娠,应用抗甲状腺药物治疗
   B. 继续妊娠,行甲状腺大部切除术
   C. 终止妊娠,行甲状腺大部切除术
   D. 终止妊娠,应用抗甲状腺药物治疗
   E. 终止妊娠,应用 ^{131}I 治疗

10. 甲状腺功能低下行手术治疗,有些人群为禁忌证人群,不包括
    A. 青少年
    B. 症状较轻
    C. 老年或严重器质性病变
    D. 晚期妊娠
    E. 中期妊娠,基础代谢率为 60%

11. 女,18 岁,因"中度原发性甲状腺功能亢进症"入院,有效的治疗方法是
    A. 饮食疗法
    B. 服用甲状腺素片
    C. 服用碘剂
    D. 甲状腺次全切术
    E. 甲状腺全切术

12. 甲状腺癌的典型临床表现是
    A. 甲状腺肿块,质地硬而固定、表面不平
    B. 声音嘶哑
    C. 呼吸、吞咽困难
    D. Horner 综合征
    E. 腹泻、心悸、面色潮红等症状

13. 以下关于桥本甲状腺炎的叙述,正确的是
    A. 慢性淋巴细胞性甲状腺炎多见于中青年人
    B. 任何年龄组均可累及
    C. 男性发病率显著高于女性
    D. 不易与亚急性甲状腺炎混淆
    E. 甲状腺肿大多单侧发病

14. 甲状腺次全切除术后,患者应取体位是
    A. 半卧位
    B. 仰卧位
    C. 侧卧位
    D. 头低足高位
    E. 头高足低位

15. 甲亢术后发生呼吸困难可能的原因应除外
    A. 呼吸中枢受损
    B. 喉头水肿
    C. 双侧喉返神经损伤
    D. 切口血肿压迫
    E. 痰液堵塞

16. 降低血钙的措施不包括
    A. 静脉补液
    B. 使用托拉塞米
    C. 使用肾上腺皮质激素
    D. 皮下注射降钙素
    E. 使用糖皮质激素

17. 下面哪个条件不是甲亢患者术前药物准备必须达到的标准
    A. BMR 小于 +20%
    B. 情绪稳定,睡眠改善
    C. 体重增加
    D. 收缩压 < 120mmHg
    E. 脉率小于 90 次/分

二、多选题

1. 患者,女,45 岁,甲亢术后 2 小时,自诉呼吸困难,面色发绀,抢救措施包括
   A. 立即用呼吸兴奋剂
   B. 清除血肿
   C. 吸痰给氧
   D. 激素静滴
   E. 气管插管或气管切开

2. 患者,男,25 岁,甲状腺一侧切除术后,术后 3 小时自觉呼吸困难,面色发绀,血氧饱和度 92%,发生窒息的可能原因有
   A. 血肿压迫气管
   B. 喉头水肿
   C. 气管内痰液阻塞
   D. 双侧喉上神经损伤
   E. 双侧喉返神经损伤

3. 患者,男,38 岁,术前甲亢未被控制而行手术,术后出现甲状腺危象,甲状腺危象临床表现主要有哪些
   A. T > 39℃
   B. P > 120 次/分
   C. 频繁的呕吐及腹泻

D. 焦躁易怒

E. 大汗淋漓，皮肤潮红

4. 以下哪种甲亢需要手术治疗
   A. 原发性甲亢
   B. 继发性甲亢
   C. 腺体较大，伴有压迫症状
   D. 药物治疗后复发者
   E. 浸润性突眼甲亢患者

5. 甲亢患者甲状腺部分切除术后，护理措施有
   A. 病室宜安静
   B. 注意观察生命体征
   C. 麻醉清醒后取仰卧位
   D. 6小时后进流质饮食
   E. 保持呼吸道通畅

6. 患者，男，体检发现颈部淋巴结肿大，应注意下列哪些项目
   A. 部位，大小，数目
   B. 硬度，有无红肿压痛
   C. 活动度，有无粘连
   D. 同时注意寻找引起淋巴结肿大的原发病灶
   E. 瘢痕，瘘管

7. 甲状腺激素是甲状腺所分泌的激素，它的作用是
   A. 加速组织细胞氧化分解，产热增加
   B. 提高神经系统的兴奋性
   C. 维持机体的生长发育
   D. 促进小肠黏膜对糖的吸收
   E. 促进蛋白质合成

8. 患者女，36岁，在门诊诊断为"甲亢"，她的临床表现可有
   A. 甲状腺弥漫性肿大
   B. 心动过速
   C. 怕热出汗
   D. 失眠
   E. 双手震颤

9. 患者，男，35岁，行放射性碘治疗，治疗期间，以下说法正确的是
   A. 设置专门防护设施的病室
   B. 隔离期内患者不得离开病室
   C. 放射性废水、污物统一处理
   D. 孕妇和儿童不宜与患者接触
   E. 医护人员穿防护服

10. 原发性甲状旁腺功能亢进症的实验室检查结果可以有
    A. 低血磷
    B. 高血钙
    C. 24小时尿钙排量增加
    D. 24小时尿磷排量增加
    E. 尿cAMP（环磷酸腺苷）增加

11. 患者，诊断为原发性甲状旁腺功能亢进症，入院检查结果显示血钙>3.5mmol/L，多尿、烦渴、多饮，为预防高钙血症危象，降低血钙的措施是
    A. 静脉补充0.9%氯化钠溶液
    B. 皮下注射降钙素
    C. 使用肾上腺皮质激素
    D. 使用呋塞米
    E. 静滴双膦酸盐

12. 患者，男，32岁，因"甲状腺功能亢进症"入院，入院后患者欲行手术治疗，手术前药物准备正确的是
    A. 单用β受体阻滞剂做准备
    B. β受体阻滞剂与碘剂合用
    C. 口服碘液溶液每日3次，每次15滴开始，逐日每次减少1滴，至每次3滴为止
    D. 甲状腺功能亢进明显，先服硫氧嘧啶类药物，待症状基本控制后停用，改用碘剂1周
    E. 甲状腺功能亢进明显，先服用甲巯咪唑或甲亢平等，待症状基本控制后停用，改用碘剂2周

13. 甲状腺大部切除术后，出现甲状腺危象，护士应该怎样做
    A. 吸氧
    B. 降温镇静
    C. 补充复方碘溶液
    D. 纠正水电解质紊乱
    E. 血液透析

14. 患者，男，64岁，甲状腺癌次全切术后，护士指导患者健康教育的内容有
    A. 遵医嘱终身服用甲状腺素片
    B. 练习颈部活动

C. 肩关节和颈部的功能锻炼
D. 出院患者定期复查
E. 若发现结节、肿块或异常应及时就诊

15. 患者，女，35 岁，甲状腺次全切除术后，患者取半卧位的好处是
    A. 利于患者呼吸及吞咽
    B. 舒适
    C. 减轻血肿
    D. 切口内积液引流
    E. 防止压力性损伤

16. 关于食管癌的叙述，错误的是
    A. 我国处于世界上食管癌相对高发的地带
    B. 我国食管癌发病率和死亡率无明显性别差异
    C. 世界上食管癌发病率居恶性肿瘤发病率的第 2 位
    D. 我国不同地区食管癌发病率相差悬殊
    E. 我国卫生部统计，2004～2005 年我国食管癌发病率居恶性肿瘤发病率第 4 位

17. 患者，男，38 岁，诊断为"食管癌"，他的早期临床表现可有
    A. 进食哽噎感
    B. 胸痛，声音嘶哑
    C. 进行性吞咽困难
    D. 剑突下针刺样痛
    E. 食物滞留感和异物感

18. 患者，男，45 岁，进食后呛咳，表明该患者食管癌进展到
    A. 肿瘤侵犯喉返神经
    B. 高度梗阻，误吸
    C. 肿瘤累及肺脏层胸膜
    D. 肿瘤侵犯气管隆突
    E. 气管食管瘘

19. 患者，女，56 岁，食管癌手术后发生吻合口瘘，应采取的措施有
    A. 禁食
    B. 静脉补充高营养
    C. 鼻饲
    D. 抗感染治疗
    E. 必要时剖腹探查

20. 甲亢术前服用碘剂的作用是
    A. 抑制蛋白水解酶
    B. 减少甲状腺的血流量
    C. 维持甲状腺分泌水平在正常状态
    D. 补充碘离子
    E. 减轻焦虑

21. 下列哪些是甲亢患者手术治疗的禁忌证
    A. 高功能腺瘤
    B. 中度以上的原发性甲亢
    C. 青少年甲亢
    D. 妊娠早期的甲亢患者
    E. 症状较轻者

22. 测定基础代谢率的条件，错误的是
    A. 静卧
    B. 餐后 2 小时
    C. 清醒
    D. 肌肉放松
    E. 饱餐后

23. 甲状腺手术后的并发症包括
    A. 呼吸困难
    B. 窒息
    C. 神经损伤
    D. 手足抽搐
    E. 甲状腺危象

24. 患者，女性，67 岁，门诊以"甲状腺结节"收入院，责任护士指导患者练习头颈过伸位的方法，哪些是正确的
    A. 在患者颈部垫一软枕
    B. 首次训练可根据患者的耐受情况，之后逐渐延长时间
    C. 让患者至少坚持 3 小时以上
    D. 让患者至少坚持 2 小时以上
    E. 若患者出现憋气或主诉不耐受时应停止练习，休息后再进行训练

25. 患者，男性，86 岁，门诊以"甲亢"步行收入院，指导患者术前口服复方碘剂的正确方法包括
    A. 复方碘剂每日口服 3 次，每次剂量相同
    B. 由首日每次 10 滴逐日增加 1 滴
    C. 患者维持在每次 15 滴至手术
    D. 碘剂药物刺激性较大，滴在馒头、蛋糕等食物上
    E. 碘剂药物刺激性较大，应在饭后口服

26. 患者，女性，56 岁，"甲状腺癌根治术"

后第一天，健康宣教正确的是
- A. 下床活动时注意保护头颈部
- B. 妥善固定管道
- C. 避免管路受压、打折、脱出
- D. 指导患者进行深呼吸和有效咳嗽
- E. 告知患者伤口敷料如有渗血时及时通知医务人员

27. 食管癌的治疗方式有
- A. 手术治疗
- B. 放射治疗
- C. 免疫治疗
- D. 化学治疗
- E. 中医治疗

28. 甲状腺危象的诱因有
- A. 术前准备不充分
- B. 肾上腺皮质激素的合成和分泌亢进
- C. 甲状腺素过量释放
- D. 术前甲亢症状未能很好控制
- E. 术中损伤喉返神经

29. 下列关于甲亢患者突眼的护理，正确的是
- A. 眼睑不能闭合者应经常点眼药水
- B. 外出戴墨镜
- C. 睡眠时头部抬高
- D. 结膜充血水肿时应热敷
- E. 结膜充血时，用0.5%醋酸可的松滴眼剂滴眼

30. 晚期甲状腺癌的症状有
- A. 颈淋巴结肿大
- B. 声音嘶哑
- C. Horner综合征
- D. 呼吸困难
- E. 吞咽困难

31. 甲状腺手术损伤喉上神经会有哪些症状
- A. 声调降低
- B. 误咽
- C. 声音嘶哑
- D. 呼吸困难
- E. 呛咳

32. 关于甲状腺癌术后并发手足抽搐的叙述，正确的是
- A. 发作时静脉注射10%葡萄糖酸钙
- B. 适当限制肉类、乳类等含磷较高的食物

- C. 主要由于血钙浓度上升
- D. 指导患者口服钙剂
- E. 由于术中甲状旁腺损伤

33. 食管癌的易感因素有
- A. 遗传易感因素
- B. 长期进食亚硝胺含量较高的食物
- C. 缺乏维生素D
- D. 嗜好过烫饮食
- E. 口腔不洁、炎症或创伤等慢性刺激

34. 下面关于食管癌术后饮食护理的说法，错误的是
- A. 术后吻合口处于充血水肿期，需禁食水3~4日
- B. 禁食期间间断夹毕胃管
- C. 禁食期间胃肠外营养
- D. 术后1~2天肛门排气后，拔出胃管
- E. 避免禁食生、冷、硬食物

三、共用题干题

(1~11题共用题干)

患者，男性，44岁，自诉有心悸、心动过速，既往有甲亢病史2年，高血压病史1年，经内科规范治疗无效，拟手术治疗而收入院。查体：眼球突出，甲状腺弥漫性肿大，质软，可触及震颤，可闻及血管杂音。查体：T 37.2℃，P 105次/分，R 22次/分，BP 138/94mmHg。

1. 该患者的基础代谢率为
   - A. 38%
   - B. 41%
   - C. 45%
   - D. 49%
   - E. 53%

2. 通过计算该患者的基础代谢率，该患者的甲状腺功能为
   - A. 功能低下
   - B. 正常范围
   - C. 轻度甲状腺功能亢进症
   - D. 中度甲状腺功能亢进症
   - E. 重度甲状腺功能亢进症

3. 术前该患者需服用既能抑制甲状腺素释放，又能减少甲状腺血流量的药物是
   - A. 普萘洛尔

B. 丙硫氧嘧啶
C. 甲巯咪唑
D. 复方碘溶液
E. 甲状腺素

4. 护士应在术前指导该患者练习
   A. 俯卧位
   B. 脊柱过伸位
   C. 垫枕平卧位
   D. 头颈过伸位
   E. 去枕平卧位

5. 经药物准备后，下列哪项尚未达到手术指标
   A. BMR 小于 +20%
   B. 脉率小于 110 次/分
   C. 情绪稳定，睡眠好转
   D. 体重增加
   E. 甲状腺腺体缩小变硬

6. 术后护理措施中，下列错误的是
   A. 取平卧位
   B. 术后 6 小时无呕吐可进流食
   C. 观察发音情况
   D. 保持伤口引流管通畅
   E. 继续服用复方碘溶液

7. 若患者已行甲状腺大部切除，术后观察最重要的项目是
   A. 体温
   B. 脉搏
   C. 呼吸
   D. 血压
   E. 意识

8. 患者手术后，最重要的急救准备是
   A. 床旁放置复方碘溶液
   B. 床旁常规放置肾上腺素
   C. 床旁常规放置气管切开包
   D. 床旁常规放置除颤仪
   E. 床旁常规放置静切包

9. 术后第 2 日，若出现低血钙症状，最有可能是手术损伤了
   A. 喉上神经内侧支
   B. 喉上神经外侧支
   C. 单侧喉返神经
   D. 双侧喉返神经
   E. 甲状旁腺

10. 针对上述并发症，护士应告诉患者饮食中应限制
    A. 海产品
    B. 奶制品
    C. 豆制品
    D. 绿叶蔬菜
    E. 钙剂

11. 护士指导该患者在术后当天进温凉流食的目的是
    A. 促进排便
    B. 便于吞咽
    C. 避免出血
    D. 预防甲状腺危象
    E. 观察有无呛咳

(12~14 题共用题干)

患者，女，58 岁，半年前进食时偶发哽噎感，胸骨后烧灼样疼痛，食物通过缓慢，并有停滞感和异物感。近 1 个月来自觉吞咽困难进行性加重，消瘦，血红蛋白 80g/L。

12. 患者可能的诊断是
    A. 食管憩室
    B. 胃－食管反流
    C. 胃癌
    D. 食管癌
    E. 食管－胃底静脉曲张

13. 食管钡餐 X 线检查示食管中段有 2cm 长的充盈缺损，确诊后的治疗方案是
    A. 放射治疗
    B. 手术治疗为主，手术后辅以放射治疗
    C. 放射治疗后，3 周内手术切除
    D. 化学治疗为主，放射治疗为辅
    E. 中医治疗

14. 若该患者拟行手术治疗，术后护理措施错误的是
    A. 妥善固定胃管，防止脱出
    B. 肛门排气，胃肠减压减少后即拔除胃管
    C. 胃管引流不畅时，用生理盐水冲洗
    D. 胃管脱出后立即再次插入
    E. 避免食生、冷、硬食物

(15~17 题共用题干)

女性，30 岁，颈部增粗，伴食欲亢进、消瘦、手颤、怕热、多汗半年，以"原发性甲亢"收

入院。查体：眼球突出，眼裂增大，甲状腺弥漫性肿大、质软、可触及震颤，闻及血管杂音。血压 140/90mmHg，脉搏 120 次/分，准备手术治疗。

15. 该患者应用以下哪种药物进行术前准备
    A. 阿托品
    B. 普萘洛尔
    C. 复方碘化钾
    D. 钙剂
    E. 甲状腺片

16. 术前服药方法是
    A. 每日 3 次，从 3 滴开始，逐日增加 1 滴至 16 滴维持
    B. 每日 2 次，从 10 滴开始，逐日增加 1 滴至 20 滴
    C. 每日 15 滴开始，每日 2 次，逐日减少至 5 滴维持
    D. 从 15 滴开始，每日 2 次，逐日减少至 3 滴维持
    E. 每日 2 次，从 5 滴开始，逐日增加 1 滴至 15 滴维持

17. 经过充分的术前准备，患者行甲状腺大部切除，术后护理措施中哪项错误
    A. 观察生命体征
    B. 注意颈部肿胀
    C. 观察发音和进食情况
    D. 取半卧位
    E. 遵医嘱服甲状腺片并每日检查血常规

(18～19 题共用题干)

患者，男，31 岁。甲状腺大部切除术后 4 小时，突然出现呼吸困难，口唇发绀，颈部肿胀明显。

18. 引起呼吸困难的原因，首先考虑
    A. 气管塌陷
    B. 切口内出血
    C. 喉头水肿
    D. 气管内黏痰堵塞
    E. 双侧喉返神经损伤

19. 紧急处理首先应
    A. 拆线，敞开伤口
    B. 吸痰、吸氧
    C. 注射呼吸兴奋剂
    D. 请麻醉医师插管
    E. 气管切开

(20～22 题共用题干)

男性，73 岁，河南林县人，因"食管癌"入院手术治疗，身高 1.75m，体重 50kg，P 85 次/分，R 18 次/分，既往吸烟 50 年，有一兄因食管癌去世。平时喜食腌制食品。

20. 食管癌典型的临床表现是
    A. 胸骨后烧灼感
    B. 胸骨后异物感
    C. 食欲下降、呕吐
    D. 消瘦、贫血
    E. 进行性吞咽困难

21. 食管癌的好发部位是
    A. 食管颈段
    B. 食管上段
    C. 食管中段
    D. 食管下段
    E. 食管腹段

22. 此患者术前最重要的护理诊断是
    A. 知识缺乏
    B. 低效性呼吸型态
    C. 有外伤的危险
    D. 有皮肤完整性受损的危险
    E. 营养失调：低于机体需要量

(23～28 题共用题干)

女性，42 岁，颈部增粗，伴失眠，易激动，近 1 个月体重下降 10kg，产热增多怕出汗；查体：甲状腺弥漫性肿大，眼球突出，眼睑闭合不全，脉搏 100 次/分，血压 135/80mmHg，CT 示胸骨后甲状腺肿。

23. 该患者的基础代谢率是
    A. -30%
    B. -20%
    C. +20%
    D. +33%
    E. +44%

24. 该患者首选的治疗方法是
    A. 放射碘治疗
    B. 他巴唑治疗
    C. 用普萘洛尔治疗
    D. 甲状腺大部切除术

E. 多吃含碘丰富的食物，如海带、紫菜
25. 手术前医嘱给予服用碘剂，此药的作用机制是
    A. 抑制甲状腺激素合成
    B. 抑制甲状腺激素释放
    C. 抑制抗原抗体反应
    D. 降低外周组织对甲状腺激素反应
    E. 使甲状腺激素分泌降低
26. 为适应手术时体位，术前应训练患者取
    A. 俯卧位
    B. 头低足高位
    C. 头高足低位
    D. 头高肩低位
    E. 头低肩高位
27. 术后患者呼吸困难，检查时发现伤口敷料有渗血，颈前部肿胀。患者呼吸困难的原因是
    A. 血肿压迫
    B. 气管塌陷
    C. 痰液阻塞
    D. 双侧喉返神经损伤
    E. 双侧喉上神经损伤
28. 患者出院后1年后食欲亢进且体重下降5kg，复查发现患者情绪激动，双目有神，甲状腺Ⅱ°肿大，局部可闻及杂音，心率110次/分，患者最可能发生的问题是
    A. 伴发糖尿病
    B. 甲亢性心脏病
    C. 甲亢复发
    D. 出现甲减
    E. 甲状腺相关眼病

四、案例分析题

（1~3题共用题干）
患者，女性，42岁，既往曾患"弥漫性毒性甲状腺肿"，这次以"甲状腺功能亢进"收治入院。入院后查体显示患者的甲状腺弥漫性肿大。在清晨未起床前测患者脉率110次/分，血压130/80mmHg，拟在服用复方碘化钾溶液等术前准备后，择期行甲状腺大部切除术。

1. 按简便公式计算，该患者的基础代谢率（BMR）为
    A. 49%
    B. 50%
    C. 59%
    D. 69%
    E. 70%
    F. 79%
2. 达到手术前准备标准的是
    A. 脉率小于100次/分
    B. BMR 小于 +20%
    C. 情绪稳定
    D. 体重增加
    E. 甲状腺体缩小变硬
    F. 睡眠好转
3. 甲状腺手术前服用碘剂的目的有
    A. 抑制甲状腺激素的合成
    B. 抑制甲状腺激素的释放
    C. 减少甲状腺充血
    D. 使甲状腺变硬
    E. 降低身体的基础代谢
    F. 避免术后甲状腺危象的发生

（4~12题共用题干）
患者，男性，进食吞咽困难，有异物感，进行性加重2个月，目前禁食，静脉营养，上消化道钡餐造影发现食管中段5cm狭窄及黏膜皱襞中断，诊断为食管癌。

4. 早期食管癌的X线表现
    A. 贲门部呈光滑鸟嘴状狭窄
    B. 长的不规则形状狭窄
    C. 外压狭窄，黏膜光滑完整
    D. 小的充盈缺损
    E. 黏膜呈局限性管壁僵硬，蠕动中断
    F. 食管黏膜皱襞紊乱、粗糙或有中断现象
5. 食管癌的临床表现有
    A. 咽下食物哽噎感
    B. 胸骨后烧灼样、针刺样或牵拉摩擦样疼痛
    C. 食物通过缓慢，并有停滞感或异物感
    D. 声音嘶哑
    E. 进行性吞咽困难
    F. 支气管瘘
6. 食管癌的好发部位是
    A. 食管颈段

B. 食管胸段
C. 食管腹段
D. 食管上段
E. 食管中段
F. 食管下段

7. 食管癌的治疗方案有
   A. 手术治疗
   B. 放射治疗
   C. 免疫治疗
   D. 化学治疗
   E. 中医治疗
   F. 姑息治疗

8. 食管癌术后行放疗，血小板 $90 \times 10^9/L$，白细胞计数低于多少时，停止放疗
   A. $1 \times 10^9/L$
   B. $2 \times 10^9/L$
   C. $3 \times 10^9/L$
   D. $4 \times 10^9/L$
   E. $5 \times 10^9/L$
   F. $6 \times 10^9/L$

9. 术后第3天，患者出现呼吸困难，面色发绀，T 39℃，血白细胞计数为 $10 \times 10^9/L$，右侧胸腔积液，考虑为吻合口瘘，相关因素可能是
   A. 局部供血不良
   B. 吻合不严密
   C. 营养不良
   D. 吻合口局部感染
   E. 输入液量过多
   F. 低蛋白血症

10. 此时主要护理措施是
    A. 静脉输入抗生素
    B. 胸腔闭式引流护理
    F. 留置胃管
    D. 超声雾化吸入
    E. 间断性胸腔冲洗
    F. 药物降温

11. 术后护理措施，正确的是
    A. 妥善固定胃管，防止脱出
    B. 肛门排气后即拔除胃管
    C. 胃管引流不畅时，可用生理盐水冲洗
    D. 胃管脱出后不得盲目插入
    E. 为减少出血，可进食生、冷、硬食物
    F. 做好口腔护理

12. 该患者出院后2周又出现吞咽不畅，可能的原因是
    A. 神经损伤
    B. 食管癌复发
    C. 吻合口缺血
    D. 吻合口狭窄
    E. 吻合口溃疡
    F. 癌细胞转移

(13~15题共用题干)
患者，女性，48岁，因"右甲状腺腺瘤"行右甲状腺腺叶切除术。

13. 术后进流质食物时出现呛咳，你认为是术中损伤了
    A. 喉上神经外侧支
    B. 喉上神经内侧支
    C. 右侧喉返神经
    D. 左侧喉返神经
    E. 术后正常的创伤反应
    F. 声门

14. 坐起时，为尽量减少伤口缝合张力，护士应指导患者
    A. 用双手撑床
    B. 将下额抵往前胸部
    C. 将双手放于颈后支撑头部重量
    D. 托稳头部把身体翻向一侧，然后坐起
    E. 仰卧时双手抱膝，然后向前坐起
    F. 双手抱头坐起

15. 下列哪项护理是错误的
    A. 术后尽量减少头部活动，防止伤口裂开
    B. 麻醉清醒后应尽量减少与患者说话
    C. 保持伤口负压引流通畅
    D. 注意观察负压引流液性质、量
    E. 术后适当加强头部活动，防止瘢痕挛缩
    F. 术后应进食温热饮食，以免腹泻

(16~18题共用题干)
患者，男性，25岁，发现颈部肿块6年，无任何不适，检查右甲状腺区可及 2cm×2cm 大的肿块，周围淋巴结未触及，甲状腺功能正常。

16. 初步诊断为
    A. 右甲状腺腺瘤

B. 右甲状腺腺癌
C. 右甲状腺脂肪瘤
D. 右颈部皮脂腺囊肿
E. 甲亢
F. 右甲状腺血管瘤

17. 治疗方案是
    A. 右甲状腺叶切除+峡部切除
    B. 双侧甲状腺切除术
    C. 右侧肿块切除术
    D. 口服甲状腺素
    E. 不必治疗，门诊随访
    F. 口服碘剂治疗

18. 下列护理措施正确的是
    A. 术后应严密观察生命体征，尤其是呼吸变化
    B. 保持伤口负压引流通畅
    C. 注意观察引流液性质和量
    D. 术后加强颈部活动，减轻瘢痕挛缩
    E. 术后3天内禁食、补液，预防呛咳发生
    F. 常规在床旁备气管切开包，以备急用

(19~21题共用题干)

男性患者，65岁。吞咽困难进行性加重5个月，目前只能进流食。上消化道钡餐造影发现食管中段7cm狭窄及黏膜皱襞中断，体检发现左锁骨上窝直径1.5cm淋巴结。

19. 最可能的诊断是
    A. 食管癌
    B. 食管炎
    C. 贲门失弛缓症
    D. 老年性食管
    E. Barrett食管
    F. 食管囊肿

20. 进一步确诊应选的方法是
    A. 食管镜
    B. 淋巴活检
    C. CT
    D. 纵隔镜
    E. 超声胃镜
    F. MRI

21. 如淋巴活检病理证实为鳞癌，则最恰当的治疗方法是
    A. 放疗
    B. 手术+放疗
    C. 胃食管转流手术
    D. 化疗
    E. 胃造瘘术
    F. 手术+化疗

(22~24题共用题干)

患者，男性，50岁。以"进行性吞咽困难半年"之主诉入院。X线钡餐透视诊断为食管癌。

22. 此患者最初期症状应是
    A. 食管内异物感
    B. 吞咽困难
    C. 持续性胸背部痛
    D. 声音嘶哑
    E. 喝水时呛咳
    F. 胸骨后烧灼样、针刺样或牵拉摩擦样疼痛

23. 为了解肿瘤向外扩展情况，该患者还需行的检查是
    A. B超
    B. 拍胸部X线正侧位片
    C. CT
    D. 食管纤维镜检
    E. 食管拉网
    F. 食管造影

24. 该患者手术后护理，错误的是
    A. 术后48小时内吸氧
    B. 适当止痛
    C. 尽量避免咳嗽
    D. 病情平稳后取半卧位
    E. 拔除胸腔引流管后尽早下床
    F. 卧床期间给患者穿弹力袜，预防血栓

(25~27题共用题干)

女性，40岁，因"甲状腺功能亢进"而行甲状腺大部分切除术，术后12小时，患者突然呼吸困难，烦躁不安，发绀，颈部无增粗，负压引流通畅。

25. 此时患者可能是
    A. 痰液堵塞气道
    B. 伤口疼痛
    C. 颈部伤口敷料包扎过紧
    D. 甲亢危象

E. 低钙抽搐

F. 伤口血肿

26. 处理方法是

    A. 静脉推注葡萄糖酸钙

    B. 吸氧

    C. 肌注哌替啶

    D. 吸痰

    E. 立即敞开伤口

    F. 气管切开

27. 床边应备有急救物品中除外

    A. 吸引器

    B. 气管切开包

    C. 无菌剪刀

    D. 负压引流瓶

    E. 胸腔穿刺包

    F. 吸痰管

(28~31题共用题干)

女性患者,"继发性甲亢"做双侧甲状腺次全切除术,术后声嘶、胸闷,约8小时后患者呼吸不畅逐渐加重,烦躁不安,主诉呼吸不畅,负压引流出鲜血性液200ml。

28. 患者出现呼吸困难最可能的原因是

    A. 喉头水肿

    B. 气管软化、塌陷

    C. 痰液堵塞

    D. 喉上神经损伤

    E. 伤口出血压迫气管

    F. 呼吸中枢抑制

29. 首先要做的紧急处理是

    A. 气管切开

    B. 气管插管

    C. 检查伤口,拆除缝线,消除伤口积血

    D. 静脉应用激素

    E. 吸痰

    F. 使用呼吸兴奋剂

30. 术后一般不可能发生的并发症是

    A. 气管-食管瘘

    B. 声嘶

    C. 呛咳

    D. 抽搐

    E. 大出血

    F. 心律失常

31. 术后20小时,患者出现高热、呕吐、躁动不安,考虑患者是

    A. 喉上神经损伤

    B. 喉返神经损伤

    C. 损伤甲状旁腺

    D. 甲状腺危象

    E. 甲状腺功能减退

    F. 感染

第十三章 乳房疾病患者的护理

一、单选题

1. 女，28 岁，怀疑有乳管内乳头状瘤，做哪项检查有助于明确诊断
   A. 钼靶 X 线
   B. CT
   C. B 超
   D. 乳头溢液涂片
   E. 乳腺导管造影

2. 乳房自检最合适时间段是
   A. 月经前 7~10 天
   B. 月经前 3 天
   C. 月经期间
   D. 月经干净后 3~7 天
   E. 月经干净后 7~10 天

3. 患者，女性，60 岁，3 天前乳房自检时发现左乳房外下象限处一无痛肿物。查体：肿块 2cm×3cm×1cm，质硬、边界不清，肿块不易推动，乳房皮肤呈"橘皮样"改变，并于同侧腋窝触及淋巴结肿大。最可能的诊断是
   A. 乳腺炎
   B. 乳腺纤维腺瘤
   C. 乳腺增生
   D. 乳腺癌
   E. 乳房良性肿物

4. 女，35 岁，体检时发现以下哪种情况，提示预后最差
   A. 乳头内陷
   B. 局部皮肤凹陷
   C. 局部皮肤呈急性炎症改变
   D. 乳头湿疹样改变
   E. 局部皮肤呈"橘皮样"改变

5. 下列哪项不是急性乳腺炎的非手术治疗
   A. 停止哺乳、排空乳汁
   B. 热敷、药物外敷
   C. 理疗
   D. 硫酸镁湿敷
   E. 脓肿穿刺

6. 正进行哺乳的急性乳腺炎患者，应使用哪种抗菌药物
   A. 青霉素
   B. 四环素
   C. 氨基糖苷类抗生素
   D. 磺胺药
   E. 甲硝唑

7. 终止乳汁分泌的方法除外
   A. 溴隐亭
   B. 己烯雌酚
   C. 苯甲酸雌二醇
   D. 孕激素
   E. 中药炒麦芽

8. 急性乳腺炎脓肿切开引流时，不正确的是
   A. 切口呈弧形
   B. 乳晕部脓肿应沿乳晕边缘做弧形切口
   C. 乳房后脓肿可在乳房下缘做弓形切口
   D. 引流条应放在脓腔最低位置
   E. 分离多房脓肿的房间隔膜以利引流

9. 急性乳腺炎切开引流术后常见的并发症为
   A. 发热
   B. 乳汁淤积
   C. 乳瘘
   D. 出血
   E. 溃烂

10. 急性乳腺炎切开引流术后发生乳瘘，引流液的颜色会是

A. 鲜红色
B. 暗红色
C. 乳白色
D. 淡红色
E. 淡黄色

11. 乳腺癌术后限制肩关节外展的时间
    A. 3 天
    B. 5 天
    C. 7 天
    D. 14 天
    E. 30 天

12. 乳腺癌术后 1 周引流液超过（　　）ml 时，应减少肢体功能锻炼的次数及肩关节活动幅度
    A. 20ml
    B. 30ml
    C. 50ml
    D. 100ml
    E. 150ml

13. 乳腺癌术后肢体功能锻炼的达标要求是
    A. 2 周内患侧上臂能绕过头顶摸到对侧耳
    B. 3 周内患侧上臂能绕过头顶摸到对侧耳
    C. 4 周内患侧上臂能绕过头顶摸到对侧耳
    D. 5 周内患侧上臂能绕过头顶摸到对侧耳
    E. 6 周内患侧上臂能绕过头顶摸到对侧耳

14. 乳腺癌术后患侧上肢沐浴时水温应为
    A. 30～35℃
    B. 35～40℃
    C. 40～45℃
    D. 45～50℃
    E. 50～55℃

15. 细菌沿淋巴管入侵感染导致急性乳腺炎的主要原因是
    A. 乳头发育不良
    B. 乳管不通畅
    C. 乳头破损
    D. 乳头凹陷
    E. 乳汁过多

16. 乳腺囊性增生的病因是
    A. 遗传因素
    B. 内分泌失调
    C. 细菌感染
    D. 病毒感染
    E. 自身发育不良

17. 乳腺囊性增生的临床表现，错误的是
    A. 乳腺弥漫性增厚
    B. 肿块呈结节状或片状
    C. 乳头溢液呈黄绿色或血性
    D. 无周期性的胀痛
    E. 乳腺增厚区和周围乳腺组织分界不明显

18. 乳腺纤维腺瘤的最优治疗方法是
    A. 药物治疗
    B. 激素疗法
    C. 手术切除
    D. 化学疗法
    E. 放射疗法

二、多选题

1. 应该怎样进行乳房触诊
    A. 以手掌心触诊
    B. 以手指掌面触诊
    C. 触按乳房的四个象限：外上、外下、内上、内下象限
    D. 轻柔平按，顺序触诊
    E. 应同时检查双乳及双侧腋窝

2. 患者，女，28 岁，喂养母乳过程中出现畏寒、发热。左侧乳房红肿热痛，可扪及触痛的硬块，无波动感。对患乳的错误护理是
    A. 积极哺乳，吸净积乳
    B. 抬高乳房
    C. 立即切开引流
    D. 理疗及外敷药物
    E. 热敷

3. 女性患者应学会乳房自检，以下关于乳腺自检的方法，错误的是
    A. 乳房较小者可平卧
    B. 乳房较大者侧卧，肩下垫软薄枕
    C. 观察乳头有无分泌物
    D. 站在镜前，双手上抬，观察双乳
    E. 不用检查腋窝淋巴结

4. 女，30 岁，母乳喂养第 2 个月，为预防急性乳腺炎，以下正确的是
    A. 保持乳头清洁，治疗乳头破裂
    B. 养成按需哺乳习惯

C. 每次哺乳后不需排空乳汁，保持充盈
D. 预防性使用抗生素
E. 婴儿不含乳头睡觉

5. 女，45岁，乳房自检发现以下哪项改变时，提示是乳癌的晚期体征
   A. 橘皮样改变
   B. 乳头内陷
   C. 皮肤破溃
   D. 乳头溢液
   E. 腋下有少数散在淋巴结肿大

6. 乳房自检的方法，以下哪些是正确的
   A. 注意双侧乳房是否对称
   B. 乳头有无凹陷
   C. 站在镜前，双手上抬，观察双乳
   D. 表面皮肤有无凹陷
   E. 以手指抓捏乳房找出肿块

7. 乳房疾病多与月经周期有密切的关系，以下哪种疾病与月经周期无关
   A. 乳房纤维腺瘤
   B. 乳房结核
   C. 乳管内乳头状瘤
   D. 乳腺导管扩张症
   E. 乳房囊性增生病

8. 乳癌患者提倡采取综合治疗方法，综合治疗包括
   A. 手术治疗
   B. 内分泌治疗
   C. 放射治疗
   D. 化学药物治疗
   E. 激素治疗

9. 女，56岁，乳腺癌根治术后，以下护理重点，正确的是
   A. 不必早期进行康复功能锻炼
   B. 注意伤口的护理
   C. 预防并发症
   D. 术后血压平稳后取平卧位
   E. 注意心理护理

10. 乳腺癌淋巴转移主要途径是
    A. 腋窝淋巴结转移
    B. 乳腺和对侧腋窝淋巴结转移
    C. 肝淋巴结转移
    D. 内乳途径
    E. 胸骨旁淋巴结转移

11. 乳腺自检包括的项目有
    A. 乳头颜色有无异常
    B. 乳头有无内陷
    C. 乳房有无肿块
    D. 有无同侧腋窝淋巴结肿大
    E. 乳头有无溢液

12. 28岁，女性，产后2个月，患急性乳腺炎，主要病因可能是
    A. 乳汁淤积
    B. 产后抵抗力下降
    C. 不恰当的按摩
    D. 乳腺受挤压
    E. 细菌侵入

13. 女性早期急性乳腺炎，治疗方式是
    A. 继续哺乳，保证婴儿营养
    B. 理疗或热敷
    C. 应用抗生素
    D. 切开排脓
    E. 穿刺引流

14. 女性，58岁，诊断为"乳腺癌"，乳腺癌的重要特征是
    A. "橘皮样"改变
    B. 肿块边界不清楚
    C. 肿块生长快
    D. 乳头溢液
    E. 逐渐加深的乳头回缩和固定

15. 高分化乳腺癌有
    A. 导管癌
    B. 浸润性小叶癌
    C. 乳腺原发性鳞状细胞癌
    D. 湿疹样癌
    E. 乳头状癌

16. 女性，55岁，自我检查发现乳房外上象限肿块，提示疾病可能有
    A. 乳腺炎
    B. 乳房增生病
    C. 乳腺癌
    D. 乳房纤维腺瘤
    E. 乳头状癌

17. 以下哪类人群属于乳腺癌发病高危人群
    A. 未婚未育未授乳者

B. 精神抑郁、经常生气、心情不好的妇女
C. 月经初潮早于10岁，绝经迟于60岁者
D. 家中母亲和姐姐均患有乳腺癌
E. 上皮增生活跃的良性病变者

18. 女性，55岁，患乳腺癌，欲行扩大乳腺癌根治术，手术切除范围应包括
A. 腋窝和锁骨下所有脂肪组织和淋巴结
B. 对侧乳腺
C. 整个乳房及周围脂肪组织
D. 胸大肌、胸小肌及其筋膜
E. 胸廓内动、静脉及其周围的淋巴结

19. 急性乳腺炎患者术前观察及评估要点
A. 体温
B. 患侧乳房局部皮肤温度
C. 患侧乳房局部皮肤颜色
D. 疼痛
E. 意识

20. 乳腺癌术后常见的并发症有
A. 出血
B. 患侧上肢水肿
C. 压疮
D. 跌倒
E. 疼痛

21. 乳腺癌术后引流管的护理包括
A. 观察引流管的位置、数量
B. 观察引流液的颜色
C. 观察引流液的性状
D. 观察引流液的量
E. 保持有效负压

22. 乳腺癌术后患肢手臂不宜进行的操作包括
A. 抽血
B. 输液
C. 测血压
D. 提重物
E. 热敷

23. 乳腺良性肿瘤切除术后出院指导内容包括
A. 告知患者保持伤口局部的清洁干燥
B. 避免牵拉、搔抓，以免伤口裂开或感染
C. 若发现伤口红肿疼痛、硬结或发热，应及时到医院就诊
D. 遵医嘱复诊
E. 指导患者多食水果、蔬菜、粗粮和豆制品

24. 早期急性乳腺炎处理方法，正确的是
A. 患乳停止哺乳
B. 局部用硫酸镁湿敷
C. 局部行切开引流
D. 局部理疗
E. 遵医嘱应用抗生素

25. 乳腺癌术后为了预防并发症，术后应采取的护理措施是
A. 抬高患侧上肢
B. 患侧胸壁加压包扎
C. 早期患肢功能锻炼
D. 保持引流管通畅
E. 不在患肢测血压、输液

26. 可能引起急性乳腺炎的不良习惯是
A. 按时哺乳
B. 肥皂水清洗乳头
C. 婴儿含乳头睡觉
D. 妊娠期经常提拉乳头
E. 乳头皲裂时继续哺乳

27. 乳腺囊性增生的病因是
A. 遗传因素
B. 体内雌、孕激素比例失调
C. 细菌感染
D. 病毒感染
E. 雌激素受体的质与量的异常

28. 乳腺癌患者出院后日常生活中要避免
A. 饲养宠物
B. 提举重物
C. 患肢过度劳累
D. 日常家务
E. 做饭洗碗

29. 乳癌术后化疗患者的健康教育，正确的是
A. 每天用肥皂清洗皮肤
B. 少去公共场所
C. 皮肤瘙痒时勿用手搔抓
D. 保持局部清洁干燥
E. 化疗后多饮水，卧床休息至少30分钟

30. 乳腺炎的处理措施有
A. 大剂量应用抗生素
B. 局部处理
C. 局部用硫酸镁温热敷

D. 定时用吸乳器吸出乳汁
   E. 脓肿切开引流
31. 乳腺癌转移途径有
   A. 局部浸润
   B. 腋窝淋巴结转移
   C. 胸骨旁淋巴结转移
   D. 血运转移
   E. 种植转移
32. 乳房的特殊检查中，最常用的是
   A. 超声显像
   B. 钼靶 X 线摄片
   C. 肿块切除活检
   D. 乳腺核磁
   E. 空心针穿刺活检

三、共用题干题

(1～5 题共用题干)
患者，女性，36 岁，产后 28 天出现寒战、发热，左侧乳房肿胀疼痛。查体：左侧乳房红肿，局部触及肿块，有压痛，左侧腋窝淋巴结肿大、触痛。

1. 该患者可能的疾病是
   A. 炎性乳癌
   B. 乳房纤维腺瘤
   C. 急性乳腺炎
   D. 急性蜂窝织炎
   E. 乳房结核
2. 该病常多发于
   A. 妊娠期妇女
   B. 产后 3～4 周的哺乳期妇女
   C. 乳头内陷的妇女
   D. 产后未哺乳妇女
   E. 产后哺乳时间过长妇女
3. 该病的主要致病菌是
   A. 溶血性链球菌
   B. 粪肠球菌
   C. 绿脓杆菌
   D. 金黄色葡萄球菌
   E. 大肠杆菌
4. 哺乳期妇女预防该疾病最关键的是
   A. 按需哺乳
   B. 保持乳房皮肤清洁

   C. 预防性使用抗生素
   D. 避免乳汁淤积
   E. 切开引流
5. 发生该疾病后，处理方法错误的是
   A. 患乳停止哺乳
   B. 局部用硫酸镁湿敷
   C. 局部行切开引流
   D. 局部理疗
   E. 遵医嘱应用抗生素

(6～15 题共用题干)
患者，女性，36 岁，3 个月前曾无意发现左乳房外上方有一蚕豆大小的肿块，无任何自觉症状，未经处理，3 天前肿块变大，即来院就诊。查体：两侧乳房大小对称，无外形改变，无乳头溢液，左乳外上象限可触及一个 3cm 质硬肿块，边缘不清，表面不光滑，活动度一般，同侧腋窝触及 2 个可推动的淋巴结。

6. 该患者可考虑诊断为
   A. 急性乳腺炎
   B. 乳腺囊性增生
   C. 乳腺癌
   D. 乳管内乳头状瘤
   E. 乳腺导管扩张症
7. 除哪项外，可以为临床诊断提供依据
   A. 乳房钼靶 X 线摄片
   B. B 超检查
   C. 活组织病理学检查
   D. 近红外线扫描
   E. 远红外线扫描
8. 确定乳腺肿块性质最可靠的方法是
   A. 乳腺导管造影
   B. 乳房钼靶 X 线摄片
   C. CT
   D. B 超
   E. 活组织切片的检查
9. 依查体所见，根据国际抗癌联盟（UICC）建议的 TNM 分期法，该患者乳房癌的临床分期属于
   A. 0 期
   B. Ⅰ期
   C. Ⅱ期
   D. Ⅲ期

E. Ⅳ期

10. 若该患者准备手术治疗，适宜采用的手术方式有
    A. 乳房肿块切除术
    B. 单纯乳房切除术
    C. 乳腺癌根治术
    D. 保留乳房的乳腺癌切除术
    E. 乳腺癌扩大根治术

11. 除哪项外，为保留乳房的乳腺癌切除术的手术部位
    A. 保留乳房外形
    B. 完整切除肿块
    C. 切除肿块周围1cm的组织
    D. 切除肿块周围2～3cm的组织
    E. 腋窝淋巴结清扫

12. 错误的术后护理措施有
    A. 抬高患侧上肢
    B. 患侧胸壁加压包扎
    C. 避免在患肢测血压及输液
    D. 保持引流管通畅，固定在位
    E. 取平卧位

13. 乳腺癌手术后加强伤口护理的措施不包括
    A. 为防止皮瓣下积液，只要不影响呼吸，包扎应越紧越好
    B. 手术部位用弹性绷带加压包扎
    C. 每天观察记录引流情况
    D. 肢端手指发麻、皮温下降时需调整绷带松紧度
    E. 确保引流管维持在有效的负压引流状态

14. 术后留置伤口引流管的作用是
    A. 减少胸腔压力，促进呼吸
    B. 防止手术区皮下积液和皮瓣坏死
    C. 促进手术区的血液循环
    D. 防止手术区皮肤与胸壁粘连
    E. 促进手术区的淋巴回流

15. 该患者手术后第2天出现左上肢轻度肿胀，护理措施不正确的是
    A. 加压按摩左上肢促进淋巴回流
    B. 半卧位时屈肘90°放于胸腹部
    C. 肘关节轻度屈曲
    D. 早期患肢避免负重
    E. 指导患者按计划进行左上肢功能锻炼

四、案例分析题

（1～3题共用题干）

女性，25岁，产后3周，母乳喂养。3天前左乳胀痛，局部红肿，有硬结，有触痛。1天前出现全身乏力，体温39.1℃，遂来院就诊，诊断为"急性乳腺炎"。

1. 对该患者最重要的局部处理措施是
   A. 全身应用抗生素
   B. 暂停哺乳，排空乳汁
   C. 清洁乳头
   D. 切开排脓
   E. 穿刺引流
   F. 超短波理疗

2. 提示该患者需接受患处切开引流治疗的临床表现是
   A. 肿块红肿加剧
   B. 高热、寒战
   C. 局部触及波动感
   D. 血白细胞升高
   E. 疼痛加重
   F. 穿刺抽出脓液

3. 通过评估该患者的哺乳过程，护士发现其可能引起急性乳腺炎的不良习惯是
   A. 按需哺乳
   B. 温水清洗乳头
   C. 婴儿含乳头睡觉
   D. 保持婴儿口腔卫生
   E. 侧卧睡觉
   F. 乳头皲裂时继续哺乳

（4～6题共用题干）

女性，54岁，未婚未育，5天前沐浴时发现右乳房肿块来医院就诊。体格检查右乳外上象限有一个直径约1cm的肿块，质硬，无压痛，与皮肤有少许粘连，无乳头溢液，体温无升高，右侧腋下可扪及直径约1cm的肿大淋巴结。

4. 对其初步诊断是
   A. 乳腺纤维腺瘤
   B. 炎性乳腺癌
   C. 乳腺癌
   D. 乳腺囊性增生

E. 乳腺导管扩张症
F. 乳腺炎

5. 为了进一步明确诊断，应建议该患者行
   A. 胸部 CT 检查
   B. 乳腺钼靶 X 线检查
   C. PET – CT 检查
   D. 乳腺 B 超
   E. 胸部 X 线摄片
   F. 乳腺导管造影

6. 为了解与发病有关的危险因素，还应重点评估该患者的
   A. 二便情况
   B. 饮食习惯
   C. 乳腺疾病既往史
   D. 居住环境
   E. 月经婚育史
   F. 家族史

(7~12 题共用题干)

女性，56 岁，已绝经，1 年前患乳腺增生未予诊治。自述 5 天前休息时偶然触及右乳内 1 个无痛性肿块，质硬，边缘不清，来院就诊后诊断为"乳腺癌"。经术前准备后，今日行乳腺癌改良根治术，手术顺利，安返病房。

7. 患者术后清醒后应采取的体位是
   A. 仰卧位
   B. 右侧卧位
   C. 左侧卧位
   D. 半坐卧位
   E. 端坐位
   F. 头高脚低位

8. 休息时该患者右臂应
   A. 尽量向外展外旋
   B. 自然垂于身体两侧
   C. 保持功能位放置
   D. 屈肘 90°放于胸腹部
   E. 随意放在舒适的位置
   F. 在身旁垫枕抬高

9. 安返病房后手臂放身旁垫枕抬高。右臂放此位置最主要的目的是预防
   A. 缺血缺氧
   B. 皮瓣下积气积液
   C. 皮瓣缺血坏死
   D. 胸部伤口疼痛
   E. 上肢肿胀
   F. 关节僵硬

10. 术后第 2 天，对该患者护理措施中不正确的是
    A. 在右手臂测血压，促进静脉回流
    B. 在右手臂静脉输液
    C. 指导右手臂屈肘活动
    D. 弹力绷带包扎右上肢
    E. 右手适量负重，进行功能锻炼
    F. 每日评估右上肢周径

11. 该患者右胸部手术部位留置了一根引流管，该引流管应该
    A. 接无菌引流袋
    B. 接无菌引流瓶
    C. 接持续负压吸引
    D. 保持通畅
    E. 末端封闭，不接任何装置
    F. 固定牢固，以免脱落

12. 该引流管的作用是
    A. 减少胸腔压力，促进呼吸
    B. 促进手术区的淋巴回流
    C. 促进手术区的血液循环
    D. 防止手术区皮肤与胸壁粘连
    E. 防止手术区皮下积液和皮瓣坏死
    F. 促进伤口愈合

(13~15 题共用题干)

女性，32 岁，2 周前触及乳腺肿物，入院后诊断为"乳腺癌"，行乳腺癌改良根治术，术后经过规范的治疗，准备出院。

13. 出院前该患者左上肢仍有轻度肿胀，因此护士应告之日常生活中要避免
    A. 饲养宠物
    B. 提举重物
    C. 使用电脑
    D. 饭后散步
    E. 做饭洗碗
    F. 左上肢过度劳累

14. 为预防复发，对其出院指导中正确的内容是
    A. 加强营养
    B. 参加体育活动

C. 5年内避免妊娠
D. 经常做乳房自我检查
E. 继续患侧上肢功能锻炼
F. 定期检查肝肾功能

15. 护士还应告诉该患者进行乳房自我检查的频率是
    A. 每年一次
    B. 6个月一次
    C. 3个月一次
    D. 每月一次
    E. 每周一次
    F. 每天一次

(16~18题共用题干)

患者，女性，28岁。35天前顺产一女婴，今日感左侧乳房剧烈疼痛、肿胀，全身畏寒、体温39.2℃、食欲不振2天。体检发现左乳外侧皮肤红肿明显，可触及一肿块，5cm×5cm，有波动感。同侧腋窝淋巴结肿大。

16. 为明确诊断，最佳检查方法是
    A. B超检查
    B. X线摄片
    C. 血常规检查
    D. 乳汁细菌培养
    E. 血液细菌培养
    F. 诊断性穿刺

17. 若诊断明确，当前最重要的处理措施是
    A. 大剂量应用抗生素
    B. 局部处理
    C. 局部用硫酸镁温热敷
    D. 定时用吸乳器吸出乳汁
    E. 脓肿切开引流
    F. 超短波理疗

18. 预防该病应该
    A. 防止乳房皮肤破损
    B. 保持乳房皮肤清洁
    C. 预防性使用抗生素
    D. 避免乳汁淤积
    E. 尽量采用人工喂养
    F. 按时哺乳

(19~21题共用题干)

患者，女性，36岁，未婚未育，家中无乳腺癌病史，既往曾患子宫肌瘤，行手术治疗。3天前无意中触及左侧乳房有无痛性肿块，边界不清，质地坚硬，直径为4.5cm，同侧腋窝2个淋巴结肿大，无粘连，诊断为"乳癌"，需手术治疗。

19. 该患者的乳癌分期为
    A. 0期
    B. Ⅰ期
    C. Ⅱ期
    D. Ⅲ期
    E. Ⅳ期
    F. 晚期

20. 上述患者行乳癌根治术术后，为预防皮下积液及皮瓣坏死，主要措施是
    A. 半卧位
    B. 加压包扎伤口
    C. 抬高同侧上肢
    D. 局部沙袋压迫
    E. 引流管持续负压吸引
    F. 预防性应用抗生素

21. 乳癌术后患者出院，护士应指导患者的内容有
    A. 定期自我检查乳房
    B. 确定化疗方案
    C. 保持平衡饮食
    D. 5年内避免妊娠
    E. 继续功能锻炼
    F. 化疗期间定期检查肝肾功能

(22~24题共用题干)

患者，女，45岁。既往体健。1天前无意中发现左乳房内上方约2cm×2cm的质硬肿块，无疼痛。肿块表面有"橘皮样"变。体格检查又发现左腋窝有1cm×1cm大小质硬淋巴结，肿块穿刺细胞学检查诊断"左乳癌"。

22. 该患者首先应考虑的治疗措施为
    A. 单纯包块切除术
    B. 化疗
    C. 乳癌根治术
    D. 放疗
    E. 内分泌治疗
    F. 保守治疗

23. 乳癌表面皮肤"橘皮样"改变的原因是
    A. 肿瘤与皮肤深部粘连

B. 肿瘤侵犯 Copper 韧带
C. 肿瘤侵犯较大乳管
D. 乳房皮下淋巴管阻塞
E. 肿瘤侵犯皮下静脉
F. 肿瘤侵犯皮下动脉

24. 乳癌术后护理措施，正确的是
   A. 注意伤口引流通畅
   B. 关注伤口护理，避免感染
   C. 术后 48 小时开始肩部运动
   D. 术后 1 周开始肩部运动
   E. 预防性应用抗生素
   F. 左上肢避免负重

(25~27 题共用题干)
患者，初产妇，孕 40 周$^{+1}$顺产一男婴，产后母乳喂养。产后 42 天，出现右乳房红、肿、热、痛，有波动感，体温 38.9℃。

25. 该患者最可能的诊断为
   A. 乳房纤维腺瘤
   B. 乳房囊性增生病
   C. 乳管内乳头状瘤
   D. 乳腺癌
   E. 乳腺导管扩张症
   F. 急性乳腺炎

26. 若穿刺后抽出脓液，则应
   A. 继续哺乳
   B. 局部药物外敷
   C. 物理疗法
   D. 用吸乳器吸净乳汁
   E. 脓肿切开引流
   F. 局部清创

27. 下列哪项对预防此病无效
   A. 用香皂来擦洗乳头
   B. 人工（牛奶、奶粉）喂养婴儿
   C. 矫正乳头内陷
   D. 防止乳汁淤积
   E. 防止细菌侵入
   F. 炖鱼汤、猪蹄汤给产妇补身体

(28~29 题共用题干)
患者，女性，48 岁，既往曾患"卵巢囊肿"，行保守治疗。1 天前查体时发现右乳房外上象限有一个 1.5cm×1.5cm×1.5cm 的小肿块，质硬、活动、表面不光滑、与周围组织分界不清，有触痛，诊断为"右侧乳腺癌"。

28. 乳腺癌的预后最差的一型是
   A. 原位癌
   B. 早期浸润性癌
   C. 晚期浸润性癌
   D. 浸润性特殊癌
   E. 浸润性非特殊癌
   F. 髓样癌

29. 与乳房再造不对称有关的护理问题是
   A. 知识缺乏
   B. 自我形象紊乱
   C. 恐惧
   D. 焦虑
   E. 组织完整性受损的危险
   F. 自理活动受限

(30~33 题共用题干)
患者，女性，28 岁，未婚未育。因"乳房肿物"入院，入院检查后确诊为"乳腺癌"。当得知病情及需要手术、化疗治疗及预后情况后，表现为紧张、脉快、注意力不集中，不停向医生护士询问病情及预后。

30. 该患者目前最主要的护理诊断是
   A. 焦虑
   B. 绝望
   C. 恐惧
   D. 活动无耐力
   E. 睡眠型态紊乱
   F. 知识缺乏

31. 对该患者最恰当的护理措施是
   A. 同情、体贴
   B. 应用镇静药
   C. 教育、安慰
   D. 许诺、保证治疗效果
   E. 置之不理
   F. 指导患者向相同疾病患者分享感受

32. 化疗时最主要的不良反应是
   A. 低热
   B. 骨髓抑制、胃肠道反应
   C. 失眠
   D. 皮肤干燥
   E. 头痛
   F. 脱发

33. 下列对化疗患者的健康教育，不妥的是
    A. 每天用肥皂清洗皮肤
    B. 穿束身内衣，起支撑作用
    C. 皮肤瘙痒时勿用手搔抓
    D. 保持局部清洁干燥
    E. 化疗后多饮水，卧床休息至少30分钟
    F. 保护皮肤

(34~38题共用题干)

患者，女性，45岁，母亲及妹妹曾患乳腺增生。主诉：因无意中发现左乳肿物3个月、无疼痛，起初未重视，因此未入院就诊。近日肿物逐渐增大而来院就诊。体检发现触及右乳外上象限3cm肿物，质硬、边界不清、触痛，腋下可触及多个淋巴结。

34. 根据以上情况可能的诊断是
    A. 乳房囊性增生病
    B. 乳房结核
    C. 乳房纤维腺瘤
    D. 乳腺癌
    E. 乳管内乳头状瘤
    F. 急性乳腺炎

35. 本病应如何治疗
    A. 乳腺癌姑息切除加放疗
    B. 乳腺癌改良根治术
    C. 不宜切除，行激素治疗、化疗、放疗
    D. 乳腺癌扩大根治术
    E. 不宜手术，给予中药治疗
    F. 不宜手术，行内分泌支持治疗

36. 行乳腺癌根治术后，预防皮下积液的主要护理措施是
    A. 仰卧位
    B. 抬高右侧上肢
    C. 引流管持续负压吸引
    D. 局部沙袋压迫
    E. 半卧位
    F. 预防性应用抗生素

37. 术后心理护理包括
    A. 给予患者及家属心理上的支持
    B. 通过成功者的现身说法帮助患者渡过心理调适期
    C. 加强沟通，保持良好的心态
    D. 提供家庭和社会的支持
    E. 加强心理疏导，选择性控制患者情绪
    F. 顺其自然

38. 术后患者出院指导，哪一项是正确的
    A. 术后3~5年内避免妊娠，因妊娠常使乳腺癌复发
    B. 出院时帮助患者戴上暂时性无重量义乳
    C. 遵医嘱坚持放疗、化疗，并定期到医院复查
    D. 出院后不用患侧上肢测血压、静脉穿刺，避免皮肤破损，减少感染发生
    E. 注意功能锻炼，患肢做爬墙运动、举杠运动、转绳运动、提拉搬动重物等活动
    F. 保持健康生活习惯，均衡饮食，放松心情

第十四章

胸部外科疾病患者的护理

一、单选题

1. 医生根据患者症状及体征初步判断患者有张力性气胸，需要进一步诊断的金标准是
   A. 胸腔 X 检查见上肺完全萎缩
   B. 严重缺氧导致呼吸循环衰竭
   C. 肺呼吸音消失
   D. 血气分析显示患者呼吸衰竭
   E. 胸腔穿刺抽出高压气体

2. 开放性气胸造成急性循环衰竭的最主要的原因是
   A. 低血容量
   B. 心脏受压
   C. 血氧含量严重降低
   D. 纵隔扑动
   E. 胸膜腔内高压，静脉血回流受阻

3. 为气胸患者查体，可能查到的体征为
   A. 胸廓对称，患侧呼吸运动减弱，语颤增强
   B. 患侧胸廓塌陷，呼吸运动减弱，语颤减弱
   C. 胸廓呈桶状，双侧呼吸运动减弱，语颤减弱
   D. 患侧胸廓饱满，呼吸运动减弱或消失，语颤消失
   E. 胸廓对称，双侧呼吸运动均等，语颤正常

4. 患者张某，因"张力性气胸"急诊入院，张某可能有的临床表现有
   A. 胸膜腔压力下降
   B. 纵隔扑动
   C. 广泛性皮下气肿
   D. 低血容量性休克
   E. 反常呼吸

5. 患者入院后进行全肺切除手术，术后护理应给予
   A. 健侧卧位
   B. 按需给止痛药
   C. 为减少术后并发症的发生，术后 1 周后再下床活动
   D. 保持胸腔引流管通畅
   E. 输液速度一般不超过 40 滴/分

6. 患者，女性，35 岁，检查发现气管向左侧移位，右侧胸廓饱满，触觉语颤减弱，叩诊浊音，应考虑可能的原因是
   A. 肺结核
   B. 气胸
   C. 胸腔积液
   D. 肺炎
   E. 肺脓肿

7. 患者，女，34 岁，1 小时前被摩托车撞倒，在现场抢救中，首先处理的是
   A. 胫骨闭合性骨折
   B. 髋关节脱位
   C. 软组织挫伤
   D. 开放性气胸
   E. 肩关节脱位

8. 关于张力性气胸的叙述，正确的是
   A. 患者不会有呼吸困难的主诉
   B. 胸腔内压一般不变
   C. 患侧叩诊呈鼓音
   D. 有局部血肿
   E. 急救须立即在锁骨中线第 6~7 肋间用粗针穿刺减压

9. 以下哪项不是张力性气胸的临床表现
   A. 极度呼吸困难

B. 发绀
C. 气管向患侧移位
D. 叩诊呈鼓音
E. 听诊呼吸音消失

10. 张力性气胸的常用辅助检查不包括
    A. X线检查
    B. CT
    C. 胸膜腔造影
    D. 胸腔镜
    E. 胸部核磁

11. 关于反常呼吸运动的下列说法，错误的是
    A. 多根、多处肋骨骨折时容易发生
    B. 吸气时软化区胸壁内陷
    C. 呼气时软化区胸壁内陷
    D. 可导致纵隔扑动
    E. 严重者会发生呼吸循环衰竭

12. 气胸患者放置胸腔闭式引流的目的是
    A. 排出气体，促使肺膨胀
    B. 排除积液
    C. 维持纵隔的正常位置
    D. 减少"反常性呼吸运动"
    E. 改善呼吸循环功能

13. 以下关于张力性气胸的叙述，正确的是
    A. 最严重的气胸类型
    B. 胸腔内压低于大气压
    C. 气体随每次吸气时从裂口进入胸腔，呼气时排出胸腔
    D. 纵隔向患侧移位
    E. 急救须立即在锁骨中线第6～7肋间用粗针穿刺减压

14. 三瓶式水封瓶引流，通气管没入液面的深度是15cm，则对该患者所施加的负压吸力为
    A. $5cmH_2O$
    B. $10cmH_2O$
    C. $15cmH_2O$
    D. $20cmH_2O$
    E. $25cmH_2O$

15. 关于闭合性气胸处理方式的说法，下面错误的是
    A. 小量气胸者的积气一般可在1～2周内自行吸收，无需处理
    B. 中量或大量气胸者，可先行胸腔穿刺抽尽积气减轻肺萎陷
    C. 必要时行胸腔闭式引流，排出积气，促使肺尽早膨胀
    D. 应用抗菌药防治感染
    E. 无菌敷料封盖伤口，再用胶布或绷带包扎固定

16. 以下关于胸膜腔的说法，错误的是
    A. 腔内有少量浆液
    B. 腔内负压力维持在8～$10cmH_2O$
    C. 吸气时胸膜腔负压增加
    D. 呼气时胸膜腔负压增加
    E. 两个胸膜腔互不相通

17. 严重胸部损伤时，下列哪项是首要原则
    A. 保持呼吸道通畅
    B. 维持有效血容量
    C. 镇痛
    D. 抢救生命
    E. 预防感染

二、多选题

1. 胸部损伤的临床表现包括
    A. 胸痛
    B. 呼吸困难
    C. 休克
    D. 咯血
    E. 咳嗽

2. 胸部手术后，放置胸腔闭式引流的目的包括
    A. 引流胸膜腔内渗液及血液
    B. 重建胸腔内正压
    C. 维持纵隔的正常位置
    D. 促进肺的膨胀
    E. 改善呼吸循环功能

3. 患者，男，胸部损伤后5小时入院，患者感到呼吸困难，面色发绀，造成患者呼吸困难的原因可能是
    A. 胸痛
    B. 血气胸
    C. 血痰淤积呼吸道
    D. 反常呼吸运动
    E. 哮喘

4. 患者，男性，2小时前从高处坠落后急诊送

入院，诊断为张力性气胸，张力性气胸的表现是
   A. 端坐呼吸
   B. 大汗、窒息感
   C. 肋间隙增宽
   D. 皮下捻发感
   E. 呼吸音消失

5. 患者，男，75岁，走路时摔伤造成肋骨骨折，肋骨骨折的临床表现是
   A. 局部压痛
   B. 畸形
   C. 骨擦音
   D. 纵隔摆动
   E. 皮下气肿

6. 患者，男，65岁，诊断为开放性气胸，此病的治疗原则为
   A. 用多层清洁布块或厚纱布垫迅速封闭伤口
   B. 清创
   C. 输血、补液
   D. 安放胸腔闭式引流
   E. 纠正呼吸和循环功能紊乱

7. 患者胸膜腔内积血不易凝固的原因是
   A. 心跳运动
   B. 肺脏的呼吸运动
   C. 膈肌的运动
   D. 凝血因子减少
   E. 肺组织受压后萎缩

8. 纵隔扑动会影响静脉血回流入心脏，引起循环功能严重障碍，以下哪种情况会出现纵隔扑动
   A. 多根多处肋骨骨折
   B. 张力性气胸
   C. 闭合性气胸
   D. 开放性气胸
   E. 胸廓改型术后

9. 胸膜腔引流应注意的项目是
   A. 妥善固定
   B. 注意无菌操作
   C. 观察引流管的水柱波动情况
   D. 保持胸闭引流的密闭性
   E. 搬运患者时水封瓶应高于胸腔引流口

10. 患者2小时前诊断为"气胸"入院，完善检查后行胸腔闭式引流术，术后护理措施正确的有
    A. 引流瓶，引流管必须无菌
    B. 观察引流管气体排出情况
    C. 定时挤压引流管，保证引流管通畅
    D. 更换引流瓶时，用一把钳子夹管即可
    E. 患者采取舒适体位，鼓励患者经常翻身

11. 外科手术后，血胸活动性出血的征象包括
    A. 脉搏快、血压下降，补液后血压不升或升后又下降
    B. 血红蛋白、血细胞比容持续降低
    C. 闭式引流量连续3小时，每小时超过100ml
    D. 穿刺液涂片红细胞与白细胞之比为100:1
    E. 穿刺抽出血液很快凝固

12. 患者，男性，25岁，2小时前受暴力撞击后，感觉肋骨处疼痛，随咳嗽、深呼吸或身体转动等运动而加重，入院后诊断为"闭合性肋骨骨折"，此患者的治疗要点包括
    A. 镇痛
    B. 清理呼吸道分泌物
    C. 胸廓固定
    D. 防治并发症
    E. 气管内插管或气管切开

13. 患者，女性，3小时前被摩托车撞倒，入院后查体发现患者纵隔向健侧移位，可以导致纵隔移向健侧的疾病包括
    A. 闭合式气胸
    B. 开放性气胸
    C. 张力性气胸
    D. 闭合性肋骨骨折
    E. 急性血胸

14. 患者，女，38岁，5小时前被汽车撞倒，多根多处肋骨骨折，入院后行胸壁包扎，胸壁包扎固定的作用为
    A. 止痛
    B. 消除反常呼吸
    C. 有利于咳嗽
    D. 有利于患者活动

E. 消除纵隔摆动

15. 患者胸部手术后留置胸腔闭式引流管，3天后拔除胸腔闭式引流管，拔出后24小时内应注意观察
    A. 有无胸闷和呼吸困难
    B. 局部有无渗血、渗液
    C. 有无疼痛
    D. 局部有无漏气或皮下气肿
    E. 有无咳嗽、咳痰

16. 金黄色葡萄球菌进入胸腔的途径有
    A. 医源性感染
    B. 经淋巴途径
    C. 血源性播散
    D. 化脓性感染直接侵入
    E. 胸腔开放性损伤

17. 患者胸部外伤后的护理诊断可能有
    A. 气体交换受损
    B. 清理呼吸道无效
    C. 体液不足
    D. 有感染的危险
    E. 焦虑与恐惧

18. 护士护理患者时，发现脓胸患者行胸腔闭式引流术后引流不畅，可能的原因是
    A. 引流管打折
    B. 引流口位置不够低
    C. 引流管内径过细
    D. 引流管插入过浅或过深
    E. 引流阻塞

19. 患者1个月前曾感染肺炎，治疗后好转，1天前突发高热、胸痛、呼吸困难，入院后诊断为"急性脓胸"，该病的治疗方法正确的是
    A. 根据药敏结果选用有效的抗生素
    B. 控制原发感染
    C. 多进高热量、高维生素、高蛋白饮食
    D. 彻底排净脓液，使肺早日复张
    E. 尽早胸腔穿刺抽取脓液作细菌培养

20. 气胸的特点的是
    A. 肺萎缩
    B. 纵隔扑动
    C. 捻发音
    D. 叩诊浊音

E. 皮下气肿

21. 患者，男，68岁，吸烟40余年，诊断"支气管肺癌"1年，近期发现病灶压迫颈交感神经，患者可能的临床表现包括
    A. 声音嘶哑
    B. 患侧额部少汗
    C. 患侧上睑下垂
    D. 瞳孔由大变小
    E. 对侧眼球凹陷

22. 患者，女，近1个月诊断为上腔静脉综合征合并胸腔积液，胸腔积液造成的呼吸困难与哪些有关
    A. 患侧膈肌受压
    B. 痰液阻塞
    C. 胸廓顺应性下降
    D. 咳嗽
    E. 纵隔移位

23. 以下关于胸腔闭式引流的说法，正确的是
    A. 胸腔闭式引流的目的是引流胸膜腔内积气、血液和渗出液
    B. 胸腔闭式引流可应用于开放性气胸、张力性气胸及脓血胸
    C. 胸腔排气时宜选用质地较硬的胸腔引流管，不容易打折和堵塞
    D. 胸腔积液排液时引流管放置于腋中线/腋后线第6或第7肋间隙
    E. 脓胸通常选择脓液积聚的最低位置进行置管

24. 患者胸部手术后留置了胸腔闭式引流管，计划拔除胸腔闭式引流管的指征是
    A. 胸腔积液排液引流管48~72小时后引流量明显减少，24小时引流液少于50ml
    B. 患者无呼吸困难，X线胸片示肺膨胀良好
    C. 引流液体颜色变深，引流量突然减少
    D. 引流出液体颜色由深红变鲜红色
    E. 引流管伤口无渗液，无感染

25. 患者，男，65岁，因"胸部外伤导致肋骨骨折"收入院，关于胸部外伤引起的肋骨骨折，下列叙述错误的是
    A. 第1~3肋骨粗短，有锁骨、肩胛骨保

护，不易骨折
- B. 第 4～7 肋骨相对较粗短，弹性较大，不易骨折
- C. 第 8～10 肋骨，前端肋软骨形成肋弓与胸骨相连，不易骨折
- D. 第 11～12 肋骨，最长且薄，前端游离，最易骨折
- E. 连接胸骨上端的肋骨粗大，最不易骨折

26. 根据气胸的性质，可分为
    - A. 闭合性气胸
    - B. 开放性气胸
    - C. 张力性气胸
    - D. 原发性气胸
    - E. 继发性气胸

27. 以下关于闭合性气胸的说法，正确的是
    - A. 空气通过胸壁伤口进入胸膜腔后，伤道立即闭合
    - B. 胸膜腔内压等于大气压
    - C. 健侧肺部分萎陷
    - D. 会影响肺的通气换气功能
    - E. 会导致纵隔扑动

28. 肋骨骨折患者维持有效气体交换的措施有
    - A. 患者咳痰时，指导患者双手按压患侧胸壁
    - B. 出现反常呼吸患者，用厚棉垫加压包扎
    - C. 鼓励患者咳出分泌物和血性痰
    - D. 对气管插管或切开患者，加强吸痰和湿化气道
    - E. 保持敷料干燥和引流管通畅

29. 闭合性肋骨骨折的处理原则有
    - A. 固定胸廓
    - B. 止痛
    - C. 处理合并症
    - D. 建立人工气道
    - E. 应用抗菌药，预防感染

30. 肋骨骨折的护理诊断有
    - A. 气体交换受损
    - B. 疼痛
    - C. 潜在并发症：肺部感染
    - D. 潜在并发症：胸腔感染
    - E. 焦虑

31. 关于气胸形成原因，下列说法正确的是
    - A. 闭合性气胸多并发于肋骨骨折
    - B. 闭合性气胸多并发于锐器等导致的胸部穿透伤
    - C. 开放性气胸多并发于锐器等导致的胸部穿透伤
    - D. 开放性气胸多并发于肋骨骨折
    - E. 张力性气胸主要是较大的肺泡破裂、较深较大的肺裂伤或支气管破裂

32. 胸膜腔闭式引流的适应证有
    - A. 外伤性气胸
    - B. 自发性气胸
    - C. 血胸
    - D. 脓胸
    - E. 心胸外科手术后引流

33. 胸部损伤导致呼吸困难的原因多为
    - A. 胸痛使胸廓活动受限
    - B. 分泌物或血液阻塞呼吸道
    - C. 肺挫伤导致的出血
    - D. 肺水肿
    - E. 气胸导致的肺膨胀不全

34. 气胸患者维持有效气体交换的措施有
    - A. 开放性气胸者，立即用敷料封闭胸壁伤口
    - B. 积气量多者，立即行胸膜腔穿刺抽气或闭式引流
    - C. 吸氧
    - D. 让患者平卧位
    - E. 必要时给予患者呼吸机辅助呼吸

35. 留置胸腔闭式引流期间，以下保持管道密闭的措施，正确的是
    - A. 随时检查引流装置是否密闭，引流管有无脱落
    - B. 保持水封瓶长玻璃管没入水中 3～4cm 并直立
    - C. 严密包盖胸腔引流管周围
    - D. 搬动患者或更换引流瓶时，双钳夹闭引流管
    - E. 引流管连接处脱落，应立即消毒后连接引流管

36. 胸膜腔穿刺术适用于
    - A. 抽液减压
    - B. 了解肺部情况

C. 纵隔肿瘤鉴别
D. 通过穿刺给药
E. 检查胸腔积液的性质

三、共用题干题

(1~7题共用题干)

患者，男性，42岁，1小时前车祸导致开放性气胸，出现呼吸困难和发绀。入院时血压130/85mmHg，心率95次/分，血氧饱和度90%，既往无其他病史。查体：右胸廓饱满，叩诊为鼓音，听诊呼吸音消失，颈部有广泛的皮下气肿。临床诊断为气胸。医生立即给予患者封闭胸壁伤口，行胸腔穿刺引流术。

1. 行胸腔穿刺术时，导管安放位置应是右侧的
   A. 第6~8肋间腋中线处
   B. 第6~8肋间腋后线处
   C. 第2肋间锁骨中线处
   D. 第3肋间锁骨中线处
   E. 第6肋间锁骨中线处
2. 该患者胸腔闭式引流护理中，促使胸内气体排出的措施是
   A. 鼓励患者咳嗽、深呼吸
   B. 水封瓶低于引流口50cm
   C. 锻炼腹式呼吸
   D. 定时挤捏引流管
   E. 指导患者患侧卧位
3. 造成患者极度呼吸困难、发绀的主要原因是
   A. 健侧肺受压迫
   B. 健侧肺不张
   C. 痰液阻塞
   D. 广泛皮下气肿
   E. 伤侧胸腔压力不断升高
4. 护士在巡视病房时，发现引流管衔接处脱节，应立即做出的处理是
   A. 用棉球堵住引流管口
   B. 消毒后把引流管重新连接
   C. 更换胸腔闭式引流管
   D. 拔除胸腔闭式引流管
   E. 用止血钳夹闭引流管近端
5. 判断胸腔引流管是否通畅的最简单方法是
   A. 嘱患者咳嗽，观察水封瓶中水柱的波动
   B. 检查引流管是否受压打折
   C. 检查引流瓶中是否有引流液
   D. 看引流管是否有液体引出
   E. 检查伤口处敷料是否浸湿
6. 搬动此患者时首先应
   A. 保持引流通畅
   B. 观察引流管是否打折
   C. 用两把止血钳夹闭引流管
   D. 嘱患者屏住呼吸
   E. 将引流瓶放在两腿之间
7. 该患者目前最适宜的体位是
   A. 平卧位
   B. 半卧位
   C. 左侧卧位
   D. 右侧卧位
   E. 仰卧中凹位

(8~11题共用题干)

患者，女性，35岁，高处坠落致左胸外伤后肋骨骨折，极度呼吸困难，发绀、大汗、烦躁不安。体检：脉搏细速，血压84/62mmHg，血氧86%，皮肤湿冷，气管右移，颈静脉充盈，头颈部和左胸皮下气肿，左胸廓饱满、肋间隙增宽、呼吸幅度降低，叩诊呈鼓音，左肺呼吸音消失。

8. 此时，该患者最主要的护理问题是
   A. 疼痛
   B. 知识缺乏
   C. 气体交换受损
   D. 潜在并发症：休克
   E. 清理呼吸道无效
9. 该患者最可能的诊断是
   A. 肋骨骨折伴张力性气胸
   B. 肋骨骨折伴开放性气胸
   C. 肋骨骨折伴闭合性气胸
   D. 创伤性气胸伴失血性休克
   E. 血气胸伴失血性休克
10. 首要的急救措施是
    A. 高流量给氧
    B. 快速输血补液
    C. 固定骨折部位
    D. 开胸探查
    E. 行胸腔闭式引流术减压
11. 若该患者行胸腔闭式引流3天后，仍严重

漏气，呼吸困难未见好转，此时，进一步处理措施为
A. 持续大流量吸氧
B. 输血、输液，加强支持治疗
C. 增加胸膜腔插管深度
D. 人工呼吸机辅助呼吸
E. 手术探查修补肺、支气管裂口

(12~14题共用题干)
患者，男，38岁，在工地工作时被钢筋刺破左侧胸部半小时，有胸痛，呼吸困难，口唇发绀。脉搏150次/分，血压70/45mmHg。左侧胸壁有5cm长伤口，呼吸时能听到空气出入伤口的响声。气管移向健侧。患侧叩诊呈鼓音，肋间隙增宽。

12. 应首先考虑此患者为
A. 闭合性气胸合并休克
B. 张力性气胸合并休克
C. 开放性气胸合并休克
D. 肋骨骨折合并血胸
E. 胸壁软组织刺伤

13. 引起患者休克的主要原因是
A. 失血导致血容量不足
B. 健侧心脏受压
C. 心包积液
D. 纵隔摆动，回心血量减少
E. 健侧肺部分受压

14. 患者的急救措施首先应
A. 迅速用纱布封闭伤口
B. 抗休克治疗
C. 行胸腔闭式引流术
D. 立即开胸手术
E. CPR

(15~17题共用题干)
患者，女性，48岁。被摩托车撞倒受伤3小时后急诊入院。呼吸困难，发绀，吸氧后无好转，心率130次/分，血压85/48mmHg。查体：右胸饱满，气管向左侧移位，右侧可触及骨擦音，叩之鼓音，听诊呼吸音消失，颈部、胸前皮下气肿明显。

15. 该患者首先应考虑的是
A. 肋骨骨折
B. 张力性气胸
C. 心包积液
D. 肋骨骨折并张力性气胸
E. 房颤

16. 该患者的处理原则是
A. 肋骨固定，胸腔排气
B. 立即剖胸探查
C. 抗休克治疗
D. 抗感染治疗
E. 呼吸机辅助呼吸

17. 对该患者健康教育，错误的是
A. 指导患者腹式呼吸
B. 指导患者有效咳嗽
C. 指导患者深呼吸
D. 1个月内不宜剧烈运动
E. 术后1个月复查胸部X线检查

四、案例分析题

(1~6题共用题干)
男性，28岁，1小时前多发伤由急诊收入院，查体：右侧胸部外伤，右侧肋骨骨折伴开放性伤口，呼吸时，伤口处可闻及"嘶嘶"声，BP 65/39mmHg，心率110次/分。

1. 现患者昏迷，同时伴有右肱骨、股骨骨折，抢救该患者，首先应
A. 配血、备皮、青霉素皮试
B. 骨折部位包扎固定
C. 给予有创呼吸机
D. 封闭胸部伤口
E. 输血、补液，监测生命体征
F. 泵入多巴胺

2. 经过紧急处理，现该患者病情稳定，为确定气胸存在与否，应采用的辅助检查是
A. 胸部X线检查
B. B超
C. 胸部CT
D. 胸腔镜
E. 纤维支气管镜
F. 胸腔穿刺

3. 经过初步检查，确定该患者存在气胸，医生决定为其行闭式胸腔引流，部位宜选择
A. 锁骨中线第2肋间
B. 锁骨中线第4肋间

C. 腋前线第 4 肋间

D. 腋中线第 4 肋间

E. 腋中线第 6~8 肋间

F. 腋后线第 6~8 肋间

4. 搬运该患者时，不正确的做法是
   A. 水封瓶置于患者两腿之间
   B. 双钳夹闭引流管
   C. 将引流管固定在患者衣服上
   D. 如引流管滑脱，立即用手捏闭伤口处皮肤
   E. 注意引流瓶不可倾倒
   F. 水封瓶可高于患者胸部

5. 在护理该患者的过程中，护士检查闭式胸腔引流管是否通畅的方法是
   A. 检查引流管是否扭曲、打折
   B. 观察长玻璃管内水柱有无波动
   C. 观察患者呼吸、听诊呼吸音有无异常
   D. 检查引流管内是否有血凝块
   E. 观察引流管内是否有液体流出
   F. 观察引流管是否固定良好

6. 经处理后患者病情好转，医生考虑为其拔出引流管，以下符合拔管条件的指征是
   A. 无气体逸出
   B. 24 小时引流液 40ml
   C. 24 小时引流液 20ml
   D. 24 小时引流脓液 15ml
   E. X 线胸片示肺膨胀情况较好
   F. 引流瓶内水柱无波动

(7~9 题共用题干)

女性，45 岁，高空坠物导致全身多根多处肋骨骨折，查体：呼吸急促，面色发绀，皮肤湿冷，BP 68/42mmHg，心率 130 次/分，气管向右侧偏移，左胸饱满，叩诊呈鼓音，左胸廓饱满，肋间隙增宽，呼吸幅度降低，呼吸音消失。

7. 该患者最可能的诊断是
   A. 开放性气胸
   B. 闭合性气胸
   C. 张力性气胸
   D. 创伤性血胸
   E. 血胸伴失血性休克
   F. 肋骨骨折

8. 该患者目前最主要护理问题是
   A. 恐惧
   B. 知识缺乏
   C. 清理呼吸道无效
   D. 潜在并发症：休克
   E. 低效性呼吸型态
   F. 疼痛

9. 目前的急救处理有
   A. 气管插管呼吸机辅助呼吸
   B. 快速补液
   C. 剖胸探查
   D. 心理护理
   E. 排气减压
   F. 配血输血

(10~15 题共用题干)

男性，25 岁，斗殴致左侧肋骨、肱骨骨折，现患者出现皮下气肿，且逐渐加重，伴呼吸困难、咳血痰，末梢循环差，左侧胸部呼吸音消失，血压 64/48mmHg，X 线检查可见液平面。

10. 该患者诊断是
    A. 低血容量休克
    B. 张力性血气胸
    C. 闭合性血气胸
    D. 开放性气胸
    E. 张力性气胸
    F. 肋骨骨折

11. 如果放置胸腔闭式引流管引流血液，最佳位置是
    A. 锁骨中线第 2 肋间
    B. 左侧腋前线第 4 肋间
    C. 腋后线第 8 肋间
    D. 腋中线与腋后线间第 6~9 肋间
    E. 左侧腋中线与腋后线间第 5 或第 6 肋间
    F. 左侧腋中线与腋后线间第 6 或第 7 肋间

12. 现患者行闭式胸腔引流，护士鼓励其咳嗽和深呼吸，目的是
    A. 增加氧供
    B. 防止液体回流
    C. 保持引流通畅
    D. 排出痰液
    E. 呼吸功能锻炼
    F. 促进液体、气体排出及肺复张

13. 护理中保证水封瓶长玻璃管没入水中 3~4cm 的目的是
    A. 保持一定的压力
    B. 防止逆行感染
    C. 稀释引流液，避免堵管
    D. 保持管道密闭性
    E. 液体量少，便于更换装置
    F. 有助于观察水柱波动情况
14. 护士发现患者的闭式胸腔引流管长玻璃管中水柱波动范围在 9~10cm，提示
    A. 肺已完全复张
    B. 可能存在肺不张
    C. 引流不通畅
    D. 患者肺活量增大
    E. 液体引流效果好
    F. 胸腔压力过大
15. 该患者出院时健康教育内容，正确的是
    A. 2 个月后复查 X 线胸片
    B. 注意安全，避免外伤
    C. 均衡饮食，忌辛辣
    D. 应每天保证有效咳嗽、咳痰
    E. 避免呼吸道感染
    F. 加强营养素的摄入

(16~18 题共用题干)
患者，男性，36 岁，与人打架导致左胸部被刺一刀，急诊入院。意识模糊，查体：左胸部创口仍在流血。且不时有气体逸出，BP 50/35mmHg，脉搏 140 次/分，呼吸 30 次/分，面色苍白，全身湿冷。

16. 该患者应诊断为
    A. 气胸
    B. 开放性气胸和血胸
    C. 张力性气胸和血胸
    D. 血胸
    E. 胸腔积液和气胸
    F. 休克
17. 入院后处置措施为
    A. 迅速包扎伤口
    B. 吸氧
    C. 应用洋地黄制剂
    D. 做好术前准备
    E. 胸腔穿刺排气
    F. 快速补液输血
18. 进一步的主要处理措施是
    A. 安放胸腔闭式引流
    B. 腋中线第 6~8 肋间闭式引流术
    C. 剖胸探查术止血，修复损伤
    D. 应用抗生素，防止感染
    E. 气管插管或气管切开
    F. 使用呼吸兴奋剂

(19~21 题共用题干)
患者，女，48 岁，跌倒后被利器刺伤右侧胸部半小时，胸痛，呼吸 30 次/分，面色发绀。脉搏 130 次/分，血压 64/45mmHg。右侧胸壁有伤口，呼吸时能听到空气出入伤口的"嘶嘶声"，气管移向健侧，患侧叩诊呈鼓音。

19. 应首先考虑此患者为
    A. 闭合性气胸
    B. 开放性气胸
    C. 张力性气胸
    D. 血气胸
    E. 胸壁软组织刺伤
    F. 损伤性气胸
20. 引起患者休克的主要原因是
    A. 血容量不足
    B. 失血过多
    C. 伤侧肺完全萎陷
    D. 心脏受压
    E. 健侧肺部分受压
    F. 纵隔摆动，回心血量减少
21. 患者的治疗措施首先应
    A. 立即开胸手术
    B. 迅速封闭伤口
    C. 输血输液
    D. 闭式胸腔引流
    E. 应用抗生素预防感染
    F. 做清创术前准备

(22~24 题共用题干)
患者，男性，38 岁。车祸 2 小时急诊入院。经吸氧呼吸困难无好转，面色发绀、心率 120 次/分，血压 70/48mmHg，全身湿冷。查体：右胸饱满，气管向左移位，右侧可触及骨擦音，叩之鼓音，听诊呼吸音消失，皮下气肿明显，患者烦躁。

22. 该患者首先应考虑的是
    A. 呼吸衰竭
    B. 张力性气胸
    C. 休克
    D. 血心包
    E. 肋骨内固定
    F. 肋骨骨折
23. 该患者的处理原则是
    A. 升压药抗休克
    B. 立即剖胸探查
    C. 肋骨固定，胸腔排气
    D. 呼吸机加压呼吸
    E. 呼吸机辅助呼吸
    F. 补充血容量
24. 对该患者健康教育，正确的是
    A. 讲解腹式呼吸的意义
    B. 术后1个月复查胸部X线检查
    C. 告知早期进行功能锻炼
    D. 1个月内不宜剧烈运动
    E. 讲解有效咳嗽的意义
    F. 避免着凉感冒、剧烈咳嗽、打喷嚏

(25~27题共用题干)

男性，36岁，因"慢性脓胸久治不愈"行胸膜肺切除术，术后2小时，出现胸痛、气急加重，伴窒息感，考虑并发了张力性气胸。

25. 此时应首先怀疑的原因是
    A. 出血
    B. 引流管接头部滑脱
    C. 支气管胸膜瘘
    D. 引流管被血块堵塞
    E. 引流管扭曲
    F. 引流管打折
26. 首先应采取的措施是
    A. 安慰患者，保持情绪稳定
    B. 加大氧流量
    C. 给予止痛剂
    D. 更换引流管
    E. 设法捏挤引流管使其通畅，并立即报告医生处理
    F. 胸腔穿刺引流
27. 如胸管接头部滑脱，采取的措施不正确的是

A. 立即接上，并用胶布固定
B. 通知医生
C. 夹闭引流管
D. 助咳
E. 促进液体排出
F. 拿棉球堵上

(28~30题共用题干)

患者，男性，48岁，吸烟30年，近期出现胸痛，刺激性咳嗽，痰中带血，胸片示4cm×3cm大小的右肺肿块影，支气管纤维镜活检做病理确诊为鳞癌，拟行右肺叶加淋巴结切除。

28. 对患者的术前指导，正确的是
    A. 指导患者练习腹式深呼吸，可促进肺扩张，并利于术后配合
    B. 指导患者练习使用深呼吸训练器，有效配合术后康复，预防肺部并发症
    C. 告诉患者在手术后安放引流管的目的及注意事项，以免患者焦虑
    D. 手术侧手臂及肩膀运动练习，维持关节全范围运动及正常姿势
    E. 指导患者在床上进行腿部运动，避免下肢静脉血栓的形成
    F. 指导患者有效咳嗽和翻身，树立战胜疾病的信心
29. 手术后应严格掌握输液的量和速度，防止前负荷过重而导致肺水肿。以下护理措施错误的是
    A. 全肺切除术后患者应控制钠盐摄入量
    B. 24小时补液量宜控制在2000ml内
    C. 补液速度以40~60滴/分为宜
    D. 当患者意识恢复且无恶心现象，拔除气管插管后即可开始饮水
    E. 肠蠕动恢复前，可进食清淡、半流质饮食
    F. 术后不限制饮食，适当饮水
30. 术后患者安置胸腔引流管，护理措施错误的是
    A. 密切观察引流液量、色、性状
    B. 当引流出大量血液时，考虑有活动性出血，立即通知医师
    C. 全肺切除术后的胸腔引流管一般呈钳闭状态

D. 术后 24~72 小时患者病情平稳，无气体及液体引流后，可拔除引流管
E. 全肺切除术后的胸腔引流管一般呈开放状态
F. 每次引流量无速度要求

(31~33 题共用题干)

患者，男性，24 岁，于 10 层楼坠落半小时，查体：血压 80/50mmHg，脉搏 132 次/分，呼吸 28 次/分，神志清醒，呼吸困难，口唇发绀，气管移向左侧，右侧胸部饱胀，肋间隙增宽。呼吸幅度减低，叩诊右胸鼓音，且局部压痛明显，右侧胸壁有骨擦音（第 4~6 肋）。听诊：右侧呼吸音消失，未闻及啰音。既往体健。

31. 该病例的初步诊断为
    A. 右侧气胸
    B. 左侧气胸
    C. 右侧血胸
    D. 左侧血胸
    E. 多根肋骨骨折
    F. 右侧脓胸

32. 该患者胸部 X 线示：肺压缩 50%，首要的处理原则是
    A. 行胸腔穿刺术
    B. 行胸腔闭式引流术
    C. 行开胸探查手术
    D. 行胸部 CT 检查
    E. 行胸部核磁检查
    F. 行胸腔镜检查

33. 胸腔闭式引流的护理要点是
    A. 定时观察胸腔闭式引流管是否通畅
    B. 注意水柱波动
    C. 定时挤压引流管
    D. 观察引流液颜色、性质、量
    E. 伤口渗血、渗液，及时告知医生给予换药
    F. 引流瓶应低于应低于胸壁引流口平面 40~60cm

(34~36 题共用题干)

患者，男性，65 岁，主因"咳嗽、咳痰 2 个月，加重伴痰中带血 1 周"于医院就诊。患者 2 个月前无明显诱因出现刺激性咳嗽，咳白色黏痰，量少。胸部 X 线示：右肺下野阴影，考虑"肺部感染"。予以 1 周抗炎治疗后症状未明显改善，1 周前咳嗽、咳痰加重并痰中带血，进一步治疗于门诊就诊。患者自发病以来一般状况可。既往体健，吸烟 40 年，20 支/天。父亲因"肺癌"去世。

34. 通过上述病史，初步怀疑何种临床诊断
    A. 肺癌
    B. 肺炎
    C. 肺隔离症
    D. 支气管扩张
    E. 肺结核
    F. 气胸

35. 肺癌可能出现的临床表现是
    A. 咳嗽、咳痰
    B. 咯血或痰中带血
    C. 胸痛、胸闷、呼吸困难
    D. 声音嘶哑
    E. 杵状指
    F. 吞咽困难

36. 为进一步明确诊断，需要进行何种检查
    A. 血常规、生化
    B. 血肿瘤标记物
    C. 胸部 CT
    D. 胸部核磁
    E. B 超
    F. 痰细胞学检查

第十五章 急性化脓性腹膜炎患者的护理

一、单选题

1. 以下关于使用止痛药物的注意事项中,错误的是
   A. 患者未明确诊断前,使用强止痛药尽可能地缓解患者疼痛
   B. 术后疼痛尽量做到疼痛发作前足剂量给药
   C. 使用前要了解止痛药物的作用、药物不良反应、适应证和禁忌证
   D. 如果非麻醉性药物能够达到止痛效果,则不使用麻醉性药物
   E. 用药后评估和记录止痛效果,注意观察患者用药后的反应

2. 原发性腹膜炎最常见感染来源是
   A. 产后感染
   B. 急性胰腺炎
   C. 外伤导致腹腔开放
   D. 病原体经血运感染
   E. 女性生殖器官化脓感染

3. 原发性腹膜炎和继发性腹膜炎的重要区别是
   A. 腹痛程度
   B. 腹痛性质
   C. 全身中毒轻重
   D. 腹腔内有无原发病变
   E. 腹膜刺激征的有无

4. 继发性腹膜炎时,腹痛的特点是
   A. 发热后持续腹痛
   B. 持续性全腹痛,原发部位显著
   C. 进食后疼痛能缓解
   D. 阵发性腹痛,逐渐加重
   E. 阵发性腹痛,能自行缓解

5. 为预防急性腹膜炎患者并发膈下脓肿,最有效的措施是
   A. 禁食
   B. 半坐卧位
   C. 胃肠减压
   D. 早期下床活动
   E. 大剂量抗菌药

6. 患者,男性,24岁,因急性胆囊炎致胆囊穿孔而继发腹膜炎,手术后为了预防肠粘连,护士最主要的护理措施是
   A. 禁食和胃肠减压
   B. 指导患者早期下床活动
   C. 应用抗生素
   D. 补液
   E. 保持引流管固定通畅

7. 提示急性化脓性腹膜炎患者病情恶化的是
   A. 体温升高
   B. 恶心、呕吐
   C. 腹痛加重
   D. 脉搏加快
   E. 脉搏快速、体温下降

8. 继发性腹膜炎的感染毒性剧烈,原因是
   A. 金黄色葡萄球菌感染
   B. 各种细菌混合感染
   C. 溶血性链球菌感染
   D. 大肠杆菌感染
   E. 肺炎球菌感染

9. 急性梗阻性化脓性胆管炎最关键的治疗是
   A. 输液、输血
   B. 静滴大量抗生素
   C. 纠正酸中毒
   D. 营养支持
   E. 胆道减压手术

10. 患者,男性,21岁,急性腹膜炎术后第1

天，患者及其家属对留置胃管的作用不理解，要求拔除。护士所做的解释不妥的是
A. 可以预防胃出血
B. 有利于胃肠功能的恢复
C. 可以减轻腹胀
D. 避免胃肠内积气积液
E. 有利于胃肠吻合口的愈合

11. 患者，女，32岁，阑尾切除术后第3天，体温高达39.5℃，大便次数增多，伴里急后重。直肠指检时直肠前壁有触痛，并有波动感。目前最主要的处理是
A. 禁食，胃肠减压
B. 物理降温
C. 大量应用抗生素
D. 脓肿切开引流
E. 灌肠

12. 患者，男性，43岁，既往肝硬化病史5年，突然出现腹痛、发热，体温39℃，WBC 15×10⁹/L，腹水穿刺液呈混浊渗出液，腹水培养有大肠杆菌生长。提示患者合并
A. 败血症
B. 原发性腹膜炎
C. 胆道感染
D. 结核性腹膜炎
E. 原发性肝癌

13. 急腹症患者如果诊断不明确，禁用泻药，其主要原因是
A. 以免掩盖病情，延误诊断
B. 易致感染扩散
C. 易致血压下降
D. 以防腹内脏器破裂或穿孔
E. 易致水电解质紊乱

二、多选题

1. 急性弥漫性腹膜炎的体征有
A. 腹肌紧张
B. 腹部压痛
C. 反跳痛
D. 腹式呼吸渐弱或消失
E. 肠鸣音增多

2. 急性腹膜炎手术治疗的适应证包括
A. 胆囊穿孔合并严重感染

B. 合并休克
C. 出现严重的中毒症状
D. 腹膜炎病因不明，且无局限趋势
E. 非手术治疗2小时，腹膜炎症状及体征不缓解

3. 继发性腹膜炎患者，潜在的并发症有
A. 感染性休克
B. 膈下脓肿
C. 严重腹泻
D. 盆腔脓肿
E. 粘连性肠梗阻

4. 腹膜的生理作用包括
A. 润滑作用
B. 营养作用
C. 修复作用
D. 防御作用
E. 吸收作用

5. 腹膜刺激征是指腹部
A. 压痛阳性
B. 明显膨胀
C. 肌肉紧张
D. 反跳痛阳性
E. 移动性浊音阳性

6. 急性弥漫性腹膜炎治疗中应做到
A. 禁食，胃肠减压
B. 给止痛药减轻疼痛
C. 灌肠通便
D. 纠正水与电解质失衡
E. 应用有效抗生素治疗感染

7. 消化道穿孔患者必须禁食和胃肠减压的目的包括
A. 减少胃肠道内容物流入腹腔
B. 有利于纠正酸碱失衡
C. 改善胃壁血液循环
D. 维持有效循环血量
E. 促进胃肠道恢复蠕动

8. 下列符合腹膜炎临床表现的是
A. 腹痛一般都很剧烈，不能忍受，呈持续性疼痛
B. 恶心、呕吐常为很早出现的症状
C. 脉率加快，体温反而下降，常为病情恶化的征象

D. 随病情加重体温升高，年老体弱者更明显

E. 腹膜炎严重者可致中毒表现或休克

9. 急性腹膜炎患者行腹腔穿刺检查，下列说法正确的是
   A. 胃、十二指肠穿孔时穿刺液呈黄色混浊状，无臭味
   B. 急性化脓性腹膜炎穿刺液呈稀脓性，有臭味
   C. 绞窄性肠梗阻可抽出不凝固血液，臭味重
   D. 如是血性渗出液，且胰淀粉酶含量高，提示坏死性胰腺炎可能
   E. 若抽出不凝固血液，说明有腹内实质脏器破裂

10. 关于急性腹膜炎的护理，正确的是
    A. 一般取半卧位
    B. 大剂量应用抗生素
    C. 胃肠减压
    D. 禁食
    E. 绝对不能使用镇痛药

11. 有关原发性腹膜炎的特点，叙述正确的是
    A. 典型原发性腹膜炎为慢性起病
    B. 与机体抵抗力减低有关
    C. 病原菌多为溶血性链球菌
    D. 致病菌经血液播散至腹膜是主要感染途径
    E. 自发性细菌性腹膜炎最为常见

12. 腹部手术后开始给予流质饮食的依据是
    A. 切口疼痛轻微
    B. 体温低于37.5℃
    C. 肛门排气后
    D. 肠蠕动恢复
    E. 恶心呕吐消失

13. 大量放腹水可能发生
    A. 水盐代谢失衡
    B. 血浆蛋白丢失
    C. 肝性脑病
    D. 虚脱，血压下降
    E. 休克

14. 关于腹部压痛、反跳痛，下列叙述正确的是
    A. 胃溃疡常有剑突下压痛
    B. 十二指肠溃疡多有剑突下偏右压痛
    C. 急性胆囊炎时，右上腹胆囊点压痛
    D. 阑尾炎时，脐至右髂前上棘连线内1/3处压痛
    E. 弥漫性腹膜炎时，可出现全腹压痛、反跳痛

15. 腹膜炎的早期病理生理改变是
    A. 失水和电解质紊乱
    B. 血容量减少
    C. 腹腔脓肿形成
    D. 毒素吸收和中毒性休克
    E. 肠粘连

16. 急性腹膜炎发生全身病理变化后可有
    A. 缺氧、发绀
    B. 水、电解质紊乱
    C. 毒血症
    D. 感染性休克
    E. 早期即出现DIC

17. 急腹症非手术治疗的患者改用手术处理的指征包括
    A. 有明显内出血表现
    B. 出现休克表现
    C. 怀疑消化道穿孔
    D. 腹膜刺激征明显
    E. 腹痛反复发作4小时以上

18. 急腹症在未明确诊断前应
    A. 半卧位
    B. 禁食
    C. 疼痛剧烈时使用小剂量吗啡
    D. 胃肠减压
    E. 便秘时低压灌肠

19. 急腹症的体征是指
    A. 腹部压痛
    B. 腹泻
    C. 呕吐
    D. 肠型
    E. 肠鸣音亢进

20. 急腹症诊断不明时非手术疗法的指征为
    A. 腹膜刺激症状不明显或局限化者
    B. 症状或体征已稳定或好转者
    C. 起病已超过3日以上，病情无明显恶

化者
D. 经用少量吗啡类镇痛药即好转者
E. 疑有腹内出血不止者

三、共用题干题

(1~4题共用题干)

患者，男性，58岁，既往有胃溃疡病史10余年。3小时前突然上腹"刀割样"痛，迅速波及全腹，不敢直腰走路。查体可见舟状腹，腹肌强直，有腹膜刺激征，肠鸣音消失，肝浊音界消失。

1. 该患者可诊断为
   A. 阑尾穿孔
   B. 溃疡病穿孔
   C. 胆囊穿孔
   D. 急性出血性胰腺炎
   E. 肠梗阻

2. 进一步明确诊断的简便检查方法是
   A. 血淀粉酶测定
   B. 白细胞计数及分类
   C. X线腹部平片
   D. 腹腔穿刺抽液检查淀粉酶量
   E. 粪便隐血实验

3. 与该病发生无关的因素是
   A. 服用降压药
   B. 刺激性食物
   C. 过度疲劳
   D. 情绪波动
   E. 服用激素类药物

4. 非手术治疗期间最重要的措施是
   A. 半卧位
   B. 补液
   C. 应用抗生素
   D. 胃肠减压
   E. 全身支持治疗

(5~8题共用题干)

患者，男性，39岁，因突发上腹"刀割样"剧痛2小时来院急诊。查体：T 39.0℃，P 88次/分，R 20次/分，BP 120/70mmHg。查体：全腹压痛、反跳痛，伴腹肌紧张，以剑突下及右下腹为显著，肠鸣音消失，移动性浊音（+）。血白细胞 9.0×10^9/L，中性粒细胞88%。

5. 考虑最可能的病因是
   A. 急性阑尾炎穿孔
   B. 胃十二指肠急性穿孔
   C. 急性胆囊炎穿孔
   D. 出血坏死性胰腺炎
   E. 绞窄性肠梗阻

6. 若该患者诊断不明，在病情观察期间以下护理措施最恰当的是
   A. 半卧位
   B. 吸氧
   C. 乙醇擦浴
   D. 给予哌替啶缓解腹痛
   E. 进食清淡流质饮食

7. 为明确病因诊断，首选检查项目是
   A. 急诊腹部CT
   B. 腹部B超
   C. 腹腔穿刺
   D. 直肠指诊
   E. 腹部立位X线平片

8. 若患者拟进行非手术治疗，以下措施最重要的是
   A. 半卧位
   B. 输液治疗
   C. 禁食、胃肠减压
   D. 应用有效抗生素
   E. 镇静止痛

(9~12题共用题干)

患者，女，35岁，已婚，近1年来常感下腹部隐痛不适，8小时前突起转移性右下腹痛，伴恶心、呕吐、发热。查体：右下腹明显压痛、反跳痛、肌紧张。血白细胞 16×10^9/L，中性粒细胞88%。尿常规无特殊异常。

9. 应诊断为
   A. 急性阑尾炎并腹膜炎
   B. 盆腔炎
   C. 急性胃肠炎
   D. 胃十二指肠溃疡穿孔腹膜炎
   E. 急性阑尾炎并穿孔

10. 患者此次发病与盆腔炎鉴别，最可靠的临床表现为
    A. 2年来下腹部常常隐痛不适

B. 恶心、呕吐、发热
C. 转移性右下腹痛及右下腹明显压痛、反跳痛
D. 血常规和尿常规检查
E. 月经生育史

11. 该患者诊断为急性阑尾炎并腹膜炎，手术后第3天出现下腹腹胀不适、大便次数增多、里急后重、排尿困难等现象。首先考虑可能的原因是
    A. 急性肠胃炎
    B. 泌尿系感染
    C. 急性附件炎
    D. 直肠癌
    E. 盆腔脓肿

12. 经直肠和阴道指诊发现波动性肿块向阴道突出，有触痛。此时采用何种治疗方法最恰当
    A. 大剂量抗生素
    B. 热水坐浴，会阴部理疗
    C. 经直肠脓肿切开引流术
    D. 经腹腔脓肿切开引流术
    E. 经阴道后穹隆切开引流术

(13~17题共用题干)
患者，男性，33岁，同学聚餐后2小时中上腹持续疼痛，并逐渐加剧，向肩、背部放射，伴恶心、呕吐。查体：急性面容，表情痛苦，BP 90/70mmHg（12/9.3kPa），P 120次/分，全腹压痛，尤以中上腹为著，并有肌紧张和反跳痛，肝区未扪及肿块，肠鸣音微弱。血白细胞 16×10^9/L，中性粒细胞88%。

13. 最可能的诊断是
    A. 急性胃肠炎
    B. 急性胰腺炎
    C. 急性绞窄性肠梗阻
    D. 急性肾或输尿管结石梗阻
    E. 胃十二指肠溃疡穿孔

14. 下列哪项检查对明确诊断无意义
    A. 血、尿淀粉酶的测定
    B. 腹部B型超声波检查
    C. 静脉肾盂造影
    D. 腹部CT检查
    E. 腹部MRI检查

15. 诊断确定后，下列哪项检查对决定治疗方法最有价值
    A. 血、尿淀粉酶的测定
    B. 腹部B超检查
    C. 腹部CT检查
    D. 血钙测定
    E. 穿刺液淀粉酶测定

16. 如行腹腔穿刺，穿刺液如为下列哪项时有利于急性胰腺炎的诊断
    A. 穿刺液为不凝固血
    B. 穿刺液呈血性混浊，有脂肪小滴
    C. 穿刺液为黄绿色脓汁
    D. 穿刺液为透明的浆液
    E. 穿刺液为淡黄绿色液体

17. 该患者应采取何种治疗
    A. 手术治疗
    B. 半流饮食，解痉止痛
    C. 血液滤过
    D. 腹腔灌洗
    E. 禁食补液，抗生素，解痉止痛，抑制胰腺分泌

(18~20题共用题干)
男，35岁。饱餐后突然发生上腹剧痛，蔓延至全腹8小时，腹痛呈持续性。体检：全腹压痛、反跳痛，肝浊音界缩小，移动性浊音阳性，肠鸣音消失。

18. 最应考虑此患者为
    A. 急性胆囊穿孔致急性腹膜炎
    B. 肠坏死伴急性腹膜炎
    C. 急性阑尾穿孔伴急性腹膜炎
    D. 消化性溃疡穿孔伴急性腹膜炎
    E. 急性肠扭转

19. 对此患者最有效的处理是
    A. 禁食，胃肠减压
    B. 补充血容量
    C. 穿刺引流
    D. 手术治疗
    E. 先抗感染，再手术治疗

20. 监测生命体征，发现患者血压70/40mmHg。经积极抗休克治疗后仍不好转，此时应
    A. 尽快手术探查
    B. 继续抗休克治疗

C. 大剂量抗生素治疗
D. 快速输血
E. 抗休克同时行手术治疗

四、案例分析题

(1~4题共用题干)

患者,男,35岁,空腹时突发上腹部刀割样疼痛6小时,迅速波及全腹,有休克症状。检查见腹肌呈板样,全腹压痛、反跳痛,肠鸣音消失。患者既往有十二指肠溃疡病史。

1. 考虑其初步诊断是
   A. 原发性腹膜炎
   B. 十二指肠溃疡穿孔
   C. 急性胰腺炎
   D. 胆囊穿孔
   E. 急性胆囊炎
   F. 继发性腹膜炎

2. 以下护理措施正确的是
   A. 禁饮食
   B. 胃肠减压
   C. 静脉输液
   D. 静脉滴注抗生素
   E. 肌内注射吗啡
   F. 适当运动

3. 为进一步明确诊断,最简便的检查方法是
   A. 血淀粉酶测定
   B. X线腹部平片
   C. 血常规
   D. 腹部B超
   E. 腹腔穿刺
   F. CT

4. 腹膜腔穿刺时,防止腹水从穿刺点外渗的方法
   A. 迷路穿刺
   B. 蝶形胶布固定弥合针路
   C. 涂火棉胶
   D. 术后按压穿刺点1~2分钟
   E. 侧卧,使穿刺点朝上方
   F. 边按压边穿刺

(5~8题共用题干)

患者,男性,40岁。患胃十二指肠溃疡多年,近半个月来胃病发作,饮食后突然腹痛剧烈,呈"刀割样"痛,BP 100/70mmHg,P 100次/分,全腹压痛,反跳痛,肌紧张。

5. 初步诊断是
   A. 急性阑尾炎
   B. 胆道结石
   C. 急性胰腺炎
   D. 胃十二指肠溃疡
   E. 胃十二指肠溃疡穿孔腹膜炎
   F. 肠系膜上动脉夹层

6. 下列哪项检查有助于诊断
   A. 腹腔穿刺
   B. 化验血白细胞
   C. 化验血红细胞
   D. 黄疸指数
   E. 化验血胆红素
   F. X线平片

7. 确诊后处理原则是
   A. 抗生素治疗
   B. 输液治疗
   C. 止痛治疗
   D. 手术治疗
   E. 针灸治疗
   F. 胃肠减压

8. 术后胃肠减压,拔胃管的时机是
   A. 疼痛消失
   B. 腹胀减轻
   C. 已拆线
   D. 肛门排气
   E. 患者要求
   F. 术后引流减少

(9~11题共用题干)

患者,男,56岁,急性腹膜炎行腹腔引流术后5天,患者出现下腹部坠胀感,大便次数增多,黏液便,伴尿频、尿急、排尿困难等症状。

9. 考虑并发
   A. 膈下脓肿
   B. 膀胱炎
   C. 急性肠炎
   D. 盆腔脓肿
   E. 肠袢间脓肿
   F. 腹腔脓肿

10. 下列有利于腹膜炎渗液局限于盆腔,减少

毒素吸收的护理措施是
- A. 按医嘱应用抗生素
- B. 胃肠减压
- C. 禁饮食
- D. 安置半卧位
- E. 保持腹腔引流管通畅
- F. 灌肠

11. 急性腹膜炎患者采取半卧位的目的是
- A. 避免伤口出血
- B. 易于渗出液引流
- C. 避免静脉血栓形成
- D. 减轻全身中毒现象
- E. 腹腔内炎性液体向盆腔沉积
- F. 减轻因腹胀压迫膈肌而影响呼吸和循环

(12~14题共用题干)

患者，女，50岁，急性胃穿孔腹膜炎手术修补后7天，患者突发寒战、发热、出汗等全身中毒症状，伴有上腹痛、呃逆以及季肋部压痛、叩击痛等。

12. 在观察期应考虑是
- A. 肠祥间脓肿
- B. 盆腔脓肿
- C. 膈下脓肿
- D. 脓血症
- E. 败血症
- F. 菌血症

13. 为预防膈下脓肿，应采取的有效措施是
- A. 禁食
- B. 腹腔引流
- C. 半卧位
- D. 补液维持水电解质平衡
- E. 应用抗生素
- F. 胃肠减压

14. 患者常见的护理诊断及问题有
- A. 疼痛
- B. 体液不足
- C. 体温过高
- D. 焦虑
- E. 潜在并发症：腹腔脓肿
- F. 自我形象紊乱

第十六章 腹外疝患者的护理

一、单选题

1. 绞窄性疝与嵌顿性疝不同的特点是
   A. 疝囊有无压痛
   B. 疝内容物能不能回纳
   C. 是否会造成肠坏死
   D. 疝内容物有无血运障碍
   E. 是否有机械性肠梗阻的表现
2. 男性，45岁，因"腹股沟处包块"入院，诊断为腹股沟直疝。从解剖角度判断腹股沟直疝和斜疝最大的区别是
   A. 疝环与腹壁下动脉关系
   B. 嵌顿的程度
   C. 缺血的程度
   D. 包块的位置
   E. 疝块的形状
3. 腹股沟直疝的疝囊颈位于
   A. 腹壁上动脉外侧，腹股沟韧带上方
   B. 腹壁上动脉内侧，腹股沟韧带上方
   C. 腹壁浅动脉外侧，腹股沟韧带下方
   D. 腹壁下动脉外侧，腹股沟韧带上方
   E. 腹壁下动脉内侧，腹股沟韧带上方
4. 男，67岁，因"腹股沟斜疝"入院，入院后行斜疝修补术，术后预防阴囊血肿最主要的措施是
   A. 使用止血药
   B. 切口沙袋压迫，托起阴囊
   C. 咳嗽时用手按压伤口
   D. 不宜过早下床活动
   E. 防止便秘、尿潴留
5. 患者，男性，70岁，因"腹股沟直疝"入院，入院查体发现疝块嵌顿，医生行手法复位后，护理应观察的最重要内容是
   A. 是否有恶心呕吐表现
   B. 疝块是否再次脱出
   C. 血压心率
   D. 是否有肠破裂表现
   E. 有无全身感染症状
6. 患者，男性，65岁，1小时前负重物时，右侧腹股沟斜疝嵌顿。下列能表明嵌顿疝已发展成绞窄性疝的是
   A. 疝块发硬
   B. 疝块有压痛
   C. 疝块增大，不能回纳
   D. 体温升高
   E. 全腹有压痛、腹肌紧张
7. 患者，男性，68岁，发现右侧腹股沟可复性肿块1年，有慢性咳嗽病史。3小时前，突然用力咳嗽时突感疝块明显增大，腹痛剧烈，恶心呕吐数次，伴发热，急诊收治入院。入院后查体发现右腹股沟及阴囊可扪及肿块，张力高，明显触痛，全腹有压痛、腹肌紧张，白细胞计数明显增高。拟行急诊手术治疗。初步判断此类疝属于
   A. 腹股沟直疝，嵌顿性疝
   B. 腹股沟斜疝，嵌顿性疝
   C. 腹股沟直疝，绞窄性疝
   D. 腹股沟斜疝，绞窄性疝
   E. 股疝，绞窄性疝
8. 患者，男性，64岁，以"右侧腹股沟区肿块3年"就诊。查体：站立位时右侧腹股沟部内侧、耻骨结节外上有一半球形肿块突出，未入阴囊，可还纳。回纳后压迫内环，咳嗽时疝块仍可突出。该患者可能的诊断为
   A. 股疝
   B. 绞窄性疝

C. 腹股沟斜疝

D. 腹股沟直疝

E. 以上都不是

9. 以下关于腹股沟直疝的描述，错误的是
   A. 不容易嵌顿
   B. 多见于老年男性
   C. 先天性的
   D. 疝块呈半球形
   E. 疝囊从腹壁下动脉内侧直疝三角突出

10. 患者，女性，60岁，自诉卵圆窝处有胀痛，站立时卵圆窝处有半球形肿块，可回纳，诊断为股疝，正确的处理是
    A. 观察包块的大小
    B. 观察生命体征
    C. 观察有无腹痛、腹膜刺激征
    D. 尽早手术治疗
    E. 尽早手法还纳

11. 患者行疝修补，术后的护理措施错误的是
    A. 及时处理咳嗽便秘
    B. 切口部位压沙袋
    C. 咳嗽时注意保护切口
    D. 术后2个月内避免重体力劳动
    E. 不鼓励患者早期下床活动

12. 男，45岁，斜疝修补术后1天，应指导患者的卧位是
    A. 半卧位
    B. 仰卧位
    C. 俯卧位
    D. 斜坡卧位
    E. 侧卧位

13. 腹外疝最重要的发病原因是
    A. 慢性咳嗽
    B. 长期便秘
    C. 排尿困难
    D. 腹壁有薄弱点
    E. 经常从事腹内压增高的工作

14. 男性，48岁，以"腹股沟斜疝"诊断入院，入院后出现恶心、呕吐，停止排气排便，护士初步判断该患者可能发生的情况是
    A. 疝块与疝囊粘连
    B. 疝内容物回纳

C. 疝坏死

D. 疝嵌顿

E. 疝环扩大

15. 患者，男，65岁。右侧腹股沟斜疝1年。今中午负重物后疝内容物更加突出，且不能还纳，局部剧痛伴恶心、呕吐2小时。下列说法不正确的是
    A. 疝囊内可有血性渗液
    B. 有急性机械性肠梗阻表现
    C. 绞窄肠管血运障碍是先动脉后静脉
    D. 进一步发展可坏死穿孔
    E. 可引起疝外被盖组织发生蜂窝织炎

16. 护士对腹股沟疝患者的健康教育，以下内容不正确的是
    A. 防止腹内压增高，避免重体力活动或提举重物
    B. 术后多活动，避免粘连
    C. 调整饮食习惯，以保持大便通畅
    D. 必要时可用疝托进行预防
    E. 注意保暖，防止咳嗽

17. 为避免腹股沟疝复发，应教育患者积极治疗的疾病不包括以下哪项
    A. 便秘
    B. 慢阻肺
    C. 泌尿系感染
    D. 前列腺肥大
    E. 肺炎

二、多选题

1. 以下哪些脏器可以通过腹部薄弱点向外突出，形成腹外疝
   A. 小肠
   B. 盲肠
   C. 大网膜
   D. 乙状结肠
   E. 横结肠

2. 患者行腹外疝手术后，护士指导患者应注意的是
   A. 半坐位3天，膝下垫一软枕
   B. 预防术后出血
   C. 术后当日可进食流食
   D. 预防感染

E. 早期下床活动
3. 患者,男性,60岁,有慢性便秘病史,吸烟20余年。入院后诊断为腹股沟斜疝,术前护理应为
   A. 多下地活动
   B. 治疗便秘
   C. 指导患者戒烟
   D. 术前排空膀胱
   E. 备皮若皮肤破损,酒精消毒后不影响手术
4. 腹股沟斜疝和腹股沟直疝的区别有
   A. 疝块的形状
   B. 是否有血运障碍
   C. 疝内容物是否进入阴囊
   D. 是否产生腹膜刺激征
   E. 压迫内环后疝块是否突出
5. 患者行疝修补术后,护理措施正确的是
   A. 术后平卧位
   B. 预防感冒
   C. 防止便秘
   D. 6小时取半卧位
   E. 保持排尿畅通
6. 患者计划行腹外疝手术,术前的护理措施应该包括
   A. 观察腹部情况
   B. 心理护理
   C. 指导患者床上排尿排便
   D. 严格备皮
   E. 灌肠及排尿
7. 患者,男性,64岁,计划进行腹外疝手术,下列围手术期护理措施正确的是
   A. 腹股沟疝术后,应在患肢髋下垫一小枕头
   B. 择期手术前,应治愈或控制可引起腹内压升高的症状
   C. 股疝和腹股沟疝术前应严格准备会阴部皮肤
   D. 腹股沟斜疝术后阴囊托起是无意义的
   E. 术后1个月内后即可进行重体力劳动
8. 疝囊经腹壁下动脉内侧,直接由腹股沟三角向前突出形成的疝,称为腹股沟直疝。关于腹股沟直疝,描述正确的是

A. 容易嵌顿
B. 多见于老年男性
C. 绝大多数为后天性的
D. 疝块呈半球形
E. 可进入阴囊
9. 患者行疝修补术后,应该注意的内容是
   A. 注意保暖,避免受凉
   B. 术后平卧,膝下垫枕,使髋关节微屈
   C. 术后不宜过早下床活动
   D. 注意观察有无伤口渗血
   E. 保持伤口敷料清洁,避免尿便污染
10. 无张力疝修补术是以人工生物材料作为补片用以加强腹股沟管的后壁,这项手术的优点包括
    A. 创伤小
    B. 手术简单
    C. 术后恢复快
    D. 网片具有良好组织相容性,且具有一定的抗感染能力
    E. 术后下床早
11. 疝囊通过股环经股管向卵圆窝突出的疝称为股疝。关于股疝的描述,正确的是
    A. 多发生于老年以上经产妇
    B. 疝环为股管的上口
    C. 不容易发生嵌顿和绞窄
    D. 非手术治疗即可
    E. 包块位置在耻骨结节下外腹股沟韧带下方
12. 患者,女性,因"腹外疝"诊断入院。入院后计划手术,但如遇以下哪种情况,需要暂缓手术
    A. 慢性咳嗽
    B. 腹水
    C. 恶心
    D. 便秘
    E. 焦虑
13. 腹股沟斜疝的特点包括
    A. 嵌顿机会较多
    B. 疝块半球形
    C. 左侧比右侧多见
    D. 疝囊颈在腹壁下动脉内侧
    E. 腹内脏器经腹股沟管突出,可入阴囊

14. 脐疝是指腹腔内容物由脐部薄弱区突出的腹外疝，下列有关脐疝的特点，错误的是
    A. 多见于婴儿及老年以上妇女
    B. 多因脐环闭合不全或脐部瘢痕组织薄弱所致
    C. 婴儿脐疝可自行痊愈
    D. 成人脐疝极少嵌顿
    E. 婴儿脐疝多为易复性疝

15. 腹外疝传统手术治疗即将腹股沟薄弱区域周围组织强行缝合，借以达到加强该区域腹壁强度的目的，该手术术后的护理措施中，正确的是
    A. 用毛巾托起阴囊
    B. 避免增高腹压的因素
    C. 避免早期离床活动
    D. 6个月内避免重体力劳动
    E. 切口压沙袋

16. 男，65岁，既往有高血压、冠心病，昨日行无张力疝修补术，术后护理正确的是
    A. 避免着凉咳嗽
    B. 术后平卧，足跟垫枕，使髋关节微屈
    C. 麻醉恢复后早下床活动，避免粘连
    D. 注意观察有无伤口渗血
    E. 血压平稳后改半卧位

17. 男性，25岁，入院诊断为腹股沟斜疝，下列不是腹股沟斜疝特点的是
    A. 好发于儿童及青少年
    B. 腹内脏器经腹股沟管突出，不入阴囊
    C. 嵌顿机会较多
    D. 疝囊颈在腹壁下动脉内侧
    E. 疝块半球形

18. 患者因"腹股沟处包块"收入院，既往有高血压、骨关节炎病史。当诊断为下面哪种疝时，不需要紧急手术治疗
    A. 难复性疝
    B. 滑动性疝
    C. 易复性疝
    D. 嵌顿性疝
    E. 绞窄性疝

19. 下列最容易通过腹部薄弱部位突出形成腹外疝的是
    A. 大网膜
    B. 结肠
    C. 盲肠
    D. 小肠
    E. 膀胱

20. 慢性便秘患者诊断为嵌顿性腹股沟斜疝，下列术前护理措施正确的是
    A. 卧床休息
    B. 禁食
    C. 灌肠
    D. 戒烟
    E. 练习床上排便

21. 腹外疝发病原因有
    A. 慢性咳嗽
    B. 长期便秘
    C. 排尿困难
    D. 腹壁有薄弱点
    E. 经常从事腹内压增高的工作

22. 无张力疝修补术的术前准备有
    A. 术前灌肠，清除肠内积粪
    B. 局部热敷
    C. 治疗咳嗽
    D. 治疗便秘
    E. 安慰患者，以免紧张

23. 腹外疝术后护理及健康指导正确的是
    A. 取半坐卧位
    B. 密切观察病情
    C. 遵医嘱使用止痛药
    D. 切口部位压沙袋后，阴囊不必抬高
    E. 术后次日应下床活动

24. 以下关于绞窄性疝的叙述，正确的是
    A. 绞窄性疝是嵌顿疝病理过程的延伸
    B. 绞窄性疝无血运障碍
    C. 绞窄性疝晚期肠壁发生溃烂
    D. 感染穿破体表形成粪瘘
    E. 感染延伸至腹膜会引起急性弥漫性腹膜炎

25. 疝修补术后康复指导内容，正确的有
    A. 出院后注意适当休息
    B. 逐渐增加活动量
    C. 保持大便通畅
    D. 伤口完全愈合后可参加重体力劳动
    E. 剧烈咳嗽时积极治疗

26. 关于切口疝的病因，下列说法正确的是
    A. 切口感染
    B. 术后剧烈咳嗽
    C. 腹部横行切口
    D. 术后胃肠胀气
    E. 合并糖尿病

27. 较小的切口疝，手术基本原则为
    A. 切除原手术切口瘢痕
    B. 用合成纤维网片修补疝口
    C. 回纳疝内容物后无张力缝合健康腹壁组织
    D. 用自体筋膜组织修补疝口
    E. 不需处理

28. 脐疝发生的原因有
    A. 脐环闭锁不全
    B. 脐部组织不够坚韧
    C. 成人站立时
    D. 婴儿睡觉时
    E. 婴儿啼哭

29. 关于脐疝的治疗方式，下列说法正确的是
    A. 小儿在3岁前可采取非手术治疗
    B. 1岁以内婴儿可用硬物抵住脐环，用绷带固定
    C. 小儿2岁以后，脐环直径大于1.5cm，则手术治疗
    D. 成人脐疝应切除疝囊
    E. 成人脐疝应缝合疝环

30. 斜疝与直疝的鉴别，以下正确的是
    A. 发病年龄
    B. 突出途径
    C. 疝块外形
    D. 回纳疝块后压住浅环
    E. 精索与疝囊的关系

31. 典型的腹外疝组成部分包括
    A. 疝环
    B. 疝囊
    C. 疝内容物
    D. 疝外被盖
    E. 疝门

32. 关于腹股沟斜疝的特点，错误的为
    A. 极少发生嵌顿
    B. 因为与睾丸下降有关，左侧较常见
    C. 手指在浅环处可感到咳嗽时冲击感
    D. 一般疝内容物可回纳
    E. 腹股沟斜疝双侧多见

33. 有关腹股沟管的解剖，哪项是错误的
    A. 腹股沟管位于腹前壁、腹股沟韧带外上方
    B. 内环是腹横筋膜中的卵圆形裂隙
    C. 外环是腹外斜肌腱膜的三角形裂隙
    D. 男性有精索通过
    E. 女性有供应阴唇的血管通过

34. 腹股沟疝的辅助检查有
    A. 透光试验
    B. 血常规
    C. X线检查
    D. 腹部CT
    E. 腹部核磁

35. 传统疝修补术与无张力疝修补术相比，缺点有
    A. 缝合张力大
    B. 手术部位有牵扯感
    C. 有排斥的风险
    D. 修补组织愈合差
    E. 有感染的风险

36. 关于切口疝的说法，正确的是
    A. 在站立或用力时更为明显
    B. 腹部有牵拉感
    C. 较大的切口疝伴食欲减退
    D. 疝内容不易成为难复性疝
    E. 在腹壁可见肠型和蠕动波

三、共用题干题

(1~5题共用题干)

患者，男性，65岁，糖尿病，慢性便秘10余年。近半年来阴囊部位出现肿块，站立时尤为明显，平卧时可以回纳。体检时发现腹股沟外环扩大。指导患者咳嗽时指尖有冲击感，平卧回纳疝块后用手指压迫内环，缓慢站立后咳嗽，疝块不再出现，初步诊断为腹外疝，准备手术治疗。

1. 该患者最可能诊断为
   A. 腹股沟直疝
   B. 腹股沟斜疝

C. 嵌顿疝
D. 绞窄性疝
E. 切口疝

2. 患者计划进行疝修补术，为避免术后疝的复发，术前准备中最重要的是
   A. 排尿
   B. 备皮
   C. 治疗便秘
   D. 灌肠
   E. 治疗糖尿病

3. 正常情况下，该患者术后第3天的饮食为
   A. 禁食、禁水
   B. 禁食可进水
   C. 流食
   D. 糖尿病普食
   E. 普食

4. 术后第2日患者宜采用的体位是
   A. 半卧位
   B. 平卧位，膝关节、髋关节微屈
   C. 头低足高位
   D. 头高足低位
   E. 俯卧位

5. 术后预防血肿的措施是
   A. 仰卧位
   B. 注射抗凝剂
   C. 应用抗生素
   D. 托起阴囊，伤口沙袋压迫
   E. 不可过早下床活动

(6~9题共用题干)

患者，男性，48岁，右腹股沟肿块8年余，有长期便秘史、慢性咳嗽史和吸烟史，肿块在站立时明显，平卧消失。体检发现右腹股沟区肿块约6cm×6cm大小，质软，可还纳，外环口可容1指，压迫内环口后，肿块不出现，透光试验阴性。

6. 该患者可能的诊断是
   A. 精索静脉曲张
   B. 睾丸鞘膜积液
   C. 股动脉瘤
   D. 腹股沟直疝
   E. 腹股沟斜疝

7. 护理评估时必须询问的内容不包括

A. 慢性咳嗽史
B. 慢性便秘史
C. 工作种类
D. 工作时间
E. 尿频、尿急史

8. 计划为该患者行无张力疝修补术，手术前准备措施不包括
   A. 术前灌肠，清除肠内积粪
   B. 治疗咳嗽
   C. 局部热敷
   D. 治疗便秘
   E. 安慰患者，以免紧张

9. 准备为该患者行无张力疝修补术，该患者术后下床活动的适宜时间是
   A. 术后第1~2天
   B. 术后第3~4天
   C. 术后第5~7天
   D. 术后第2周
   E. 术后第4周

(10~12题共用题干)

患者，女性，48岁，吸烟10余年，3天前右侧腹股沟韧带内侧下方突然现半球形包块，疼痛，不能回纳，伴有恶心、呕吐，肛门不排气不排便。腹部X线检查提示：腹腔胀气，有数个气液平面。

10. 该患者最可能的情况是
    A. 脐疝
    B. 腹股沟直疝
    C. 腹股沟斜疝
    D. 股疝
    E. 粘连性肠梗阻

11. 最有助于病情判断的是
    A. 不排气排便
    B. 疼痛，伴有恶心、呕吐
    C. 包块呈半球形
    D. 腹部X线检查提示腹腔胀气
    E. 脏器经股环、股管，经卵圆窝突出

12. 该患者目前恰当的处理是
    A. 观察生命体征变化
    B. 观察疼痛等症状有无缓解
    C. 观察包块大小的变化
    D. 择期手术治疗

E. 尽早手术治疗

(13~15题共用题干)

患者,男性,45岁,建筑工地工人,既往有前列腺肥大病史,站立或用力时腹股沟突出肿块,卧位时或用手轻推则消失,疑为腹股沟疝。

13. 此类疝属
   A. 易复性疝
   B. 难复性疝
   C. 滑动性疝
   D. 腹股沟直疝
   E. 腹股沟斜疝

14. 下列哪项对鉴别斜疝和直疝最有意义
   A. 是否可复位
   B. 疝突出的途径
   C. 疝块的形状
   D. 嵌顿的机会
   E. 是否坠入阴囊

15. 若该患者诊断为为腹股沟直疝,其疝环是
   A. 脐环
   B. 股环
   C. 腹股沟管浅环
   D. 腹股沟管深环
   E. 直疝三角

(16~20题共用题干)

患者,男性,52岁,吸烟30余年,已退休。近1个月发现右侧腹股沟区肿块突出,渐增大,平卧后肿块可消失。今晨大便时突感右下腹疼痛,伴恶心呕吐3次,2小时后急诊就医。入院查体:右下腹压痛,疼痛评分为7分,肠鸣音12~14次/分,右侧腹股沟区有一梨形肿块约5cm×5cm×4cm,有明显压痛,不能回纳,局部皮肤无红肿。

16. 该患者最有可能的诊断是
   A. 可复性腹股沟斜疝
   B. 难复性腹股沟斜疝
   C. 嵌顿性斜疝
   D. 绞窄性斜疝
   E. 腹股沟直疝

17. 该患者此时最合适的处理是
   A. 抗生素静脉滴注
   B. 使用解痉剂
   C. 胃肠减压
   D. 手法复位
   E. 手术解除嵌顿

18. 如果继续观察,最可能发生
   A. 腹腔脓肿
   B. 脓毒血症
   C. 败血症
   D. 肠穿孔
   E. 感染中毒性休克

19. 手术后为防止阴囊血肿,可采用哪项措施
   A. 伤口包扎完好,避免渗血
   B. 使用阴囊托或丁字带将阴囊托起
   C. 沙袋压迫伤口
   D. 术中严密止血
   E. 以上都是

20. 术后护理中,错误的是
   A. 仰卧位,腰部垫枕
   B. 术后即可进流质饮食
   C. 用毛巾托起阴囊
   D. 及时处理尿潴留
   E. 指导患者避免早期下床活动

(21~24题共用题干)

男,49岁,晨起搬运重物,疝脱出至阴囊,平时能自行手法复位,此次不能回复,疼痛,发热,呕吐,停止排便排气。体征:右侧阴囊肿胀,肿块呈带蒂柄状延至腹股沟部。

21. 该患者所患为
   A. 腹股沟直疝
   B. 腹股沟斜疝
   C. 切口疝
   D. 股疝
   E. 脐疝

22. 等待手术期间,以下措施错误的是
   A. 胃肠减压、静脉输液
   B. 备皮
   C. 静脉补液
   D. 使用抗菌药物
   E. 观察有无腹膜炎症状

23. 术后护理及健康指导正确的是
   A. 取平卧位、膝下垫软枕
   B. 术后1个月内避免参加重体力劳动
   C. 术后可即刻进食

D. 切口部位压沙袋后，阴囊不必抬高
E. 术后次日应下床活动

24. 该患者术后护理诊断哪个不合适
    A. 疼痛
    B. 体液不足
    C. 体液过多
    D. 潜在并发症：切口感染
    E. 潜在并发症：阴囊水肿

四、案例分析题

(1~3题共用题干)

患者，女，50岁。昨日下蹲时腹股沟韧带内侧下方突然出现半球形包块，疼痛，吃止痛药无效，肿块不能回纳，伴有恶心、呕吐，肛门不排气，停止排便。急诊入院后拍X线检查提示：腹腔胀气，有数个液平。

1. 该患者最可能的情况是
   A. 股疝
   B. 腹股沟直疝
   C. 腹股沟斜疝
   D. 腹股沟淋巴结炎
   E. 粘连性肠梗阻
   F. 机械性肠梗阻

2. 有助于病情判断的主诉和检查是
   A. 该患者为年龄大于40岁的女性
   B. 疼痛，伴有恶心、呕吐
   C. 包块呈现半球形
   D. 脏器经股环、股管、经卵圆窝突出
   E. 腹部X线检查提示腹腔胀气
   F. 下蹲时发生

3. 该患者目前恰当的处理是
   A. 观察生命体征变化
   B. 观察疼痛等症状有无缓解
   C. 观察包块大小的变化
   D. 禁食水、胃肠减压
   E. 急诊手术治疗
   F. 择期手术治疗

(4~7题共用题干)

患者，男，53岁。右侧腹股沟可复性包块1年余，走路时包块明显，平卧位时消失，有时包块进入阴囊，但可回纳。无疼痛。该患者有肠梗阻、阑尾炎手术史、长期便秘和吸烟史。体检：左侧腹股沟包块5cm×4cm大小，质地软，可回纳，压住内环口后，包块不再出现，透光试验阴性。

4. 该患者目前最可能的情况是
   A. 腹股沟直疝
   B. 腹股沟斜疝
   C. 股疝
   D. 切口疝
   E. 睾丸鞘膜积液
   F. 易复性疝

5. 该患者目前的处理是
   A. 门诊随访
   B. 灌肠通便
   C. 戒烟戒酒
   D. 治疗便秘
   E. 急诊手术治疗
   F. 择期手术治疗

6. 评估发现该患者近日便秘加重，恰当的措施是
   A. 应用缓泻剂通便
   B. 急诊手术以免延误治疗
   C. 门诊随访观察
   D. 指导多食富含纤维素食品
   E. 指导患者多食蔬菜预防便秘
   F. 心理疏导减轻焦虑

7. 该患者在家用力排便后，包块出现变大变硬，并且伴有明显疼痛、恶心、呕吐，遂来院急诊，最有效的处理是
   A. 观察生命体征
   B. 禁食水
   C. 应用止痛剂
   D. 应用止吐剂
   E. 抗生素治疗
   F. 手术治疗

(8~10题共用题干)

患者，男，42岁，平日从事重体力劳动，1天前突然用力后突发右下腹剧烈疼痛，伴恶心、呕吐，呕吐物为胃内容物，排气、排便停止，体温37.5℃。检查：腹胀较重，右侧腹股沟区肿物坠入阴囊，有压痛，阴囊肿胀、触痛明显。

8. 该患者所患为

A. 腹股沟直疝
B. 腹股沟斜疝
C. 切口疝
D. 股疝
E. 脐疝
F. 嵌顿性疝
G. 绞窄性疝

9. 若决定手术治疗，以下措施正确的是
A. 胃肠减压、静脉输液
B. 做好皮肤准备
C. 做好心理护理
D. 使用抗菌药物
E. 使用镇静药物
F. 观察有无腹膜炎症状

10. 腹外疝术后护理及健康指导不妥的是
A. 取平卧位、膝下垫软枕
B. 密切观察病情
C. 遵医嘱使用止痛药
D. 切口部位压沙袋后，阴囊不必抬高
E. 术后次日应下床活动
F. 术后2个月可参加重体力劳动

(11~13题共用题干)

患者，男性，68岁。既往有慢性支气管扩张，吸烟40余年。近1个月发现右侧腹股沟可复性肿物，3小时前，用力咳嗽后突感疝块明显增大，腹痛剧烈，伴呕吐、发热、全身不适，体温37.8℃，心率96次/分。查体：右腹股沟及阴囊可触及肿块，张力高，明显触痛，全腹有压痛、肌紧张。WBC 12×10^9/L，目前准备急诊手术治疗。

11. 该患者诊断为
A. 腹股沟直疝，嵌顿性疝
B. 腹股沟斜疝，嵌顿性疝
C. 腹股沟直疝，绞窄性疝
D. 腹股沟斜疝，绞窄性疝
E. 股疝，绞窄性疝
F. 股疝，嵌顿性疝

12. 下列术前护理措施中，不正确的是
A. 禁饮食饮水
B. 备皮
C. 物理降温
D. 给麻醉前药物
E. 灌肠
F. 导尿

13. 下列术后护理措施中，不正确的是
A. 半坐卧位
B. 术后6~12小时开始进流食
C. 用"丁"字带托起阴囊，保持舒适
D. 及时处理尿潴留
E. 鼓励患者早期下床活动
F. 体力恢复后即可进行体力活动

(14~23题共用题干)

患者，男性，42岁，农民。反复咳嗽、咳痰半年，慢性便秘多年，未予诊治。近2个月来负重物时阴囊部有肿块，呈梨形，平卧时可还纳，无疼痛感。

14. 初步诊断主要考虑哪些疾病
A. 阴囊肿瘤
B. 结肠肿瘤
C. 慢性支气管炎
D. 股动脉瘤
E. 腹股沟肿瘤
F. 腹股沟斜疝

15. 腹外疝发病的主要原因是
A. 腹壁强度降低
B. 前列腺肥大
C. 手术切口愈合不良
D. 腹内压增高
E. 咳嗽
F. 便秘
G. 先天发育不良

16. 根据疝的血供情况，腹外疝的类型有
A. 易复性疝
B. 难复性疝
C. 直疝
D. 斜疝
E. 股疝
F. 脐疝
G. 绞窄性疝
H. 嵌顿性疝

17. 入院后查体显示外环扩大，压迫内环嘱患者咳嗽指尖有冲击感，平卧回纳肿块后，手指压迫内环处，站立咳嗽，肿块不再出现。该患者的腹外疝是

A. 易复性疝
B. 难复性疝
C. 滑动性疝
D. 股疝
E. 脐疝
F. 腹股沟斜疝
G. 腹股沟直疝

18. 入院后决定为该患者行疝修补术,为避免术后疾病复发,最主要的术前准备有
    A. 灌肠
    B. 卧床休息
    C. 治疗尿潴留
    D. 指导患者练习床上大小便
    E. 治疗便秘
    F. 治疗咳嗽咳痰

19. 手术当天患者的体位为
    A. 半坐卧位
    B. 平卧位
    C. 俯卧位
    D. 头低足高位
    E. 头高足低位
    F. 截石位

20. 患者术后第2天的饮食是
    A. 禁食
    B. 流食
    C. 半流食
    D. 软食
    E. 低盐低脂饮食
    F. 普食

21. 预防阴囊血肿的主要护理措施是
    A. 半卧位
    B. 平卧位
    C. 应用止血药
    D. 不要过早下床活动
    E. 托起阴囊、沙袋压迫伤口
    F. 伤口加压包扎

22. 术后第3天,患者外出活动受凉,下午诉切口疼痛加剧,体温升高,体温在38~40℃之间。实验室检查示:白细胞为 $13 \times 10^9/L$。根据患者的临床症状,考虑患者可能出现
    A. 肺部感染
    B. 菌血症
    C. 外科热
    D. 感冒
    E. 切口裂开
    F. 切口感染

23. 疝修补术后正确的护理措施有
    A. 注意保暖,避免感冒
    B. 术后半坐位,膝下放枕
    C. 术后不宜过早下床活动
    D. 注意观察有无伤口渗血
    E. 术后1个月内不可活动
    F. 积极治疗腹内压增高相关疾病

(24~27题共用题干)

患者,男,55岁,有腹股沟疝多年,无特殊不适症状,未予诊治。搬重物时突感右下腹疼痛,伴恶心,未呕吐,压之肿块不消失,2小时后来院急诊。诊断:右腹股沟嵌顿疝。

24. 此时用下列哪些处理不妥
    A. 注射止痛药
    B. 平卧休息并观察病情变化
    C. 用手法回纳疝内容物
    D. 放置胃肠减压
    E. 输液
    F. 急诊手术

25. 手法复位成功后,下列哪种处理正确
    A. 急诊手术
    B. 住院观察
    C. 回家随访
    D. 住院择期手术
    E. 次日复查
    F. 急诊留观

26. 急诊观察5小时,患者右下腹痛伴腹泻,大便带血,提示可能有
    A. 肠扭转
    B. 肠梗阻
    C. 痔疮出血
    D. 急性胃肠炎
    E. 肠痉挛
    F. 肠坏死

27. 患者需急症手术,下面哪一项不是护士要做的
    A. 备皮

B. 灌肠
C. 胃肠减压
D. 导尿
E. 青霉素皮试
F. 交代术中及术后并发症并让家属签字

(28～31题共用题干)

患者,男,28岁,2年前发现右腹股沟肿块,约2cm×2cm大小,站立或咳嗽时出现,平卧后消失。1年来肿块逐渐增大到10cm×8cm大小。肿块突出时感下腹坠胀、隐痛。查肿块坠入阴囊,回纳后压迫内环,不再出现。

28. 根据病史,该患者可能的诊断是
　　A. 腹股沟斜疝
　　B. 腹股沟直疝
　　C. 股疝
　　D. 嵌顿性疝
　　E. 绞窄性疝
　　F. 切口疝

29. 可考虑做何手术
　　A. 疝成形术
　　B. 疝修补术
　　C. 肠切除术
　　D. 疝囊高位结扎术
　　E. 腹腔镜手术
　　F. 剖腹探查术

30. 手术前后护理要点中,不正确的有
　　A. 向患者解释手术的治疗必要性和方法
　　B. 指导患者排空膀胱
　　C. 术前灌肠及排尿
　　D. 常规术前准备
　　E. 快速康复,不需备皮
　　F. 术后半卧位

31. 做康复指导时,错误的有
　　A. 出院后注意适当休息
　　B. 逐渐增加活动量
　　C. 保持大便通畅
　　D. 伤口完全愈合后可参加重体力劳动
　　E. 积极预防和治疗相关疾病
　　F. 咳嗽与此病关系不大,无须关注

(32～34题共用题干)

患者,男,45岁,有右侧斜疝8年,无特殊不适,未予诊治。1天前疝块下坠时突感剧痛,不能回纳,持续右侧腹痛伴呕吐,后逐渐加重。有发热、腹痛、腹胀,无排气、排便。体检:体温38.2℃,脉率120次/分,呼吸28次/分,血压90/70mmHg,烦躁,脱水貌,腹部膨隆,隐约可扪及肠型,腹肌紧张、压痛及反跳痛,肠鸣音减弱,右侧腹股沟部高起,肿块沿至右侧阴囊约有13cm×10cm×10cm大小,皮肤发红,压痛明显,质韧,透光试验阴性。

32. 最可能的诊断为
　　A. 睾丸鞘膜积液并发感染
　　B. 阴囊蜂窝织炎
　　C. 难复性腹股沟斜疝
　　D. 粘连性肠梗阻
　　E. 绞窄性腹股沟斜疝
　　F. 阑尾炎

33. 实验室检查:白细胞$18.9×10^9$/L,血红蛋白70g/L,血钠135mmol/L,二氧化碳结合力35%。首先应给予
　　A. 右旋糖酐+5%葡萄糖液
　　B. 5%葡萄糖液+生理盐水
　　C. 平衡盐溶液
　　D. 输血
　　E. 右旋糖酐+生理盐水
　　F. 10%葡萄糖溶液

34. 经短时间处理后,一般情况略有好转,但血压95/65mmHg,呼吸仍深快,应采用的进一步治疗措施是
　　A. β受体兴奋药(多巴胺)
　　B. 大剂量抗生素
　　C. 加大氧气吸入量
　　D. 加快输液速度
　　E. 碱性液体,以纠正酸碱平衡失调
　　F. 酸性液体,纠正碱中毒

(35～37题共用题干)

患者,男,68岁。右腹股沟区可复性包块2年。常规体检时查体:患者直立时,在腹股沟内侧端、耻骨结节上外方有一4cm×4cm半球形肿物,未进入阴囊,平卧后自行消失。

35. 该患者目前最可能的病情是
　　A. 前列腺肥大
　　B. 隐睾
　　C. 腹股沟直疝

D. 腹股沟斜疝
E. 股疝
F. 交通性鞘膜积液

36. 该患者最有效的治疗方法是
    A. 择期行疝囊修补术
    B. 局部注射硬化剂
    C. 手法还纳
    D. 用棉线束带或绷带压迫内环口
    E. 择期行疝囊高位结扎术
    F. 急诊行疝囊高位结扎术

37. 评估发现该患者有慢性支气管炎3年，近2个月咳嗽加重，便秘1年，术前恰当的治疗是
    A. 加强营养
    B. 平卧位休息
    C. 镇痛治疗
    D. 肿物穿刺活检
    E. 治疗慢性支气管炎
    F. 治疗便秘

(38～42题共用题干)

患者，女性，41岁，剖宫产术后1年，生产后右侧腹股沟韧带内侧下方出现半球形包块，昨日抱孩子时突感疼痛，包块变大，不能回纳，伴有恶心、呕吐，肛门不排气不排便。腹部X线检查提示：腹腔胀气，有数个气液平面。

38. 该患者最可能的情况是
    A. 脐疝
    B. 腹股沟直疝
    C. 腹股沟斜疝
    D. 股疝
    E. 粘连性肠梗阻

F. 嵌顿疝

39. 最有助于病情判断的是
    A. 不排气排便
    B. 有恶心、呕吐
    C. 包块呈半球形
    D. 腹部X线检查提示腹腔胀气
    E. 脏器经股环、股管，经卵圆窝突出
    F. 包块疼痛

40. 患者发生股疝的原因是
    A. 女性骨盆较宽广
    B. 腹外斜肌在腹股沟区移行为较薄弱的腱膜
    C. 联合肌腱和腔隙韧带较薄弱
    D. 股管上口宽大而松弛
    E. 妊娠增加腹内压
    F. 突然用力抱孩子增加腹内压

41. 该患者目前恰当的处理是
    A. 禁食
    B. 胃肠减压
    C. 观察包块大小的变化
    D. 择期手术治疗
    E. 尽早手术治疗
    F. 静脉补液

42. 患者的出院宣教内容，正确的是
    A. 1个月内避免重体力劳动
    B. 出院后抱孩子不受影响
    C. 避免剧烈咳嗽
    D. 出现便秘时及时治疗
    E. 保持伤口清洁干燥
    F. 及时门诊复查

第十七章

胃十二指肠疾病患者的护理
（胃十二指肠溃疡、胃癌）

一、单选题

1. 直肠癌手术前准备，下列处理不正确的是
   A. 术前2~3天进流食
   B. 术前3天服用肠道吸收抗生素
   C. 应用维生素K
   D. 术前清洁灌肠
   E. 术前口服番泻叶

2. 十二指肠溃疡的腹痛特点是
   A. 节律性发作
   B. 周期性发作
   C. 慢性发作
   D. 持续性发作
   E. 进行性发作

3. 胃大部切除术后，若有输入段吻合口完全梗阻，常呕吐出
   A. 食物和胆汁
   B. 食物，无胆汁
   C. 粪臭性呕吐物
   D. 血性呕吐物
   E. 胆汁，无食物

4. 胃十二指肠溃疡患者出现呕血、黑便，提示患者可能发生的常见并发症是
   A. 急性穿孔
   B. 幽门梗阻
   C. 溃疡出血
   D. 肠壁破裂
   E. 癌变

5. 胃的静脉汇入处为
   A. 上腔静脉
   B. 下腔静脉
   C. 肝静脉
   D. 门静脉
   E. 腹壁静脉丛

6. 瘢痕性幽门梗阻的典型症状是
   A. 恶心、嗳气、食欲减退
   B. 经常呕吐
   C. 上腹部疼痛
   D. 代谢性酸中毒体征
   E. 上腹部闷胀感

7. 直肠癌的术后饮食护理措施中，不正确的是
   A. 2周左右进普食
   B. 肛门排气或结肠造口开放后进流食
   C. 2周左右进半流食
   D. 7~10天内不可灌肠
   E. 选择易消化的少渣饮食

8. 对于胃十二指肠溃疡并发出血的患者，应采取的措施是
   A. 半卧位
   B. 进少渣饮食
   C. 术前按急性腹膜炎处理
   D. 输血
   E. 术前每晚用温盐水洗胃

9. 典型急性出血性肠炎的大便特点是
   A. 水样便
   B. 脓血便
   C. 成形便
   D. 黏液便
   E. 果酱样或赤豆汤样便

10. 胃癌的主要转移途径是
    A. 直接蔓延
    B. 淋巴转移
    C. 血行转移
    D. 腹腔种植

E. 胃内转移

11. 患急性出血性肠炎时，有明显血便与腹胀，饮食方面应注意
    A. 禁食
    B. 禁食并胃肠减压
    C. 流食
    D. 先观察病情，必要时禁食
    E. 立即请外科会诊，再做决定

12. 胃壁的淋巴液最后汇入
    A. 胸导管
    B. 腋窝淋巴管
    C. 锁骨下淋巴结
    D. 腹腔淋巴丛
    E. 毛细淋巴管

13. 下列属于胃大部切除术后患者远期并发症的是
    A. 术后出血
    B. 十二指肠残端破裂
    C. 胃肠吻合口破裂
    D. 倾倒综合征
    E. 胆汁反流性胃炎

14. 有胃十二指肠溃疡病史的患者出现急性弥漫性腹膜炎表现，提示患者可能发生
    A. 急性穿孔
    B. 幽门梗阻
    C. 溃疡出血
    D. 肠壁破裂
    E. 癌变

15. 上消化道出血可表现为呕血或黑粪，主要取决于
    A. 出血的部位
    B. 出血的量和速度
    C. 凝血机制
    D. 病变的性质
    E. 胃肠蠕动情况

16. 关于早期倾倒综合征的认识，正确的是
    A. 表现为进甜食后上腹不适、心悸、恶心
    B. 可出现休克、出血
    C. 长期不愈者，可将毕Ⅰ式改成毕Ⅱ式手术
    D. 由于胃肠吻合口过小而引起
    E. 预防措施主要是调节饮食结构，应少食多餐，避免过甜、过咸、过浓食物

17. 下列哪项并发症是胃大部切除术后患者死亡的主要原因
    A. 术后出血
    B. 十二指肠残端破裂
    C. 胃肠吻合口破裂
    D. 倾倒综合征
    E. 胆汁反流性胃炎

18. 胃肠道手术后的患者，饮食和补液处理正确的是
    A. 肛门排气后即可进食
    B. 麻醉反应过后即进食
    C. 禁食期间成人每天补液2500ml
    D. 开始进食后停止输液
    E. 术后应有2天以上的半流质饮食

19. 特征表现为大量的黏液湖中漂浮着恶性上皮细胞，常呈外生性生长的结直肠癌类型是
    A. 腺癌
    B. 黏液腺癌
    C. 印戒细胞癌
    D. 小细胞癌
    E. 髓样癌

20. 急性出血性肠炎的病变主要在
    A. 空肠和回肠
    B. 直肠和乙状结肠
    C. 全部小肠
    D. 横结肠和降结肠
    E. 食管与小肠

21. 结、直肠癌的主要转移途径是
    A. 直接蔓延
    B. 淋巴转移
    C. 腹腔种植
    D. 血行转移
    E. 肠内转移

22. 关于结肠癌的叙述，下列哪项是错误的
    A. 结肠癌大多数为腺癌
    B. 右半结肠癌临床常出现贫血
    C. 左半结肠癌临床常出现梗阻
    D. 结肠癌以血行转移为主
    E. 结肠癌中以乙状结肠发病率最高

23. 会抑制胃酸分泌的因素是

A. 副交感神经兴奋
B. 碱性食物
C. 饱食
D. 低渗液
E. 脂肪

24. 急性出血性肠炎的休克属于
A. 感染性休克
B. 失血性休克
C. 低血容量性休克
D. 过敏性休克
E. 中毒性休克

25. 结肠癌最早出现的症状是
A. 腹痛
B. 腹部肿块
C. 排便习惯与粪便性状的改变
D. 肠梗阻症状
E. 贫血、消瘦、乏力、低热

26. 十二指肠溃疡疼痛的特点是
A. 餐后即痛，持续2小时后缓解
B. 餐后1小时开始，持续2小时后缓解
C. 餐后2小时开始，持续2小时后缓解
D. 餐后3~4小时开始，进餐后缓解
E. 无规律性

27. 回、结肠造口狭窄的原因是
A. 粪便和分泌物等对浆膜的刺激
B. 造口过小压迫肠系膜血管
C. 结肠游离不充分或外置结肠有张力
D. 造口外切口过大
E. 在腹壁固定造口时缝线穿过结肠全层或缝扎过紧

28. 结肠癌手术切除的范围应包括肿瘤在内的足够的两端肠段，一般要求距肿瘤边缘
A. 2cm
B. 3cm
D. 8cm
C. 5cm
E. 10cm

29. 下列关于胃十二指肠溃疡手术患者术前护理的叙述中，错误的是
A. 做好心理护理，消除患者紧张情绪
B. 等待手术期间继续内科药物治疗
C. 改善营养状况，必要时静脉补充营养

D. 术前置胃管以吸净胃内容物
E. 入院后即开始少渣饮食

30. 急性出血性肠炎的临床表现不包括
A. 腹痛，呕吐，便血
B. 不同程度腹胀
C. 有毒血症症状
D. 可有肠梗阻和腹膜炎体征
E. 粪便为脓血样，主要含黏液和脓

31. 肿块型胃癌在X线气钡双重造影中表现为
A. 胃壁僵硬
B. 胃壁内龛影
C. 突向腔内的充盈缺损
D. 蠕动波消失
E. 黏膜集中、中断、紊乱和局部蠕动波不能通过

32. 在组织病理学上，胃癌90%以上是
A. 腺癌
B. 腺鳞癌
C. 类癌
D. 小细胞癌
E. 未分化癌

33. 胃十二指肠溃疡急性穿孔患者的护理中，不正确的是
A. 禁食、禁饮、胃肠减压
B. 取平卧位
C. 预防休克的发生
D. 输液营养支持及抗感染治疗
E. 严密观察腹痛、腹膜刺激征、肠鸣音的变化

34. 急性出血性肠炎的患儿，起病后即应禁食，直到何时开始进流质
A. 腹痛、呕吐、腹泻停止
B. 中毒症状明显改善
C. 中毒性休克已纠正
D. 腹痛减轻，连续3天大便隐血转阴
E. 等肉眼血便消失，腹胀基本好转，腹痛减轻时

35. 急性出血性肠炎的临床症状中，对诊断意义最大的是
A. 持续性疼痛伴阵发性加剧
B. 多呈中等度发热，并可高达40℃
C. 呕吐为胃内容物或胆汁，严重者可呈咖

啡色血性物

D. 腹泻粪便呈暗红色糊状或赤豆汤样血水便，具特殊腐败腥臭味

E. 起病初常有精神萎靡、疲倦、食欲缺乏等症状

36. 胃溃疡多发生于胃小弯，以哪个部位多见
    A. 胃角
    B. 胃窦部
    C. 胃大弯
    D. 胃体
    E. 胃底

37. 如果胃大部切除术后患者进流质饮食过快，会发生的并发症是
    A. 术后出血
    B. 十二指肠残端破裂
    C. 倾倒综合征
    D. 胃肠吻合口破裂
    E. 胆汁反流性胃炎

38. 小肠恶性肿瘤中最多见的为
    A. 腺癌
    B. 平滑肌肉瘤
    C. 淋巴肉瘤
    D. 类癌
    E. 脂肪肉瘤

39. 结肠癌血行播散最常见的器官是
    A. 肝
    B. 肺
    C. 骨
    D. 脑
    E. 膀胱

40. 诊断早期胃癌的有效方法是
    A. X 线钡餐检查
    B. 腹部超声检查
    C. 纤维胃镜检查
    D. 螺旋 CT 与正电子发射成像检查
    E. 实验室检查

41. 急性出血性肠炎患者有明显腹膜刺激征考虑肠坏死穿孔者时，应采取的治疗为
    A. 立即手术
    B. 输血
    C. 只做胃肠减压
    D. 大量激素治疗
    E. 抗菌药物治疗

42. 瘢痕性幽门梗阻患者的术前护理措施中减轻胃黏膜水肿和炎症，有利于术后吻合口愈合的是
    A. 术前数日每晚用温生理盐水洗胃
    B. 纠正缺水
    C. 纠正碱中毒
    D. 术前给予流质饮食
    E. 术前晚灌肠

43. 胃十二指肠溃疡术后患者，进食的指征是
    A. 麻醉清醒后，血压平稳
    B. 病情好转，患者食欲增加
    C. 手术切口愈合拆线后
    D. 仅术后 3 天
    E. 肠蠕动恢复，肛门排气

44. 小肠腺癌最多见的部位是
    A. 十二指肠
    B. 空肠上段
    C. 空肠下段
    D. 回肠上段
    E. 回肠末端

45. 根据细胞的形态特点及相对数量比例，腺瘤可分为四种类型，不包括
    A. 上皮细胞型
    B. 梭形细胞型
    C. 淋巴细胞型
    D. 混合型
    E. 基底细胞型

46. 关于急性出血性肠炎的诊断，不正确的是
    A. 粪便检查镜下可见大量红细胞
    B. 潜血强阳性
    C. 外周血白细胞及中性粒细胞增多
    D. 必要时可做钡餐或钡灌肠
    E. X 线肠壁内有积气

47. 持续胃肠减压时间较长时，应加强的护理是
    A. 预防压疮发生
    B. 注意口腔卫生
    C. 及时更换收集瓶
    D. 记录吸出液的量和质
    E. 保持引流通畅

48. 胃十二指肠溃疡合并出血患者的护理中，

不正确的是
A. 观察呕血及黑便的情况并做好记录
B. 定时监测生命体征、中心静脉压
C. 取半卧位
D. 情绪紧张者可给予镇静剂
E. 观察患者有无口渴、四肢发冷、尿少等循环血量不足的表现

49. 胃溃疡手术治疗的首选术式是
A. 保留交感神经的壁细胞迷走神经切断术
B. 超选择性迷走神经切断术
C. 选择性迷走神经切断术
D. 胃大部切除术
E. 迷走神经干切断术

50. 胃大部切除术后5~7天常见的并发症是
A. 胃出血
B. 胃潴留
C. 吻合口梗阻
D. 倾倒综合征
E. 胃肠吻合口瘘

51. 直肠癌根治手术能否保留肛门取决于
A. 肿瘤的大小
B. 左半结肠的长短
C. 肿瘤有无远处转移
D. 肿瘤距肛门的距离
E. 肿瘤是否已侵犯肠管周围

52. 为胃、空肠造瘘患者灌注食物，开始时应注意
A. 浓度低、剂量小、速度慢
B. 浓度高、剂量大、速度慢
C. 浓度高、剂量小、速度快
D. 浓度低、剂量小、速度快
E. 浓度高、剂量大、速度快

53. 胃大部切除术后一般患者，其饮食护理是
A. 第1天进流质，第4天进半流质
B. 第2天进流质，第4天进半流质
C. 第3天进流质，第5天进半流质
D. 第3天进流质，1周进半流质
E. 第4天进流质，2周进半流质

54. 引起急性出血性肠炎的细菌是
A. 肠出血性大肠埃希菌
B. 产肠毒素大肠埃希菌
C. 肠侵袭性大肠埃希菌
D. 绿脓杆菌
E. C型厌气性 Welch 梭状芽胞杆菌

55. 决定直肠癌手术方式的依据是
A. 直接浸润情况
B. 血行转移情况
C. 肿瘤大小
D. 淋巴转移途径
E. 种植转移情况

56. 胃大部切除术后患者如发生胃肠吻合口出血，最早出现的临床表现是
A. 呕血，便血
B. 烦躁不安，面色苍白
C. 尿量减少，四肢湿冷
D. 头晕，心悸，出冷汗
E. 胃管内引流出大量血液

57. 胃十二指肠溃疡急性穿孔时，适宜行单纯穿孔缝合术的患者是
A. 有出血史者
B. 有幽门梗阻史者
C. 穿孔小于4小时者
D. 内科治疗期间穿孔者
E. 腹腔内感染及炎症水肿严重者

58. 关于胃穿孔患者留置胃管的护理措施，下列叙述错误的是
A. 插管动作要熟练、轻柔
B. 不可强行插管，必要时使用专业导管
C. 如患者出现呛咳，鼓励其深呼吸，继续插入
D. 无胃液抽出时，不可强行回抽
E. 有鲜血引出时应暂停吸引

59. 胃十二指肠溃疡急性大出血的主要临床表现是
A. 呕血、黑便
B. 肠鸣音消失
C. 突发上腹部剧烈疼痛
D. 腹膜刺激征
E. 呕吐宿食

60. 溃疡病穿孔非手术治疗期间，哪项护理措施最重要
A. 输液
B. 胃肠减压
C. 半卧位

D. 应用抗生素
E. 做术前准备

61. 溃疡行胃大部切除术，通常认为适当的胃切除容积是
    A. 30%~40%
    B. 40%~50%
    C. 50%~60%
    D. 60%~70%
    E. 70%~80%

62. 患者，男性，46岁，行胃大部切除术，进食后20分钟，突然出现上腹胀痛、喷射状呕吐大量含胆汁液体，呕吐后症状不缓解，上腹偏右有压痛，并扪及包块。该患者出现的并发症为
    A. 十二指肠残端破裂
    B. 胃肠吻合口破裂
    C. 胃排空延迟
    D. 胃出血
    E. 术后梗阻

63. 溃疡病外科治疗的理论基础最终在于
    A. 消除分泌胃蛋白酶原——主细胞
    B. 消除分泌胃酸——壁细胞
    C. 消除分泌胃泌素——G细胞
    D. 切除溃疡病灶
    E. 阻断神经和体液对胃酸的调节

64. 患者，男性，46岁，毕Ⅱ式胃大部切除术后1周，患者进食后上腹饱胀、呕吐，呕吐物有食物，无胆汁。最可能发生的并发症是
    A. 十二指肠残端破裂
    B. 吻合口梗阻
    C. 吻合口近端空肠段梗阻
    D. 吻合口远侧空肠段梗阻
    E. 倾倒综合征

65. 患者，男性，46岁，行毕Ⅱ式胃大部切除术后第1天，护士查房时见胃管内引流出咖啡色胃液约280ml，正确的处理是
    A. 输血
    B. 应用止血药物
    C. 胃管内灌注冰盐水
    D. 继续观察，不需特殊处理
    E. 马上做好手术止血的准备

66. 患者，男性，46岁，近半年来常感上腹部不适，隐痛，食欲减退，并有反酸，体重下降，大便潜血试验阳性，诊断为胃癌，其好发的部位是
    A. 胃小弯
    B. 胃大弯
    C. 胃体部
    D. 胃窦部
    E. 胃底部

67. 右半结肠癌的临床特点是
    A. 晚期有排便习惯改变
    B. 右腹肿块及消瘦、低热、乏力等全身症状为主
    C. 以便秘、便血等症状为主
    D. 早期可有腹胀、腹痛等肠梗阻症状
    E. 腹泻，腹痛以进食后加重，排便后减轻

68. 患者，男性，65岁，直肠癌根治术后，开放结肠造口时，该患者的体位宜取
    A. 右侧卧位
    B. 左侧卧位
    C. 半卧位
    D. 仰卧位
    E. 俯卧位

69. 患者，男性，50岁，毕Ⅱ式胃大部切除术后第5天，进半流食后呕吐，呕吐物为食物和胆汁，不能进食，首先考虑患者出现
    A. 吻合口梗阻
    B. 倾倒综合征
    C. 输出段梗阻
    D. 输入段完全性梗阻
    E. 输入段不完全性梗阻

70. 患者，女性，56岁，进行性消瘦、贫血、乏力。右下腹扪及包块，大便隐血试验阳性。最可能的诊断是
    A. 结肠息肉
    B. 降结肠癌
    C. 慢性细菌性痢疾
    D. 升结肠癌
    E. 溃疡性结肠炎

71. 患者，女性，48岁，胃大部切除术后2个月，体重减轻，出现上腹或胸骨后灼痛，呕吐出苦涩的胆汁样液，应考虑为

A. 晚期倾倒综合征
B. 碱性反流性胃炎
C. 早期倾倒综合征
D. 术后梗阻
E. 十二指肠残端破裂

72. 患者，男性，43岁，因患"胃癌"入院。接受化疗以后，口腔黏膜发生溃烂、感染，提供的漱口水应是
A. 1.5%过氧化氮溶液
B. 凉开水
C. 制霉菌素液
D. 生理盐水
E. 麦冬、金银花泡液

73. 患者，男性，胃癌患者，胃镜检查可见胃小弯直径约1cm癌性溃疡，无出血，CT检查无腹腔淋巴结转移。左锁骨上淋巴结未扪及。治疗宜采用
A. 根治性手术
B. 姑息性手术
C. 钴-60治疗
D. 联合化疗
E. 中药调理

74. 患者，男性，58岁，患结肠癌，拟行左结肠癌根治术，术前需要几日开始服用肠道消炎药
A. 1天
B. 2天
C. 3天
D. 4天
E. 5天

75. 患者，男性，56岁，近3个月来排便次数增多，每天3~4次，黏液脓血便，有里急后重感，首选的检查方法是
A. B超
B. X线钡剂肠
C. 直肠指诊
D. 纤维结肠镜
E. 血清癌胚抗原

76. 患者，女性，38岁，十二指肠溃疡病史16年，经多次内科治疗，久治不愈，拟行手术治疗，该患者不宜选择的手术方式是
A. 高选择性迷走神经切断术

B. 选择性迷走神经切断术
C. 迷走神经干切断术
D. 毕Ⅰ式胃大部切除术
E. 毕Ⅱ式胃大部切除术

77. 患者，女性，54岁，既往无消化性溃疡病史，全身大面积烧伤2天，3小时前突然出现呕血、黑便，针对该患者首选的检查方法是
A. X线钡餐检查
B. 选择性血管造影
C. 纤维胃镜
D. CT检查
E. 腹部透视

78. 患者，女性，45岁，毕Ⅱ式胃大部切除手术后第2天，突发右上腹剧痛，伴有腹膜刺激征，应考虑为
A. 倾倒综合征
B. 吻合口瘘
C. 上消化道出血
D. 低血糖综合征
E. 十二指肠残端破裂

79. 患者，男性，40岁，肠穿孔修补术后2天，肛门尚未排气，腹胀明显。下列护理措施中最重要的是
A. 针刺穴位
B. 禁食
C. 半卧位
D. 胃肠减压
E. 肛管排气

80. 患者，女性，胃、十二指肠溃疡病史，对胃、十二指肠溃疡确诊的首选方法是
A. X线钡餐检查
B. 内镜检查
C. 胃酸测定
D. B超检查
E. 实验室检查

81. 患者，男性，51岁，消化性溃疡术后，每当进食后10~20分钟出现上腹胀痛、心悸、出汗、头晕、恶心、呕吐，平卧几分钟后即可缓解，患者发生了
A. 吻合口梗阻
B. 输入段肠袢梗阻

C. 输出段肠袢梗阻
D. 吻合口出血
E. 倾倒综合征

82. 患者，男性，40岁，胃不适、嗳气、消化不良3个月，经检查确诊为早期胃癌，首选的治疗方案是
    A. 根治术
    B. 姑息手术
    C. 根治术加化疗
    D. 化疗
    E. 放疗

83. 男性，40岁，近1个月便中有黏液或脓血，每日大便5~6次，肛门坠胀感。该患者需要进行的检查为
    A. 粪便常规及培养
    B. 直肠指诊
    C. 纤维结肠镜检查
    D. 超声波检查
    E. X线钡餐灌肠检查

84. 患者，女性，46岁，胃溃疡病史已5年，今日早餐后感上腹部疼痛。患者应慎用或禁用的镇痛方法是
    A. 使用麻醉性镇痛药
    B. 使用解热镇痛药
    C. 腹部热敷
    D. 针灸
    E. 按摩

85. 女性，胃癌术后化疗，患者恶心、呕吐，消瘦、食欲缺乏，Hb 98.0g/L，血清总蛋白53g/L，护理诊断是
    A. 呕吐
    B. 恶心
    C. 低蛋白血症
    D. 食欲缺乏
    E. 营养失调：低于机体需要量

86. 男性，40岁，行胃大部毕Ⅱ式切除术后5天，突发右上腹剧烈痛和局部明显压痛、腹肌紧张症状，应考虑为
    A. 术后胃出血
    B. 吻合口梗阻
    C. 倾倒综合征
    D. 近侧空肠段梗阻
    E. 十二指肠残端破裂

87. 患者，男性，54岁，肠管表现为充血和浆膜下出血，无坏死穿孔，也无大量消化道出血，其可采取的护理措施是
    A. 切除坏死肠段，行双腔造瘘
    B. 行一期切除吻合术
    C. 仅给予普鲁卡因肠系膜封闭即可
    D. 行一期吻合后远端做导管造瘘
    E. 禁食、胃肠减压

88. 患者，男，32岁，与朋友聚餐后突发急性腹痛，呈持续性隐痛伴阵发性加剧，后出现恶心、呕吐，呕吐物可为胆汁或呈咖啡样、血水样。体检：腹胀显著，压痛明显，可有反跳痛。下列护理措施中不正确的是
    A. 观察腹痛和腹胀的进展情况
    B. 禁食、胃肠减压
    C. 尽早进食
    D. 补充血容量
    E. 尽早给予胃肠外营养

二、多选题

1. 引流结肠的淋巴结分为
   A. 结肠上淋巴结
   B. 结肠下淋巴结
   C. 结肠旁淋巴结
   D. 中间淋巴结
   E. 中央淋巴结

2. 胃癌常用的口服化疗药有
   A. 5-氟尿嘧啶
   B. 丝裂霉素
   C. 替加氟
   D. 优福定
   E. 氟铁龙

3. 胃癌早期可出现的临床症状为
   A. 上腹不适
   B. 嗳气反酸
   C. 食欲减退
   D. 上消化道大出血
   E. 轻度贫血

4. 溃疡型胃癌在X线气钡双重造影中表现为
   A. 胃壁内龛影
   B. 胃壁僵硬

C. 突向腔内的充盈缺损
D. 蠕动波消失
E. 黏膜集中、中断、紊乱和局部蠕动波不能通过

5. 胃癌术后麻醉清醒后，若血压稳定，取低半卧位的作用是
   A. 有利于呼吸和循环
   B. 减少切口缝合处张力
   C. 减轻疼痛与不适
   D. 便于引流
   E. 方便观察病情

6. 胃、十二指肠溃疡的护理诊断包括
   A. 急性疼痛
   B. 营养失调
   C. 有体液不足的危险
   D. 恐惧
   E. 皮肤完整性受损

7. 结、直肠癌可向三个方向浸润扩散，即
   A. 肠壁表层
   B. 肠壁深层
   C. 环状浸润
   D. 沿纵轴浸润
   E. 扩散浸润

8. 大肠癌的发病与哪些因素有关
   A. 高脂肪饮食和腌渍食品
   B. 进食粗纤维食物较多
   C. 患有慢性溃疡性结肠炎
   D. 患有多发性家族性息肉病
   E. 患有大肠血吸虫性肉芽肿

9. 左半结肠癌切除术适用于哪些部位的癌肿
   A. 结肠脾曲癌
   B. 降结肠癌
   C. 部分乙状结肠癌
   D. 横结肠癌
   E. 盲肠癌

10. 胃癌常用的静脉化疗药有
    A. 顺铂
    B. 多柔比星
    C. 优福定
    D. 依托泊苷
    E. 甲酰四氢叶酸钙

11. 结直肠手术术前肠道准备包括

    A. 口服肠道抑菌药
    B. 术前给予流质饮食
    C. 术前使用胃肠减压
    D. 使用泻药
    E. 清洁灌肠

12. 浸润型胃癌在 X 线气钡双重造影中表现为
    A. 突向腔内的充盈缺损
    B. 胃壁僵硬
    C. 胃壁内龛影
    D. 蠕动波消失
    E. 黏膜集中、中断、紊乱和局部蠕动波不能通过

13. 胃、十二指肠溃疡急性大出血的护理措施包括
    A. 禁食
    B. 监测生命体征
    C. 输液、输血
    D. 用三腔管压迫止血
    E. 使用止血药物

14. 与胃酸分泌过多有关的因素包括
    A. 壁细胞增多
    B. 交感神经兴奋
    C. 迷走神经亢进
    D. 幽门螺杆菌感染
    E. 剧烈活动

15. 胃、十二指肠溃疡胃肠减压的护理要点有
    A. 引流液暗红色或血性且 >200ml/h 时继续引流
    B. 保持胃管负压装置引流通畅
    C. 使用胃肠减压时可给患者饮水
    D. 若吸出引流液含少量鲜血则立刻停止吸引
    E. 严密观察引流液的色、质、量，并正确记录

16. 右半结肠包括哪些部位的肿瘤
    A. 盲肠癌
    B. 升结肠癌
    C. 右半横结肠癌
    D. 左半结肠癌
    E. 乙状结肠癌

17. 十二指肠溃疡合并瘢痕性幽门梗阻常引起
    A. 代谢性酸中毒

B. 代谢性碱中毒
C. 脱水
D. 营养不良
E. 高血钾

18. 胃癌的中晚期临床特征是
   A. 局部肿块
   B. 锁骨上淋巴结肿大
   C. 腹水
   D. 恶病质
   E. 胸腔积液

19. 胃大部切除术后24小时内应特别注意
   A. 体温情况
   B. 出血情况
   C. 腹痛情况
   D. 切口情况
   E. 呼吸道分泌物情况

20. 结、直肠癌的组织病理学分类包括
   A. 腺癌
   B. 黏液腺癌
   C. 印戒细胞癌
   D. 小细胞癌
   E. 髓样癌

21. 常用的胃癌化疗给药途径有
   A. 口服给药
   B. 静脉给药
   D. 动脉插管区域灌注给药
   C. 腹腔给药
   E. 直肠给药

22. 溃疡的主要病因是
   A. 幽门螺杆菌感染
   B. 过度疲劳引起胃瘫
   C. 胃酸分泌过多与黏膜屏障受损
   D. 长期服用制酸类药物
   E. 酗酒

三、共用题干题

(1~4题共用题干)

患者，女性，65岁，腹泻痛，腹泻便秘交替数月余伴里急后重感，无鲜血便。体格检查：腹平软，未及包块，左锁骨上、腹股沟淋巴结未触及。

1. 该患者可能诊断为
   A. 直肠癌
   B. 乙状结肠癌
   C. 降结肠癌
   D. 升结肠癌
   E. 盲肠癌

2. 自1957年应用于临床，现为直肠癌标准化疗的基础药物是
   A. 5-氟尿嘧啶
   B. 奥沙利铂
   C. 亚叶酸钙
   D. 伊立替康
   E. 环磷酰胺

3. 进一步检查应首先采用
   A. 直肠镜检
   B. 便常规
   C. 腹部X线平片
   D. 腹部B超
   E. 钡剂灌肠

4. 此患者主要的治疗应采取
   A. 化学治疗
   B. 根治性切除术
   C. 肠造瘘术
   D. 免疫治疗
   E. 放射治疗

(5~7题共用题干)

患者，男性，44岁，多年胃、十二指肠溃疡，近一个月胃病发作，饮食后突然腹部疼痛剧烈，"刀割样"痛，血压100/70mmHg，脉搏100次/分，全腹压痛、反跳痛、肌紧张。初步诊断为胃、十二指肠溃疡穿孔并腹膜炎。

5. 下列有助于该病诊断的检查是
   A. 腹腔穿刺
   B. 血常规
   C. 尿常规
   D. 黄疸指数
   E. 血淀粉酶

6. 该病确诊后正确的处理原则是
   A. 抗生素治疗
   B. 输液治疗
   C. 止痛治疗
   D. 手术治疗
   E. 针灸治疗

7. 术后胃肠减压，拔胃管的时机是
   A. 疼痛消失
   B. 腹胀减轻
   C. 已拆线
   D. 肛门排气
   E. 患者要求

(8～10题共用题干)

患者，女性，71岁，胃溃疡病史10年，最近2个月腹胀，食欲减退，体重下降，大便隐血试验持续阳性，应用抗酸剂治疗胃痛效果不好。

8. 该患者最可能的诊断是
   A. 胃溃疡恶变
   B. 穿透性胃溃疡
   C. 复合溃疡
   D. 顽固性溃疡
   E. 胃后溃疡

9. 有关患者选用的辅助检查方法的叙述，不正确的是
   A. 内镜检查是确诊胃溃疡的首选方法
   B. 有溃疡出血者可在胃镜下止血治疗
   C. X线钡餐检查可在胃溃疡部位显示一周围光滑、整齐的龛影或见十二指肠壶腹部变形
   D. 上消化道大出血时可以进行钡餐检查
   E. 胃酸测定前必须停用抗酸药物

10. 该患者首选的治疗方法是
    A. 输血、输液等支持治疗
    B. 手术治疗
    C. 免疫治疗
    D. 中医中药治疗
    E. 化疗、放疗

(11～15题共用题干)

患者，男性，62岁，因胃溃疡合并多次大出血，拟行胃大部切除术。

11. 该患者手术前正确的护理措施是
    A. 禁食24小时
    B. 术前一日置胃管行胃肠减压
    C. 术前晚上清洁灌肠
    D. 术前用阿托品，以减少分泌物
    E. 术前晚上温盐水洗胃

12. 该患者手术后第一个24小时，必须警惕的并发症是
    A. 下肢深静脉血栓
    B. 肺不张
    C. 出血
    D. 急性胃扩张
    E. 切口感染

13. 该患者手术后5天出现黑便，最可能的原因是
    A. 术中止血不确切
    B. 吻合口缝线感染
    C. 吻合口部分黏膜坏死脱落
    D. 应激性溃疡
    E. 术后胃内残余血

14. 患者手术后10天已进流质饮食，突然出现呕吐，禁食后症状好转。钡餐检查见吻合口延及输出段有较长狭窄，形似漏斗和一细线形的漏斗尾，该患者可选择的治疗措施不包括
    A. 胃肠减压
    B. 输液，补充容量
    C. 应用糖皮质激素
    D. 肌内注射新斯的明
    E. 再次手术

15. 该患者手术后可能出现的营养性并发症不包括
    A. 体重减轻
    B. 溶血性贫血
    C. 腹泻
    D. 骨质疏松
    E. 营养不良

(16～18题共用题干)

患者，男性，63岁。表现为排便次数增加、腹泻、便秘，粪中带血、脓或黏液。查体：轻度贫血，剑突下偏左扪及3cm×5cm肿块。

16. 该患者最可能诊断为
    A. 肠套叠
    B. 粘连性肠梗阻
    C. 肠结核
    D. 溃疡性结肠炎
    E. 结肠癌

17. 该患者的治疗方法为
    A. 升结肠、降结肠吻合术
    B. 盲肠造瘘术

C. 结肠根治性手术
   D. 药物灌肠治疗
   E. 抗结核治疗
18. 结肠造口的患者，在造口开放后采取的体位为
   A. 平卧位
   B. 半卧位
   C. 左侧卧位
   D. 右侧卧位
   E. 仰卧位

(19～20题共用题干)

患者，女性，65岁，半年来乏力、贫血、大便次数增多，有少量便血，继而有里急后重感，拟诊为直肠癌。

19. 需确诊应进行的检查为
   A. 直肠指检
   B. 内镜检查
   C. X线钡剂灌肠
   D. 内镜并活组织检查
   E. 癌胚抗原检查

20. 拟行手术治疗，以下术前准备中不正确的是
   A. 术前2～3天进流质饮食
   B. 术前2～3天服用缓泻药
   C. 术前3～4天每晚清洁灌肠
   D. 术前3天口服肠道抗生素
   E. 必要时做阴道冲洗

四、案例分析题

(1～4题共用题干)

患者，男性，35岁，因胃溃疡穿孔，在全麻下行毕Ⅰ式胃大部切除、腹腔引流术。术后返回病室，患者已清醒，生命体征稳定，切口敷料干燥，胃肠减压吸出暗红色血性液体50ml。

1. 关于该患者术后的活动和休息，叙述正确的是
   A. 每2小时翻身1次
   B. 术后第1天可坐起进行轻微活动
   C. 术后即可协助患者下床或床边活动
   D. 术后第3天可在病室内活动
   E. 根据患者对活动的耐受程度调节活动量
   F. 术后第1天可下床活动

2. 关于该患者术后的饮食护理，叙述正确的是
   A. 置胃管期间应禁食
   B. 2周后可进软饭
   C. 食物以温、软、易消化、一次吃饱为宜
   D. 忌太热、太冷、辛辣、刺激性的食物
   E. 待肠蠕动恢复，拔除胃管后可给少量饮水或米汤
   F. 术后1周可正常饮食

3. 该患者术后拔除胃管的指征是
   A. 胃液量减少
   B. 生命体征平稳
   C. 肠蠕动恢复
   D. 肛门排气排便
   E. 有饥饿感

4. 该患者术后容易发生的并发症是
   A. 胃肠吻合口出血
   B. 十二指肠残端瘘
   C. 输入段肠袢梗阻
   D. 输出段肠袢梗阻
   E. 倾倒综合征

(5～9题共用题干)

患者，女性，40岁，十二指肠溃疡病史2年，3天前出现恶心、呕吐、腹胀，不伴腹胀，呕吐量较大，为隔日宿食，不含胆汁，吐后腹胀减轻。曾肌内注射654-2，效果不明显。查体：上腹部可见胃蠕动波，手拍上腹可闻及振水音，无移动性浊音，肠鸣音3次/分。

5. 该患者最可能诊断为
   A. 急性肠梗阻
   B. 活动性溃疡所致的幽门痉挛
   C. 十二指肠溃疡瘢痕性梗阻
   D. 胃癌致幽门梗阻
   E. 胃癌致贲门梗阻
   F. 胃溃疡

6. 该患者血生化检查最可能的结果是
   A. 钾离子3.8mmol/L，氯离子95mmol/L，二氧化碳结合力22mmol/L
   B. 钾离子4.0mmol/L，氯离子115mmol/L，二氧化碳结合力17mmol/L
   C. 钾离子5.0mmol/L，氯离子100mmol/L，二氧化碳结合力33mmol/L
   D. 钾离子3.2mmol/L，氯离子85mmol/L，

二氧化碳结合力 17mmol/L
E. 钾离子 3.0mmol/L，氯离子 89mmol/L，二氧化碳结合力 33mmol/L
F. 钾离子 3.5mmol/L，氯离子 85mmol/L，二氧化碳结合力 17mmol/L

7. 该患者所采取的术前护理措施包括
   A. 胃肠减压
   B. 纠正营养失调和代谢失衡
   C. 用温生理盐水洗胃 2~3 天
   D. 用冰生理盐水洗胃 2~3 天
   E. 用温蒸馏水洗胃 2~3 天
   F. 用冷蒸馏水洗胃 1~2 天

8. 该者的术后护理措施，不正确的有
   A. 禁食、禁饮 1 周
   B. 持续胃肠减压 24 小时
   C. 绝对卧床休息，避免早期活动
   D. 血压平稳后宜低半卧位
   E. 术后 3 天给予少量米汤或饮水

9. 该患者手术后第 1 个 24 小时内重点需观察的并发症是
   A. 出血
   B. 吻合口瘘
   C. 切口感染
   D. 吻合口梗阻
   E. 倾倒综合征
   F. 切口裂开

(10~15 题共用题干)

患者，男性，58 岁，进行性贫血、消瘦、乏力半年，有时右腹有隐痛，无腹泻。查体：右中腹可触及肿块，肠鸣音活跃。

10. 考虑该患者的诊断可能为
    A. 胆囊肿瘤
    B. 结肠癌
    C. 阑尾周围脓肿
    D. 克罗恩病
    E. 溃疡性结肠炎
    F. 胃十二指肠溃疡

11. 为明确诊断，应进行重要的检查是
    A. 纤维结肠镜检查
    B. 乙状结肠镜检查
    C. CT 检查
    D. B 超检查
    E. X 线钡剂灌肠检查
    F. MRI

12. 该患者术前准备中最重要的护理措施是
    A. 给予高蛋白、高热量、高维生素饮食
    B. 静脉补液
    C. 应用抗生素
    D. 肠道准备
    E. 心理护理
    F. 补充血容量

13. 结肠癌的根治性手术中，常用的手术包括
    A. 左半结肠切除术
    B. 右半结肠切除术
    C. 横结肠切除术
    D. 乙状结肠切除术
    E. 经腹结肠癌切除术

14. 该患者手术后应采取的手术体位是
    A. 去枕平卧位，头偏向一侧
    B. 俯卧位，头偏向一侧
    C. 屈膝位，头偏向一侧
    D. 头低脚高位，头偏向一侧
    E. 半坐卧位，头偏向一侧
    F. 俯卧位，头偏向对侧

15. 该患者术后的复查时间为
    A. 1 年之内 1 个月复查 1 次
    B. 2~5 年每半年复查 1 次
    C. 2 年之内 3 个月复查 1 次
    D. 2 年之内半年复查 1 次
    E. 2~5 年每 3 个月复查 1 次
    F. 1 年之内 3 个月复查 1 次

(16~19 题共用题干)

患者，男性，35 岁，1 周前因"弥漫性腹膜炎、胃十二指肠破裂"行剖腹探查术，术中行胃十二指肠修补、十二指肠造瘘减压术，空肠造瘘置营养管、放置腹腔引流管。1 天前患者诉腹痛，T 39.2℃，见小网膜孔附近引流管引出含胆汁样液体，量约 1000ml。

16. 该患者最可能发生的问题是
    A. 肠动力异常
    B. 吻合口瘘
    C. 胆囊穿孔
    D. 腹腔脓肿
    E. 引流不畅

F. 切口感染
17. 对该情况最简便、实用的检查是
    A. 口服亚甲蓝
    B. 腹部 X 线平片
    C. B 超
    D. 腹腔穿刺
    E. 血常规
    F. CT 检查
18. 处理方法包括
    A. 禁食
    B. 补充水和电解质
    C. 尽早封闭瘘口
    D. 予胃肠外营养
    E. 腹腔灌洗
    F. 胃肠减压
19. 目前对于该患者的护理措施，正确的是
    A. 取半坐卧位
    B. 保持腹腔引流通畅
    C. 予以负压吸引
    D. 予以肠内营养
    E. 及时清洁瘘口周围皮肤
    F. 取去枕平卧位

第十八章

肠疾病患者的护理（肠梗阻、肠瘘）

一、单选题

1. 肠瘘的非手术治疗措施不包括
   A. 纠正水电解质及酸碱平衡
   B. 营养支持
   D. 堵塞瘘管
   C. 充分负压引流
   E. 早期腹腔引流
2. 下列属于胃、空肠造瘘术并发症的是
   A. 造瘘口出血
   B. 缺血性坏死
   C. 肠管回缩
   D. 造瘘口狭窄
   E. 肠管脱垂
3. 单纯性机械性肠梗阻的临床特点是
   A. 阵发性腹痛伴肠鸣音亢进
   B. 持续性绞痛，频繁呕吐
   C. 持续性剧痛，腹胀不对称
   D. 持续性胀痛，肠鸣音消失
   E. 腹胀明显，肛门停止排气
4. 以下关于结肠造口的护理措施，不正确的是
   A. 结肠造口待肠蠕动恢复后开放
   B. 便秘患者术后1周后，应锻炼定时排便
   C. 便秘患者常用液状石蜡或肥皂水灌肠
   D. 为预防造口狭窄，术后立即用手指扩张造口
   E. 应彻底清洗造口周围皮肤，并在瘘口周围皮肤处涂以皮肤保护剂
5. 机械性肠梗阻时肠鸣音的特征表现是
   A. 亢进
   B. 正常
   C. 金属高调音
   D. 减弱
   E. 消失
6. 腹膜炎引起的梗阻属于
   A. 机械性绞窄性肠梗阻
   B. 机械性单纯性肠梗阻
   C. 麻痹性肠梗阻
   D. 血运性肠梗阻
   E. 痉挛性肠梗阻
7. 关于肠扭转引起的梗阻，以下说法正确的是
   A. 可见全腹胀
   B. 常在腹中部扪及条索状团块
   C. 腹膜刺激征轻微
   D. 不均匀腹胀
   E. 全腹呈鼓音
8. 下列项目中有助于绞窄性肠梗阻的诊断的是
   A. 腹部阵发性绞痛
   B. 呕吐出现早而频繁
   C. 全腹胀
   D. 肠鸣音亢进
   E. 腹腔穿刺抽出血性液体
9. 肠梗阻非手术治疗期间梗阻解除的标志是
   A. 胃肠减压后腹痛减轻
   B. 呕吐后腹胀减轻
   C. 轻度压痛无肌紧张
   D. 肛门排便、排气
   E. 肠鸣音亢进转为消失
10. 单纯性机械性肠梗阻的腹痛特点是
    A. 持续性隐痛
    B. 阵发性绞痛伴肠鸣音亢进
    C. 持续性钝痛，肠鸣音消失
    D. 持续性绞痛伴呕吐
    E. 阵发性胀痛
11. 下列不属于肠梗阻的基本处理的是
    A. 禁食

B. 胃肠减压
C. 灌肠
D. 使用抗菌药
E. 补液、纠正水电解质及酸碱失衡

12. 对于肠梗阻患者，以下观察判断不正确的是
    A. 呕吐早、频繁，吐出物是胆汁样物疑为高位肠梗阻
    B. 呕吐少，可吐出粪样物说明是低位梗阻
    C. 呕吐迟，以腹胀为主说明是结肠梗阻
    D. 呕吐物成咖啡样或成血性说明是绞窄性肠梗阻
    E. 呕吐物为食物或胃液说明是麻痹性肠梗阻

13. 关于低位肠梗阻患者的全身病理生理变化，以下说法正确的是
    A. 体液主要丢失在体外
    B. 以代谢性碱中毒为主
    C. 以氯离子丢失为主
    D. 可引起严重的代谢性酸中毒
    E. 不影响肺的气体交换

14. 高位肠梗阻除腹痛外，最主要的症状是
    A. 腹胀明显
    B. 呕吐频繁
    C. 叩诊呈鼓音
    D. 停止排便、排气
    E. 腹部包块

15. 单纯性肠梗阻与绞窄性肠梗阻的主要区别是
    A. 梗阻的病因
    B. 梗阻的时间
    C. 梗阻的严重程度
    D. 肠管壁有无血运障碍
    E. 有无并发症

16. 肠梗阻的病理生理变化不包括
    A. 肠管壁血运障碍
    B. 肠腔积气、积液
    C. 呼吸性碱中毒
    D. 代谢性酸中毒
    E. 感染、休克

17. 肠梗阻患者的共同临床特征是
    A. 腹部阵发性绞痛、排黏液血便、肠型、恶心
    B. 腹痛、呕吐、肠鸣音亢进、腹胀
    C. 腹痛、腹胀、呕吐、便秘
    D. 腹胀、恶心呕吐、肠型、停止排便排气
    E. 腹部胀痛、肠鸣音消失、肌紧张、溢出性呕吐

18. 对肠梗阻患者的术前护理，正确的是
    A. 给予流质饮食，促进肠蠕动
    B. 给予止痛剂，缓解腹痛症状
    C. 给予缓泻剂，以解除梗阻
    D. 禁食、胃肠减压
    E. 给予腹部热敷缓解腹痛

19. 发生单纯性机械性肠梗阻时，典型的局部病理生理变化是
    A. 梗阻以上肠段蠕动减弱或消失
    B. 低位肠梗阻的肠腔扩张多不明显
    C. 肠管内积气多源于细菌分解
    D. 不存在肠管血运障碍
    E. 梗阻以上部位肠腔扩张、梗阻以下肠管瘪陷

20. 肠梗阻生命体征稳定者可取哪种体位，可使膈肌下降，减轻腹胀对呼吸系统的影响
    A. 侧卧位
    B. 平卧位
    C. 半卧位
    D. 端坐位
    E. 头低卧位

21. 按肠道连续性是否存在，肠瘘可分为
    A. 肠外瘘和肠内瘘
    B. 侧瘘和端瘘
    C. 高位瘘和低位瘘
    D. 高流量瘘和低流量瘘
    E. 单个瘘和多发瘘

22. 绞窄性肠梗阻的表现不包括
    A. 持续性剧烈腹痛
    B. 早期出现休克
    C. 腹膜刺激征
    D. 肠鸣音活跃
    E. 腹腔穿刺抽出血性液

23. 肠梗阻患者可出现以下全身性病理改变，除外
    A. 水、电解质紊乱

B. 休克和酸碱失衡
C. 急性中毒性肠扩张
D. 感染和中毒
E. 休克及多器官功能障碍

24. 蛔虫性肠梗阻的梗阻部位多在
    A. 十二指肠
    B. 空肠下段
    C. 空肠上段
    D. 回肠
    E. 结肠

25. 对疑似肠梗阻的患者禁忌做下列哪项检查
    A. X 线透视或摄片
    B. 肛门直肠指检
    C. 钡剂灌肠造影
    D. 口服钡餐透视
    E. 血气分析

26. 切除瘘管邻近已有病理改变的肠袢后最常采用的手术方法为
    A. 早期腹腔引流术
    B. 肠瘘局部楔形切除缝合术
    C. 肠段部分吻合术
    D. 肠瘘旷置术
    E. 瘘口造口术

27. 按以下哪项，肠瘘可分为肠外瘘和肠内瘘
    A. 肠道连续性是否存在
    B. 瘘管所在的部位
    C. 肠瘘的日排出量
    D. 肠瘘的发生原因
    E. 肠腔是否与体表相通

28. 肠套叠患者大便的特征是
    A. 脓血便
    B. 果酱样黏液血便
    C. 黏液脓血便
    D. 血粪混合物
    E. 血便

29. 下列哪一项应考虑为空肠梗阻的腹部 X 线表现
    A. 多个阶梯状排列的气液平面
    B. 上段肠腔扩张
    C. 膈下游离气体
    D. 孤立、胀大的肠袢且位置较固定
    E. 胀气肠呈"鱼肋骨刺"样改变

30. 患者，女性，40 岁，因"急性肠梗阻"频繁呕吐，出现口渴、尿少、脱水征、血压偏低。进行液体疗法时应首先静脉滴注的液体是
    A. 5% 葡萄糖液
    B. 右旋糖酐
    C. 5% 葡萄糖盐水
    D. 复方氯化钠
    E. 0.3% 氯化钾

31. 患者，男性，52 岁，因"绞窄性肠梗阻"行"回肠部分切除术"，术后 4 天患者出现腹痛，以脐周最为明显，腹腔引流管间断引出血性液体，每天约 200ml。体检：体温 38.5℃，呼吸 22 次/分，脉搏 95 次/分，血压 135/76mmHg。腹胀，脐周中度压痛，未扪及肿块，肠鸣音弱。血常规：白细胞 $13.5×10^9$/L，中性粒细胞比例 83%。关于该患者的护理，以下错误的是
    A. 取低半坐卧位
    B. 予全胃肠外营养
    C. 充分负压引流
    D. 若引流管堵塞，应高压冲洗
    E. 如行灌洗，应用等渗盐水

32. 杨某，女性，58 岁，体重 52kg，因"肠梗阻"入院，呕吐多次，目前生命体征稳定，无明显缺水征象，以下护理诊断比较确切的是
    A. 组织灌流量改变
    B. 营养失调，低于机体需要量
    C. 心排出量减少
    D. 有体液不足的危险
    E. 慢性疼痛

二、多选题

1. 麻痹性肠梗阻常见于
   A. 急性弥漫性腹膜炎
   B. 低钾血症
   C. 细菌感染
   D. 尿毒症
   E. 铅中毒

2. 痉挛性肠梗阻常见于
   A. 细菌感染

B. 麻醉药物
C. 低钾血症
D. 尿毒症
E. 肠功能紊乱
3. 肠瘘的护理诊断包括
   A. 体液不足
   B. 体温过高
   C. 皮肤完整性受损
   D. 自我形象紊乱
   E. 焦虑
4. 肠梗阻发生后非手术治疗的护理措施包括
   A. 禁食禁饮
   B. 胃肠减压
   C. 平卧位
   D. 观察有无肠绞窄征象
   E. 及时清理呕吐物

三、共用题干题

（1~2题共用题干）

男性，48岁，朋友聚餐后出现腹中部阵发性绞痛，并有腹胀、呕吐、肛门停止排气。2年前曾行阑尾切除术，诊断为机械性肠梗阻。

1. 与上述诊断相符的体征是
   A. 全腹压痛、反跳痛
   B. 腹式呼吸消失
   C. 移动性浊音阳性
   D. 肠鸣音亢进
   E. 不对称性腹胀
2. 经非手术治疗后，肠梗阻解除的主要标志是
   A. 呕吐减少
   B. 肛门排便排气
   C. 腹胀减轻
   D. 肠鸣音减弱
   E. 腹痛减轻

（3~6题共用题干）

患者，男性，40岁，1小时前午餐后打篮球时出现腹部剧烈疼痛，持续性，腹胀，呕吐宿食，含少量血性液体，口渴，烦躁不安，中腹部可扪及压痛包块，移动性浊音阳性，肠鸣音减弱。血常规：WBC 13.4×10^9/L，发病以来未排便排气。

3. 根据病情，应考虑为

A. 急性单纯水肿性胰腺炎
B. 输尿管结石
C. 胆囊结石
D. 肠结核
E. 肠扭转
4. 最合适的处理是
   A. 禁食、胃肠减压
   B. 口服石蜡油
   C. 低压灌肠
   D. 手术探查
   E. 抗休克
5. 该患者目前主要的护理诊断为
   A. 排便困难
   B. 体液不足
   C. 皮肤完整性受损
   D. 个人应对无效
   E. 活动无耐力
6. 肠梗阻患者围术期常见的并发症不包括
   A. 吸入性肺炎
   B. 腹腔感染
   C. 肠瘘
   D. 肠粘连
   E. 倾倒综合征

四、案例分析题

（1~7题共用题干）

患者，女性，22岁。因"腹痛、腹胀、呕吐、停止肛门排气3天"到医院就诊。体温38℃，脉搏88次/分，呼吸20次/分，血压90/60mmHg，营养状况差，皮肤黏膜干燥，眼窝凹陷，中等程度腹胀，无固定压痛点，肠鸣音亢进，可闻及气过水声，移动性浊音阴性，血红蛋白90g/L，红细胞 3.5×10^{12}/L，X线检查见小肠有阶梯状液平面。询问病史，曾因"肠梗阻"在外院行肠粘连松解术。

1. 该患者初步诊断可考虑为
   A. 粘连性肠梗阻
   B. 坏死性肠炎
   C. 高位性肠梗阻
   D. 胃炎
   E. 绞窄性肠梗阻
   F. 嵌顿性肠梗阻

2. 据肠梗阻发生的基本原因，可将肠梗阻分为
   A. 机械性肠梗阻
   B. 单纯性肠梗阻
   C. 动力性肠梗阻
   D. 血运性肠梗阻
   E. 绞窄性肠梗阻
   F. 高位性肠梗阻

3. 肠梗阻发生后肠管局部会出现的病理生理变化有
   A. 梗阻以上肠管蠕动增加
   B. 肠蠕动减弱
   C. 肠腔积气积液
   D. 肠壁充血
   E. 肠壁水肿
   F. 肠蠕动加快

4. 治疗过程中，患者出现持续性阵发性加剧的绞痛，可考虑为
   A. 麻痹性肠梗阻
   B. 绞窄性肠梗阻
   C. 机械性肠梗阻伴感染
   D. 痉挛性肠梗阻
   E. 血运性肠梗阻
   F. 高位肠梗阻

5. 绞窄性肠梗阻的临床特征有
   A. 持续性剧烈疼痛
   B. 肠鸣音亢进
   C. 呕吐出现早
   D. 早期出现休克
   E. 没有腹膜刺激征
   F. 呕吐物为血性或棕褐色液体

6. 粘连性肠梗阻非手术治疗时，正确的护理措施有
   A. 禁食
   B. 流质饮食
   C. 胃肠减压
   D. 纠正水电解质紊乱和酸碱失衡
   E. 应用吗啡类镇痛剂
   F. 给予生长抑素

7. 粘连性肠梗阻非手术治疗时，肠梗阻解除的标志有
   A. 腹痛减轻
   B. 呕吐减少
   C. 脉率增快
   D. 腹胀消失
   E. 肛门有排气和排便
   F. 白细胞计数升高

(8~11题共用题干)

患者，男性，45岁，暴饮暴食后出现上腹阵发性疼痛，并伴有腹胀，恶心呕吐，呕吐物为宿食，肛门停止排气。患者半年前曾做阑尾切除术。体检：腹胀，见肠型，腹软，轻度压痛，肠鸣音亢进。

8. 下列检查最有意义的是
   A. 腹部CT
   B. 腹部穿刺
   C. 钡剂灌肠
   D. X线平片
   E. 纤维结肠镜检查
   F. MRI检查

9. 该患者出现肠梗阻，最可能的原因为
   A. 肠粘连
   B. 肿瘤
   C. 粪块堵塞
   D. 肠扭转
   E. 肠麻痹
   F. 溃疡性结肠炎

10. 目前该者发生的肠梗阻类型可能是
    A. 急性肠梗阻
    B. 完全性肠梗阻
    C. 绞窄性肠梗阻
    D. 单纯性肠梗阻
    E. 机械性肠梗阻

11. 下列护理措施中，正确的有
    A. 取半卧位
    B. 胃肠减压
    C. 禁饮食
    D. 可给吗啡镇痛
    E. 防治感染和中毒

(12~17题共用题干)

患者，男性，70岁，间断性便秘15年，时有腹部胀痛，便后缓解。1天前用力排便时突发腹部剧痛，腹胀、恶心，未呕吐，停止排便排气。脉搏112次/分，血压80/60mmHg，全腹膨隆，以左侧为明显；全腹压痛，以左下腹为

重，伴肌紧张、反跳痛，移动性浊音阳性，肠鸣音消失。

12. 对该患者应首先考虑为
    A. 急性胰腺炎
    B. 粪块堵塞引起肠梗阻
    C. 空腔脏器破裂
    D. 乙状结肠扭转
    E. 肠套叠
    F. 急性胃肠炎

13. 若为乙状结肠扭转，其肠梗阻类型可能属于
    A. 急性肠梗阻
    B. 动力性肠梗阻
    C. 低位肠梗阻
    D. 绞窄性肠梗阻
    E. 不完全性肠梗阻
    F. 高位肠梗阻

14. 此时患者的水、电解质、酸碱代谢改变主要是
    A. 低氯低钠性碱中毒
    B. 低氯低钾性碱中毒
    C. 低钠低钾性酸中毒
    D. 低钠高钾性酸中毒
    E. 高钠高钾性酸中毒
    F. 高钠低氯性酸中毒

15. 患者的腹部立位X线片见马蹄状巨大双充气肠袢，为进一步明确诊断，最合适的检查是
    A. B超
    B. 口服钡剂透视
    C. 腹腔穿刺
    D. 选择性肠系膜血管造影
    E. 钡剂灌肠
    F. CT检查

16. 最适宜的处理方案是
    A. 控制感染后手术治疗
    B. 抗休克与抗感染并进，待病情好转后行手术治疗
    C. 无需特殊处理、直接急诊手术
    D. 抗休克、抗感染的同时行急诊手术治疗
    E. 积极抗休克，待休克好转后再行手术治疗

17. 术中见乙状结肠顺时针扭转60°，肠管已发黑，行乙状结肠切除后，在左下腹部行暂时性造口，此时对患者的护理措施，正确的有
    A. 术后第2天开始扩张瘘口，以防造口狭窄

    B. 用氧化锌软膏保护瘘口周围皮肤
    C. 肠蠕动恢复后可逐渐恢复饮食
    D. 生命体征平稳后予以半坐卧位
    E. 造口袋内容物超过1/3应更换

(18~23题共用题干)

患者，男性，53岁，腹痛腹胀，呕吐胃内容物及胆汁3小时。近4个月来时有腹胀，大便带黏液，大便次数增加，每日2~3次，无排便不尽及里急后重感。体检：体温36℃，脉搏90次/分，血压115/70mmHg；腹膨隆，未见肠型，腹软，右下腹可触及一斜行肿块，质韧压痛，腹部透视见一气液平面。WBC 9×10^9/L，中性粒细胞0.75。发病以来，患者体重减轻5kg，睡眠欠佳。

18. 根据该患者的症状，初步考虑为
    A. 幽门梗阻
    B. 胆道梗阻
    C. 急性胃肠炎
    D. 肠梗阻
    E. 急性胰腺炎

19. 该患者的症状最可能是由以下何种原因引起
    A. 阑尾周围脓肿
    B. 结肠结核
    C. 结肠肿瘤
    D. 回盲部肠套叠
    E. 肠扭转
    F. 结肠炎症

20. 该患者目前存在的护理诊断，正确的有
    A. 体液不足
    B. 疼痛
    C. 自我形象紊乱
    D. 营养失调：低于机体需要量
    E. 睡眠型态紊乱

21. 针对该患者的处理原则是
    A. 口服液体石蜡通便
    B. 低压灌肠
    C. 紧急手术解除梗阻
    D. 抗结核治疗
    E. 解痉止痛
    F. 保守治疗

22. 针对该患者的术前准备，正确的有

A. 生命体征平稳可取半坐卧位
B. 合理输液并记录出入量
C. 从胃管注入等渗平衡溶液清洁肠道
D. 胃肠减压
E. 禁食
F. 可半流食

23. 若在术后 8 天拔除腹腔引流管，2 天后患者出现腹部持续性疼痛，体温升高达 39℃，肠鸣音减弱。应考虑患者并发了
A. 肠麻痹
B. 肠痉挛
C. 吻合口瘘
D. 粘连性肠梗阻
E. 肿瘤破裂
F. 肠扭转

第十九章 肝疾病患者的护理

一、单选题

1. 下列哪一项最容易发生原发性肝癌的淋巴转移
   A. 胰腺周围
   B. 腹膜后
   C. 肝门淋巴结
   D. 主动脉旁
   E. 锁骨上淋巴结

2. 原发性肝癌患者的癌肿局限于1个肝叶内，可做
   A. 半肝切除
   B. 肝叶切除
   C. 三叶切除
   D. 肝段或次肝段切除
   E. 根治性局部肝切除

3. 对诊断原发性肝癌具有较高特异性的检查是
   A. 放射性核素肝扫描
   B. B超
   C. CT
   D. 血清甲胎蛋白测定
   E. 选择性肝动脉造影

4. 下列哪一项是原发性肝癌最常见和最主要的症状
   A. 肝区疼痛
   B. 食欲减退
   C. 肝大与肝肿块
   D. 肝性脑病
   E. 上消化道出血

5. 经皮肝穿刺胆囊造影（PIC）检查后，应重点观察
   A. 呼吸、体温、意识
   B. 血压、腹膜刺激征
   C. 肠鸣音、肠动波
   D. 腹泻、呕吐、黄疸
   E. 肝浊音界、腹胀

6. 肝癌的术前护理措施中，不正确的是
   A. 高蛋白、高脂肪、高维生素饮食
   B. 适量输血浆或白蛋白
   C. 术前2天口服肠道不吸收抗生素
   D. 术前晚、术晨清洁灌肠
   E. 术前3天给予维生素K

7. 中、晚期肝癌的主要体征表现为
   A. 肝区疼痛
   B. 肝大与肝肿块
   C. 食欲减退
   D. 真菌感染
   E. 肝癌结节破裂出血

8. 以下关于肝动脉插管化疗护理措施的叙述，不正确的是
   A. 严格无菌操作
   B. 注药后用肝素液冲洗导管
   C. 若出现发热，应使用抗菌药物
   D. 定期局部换药
   E. 剧烈腹痛时应警惕其他部位动脉栓塞及胆囊坏死等并发症

9. 肝癌临床分型中，最常见的类型是
   A. 结节型
   B. 巨块型
   C. 弥漫型
   D. 肝细胞型
   E. 胆管细胞型

10. 因高龄或严重肝硬化等不能或不愿手术的肝癌患者，以下哪项可以作为非手术治疗中首选方法
    A. 局部消融治疗

B. 放射治疗
C. 肝动脉栓塞化疗（TACE）
D. 生物治疗
E. 中医中药治疗

11. 原发性肝癌主要的转移部位是
    A. 肝内
    B. 肺
    C. 胃
    D. 脑
    E. 左锁骨上淋巴结

12. 与原发性肝癌的发生关系最密切的是
    A. 胆道感染
    B. 肝炎后肝硬化
    C. 血吸虫性肝硬化
    D. 酒精中毒性肝硬化
    E. 肝脏良性肿瘤

13. 原发性肝癌肝区疼痛的特点是
    A. 间歇性隐痛
    B. 持续性钝痛、刺痛或胀痛
    C. 阵发性绞痛
    D. 刀割样疼痛
    E. 烧灼样疼痛

14. 患者，男性，36岁，患"肝硬化"10年，近半个月来出现肝增大，持续肝区疼痛不能忍受入院。查体：明显消瘦，腹部膨隆，移动性浊音（+），肝大质硬，表面凹凸不平。考虑并发
    A. 上消化道出血
    B. 电解质紊乱和酸中毒
    C. 原发性肝癌
    D. 腹部感染
    E. 肝肾综合征

15. 患者，男性，42岁，因肝区疼痛，怀疑肝癌入院，因过度焦虑和恐惧，患者表现出坐立不安、消沉、对护理不合作，以下护理诊断中正确的是
    A. 疼痛与组织损伤有关
    B. 悲哀与丧失工作能力有关
    C. 绝望与自我形象损伤有关
    D. 焦虑与感受死亡的威胁有关
    E. 孤独与住院环境陌生有关

16. 患者，男性，50岁，慢性肝病10年，体检时发现肝右叶6cm占位性病变，诊断为早期肝癌，最理想的治疗措施是
    A. 手术疗法
    B. 局部放射疗法
    C. 免疫疗法
    D. 中医疗法
    E. 化学疗法

17. 患者，男性，51岁，B型超声检查发现肝占位性病变1周，查肝功能正常，下列哪项阳性最有助于诊断原发性肝癌
    A. γ-GT
    B. MRI
    C. B超
    D. AFP
    E. CT

18. 患者，男性，42岁，体检发现肝大，有触痛，B超检查肝内有一5cm×9cm的肿块。AFP 400μg/L，其预后最危险的是
    A. 肝癌继发感染
    B. 肝癌破裂出血
    C. 骨转移
    D. 肝性脑病
    E. 腹水

19. 患者，男性，60岁，诊断为"原发性肝癌"，行肝叶切除术后3天，出现嗜睡、烦躁不安、黄疸、少尿等，应考虑为
    A. 胆汁性腹膜炎
    B. 膈下脓肿
    C. 肝性脑病
    D. 内出血
    E. 休克

20. 肝癌患者，男性，肝叶切除术后第1天，患者腹痛、心悸、气促、出冷汗，血压12/8kPa，诊断应考虑为
    A. 胆汁性腹膜炎
    B. 肠梗阻
    C. 肝断面出血
    D. 膈下脓肿
    E. 阑尾炎

21. 患者，女性，37岁，乏力、食欲缺乏、右上腹部隐痛半年，既往HBsAg阳性12年。4个月前查AFP 120μg/L，ALT 420U/L。

治疗2个月后，症状有所好转，复查AFP 8μg/L，ALT 37U/L。可能的诊断是
   A. 慢性乙型肝炎，活动期
   B. 肝炎后肝硬化
   C. 原发性肝癌
   D. 肝脓肿
   E. 转移性肝癌

22. 患者，男性，40岁，因"怀疑肝癌"入院。患者因过度的焦虑和恐惧，表现出对护理的不配合。应该采取的态度和措施不包括
   A. 批评患者的态度和行为
   B. 关注患者的心理和行为反应
   C. 对患者的表现表示理解
   D. 教育患者适应身体状况
   E. 解释护理的方法和可能的感受

23. 患者，男性，50岁，肝癌切除术后1周，活动过力突然晕倒，柏油样便，血压80/50mmHg，最大可能是
   A. 肝昏迷（肝性脑病）
   B. 虚脱
   C. 内出血
   D. 感染性休克
   E. 心肌梗死

24. 患者，男性，45岁，上腹部不适、食欲缺乏3个月。1个月来出现黄疸进行性加重，有体重减轻。全身明显黄染，肝未触及，深吸气时可触及肿大的胆囊底部，无触痛。血胆红素257μmol/L（15mg/dl），尿胆红素阳性。最可能的原因是
   A. 肝炎
   B. 胆石症
   C. 胰头癌
   D. 慢性胰腺炎
   E. 肝癌

25. 患者，女性，55岁，因患肝癌入院。接受静脉化疗时，穿刺部位出现肿胀，正确的处理方法应是
   A. 立即停止给药，局部注射解毒剂，然后拔针
   B. 立即停止给药，拔针，然后局部注射解毒剂
   C. 立即停止给药，不拔针，接注射器回抽溢出的药液和注射解毒剂后，再拔针
   D. 立即停止给药，不拔针，接注射器回抽溢出的药液后，再拔针
   E. 立即减慢给药速度，局部注射解毒剂，不拔针

26. 患者，男性，36岁，右上腹隐痛、腹胀、消瘦、低热4个月。有慢性乙型肝炎病史1年。体检：巩膜无黄疸，肝肋下4cm，表面有结节感、质地硬。诊断是
   A. 慢性乙型肝炎，活动期
   B. 肝炎后肝硬化
   C. 原发性肝癌
   D. 肝脓肿
   E. 肝结核

27. 门静脉高压引起的肛门疾病是
   A. 痔
   B. 肛裂
   C. 肛瘘
   D. 直肠脱垂
   E. 直肠息肉

28. 肝门静脉高压症形成后首先出现的是
   A. 肝大
   B. 脾大
   C. 腹水
   D. 呕血
   E. 交通支扩张

29. 防止肝门静脉高压症分流术后出血，手术后应卧床
   A. 1天
   B. 3天
   C. 1周
   D. 2周
   E. 1个月

30. 外科治疗肝门静脉高压症的主要目的是
   A. 保护肝功能
   B. 减缓腹腔积液的产生
   C. 防止肝性脑病
   D. 防止食管胃底曲张静脉破裂出血
   E. 防止肝功能进一步损害

31. 肝门静脉高压症的手术前准备，不正确的是

A. 保肝治疗
B. 无渣高糖饮食
D. 肌注维生素 K
C. 必要时输新鲜血浆或红细胞悬液
E. 手术当日放置胃管

32. 门静脉高压并发肝性脑病饮食的护理措施，不正确的是
A. 高糖类
B. 高蛋白质
D. 低脂肪
C. 高维生素
E. 有食管静脉曲张者，避免过热、干硬食物

33. 肝门静脉高压症患者在手术前不放置胃管，主要原因是
A. 影响患者休息
B. 容易丢失消化液
C. 容易引起呕吐
D. 易损伤食管曲张静脉
E. 影响胃肠功能

34. 肝门静脉高压症食管曲张静脉破裂出血最易并发
A. 肝坏死
B. 肝性脑病
C. 急性肾衰竭
D. 脾大、脾功能亢进
E. 腹水、胸腔积液

35. 肝性脑病患者暂停蛋白质饮食是为了
A. 减少氨的产生
B. 减少氨的吸收
C. 促使氨的转化
D. 降低血尿素氮
E. 降低肠道内 pH 值

36. 肝门静脉高压症手术后 2 周内每日或隔天复查 1 次血小板计数，如超过以下哪项时考虑给抗凝治疗，并注意用药前后凝血时间的变化
A. $400 \times 10^9/L$
B. $500 \times 10^9/L$
C. $600 \times 10^9/L$
D. $700 \times 10^9/L$
E. $800 \times 10^9/L$

37. 肝门腔分流术术后两天内应注意观察的并发症是
A. 血管吻合口破裂出血
B. 肝性脑病
C. 血小板数值是否过高
D. 肠系膜血管栓塞
E. 腹腔感染

38. 下列选项中，关于肝门静脉高压症的术后护理，叙述不正确的是
A. 定期监测生命体征
B. 观察腹腔引流液的性质及颜色
C. 分流术后应取半坐卧位
D. 卧床 1 周
E. 观察患者有无意识改变

39. 肝门静脉血流受阻后，首先出现的症状是
A. 充血性脾大
B. 外周血细胞减少
D. 呕血或柏油样便
C. 脾功能亢进
E. 腹水

40. 肝门静脉交通支中最有意义的是
A. 胃底、食管下端交通支
B. 直肠下端交通支
C. 腹壁交通支
D. 肠系膜血管交通支
E. 腹膜后交通支

41. 肝门静脉高压症的并发症不包括
A. 血管吻合口破裂出血
B. 静脉血栓
C. 肺感染
D. 肝性脑病
E. 嗜睡、谵妄

42. 肝硬化导致门脉高压的表现有
A. 腹水
B. 上腹饱胀
C. 蜘蛛痣
D. 大隐静脉曲张
E. 颈静脉怒张

43. 关于肝门静脉高压症分流术的术后护理，叙述不正确的有
A. 早期起床活动
B. 低蛋白饮食

C. 使用抗生素
D. 忌食过烫食物
E. 术后平卧48小时

44. 肝门静脉高压症行分流术后患者，控制蛋白质摄入的主要理由是
    A. 影响胶体渗透压
    B. 减少血氨形成
    C. 预防过敏反应
    D. 预防消化不良
    E. 防止加重肝脏负担

45. 肝门静脉高压上消化道出血合并肝昏迷（肝性脑病），下列各项中最适用于消除肠内积血，减少氨形成的是
    A. 弱酸性液灌肠
    B. 生理盐水灌肠
    C. 弱碱性液灌肠
    D. 肥皂水灌肠
    E. 50%硫酸镁口服

46. 在我国，以下哪项是引起肝窦和窦后阻塞性门静脉高压症的常见病因
    A. 窦前肝硬化
    B. 窦后肝硬化
    C. 肝内肝硬化
    D. 肝炎前肝硬化
    E. 肝炎后肝硬化

47. 肝门静脉高压症手术治疗主要目的是
    A. 止血或防止出血
    B. 消除腹腔积液
    C. 消除脾功能亢进
    D. 根除肝损害
    E. 改善消化功能

48. 下列不属于肝门静脉高压症患者术前护理诊断的是
    A. 焦虑/恐惧
    B. 体液过多：腹水
    C. 营养失调：低于机体需要量
    D. 体液不足
    E. 疼痛

49. 男性，65岁，肝门静脉高压症患者，行门－腔静脉分流术前的饮食护理为
    A. 高脂、高蛋白、高热量、高维生素
    B. 低脂、高蛋白、低热量、高维生素
    C. 低脂、高蛋白、高热量、低维生素
    D. 低脂、高蛋白、高热量、高维生素
    E. 高脂、高蛋白、低热量、低维生素

50. 患者，男性，50岁，患"乙型肝炎"5年，2年来发现肝硬化并食管静脉曲张，曾大呕血1次，经非手术治疗后进行肠系膜上静脉和下腔静脉吻合术，在术后48小时护理应注意
    A. 每15分钟测血压、脉搏、呼吸1次
    B. 取平卧位或15°低半卧位
    C. 预防肝性脑病
    D. 血小板计数
    E. 预防感染

51. 患者，男性，50岁，因"肝门静脉高压症"进行脾肾分流术，出院时进行预防上消化道出血的健康指导中，最重要的是
    A. 继续卧床休息
    B. 服用护肝药物
    C. 经常服用维生素K
    D. 少吃脂肪和蛋白质类食物
    E. 饮食细软，不过烫

52. 患者，男性，40岁，肝硬化致肝门静脉高压症，分流手术前的护理措施，正确的是
    A. 鼓励体育锻炼
    B. 高蛋白、低脂饮食
    C. 注射维生素K
    D. 术日晨放置胃管
    E. 术前用肥皂水灌肠

二、多选题

1. 预防肝癌肝叶切除术后肝昏迷（肝性脑病）的措施包括
   A. 术前使用护肝药物
   B. 术前应用维生素K
   C. 术前用酸性液灌肠
   D. 术后吸氧
   E. 保持大便通畅

2. 原发性肝癌的肝外血行转移多见于
   A. 肾
   B. 胆
   C. 肺
   D. 骨

E. 脑
3. 肝癌的临床分型包括
   A. 结节型
   B. 巨块型
   C. 弥漫型
   D. 肝细胞型
   E. 胆管细胞型
4. 原发性肝癌的病因和发病机制尚未确定，目前认为与哪些因素有关
   A. 肝硬化
   B. 病毒性肝炎
   C. 长期摄入黄曲霉素
   D. 水土因素
   E. 酗酒
5. 原发性肝癌手术后的康复指导包括
   A. 尽量活动
   B. 清淡、易消化饮食
   C. 遵医嘱合理用药
   D. 心情舒畅
   E. 定期复查
6. 治疗原发性肝癌采取的局部消融治疗方法主要包括
   A. 射频消融（RFA）
   B. 微波消融（MWA）
   C. 冷冻治疗
   D. 高功率超声聚焦消融（HIFU）
   E. 无水乙醇注射治疗（PEI）
7. 有助于原发性肝癌早期诊断的检查方法有
   A. 甲胎蛋白检测
   B. B 型超声
   C. CT 及 MRI
   D. 腹部平片
   E. 选择性腹腔动脉或肝动脉造影
8. 原发性肝癌手术后的并发症有
   A. 腹腔内出血
   B. 胃肠道出血
   C. 膈下积液、脓肿
   D. 脾静脉血栓形成
   E. 胆汁漏
9. 肝门静脉高压症引起腹水的原因包括
   A. 肝门静脉系统毛细血管床的滤过压增加
   B. 低蛋白血症
   C. 血浆胶体渗透压下降
   D. 淋巴液生成增加
   E. 肾功能减退
10. 肝门静脉高压形成后，主要的病理变化可有
    A. 脾大、脾功能亢进
    B. 肾衰竭
    C. 交通支扩张
    D. 腹水
    E. 黄疸
11. 按阻力增加的部位，可将门静脉高压症分为
    A. 窦前
    B. 窦后
    C. 肝内
    D. 肝前
    E. 肝后
12. 肝门静脉高压症应用较广的分流手术方式有
    A. 脾－肾静脉分流术
    B. 门－腔静脉分流术
    C. 肠系膜上－下腔静脉分流术
    D. 脾－腔静脉分流术
    E. 经颈静脉行肝内门体分流术
13. 肝门静脉高压症的交通支包括
    A. 胃底、食管下端交通支
    B. 直肠下端交通支
    C. 腹壁交通支
    D. 肠系膜血管交通支
    E. 腹膜后交通支
14. 肝门静脉高压症施行断流术的主要优点有
    A. 手术创伤较小，患者恢复快
    B. 手术较简单，易于推广
    C. 手术并发症少
    D. 既能控制出血又能保持肝脏血液供应
    E. 明显降低门静脉压力，减少再出血机会

三、共用题干题

（1~4 题共用题干）

男性，50 岁，原有肝硬化病史，经检查诊断为"原发性肝癌"，行肝叶切除加肝动脉插管化疗。

1. 术后 4~6 小时内患者应采取的体位为
   A. 高半卧位
   B. 半卧位
   C. 低半卧位
   D. 平卧位
   E. 体位不受限制
2. 下列护理措施，不正确的是
   A. 妥善固定各种导管
   B. 导管消毒后可直接注药
   C. 导管消毒后先注生理盐水，再注药
   D. 注射化疗药物前消毒导管，注药后行无菌包扎
   E. 为防止导管堵塞，注药后用肝素稀释液冲洗导管
3. 为预防术后肝性脑病发生，应
   A. 体温升高时给予氨基比林降温
   B. 睡眠差时给予镇静剂
   C. 大便干结时给予肥皂水灌肠
   D. 口服抗生素，抑制肠道细菌
   E. 给予高蛋白、高脂肪、富含纤维素饮食
4. 若患者术后发生腹痛、发热，有腹膜刺激征，且引流管内有胆汁出现，则考虑并发
   A. 肝断面出血
   B. 膈下积液
   C. 胆汁漏
   D. 膈下脓肿
   E. 肝性脑病

(5~8 题共用题干)

患者，男性，43 岁，体检发现 AFP > 500μg/L，肝、肾功能正常。有 HBsAg 阳性史 6 年。

5. 最可能的诊断是
   A. 慢性乙型肝炎，活动期
   B. HBsAg 携带者
   C. 乙肝病毒感染者
   D. 原发性肝癌
   E. 转移性肝癌
6. 对确诊最有帮助的检查是
   A. 肝动脉造影
   B. MRI 或 CT 检查
   C. 腹部 X 线检查
   D. 放射性核素肝脏扫描
   E. 肝组织活检
7. 应为该患者提供的饮食为
   A. 高蛋白，高脂肪，高维生素
   B. 高蛋白，高糖，高脂肪
   C. 高脂肪，高糖，低维生素
   D. 高蛋白，低维生素，高糖
   E. 高蛋白，高维生素，高糖
8. 该患者术前护理，不正确的是
   A. 给予维生素 K
   B. 适量输血和白蛋白
   C. 术前晚用肥皂水灌肠
   D. 全面检查肝功能和凝血功能
   E. 术前 3 天口服肠道不吸收抗菌药

(9~11 题共用题干)

患者，女性，42 岁，半年前因突发呕新鲜血 180ml 住院治疗。确诊为"肝门静脉高压症"，保守治疗好转后出院。本次因大量呕血再次住院，经三腔二囊管压迫止血等综合治疗 6 天后出血停止 24 小时，拔除三腔二囊管后，又发生大出血。

9. 出血停止后，拔除三腔二囊管，又发生大出血的最可能原因是
   A. 拔管时胃体黏膜撕裂
   B. 急性胃黏膜病变
   C. 并发胆道出血
   D. 十二指肠溃疡出血
   E. 应激性溃疡
10. 肝门静脉高压症脾功能亢进时，血细胞计数减少，以白细胞计数和血小板计数分别达到哪种水平最为明显
    A. 降至 3×10^9/L 以下，降至 60×10^9/L 以下
    B. 降至 3×10^9/L 以下，降至 80×10^9/L 以下
    C. 降至 5×10^9/L 以下，降至 100×10^9/L 以下
    D. 升至 3×10^9/L 以上，升至 80×10^9/L 以上
    E. 升至 5×10^9/L 以上，升至 90×10^9/L 以上
11. 脾大、脾功能亢进患者可采取的治疗方法是
    A. 断流术

B. 分流术
C. 肝移植
D. 脾切除术
E. 腹腔 – 静脉转流术

四、案例分析题

(1～5题共用题干)

患者，男性，58岁。乙型肝炎病史10年，近2个月来自觉右上腹间歇性钝痛，夜间及劳累后加重，食欲缺乏，低热，消瘦。查体：肝浊音界上移，质硬，无腹水，无黄疸。腹部MRI平扫显示肝右后叶见一占位性病变，边界清楚，大小约4.2cm×5.3cm。实验室检查：AFP升高，肝肾功能正常，患者无严重心肺疾病。诊断为"原发性肝癌"，无远处转移。

1. 与该患者发生原发性肝癌关系最大的是
   A. 饮水污染
   B. 肝良性肿瘤
   C. 病毒性肝炎
   D. 酒精中毒性肝硬化
   E. 胆道感染
   F. 吸烟

2. 患者可首选的治疗方案为
   A. 无水乙醇注射治疗
   B. 化学治疗
   C. 射频消融
   D. 放射治疗
   E. 手术切除
   F. 密切观察

3. 护士给予患者的术前护理中，做法正确的有
   A. 给予高蛋白、高热量、高维生素、易消化饮食
   B. 应用H_2受体阻断剂，预防应激性溃疡出血
   C. 低蛋白血症者，可输血浆
   D. 术前补充维生素K和凝血因子，改善患者凝血功能
   E. 若患者严重焦虑影响睡眠，术前应给予巴比妥类药物保证其充分睡眠
   F. 使用肥皂水灌肠

4. 该患者的术后护理措施中，正确的是
   A. 常规间断吸氧
   B. 术后引流管引出鲜血性液体＞100ml，应警惕腹腔内出血
   C. 术后48小时内专人护理
   D. 适量补充白蛋白和血浆
   E. 鼓励患者早期下床活动，防止尿潴留、腹胀、深静脉血栓等术后并发症的发生
   F. 持续面罩吸氧3～4L/min

5. 该患者在术后1周出现体温升高，右上腹部胀痛、呃逆、脉速，白细胞计数升高，中性粒细胞达0.90以上。应首先考虑该患者可能发生的并发症是
   A. 胆汁漏
   B. 肺感染
   C. 肝断面出血
   D. 应激性溃疡穿孔合并出血
   E. 膈下积液及脓肿
   F. 内出血

(6～8题共用题干)

患者，男性，50岁，已确诊晚期肝癌。突然右上腹痛，面色苍白，大汗。

6. 最可能的诊断是
   A. 急性胆囊炎
   B. 急性阑尾炎
   C. 心肌梗死
   D. 十二指肠溃疡穿孔
   E. 肝癌破裂
   F. 肠梗阻

7. 腹部可能出现的体征包括
   A. 腹式呼吸增强
   B. 腹部膨隆
   C. 肝浊音界消失
   D. 移动性浊音阳性
   E. 腹肌紧张，有压痛和反跳痛
   F. 腹部凹陷

8. 若腹部移动性浊音阳性，对明确诊断最为可靠的检查是
   A. CT
   B. B超
   C. 腹部平片
   D. 腹腔穿刺
   E. 胃镜
   F. 肠镜

(9~11题共用题干)

患者，男性，因"呕吐鲜血800ml"入院，症状表现为乏力、食欲差、腹胀，小便可、大便黑。查体发现脾肿大，脾功能亢进，腹部移动性浊音阳性。白细胞计数降至2×10^9/L以下。血小板计数减至60×10^9/L以下。既往有肝硬化病史。

9. 首先考虑诊断为
   A. 上消化道出血
   B. 便血
   C. 门脉高压症
   D. 呕血
   E. 十二指肠溃疡出血
   F. 胃癌
10. 可实施的分流术有
    A. 门腔静脉分流术
    B. 脾肾静脉分流术
    C. 脾腔静脉分流术
    D. 肠系膜上、下腔静脉分流术
    E. 冠状静脉（胃支、食管支及高位食管支）分流术
    F. 选择性近端脾肾静脉分流术
11. 分流术的术前准备，正确的是
    A. 术前2~3天口服肠道不吸收的抗生素
    B. 术前2天晚做清洁灌肠
    C. 保证肾功能正常
    D. 稳定患者情绪
    E. 保证睡眠充足
    F. 用肥皂水灌肠

第二十章 胆道疾病患者的护理

一、单选题

1. AOSC 的临床表现为
   A. Charcot 三联征
   B. Reynolds 五联征
   C. MODS
   D. Murphy 征
   E. Mimi 综合征
2. 胆道 T 管引流和腹腔引流管的护理措施,两者不同的是
   A. 保持引流管通畅
   B. 每天更换引流袋
   C. 观察引流量和性状
   D. 拔管前夹管观察 1～2 天
   E. 引流袋不可高于引流出口
3. 多器官衰竭综合征并发于
   A. 急性单纯性胆管炎
   B. 急性梗阻性化脓性胆管炎
   C. 急性胆管炎
   D. 亚急性化脓性胆管炎
   E. 慢性梗阻性胆管炎
4. 经内镜逆行胰胆管造影（ERCP）诊断胆管结石准确率高,下列哪一项有诱发的可能
   A. 呼吸困难
   B. 内出血
   C. 急性胰腺炎
   D. 感染性休克
   E. 肝性脑病
5. 急性胆囊炎时出现右肩背部疼痛属于
   A. 内脏性疼痛
   B. 躯体性疼痛
   C. 牵涉性疼痛
   D. 弥散性疼痛
   E. 迟钝性疼痛
6. 急性梗阻性化脓性胆管炎最关键的治疗是
   A. 输液输血
   B. 静滴大量抗生素
   C. 纠正酸中毒
   D. 营养支持
   E. 胆道减压手术
7. 胆总管结石并发胆管炎患者,非手术治疗期间提示需立即做好急诊手术前准备的指征为
   A. 黄疸进行性加深
   B. 低血压,意识不清
   D. 体温升高,脉速
   C. 胆囊肿大,有压痛
   E. 白细胞计数增高
8. 胆道手术后,T 管一般留置的时间是
   A. 5 天
   B. 7 天
   C. 14 天
   D. 20 天
   E. 30 天
9. 以下不属于急性胆囊炎特征的是
   A. 右上腹痛
   B. 可触及肿大胆囊
   C. 黄疸明显
   D. 疼痛向右肩部放射
   E. Murphy 征阳性
10. 诊断胆囊结石的首选检查方法是
    A. CT 检查
    B. MRI 检查
    C. B 超检查
    D. X 线检查
    E. 口服胆囊造影
11. 急性梗阻性化脓性胆管炎（AOSC）的基本

病理改变是
- A. 胆管完全梗阻和胆管内化脓性感染
- B. 胆囊管完全梗阻合并化脓性感染
- C. 肝脏并发性脓肿形成合并破溃引起腹膜炎
- D. 胆道蛔虫及其形成的肝脓肿
- E. 胆管梗阻合并胆囊坏疽

12. 诊断急性胆囊炎最常用的检查方法是
- A. B 超检查
- B. 静脉胆道造影
- C. 口服胆囊造影
- D. 经皮肝穿刺胆道造影
- E. 经内镜逆行胆胰管造影

13. 胆道术后患者在 T 管拔管前，下列护理措施必不可少的是
- A. 无菌冲洗
- B. B 超
- C. 抗生素
- D. 试验性夹管 1~2 天
- E. 检查血胆红素

14. 雷诺（Reynold）五联征是指
- A. 胆绞痛、高热、黄疸、呕吐、腹泻
- B. 腹痛、寒战高热、黄疸、休克、神志不清
- C. 高热、黄疸、呕吐、腹泻、寒战
- D. 休克、神志不清、黄疸、呕吐、发热
- E. 高热、呕吐、腹泻、寒战、胆绞痛

15. 胆石症引起的胆道最基本损害是
- A. 胆道梗阻和感染
- B. 肝脓肿
- C. 胆道出血
- D. 胆道狭窄
- E. 急性胰腺炎

16. 胆总管切开取石术后腹腔引流液呈"胆汁"样，应考虑为
- A. 正常引流液
- B. 低蛋白血症
- C. 胆瘘
- D. 胰瘘
- E. 肠瘘

17. 胆总管引流术后，T 管引流胆汁过多，常提示
- A. 肝细胞分泌亢进
- B. 胆囊浓缩功能减退
- C. 十二指肠反流
- D. 胆道下端梗阻
- E. 胆管分泌胆汁过多

18. 胆道 T 管引流的患者胆道远端通畅的表现是
- A. 腹痛和黄疸减轻，引流量增多
- B. 体温正常，引流量增多
- C. 上腹胀痛，引流量骤减
- D. 食欲好转，黄疸消退，引流量减少
- E. 黄疸消退，引流量增多，食欲无变化

19. 禁忌采用腹腔镜胆囊切除术的是
- A. 胆囊结石
- B. 慢性胆囊炎
- C. 胆囊息肉
- D. 有出血倾向
- E. 胆囊结石继发胆管结石

20. 胆道疾病做 B 超检查前应
- A. 禁食禁水 4 小时
- B. 禁食禁水 12 小时
- C. 禁食 8 小时，禁水 4 小时
- D. 禁食 12 小时，禁水 4 小时
- E. 禁食 12 小时，禁水 8 小时

21. 出现雷诺五联征，表明
- A. 胆总管结石
- B. 急性胆囊炎
- C. 肝内胆管结石
- D. 急性梗阻性化脓性胆管炎
- E. 都不是

22. "白胆汁"见于
- A. 急性单纯性胆囊炎
- B. 化脓性胆囊炎
- C. 坏疽性胆囊炎
- D. 胆囊穿孔
- E. 胆囊积液

23. 出现 Charcot 三联征，表明
- A. 有胆道急性梗阻和感染
- B. 有急性胰腺炎
- C. 有急性胆囊炎
- D. 有急性肝炎
- E. 有肝癌

24. Murphy 征阳性多见于
    A. 急性胆囊炎
    B. 急性胰腺炎
    C. 胃十二指肠溃疡穿孔
    D. 胆总管结石
    E. 胆道蛔虫病

25. 关于急性胆囊炎的临床特点，叙述不正确的是
    A. 进食油腻食物后，容易发病
    B. 右上腹持续性疼痛，阵发性加剧
    C. 疼痛可向右肩胛部和背部放射
    D. 可伴有恶心、呕吐
    E. 多数患者伴有黄疸

26. 关于术后各种引流管的观察护理，最重要的是
    A. 换药时应注意引流管体外部位的固定
    B. 胃肠减压管，引流量少时应考虑位置或有否堵塞
    C. 保持引流管通畅，防止阻塞、扭曲
    D. 仔细观察引流物的流量和颜色变化
    E. 烟卷引流，渗液较多，要 4~7 天才能拔除

27. 急性重症胆总管炎患者梗阻的原因主要是
    A. 胆管结石
    B. 胆管畸形
    C. 胆管肿瘤
    D. 胆道狭窄
    E. 胆道蛔虫

28. 急性胆囊炎在非手术治疗期间若出现胆囊穿孔，最主要的护理措施是
    A. 做好紧急手术的准备
    B. 药物镇痛
    C. 非药物镇痛
    D. 物理降温
    E. 药物降温

29. T 管造影后应开放引流多长时间
    A. 4 小时
    B. 8 小时
    C. 10 小时
    D. 12 小时
    E. 24 小时

30. 引起胆道梗阻最常见的原因为
    A. 胆总管结石
    B. 胆道蛔虫
    C. 胆肠吻合口狭窄
    D. 先天性胆道解剖异常
    E. 胆管狭窄

31. 下列胆道 T 管的护理，不正确的是
    A. 妥善固定
    B. 保持通畅
    C. 每日按时冲洗
    D. 每日更换引流瓶
    E. 记录引流量和性质

32. 胆囊结石引起的胆绞痛通常发生于
    A. 睡眠时
    B. 剧烈运动时
    C. 空腹时
    D. 油腻餐后
    E. 紧张工作时

33. 肝内胆管结石患者出现胆绞痛时禁用
    A. 阿托品
    B. 硫酸镁
    C. 吗啡
    D. 东莨菪碱
    E. 地西泮（安定）

34. 引起继发性肝外胆管结石的主要原因是
    A. 胆囊结石排入胆总管内
    B. 肝内胆管结石排入胆总管
    C. 胆汁淤滞
    D. 胆道感染
    E. 胆道异物

35. 坐位或站立时引流袋的位置应为
    A. 不可高于腹部手术切口
    B. 不可高于腋中线
    C. 不可高于腋前线
    D. 不可高于腋后线
    E. 可在任意位置

36. 女性，55 岁。患胆囊结石 5 年，近来出现右上腹部不适，其饮食应为
    A. 高蛋白，高脂肪，高糖和高纤维素
    B. 高蛋白，低脂肪，高糖和高纤维素
    C. 低蛋白，低脂肪，低糖和高纤维素
    D. 低蛋白，高脂肪，高糖和高纤维素
    E. 低蛋白，低脂肪，低糖和高纤维素

37. 女，55岁。曾有胆囊结石病史5年，8小时前突然出现剑突下偏右剧烈疼痛、高热、黄疸，并逐渐出现嗜睡，应考虑为
   A. 坏疽性胆囊炎
   B. 急性梗阻性化脓性胆管炎
   C. 胆道蛔虫病
   D. 急性胆管炎
   E. 急性胆囊炎

38. 男性，20岁。腹泻后突然出现上腹部剧烈"钻顶样"疼痛、大汗淋漓伴呕吐，持续约5分钟后症状完全缓解，首先考虑是
   A. 胆囊结石
   B. 胆囊炎
   C. 胆管结石
   D. 胆管炎
   E. 胆道蛔虫

39. 女性，42岁。皮肤、巩膜出现明显黄染，粪便呈陶土色，尿液黄褐色，B超检查肝内外胆无明显扩张，进一步检查应选择
   A. 腹部X线平片
   B. 口服胆囊造影
   C. 静脉胆道造影
   D. 内镜逆行胰胆管造影
   E. 经皮肝穿刺胆道造影

40. 患者，男性，34岁，因"慢性胆囊炎"在门诊预约进行胆囊造影检查，护士为其讲解检查方法，不正确的是
   A. 检查前一日中午进高脂肪餐，使胆囊排空
   B. 检查前一日晚餐进无脂肪、低蛋白、高糖饮食
   C. 晚餐后口服造影剂，禁食、禁饮至次日晨
   D. 检查当日早餐进清淡饮食，可少量饮水
   E. 第一次摄片如胆囊显影良好则进高脂肪餐，30分钟后再摄片

41. 患者，女性，53岁，剧烈腹痛4天。查体：体温39.8℃，右上腹可扪及肿块，触痛明显，Murphy征（+），血清胆红素50μmol/L，血白细胞计数20×10^9/L，中性粒细胞0.90。最可能诊断为
   A. 急性胰腺炎

   B. 胆总管结石，合并化脓性胆管炎
   C. 肝脓肿
   D. 胆道蛔虫症
   E. 急性胆囊炎

42. 男性，42岁。2天前突然出现右上腹部疼痛，经检查诊断为胆囊结石并发急性胆囊炎，给予禁食、抗生素等治疗无缓解，最佳的处理方法应是
   A. 加大抗生素的用量
   B. 调整抗生素
   C. 胃肠减压
   D. 行术前准备，常规胆囊切除
   E. 行术前准备，腹腔镜胆囊切除

43. 胆石病患者，男性，进行非手术治疗期间，发现绞痛频繁发作，逐渐加重，黄疸更显著，血压下降，脉搏细速而弱，腹肌紧张。此时护士应该
   A. 进一步观察其病情变化
   B. 解痉止痛
   C. 纠正水、电解质和酸碱平衡紊乱
   D. 及时报告医生做好术前准备
   E. 给予抗生素预防感染

44. 患者，男性，60岁，患胆石症多年，2天前腹痛、寒战、高热和黄疸发作，经门诊用抗生素、输液治疗无效，今日住院护理中发现患者意志不清，血压80/60mmHg，应考虑为
   A. 急性坏疽性胆囊炎
   B. 急性梗阻性化脓胆管炎
   C. 胆总管结石症
   D. 胆道蛔虫病
   E. 胆囊穿孔腹膜炎

45. 女性，45岁。经诊断为"胆总管结石并感染"，非手术治疗期间突然出现血压下降、烦躁，此时护士应
   A. 向家属说明病情，进一步检查
   B. 立即报告医师，给予升压药、镇静剂
   C. 进一步观察
   D. 给予吸氧等对症处理
   E. 立即报告医师，抗休克，完善术前准备急诊手术

46. 患者，女性，40岁，胆道手术后，T管引

流 2 周，拔管前先试行夹管 1~2 天，夹管期间应注意观察的内容是
A. 饮食、睡眠
B. 发热、腹痛、黄疸
C. 大便的颜色
D. 引流口有无渗液
E. 神志、血压和脉搏

47. 患者，男性，40 岁，急诊入院，神志不清，出冷汗，脉搏细数，血压 80/45mmHg，诊断为"急性梗阻性化脓性胆管炎"，该患者应采取的体位为
A. 半坐卧位
B. 坐位
C. 头低足高位
D. 头高足低位
E. 任意卧位

48. 患者，女性，58 岁。反复出现剑突下疼痛、寒战高热、黄疸近 10 年，根据 Charcot 三联征的典型表现，应考虑的疾病是
A. 胆囊结石
B. 胆总管结石
C. 肝内胆管结石
D. 慢性胆囊炎
E. 慢性胰腺炎

49. 患者，女性，36 岁。胆囊结石病史 2 年，昨晚睡觉时被突然出现的右上腹痛惊醒，腹痛呈阵发性剧烈绞痛，向右肩背部放射。导致该患者突然腹痛的原因是
A. 结石阻塞胆管下端，Oddi 括约肌痉挛
B. 结石损伤胆囊黏膜
C. 结石嵌顿于胆囊颈致胆囊强烈收缩
D. 胃及十二指肠痉挛
E. 结石损伤胆总管

50. 患者，女性，8 岁，阵发性剑突下"钻顶样"痛半天，伴恶心、呕吐，既往有类似发作史。查体：体温 37.5℃，剑突下深压痛，无腹肌紧张，拟诊为
A. 肝内胆管结石
B. 胆道蛔虫病
C. 胆总管结石
D. 急性胆管炎
E. 胆囊结石

51. 患者，女性，50 岁，右上腹部疼痛 1 天，体温 39℃，巩膜黄染，B 超示胆总管结石，为警惕急性重症胆管炎，病情观察中要特别注意
A. 体温、面色
B. 血压、神志
C. 腹部体征
D. 恶心、呕吐
E. 脑电图

52. 男性，60 岁，前日进油腻食物后始感右上腹不适，后为剧痛，并向右肩部放射，伴恶心、呕吐、畏寒、发热，尿呈浓茶色，巩膜黄染。检查：患者表情淡漠，脉搏 120 次/分，血压 9.3/6.6kPa，可考虑为
A. 急性阑尾炎
B. 急性胰腺炎
C. 急性胆囊炎
D. 急性重症胆管炎
E. 急性胃肠炎

53. 患者，女性，58 岁，急性右上腹阵发性绞痛，伴寒战、高热、黄疸，急诊行胆囊切除、胆总管探查、T 管引流术，术后观察患者排便情况的最主要目的是
A. 判断患者对脂肪消化和吸收的能力
B. 判断患者肠道功能恢复情况
C. 判断患者胆总管通畅情况
D. 判断患者术后饮食恢复是否合适
E. 及时发现患者有无胃肠道出血

54. 患者，女性，45 岁。经检查诊断为"急性胆囊炎胆石症并梗阻性化脓性胆管炎"。患者血压偏低，躁动不安，最好的处理是
A. 立即给镇静剂、输液，给升压药及大量抗生素保守治疗
B. 快速输液纠正水电解质失衡，等待休克恢复再手术
C. 短时间的术前准备加胆总管探查引流术
D. 立即行单纯胆囊造口手术
E. 立即行胆囊切除术及胆总管切开探查术

55. 患者，男性，行胆总管切开取石、T 管引流术。术后第 3 天，护士查房时发现引流管无胆汁流出，患者诉腹部胀痛。首先应
A. 用无菌生理盐水冲洗 T 管

B. 检查T管是否受压扭曲
C. 用注射器抽吸T管
D. 准备T管造影
E. 继续观察，暂不处理

56. 患者，女性，56岁。右上腹"刀割样"绞痛、发热、黄疸间歇性反复发作，最可能的诊断是
A. 胰头癌
B. 急性传染性肝炎
C. 肝癌
D. 胆总管结石
E. 阿米巴肝脓肿

57. 患者，女性，45岁，行胆总管切开取石、T管引流术后，T管引流液每天均在2000ml左右，提示
A. 胆汁量过少
B. 胆汁量正常
C. 胆管下端梗阻
D. 胆管上端梗阻
E. 胆管中部梗阻

58. 患者，女性，35岁，诊断为"肝外胆管结石"，出现重度黄染及皮肤瘙痒，对皮肤的护理措施不恰当的是
A. 温水擦洗皮肤
B. 遵医嘱用药
C. 保持皮肤清洁
D. 防止皮肤损伤
E. 可用手抓挠

二、多选题

1. 胆囊结石胆绞痛典型的发作时间是
A. 饥饿时
B. 饱餐、进食油腻食物后
C. 睡眠中体位改变时
D. 精神紧张时
E. 运动后

2. 胆结石术后，取半坐卧位的目的是
A. 减少手术后出血
B. 利于腹腔引流
C. 减轻伤口缝合张力
D. 减轻疼痛
E. 减轻腹胀

3. 夏柯三联征的表现有
A. 腹痛
B. 发热
C. 黄疸
D. 休克
E. 精神症状

4. 胆囊结石上腹隐痛的发作时间是
A. 进食过多时
B. 吃油腻食物时
C. 休息不好时
D. 工作紧张时
E. 运动后

三、共用题干题

(1~4题共用题干)
患者，女性，50岁，患"急性梗阻性化脓性胆管炎"，面色苍白，肢体湿冷，脉率114次/分，血压86/70 mmHg，经大量快速输液后血压和脉搏无改善，测中心静脉压18cmH$_2$O。血pH 7.30。

1. 患者存在的情况是
A. 血容量仍不足
B. 血容量相对过多
C. 心功能不全
D. 容量血管过度收缩
E. 容量血管扩张

2. 引起急性梗阻性化脓性胆管炎的致病菌大多为肠道细菌，不包括
A. 大肠埃希菌
B. 变形杆菌
C. 葡萄球菌
D. 克雷伯杆菌
E. 铜绿假单胞菌

3. 针对该患者目前的情况，应采取的有效措施是
A. 继续快速补液
B. 用血管收缩剂
C. 给强心药
D. 纠正酸中毒
E. 加大抗生素用量

4. 首先选用的药物是
A. 地塞米松

B. 毛花苷丙
C. 间羟胺
D. 肝素
E. 碳酸氢钠

(5~8题共用题干)

患者,女性,65岁,剑突下持续性疼痛6小时,寒战、高热伴黄疸。既往有类似发病史。查体:神情淡漠,体温39℃,血压80/60mmHg,脉搏120次/分,剑突下压痛,肌紧张,白细胞计数26×10^9/L,中性粒细胞0.95。肝区叩击痛,血清胰淀粉酶240索氏单位。

5. 此患者最可能诊断为
   A. 急性胰腺炎
   B. 胆道蛔虫症
   C. 溃疡病穿孔
   D. 急性胆囊炎
   E. 急性梗阻性化脓性胆管炎

6. 可以明确梗阻部位,对了解胆道内部情况十分重要的辅助检查方法是
   A. B超检查
   B. CT检查
   C. PTC检查
   D. MRI检查
   E. ERCP检查

7. 目前最关键的治疗原则是
   A. 及时使用抗生素
   B. 应用肾上腺皮质激素
   C. 及时用升压药
   D. 紧急胆道减压手术
   E. 及时补充血容量

8. 若此患者采用手术治疗,患者术后引流管至少留置
   A. 24小时
   B. 3天
   C. 14天
   D. 7天
   E. 1个月

(9~10题共用题干)

患者,女性,50岁,患"胆石症"多年,3天前因腹痛、寒战、高热和黄疸发作,经门诊用抗生素输液治疗无效,今日住院。护理中发现患者神志不清,血压10.5/6.7kPa。化验:白细胞计数12.4×10^9/L,核左移。

9. 该患者的临床诊断考虑为
   A. 急性坏疽性胆囊炎
   B. 胆总管结石
   C. 胆道蛔虫病感染
   D. 急性重症胆管炎
   E. 胆囊穿孔腹膜炎

10. 该患者此时的治疗关键是
    A. 快速补充血容量
    B. 纠正酸中毒
    C. 应用大剂量有效抗生素
    D. 注射维生素K
    E. 及时进行手术

(11~12题共用题干)

患者,女性,45岁。因"急性胆囊炎"入院,给予抗感染、对症支持治疗,今晨输液后30分钟出现发冷、寒战和发热,测体温38.5℃。

11. 该患者可能发生了输液反应中的
    A. 过敏反应
    B. 急性肺水肿
    C. 空气栓塞
    D. 发热反应
    E. 静脉炎

12. 护士在抢救护理患者时,提供的措施中,不正确的是
    A. 注意保暖
    B. 密切观察体温变化
    C. 严格执行无菌操作
    D. 对症进行药物治疗
    E. 将剩余溶液丢弃

(13~15题共用题干)

女性,37岁。因"突发右上腹疼痛1小时"入院,患者晚餐进食较多油腻食物,1小时后出现右上腹阵发性绞痛,可放射到右肩背,伴恶心、呕吐。查体:体温37.8℃,神志清楚,急性痛苦面容,右上腹压痛伴轻度肌紧张。

13. 依据病史,应考虑的临床诊断是
    A. 急性胆囊炎
    B. 急性胰腺炎
    C. 急性重症胆管炎
    D. 慢性胆囊炎
    E. 胆道蛔虫病

14. 该患者具有的临床特征中不包括
    A. 明显黄疸
    B. 右上腹触及肿大胆囊
    C. Murphy 征阳性
    D. 白细胞计数升高
    E. B 超显示胆囊壁增厚
15. 该患者最佳治疗方案是
    A. 服消炎利胆药
    B. 应用抗菌药物
    C. 禁食，胃肠减压
    D. 胆囊切除术
    E. 补充体液和营养物质

(16～19 题共用题干)

男性，12 岁。"突发剑突下剧烈绞痛 4 小时"入院，腹痛呈阵发性，发作时辗转哭闹，伴恶心，呕吐苦水，疼痛可突然停止，间歇期无不适。发病后未排便，无发热。体检：体温 37℃，无黄疸，剑突下轻压痛。

16. 依据病史，应考虑为
    A. 肠套叠
    B. 急性胃肠炎
    C. 急性胆囊炎
    D. 胆道蛔虫病
    E. 胆石病
17. 为明确诊断应首选的检查是
    A. B 超
    B. 腹部 X 线摄片
    C. PTC
    D. MRI
    E. CT
18. 做血常规检查可查见
    A. 白细胞计数明显升高
    B. 嗜酸性粒细胞比例升高
    C. 嗜碱性粒细胞比例升高
    D. 中性粒细胞比例升高
    E. 淋巴细胞比例升高
19. 该患儿应采取的治疗方案是
    A. 中药治疗
    B. 择期手术
    C. 急诊手术
    D. ERCP 术
    E. 非手术治疗

(20～23 题共用题干)

男性，43 岁。反复右上腹痛、寒战发热、黄疸 8 年，此次症状加重 3 天入院。查体：体温 39.8℃，脉搏 120 次/分，血压 80/60mmHg，神情淡漠，右上腹压痛及肌紧张。血常规检查：WBC 27×10^9/L，中性粒细胞 0.90。B 超提示肝外胆管扩张，内有强光团声影。

20. 依据病史应考虑的临床诊断为
    A. 胆道蛔虫病
    B. 急性重症胆管炎
    C. 急性胰腺炎
    D. 重症肝炎
    E. 急性胃十二指肠穿孔
21. 目前该患者最关键的治疗是
    A. 静脉快速补液
    B. 应用皮质激素
    C. 纠正酸中毒
    D. 应用大剂量抗生素
    E. 紧急手术降低胆道压力
22. 当前该患者最重要的护理问题是
    A. 体温过高
    B. 知识缺乏
    C. 组织灌注量减少
    D. 活动无耐力
    E. 疼痛
23. 如拟行手术，在术前准备阶段应补充的维生素是
    A. 维生素 D
    B. 维生素 A
    C. 维生素 K
    D. 维生素 C
    E. 维生素 B

(24～27 题共用题干)

女性，33 岁，上腹疼痛伴畏寒，发热 3 天入院。3 天前突然出现上腹部偏右持续刀割样疼痛，阵发性加剧，向右肩背部放射，伴恶心呕吐、厌食，1 天后相继出现畏寒、发热，粪便呈淡黄色，尿少，呈黄褐色。查体：体温 39.2℃，脉搏 110 次/分，血压 120/80mmHg，神志清楚，皮肤、巩膜黄染，右上腹压痛肌紧张实验室检查：WBC 20×10^9/L，中性粒细胞 0.85。血清总胆红素 152μmol/L，B 超提示肝

外胆管扩张,内有强光团声影。

24. 入院当晚,患者因腹痛剧烈难以入睡,护士执行用药医嘱时,忌用的药物是
    A. 阿托品
    B. 吗啡
    C. 654-2
    D. 33% 硫酸镁
    E. 哌替啶

25. 导致该患者腹痛的原因是
    A. 结石直接损伤胆总管
    B. 胆囊剧烈收缩
    C. 结石损伤十二指肠
    D. 结石梗阻致括约肌痉挛和继发胆管炎
    E. 结石梗阻引起急性胰腺炎

26. 护士对该患者应重点观察的项目是
    A. 尿量、尿色
    B. 腹部症状、体征
    C. 血压、精神状态
    D. 恶心、呕吐
    E. 体温变化

27. 患者术后1周,每天从T管引流出胆汁量约800ml,此现象应考虑
    A. 胆汁分泌量正常
    B. 胆总管通畅
    C. 胆总管上端梗阻
    D. 胆总管下端梗阻
    E. 肝功能差

四、案例分析题

(1~3题共用题干)

患者,女性,52岁,急性胆囊炎患者,进行胆囊切除术后4天,患者突然出现呼吸浅慢,$PaCO_2$升高。

1. 应考虑患者出现了
    A. 高碳酸血症
    B. 低碳酸血症
    C. 高钾血症
    D. 高钙血症
    E. 低钾血症
    F. 低钙血症

2. 为避免此症状的发生,胆囊切除术后应
    A. 常规予低流量吸氧
    B. 鼓励患者深呼吸
    C. 鼓励患者有效咳嗽
    D. 早期应用抗生素
    E. 雾化吸入
    F. 持续高流量吸氧

3. 胆囊切除术后应观察生命体征、腹部体征及引流液情况,当出现哪些表现时,常提示发生胆瘘
    A. 发热
    B. 腹胀
    C. 腹痛
    D. 腹腔引流液呈黄绿色胆汁样
    E. 肌紧张
    F. 呕吐

(4~10题共用题干)

患者,女性,24岁。反复右上腹痛3年多,疼痛呈持续性钝痛,放射至肩背部,伴发热、寒战,每次进食油炸食物后发作,均经对症治疗后症状缓解;近日腹痛再发作。

4. 考虑该患者可能的疾病有
    A. 胃溃疡
    B. 胆囊炎
    C. 胆结石
    D. 胆道感染
    E. 胰腺炎
    F. 胰腺癌

5. 以下辅助检查中,可以为该患者的病因诊断提供依据的有
    A. 口服胆囊造影
    B. 静脉胆道造影
    C. CT检查
    D. 内镜拟行胰胆管造影
    E. B型超声检查
    F. 血常规

6. 患者查体:体温38.2℃,脉搏88次/分,呼吸18次/分,血压126/78mmHg,腹平,腹式呼吸不明显;右上腹深压痛、无反跳痛;Murphy征(+);B超:肝内外胆管多发性结石,胆囊结石;血常规:WBC 13×10^9/L。该患者应采取的处理措施包括
    A. 密切观察生命体征的变化
    B. 注意腹痛有无加重

C. 积极抗感染治疗
D. 开通静脉通道补充体液
E. 禁食禁水
F. 禁食不禁水

7. 当肝外胆管结石阻塞胆道并继发感染时，可表现为典型的 Charcot 三联征，即
   A. 腹痛
   B. 休克
   C. 寒战与高热
   D. 精神症状
   E. 黄疸
   F. 尿少

8. 患者体温 39.5℃，脉搏 108 次/分，血压 12/8kPa，腹痛加剧。查体：右上腹明显压痛，准备行手术治疗。手术前的护理措施，正确的有
   A. 密切观察患者的生命体征变化
   B. 指导患者卧床休息
   C. 心理护理
   D. 缓解疼痛
   E. 指导患者进食高蛋白、低脂肪饮食
   F. 嘱咐患者多运动

9. 患者在全麻下行胆囊切除、胆总管切开取石、T 管引流术。T 型管引流的护理措施，正确的有
   A. 妥善固定，以防脱出
   B. 保护引流管周围皮肤
   C. 每天更换无菌引流袋
   D. 观察并记录引流液的性质和量
   E. 引流不畅时可用生理盐水冲洗
   F. 禁食禁水

10. T 型管拔管的指征有
    A. 引流量减少至 300ml
    B. 无腹痛
    C. 胆管造影证实没有残余结石
    D. 黄疸消退
    E. 夹管后无不适
    F. 引流出胆汁色泽正常

(11～14 题共用题干)

患者，男性，36 岁，反复右上腹痛、寒战、黄疸 5 年，此次发病后黄疸持续不退。体检：体温 39.5℃，脉搏 122 次/分，血压 125/85mmHg。右上腹压痛，肌紧张。实验室检查：WBC 15.5×10^9/L，中性粒细胞 0.85。血清总胆红素 132μmol/L，谷丙转氨酶 175U/L。B 超提示肝外胆管扩张，内有强光团伴声影。

11. 该患者的黄疸程度取决于
    A. 梗阻的程度
    B. 梗阻的部位
    C. 结石的种类
    D. 是否继发感染
    E. 患者的肤色
    F. 尿量多少

12. 该患者已出现功能受损的器官是
    A. 肾
    B. 肝
    C. 心
    D. 脑
    E. 胃
    F. 脾脏

13. 以下对该患者的护理诊断，正确的有
    A. 疼痛
    B. 体温过高
    C. 营养失调
    D. 知识缺乏
    E. 有皮肤完整性受损的危险
    F. 有感染的风险

14. 若对该患者行手术治疗后留置 T 管，护理措施中正确的有
    A. 妥善固定 T 管
    B. 定期由近端向远端挤捏
    C. 每日更换引流袋
    D. 每日记录引流量
    E. 每日冲洗 1 次
    F. 每隔日冲洗 1 次

第二十一章 胰腺疾病患者的护理

一、单选题

1. 胰腺癌术后的并发症不包括
   A. 出血
   B. 感染
   C. 胰瘘
   D. 胆瘘
   E. 休克

2. 壶腹部周围癌的组织类型以哪种最多见
   A. 腺癌
   B. 乳头状癌
   C. 黏液癌
   D. 胰母细胞癌
   E. 大细胞癌

3. 下列选项中,关于胰腺癌的病理,叙述不正确的是
   A. 以导管细胞腺癌最多见
   B. 好发部位为胰腺头、颈部
   C. 最多见淋巴转移和局部浸润
   D. 最早血行转移
   E. 可经血行转移至肝、肺、骨等处

4. 胰腺癌最早出现的症状是
   A. 上腹痛及上腹饱胀不适
   B. 黄疸
   C. 食欲缺乏
   D. 消化不良
   E. 乏力、消瘦

5. 胰腺癌以哪种类型最多见,约占90%
   A. 黏液性囊腺癌
   B. 腺泡细胞癌
   C. 导管细胞腺癌
   D. 胰母细胞癌
   E. 乳头状癌

6. 胰腺瘤好发的部位是
   A. 胰体部
   B. 胰颈部
   C. 全胰腺
   D. 胰头部
   E. 胰尾部

7. 患者,男性,35岁,饱餐饮酒后2小时,上腹部持续性剧痛并向左肩、腰背部放射,伴恶心、呕吐,12小时后来院急诊。目前最有助于诊断的检查是
   A. 血常规
   B. 腹腔穿刺
   C. 血、尿淀粉酶
   D. 胸、腹部平片
   E. 腹部B超检查

8. 患者,女性,因患胰腺癌入院,经中心静脉导管接受胃肠外营养支持,护士的导管护理措施中正确的是
   A. 每周1次消毒穿刺部位
   B. 可经中心静脉途径给予抗生素
   C. 可经中心静脉途径输血
   D. 可经中心静脉导管抽血
   E. 输液结束后要用肝素稀释液封管

二、多选题

1. 胰腺癌的危险因素包括
   A. 慢性胰腺炎
   B. 高脂肪饮食
   C. 高蛋白
   D. 嗜酒
   E. 吸烟

2. 壶腹周围癌从大体形态上分为
   A. 浸润型

B. 溃疡型

C. 肿块型

D. 弥散型

E. 浸润溃疡型

3. 壶腹周围癌主要包括

A. 胆总管下端癌

B. 壶腹癌

C. 十二指肠癌

D. 胰钩突癌

E. 胰头癌

4. 胰腺癌有出血倾向者,应遵医嘱补充哪种药物,预防出血发生

A. 维生素 A

B. 维生素 C

C. 维生素 B

D. 维生素 D

E. 维生素 K

三、共用题干题

(1~2题共用题干)

患者,男性,67岁,因"黄疸、腹痛43天"入院。患者自述40余天来,皮肤发黄,后又腹痛持续,牵扯腰背,不敢平卧,夜间不能入睡,痛苦难忍。医疗诊断:胰头癌(晚期)。查体:患者消瘦,体重45kg,面容憔悴,精神萎靡,表情痛苦,皮肤黏膜黄染,取坐位弯腰弓背。

1. 目前该患者最突出的一条护理诊断是

A. 疼痛

B. 营养失调:低于机体需要量

C. 活动无耐力

D. 恐惧

E. 焦虑

2. 对该患者,最重要的护理措施是

A. 表示同情和关心

B. 检查疼痛的部位,观察疼痛的反应

C. 帮助患者安置减轻疼痛的体位

D. 给解释患者疼痛的原因

E. 定时使用止痛剂

(3~4题共用题干)

女性,55岁。近2个月来出现消瘦、乏力、巩膜黄染。查体:一般情况良好,皮肤轻度黄染。辅助检查:B超显示胆管扩张,胰头占位,诊断为"胰腺癌"。行胰头、十二指肠根治性切除术。

3. 该患者术前饮食应是

A. 高热量、高蛋白、高维生素、低脂

B. 高热量、低蛋白、低维生素、低脂

C. 低热量、低蛋白、高维生素、高脂

D. 高热量、低蛋白、高维生素、低脂

E. 低热量、高蛋白、低维生素、低脂

4. 患者术后早期应严密观察生命体征和病情变化的原因是

A. 病情危重

B. 患者一般情况较差

C. 手术创伤严重

D. 患者肝功能较差

E. 患者肾功能较差

(5~7题共用题干)

患者,男性,60岁。发作性上腹隐痛,进行性黄疸2个月,伴乏力、食欲缺乏、厌油腻,体重减轻8kg。体检:消瘦,巩膜、皮肤明显黄染,肝肋下5cm,边缘钝,质中,无结节,无触痛,胆囊及脾均未触到,无移动性浊音。初步诊断为胰头或壶腹周围癌。

5. 该病的典型症状是

A. 消瘦乏力

B. 肝脾大

C. 进行性黄疸

D. 腹痛,腹部不适

E. 消化不良、厌食、恶心、

6. 治疗方法应选择

A. 抗感染、输液治疗

B. 全胃肠外营养支持治疗

C. 中药利胆加激素治疗

D. 门诊行肝活检加肝内胆管引流

E. 收入院行手术治疗

7. 关于术后的描述,不正确的是

A. 禁食期间,静脉补充营养

B. 监测血糖

C. 注意观察休克征象

D. 胆瘘多发生于术后早期1~2天内

E. 每3~6个月复查1次

第二十二章 腹部损伤患者的护理

一、单选题

1. 腹腔穿刺抽出凝固的血液，提示
   A. 腹膜后血肿
   B. 出血性胰腺炎
   C. 肝、脾破裂
   D. 腹腔内积血
   E. 抽出为血管内血液

2. 空腔脏器按易损伤的排序依次是
   A. 小肠、胃、结肠、膀胱
   B. 小肠、膀胱、胃、结肠
   C. 小肠、结肠、胃、膀胱
   D. 小肠、结肠、膀胱、胃
   E. 胃、小肠、结肠、膀胱

3. 关于腹部内脏损伤的叙述，不正确的是
   A. 可为闭合性
   B. 可为开放性
   C. 如有少量肠管脱出，急救现场立即送入腹腔
   D. 如为实质性脏器损伤，主要是出血
   E. 如为空腔脏器损伤，主要是感染

4. 腹部损伤中的贯通伤是指
   A. 体表无伤口的损伤
   B. 有腹膜破损的损伤
   C. 无腹膜破损的损伤
   D. 投射物有入口无出口的损伤
   E. 投射物有入口和出口的损伤

5. 诊断腹腔内实质性脏器损伤的主要依据是
   A. 腹肌紧张
   B. 膈下游离气体
   C. 板状腹
   D. 腹腔穿刺抽出混浊液体
   E. 腹腔穿刺抽出不凝血

6. 腹内实质性器官按易损伤的排序依次为
   A. 脾、肝、肾、胰腺
   B. 肾、肝、脾、胰腺
   C. 脾、肾、肝、胰腺
   D. 肝、肾、脾、胰腺
   E. 肝、脾、肾、胰腺

7. 区别空腔脏器与实质性脏器损伤的主要诊断依据是
   A. 外伤史
   B. 腹痛的轻重和范围
   C. 腹腔穿刺抽出物
   D. 有无腹膜刺激征
   E. 有无移动性浊音

8. 判断胃肠道破裂最有价值的发现是
   A. 腹膜刺激征
   B. 气腹
   C. 心率增快
   D. 呕血
   E. 腹胀

9. 腹部实质性脏器破裂最主要的临床表现是
   A. 肠麻痹
   B. 胃肠道症状
   C. 全身感染症状
   D. 腹膜刺激征
   E. 内出血征象

10. 上腹部手术的备皮范围是
    A. 自乳头至耻骨联合平面，两侧到腋后线
    B. 上起肋弓缘，下至耻骨联合
    C. 上起剑突，下至会阴部
    D. 上起剑突，下至大腿上 1/3
    E. 自乳头至脐部，两侧到腋后线

11. 肝破裂大出血的主要处理是
    A. 用止血剂

B. 输血
C. 补液
D. 急诊手术
E. 吸氧

12. 实质性脏器破裂出血腹腔内不凝固的主要原因是
    A. 血液被腹膜渗液稀释
    B. 凝血因子生成障碍
    C. 凝血酶原降低
    D. 出血量大
    E. 腹膜的脱纤维作用

13. 空腔脏器损伤的主要临床表现是
    A. 创伤性休克
    B. 弥漫性腹膜炎
    C. 急性肠梗阻
    D. 急性内出血
    E. 膈下游离气体

14. 肝、脾破裂首选的辅助检查措施是
    A. B超检查
    B. CT检查
    C. 淀粉酶测定
    D. 立位X线检查
    E. MRI检查

15. 对疑有腹腔内脏损伤和生命体征不稳定的患者，观察期间的措施不正确的是
    A. 禁食禁水
    B. 用吗啡暂时镇痛
    C. 观察病情
    D. 不随意搬动患者
    E. 积极做好术前准备

16. 疑有空腔脏器损伤时，首选的影像学检查方法是
    A. B超
    B. CT检查
    C. X线
    D. 介入检查
    E. MRI检查

17. 腹部损伤合并失血性休克时的处理原则是
    A. 给予止血药物
    B. 快速补充液体
    C. 治疗休克同时手术探查止血
    D. 输血

E. 应用抗生素控制感染

18. 腹部损伤合并以下问题时应优先处理
    A. 窒息
    B. 出血
    C. 休克
    D. 气胸
    E. 昏迷

19. 下列哪种脏器损伤的临床表现为细菌性腹膜炎
    A. 脾
    B. 肝
    C. 肾
    D. 胃
    E. 胰

20. 在腹部闭合性损伤导致腹内脏器破裂时，下列描述正确的是
    A. 实质性脏器破裂的突出表现为腹痛
    B. 肝破裂较脾破裂多见
    C. 肝破裂死亡率最高
    D. 实质性脏器破裂时腹腔穿刺均可抽到不凝血
    E. 实质性脏器破裂时突出表现是腹膜炎

21. 十二指肠损伤若发生在腹膜后，对其症状与体征的描述正确的是
    A. 明显的腹膜刺激征
    B. 出血性休克
    C. 发热与黄疸
    D. 无症状与体征
    E. 可有血性呕吐物

22. 对腹部闭合性损伤伴休克，腹腔穿刺抽出粪性液体的患者应
    A. 立即手术探查
    B. 先纠正休克，必须等休克好转后才能施行手术
    C. 积极治疗休克，在抗休克的同时进行手术探查
    D. 持续胃肠减压、输液、应用大剂量抗生素
    E. 严密观察腹部情况12小时后再考虑手术治疗

23. 患者，男性，47岁，因车祸撞伤伴腹痛5小时，伤后曾有呕吐不适，为少量胃内容物，无血液。查体：神志清，BP 105/

68mmHg，P 88 次/分，上腹部有压痛、反跳痛及肌紧张，移动性浊音（－），腹腔穿刺（－）。腹部平片示：两侧膈下有游离气体。考虑最可能为

A. 脾包膜下血肿
B. 胰腺损伤
C. 腹壁挫伤
D. 肝破裂
E. 腹腔内空腔器官破裂

24. 患者，女性，52 岁，因车祸致腹部开放性损伤，伴少量肠管脱出，正确的紧急处理措施是

A. 敞开伤口，急诊手术
B. 用消毒棉垫加压包扎
C. 迅速将肠管还纳入腹腔
D. 用凡士林纱布覆盖，腹带加压包扎
E. 用消毒碗覆盖脱出物，初步包扎伤口后迅速转送手术室

25. 患者，男性，47 岁，从高处坠落后导致腹部闭合性损伤，疑有小肠破裂，提示患者病情恶化需要手术的表现是

A. 肠道出血停止
B. 全身情况无恶化趋势
C. 腹痛和腹膜刺激征范围扩大
D. 肠鸣音正常，无减弱或消失
E. 经积极抗休克治疗情况好转

26. 患者，男性，30 岁，2 天前被汽车撞伤左上腹，当时左上腹有胀痛和局部压痛，暂留院观察。今晨上厕所时突然昏倒。查体：面色苍白，出冷汗，血压下降，脉搏细速，无明显腹膜刺激征。首先考虑

A. 脾破裂
B. 肝破裂
C. 胰腺破裂
D. 左肾破裂
E. 肠系膜血管破裂

27. 患者，男，40 岁，肠扭转致广泛小肠坏死、休克，行坏死肠切除后休克好转。对该患者做以下监护，哪项是不必要的

A. 精神状态
B. 观察皮色、皮温
C. 血压、脉搏、尿量

D. 心电图监护
E. 脑电图监护

28. 患者，男性，41 岁，前胸部被撞伤，X 线检查可平左第 9、10 肋骨骨折，3 天后突发休克，最可能的原因是

A. 气胸
B. 脾破裂
C. 肝破裂
D. 胃破裂
E. 结肠破裂

29. 患者，男性，25 岁，因腹部外伤疼痛难忍，伴恶心呕吐，提示有腹腔内脏器损伤的主要体征是

A. 腹式呼吸减弱
B. 腹膜刺激征
C. 移动性浊音可疑
D. 肠鸣音减弱
E. 肝浊音界缩小

30. 患者，男性，44 岁，左下胸受挤压，左 8、9、10 后肋骨折，脾破裂。面色苍白、四肢湿冷，脉搏 120 次/分，血压 80/60mmHg。下列治疗原则中正确的是

A. 一旦确诊，立即手术
B. 大量快速输液，待血压正常后及早手术
C. 积极抗休克，同时迅速手术
D. 积极抗休克，不手术
E. 积极抗休克，如病情无好转再手术

31. 患者，男性，35 岁，从高处跌下，局部腹壁淤斑，阵发性腹痛，需手术探查的指征不正确的是

A. 腹痛进行性加重
B. 腹部透视发现胃扩张
C. 全腹胀、肠鸣音消失
D. X 线检查示膈下游离气体
E. 血压明显下降

32. 患者，女性，24 岁，以"腹部闭合性损伤"收住入院，腹腔穿刺未能确诊何种脏器损伤的原因不包括

A. 消化液漏出量少
B. 空腔脏器穿孔较小
C. 实质性脏器被膜下破裂
D. 穿刺针太粗

E. 实质性脏器破裂出血量少

二、多选题

1. 腹部闭合性损伤诊断未明确时的处理原则是
   A. 禁食
   B. 静脉补液
   C. 禁用镇痛剂
   D. 严密观察病情
   E. 鼓励患者活动

2. 腹部闭合性损伤时,能够提示患者可能有内脏损伤的表现有
   A. 呕血、便血
   B. 腹膜刺激征
   C. 移动性浊音阳性
   D. 体温升高
   E. 早期出现休克

3. 肝、脾、肾、胰较其他腹腔脏器更容易受损的原因包括
   A. 血供丰富
   B. 组织结构脆弱
   C. 解剖位置较深
   D. 位置比较固定
   E. 为实质性脏器

4. 腹部手术后开始给予流质饮食的依据是
   A. 切口疼痛轻微
   B. 体温低于37.5℃
   C. 肛门排气后
   D. 肠蠕动恢复
   E. 恶心呕吐消失

5. 腹部闭合性损伤时,提示有内脏损伤的是
   A. 呕血、血便
   B. 剧痛,并有腹膜刺激征
   C. 肝浊音界缩小
   D. 移动性浊音
   E. 早期出现休克

6. 男,28岁,4小时前被自行车碰伤腹部,出现腹痛、恶心、呕吐。腹平软、轻压痛,无反跳痛。目前应重点观察
   A. 生命体征的变化
   B. 动态监测血常规
   C. 有无急性腹膜炎发生
   D. 瞳孔的变化
   E. 神志的变化

7. 胸膜腔穿刺术适用于
   A. 抽液减压
   B. 了解肺部情况
   C. 纵隔肿瘤鉴别
   D. 通过穿刺给药
   E. 检查胸腔积液的性质

8. 大量放腹水可能发生
   A. 水盐代谢失衡
   B. 血浆蛋白丢失
   C. 肝性脑病
   D. 虚脱,血压下降
   E. 休克

9. 关于腹部压痛、反跳痛,下列叙述正确的是
   A. 胃溃疡常剑突下压痛
   B. 十二指肠溃疡多剑突下偏右压痛
   C. 急性胆囊炎时,右上腹胆囊点压痛
   D. 阑尾炎时,脐至右髂前上棘连线内1/3处压痛
   E. 弥漫性腹膜炎时,可出现全腹压痛、反跳痛

10. 患者出现下列哪些情况应怀疑有腹腔内脏器损伤
    A. 早期出现休克
    B. 出现腹部移动性浊音
    C. 持续性腹痛并有加重趋势
    D. 有固定的腹部压痛、反跳痛和腹肌紧张
    E. 有呕吐、便血和血尿

11. 肝脏闭合性损伤的特点是
    A. 多见于肝脏的膈面
    B. 常合并其他脏器损伤
    C. 可致胆道出血
    D. 多需施行肝切除术
    E. 膈下游离气体

12. 腹腔引流的指征是
    A. 坏死病灶未能切除
    B. 腹腔内创面渗血
    C. 局限性脓肿未清除
    D. 胃肠吻合满意
    E. 腹腔内脏器切除术前

13. 下列关于脾破裂的叙述,说法正确的是
    A. 对于被膜下损伤患者无需治疗

B. 真性破裂最多见
C. 可出现内出血征象
D. 一旦损伤即出现休克症状
E. 脾切除是唯一治疗手段

三、共用题干题

(1~3题共用题干)
患者，男性，25岁，因车祸撞伤腹部，患者诉腹痛难忍，伴恶心、呕吐，X线平片表现为膈下新月形阴影，拟诊为胃肠道外伤性穿孔。

1. 下列对诊断胃肠道穿孔最有意义的表现是
   A. 腹膜刺激征
   B. 肠鸣音消失
   C. 腹腔穿刺抽出混浊液体
   D. 白细胞计数增高
   E. 感染中毒症状

2. 该患者的以下处理措施中，不正确的是
   A. 禁食，输液
   B. 胃肠减压
   C. 应用大剂量抗生素
   D. 给予吗啡镇痛
   E. 尽快术前准备

3. 可减少腹腔毒素的吸收体位是
   A. 平卧位
   B. 侧卧位
   C. 俯卧位
   D. 半卧位
   E. 头低足高位

(4~6题共用题干)
患者，男性，20岁，于3小时前被自行车撞伤右侧腹部。因"腹部烈疼痛"来院就诊。体格检查：脉搏120次/分、血压80/40mmHg。全腹压痛、反跳痛，以左上腹为重，移动性浊音阳性，肠鸣音消失。

4. 对患者的疾病进行确诊最有价值的检查是
   A. 心电图
   B. 诊断性腹腔穿刺
   C. 静脉肾盂造影
   D. X线胸片
   E. 测定肌酐、尿素氮

5. 根据病史、体格检查及腹腔穿刺抽出不凝血，拟诊为
   A. 脾破裂
   B. 肝破裂
   C. 小肠破裂
   D. 肠系膜血肿
   E. 结肠破裂

6. 首先考虑采取的措施是
   A. 静脉输注血管收缩药物
   B. 胸腔穿刺减压
   C. 剖腹探查
   D. 大剂量应用抗生素
   E. 滴注利尿剂改善肾功能

(7~12题共用题干)
患者，女性，52岁，因"腹部刀刺伤"行剖腹探查术，术中见脾及回、结肠多处刀刺伤，伤口边缘整齐。

7. 术中处理多处刀刺伤的顺序应是
   A. 脾→回肠→盲肠
   B. 回肠→脾→盲肠
   C. 盲肠→回肠→脾
   D. 脾→盲肠→回肠
   E. 没有特定次序，找到一处就处理一处

8. 术后18小时见患者腹腔引流管流出少量粪渣，此时应考虑患者出现了
   A. 肠粘连
   B. 肠瘘
   C. 吻合口狭窄
   D. 术中冲洗不彻底
   E. 肠坏死

9. 若体检体温37.9℃，血压100/75mmHg，全腹尚软。除切口部位外无明显压痛、反跳痛，移动性浊音阴性，肠鸣音尚未恢复。患者的处理应首选
   A. 手术补瘘
   B. 加强腹腔灌洗及负压吸引引流
   C. 手术扩张狭窄的吻合口
   D. 油纱填塞切口
   E. 手术切除坏死肠段

10. 此时患者应采取的体位是
    A. 半卧位
    B. 平卧位
    C. 中凹卧位
    D. 头低足高位

E. 俯卧位
11. 患者的营养补充主要依靠
    A. 无渣饮食
    B. 管饲肠内营养剂
    C. 鼻饲流质饮食
    D. 肠外营养和肠内营养
    E. 全胃肠外营养
12. 患者出院后1个月出现腹痛、腹胀、呕吐胃内容物及胆汁，考虑该患者发生了
    A. 肠梗阻
    B. 肠瘘
    C. 吻合口狭窄
    D. 肠痉挛
    E. 肠坏死

(13~15题共用题干)

患者，女性，腹部被车撞伤6小时，腹痛、面色苍白，四肢厥冷。查体：血压70/50mmHg，脉率142次/分，全腹轻度压痛、反跳痛，伴肌紧张，腹部透视无异常发现。腹腔穿刺抽出不凝血液。

13. 首先考虑该患者为
    A. 肝破裂
    B. 胃穿孔
    C. 腹膜后血肿
    D. 肠破裂
    E. 严重的腹壁软组织挫伤
14. 以下护理措施不正确的是
    A. 观察生命体征变化
    B. 避免活动
    C. 注意腹部症状、体征变化
    D. 输液、给氧
    E. 给予清淡流质饮食
15. 该患者腹腔穿刺液中血液不凝固的原因是
    A. 腹膜有脱纤维作用
    B. 误穿入血管
    C. 凝血因子消耗过多
    D. 凝血功能障碍
    E. 大量出血引起

四、案例分析题

(1~6题共用题干)

患者，男性，28岁，出租汽车司机。2小时前因两辆车相撞，上腹部被方向盘撞伤，出现腹部剧烈疼痛被救护车送入院。

1. 急诊应先进行的检查有
    A. 血常规检查
    B. 血清钾、钠、氯
    C. 腹部体格检查
    D. 血清淀粉酶检查
    E. 腹部平片检查
    F. 心电图检查
2. 闭合性腹部损伤的常见原因有
    A. 坠落
    B. 打击
    C. 弹片
    D. 撞击
    E. 冲击
    F. 挤压
3. 诊断性腹腔穿刺可选择的穿刺点有
    A. 脐和髂前上棘连线的中、外1/3交界处
    B. 脐和髂前上棘连线的中、下1/3交界处
    C. 脐和髂前上棘连线的下、外1/3交界处
    D. 脐和髂前上棘连线的中、内1/3交界处
    E. 经脐水平线与腋前线相交处
    F. 经脐水平线与腋中线相交处
4. 腹部闭合损伤诊断明确之前，观察期间需特别注意
    A. 血压、脉搏、呼吸的变化
    B. 不随意搬动患者
    C. 腹部体征的变化
    D. 给予镇痛剂，减轻疼痛
    E. 血常规变化
    F. 尿量变化
5. 维持腹部损伤患者体液平衡的护理措施包括
    A. 扩充血容量
    B. 记录出入量
    C. 定时监测中心静脉压
    D. 观察脱水症状有无改善
    E. 休克患者头和躯干分别抬高15°~20°，下肢抬高20°~30°
    F. 防止水、电解质紊乱
6. 查体：右上腹壁见挤压伤痕，板状腹，未扪及包块，全腹压痛、反跳痛明显，移动性浊音（+），肠鸣音减弱。该患者可初步诊断

的疾病有
A. 肝破裂
B. 脾破裂
C. 胃破裂
D. 弥漫性腹膜炎
E. 十二指肠破裂
F. 自发性腹膜炎

(7~8题共用题干)

患者，男性，26岁。腹部闭合性损伤后2小时，BP 120/80mmHg，P 96次/分，全腹压痛、反跳痛、肌紧张，移动性浊音不明显，肠鸣音消失，尿无异常。

7. 该患者首先应考虑的诊断是
A. 腹腔内实质性脏器损伤
B. 腹腔内空腔脏器损伤
C. 泌尿系统损伤
D. 腹部软组织严重挫伤
E. 腹主动脉破裂
F. 肠梗阻

8. 对其护理措施中，正确的是
A. 绝对卧床休息
B. 禁食
C. 灌肠
D. 胃肠减压
E. 补液
F. 适当运动

(9~11题共用题干)

患者，男性，40岁。因车祸撞伤腹部4小时，面色苍白，四肢厥冷，血压10/7.3kPa（75/55mmHg），脉率140次/分。查体：全腹轻度压痛、反跳痛，腹肌紧张，腹部透视无异常。诊断为脾破裂、失血性休克。

9. 该患者的处理原则是
A. 镇静、镇痛
B. 抗休克同时进行手术
C. 补充液体
D. 待休克纠正后进行手术
E. 应用血管活性药物
F. 立即手术

10. 在等待配血期间，静脉输液宜首选
A. 5%葡萄糖液
B. 5%葡萄糖等渗盐水
C. 平衡盐溶液
D. 生理盐水
E. 5%碳酸氢钠
F. 10%葡萄糖液

11. 在下列抗休克措施中，正确的是
A. 吸氧，输液
B. 置热水袋加温
C. 平卧位
D. 测每小时尿量
E. 测中心静脉压
F. 扩充血容量

(12~14题共用题干)

患者，男性，25岁。因车祸撞伤腹部，诉腹痛难忍，伴恶心、呕吐，X线腹透见膈下游离气体，拟诊为胃肠道外伤性穿孔。

12. 对诊断胃肠道穿孔最有意义的表现是
A. 腹膜刺激征
B. 肠鸣音消失
C. 腹腔穿刺抽出混浊液体
D. 白细胞计数增高
E. 感染中毒症状

13. 该患者的处理，正确的是
A. 禁食、输液
B. 胃肠减压
C. 应用大剂量抗生素
D. 给予吗啡止痛
E. 尽快进行术前准备
F. 严密监测生命体征

14. 可减少腹腔毒素吸收的体位是
A. 平卧位
B. 侧卧位
C. 俯卧位
D. 半卧位
E. 头低足高位
F. 中凹卧位

(15~17题共用题干)

患者，男性，52岁。在交通事故中撞伤左上腹，自述胸闷、心悸、腹部疼痛。查体：神志清，面色苍白，BP 82/55mmHg，腹部稍胀，左上腹压痛明显。以"腹部闭合性损伤、皮肤挫裂伤"收入院。

15. 病情观察期间，做法正确的是

- A. 尽量少搬动患者
- B. 禁饮食
- C. 禁用泻药
- D. 疼痛剧烈时，及时应用止痛药
- E. 禁止灌肠
- F. 严密监测生命体征

16. 半小时后，该患者全腹压痛，左下腹抽出不凝血，需急诊手术。术前准备的内容不包括
    - A. 建立静脉通道
    - B. 留置导尿管
    - C. 交叉配血
    - D. 药物过敏试验
    - E. 注射破伤风抗毒素
    - F. 抗休克治疗

17. 术后第 2 天，该患者自述痰多，很难咳出，护士应协助其
    - A. 翻身、叩背
    - B. 雾化吸入
    - C. 口含润喉片
    - D. 痰细菌培养
    - E. 应用镇咳药
    - F. 用力拍打患者背部

第二十三章 周围血管疾病患者的护理

一、单选题

1. 血栓闭塞性脉管炎病变侵袭的部位主要是
   A. 四肢中、小动静脉，以动脉为主
   B. 四肢中、小动静脉，以静脉为主
   C. 髂动脉、主动脉
   D. 股动脉、主动脉
   E. 腘动脉、主动脉

2. 下肢动脉硬化闭塞症患者的饮食原则是
   A. 易消化、低蛋白质、高维生素、高脂肪饮食
   B. 易消化、高蛋白质、高维生素、高脂肪饮食
   C. 易消化、高蛋白质、低维生素、低脂肪饮食
   D. 易消化、高蛋白质、高维生素、低脂肪饮食
   E. 易消化、低蛋白质、低维生素、低脂肪饮食

3. 下列哪一项不是椎-基底动脉系统血管闭塞的临床表现
   A. 共济失调
   B. 眩晕
   C. 耳鸣
   D. 构音障碍
   E. 吞咽困难

4. 大隐静脉高位结扎剥脱术后多久可以下地活动
   A. 3~5小时
   B. 6~9小时
   C. 10~14小时
   D. 15~20小时
   E. 24~48小时

5. 患者，男性，50岁，数学老师，上课久站后左下肢出现酸胀感，小腿内侧可见静脉轻微突起，小腿有色素沉着。门诊诊断为"下肢静脉曲张"。对该患者日常保健要求中，错误的是
   A. 适当体育锻炼
   B. 休息时抬高患肢
   C. 尽量避免久站
   D. 使用弹力袜
   E. 休息时二郎腿，缓解酸胀

6. 患者，女性，56岁，曾有"房颤"病史，1天前突然出现左下肢剧痛，颜色苍白，患肢大腿下段皮温较对侧为低，查足背动脉搏动消失，左足发凉。以下处理措施错误的是
   A. 镇静、止痛
   B. 用热水袋加温患肢
   C. 使用解除血管痉挛的药物
   D. 紧急手术取栓
   E. 静滴低分子右旋糖酐注射液

7. 下肢动脉硬化闭塞症第2期典型的临床表现是
   A. 患肢皮温降低、发凉麻木
   B. 活动后易疲劳，肢端发生足癣感染不易控制
   C. 间歇性跛行
   D. 缺血静息痛
   E. 组织溃疡和坏疽

8. 以下哪项不是下肢动脉硬化闭塞症患肢缺血症状和体征的评估要点
   A. 评估双下肢皮温、颜色、干湿度
   B. 评估双下肢皮肤有无麻木等异常感觉
   C. 评估双下肢足背动脉、胫后动脉、腘动脉、股动脉搏动情况并标记

D. 评估双侧桡动脉搏动情况并标记

E. 评估肢体有无疼痛、溃疡、坏疽和感染

9. 关于下肢动脉硬化闭塞症一般护理要点，哪项是错误的

A. 以低盐低脂、高蛋白、高维生素、高纤维素饮食为宜

B. 可以适当吸烟、饮酒，不宜饮浓茶

C. 休息时严禁翘二郎腿，防止血管受压，阻碍血流

D. 病情允许下床者适当散步活动，以促进血液循环

E. 遵医嘱使用改善微循环及解痉、止痛药物

10. 腹主动脉瘤最典型的体征是

A. 脐周疼痛

B. 腹部疼痛

C. 搏动性肿块

D. 肢体麻木

E. 放射性疼痛

11. 腹主动脉瘤的病因不包括

A. 高血压、动脉硬化

B. 感染

C. 外伤

D. 先天因素

E. 高血糖

12. 以下哪项不属于深静脉

A. 下腔静脉

B. 锁骨下静脉

C. 股静脉

D. 大隐静脉

E. 颈内静脉

13. 下列关于"静脉瓣"的说法，不正确的是

A. 静脉瓣是单向开放的

B. 静脉瓣在心脏舒张期开放，收缩期关闭

C. 腔静脉里也有静脉瓣

D. 静脉瓣使血液单方向回流至心脏

E. 受重力影响较大的四肢，尤其是下肢，其静脉瓣很多

14. 中央型下肢深静脉血栓形成多发生在左下肢，其解剖学因素是

A. 右髂动脉压迫左髂静脉

B. 右髂静脉压迫左髂静脉

C. 左髂动脉压迫左髂静脉

D. 右髂动脉压迫左髂动脉

E. 左髂静脉压迫右髂静脉

15. 颈动脉体瘤的手术常见并发症是

A. 窒息

B. 切口下出血

C. 脑神经损伤

D. 感染

E. 甲状腺危象

16. 导致中老年人颈动脉狭窄最主要的原因是

A. 动脉硬化

B. 高血压、高血脂、糖尿病

C. 吸烟

D. 年龄

E. 肥胖

17. 下列属于抗血小板药物的是

A. 阿司匹林

B. 拜瑞妥

C. 西洛他唑

D. 贝前列素钠

E. 华法林

二、多选题

1. 深静脉血栓形成患者，急性期为预防血栓脱落进入体循环及肺循环造成肺栓塞，禁止

A. 按摩患肢

B. 抬高患肢

C. 患肢制动

D. 患肢热敷

E. 多下地活动

2. 血栓闭塞性脉管炎的发病特点包括

A. 发病年龄在 40 岁以下

B. 男性多见

C. 与长期吸烟有关

D. 起病时肢端发凉、怕冷、麻木、酸痛，继而出现间歇性跛行，最后发展为静息痛

E. 好发于大动脉

3. 下肢浅静脉曲张的主要原因有

A. 静脉壁薄弱

B. 浅静脉内压力增高

C. 吸烟

    D. 先天性静脉瓣膜功能不全
    E. 腿部受寒
4. 下肢静脉曲张的特殊检查有
    A. 踝关节过度背屈试验
    B. Trendelenburg 试验
    C. Perthes 试验
    D. Pratt 试验
    E. 肢体抬高试验
5. 血栓闭塞性脉管炎的护理措施不正确的是
    A. 绝对禁烟
    B. 注意防寒保暖
    C. 睡觉或休息时取头低脚高位
    D. 感到冷时可用热水袋保暖
    E. 用温水洗脚前先用足趾试水温
6. 血栓闭塞性脉管炎动脉重建术后出现下列哪些情况应考虑重建部位血管痉挛或继发性血栓形成
    A. 皮肤颜色发红
    B. 皮肤颜色发紫
    C. 皮肤温度降低
    D. 皮肤温度升高
    E. 肢体肿胀
7. 深静脉血栓保守治疗的正确护理有
    A. 急性期患者应绝对卧床休息 10~14 天
    B. 按摩患肢
    C. 患肢宜高于心脏平面 20~30cm
    D. 使用足底静脉泵减轻肿胀
    E. 进食高脂、含丰富纤维素的食物
8. 关于动脉闭塞性硬化症的临床分期，叙述错误的有
    A. 局部缺血期主要表现为间歇性跛行和静息痛
    B. 坏死期除具有慢性肢体缺血表现外，可发生肢体溃疡或坏疽
    C. 坏死期根据坏死范围分为 3 级
    D. 坏死期 1 级是指坏死局限于足趾或手指
    E. 坏死期 2 级是指坏死扩延至踝关节或小腿（手部超过腕关节）
9. 动脉栓塞的病因有
    A. 血管源性
    B. 外源性
    C. 医源性
    D. 神经源性
    E. 心源性
10. 下肢静脉曲张的护理诊断是
    A. 组织灌注量不足
    B. 皮肤完整性受损
    C. 活动无耐力
    D. 疼痛
    E. 绝望
11. 大隐静脉曲张术后常见的并发症是
    A. 小腿曲张静脉破裂出血
    B. 泌尿系感染
    C. 感染
    D. 深静脉血栓形成
    E. 压力性损伤
12. 下肢静脉曲张的主要临床表现是
    A. 肢端坏死
    B. 下肢酸胀乏力
    C. 久站足部浮肿
    D. 下肢静脉隆起
    E. 足部皮肤苍白、发冷、肌肉萎缩
13. 血栓闭塞性脉管炎坏死期表现为
    A. 患肢趾（指）端坏疽、溃疡
    B. 患肢怕冷、麻木感
    C. 患肢持续性疼痛剧烈，夜间不能寐
    D. 患肢明显肿胀
    E. 可有消瘦、贫血
14. 血栓闭塞性脉管炎的发病因素有
    A. 吸烟
    B. 细菌感染
    C. 气候寒冷潮湿
    D. 自身免疫功能紊乱
    E. 性激素异常
15. 关于血栓闭塞性脉管炎的叙述，正确的是
    A. 炎症性、节段性血管病变
    B. 非化脓性病变
    C. 急性闭塞性疾病
    D. 多见于上肢血管
    E. 好发于青壮年男性
16. 下列有关血栓闭塞性脉管炎的护理，正确的是
    A. 镇痛
    B. 禁烟

C. 指导抬腿动作
D. 保持患肢干燥
E. 患肢用热水袋加温

17. 血栓闭塞性脉管炎局部缺血期的表现是
    A. 静息痛
    B. 间歇性跛行
    C. 湿性坏疽
    D. 足背动脉、胫后动脉搏动明显减弱
    E. 肢体发凉、畏寒、小腿酸痛

18. 动脉硬化性闭塞症患者患肢的护理措施,错误的是
    A. 可使用热水袋、电热毯等给患肢保温
    B. 注意皮肤的保护
    C. 注意患肢的保暖
    D. 可用热水泡脚进行保暖
    E. 可按摩患肢,促进血液循环

19. 下肢动脉硬化闭塞症介入治疗术后并发症有
    A. 再灌注损伤
    B. 肾功能损害
    C. 假性动脉瘤
    D. 腹胀
    E. 伤口渗血渗液

20. 下肢动脉硬化闭塞症的危险因素有
    A. 习惯性便秘
    B. 高脂血症、高血压、糖尿病
    C. 吸烟
    D. 高龄
    E. 高同型半胱氨酸血症

21. 下肢动脉硬化闭塞症患者患肢护理要点,不正确的是
    A. 宜选择紧身的裤子和袜子
    B. 皮肤瘙痒时,可以用手抓挠
    C. 肢体发凉时可以使用热敷
    D. 不宜盘腿坐
    E. 对于下肢溃疡或坏疽严重的患者,可以给予支被架,在确保肢体保暖的同时减少被子对伤口覆盖带来的刺激

22. DVT 的机械预防措施有
    A. 踝泵运动
    B. 低分子肝素
    C. 间歇充气加压装置
    D. 弹力袜
    E. 多饮水

23. 防止腹主动脉瘤破裂的护理措施包括
    A. 绝对卧床休息
    B. 避免突然加大腹压的运动
    C. 监测血压变化
    D. 避免咳嗽,用力排便或剧烈运动等
    E. 一旦患者发生剧烈疼痛,遵医嘱给予止痛剂

24. 腹主动脉瘤常伴有附壁血栓,术后要严密观察
    A. 双下肢股动脉搏动情况
    B. 双下肢足背动脉搏动情况
    C. 双下肢皮肤温度
    D. 双下肢感觉
    E. 双下肢运动情况

25. 腹主动脉瘤的专科护理评估有
    A. 血压控制情况
    B. 出血情况
    C. 有无下肢动脉栓塞发生
    D. 观察有无黑便、呕血、腹痛以及肠鸣音等情况
    E. 下肢血液循环、肢体感觉运动及静脉充盈情况

26. 腹主动脉瘤的压迫症状有
    A. 肢体麻木
    B. 搏动性肿块
    C. 放射性痛
    D. 运动功能失常
    E. 远端肢体肿胀

27. 下肢 DVT 的治疗措施不包括
    A. 下肢抬高,按摩患肢
    B. 抗凝治疗
    C. 导管接触性溶栓
    D. 手术取栓
    E. 静脉滤器植入术

28. 下列关于下肢 DVT 的叙述,哪项是正确的
    A. 肿胀表现为非凹陷性水肿
    B. 局限于小静脉丛者,不易发生致命性肺动脉栓塞
    C. 浅静脉曲张在急性期就很明显
    D. 分为中央型和周围型

E. 后期血栓吸收机化，常遗留静脉机能不全，出现浅静脉曲张、色素沉着、溃疡、肿胀等，称为深静脉血栓形成后综合征

29. 以下关于静脉曲张的说法，正确的是
    A. 静脉壁的弹性发育较差是导致静脉曲张的直接原因
    B. 静脉血管内过高的压力是导致静脉曲张的直接原因
    C. 长期站立或久坐不动是静脉曲张的高危因素
    D. 男性往往比女性更易患有此病
    E. 患病年龄多在 30~70 岁之间

30. 大隐静脉曲张的治疗方式有
    A. 弹力绷带或弹力袜
    B. 硬化剂注射
    C. 大隐静脉高位结扎 + 剥脱术
    D. 激光治疗
    E. 射频治疗

三、共用题干题

（1~6 题共用题干）
患者，男性，28 岁，吸烟 10 余年（1 包/日），冷库工作 5 年。近 1 个月来，右小腿持续性剧烈疼痛，不能行走，夜间加重，吃止痛药效果不佳，到医院就诊。查体：右小腿皮肤苍白，皮温减弱，肌肉萎缩，足背动脉搏动消失。

1. 可能的诊断是
    A. 下肢动脉硬化闭塞症
    B. 血栓闭塞性脉管炎
    C. 下肢深静脉血栓
    D. 动脉栓塞
    E. 下肢静脉曲张

2. 目前该患者的病变属于哪一分期
    A. 早期
    B. 晚期
    C. Ⅰ期
    D. Ⅱ期
    E. Ⅲ期

3. 目前该患者的最主要的护理诊断是
    A. 焦虑
    B. 自理能力受限
    C. 潜在风险：皮肤完整性受损
    D. 有外伤出血的危险
    E. 舒适的改变：疼痛

4. 为缓解症状，重要的护理措施是
    A. 患肢用热水袋保温
    B. 抬高患肢
    C. 要求患者绝对戒烟
    D. 按摩患肢
    E. 鼓励患者增加运动锻炼

5. 患者夜间常屈膝抱足而坐的主要原因是
    A. 下肢发凉
    B. 下肢感觉迟钝
    C. 下肢疼痛
    D. 肢端麻木
    E. 肌肉痉挛

6. 为了促进侧支循环的建立，护士应指导该患者
    A. 戒烟
    B. 更换工作
    C. 保暖
    D. 进行勃格运动
    E. 多运动

（7~12 题共用题干）
患者，女性，35 岁，手术室护士，下肢酸胀、沉重 5 年，休息后抬高小腿后减轻。查体：小腿内侧有"蚯蚓状"团块，足靴区色素沉着。

7. 该患者可能的诊断是
    A. 动静脉瘘
    B. 深静脉血栓形成
    C. 大隐静脉曲张
    D. 血栓闭塞性脉管炎
    E. 动脉硬化性闭塞症

8. 该患者出现此病的主要诱因是
    A. 深静脉瓣膜功能不全
    B. 下肢动脉硬化
    C. 交通支堵塞
    D. 静脉瓣膜缺陷
    E. 长期站立工作

9. 预防此病的措施为
    A. 坐时可双膝交叉
    B. 穿紧身衣裤
    C. 休息时双足下垂

D. 避免经常坐位或站立
E. 尽量减少运动锻炼

10. 手术治疗前,必须进行的试验及结果是
    A. 交通静脉试验阳性
    B. 交通静脉试验阴性
    C. 深静脉通畅试验阳性
    D. 深静脉通畅试验阴性
    E. 瓣膜试验阴性

11. 目前患者最主要的护理诊断是
    A. 知识缺乏
    B. 活动无耐力
    C. 自理能力受限
    D. 潜在并发症:出血
    E. 潜在的皮肤完整性受损

12. 若对该患者行手术治疗,术后的主要护理措施有
    A. 弹力绷带包扎3天后拆除
    B. 休息时双足下垂
    C. 术后24小时内下床活动
    D. 绝对卧床1周
    E. 观察足背动脉搏动

(13~15题共用题干)
患者,男性,36岁,厨师,右下肢酸胀沉重,小腿出现"蚯蚓状"团块3年。查体:右小腿可见明显的静脉曲张,皮肤增厚,有色素沉着,症状逐年加重。诊断为"右下肢静脉曲张"。

13. 检查患肢深静脉是否通畅,选用
    A. 踝关节过度背屈试验
    B. 波氏试验
    C. 屈氏试验
    D. 肢体抬高试验
    E. 闭孔内肌试验

14. 该患者深静脉通畅,拟行大隐静脉高位结扎+剥脱术,手术前皮肤准备范围是
    A. 曲张部位的皮肤
    B. 双下肢
    C. 右侧整个下肢至足趾
    D. 右侧腹股沟区手术范围
    E. 右侧腹股沟区手术范围及右侧整个下肢至足趾

15. 以下术后护理措施中,错误的是
    A. 抬高患肢
    B. 定时做足背伸屈运动
    C. 患肢穿弹力袜
    D. 为避免出血,卧床休息3周
    E. 观察是否出现并发症

(16~20题共用题干)
患者,女,63岁,患者30年前妊娠后逐渐出现右下肢"蚯蚓状"突起,久站加重,休息后缓解,近1周出现皮肤疼痛,查体时下肢静脉突起,扩张迂曲,明显色素沉着,疼痛评分2分,入院后在腰麻下行右下肢大隐静脉曲张剥脱术,术后伤口敷料覆盖,穿弹力袜。

16. 该患者发生静脉曲张的原因是
    A. 久站久坐
    B. 静脉壁薄弱
    C. 静脉瓣功能障碍
    D. 妊娠
    E. 长期便秘

17. 该患者病变属于哪一级
    A. 1级
    B. 2级
    C. 3级
    D. 4级
    E. 不可分级

18. 该患者日常护理的注意事项,错误的是
    A. 防止尖锐物品划伤静脉
    B. 皮肤瘙痒时可用手抓挠
    C. 穿纯棉宽松裤子
    D. 不要盘腿坐
    E. 多吃蔬菜,防止便秘

19. 该患者护理诊断有
    A. 皮肤完整性受损
    B. 自理能力受限
    C. 气体交换受损
    D. 潜在并发症:血管栓塞
    E. 营养失调

20. 对该患者穿弹力袜的健康教育,错误的是
    A. 要经常检查鞋内是否平整
    B. 要勤剪手脚指甲
    C. 穿弹力袜最佳时间是下午
    D. 洗涤要使用中性洗涤剂
    E. 不可拧干

四、案例分析题

（1~4题共用题干）

男性，67岁，左小腿持续剧烈性疼痛，夜间加重，口服止痛药镇痛；不能行走，轮椅推入病房。查体：左小腿皮肤苍白、发凉较明显，皮肤干燥、脱屑，足背动脉搏动消失，诊断为"下肢动脉硬化闭塞症"。

1. 该患者目前最主要的护理问题是
   A. 皮肤完整性受损
   B. 活动无耐力
   C. 疼痛
   D. 外周组织灌注无效
   E. 焦虑
   F. 知识缺乏

2. 对该患者健康指导，指导正确的是
   A. 步行锻炼
   B. 做好截肢的心理准备
   C. 绝对禁烟
   D. 热敷患肢
   E. 保护患肢，避免皮肤损伤
   F. 抬高患肢缓解疼痛

3. 为进一步检查，行血管造影检查术，术后应嘱其
   A. 卧床休息
   B. 患肢制动
   C. 戒烟
   D. 遵医嘱口服抗血小板药物
   E. 限制饮水
   F. 避免药物成瘾，疼痛时尽量忍住不吃止痛药

4. 如果患者拟行手术治疗，该患者健康教育内容不正确的是
   A. 注意生活方式，低盐低脂饮食
   B. 保护患肢，切勿赤足行走
   C. 术后为避免加重病情，多休息，避免行走
   D. 术后避免盘腿动作
   E. 出院后症状好转可暂停抗血小板药物
   F. 出院后，定期到门诊复查

（5~9题共用题干）

男性，34岁，餐厅服务员，久站后感到下肢酸胀乏力。查体：踝部轻度肿胀，少量色素沉着，小腿部可见迂回的静脉团，Perthes试验阳性。

5. 该患者最可能的诊断为
   A. 血栓闭塞性脉管炎
   B. 原发性大隐静脉曲张
   C. 深静脉瓣膜功能不全
   D. 下肢动脉硬化闭塞症
   E. 下肢深静脉血栓形成
   F. 布加综合征

6. 该患者患此病的主要原因为
   A. 动脉硬化
   B. 深静脉阻塞
   C. 下肢静脉压力高
   D. 长期站立
   E. 吸烟
   F. 血管损伤

7. 为预防或缓解此病，患者应该
   A. 适量活动，注意休息
   B. 穿紧身衣裤
   C. 休息时抬高下肢
   D. 穿弹力袜
   E. 戒烟
   F. 热水泡脚

8. 患者入院后，护士嘱其抬高患肢30°~40°，目的是
   A. 缓解症状
   B. 功能锻炼
   C. 术前患肢功能位
   D. 增加回心血量
   E. 促进血液回流
   F. 减轻疼痛

9. 医师告知患者术后早期下地行走，避免深静脉血栓形成，术后深静脉血栓形成的原因为
   A. 血流缓慢
   B. 年龄
   C. 血液高凝状态
   D. 血管损伤
   E. 血管壁弹性差
   F. 血脂过高

（10~13题共用题干）

男性，40岁，下肢骨折内固定术后，由于害怕

疼痛及活动不便，很少出病室活动，术后第7日，出现左下肢肿胀、疼痛、颜色苍白，有压痛，稍有活动，疼痛即加重。查体：T 38.7℃，P 103次/分，R 20次/分，足背动脉搏动减弱。

10. 该患者可能出现了
    A. 浅静脉炎
    B. 原发性大隐静脉曲张
    C. 血栓闭塞性脉管炎
    D. 动脉硬化闭塞症
    E. 下肢深静脉血栓形成
    F. 心脏衰竭

11. 根据病史，你认为患该病的原因是
    A. 静脉瓣膜功能不全
    B. 下肢静脉压力增高
    C. 长期卧床，血流缓慢
    D. 凝血功能亢进
    E. 感染
    F. 手术损伤静脉

12. 该患者在治疗期间，突然出现胸痛、呼吸困难、咯血、烦躁，该患者可能发生了
    A. 心肌梗死
    B. 肺出血
    C. 脑出血
    D. 肺动脉栓塞
    E. 脑梗死
    F. 心衰

13. 发生以上情况，应立即
    A. 平卧，减少搬动
    B. 高浓度吸氧
    C. 镇痛
    D. 头低足高位，促进血液回流
    E. 遵医嘱抗凝治疗
    F. 心电监测生命体征

(14~15题共用题干)

患者，女，30岁，右下肢大隐静脉曲张5年，近日踝部皮肤颜色加深，色素沉着，时有皮肤发热、疼痛，来院要求手术治疗。

14. 患者术前必做的检查是
    A. 大隐静脉功能试验
    B. 深静脉通畅试验
    C. 交通支瓣膜功能试验
    D. X线摄片

    E. 血管超声
    F. 血管造影

15. 对该患者的护理，正确的是
    A. 术后抬高患肢
    B. 术后绝对卧床
    C. 术前皮肤准备
    D. 术后弹力绷带包扎
    E. 密切观察病情变化
    F. 术后早期下床活动

(16~18题共用题干)

患者，男性，24岁，从小生活在黑龙江，3个月前出现左下肢酸痛，肢端发凉、怕冷，足趾有麻木感，尤其在行走一段时间后出现小腿肌肉酸痛，休息后可缓解。

16. 考虑该患者可能为
    A. 痛风
    B. 丹毒
    C. 深静脉血栓形成
    D. 血栓闭塞性脉管炎
    E. 单纯下肢静脉曲张
    F. 骨关节炎

17. 对此患者采取的护理措施，错误的是
    A. 适当休息、戒烟
    B. 局部保暖、防潮
    C. 防止患肢外伤
    D. 休息时取头低脚高位
    E. 进行下肢抬高—下垂运动，促进侧支循环形成
    F. 患肢觉得冷时可用热水泡脚

18. 此病的病因主要是
    A. 长期大量吸烟
    B. 气候寒冷潮湿
    C. 男性激素紊乱
    D. 先天因素
    E. 免疫功能异常
    F. 病毒感染

(19~21题共用题干)

患者，男，60岁，患"血栓闭塞性脉管炎"，处于局部缺血期。

19. 此期的典型表现是
    A. 麻木、发凉、怕冷
    B. 间歇性跛行

C. 肢体远端形成经久不愈的溃疡
D. 持续性静息痛
E. 足背动脉搏动消失
F. 足背动脉搏动减弱

20. 此期的病变特点是
A. 血栓形成，部分堵塞血管
B. 血管痉挛，以功能性病变为主
C. 血管闭塞，侧支循环补充血供
D. 血管闭塞，侧支循环不能满足肢体需要
E. 血管壁和血管周围广泛纤维化
F. 血管壁动脉硬化斑块形成

21. 下列护士对患者日常生活中的健康指导内容，正确的是
A. 少吸烟
B. 避免长期处于一种姿势
C. 坚持勃格运动
D. 减少体位改变，尽量维持同一姿势
E. 保暖
F. 保护患肢，避免皮肤损伤

(22~24题共用题干)
患者，男性，68岁。因股骨颈骨折行髋关节置换术，术后卧床1周，出现左小腿腓肠肌疼痛和肿胀，勾脚时疼痛加重。

22. 该患者可能出现的并发症是
A. 肺栓塞
B. 低钙血症
C. 切口疼痛
D. 切口感染
E. 深静脉血栓形成
F. 骨折

23. 发生此并发症的主要原因是
A. 术后缺乏营养支持
B. 老年患者钙质流失
C. 换药时未严格无菌操作
D. 排斥反应
E. 长期卧床
F. 血管损伤

24. 护理该患者应
A. 抬高患肢
B. 按摩患肢
C. 患肢制动
D. 局部硫酸镁湿敷
E. 停止患肢输液
F. 做足底静脉泵

(25~27题共用题干)
患者，男，69岁，因"右足麻木、发凉3个月，右足趾疼痛且破溃半个月"来诊。发病期间出现间歇性跛行。吸烟40年，平时喜食高脂饮食。查体：右足趾甲增厚、变形，色素沉着，肌肉萎缩，双足背及胫后动脉搏动减弱。血液流变学：全血黏度、血浆黏度、血小板聚集性升高。血管B超：血管弹性差，周围阻力高，右下肢动脉供血不足。动脉造影：右股动脉狭窄、闭塞。

25. 最可能的诊断是
A. 下肢静脉血栓形成
B. 动脉硬化性闭塞症
C. 动脉栓塞
D. 血栓闭塞性脉管炎
E. 下肢静脉曲张
F. 骑跨栓

26. 患者动脉硬化性闭塞症的分期属于
A. Ⅰ期（无症状）
B. Ⅱ期（局部缺血期）
C. Ⅲ期（营养障碍期）
D. 静息痛期
E. 坏死期1级
F. 坏死期2级

27. 以下护士的健康指导，错误的是
A. 低盐低脂饮食
B. 做好截肢的心理准备
C. 绝对禁烟
D. 热敷患肢
E. 保护患肢，避免皮肤损伤
F. 抬高患肢缓解疼痛

(28~30题共用题干)
患者，女，52岁，因"左下肢发凉、麻木，足背动脉搏动减弱2周"来诊。2年前因左下肢急性动脉栓塞，行Fogarty导管取栓术，术后症状有所改善。既往有房颤病史。查体：左下肢皮肤苍白，足部略紫、皮肤干燥、脱屑，足趾温度降低，足背动脉及胫后动脉搏动消失。动脉造影：右胫前动脉下方造影剂突然变细。

28. 最可能的诊断是

A. 下肢静脉血栓形成
B. 动脉硬化性闭塞症
C. 下肢动脉栓塞
D. 血栓闭塞性脉管炎
E. 下肢静脉曲张
F. 腹主动脉闭塞

29. 医师针对该患者给予溶栓药物治疗，溶栓药物使用的最佳时间是
A. 6～12 小时
B. 12～24 小时
C. 24～48 小时
D. 36～48 小时
E. 48～72 小时
F. 36～72 小时

30. 患者造成栓塞最可能的原因除外
A. 房颤病史
B. 动脉硬化
C. 高脂血症
D. 吸烟
E. 栓塞病史
F. 下肢动脉血流减少

(31～33 题共用题干)

患者，女，84 岁，因"左下肢逐渐肿胀、疼痛3 个月"来诊。平卧时症状略有缓解，站立或活动后加重。查体：左下肢肿胀，皮色略青，且下垂位时加深，胫前、足背可凹性水肿，皮温略高，足背、胫后动脉搏动明显；右下肢正常。下肢彩色超声：左股总、股、腘、胫静脉内径增宽，壁不光滑，管腔内未探及血液信号，探及等低回声区域，周边可探及线样血流绕行。

31. 最可能的诊断是
A. 腹主动脉闭塞
B. 动脉硬化性闭塞症
C. 动脉栓塞
D. 血栓闭塞性脉管炎
E. 下肢静脉曲张
F. 下肢静脉血栓形成

32. 患者下肢深静脉血栓的临床分型是
A. 中央型
B. 周围型
C. 混合型
D. 近端型
E. 远端型
F. 中间型

33. 护理该患者时，错误的做法是
A. 抬高患肢
B. 按摩患肢
C. 患肢制动
D. 局部硫酸镁湿敷
E. 停止患肢输液
F. 做足底静脉泵

(34～39 题共用题干)

患者，女，22 岁，无既往病史，在一次滑雪中右膝关节出现严重创伤，并行膝关节重建手术，手术时在患者膝关节上方放置止血带以减少出血。24 小时后患者主诉右下肢疼痛加剧。体格检查：右下肢皮肤发热，发红、肿胀。血细胞比容 0.36；血红蛋白 114g/L；肌酐 0.7mg/dl。初步诊断：怀疑右下肢术后 DVT。患者近 4 年口服过避孕药。

34. 出现哪些表现和检查结果怀疑深静脉血栓形成
A. 疼痛
B. 肿胀
C. 发热
D. 血红蛋白 114g/L
E. 肌酐 0.7mg/dl
F. 血细胞比容 0.36

35. 医疗人员下一步要对患者做哪些诊断性检查
A. 抗凝血酶测定
B. 静脉多普勒超声
C. 下肢 CT 扫描
D. 静脉造影术
E. D-Dimer
F. X 线检查

36. 患者发生 DVT 的最重要诱因是
A. 术后制动
B. 避孕药
C. 手术止血带的应用
D. 术中损伤血管
E. 应激和手术导致血液高凝状态
F. 血红蛋白 114g/L

37. 需要采取下列哪些紧急护理措施以帮助患

者预防肺栓塞
A. 抬高患肢
B. 华法林抗凝
C. 肝素或低分子肝素抗凝
D. 压力治疗
E. 放置下腔静脉滤器
F. 制动

38. 患者的护理诊断有
A. 疼痛
B. 活动无耐力
C. 自理缺陷
D. 潜在并发症：出血
E. 潜在并发症：栓塞
F. 皮肤完整性受损

39. 患者的出院计划中需要包括下列哪些指导和说明
A. 避免烟草制品
B. 停用避孕药
C. 压力治疗
D. 药物使用宣教
E. 预防血栓后综合征
F. 定期门诊复查

第二十四章

泌尿外科疾病患者的护理

第一节 泌尿系统损伤患者的护理

一、单选题

1. 尿道球部损伤多见于
   A. 骑跨伤
   B. 枪弹、锐器伤
   C. 骨盆骨折
   D. 腰部撞击伤
   E. 盆腔手术或腹膜后手术
2. 诊断膀胱破裂最简易的方法是
   A. 耻骨上膀胱穿刺
   B. 腹腔穿刺
   C. 膀胱镜检查
   D. 导尿及膀胱注水试验
   E. CT 检查
3. 前尿道损伤最多见于
   A. 球部尿道
   B. 悬垂部尿道
   C. 阴茎部尿道
   D. 膜部尿道
   E. 前列腺部尿道
4. 骑跨所致的尿道断裂多发生在
   A. 海绵体部
   B. 球部
   C. 膜部
   D. 前列腺部
   E. 阴茎部
5. 尿道损伤无法插入导尿管，膀胱胀满者应行
   A. 膀胱穿刺造瘘术
   B. 膀胱切开造瘘术
   C. 尿道造瘘术
   D. 尿道会师牵引术
   E. 尿道断端吻合术
6. 肾裂伤的非手术治疗期间发生以下哪种情况时，须施行手术治疗
   A. 血尿停止
   B. 血红蛋白与血细胞比容稳定
   C. 腰、腹部肿块无明显增大
   D. 无合并腹腔脏器损伤
   E. 经积极抗休克后生命体征未见改善
7. 肾损伤多见于
   A. 青年女性
   B. 老年女性
   C. 中年男性
   D. 老年男性
   E. 青壮年男性
8. 诊断尿道损伤最直接有效的方法是
   A. 导尿
   B. 逆行尿道造影
   C. 实验室检查
   D. 直肠指检
   E. 内镜检查
9. 尿道损伤后行扩张术的护理，不正确的是
   A. 选择大小合适的探子
   B. 适时定期扩张
   C. 注意无菌操作
   D. 避免出血
   E. 遇有阻力时稍用力送入
10. 可采取非手术治疗的肾损伤是
    A. 肾挫伤
    B. 严重肾部分裂伤
    C. 肾蒂断裂
    D. 合并有输尿管损伤
    E. 肾破裂伴有出血性休克
11. 肾损伤患者应严格限制活动

A. 至少 1 周
B. 至少 2 周
C. 至少 3 周
D. 最多 2 周
E. 最多 3 周

12. 某人行走间滑倒，右腰部垫于石头上，伤者自觉右腰部疼痛。查血压正常，右腰部压痛、轻叩痛，尿液检查红细胞少许。应考虑为
A. 肾部分损伤
B. 肾全层裂伤
C. 肾挫伤
D. 肾蒂裂伤
E. 输尿管上段损伤

13. 肾挫裂伤早期的最佳治疗方法为
A. 卧床休息和支持疗法
B. 肾周血肿早期引流
D. 肾修补术
C. 半肾切除
E. 肾造瘘

14. 全程血尿提示病变部位在
A. 膀胱颈部
B. 前尿道
C. 后尿道
D. 膀胱三角区
E. 膀胱或以上

15. 肾损伤最常见的症状是
A. 疼痛
B. 休克
C. 血尿
D. 尿外渗
E. 排尿中断

16. 前尿道断裂的正确处理是
A. 先行膀胱造瘘，二期手术
B. 急诊行尿道会师牵引术
C. 急诊行尿道断端吻合术
D. 单纯膀胱造瘘术
E. 急诊尿道造瘘术

17. 终末血尿提示病变部位在
A. 前尿道
B. 后尿道或膀胱基底部
C. 肾

D. 输尿管
E. 肾盂

18. 男性最常见的泌尿系损伤部位是
A. 肾
B. 输尿管
C. 膀胱
D. 前尿道
E. 后尿道

19. 最常见的泌尿系统损伤是
A. 肾损伤
B. 输尿管损伤
C. 膀胱损伤
D. 男性尿道损伤
E. 女性尿道损伤

20. 肾损伤的临床表现不包括
A. 排尿困难
B. 疼痛
C. 腰腹部肿块
D. 休克
E. 发热

21. 能显示肾损伤部位和程度的检查是
A. 尿常规
B. 血乳酸脱氢酶
C. 血常规
D. 血压
E. B 超、CT

22. 肾损伤的护理诊断不包括
A. 焦虑
B. 疼痛
C. 血尿
D. 潜在并发症：休克
E. 潜在并发症：感染

23. 肾修补术、肾部分切除术、肾周引流术后需卧床休息
A. 1～2 周
B. 2～4 周
C. 3～5 周
D. 4～6 周
E. 6～7 周

24. 肾损伤手术后，患者应每天饮水
A. 500～1000ml
B. 1000～1500ml

C. 1500～2000ml
D. 2000～2500ml
E. 2500～3000ml

25. 尿道损伤急性尿潴留患者，不正确的处理是
    A. 镇静或镇痛
    B. 鼓励患者用力排尿
    C. 试插导尿管导尿
    D. 可行耻骨上膀胱穿刺
    E. 可行耻骨上膀胱造瘘

26. 尿道损伤患者术后要多饮水，保持尿量24小时大于以下哪项，达到内冲洗的作用
    A. 1000ml
    B. 1500ml
    C. 2000ml
    D. 2500ml
    E. 3000ml

27. 后尿道损伤时，尿外渗漏的范围是
    A. 下腹壁
    B. 阴茎部
    C. 会阴、阴囊
    D. 腹腔内
    E. 膀胱周围

28. 以下哪种情况要定期行尿道扩张
    A. 前列腺摘除术后
    B. 输尿管切开取石术后
    C. 尿道损伤修复后
    D. 膀胱造瘘术后
    E. 肾结核病灶切除术后

29. 患者，男性，25岁，青年工人，3小时前从3米高处跌下，左腰部撞一木头上，伤后未昏迷，但腰部疼痛，血压正常，脉搏90次/分，排尿1次，为血尿，最可能的诊断是
    A. 肾挫伤
    B. 肾部分裂伤
    C. 肾全层裂伤
    D. 肾蒂断裂
    E. 肾裂伤并输尿管损伤

30. 男性，30岁，就诊时主诉自己排尿开始时尿液呈红色，以后逐渐变清。预示病变部位在
    A. 前尿道
    B. 后尿道
    C. 输尿管
    D. 肾脏
    E. 膀胱基底部

31. 患者，男性，40岁，因"骑跨伤致排尿困难，尿道流血"入院，诊断首先考虑为
    A. 前尿道断裂
    B. 输尿管损伤
    C. 肾裂伤
    D. 膀胱破裂
    E. 后尿道断裂

32. 患者，男性，30岁，腰部撞伤伴肉眼血尿9天，出现休克，其原因可能为
    A. 损伤的肾脏又出血
    B. 肾周的外渗尿液所致
    C. 损伤的肾脏合并感染
    D. 腹腔神经受到强烈刺激
    E. 止血药物停用太早

33. 患者，女性，35岁，行膀胱镜检查后出现血尿和疼痛，下列处理不正确的是
    A. 给止痛药
    B. 给镇静、安定药
    C. 嘱少饮水，减少排尿
    D. 卧床休息
    E. 用抗生素

34. 患者，女性，25岁，左腰区撞伤，随即出现腰痛、腰区青紫、肿胀和肉眼血尿，此时不应采取的治疗方法是
    A. 绝对卧床
    B. 给予止痛剂
    C. 手术
    D. 留置导尿，观察比较尿液
    E. 疼痛、肿胀区推拿

35. 男性，25岁。骑车中被撞倒，会阴部骑跨在车杠上，会阴部疼痛。3小时后发现内裤染血、排尿困难、阴囊有血肿形成。该患者最可能的尿道损伤部位是
    A. 前列腺部
    B. 球部
    C. 膜部
    D. 阴茎海绵体部

E. 尿道外口

36. 患者，男性，24 岁，外伤后尿道滴血，并有排尿困难。查体：腹平软，腹部压痛、反跳痛不明显，会阴部、阴囊、阴茎部明显肿胀。首先考虑是
    A. 肾损伤
    B. 输尿管损伤
    C. 膀胱损伤
    D. 前尿道损伤
    E. 后尿道损伤

37. 患者，男性，35 岁。右腰部撞伤后 1 小时就诊，医生怀疑为肾损伤，2 天内严密观察病情变化。目前观察内容不重要的是
    A. 血压、脉搏、呼吸
    B. 血尿情况
    C. 疼痛的部位及程度
    D. 腰、腹部肿块大小
    E. 体温变化

38. 患者，男性，28 岁。因车祸致骨盆骨折后，出现明显尿意，但仅有少量血尿排出，下腹部感到疼痛，其尿外渗可能波及
    A. 阴囊
    B. 阴茎
    C. 会阴
    D. 膀胱周围
    E. 下腹壁

39. 患者，男性，45 岁，中度肾损伤，以下处理措施不正确的是
    A. 输液
    B. 早期活动
    C. 输血
    D. 应用抗菌药物
    E. 镇静

二、多选题

1. 肾损伤的手术适应证是
   A. 严重肾裂伤
   B. 肾挫伤
   C. 肾碎裂
   D. 肾蒂损伤
   E. 肾开放性损伤

2. 肾损伤的病理类型包括
   A. 肾挫伤
   B. 肾部分裂伤
   C. 肾全层裂伤
   D. 肾蒂损伤
   E. 肾包膜损伤

3. 肾挫伤的病理变化是
   A. 肾包膜完好
   B. 肾包膜裂伤
   C. 肾实质轻微受损
   D. 包膜下血肿
   E. 肾盂、肾盏黏膜裂伤

4. 尿道损伤的病理类型包括
   A. 尿道挫伤
   B. 尿道裂伤
   C. 尿道出血
   D. 尿道断裂
   E. 尿外渗

三、共用题干题

(1~3 题共用题干)

患者，女性，35 岁，劝架时右腰部被误击一拳，由家属跟随前来就诊。

1. 该患者除做全面体格检查之外，首先应检查
   A. 血常规
   B. 尿常规
   C. 便常规
   D. 肝功能
   E. 肾功能

2. 经检查诊断为肾挫伤，治疗时应特别强调
   A. 绝对卧床休息
   B. 输液
   C. 止血
   D. 应用抗生素
   E. 镇痛

3. 该患者需要卧床休息
   A. 绝对卧床休息 1~2 周
   B. 绝对卧床休息 3~4 周
   C. 绝对卧床休息 3~5 周
   D. 绝对卧床休息 2~3 周
   E. 绝对卧床休息 4~6 周

(4~5 题共用题干)

患者，男性，32 岁，右腰部被重物撞击，5 小

时后，送至医院急诊。检查：血压 68/46mmHg，心率 132 次/分，脉细弱，腹胀，腰部触及包块。

4. 此时，首要的治疗措施是
   A. 输血、输液
   B. 留置导尿管引流
   C. 止血
   D. 应用升压药
   E. 抗感染治疗

5. 该患者经处理后血压未见回升，腰部包块逐渐增大并出现血尿。此时，应
   A. 继续观察生命体征
   B. 继续用升压药
   C. 继续止血
   D. 继续使用抗生素
   E. 继续抗休克，同时手术探查

(6~7 题共用题干)

患者，男性，右腰部被撞击后 2 小时，自觉疼痛。查体：右腰部稍肿伴压痛及叩击痛，腹软、无压痛，血压、脉搏正常，尿液镜检红细胞 10~15 个/高倍视野。

6. 该患者应考虑的诊断为
   A. 腰部软组织挫伤
   B. 肾挫伤
   C. 肾部分裂伤
   D. 肾全层裂伤
   E. 肾裂伤

7. 对该患者进行非手术疗法护理时，应特别强调
   A. 严密观察生命体征
   B. 给镇痛、镇静
   C. 使用抗生素
   D. 观察血尿变化
   E. 绝对卧床休息

(8~11 题共用题干)

患者，男性，27 岁，不慎从约 3m 高处坠落，伤及右后腰肋处，伤后自觉腰腹疼痛，急诊就医。体检：面色苍白，脉搏 110 次/分，血压 80/50mmHg，右侧上腹部略隆起，有压痛，无反跳痛，轻度肌紧张。B 超检查：右肾轮廓不清，右肾周中度积液。血常规示血红蛋白 92g/L。尿常规示肉眼血尿，镜检 RBC 满视野。

8. 此患者应考虑为
   A. 肝损伤
   B. 升结肠损伤
   C. 右下肺挫伤
   D. 右肾损伤
   E. 胆囊损伤

9. 目前的处理原则是
   A. 止血
   B. 镇痛
   C. 密切观察病情，抗休克
   D. 立即手术
   E. 卧床休息

10. 该患者的术前评估最重要的是
    A. 受伤史
    B. 受伤局部状况
    C. 伤者的生命体征
    D. 有无腹部包块
    E. 有无血尿

11. 该患者目前最重要的护理诊断为
    A. 体液过多
    B. 体液不足
    C. 尿潴留
    D. 组织灌注量改变
    E. 恐惧/焦虑

四、案例分析题

(1~5 题共用题干)

患者，男性，27 岁，右腰部撞伤 2 小时，局部疼痛、肿胀，有淡红色血尿，初步诊断为"右肾挫伤"，采用非手术治疗。

1. 能及时反映肾出血情况的是
   A. 面色、意识
   B. 腰部疼痛
   C. 血压、脉搏
   D. 肢体温度
   E. 尿量
   F. 尿色

2. 辅助检查中，诊断肾损伤的重要依据是
   A. 血红蛋白
   B. 血细胞比容
   C. 白细胞计数
   D. 血压低

E. 血尿
F. 红细胞计数
3. 血液检查发现血红蛋白与血细胞比容持续降低表明
   A. 肾损伤严重
   B. 细菌感染
   C. 有活动性出血
   D. 血液可能渗入腹腔
   E. 失血性休克
   F. 合并其他脏器损伤
4. 白细胞计数增多提示
   A. 肾损伤严重
   B. 细菌感染
   C. 有活动性出血
   D. 血液可能渗入腹腔
   E. 失血性休克
   F. 合并其他脏器损伤
5. 该患者的护理措施正确的有
   A. 绝对卧床休息
   B. 补液，输血
   C. 按时使用抗生素
   D. 血尿消失即可下床活动
   E. 做好术前准备
   F. 使用止血药

第二节　尿石症患者的护理

一、单选题

1. 为了便于结石排出，成人需要保持每日尿量在
   A. 1000ml 以上
   B. 2000ml 以上
   C. 3000ml 以上
   D. 2500ml 以上
   E. 2000ml 以下
2. 下列有关泌尿系结石的论述中，不正确的是
   A. 贫困国家或地区的人群中，以上尿路结石为多见
   B. 泌尿系结石不论用什么方法治疗，复发的机会都很大
   C. 泌尿系结石发病多在 20～50 岁
   D. 泌尿系的感染、梗阻及异物是结石发生的重要诱因
   E. 水质的软硬及其中所含微量元素的多少不是影响结石形成的重要因素
3. 引起输尿管梗阻最常见的病因是
   A. 炎症
   B. 肿瘤
   C. 结核
   D. 结石
   E. 先天性肾盂输尿管狭窄
4. 结石活动或引起输尿管完全性梗阻时，会出现
   A. 肾绞痛
   B. 腰部钝痛
   C. 肾胀痛
   D. 腰部隐痛
   E. 牵引痛
5. 碱化尿液治疗尿石症效果最好的是
   A. 草酸钙、磷酸钙结石
   B. 草酸钙、尿酸结石
   C. 磷酸镁铵、尿酸结石
   D. 尿酸、胱氨酸结石
   E. 胱氨酸、草酸钙结石
6. 输尿管结石患者绞痛发作时，最重要的处理方法是
   A. 大量饮水
   B. 给予解痉药物
   C. 应用抗菌药
   D. 跳跃运动
   E. 嘱卧床休息
7. 肾和输尿管结石的主要临床表现是
   A. 肾绞痛，血尿
   B. 尿末痛，尿流中断
   C. 排尿痛，尿流细和滴尿
   D. 慢性膀胱刺激征，血尿和脓尿
   E. 无痛性间歇性血尿
8. 上尿路结石继发急性肾盂肾炎或肾积脓时，常伴有的症状为
   A. 无痛性全程肉眼血尿
   B. 肾绞痛 + 镜下血尿
   C. 腰痛、尿急、尿失禁
   D. 排尿困难

E. 发热、畏寒、寒战
9. 预防上尿路结石的措施，不正确的是
   A. 少饮用牛奶
   B. 少食用富含草酸的食物
   C. 少吃动物蛋白
   D. 足够的饮水，保持尿量在2000ml以上
   E. 多饮浓茶，以起到利尿作用
10. 以下症状中，不属于肾、输尿管结石常见症状的是
    A. 腰痛和镜下血尿
    B. 肾绞痛时伴有恶心、呕吐
    C. 结石伴感染时，可有膀胱刺激征
    D. 肉眼血尿
    E. 无痛、肉眼可见的血尿伴有条状血块
11. 多发性结石在继发感染的基础上可发生癌变，且多为
    A. 肺泡细胞癌
    B. 鳞状上皮癌
    C. 未分化癌
    D. 腺癌
    E. 转移癌
12. 患者出现尿频、尿急、终末血尿，排尿突然中断，变换体位又能继续排尿，多见于
    A. 膀胱结石
    B. 输尿管结石
    C. 肾结石
    D. 肾盂结石
    E. 尿道结石
13. 老年人出现急性尿潴留，首先考虑为
    A. 尿道口狭窄
    B. 尿道结石
    C. 膀胱结石
    D. 前列腺肥大
    E. 肾、输尿管结石
14. 易引起尿酸盐结石的因素是
    A. 甲状旁腺功能亢进
    B. 痛风
    C. 异物
    D. 梗阻
    E. 感染
15. 引起草酸盐结石的饮食是
    A. 菠菜、番茄、芦笋
    B. 动物内脏、花生、豆类
    C. 蛋黄、牛奶
    D. 长期低蛋白饮食
    E. 大量使用维生素C和维生素D
16. 肾和输尿管结石的血尿是
    A. 疼痛后出现的初血尿
    B. 疼痛后出现的全血尿
    C. 无痛性间歇性全血尿
    D. 无痛性间歇性初血尿
    E. 疼痛伴终末血尿
17. 目前治疗肾和输尿管结石最理想、最常用的方法是
    A. 非手术排石疗法
    B. 经皮肾镜取石或碎石术
    C. 体外冲击波碎石术
    D. 经尿道膀胱（输尿管）碎石术
    E. 开放性手术治疗
18. 泌尿系结石的护理诊断及合作性问题，叙述不正确的是
    A. 疼痛
    B. 排尿型态异常
    C. 体液过多
    D. 潜在并发症：术后出血
    E. 有感染的危险
19. 临床常用于治疗尿酸结石的药物是
    A. 枸橼酸氢钾钠
    B. 别嘌呤醇
    C. 乙酰异羟肟酸
    D. α-丙酰甘氨酸
    E. 抗生素
20. 泌尿系排石疗法中，最重要的护理是
    A. 防治感染
    B. 多饮水、适当运动
    C. 注射哌替啶、阿托品
    D. 碱化尿液或酸化尿液
    E. 药物治疗
21. 体外冲击波碎石术前的护理措施中，不正确的是
    A. 嘱患者术前3日禁豆、奶等食品
    B. 嘱患者碎石时勿移动体位
    C. 嘱术前晚服用缓泻剂
    D. 嘱患者术日晨应禁食

E. 嘱患者术日晨多饮水
22. 泌尿系统碎石术后的护理措施，不正确的是
A. 鼓励患者多饮水
B. 常规应用广谱抗生素1周
C. 出现血尿一般不需特殊处理
D. 过滤尿液以观察排石
E. 两次治疗的间隔不得少于1周
23. 患者，女性，6岁，因"左侧肾结石"住院行肾实质切开取石，术后卧床时间为
A. 7天
B. 14天
C. 21天
D. 30天
E. 鼓励早期下床
24. 患者，男性，65岁，因"尿失禁1年"入院。B超提示膀胱内大量残余尿，护士给予导尿术。在此过程中，护士的处理措施正确的是
A. 告诉患者要少饮水，会阴部保持清洁
B. 留取初尿行尿培养
C. 气囊内注入生理盐水5ml
D. 记录尿量
E. 顺利插入导尿管后迅速引出残余尿液1500ml
25. 患者，男性，65岁，尿频、夜尿增多已5年，常有排尿困难和尿潴留，反复发作尿路感染已1年。发作时有尿频、尿急、尿痛和发热，经用抗生素治疗后退热，症状缓解，但不久又再复发。本例进一步检查最有价值的是
A. 腹部X线平片
B. 静脉肾盂造影
C. 中段尿培养
D. 尿找抗酸杆菌
E. 肛门指诊前列腺检查
26. 患者，男性，53岁，经常发生肾绞痛、血尿，疑为肾结石，需做静脉肾盂造影。造影前准备下列哪项正确
A. 清洁灌肠
B. 2天前禁食
C. 鼓励饮水

D. 检查前憋尿
E. 需做碘过敏试验
27. 患者，男性，40岁，发现右肾多发结石，左肾盂结石直径1.2cm，当发生肾绞痛时，护士可准备的药物是
A. 盐酸哌替啶、654-2
B. 吗啡
C. 安痛定
D. 苯巴比妥钠
E. APC
28. 患者，男性，59岁，诉排尿困难、排尿滴沥、夜尿增多2年，最常用最简便的辅助检查方法是
A. 膀胱镜检查
B. 直肠指检
C. KUB+IVP
D. 尿道造影
E. B超
29. 患者，女性，30岁，有"痛风"病史和"高尿酸血症"。肾结石手术后，为预防结石复发，应指导患者口服
A. 维生素B
B. 维生素C
C. 小苏打
D. 别嘌醇
E. 氧化镁
30. 患者，男性，30岁，在一次剧烈运动后，突发右腰部绞痛，向下腹部放射，伴恶心、呕吐，查体右腰部叩击痛，无肌紧张，实验室检查见镜下血尿。应考虑为
A. 胆石症
B. 肾和输尿管结石
C. 肾肿瘤
D. 急性阑尾炎
E. 肾结核
31. 患者，男性，突发左上腹部、腰部剧痛，呈阵发性，向同侧下腹部、外生殖器及股内侧放射，伴有恶心、呕吐、面色苍白及冷汗。2小时后化验尿常规，每高倍镜下红细胞5~8个。该患者最可能为
A. 肾和输尿管结石
B. 尿道结石

C. 膀胱结石
D. 肾盂癌
E. 肾癌

32. 患者，男性，因输尿管结石做体外冲击波碎石，术后一般不会出现
    A. 血尿、绞痛
    B. 发热、恶心、呕吐
    C. 皮肤损伤、咯血
    D. 排尿困难
    E. "石街"形成

33. 患者，女性，20岁，急性白血病化疗期间，发生尿酸性结石，护士可观察到的征象是
    A. 肉眼血尿
    B. 大量混浊尿
    C. 少尿或无尿
    D. 酱油色尿
    E. 金黄色尿

二、多选题

1. 上尿路结石患者需要大量饮水以增加尿量、稀释尿液。成人保持每日尿量多于2000ml，尤其是何时饮水，效果更好
   A. 饭前
   B. 饭后
   C. 早晨醒后
   D. 睡前
   E. 半夜

2. 尿路结石按病因可分为
   A. 代谢性结石
   B. 感染性结石
   C. 药物性结石
   D. 含钙结石
   E. 特发性结石

3. 肾和输尿管结石的治疗方法是
   A. 单独或联合药物应用
   B. 嘱其多饮水
   C. 留置尿管
   D. 输尿管肾镜取石或碎石术
   E. 体外冲击波碎石

4. 输尿管结石会并发的疾病有
   A. 急性肾盂肾炎

B. 肾积水
C. 尿毒症
D. 发热
E. 尿失禁

5. 肾和输尿管结石常用的解痉镇痛药物，包括
   A. 注射阿托品
   B. 注射哌替啶
   C. 使用钙离子拮抗剂
   D. 使用黄体酮
   E. 大量饮水

6. 形成结石的主要因素有
   A. 饮食结构不合理
   B. 水分摄入过少
   C. 尿中形成结石晶体的盐类呈超饱和状态
   D. 尿中抑制晶体形成的物质不足
   E. 核基质的存在

7. 结石的成分主要有
   A. 草酸钙
   B. 磷酸钙
   C. 磷酸镁铵
   D. 尿酸
   E. 胱氨酸

三、共用题干题

（1～2题共用题干）
患者，男性，48岁，骑自行车途中突发左腰部"刀割样"痛，向下腹部和外阴部放射，体查肾区有叩击痛，尿常规检查可见镜下血尿。

1. 最可能的疾病是
   A. 泌尿系肿瘤
   B. 肾损伤
   C. 尿道损伤
   D. 前列腺增生
   E. 肾和输尿管结石

2. 本病首选的检查是
   A. B型超声波
   B. 尿路平片
   C. 静脉尿路造影
   D. 逆行肾盂造影
   E. 膀胱镜检查

（3～6题共用题干）
女性，25岁，反复发作肾绞痛；X线检查示右

肾输尿管连接处有一 1.2cm×1.9cm 结石，右肾明显积水，功能受损。行右肾切开取石、肾盂造瘘术。

3. 通常肾盂造瘘管留置的时间至少为
   A. 24 小时
   B. 3 天
   C. 1 周
   D. 2 周
   E. 1 个月

4. 保证造瘘管引流通畅的措施不包括
   A. 引流袋低于出口水平
   B. 鼓励患者多饮水
   C. 妥善固定引流管
   D. 定时冲洗
   E. 观察引流液的量和性状

5. 有关肾盂造瘘管的护理，不正确的是
   A. 若冲洗，每次 5ml 左右
   B. 导管留置 2 周以上
   C. 拔管前做肾盂造影
   D. 拔管前 1 天应夹管观察
   E. 拔管后向患侧卧位

6. 该患者术后卧床时间至少
   A. 24 小时
   B. 3 天
   C. 10 天
   D. 2 周
   E. 1 个月

四、案例分析题

(1~7 题共用题干)
患者，男性，32 岁，运动后突然出现右上腹部剧痛，疼痛放射至右侧中下腹部，伴恶心、呕吐，尿液呈浓茶色。查体：腹软，右下腹部深压痛，右肾区叩击痛。

1. 该患者最可能诊断为
   A. 十二指肠溃疡
   B. 右输尿管结石
   C. 急性胆囊炎
   D. 急性阑尾炎
   E. 右肾结石
   F. 肾挫伤

2. 患者来就诊时，应首先做的检查是
   A. 尿常规检查
   B. 血常规检查
   C. 肝功能检查
   D. 肾功能检查
   E. 腹部 B 超检查
   F. CT

3. 此患者的结石类型最可能是
   A. 胱氨酸结石
   B. 草酸钙结石
   C. 磷酸镁铵结石
   D. 尿酸结石
   E. 黄嘌呤结石
   F. 胆固醇结石

4. 通常用于其他方法不能确诊时、可发现 X 线不显影的结石，明确结石的位置及双肾功能情况的影像学检查是
   A. 肾图
   B. 排泄性尿路造影
   C. B 型超声检查
   D. CT 检查
   E. 逆行肾盂造影
   F. MRI

5. 急诊治疗的重点不包括
   A. 胃肠减压
   B. 体外碎石
   C. 立即手术
   D. 药物镇痛
   E. 应用抗生素
   F. 输血

6. 若 X 线检查发现结石大小约 0.4cm，则该患者较适宜的治疗方法是
   A. 保守治疗
   B. 体外冲击波碎石
   C. 输尿管软镜取石
   D. 输尿管切开取石
   E. 经皮肾镜取石
   F. 输尿管硬镜取石

7. 为预防此类疾病发生的最主要的方法是
   A. 多饮水
   B. 多运动
   C. 改变饮食结构
   D. 定期检查

E. 药物预防
F. 喝浓茶

第三节　泌尿系统结核患者的护理

一、单选题

1. 肾结核行病灶清除或部分切除术前,需应用抗结核药物治疗的时间是
   A. 1~3个月
   B. 3~6个月
   C. 6~10个月
   D. 12个月
   E. 1年半以上

2. 血尿是肾结核的重要症状,常为
   A. 肉眼血尿
   B. 终末血尿
   C. 镜下血尿
   D. 初始血尿
   E. 全程血尿

3. 脓尿患者,一般抗感染治疗无效,普通培养无细菌生长,首先考虑
   A. 肾盂肾炎
   B. 膀胱肿瘤
   C. 间质性膀胱炎
   D. 泌尿系结石
   E. 泌尿系结核

4. 关于肾结核的治疗,不正确的是
   A. 应重视全身治疗
   B. 药物治疗期间应定期检查尿常规
   C. 药物治疗如无效,必须行手术治疗
   D. 肾切除后不再需要服用抗结核药
   E. 手术前服用抗结核药

5. 尿沉渣涂片做抗酸染色,50%~70%的肾结核病例可找到结核分枝杆菌,以下哪项检查的阳性率最高
   A. 随时尿液
   B. 清晨第1次尿液
   C. 饭前尿液
   D. 清晨第2次尿液
   E. 饭后尿液

6. 肾结核患者行肾部分切除术后,术后的护理措施不正确的是
   A. 观察尿量及性质
   B. 鼓励患者多饮水
   C. 尽早下床活动
   D. 保持引流通畅
   E. 继续使用抗结核药物

7. 下列哪种疾病的病理改变主要在肾,而临床表现是膀胱
   A. 肾肿瘤
   B. 肾结石
   C. 急性肾盂肾炎
   D. 肾结核
   E. 肾脓肿

8. 肾结核患者的饮食应注意
   A. 高蛋白、低热量、高维生素饮食
   B. 可适量食用辛辣刺激性食物
   C. 忌偏食、暴食及过冷食物
   D. 可采用每餐吃饱式进食
   E. 注意饭菜多样化和色、香、味俱佳

9. 以下肾结核肾部分切除术后患者的护理措施中,不正确的是
   A. 观察出血及排尿情况
   B. 卧床1周
   C. 每月复查尿常规2次
   D. 每3~6个月做泌尿系造影检查1次
   E. 术后仍坚持药物治疗

10. 肾结核的感染途径主要是
    A. 胃肠道结核感染
    B. 体内结核病灶中的结核菌经血流播散至肾脏
    C. 经尿道结核菌逆行感染到肾脏
    D. 腰椎结核直接扩散到肾
    E. 附睾结核逆行扩散

11. 前列腺摘除术后行膀胱冲洗的主要目的是为了
    A. 防止组织腐肉脱落
    B. 保持膀胱充分膨胀
    C. 防止血凝块形成
    D. 防止结石形成
    E. 促进膀胱收缩

12. 诊断肾结核最可靠的依据是
    A. 尿中找到抗酸杆菌

B. 尿培养结核分枝杆菌阳性
C. 尿中有大量脓细胞
D. 附睾扪及结节
E. 膀胱镜见到膀胱黏膜有溃疡炎症

13. 肾结核最初的典型症状是
    A. 血尿
    B. 脓尿
    C. 尿频
    D. 肾区疼痛
    E. 排尿困难

14. 肾结核的原发病灶多在
    A. 骨
    B. 关节
    C. 淋巴
    D. 肠道
    E. 肺部

15. 下列关于泌尿生殖系结核的说法，叙述正确的是
    A. 男性生殖系统结核全部继发于泌尿系统结核
    B. 自截肾是肾切除术适应证
    C. 肾部分切除术后 4~5 天可下地活动
    D. 肾结核患者连续 3~6 个月尿中无结核杆菌称为稳定好转
    E. 在肾结核的病理发展过程中，由病理肾结核发展到临床肾结核是一个很快的过程

16. 附睾结核寒性脓肿破溃后最常见的是
    A. 引起感染
    B. 伤口不易愈合
    C. 影响关节功能
    D. 易形成经久不愈的窦道
    E. 增加患者的痛苦

17. 肾结核最主要的临床表现是
    A. 腰酸痛
    B. 肾区肿块
    C. 发热、盗汗
    D. 肾功能不全
    E. 膀胱刺激征

18. 结核患者尿找结核杆菌检查中，正确留取尿标本的方法是
    A. 24 小时尿液，连续检查 3 天
    B. 随机新鲜尿液，检查 3 天
    C. 新鲜尿液，连续检查 5 天
    D. 早晨新鲜尿液，检查 1 天
    E. 早晨新鲜尿液，连续检查 3 天

19. 患者，男性，48 岁，肾结核术后出院，在康复指导时嘱定期查尿时间是
    A. 每周 1~2 次
    B. 每半个月 1~2 次
    C. 每个月 1~2 次
    D. 每 3 个月 1~2 次
    E. 每半年 1~2 次

20. 患者，男性，51 岁，肾结核患者，进行单纯药物治疗后出院，医嘱定期来院进行尿液检查及泌尿系统造影检查的时间是
    A. 每半个月
    B. 每个月
    C. 每 2 个月
    D. 每 3 个月
    E. 每年

21. 患者，女性，38 岁，左肾结核，无功能，右肾轻度积水，功能尚可，膀胱容量正常，双上肺浸润性肺结核。目前的治疗措施是
    A. 左肾切除
    C. 左肾造瘘
    B. 左肾部分切除
    D. 右肾造瘘
    E. 抗结核治疗

22. 患者，男性，右肾结核行右肾切除术后 1 年，近日出现尿量逐渐减少，血肌酐及尿素氮逐渐升高。最可能的原因是
    A. 左肾结核
    B. 左输尿管堵塞
    C. 左输尿管狭窄
    D. 左肾感染
    E. 左输尿管结石

23. 患者，男性，50 岁，肾结核。拟行一侧肾全肾切除术，术前抗结核治疗至少要
    A. 1 周
    B. 2 周
    C. 3 周
    D. 1 个月
    E. 2 个月

24. 患者，男性，38 岁，肾结核。肾切除术后

一般需卧床
- A. 1~2 天
- B. 3~5 天
- C. 5~6 天
- D. 7~8 天
- E. 1~2 周

二、多选题

1. 附睾结核常见的病理改变包括
   - A. 睾丸壁增厚
   - B. 肉芽肿
   - C. 干酪样变
   - D. 纤维化
   - E. 钙化
2. 下列选项中，属于肾结核辅助检查的有
   - A. X 线
   - B. 尿液检查
   - C. B 超
   - D. CT
   - E. MRI
3. 肾结核可引起
   - A. 结核性肾盂肾炎
   - B. 肾衰竭
   - C. 输尿管结核
   - D. 肝功能受损
   - E. 尿瘘
4. 前列腺、精囊结核病变严重者可表现为
   - A. 会阴和直肠内不适
   - B. 精液减少
   - C. 脓血样精液
   - D. 性功能障碍
   - E. 不育
5. 肾结核患者应勿用和慎用对肾脏有毒性的药物，如氨基糖苷类、磺胺类药物，尤其是
   - A. 双肾结核患者
   - B. 孤立肾结核患者
   - C. 肾结核双肾积水患者
   - D. 肾癌
   - E. 肾小球肾炎患者
6. 肾结核的膀胱镜检查可见：膀胱黏膜炎性充血、水肿、浅黄色结节、结核性溃疡、肉芽肿及瘢痕等病变，以何处病变较为明显
   - A. 膀胱三角区
   - B. 患侧输尿管口周围
   - C. 尿道
   - D. 后尿道
   - E. 膀胱颈
7. 下列哪些检查方法一般不用于诊断肾结核
   - A. X 线
   - B. 尿液检查
   - C. 超声检查
   - D. CT
   - E. MRI
8. 肾结核的诊断要点包括
   - A. 尿频、尿急、尿痛等慢性膀胱炎症状
   - B. 血尿
   - C. 抗感染治疗无明显好转
   - D. 影像学检查
   - E. 尿结核杆菌阳性

三、共用题干题

(1~5 题共用题干)
VP 左肾未显影，右肾轻度积水，膀胱显影较小，尿找结核菌 3 次（+），测膀胱容量 100ml，肾功能正常。

1. 该患者的临床表现不包括
   - A. 尿频
   - B. 血尿
   - C. 脓尿
   - D. 肾区疼痛和肿块
   - E. 贫血、消瘦、高热
2. 该患者在尿路造影上的早期表现为
   - A. 肾皮质脓肿和空洞形成
   - B. 肾不显影
   - C. 肾盏边缘呈"鼠咬状"
   - D. 边缘不光滑，多处狭窄
   - E. 输尿管僵直
3. 该患者最适宜的治疗方法是
   - A. 抗结核药物治疗
   - B. 诊断明确后立即切除左肾
   - C. 异烟肼治疗 1 周后手术切除左肾
   - D. 加强营养，卧床休息
   - E. 异烟肼、利福平、吡嗪酰胺联合用药 2 周后切除左肾

4. 该患者出院继续抗结核过程中，最需要注意的是
   A. 卧床休息
   B. 做附睾结核切除
   C. 定期做对侧肾 B 超及肾功能检查
   D. 定期胸透
   E. 定期查尿常规
5. 若结核患者出现以下情况时，提示可能发生尿瘘，不包括
   A. 肾窝引流管的引流量减少
   B. 切口疼痛
   C. 渗尿
   D. 触及皮下有波动感
   E. 导尿管的引流量增多

第四节　前列腺增生患者的护理

一、单选题

1. 前列腺摘除术后防止感染的措施中，不正确的是
   A. 敷料渗湿者及时更换
   B. 引流管的接管和尿袋须每日更换
   C. 每日消毒尿道外口 2 次
   D. 耻骨后引流管于手术后 1 周拔除
   E. 耻骨上膀胱造瘘管于手术后 2 周拔除
2. 前列腺术后 1 周内的护理措施，不正确的是
   A. 安置 2 根导尿管
   B. 膀胱冲洗液自气囊导尿管注入
   C. 冲洗液从耻骨上造口管流出
   D. 患者腹胀，用肛管排气
   E. 冲洗液中必要时加入止血剂
3. 前列腺增生排尿困难的程度主要取决于
   A. 前列腺的大小
   B. 患者年龄
   C. 增生的部位
   D. 是否病变
   E. 是否钙化
4. 行前列腺电切手术的体位是
   A. 截石位
   B. 仰卧位
   C. 侧卧位
   D. 俯卧位
   E. 平卧位
5. 良性前列腺增生的典型症状是
   A. 尿频
   B. 尿痛
   C. 尿急
   D. 进行性排尿困难
   E. 急性尿潴留
6. 良性前列腺增生中，引起症状最明显的是
   A. 中叶增生
   B. 前叶增生
   C. 后叶增生
   D. 右侧叶增生
   E. 左侧叶增生
7. 目前最常用的治疗前列腺增生的手术方式是
   A. 耻骨上经膀胱前列腺摘除术
   B. 耻骨后前列腺摘除术
   C. 经会阴前列腺切除术
   D. 经尿道前列腺电切术
   E. 前列腺激光切除术
8. 前列腺特异抗原测定（PSA）是诊断前列腺癌的特异性指征，正常为
   A. 0～4ng/ml
   B. 4～6ng/ml
   C. 6～8ng/ml
   D. 8～10ng/ml
   E. 10～12ng/ml
9. 能反映膀胱排空功能的检查是
   A. 残余尿测定
   B. 尿常规
   C. 肾功能
   D. 膀胱测压
   E. 尿比重测定
10. 良性前列腺增生患者发生急性尿潴留，处理方法首选
    A. 改变体位
    B. 诱导排尿
    C. 按摩、热敷
    D. 留置导尿
    E. 膀胱造瘘
11. 膀胱内充满尿液、其压力增高，迫使少量尿液自尿道口溢出，称为

A. 真性尿失禁
B. 尿潴留
C. 尿瘘
D. 充盈性尿失禁
E. 多尿

12. 良性前列增生发生于前列腺的哪一部位
    A. 前纤维肌区
    B. 尿道周围移行带
    C. 中央带
    D. 外周带
    E. 射精管

13. 尿频、尿急，特别是以下哪项是前列腺增生最早出现的症状
    A. 夜间排尿次数增多
    B. 夜间排尿不尽
    C. 夜间排尿困难
    D. 夜间排尿时间延长
    E. 早晨排尿次数增多

14. 患者，男性，56岁，因"良性前列增生"行耻骨上经膀胱前列腺切除术后25小时，护士测得血压12.5/8kPa，脉搏120次/分，脉搏细弱，四肢冷，持续膀胱冲洗冲出液色鲜红、色泽浓，急查血常规示：Hb 78g/L。下列处理中最重要的是
    A. 安慰患者，保持情绪稳定
    B. 记录24小时出入量
    C. 应用止血剂
    D. 使用升压药物
    E. 加快补液，立即输血，增加导尿管气囊的容量，压迫止血

15. 患者，男性，60岁，饮酒史20年，糖尿病病史5年，良性前列腺增生3年，保守治疗无效，住院要求手术治疗。假设该患者B超检查后提示有残余尿，超过多少毫升需留置导尿
    A. 50ml
    B. 100ml
    C. 200ml
    D. 1500ml
    E. 250ml

16. 患者，男性，69岁，老年痴呆症，行前列腺电切术后3小时，强烈要求下床上厕所解大便，下列护理措施中正确的是
    A. 满足患者要求
    B. 协助患者在床上排便
    C. 开塞露塞肛，促进排便
    D. 放出导尿管气囊内的气体或液体
    E. 向患者家属说明便意是由于导尿管气囊压迫前列腺窝引起，可适当给予镇静剂

17. 患者，男性，65岁，前列腺增生症并发尿潴留，做膀胱造影术时，护士应提供
    A. 普通橡胶导尿管
    B. 前列腺导尿管
    C. 蕈状导尿管
    D. 气囊导尿管
    E. 金属导尿管

18. 患者，男性，62岁，进行性排尿困难，夜尿次数增多，直肠指诊发现前列腺明显肿大，考虑为
    A. 膀胱癌
    B. 膀胱结石
    C. 良性前列腺增生
    D. 尿道狭窄
    E. 膀胱结核

二、多选题

1. 前列腺摘除术后防止出血的措施，正确的有
    A. 气囊导尿管固定在股部内侧
    B. 不得随意活动肢体或坐起
    C. 全身应用止血剂
    D. 牵引气囊导尿管2~3天
    E. 术后1周内禁止灌肠或肛管排气

2. 用于治疗良性前列腺增生的α受体阻断药包括
    A. 酚苄明
    B. 坦洛斯
    C. 非那雄胺
    D. 依立雄胺
    E. 特拉唑嗪

3. 良性前列腺增生患者主要存在的护理诊断为
    A. 排尿障碍
    B. 急性疼痛
    C. 有感染的危险
    D. 尿失禁

E. 营养低于机体需要量

三、共用题干题

(1~4题共用题干)

患者,男性,68岁,排尿费力多年,昨日饮酒后1夜未排尿,下腹胀痛。体检:膀胱膨胀至脐下1指,触痛。

1. 符合该患者的最可能诊断是
   A. 膀胱肿瘤
   B. 膀胱结石
   C. 尿路结石
   D. 前列腺增生
   E. 前列腺癌
2. 目前宜采取的处理是
   A. 留置导尿
   B. 给予镇痛药物
   C. 尽快检查明确诊断
   D. 使用抗生素预防感染
   E. 腹部热敷
3. 下列处理措施,不正确的是
   A. 立即给予导尿
   B. 导尿过程中注意无菌操作
   C. 必要时留置尿管
   D. 尿管插入后尽快排空膀胱
   E. 若尿管插入困难,可行耻骨上膀胱穿刺
4. 对此患者最常用的治疗方法是
   A. 药物治疗
   B. 经尿道前列腺切除术
   C. 耻骨上经膀胱前列腺切除术
   D. 膀胱造瘘
   E. 激光治疗

(5~8题共用题干)

患者,男性,76岁,因"前列腺增生"行TURP术后第1天。一般情况好,无恶心、呕吐,无腹胀。膀胱冲洗通畅。

5. 患者目前的适宜体位是
   A. 半卧位
   B. 平卧位
   C. 头低脚高位
   D. 仰卧中凹位
   E. 截石位
6. 目前患者的饮食是
   A. 禁食
   B. 流食
   C. 半流食
   D. 软食
   E. 普食
7. 目前膀胱冲洗的目的是
   A. 便于观察病情
   B. 减少出血
   C. 减轻疼痛
   D. 避免导尿管阻塞
   E. 预防感染
8. 通常拔除膀胱冲洗管的时间为术后
   A. 24小时
   B. 48小时
   C. 3~5天
   D. 1周
   E. 10天

四、案例分析题

(1~5题共用题干)

患者,男性,68岁,尿频、夜尿多、排尿不畅4年,10小时前饮酒后突然出现小便不能自解,急诊就诊,主诉下腹部胀痛。查体:下腹膨隆,叩诊浊音,轻度压痛,直肠指诊可触及前列腺增大,光滑、质韧、中央沟消失。

1. 该患者可能诊断为
   A. 前列腺增生症
   B. 前列腺癌
   C. 膀胱炎
   D. 膀胱结石
   E. 前列腺结核
   F. 肾挫伤
2. 目前首先应为患者进行的处理是
   A. 急诊手术
   B. 耻骨上膀胱穿刺造瘘
   C. 留置导尿
   D. 口服α受体阻断剂
   E. 注射解痉剂
   F. 密切观察
3. 为了进一步了解患者的病情,还应进行的检查包括
   A. 残余尿测定

B. 尿流率检查
C. B超检查
D. 前列腺特异抗原测定（PSA）
E. 癌胚抗原（CEA）
F. CT

4. 前列腺增生的临床表现包括
   A. 尿频、尿急
   B. 排尿困难
   C. 血尿
   D. 尿潴留、充盈性尿失禁
   E. 排尿速度减慢
   F. 脓尿

5. 医生决定为患者进行TURP术，下列术前护理措施中，不正确的是
   A. 给予粗纤维易消化的食物
   B. 忌饮酒及辛辣食物
   C. 每日询问患者排尿情况
   D. 限制患者水分摄入
   E. 保证良好的睡眠
   F. 禁食

第五节 泌尿、男性生殖系统肿瘤患者的护理

一、单选题

1. 泌尿生殖系统常见的恶性肿瘤是
   A. 肾癌
   B. 肾母细胞瘤
   C. 肾盂肿瘤
   D. 膀胱癌
   E. 前列腺癌

2. 血尿是膀胱癌最常见和最早出现的症状，常表现为以下哪项，可自行减轻或停止
   A. 间歇性镜下血尿
   B. 终末血尿
   C. 间歇性肉眼血尿
   D. 全程血尿伴有血块
   E. 全程肉眼血尿

3. 肾癌最常见的转移部位是
   A. 肝
   B. 骨骼
   C. 脑
   D. 肾上腺
   E. 肺

4. 经尿道切除膀胱肿瘤术后的患者，一般采用膀胱内药物灌注以防止肿瘤的复发，根据文献报道，下列哪种药物的效果最好
   A. 卡介苗
   B. 丝裂霉素
   C. 吡柔比星
   D. 顺铂
   E. 塞替派

5. 确诊膀胱癌最可靠的方法是
   A. B超检查
   B. CT检查
   C. 膀胱触诊
   D. MRI检查
   E. 膀胱镜检查

6. 不会引起排尿困难的疾病是
   A. 尿道结石
   B. 婴幼儿包茎
   C. 糖尿病
   D. 前列腺增生症
   E. 尿道狭窄

7. 肾癌临床以哪种类型最多见，占60%~85%
   A. 透明细胞癌
   B. 颗粒细胞癌
   C. 梭形细胞癌
   D. 嗜色细胞癌
   E. 嫌色细胞癌

8. 肾癌的血尿特点是
   A. 镜下血尿
   B. 终末血尿
   C. 全程肉眼血尿，终末加重
   D. 全血尿伴有血块
   E. 无痛性间歇性肉眼血尿

9. 肾癌三联征是指
   A. 血尿、发热、肿块
   B. 腰痛、肿块、血尿
   C. 尿急、尿频、尿痛
   D. 腰痛、血尿、血压升高
   E. 发热、血沉快、血压升高

10. 膀胱癌的临床表现，不正确的是

A. 初始血尿

B. 间歇性肉眼血尿

C. 肿瘤坏死、溃疡可引起膀胱刺激症状

D. 排尿困难

E. 多数患者无明显体征

11. 肾癌最早出现的症状是

A. 疼痛

B. 低热

C. 血尿

D. 贫血

E. 腰部肿块

12. 下列有关肾细胞癌的描述，不正确的是

A. 肾癌患者可以出现间歇或持续性低热

B. 肾癌患者可以发生低钙血症

C. 肾癌患者可以出现高血压

D. 肾癌血块通过输尿管时可发生肾绞痛

E. 肾癌患者疼痛常为腰部钝痛或隐痛

13. 膀胱癌发生的部位最多的是

A. 三角区

B. 两侧区

C. 顶壁

D. 后壁

E. 膀胱颈部

14. 膀胱癌患者的临床表现中，对诊断有较大帮助的是

A. 尿频

B. 尿急

C. 发热

D. 血尿中带有血凝块

E. 尿痛

15. 与膀胱癌患者的护理诊断：自我形象紊乱直接相关的因素是

A. 手术损伤较大

B. 出血较多

C. 继发感染

D. 营养不良

E. 尿流改道术后排尿方式改变

16. 肾癌常发生于

A. 肾小球

B. 肾小球血管

C. 肾小管

D. 肾乳头

E. 肾盏

17. 对肾癌最有效的处理是

A. 放疗

B. 化疗

C. 免疫治疗

D. 生物素治疗

E. 根治性手术治疗

18. 中晚期肾癌的表现是

A. 乏力

B. 血压升高

C. 尿频

D. 发热

E. 血尿

19. 与晚期肾癌患者的护理诊断：营养失调相关的因素是

A. 发热

B. 血压升高

C. 恐惧

D. 继发感染

E. 长期血尿、癌肿消耗、手术创伤

20. 肾癌术后监测24小时尿量的主要目的是

A. 为了观察患者术后是否平稳

B. 为了监测患者的肝功能

C. 为了监测患者的肾功能

D. 为了监测患者有无出血

E. 为了检测有无糖尿病

21. 患者，男性，72岁，间歇无痛性肉眼血尿2周余，体检发现左精索静脉曲张，平卧时不消失，首先考虑的诊断是

A. 肾盂癌

B. 肾癌

C. 输尿管癌

D. 膀胱癌

E. 前列腺癌

22. 患者，女性，55岁，膀胱肿瘤，今日拟行全膀胱切除术肠道代膀胱。早晨护士的以下护理中，不正确的是

A. 排空膀胱

B. 清洗阴道

C. 留置尿管

D. 留置肛管

E. 清洁灌肠

23. 患者，男性，48岁，膀胱癌行全膀胱切除术，术后饮食应是
   A. 禁食
   B. 流食
   C. 半流
   D. 无渣软饭
   E. 普食

24. 患者，男性，60岁。2年来出现间歇性无痛性全程肉眼血尿，终末加重，近半年来出现尿频、尿痛，3个月来耻骨后感疼痛，可初步考虑诊断为
   A. 肾结核
   B. 膀胱结石
   C. 膀胱癌
   D. 前列腺增生症
   E. 膀胱炎

25. 患者，男性，32岁。因"肾癌"拟行根治性肾切除术，其术前护理措施不包括
   A. 贫血严重的患者注意营养摄入
   B. 注意患者尿液颜色的变化
   C. 遵医嘱给予输血等支持治疗
   D. 观察有无膀胱刺激症状
   E. 注意引起低热原因的鉴别与观察

26. 患者，男性，50岁，膀胱癌，行经尿道膀胱肿瘤电切术后3日，不正确的护理措施是
   A. 心理护理
   B. 导尿管护理
   C. 饮食指导
   D. 鼓励患者用力排尿
   E. 加强尿瘘患者的护理

27. 患者，男性，无痛性全程肉眼血尿半个月，B超检查发现肾脏有一个5cm×6cm大小实质性占位。该患者最可能的诊断为
   A. 肾癌
   B. 肾结石
   C. 肾囊肿
   D. 肾结核
   E. 肾炎

二、多选题

1. 肾癌的基本组织类型有
   A. 透明细胞癌
   B. 颗粒细胞癌
   C. 梭形细胞癌
   D. 嗜色细胞癌
   E. 嫌色细胞癌

2. 关于肾肿瘤引起高血压的原因，叙述正确的有
   A. 肿瘤压迫肾蒂
   B. 肿瘤坏死、液化
   C. 肿瘤内动、静脉短路
   D. 肿瘤内的升压物质
   E. 情绪紧张

三、共用题干题

（1~5题共用题干）
患者，男性，72岁，无痛间歇性血尿2年，反复左肋间隙剧痛3个月。膀胱镜检查：膀胱侧壁三角区散在菜花状肿瘤，带蒂，左输尿管口喷血。

1. 该患者首先考虑为
   A. 膀胱癌
   B. 肾盂癌
   C. 肾癌
   D. 膀胱癌+肾癌
   E. 膀胱癌+肾盂癌

2. 肿瘤临床和病理分期的依据是
   A. 生长方式
   B. 浸润深度
   C. 病理类型
   D. 生长速度
   E. 转移途径

3. 该患者的手术方案是
   A. 膀胱全切术
   B. 膀胱部切术
   C. 根治性左肾切除术
   D. 左肾输尿管全长膀胱全切术
   E. TUPBT

4. 该患者若行肠道代膀胱术，术前不正确的肠道准备是
   A. 术前3天进少渣半流质饮食
   B. 术前1~2天起进无渣流质饮食
   C. 口服肠道不吸收抗生素
   D. 术前1天及术晨进行肠道清洁
   E. 术前进食低热量、低蛋白、低维生素及易于消化的饮食

5. 若该患者术后做造口，造口周围皮肤表面出现白色粉末状结晶物，此时正确的处理办法为
   A. 先用清水清洗，后用白醋清洗
   B. 用生理盐水清洗
   C. 先用白醋清洗，后用清水清洗
   D. 用双氧水清洗
   E. 用酒精擦拭

(6~8题共用题干)

患者，男性，50岁。间歇无痛性肉眼血尿2个月，近期常有尿频、尿急。询问病史得知患者做油漆工20余年。

6. 患者最可能诊断为
   A. 肾癌
   B. 肾盂癌
   C. 肾母细胞瘤
   D. 膀胱癌
   E. 前列腺癌

7. 为了确诊，最可靠的检查方法是
   A. 实验室检查
   B. X线尿路造影检查
   C. 膀胱镜检查
   D. B超
   E. CT

8. 目前健康指导时最重要的是
   A. 嘱休息
   B. 嘱戒烟
   C. 嘱劳动保护
   D. 嘱用抗癌药
   E. 嘱住院检查

四、案例分析题

(1~6题共用题干)

患者，女性，59岁。间歇无痛性肉眼全程血尿6个月，血尿颜色为鲜红色，伴片状小血凝块，有时自行减轻或停止。

1. 患者最有可能诊断为
   A. 膀胱结石
   B. 肾盂癌
   C. 肾癌
   D. 膀胱癌
   E. 输尿管肿瘤
   F. 肾结石

2. 辅助检查的方法包括
   A. 静脉尿路造影
   B. 尿细胞学检查
   C. 膀胱镜检查和活检
   D. MRI检查
   E. 诊断性经尿道电切术
   F. CT

3. 可帮助判断膀胱癌分期的方法包括
   A. CT检查
   B. 静脉肾盂造影
   C. B超检查
   D. 尿脱落细胞检查
   E. 诊断性经尿道电切术
   F. MRI

4. 该患者的病理诊断为膀胱癌（TT），治疗方法可采取
   A. 免疫治疗
   B. 化学治疗
   C. 根治性膀胱全切术
   D. 膀胱部分切除术
   E. 经尿道膀胱肿瘤切除术
   F. 免疫治疗＋化学治疗

5. 术后随访，最重要的措施是
   A. 膀胱镜检查
   B. CT检查
   C. 尿常规检查
   D. 尿脱落细胞检查
   E. B超检查
   F. MRI

6. 预防和推迟膀胱癌复发的措施不包括
   A. 戒烟
   B. 加强劳动保护
   C. 膀胱灌注卡介苗
   D. 定期门诊随访
   E. 膀胱灌注化学治疗
   F. 低蛋白饮食

第二十五章 骨与关节疾病患者的护理

第一节 骨与关节创伤患者的护理

一、单选题

1. 股骨颈骨折最常见的术后并发症是
   A. 切口感染
   B. 下肢深静脉血栓
   C. 脱位
   D. 坠积性肺炎
   E. 创伤性关节炎

2. 骨折手法复位时
   A. 不能使用麻醉
   B. 最好使用使肌肉完全松弛的麻醉
   C. 口服镇痛药即可
   D. 必须肌内注射哌替啶（杜冷丁）
   E. 将针头刺入骨折端，回抽得陈旧血液后再注入局部麻醉药

3. 关于脊髓震荡的叙述，正确的是
   A. 脊髓受到轻微震动
   B. 脊髓受到轻微破坏
   C. 脊髓损伤中最轻的一种
   D. 脊髓功能障碍不易恢复
   E. 脊髓的连续性中断

4. 指导股骨颈骨折患者翻身、取物、下床的动作，应遵循的原则是
   A. 避免外收屈髋
   B. 保持外收屈髋
   C. 避免内收屈髋
   D. 保持内收屈髋
   E. 两腿伸直

5. 骨盆骨折最严重的并发症是
   A. 腹膜后巨大血肿
   B. 泌尿系感染
   C. 压疮
   D. 泌尿系结石
   E. 疼痛

6. 造成膝关节半月板损伤的必要因素不包括
   A. 膝的前后移动
   B. 膝的内收和外展
   C. 膝的半屈
   D. 膝的挤压
   E. 膝的旋转

7. 耻骨和坐骨骨折的特有体征是
   A. 肢体不等长
   B. 骨盆分离试验阳性
   C. 会阴部淤斑
   D. 骨盆挤压试验阳性
   E. 诊断性腹腔穿刺抽出不凝血

8. 股骨骨折的临床表现不包括
   A. 内旋畸形
   B. 肿胀
   C. 功能障碍
   D. 患肢短缩
   E. 髋部疼痛

9. 脊柱骨折患者急救运送方法正确的是
   A. 用软担架搬运
   B. 3人平托放于硬板上搬运
   C. 2人抱持搬运
   D. 1人抱持搬运
   E. 1人背负搬运

10. 脊髓损伤的病理改变中，最严重的是
    A. 脊髓挫伤
    B. 脊髓震荡
    C. 脊髓断裂
    D. 马尾神经损伤
    E. 脊髓受压

11. 下列并发症中，属于骨折早期并发症的是
    A. 脂肪栓塞
    B. 关节僵硬
    C. 创伤性关节炎
    D. 缺血性肌挛缩
    E. 延迟愈合

12. 对所有类型股骨颈骨折患者均可进行
    A. 切开复位内固定
    B. 闭合复位内固定术
    C. 单纯人工股骨头置换术
    D. 全髋关节置换术
    E. 皮牵引治疗

13. 左前臂骨折患者行石膏绷带包扎后1小时，自觉手指剧痛。护士观察发现患者手指发凉、发绀，不能自主活动。此时应首先考虑可能的原因是
    A. 室内温度过低
    B. 石膏绷带包扎过紧
    C. 神经损伤
    D. 体位不当
    E. 静脉损伤

14. 脊髓半切征，损伤平面以下同侧肢体的运动和深感觉丧失，对侧肢体的哪些功能丧失
    A. 痛觉和温度觉
    B. 深感觉和温度觉
    C. 运动和痛觉
    D. 运动和温度觉
    E. 运动和深感觉

15. 脊柱骨折的首选检查方法是
    A. X线检查
    B. CT检查
    C. MRI检查
    D. 实验室检查
    E. B超检查

16. 下述哪段脊柱骨折最多见
    A. 颈椎
    B. 胸椎
    C. 胸腰段
    D. 腰段
    E. 骶尾椎

17. 在脊髓损伤中，下列哪个表现是最不可能出现的
    A. 双上肢瘫痪
    B. 双下肢瘫痪
    C. 四肢瘫痪
    D. 节段性瘫痪
    E. 截瘫

18. 影响骨折愈合的最主要因素是
    A. 高龄
    B. 伤口感染
    C. 粉碎性骨折
    D. 血液供应不良
    E. 复位时过度牵引

19. 骨折现场急救，错误的方法是
    A. 重点检查有无内脏损伤
    B. 开放性骨折应现场复位
    C. 取清洁布类包扎伤口
    D. 就地取材，固定伤肢
    E. 平托法搬移脊柱骨折患者

20. 关于骨折的治疗原则，下列哪项是正确的
    A. 复位，固定及内外用药
    B. 复位，固定及功能锻炼
    C. 复位，固定
    D. 复位，固定及物理治疗
    E. 固定，功能锻炼及内外用药

21. 下列选项关于脊柱骨折的术前护理措施，叙述不正确的是
    A. 术前剔除手术区域的毛发，清洁手术区域的皮肤
    B. 术前1天晚8：00开始禁食、禁水
    C. 给予高热量、高蛋白、粗纤维的食物，禁食胀气的食物
    D. 做好皮肤的清洁，每2小时轴线翻身，防止压疮的发生
    E. 移动患者时应3人分别扶托患者头部、腰骶部及双下肢，维持脊柱水平位

22. 骨盆骨折有大出血或严重内脏损伤的患者，临床表现不包括
    A. 高血压
    B. 面色苍白
    C. 出冷汗
    D. 脉搏细数
    E. 烦躁不安

23. 自身力量不足,需要外力协助,尤其在起动时需要帮助的骨折患者,应采用的功能锻炼方法为
    A. 主动运动
    B. 被动运动
    C. 助力运动
    D. 手法治疗
    E. 肌肉等动收缩

24. 护士对脊髓损伤后正在康复的患者进行有关尿液护理的指导是
    A. 白天限制摄入液体
    B. 按时排空膀胱,训练规律排尿
    C. 每天早晨喝1杯酸果蔓红汁
    D. 始终应避免饮用含气饮料
    E. 持续留置尿管

25. 患者,女性,36岁,擦玻璃时不慎从二楼坠下,臀部着地,伤后会阴部感觉丧失,大小便失禁,但两下肢感觉运动正常。该患者最可能的脊髓损伤类型是
    A. 脊髓震荡
    B. 脊髓半切征
    C. 脊髓圆锥损伤
    D. 马尾神经损伤
    E. 脊髓受压

26. 某建筑工人,从高处坠落,腰背挫伤,双下肢弛缓性瘫痪,来院急诊检查见腰部不能活动,双侧腹股沟以下感觉、运动及反射消失。X线显示T_{12}椎体压缩性骨折。入院后2小时其双下肢功能逐渐恢复,该患者的脊髓伤可能是
    A. 脊髓震荡
    B. 马尾神经损伤
    C. 脊髓受压
    D. 脊髓出血
    E. 脊髓水肿

27. 患者,女性,18岁,瘦弱,脊柱后凸畸形,弯腰动作受限,腹股沟区有肿物,穿刺抽出灰白色脓液,应考虑是
    A. 骨肿瘤
    B. 脊柱结核
    C. 化脓性骨髓炎
    D. 腹股沟脓肿
    E. 髋关节结核

28. 患者,男性,38岁。不慎从5m高脚手架坠落,疑有颈椎骨折。搬运中不正确的做法是
    A. 始终保持脊柱中立位
    B. 抱起患者轻放在硬板床上送医院
    C. 在头部两侧填塞布团限制颈部活动
    D. 搬运者步履平稳
    E. 注意患者的呼吸情况

29. 患者,男性,60岁。从自行车上摔下,前额着地,伤后上肢肌力为0~2级,下肢肌力为5级,括约肌功能正常。X线检查无骨折,可见颈椎明显退行性变。该患者需要做的首选检查是
    A. ECT
    B. B超
    C. MRI检查
    D. 头颅CT
    E. 脊髓造影

二、多选题
1. 骨折的治疗原则是
    A. 复位
    B. 固定
    C. 充分休息
    D. 应用抗生素
    E. 功能锻炼

2. 股骨颈骨折,采取的手术治疗方法有
    A. 双踝悬吊法
    B. 颌枕带牵引
    C. 闭合复位内固定
    D. 切开复位内固定
    E. 人工关节置换术

3. 膝关节半月板损伤常用的手术方式有
    A. 半月板修补术
    B. 同种异体半月板移植术
    C. 半月板部分切除术
    D. 半月板缝合术
    E. 盘状半月板成形术

4. 应采取手术治疗的股骨颈骨折有
    A. 青少年股骨颈骨折
    B. 50岁以上患者的股骨头下型骨折

C. 内收型骨折和有移位的骨折
D. 影响功能的畸形愈合
E. 股骨颈陈旧骨折不愈合

5. 骨盆骨折的并发症有
   A. 腹腔内脏损伤
   B. 膀胱或后尿道损伤
   C. 直肠损伤
   D. 神经损伤
   E. 腹膜后血肿

三、共用题干题

(1~4题共用题干)
患者，女性，67岁，因"左腿外展型股骨颈骨折"入院，拟行保守治疗。

1. 通常此类患者采用的保守治疗方法是
   A. 皮牵引
   B. 骨牵引
   C. 骨盆悬吊牵引
   D. 骨盆带牵引
   E. 手法复位石膏固定

2. 进行皮牵引时应采取的体位是
   A. 30°外展中立位
   B. 30°内收中立位
   C. 30°外展外旋位
   D. 30°内收内旋位
   E. 双腿并拢中立位

3. 对该患者的护理措施中，正确的是
   A. 患肢应抵住床尾
   B. 牵引绳不能脱离滑轮的滑槽
   C. 患肢和牵引绳上可盖厚被子
   D. 牵引物定时着地一段时间，以免过度牵引
   E. 嘱患者若发生皮肤过敏，可自行将胶布撕下

4. 在牵引过程中，护士可以指导患者进行左侧患肢的哪种运动
   A. 膝关节伸屈活动
   B. 髋关节伸屈活动
   C. 股四头肌等长运动
   D. 助力运动
   E. 手法治疗

(5~8题共用题干)
患者，男性，23岁，车祸造成脊柱骨折和脊髓损伤，现其双上肢弛缓性瘫痪，双下肢痉挛性瘫痪，躯干和四肢感觉消失。目前行颅骨牵引治疗。

5. 该患者脊髓损伤的部位最可能在
   A. 上段颈髓
   B. 下段颈髓
   C. 胸段脊髓
   D. 腰骶段脊髓
   E. 脊髓圆锥

6. 牵引期间的护理措施中，正确的是
   A. 用沙袋或颈托固定颈部
   B. 定时取下牵引锤，让患者休息
   C. 为给患肢保暖，可在牵引装置上盖被子
   D. 骨牵引针孔处若有血痂，应及时清除
   E. 嘱患者根据颈部感觉自行调节牵引重量

7. 受伤后2周内，该患者泌尿系护理措施可采用
   A. 自行排尿
   B. 间歇导尿
   C. 持续开放导尿
   D. 出现尿潴留时插导尿管
   E. 导尿管每4~6小时开放1次

8. 受伤2周后，该患者可采用的泌尿系护理措施为
   A. 间歇排尿
   B. 持续开放排尿
   C. 自行排尿
   D. 出现尿潴留时插导尿管
   E. 导尿管每4~6小时开放1次

(9~12题共用题干)
患者，女性，75岁，跌倒后感觉左髋部疼痛，不能站立及行走。

9. 首先考虑的诊断是
   A. 骨盆骨折
   B. 髋臼骨折
   C. 股骨头骨折
   D. 股骨干骨折
   E. 股骨粗隆间骨折

10. 体检发现，左髋部肿胀、皮下瘀血，压痛(+)，纵向叩痛(+)。患肢曲，外旋短缩，首先应做
    A. X线检查

B. CT 检查
C. MRI 检查
D. B 超检查
E. 肌电图检查

11. 初步治疗措施为
    A. 石膏固定
    B. 小夹板固定
    C. 小腿皮肤牵引
    D. 胫骨结节牵引
    E. Halo 架固定

12. 可能出现的并发症为
    A. 髋内翻
    B. 骨折不愈合
    C. 股骨头坏死
    D. 创伤性关节炎
    E. 骨筋膜室综合征

(13~15 题共用题干)

患者，男性，58 岁，平地绊倒后右髋部疼痛，不能站立 3 小时。体检发现右髋部轻度肿胀，下肢缩短并极度外旋。足跟轴心叩痛阳性。

13. 此时最可能的诊断是
    A. 股骨上 1/3 骨折
    B. 髂骨骨折
    C. 股骨颈骨折
    D. 髋关节脱位
    E. 股骨转子骨折

14. 股骨骨折后，股骨头血供受损可导致股骨头缺血坏死，其中最主要的是
    A. 小凹动脉损伤
    B. 旋股内侧动脉损伤
    C. 旋股外侧动脉损伤
    D. 股骨干滋养动脉损伤
    E. 旋髂深动脉损伤

15. 股骨颈骨折（经颈及基底型），一般常用的治疗方法是
    A. 持续皮肤牵引
    B. 持续骨牵引
    C. 手法复位，髋人字石膏固定
    D. 切开复位内固定
    E. 手法复位内固定

(16~18 题共用题干)

患者，男性，28 岁，车祸致股骨颈骨折。

16. 体格检查最可能发现的是
    A. 腹股沟部肿胀及皮下淤血
    B. 下肢感觉障碍
    C. 下肢短缩，外旋畸形
    D. 双下肢感觉、运动均正常
    E. 下肢部可扪及搏动性肿块

17. 最合适的辅助检查方法是
    A. 髋部正侧位 X 线片检查
    B. 髋关节 CT 检查
    C. 关节 MRI 检查
    D. 髋关节放射性核素扫描
    E. ECT

18. 股骨颈骨折有移位，闭合复位成功后最宜用
    A. 髋"人"字形石膏
    B. 股骨髁上骨牵引
    C. 外固定支架
    D. 外固定支架 + 石膏外固定
    E. 加压螺纹钉内固定

(19~21 题共用题干)

患者，男性，30 岁，煤矿工人。被煤块砸伤腰背部后感腰痛，伴双下肢感觉运动障碍及大小便失禁 24 小时入院。查体：L_1 椎体后突畸形，压痛，腹股沟以下平面感觉运动完全丧失。X 线片显示腰椎体压缩 1/2，向后成角畸形及半脱位。

19. 该者还应做的检查是
    A. 头颅 CT
    B. MRI 检查
    C. B 超
    D. ECT
    E. 脊髓造影

20. 最恰当的治疗方法是
    A. 卧硬板床
    B. 两桌复位法
    C. 双踝悬吊复位法
    D. 手术复位，椎管减压及内固定
    E. 颅骨牵引

21. 该患者压疮的护理措施，叙述不正确的是
    A. 保持病床清洁干燥和舒适
    B. 取仰卧位
    C. 每 4 小时检查皮肤 1 次

D. 避免营养不良

E. 对已经形成压疮且面积较大、组织坏死较深时，应按外科原则处理创面

四、案例分析题

(1~3题共用题干)

患者，男性，42岁。货车司机，车祸致脊柱骨折、脊髓损伤，腰以下瘫痪，1周前转入本院。患者意识清醒，大小便失禁。

1. 该患者的护理问题包括
   A. 尿失禁
   B. 社交孤立
   C. 自理能力缺乏
   D. 焦虑、恐惧
   E. 潜在失用综合征
   F. 语言沟通障碍

2. 该患者的尿失禁属于
   A. 压力性尿失禁
   B. 充溢性尿失禁
   C. 真性尿失禁
   D. 急迫性尿失禁
   E. 假性尿失禁
   F. 先天性尿失禁

3. 该患者术前的饮食护理为
   A. 高热量、低蛋白、粗纤维的食物
   C. 低热量、高蛋白、粗纤维的食物
   B. 高热量、高蛋白、粗纤维的食物
   D. 低热量、低蛋白、粗纤维的食物
   E. 高热量、高蛋白、易于消化的食物
   F. 低热量、低蛋白、易于消化的食物

(4~6题共用题干)

患者，女性，30岁。入院3小时前自4m高处摔下，臀部着地，伤后胸背部痛。查体：T_1处明显肿胀、压痛、后突畸形，双下肢肌力0级，为软瘫，无感觉存在，损伤平面下无反射，X线显示T_1爆裂骨折，局部后突角为31°。

4. 还需做的检查有
   A. ECG
   B. ECT
   C. B超
   D. CT和/或MRI检查
   E. 脊髓造影
   F. 放射性核素扫描

5. 随病情发展，该患者可能出现的并发症有
   A. 坠积性肺炎
   B. 泌尿系统感染
   C. 压疮
   D. 体温异常
   E. 游走性静脉炎
   F. 便秘

6. 脊髓损伤72小时内患者易发生麻痹性肠梗阻，预防便秘的措施，正确的有
   A. 观察每日的大便性状、量、颜色和排便时间
   B. 定期尿细菌培养
   C. 多食富含膳食纤维的食物
   D. 必要时遵医嘱灌肠
   E. 指导患者餐后30分钟做腹部按摩
   F. 多食含渣少的食物

第二节　关节置换术患者的护理

一、单选题

1. 人工膝关节置换术后常见的并发症，同时也是术后早期主要致死原因的是
   A. 假体松动
   B. 感染
   C. 血栓形成和栓塞
   D. 休克
   E. 压疮

2. 全髋关节置换术能引起多种神经损伤，其中以哪项的损伤最常见
   A. 股神经
   B. 闭孔神经
   C. 坐骨神经
   D. 腓总神经
   E. 胫神经

3. 人工髋关节置换术后，防止髋关节脱位，患者禁止做的动作是
   A. 伸直、内收、内旋
   B. 伸直、内收、外旋
   C. 屈曲、内收、内旋

D. 屈曲、外展、外旋
E. 屈曲、外展、内旋

4. 人工髋关节置换术后，可进行的早期功能锻炼是
   A. 直腿抬高运动
   B. 屈髋、屈膝运动
   C. 抬臀运动
   D. 股四头肌训练
   E. 离床训练

5. 全髋关节置换术后3个月内避免的体位是
   A. 平卧位
   B. 侧卧位
   C. 半卧位
   D. 去枕平卧位
   E. 中凹卧位

6. 人工膝关节置换术的禁忌证为
   A. 膝关节各种炎症性关节炎
   B. 胫骨高位截骨术失败后的骨性关节炎
   C. 静息的感染性关节炎（包括结核）
   D. 全身和局部关节的任何活动性感染
   E. 部分创伤性关节炎和部分老年人的髌骨关节炎

7. 全髋关节置换术后最常见的并发症是
   A. 深静脉血栓
   B. 肺栓塞
   C. 局部感染
   D. 髋关节脱位
   E. 下肢深静脉血栓形成

8. 患者，女性，6岁，拟第2天在全麻下行关节置换术，术前禁食、禁水时间为
   A. 禁食4小时、禁水4小时
   B. 禁食6小时、禁水2小时
   C. 禁食4小时、禁水2小时
   D. 禁食12小时、禁水4小时
   E. 禁食10小时、禁水8小时

二、多选题

1. 人工髋关节置换术的禁忌证包括
   A. 脑瘫
   B. 严重骨质疏松
   C. 极度衰弱者
   D. 外展肌力丧失
   E. 骨性关节炎或退行性关节炎的晚期

2. 人工膝关节置换术的适应证包括
   A. 膝关节各种炎症性关节炎
   B. 胫骨高位截骨术失败后的骨性关节炎
   C. 部分创伤性关节炎和部分老年人的髌骨关节炎
   D. 静息的感染性关节炎（包括结核）
   E. 部分原发的或继发性骨软骨坏死性疾病

3. 人工髋关节置换术的护理诊断包括
   A. 焦虑/恐惧
   B. 自理能力缺陷
   C. 体液不足
   D. 有皮肤完整性受损的危险
   E. 便秘

4. 人工关节置换术的护理诊断包括
   A. 焦虑/恐惧
   B. 疼痛
   C. 躯体移动障碍
   D. 有失用综合征的危险
   E. 知识缺乏

5. 人工关节置换术具有哪些综合优点
   A. 解除关节疼痛
   B. 保持关节活动度
   C. 维持关节稳定性
   D. 恢复关节的活动功能
   E. 不影响或修复肢体长度

6. 人工髋关节置换术的术后饮食护理措施中，正确的是
   A. 多食高热量、高蛋白、高维生素食物
   B. 遵循高钙、易消化吸收、少食多餐原则
   C. 少食高糖、高胆固醇饮食
   D. 多食膳食纤维
   E. 遵循每餐吃饱的原则

第三节 骨感染性疾病患者的护理

一、单选题

1. X线片表现为三角状或"葱皮样"骨膜反应主要见于
   A. 软骨肉瘤
   B. 慢性骨髓炎

C. 恶性骨巨细胞瘤
D. 骨髓瘤
E. 骨转移性肿瘤

2. 对急性化脓性骨髓炎具有早期诊断意义的检查是
   A. X线检查
   B. CT检查
   C. 血常规检查
   D. 关节穿刺检查
   E. 局部分层穿刺检查

3. 脊柱结核的发病率由高到低依次为
   A. 腰椎、胸椎、颈椎、骶椎、尾椎
   B. 颈椎、腰椎、骶椎、胸椎、尾椎
   C. 胸椎、腰椎、颈椎、骶椎、尾椎
   D. 胸椎、颈椎、腰椎、骶椎、尾椎
   E. 腰椎、颈椎、胸椎、骶椎、尾椎

4. 急性化脓性骨髓炎X线片变化多出现在起病
   A. 1周左右
   B. 3周左右
   C. 5周左右
   D. 6周左右
   E. 7周左右

5. 脊柱结核患者早期X线片不会看到的是
   A. 椎体骨质稀疏
   B. 病理性骨折
   C. 死骨和椎旁阴影扩大
   D. 椎体压缩呈楔形
   E. 椎间隙变窄

6. 急性血源性骨髓炎早期诊断，最主要的依据是
   A. 全身中毒症状严重
   B. 局部持续性疼痛，患肢不愿活动
   C. 骺端处明显深压痛
   D. 白细胞计数增多
   E. 骨髓穿刺抽得脓性液体，查有化脓菌

7. 急性化脓性骨髓炎的并发症不包括
   B. 关节功能障碍
   A. 休克
   C. 压疮
   D. 病理性骨折
   E. 皮瓣坏死

8. 急性化脓性骨髓炎的主要致病菌是
   A. 大肠埃希菌
   B. 乙型链球菌
   C. 白色葡萄球菌
   D. 溶血性链球菌
   E. 金黄色葡萄球菌

9. 化脓性关节炎软骨破坏主要是由于
   A. 炎性细胞释放蛋白分解酶作用
   B. 损伤软骨磨损作用
   C. 关节炎症充血细胞吞噬作用
   D. 感染细胞直接侵蚀作用
   E. 感染伴营养不良所致

10. 化脓性骨髓炎是指下列哪种组织的化脓性感染
    A. 骨髓
    B. 骨皮质、骨髓
    C. 骨骺板、骨髓
    D. 骨质、骨膜
    E. 骨质、骨髓、骨膜

11. 下列关于急性化脓性骨髓炎的叙述，不正确的是
    A. 常见于青壮年人
    B. 多发生于长骨干骺端
    C. 有低热、乏力、盗汗、消瘦等表现
    D. 患肢疼痛不明显
    E. 术后闭式灌洗引流时，冲洗液滴注速度应由慢逐渐加快

12. 关于边缘型椎体结核的描述，正确的是
    A. 以溶骨性破坏为主
    B. 多见于儿童
    C. 以骨质破坏为主
    D. 病变始于椎体松质骨
    E. 病变不易侵入邻近椎间盘和椎体

13. 急性化脓性骨髓炎持续剧烈疼痛是由于
    A. 细菌毒力强
    B. 患者对疼痛敏感
    C. 骨膜上神经末梢丰富
    D. 坚硬骨腔内压力骤升
    E. 肢体活动，充血反应

14. 急性化脓性骨髓炎好发于
    A. 骨盆
    B. 骨干
    C. 干骺端

D. 骨膜下
E. 软组织

15. 脊柱结核是结核杆菌侵犯脊柱的一种继发性病变，发病率高居全身骨关节结核的首位，其中以哪种占多数
    A. 椎体结核
    B. 棘突结核
    C. 椎板结核
    D. 椎弓根结核
    E. 横突结核

16. 对身体哪些部位的慢性骨髓炎，可采取病骨切除
    A. 髂骨
    B. 锁骨
    C. 尺骨远端
    D. 腓骨中下部
    E. 肱骨

17. 化脓性关节炎最常发生于
    A. 四肢小关节
    B. 上肢肩、肘关节
    C. 下肢髋、膝关节
    D. 踝、腕关节
    E. 椎间小关节

18. 慢性骨髓炎的致病菌常为多种细菌的混合感染，下列哪一项为最主要的病原体
    A. 大肠埃希菌
    B. 金黄色葡萄球菌
    C. 白色葡萄球菌
    D. 溶血性链球菌
    E. 乙型链球菌

19. 急性化脓性骨髓炎的辅助检查中，可作为观察病情发生与好转的有效指标的是
    A. 白细胞
    B. 中性粒细胞
    C. C反应蛋白
    D. 血沉
    E. 药物敏感试验

20. 急性化脓性骨髓炎的病理晚期以哪种改变为主
    A. 骨质破坏
    B. 骨质吸收
    C. 新生骨形成
    D. 局部骨质疏松
    E. 骨质增生硬化

21. 关于化脓性关节炎浆液纤维素渗出期的叙述，正确的是
    A. 合理治疗后关节功能可痊愈
    B. 关节软骨无明显改变
    C. 滑膜充血、水肿伴渗出
    D. 关节纤维性或骨性强直
    E. 纤维蛋白沉积引起关节粘连

22. 急性化脓性骨髓炎下肢发病率高，以下列哪项常见
    A. 桡骨
    B. 胫骨两端、股骨下端
    C. 肱骨
    D. 脊柱
    E. 髂骨

23. 急性化脓性骨髓炎早期手术的目的是
    A. 切除病灶
    B. 消除无效腔
    C. 清除死骨和窦道
    D. 预防病理性骨折
    E. 减压和引流

24. 慢性骨髓炎有死骨并完全分离，伴窦道流脓、骨包壳已充分形成，应采用
    A. 死骨摘除术
    B. 切开引流术
    C. 截肢术
    D. 全身抗生素治疗
    E. 窦道切除术

25. 患者，女性，12岁，X线片见第9胸椎体被损坏，椎体压缩呈楔形，椎弓根阴影仍清晰可见，最可能的诊断为
    A. 压缩性骨折
    B. 脊柱结核
    C. 脊柱肿瘤
    D. 化脓性脊椎炎
    E. 先天性脊柱畸形

26. 患者，男性，12岁，近6个月来有盗汗、消瘦、贫血等全身症状，常双手撑腰，上身后倾，拾物时以挺腰姿势下蹲，血沉增快，结核菌素试验阳性，提示其可能患有
    A. 颈椎结核

B. 胸椎结核
C. 腰椎结核
D. 髋关节结核
E. 膝关节结核

27. 患者，女性，30岁，胸背痛3个月，体温37.4℃，夜间盗汗。查体：胸₉、胸₁₀突叩击痛，X线片见胸₉、胸₁₀椎体溶骨性破坏，椎间盘受累，最可能的诊断是
    A. 椎体巨细胞瘤
    B. 椎体血管瘤
    C. 椎体结核
    D. 化脓性脊柱炎
    E. 脊柱骨折

28. 患者，女性，8岁，高热39.5℃，右膝疼痛，活动障碍，有右小腿外伤史。体格检查：右小腿上部干骺后端深压痛（+），血白细胞数升高。最可能的诊断是
    A. 急性蜂窝织炎
    B. 尤文肉瘤
    C. 急性化脓性骨髓炎
    D. 急性化脓性关节炎
    E. 风湿性关节炎活动期

29. 患者，女性，35岁，患腰椎结核，经抗结核治疗半年后明显好转，但仍遗留有腰痛，伸屈加重。X线片检查无死骨及脓肿，骨质疏松好转，病灶边缘清晰，过屈过伸位X线片患椎不稳定。最合适的治疗方法为
    A. 继续抗结核治疗
    B. 继续石膏背心固定
    C. 病灶清除术
    D. 病灶清除椎体间植骨融合术
    E. 后路植骨融合术及抗结核治疗

30. 患者，女性，21岁。身体瘦弱，脊柱后凸畸形，弯腰动作受限，腹股沟区有一肿物，行穿刺抽出灰白色"豆渣样"脓液，可能的诊断为
    A. 髋关节结核
    B. 脊柱结核
    C. 腹股沟脓肿
    D. 化脓性骨髓炎
    E. 腹股沟淋巴炎

31. 患者，女性，23岁，患脊柱结核。弯腰动作受限，若要拾起地面的东西，需挺腰、屈膝、下蹲才能完成，称为
    A. 杜加征阳性
    B. 托马斯征阳性
    C. 拾物试验阳性
    D. 直腿抬高试验阳性
    E. 浮髌试验阳性

32. 某化脓性骨髓炎患者，采用手术切开引流治疗，术后引流管的护理，不正确的做法是
    A. 保持引流通畅
    B. 滴入瓶应高于床面60~70cm
    C. 引流瓶应低于床面50cm
    D. 术后第1天引流速度应缓慢滴入
    E. 观察引流液的量及颜色

二、多选题

1. 下列哪些部位发生慢性骨髓炎时，可手术切除病骨
   A. 髂骨
   B. 肋骨
   C. 腓骨中上段
   D. 股骨大粗隆
   E. 肱骨

2. 急性化脓性骨髓炎的好发部位有
   A. 股骨
   B. 胫腓骨
   C. 肱骨
   D. 髂骨
   E. 桡骨

3. 脊柱结核易发生截瘫的部位有
   A. 胸椎
   B. 骶椎
   C. 颈椎
   D. 腰椎
   E. 尾椎

4. 急性化脓性骨髓炎做局部固定的目的包括
   A. 有利肢体休息
   B. 防止畸形
   C. 防止病理性骨折
   D. 避免感染波及关节
   E. 减轻症状

5. 急性化脓性骨髓炎的病理早期以下列哪些改变为主
   A. 骨质吸收
   B. 骨质破坏
   C. 新生骨形成
   D. 骨质增生硬化
   E. 局部骨质疏松
6. 关于急性化脓性骨髓炎的叙述，正确的有
   A. 大肠埃希菌、肺炎链球菌也可引起炎症
   B. 多发生于桡骨
   C. 有寒战、高热
   D. 有谵妄、昏迷等败血症现象
   E. 早期即有明显骨质改变

三、共用题干题

(1～3题共用题干)

患儿，男性，10岁，主诉"左膝部剧痛伴高热"入院，1周前因"猩红热"而治疗过。现症状表现：左股骨下端剧痛，体温39.3℃，脉快，重症病容，白细胞计数 $21×10^9/L$，膝关节肿胀，X线片骨质未见异常。

1. 该患者最可能诊断为
   A. 急性风湿热
   B. 膝关节结核
   C. 急性骨髓炎
   D. 尤文瘤
   E. 蜂窝织炎
2. 以下治疗措施中，最恰当的是
   A. 立即手术
   B. 膝关节穿刺
   C. 绝对卧床休息
   D. 退热后可立即停药
   E. 早期广谱、联合、大剂量应用有效抗生素
3. 该患者最可能出现的潜在并发症是
   A. 瘫痪
   B. 残疾
   C. 关节畸形
   D. 关节脱位
   E. 病理性骨折

(4～6题共用题干)

患者，男性，35岁，背部及季肋部疼痛4个月，伴低热，体温37.5～38℃，双下肢无力20天，近3天不能站立。检查：第8胸椎后凸，脐下皮肤痛觉消失，双下肢张力增高。血白细胞计数 $7×10^9/L$，中性粒细胞0.62，血沉30mm/h。脊柱X线摄片：胸第8～9椎间隙窄，椎体相邻边缘有破坏，无明显骨质硬化，椎体旁有一梭形阴影。

4. 该患者最可能诊断为
   A. 化脓性脊柱炎伴截瘫
   B. 脊髓前角灰质炎
   C. 第8、9胸椎间盘突出症
   D. 第8、9胸椎肿瘤
   E. 第8、9胸椎体结核
5. 下列检查、治疗措施中，不正确的是
   A. 应用抗结核治疗
   B. 注意休息，加强营养
   C. 卧软板床制动，减轻疼痛
   D. 进一步做胸椎MRI检查
   E. 石膏背心固定
6. 该患者经非手术治疗2～4周后，截瘫不见好转，但各项检查均在正常范围内，MRI显示硬膜囊前方有压迫，下一步最宜采取的治疗措施是
   A. 联合应用多种抗结核药物，并加大剂量，调整给药的方法
   B. 施行脊椎融合术
   C. 施行椎板切除减压术
   D. 加用中药、针灸治疗
   E. 施行前外侧减压术

(7～9题共用题干)

患者，男性，30岁，曾患肺结核，体瘦弱，近期出现脊柱后凸畸形，弯腰动作受限，X线摄片：$L_4～L_5$关节间隙变窄或消失，可见骨质破坏和畸形。

7. 该患者首先应考虑为
   A. 腰椎外伤
   B. 腰椎肿瘤
   C. 腰椎结核
   D. 腰椎脓肿
   E. 腰椎化脓性骨髓炎
8. 该患者最可能出现的阳性试验为
   A. Thomas征阳性

B. Dugas 征阳性

C. Murphy 征阳性

D. 拾物试验阳性

E. "4"字征阳性

9. 该患者最严重的并发症是

A. 骨折

B. 感染

C. 截瘫

D. 椎间盘脱出

E. 寒性脓肿

四、案例分析题

（1~3题共用题干）

患儿，男性，9岁，有近期左膝部碰伤史。突发高热、寒战、右下肢近膝关节处剧痛，活动受限。检查：局部深压痛，白细胞计数 $21 \times 10^9/L$。

1. 该患者最可能诊断为

A. 膝关节结核

B. 膝关节缺血性坏死

C. 化脓性关节炎

D. 急性血源性骨髓炎

E. 创伤性关节炎

F. 骨关节炎

2. 对早期诊断急性化脓性骨髓炎有很大意义的有

A. 分层穿刺

B. 患肢活动受限

C. 发病早期 X 线检查

D. 血液化验

E. 患肢局部深压痛

F. 结核抗体检测

3. 该病的早期治疗措施为

A. 手术冲洗

B. 局部理疗

C. 手术引流

D. 手术减压

E. 大剂量抗生素应用，72小时无效手术

F. 手术截肢

第四节　腰腿痛和颈肩痛患者的护理

一、单选题

1. 腰椎间盘突出症患者一般应卧硬床休息

A. 3 天

B. 1 周

C. 2 周

D. 3 周

E. 4 周

2. 腰椎手术后护理，主要侧重的方面是

A. 术后 24 小时平卧不翻身，以压迫伤口和止血

B. 观察切口敷料情况，渗湿后及时更换

C. 协助或指导患者家属解决日常生活问题

D. 协助床上使用便盆

E. 做好各项记录

3. 双侧大腿和小腿后侧疼痛，肌力下降，最可能考虑是

A. 腰椎间盘突出

B. 急性腰扭伤

C. 腰椎结核

D. 腰肌劳损

E. 腰椎骨折

4. 腰椎间盘突出内因中，基本病因是

A. 腰椎间盘退行性变

B. 腰部损伤

C. 腰肌受凉

D. 腰部损伤，累积外力

E. 腰部软组织感染

5. 颈椎病行前路手术及植骨椎体融合术后，护理措施最应重视

A. 颈前屈位，两侧颈肩放置沙袋

B. 观察生命体征

C. 注意伤口出血，密切观察呼吸状态

D. 加强心理护理

E. 预防并发症

6. 腰椎间盘突出症出现会阴区麻木，二便功能障得，系突出间盘压迫了

A. 脊髓

B. 脊髓圆锥

C. 马尾神经

D. 骶1神经根

E. 骶2神经根

7. 腰椎间盘突出症中发病率最高的节段是

A. 腰$_{1~2}$和腰$_{2~3}$

B. 腰$_{2~3}$和腰$_{3~4}$

C. 腰_{3~4}和腰_{4~5}
D. 腰_{4~5}和腰₅骶₁
E. 腰₅骶₁和骶_{1~2}

8. 护士对颈椎病患者进行术后出院指导，正确的是
   A. 每天做快速转头运动锻炼
   B. 1个月后疾病症状可完全消失
   C. 日常生活中减少颈部活动，尽量保持颈部固定
   D. 适度颈部锻炼，避免过度劳动
   E. 枕头高度以头颈部未压上时有一拳高为宜

9. 颈椎病的临床类型中，最常见的类型是
   A. 神经根型颈椎病
   B. 脊髓型颈椎病
   C. 椎动脉型颈椎病
   D. 交感神经型颈椎病
   E. 颈型颈椎病

10. 脊髓型颈椎间盘突出症的诊断依据是
    A. 一侧或双侧上肢麻木，持物不稳
    B. 颈肩痛，手部肌力减弱、上肢麻木，吞咽困难
    C. 颈肩痛、手麻
    D. 头痛、眼痛，吞咽困难，面部出汗异常
    E. 四肢麻或四肢瘫、病理反射、脊髓造影有梗阻，MRI示有椎间盘后突，硬膜囊受压

11. 对于腰椎间盘突出症初次发作的患者，首选的治疗和护理方法为
    A. 局部封闭
    B. 绝对卧床休息
    C. 手术
    D. 理疗
    E. 镇痛药

12. 下列选项中，不属于颈椎病基本分型的是
    A. 神经根型
    B. 脊髓型
    C. 颈型
    D. 椎动脉型
    E. 交感神经型

13. 腰椎间盘突出症常见于
    A. 少年
    B. 妇女
    C. 中年人
    D. 老年
    E. 无年龄区别

14. 绝大部分腰椎间盘突出症患者有腰痛的症状，主要是由于变性的髓核进入椎体内或后纵韧带处，引起化学性和机械性神经根炎，以下列哪项症状为多见
    A. 持续性腰背部刺痛
    B. 短暂的电击样、撕裂样剧痛
    C. 腰背部痉挛性剧痛
    D. 持续性腰背部钝痛
    E. 间歇性刀割样剧痛

15. 患者，男性，51岁，表现为偏头痛、视物模糊、眼球胀痛、耳鸣、听力下降、心律失常、心前区疼痛、血压增高等，此患者可诊断为
    A. 椎动脉型颈椎病
    B. 脊髓型颈椎病
    C. 交感神经型颈椎病
    D. 神经根型颈椎病
    E. 颈型颈椎病

16. 患者，男性，30岁，诊断为"腰椎间盘突出症"，行髓核摘除术后第1天，患者应开始进行的锻炼为
    A. 转移锻炼
    B. 直腿抬高练习
    C. 股四头肌等长收缩
    D. 下床活动
    E. 腰背肌锻炼

17. 患者，男性，58岁，确诊为脊髓型颈椎病20天，最适合的治疗方法为
    A. 绝对卧床休息
    B. 颅骨牵引
    C. 按摩
    D. 手术
    E. 颈围领制动

18. 患者，男性，63岁，诊断为"脊髓型颈椎病"。以下叙述，不正确的是
    A. 可引起截瘫
    B. 早期手术
    C. 早期可行按摩、牵引

D. MRI 可见脊髓受压
E. 可导致大小便失禁

19. 患者，男性，40 岁，翻砂工。腰背部疼痛不适已 3 年余。无明显外伤史，与气候变化无关，休息时症状减轻或消失，劳累时加重，弯腰活动受限，腰部过伸或轻叩时疼痛减轻。查体：腰部外观及活动范围均正常，腰部两侧相当于棘突两旁骶棘肌处轻度肌张力增强及有压痛，下肢无异常。最可能是
    A. 腰椎间盘突出症
    B. 劳累性腰痛
    C. 腰部肌筋膜炎
    D. 腰扭伤
    E. 腰部慢性损伤

20. 患者，男性，54 岁，诊断为"脊髓型颈椎病"。入院第 2 天行颈椎病前路手术，手术后出现呼吸困难的原因不包括
    A. 喉头水肿
    B. 椎骨块脱落
    C. 伤口出血
    D. 引流液过多
    E. 术中损伤脊髓

21. 患者，男性，42 岁，确诊为腰椎间盘突出症 1 个月，出现右足下垂 1 天，正确的治疗是
    A. 绝对卧床休息
    B. 密切观察，必要时手术
    C. 按摩，推拿
    D. 牵引
    E. 急诊手术

22. 患者，女性，36 岁，出现右下肢放射性疼痛 8 个月。体检：右足底针刺觉减退，跟腱反射未引出，小腿二头肌肌力减退，该患者最可能的诊断为
    A. 椎管内肿瘤
    B. 末梢神经炎
    C. 腰椎滑脱
    D. $L_4 \sim L_5$ 椎间盘突出
    E. $L_5 \sim S_1$ 椎间盘突出

二、多选题

1. 腰椎间盘突出症是指
    A. 软骨板松动
    B. 纤维环破裂
    C. 后纵韧带断裂
    D. 前纵韧带断裂
    E. 髓核突出

2. 椎动脉型颈椎病是由椎动脉供血不足所致，常由于哪些因素引起
    A. 颈椎退行性变
    B. 颈椎横突孔增生狭窄
    C. 上关节突增生肥大
    D. 周围韧带松弛或钙化对椎动脉刺激或压迫
    E. 髓核后突对椎动脉压迫

3. 腰椎间盘突出症的手术指征有
    A. 有明显的神经压迫症状
    B. 严格非手术治疗 6 个月以上无效
    C. 多次反复发作者
    D. 有急性腰扭伤史
    E. 首次出现腰椎间盘突出症

三、共用题干题

(1~5 题共用题干)

患者，女性，45 岁，患腰椎间盘突出症 3 年，经卧硬板床和骨盆牵引等保守治疗无效。现患者症状逐渐加重，行走 100~200 米即出现下肢疼痛，需休息或下蹲数分钟后才能缓解，被收入院准备接受手术治疗。

1. 患者行走中出现疼痛表现属于
    A. 腰肌痉挛痛
    B. 间歇性跛行
    C. 直腿抬高试验阳性
    D. 肌肉拉伤后疼痛
    E. 坐骨神经痛

2. 若患者出现马尾神经症状，主要表现为
    A. 会阴部麻木和刺痛感
    B. 肢体发冷、发凉
    C. 活动受限
    D. 肌肉拉伤后疼痛
    E. 腰背部压痛和叩痛

3. 该患者术后第1天可以进行的功能锻炼是
   A. 三点式
   B. 四点式
   C. 五点式
   D. 直腿抬高
   E. 飞燕点水
4. 此锻炼方式最主要的目的是为了预防
   A. 神经根粘连
   B. 血肿形成
   C. 骨质疏松
   D. 伤口感染
   E. 肌肉萎缩
5. 患者术后出现恶心、呕吐和头痛等症状，且切口负压引流量大，色淡黄，则是术后并发
   A. 脑脊液漏
   B. 椎间隙感染
   C. 脊髓神经损伤
   D. 植骨块脱落
   E. 肌肉拉伤

（6～10题共用题干）

患者，女性，35岁。腰痛伴左下肢放射痛3个月，脊柱侧凸，左小腿肌肉萎缩，足背感觉下降，左直腿抬高试验（+），X线平片 L_5～S_1 椎间隙狭窄。

6. 该患者最可能诊断为
   A. 腰椎管狭窄症
   B. 腰椎间盘突出症
   C. 慢性腰肌劳损
   D. 马尾神经炎
   E. 腰椎肿瘤
7. 引起该患者疾病的内因主要是
   A. 外伤
   B. 腰椎退行性变
   C. 长期震动
   D. 受寒受湿
   E. 过度负荷
8. 可显示椎管形态，全面反映出各椎体、椎间盘有无病变及神经根和脊髓受压情况的辅助检查方法是
   A. X线平片检查
   B. CT 检查
   C. MRI 检查
   D. 电生理检查
   E. B 超检查
9. 发作期的治疗方法中，不合适的是
   A. 制动
   B. 牵引
   C. 理疗、推拿、按摩
   D. 卧床休息
   E. 腰背肌锻炼
10. 对该患者恢复期的护理指导中，不正确的是
    A. 避免负重
    B. 适宜锻炼
    C. 勿做重体力
    D. 坚持用腰围
    E. 1年后复查

四、案例分析题

（1～6题共用题干）

患者，男性，60岁，文字编辑。主因"四肢无力，握力弱，精细活动失调，步态不稳，有踩棉花样感"就诊。

1. 该患者可初步诊断为
   A. 脊髓型颈椎病
   B. 椎动脉型颈椎病
   C. 神经根型颈椎病
   D. 腰椎结核
   E. 交感神经型颈椎病
   F. 脑瘤
2. 该患者临床查体体征包括
   A. 双上肢病理征阳性
   B. 双下肢病理征阳性
   C. 双下肢腱反射减弱
   D. 双下肢肌张力增高
   E. 双手精细活动减弱
   F. 双下肢肌张力减弱
3. 该者病情加重后会有的临床表现包括
   A. 上运动神经元损伤
   B. 四肢反射亢进
   C. 肌张力增强
   D. 躯体有感觉障碍平面
   E. 躯体有括约肌功能障碍
   F. 肌张力减弱

4. 该患者影像学检查中价值最高的是
   A. CT 检查
   B. X 线检查
   C. MRI 检查
   D. PET – CT 检查
   E. ECT
   F. B 超
5. 患者经诊断明确后,应进行的治疗包括
   A. 卧床
   B. 推拿
   C. 前路减压
   D. 理疗药物
   E. 后路减压
   F. 按摩
6. 完善常规检查后,在局麻下行颈椎后路减压术,术后护理包括
   A. 头低脚高位
   B. 颈部制动
   C. 观察呼吸
   D. 观察伤口出血
   E. 平衡翻身
   F. 颈部活动

第五节　骨肿瘤患者的护理

一、单选题

1. 骨肿瘤早期出现的主要症状是下列哪项,病初较轻,呈间歇性
   A. 肿胀或肿块
   B. 畸形
   C. 病理性骨折
   D. 疼痛
   E. 压迫症状
2. 好发骨巨细胞瘤的最常见部位是
   A. 股骨远端
   B. 胫骨远端
   C. 桡骨近端
   D. 腓骨近端
   E. 尺骨近端
3. 以下属于良性骨肿瘤的是
   A. 骨肉瘤

   B. 骨髓瘤
   C. 骨软骨瘤
   D. 骨巨细胞瘤
   E. 尤文瘤
4. 原发性骨肿瘤不包括
   A. 骨肉瘤
   B. 骨瘤
   C. 骨巨细胞瘤
   D. 骨囊肿
   E. 骨软骨瘤
5. 骨巨细胞瘤患者术后,如每小时引流液大于下列哪项,应及时通知医生处理
   A. 150ml
   B. 140ml
   C. 130ml
   D. 120ml
   E. 110ml
6. 关于骨巨细胞瘤,描述不正确的是
   A. 多发生于股骨远端、胫骨近端及桡骨远端
   B. 经手术刮除后易局部复发
   C. 早期局部彻底切刮术加灭活处理是治疗的关键
   D. 多发生于 20～40 岁的青壮年
   E. 多发生于长骨骨干
7. 血清碱性磷酸酶升高可发生在下列哪种疾病
   A. 骨软骨瘤
   B. 骨囊肿
   C. 骨肉瘤
   D. 骨结核
   E. 骨巨细胞瘤
8. 骨巨细胞瘤的 X 线表现主要为
   A. 边缘不清楚,骨皮质破坏,骨膜反应明显
   B. 边缘清楚,骨皮质破坏,骨膜反应明显
   C. 边缘不清楚,骨皮质破坏,无骨膜反应
   D. 边缘不清楚,骨皮质膨胀变薄,无骨膜反应
   E. 边缘清楚,骨皮质膨胀变薄,无骨膜反应
9. 骨巨细胞瘤的好发部位依次是
   A. 股骨远端、胫骨近端、桡骨远端、胫骨

远端、肱骨近端、股骨近端、腓骨近端
B. 股骨远端、股骨近端、胫骨近端、桡骨远端、胫骨远端、肱骨近端、腓骨近端
C. 股骨远端、胫骨近端、股骨近端、桡骨远端、肱骨近端、股骨近端、腓骨近端
D. 股骨远端、股骨近端、胫骨近端、胫骨远端、桡骨远端、肱骨近端、腓骨近端
E. 股骨近端、股骨远端、胫骨近端、胫骨远端、桡骨远端、肱骨近端、腓骨近端

10. X 线片显示"日光射线"现象的疾病是
   A. 骨肉瘤
   B. 骨巨细胞瘤
   C. 骨软骨瘤
   D. 尤文肉瘤
   E. 骨髓炎

11. 骨肿瘤的好发部位在
   A. 扁骨
   B. 脊椎骨
   C. 长管状骨骨干
   D. 长管状骨干骺端
   E. 短管状骨干骺端

12. 诊断骨肿瘤良恶性最主要的依据是
   A. 病情发展快
   B. 实验室检查
   C. 临床表现明显
   D. 病理组织学检查
   E. X 线或放射性核素检查

13. 提示骨肿瘤来自晚期前列腺癌的是
   A. 血清钙升高
   B. 血清酸性磷酸酶升高
   C. 血清碱性磷酸酶升高
   D. X 线显示有骨膜反应
   E. 肿瘤处皮肤发热，表浅静脉怒张

14. 骨肉瘤的特点为
   A. 多见于老人
   B. 好发于膝关节邻近骨的干骺端
   C. 不易发生肺转移
   D. 截肢后 3 年生存率较高
   E. 生长速度较慢

15. 良性骨肿瘤的诊断特点为
   A. 生长快
   B. 局部症状明显
   C. X 线检查示边缘清晰，无骨膜反应
   D. 贫血和碱性磷酸酶水平增高
   E. 容易有远处转移

16. 恶性骨肿瘤的 X 线表现主要为
   A. 边缘不清楚，骨质破坏，骨膜反应明显
   B. 边缘清楚，骨质破坏，骨膜反应明显
   C. 边缘不清楚，骨质破坏，无骨膜反应
   D. 边缘不清楚，骨质增生，无骨膜反应
   E. 边缘清楚，骨质增生，无骨膜反应

17. 原发性恶性骨肿瘤中最常见的是
   A. 骨肉瘤
   B. 骨髓瘤
   C. 尤文肉瘤
   D. 软骨肉瘤
   E. 骨纤维肉瘤

18. 骨肉瘤患者最常见的肿瘤转移部位是
   A. 肺
   B. 肝
   C. 脑
   D. 肾
   E. 胰腺

19. Codman 三角 X 线表现主要见于
   A. 骨髓瘤
   B. 软骨肉瘤
   C. 纤维肉瘤
   D. 恶性骨巨细胞瘤
   E. 骨肉瘤

20. 患者，男性，15 岁，玩耍，突然发生右大腿下端疼痛，经医院拍片确诊为骨良性瘤，并发骨折，这种骨折属于
   A. 创伤性骨折
   B. 肌肉牵拉
   C. 疲劳性骨折
   D. 病理性骨折
   E. 生理性骨折

21. 患者，女性，18 岁，左膝肿痛 3 个月，变化快来诊，经拍片确诊为恶性度很高的骨肉瘤，目前尚未发现转移，此时正确的处理措施是
   A. 高位截肢
   B. 局部切除
   C. 局部刮除

D. 化学治疗
E. 放射治疗

22. 患者，女性，18 岁，右大腿下端肿痛 2 个月余。经拍片见股骨下端有境界不清的骨质破坏区，骨膜增生及放射状阴影，两端可见骨膜三角。最可能诊断为
    A. 骨髓炎
    B. 骨结核
    C. 骨肉瘤
    D. 骨巨细胞瘤
    E. 骨转移癌

23. 患者，男性，20 岁。右胫前肿块 3mm×3mm，质硬，局部剧痛，难以忍受，皮温高，边界不清，X 线示有骨膜反应。首先应考虑为
    A. 骨软骨瘤
    B. 骨肉瘤
    C. 骨巨细胞瘤
    D. 软骨肉瘤
    E. 转移性骨肿瘤

24. 患者，男性，18 岁。8 个月前出现左上臂肿胀、疼痛，入院诊断为"左肱骨上端骨肉瘤"。首选治疗方案是
    A. 左肩关节离断术
    B. 肿瘤刮除术
    C. 化学治疗
    D. 以手术为主的综合治疗
    E. 化学治疗加放射治疗

25. 患者，男性，24 岁。左膝持续性隐痛 1 个月余。查体：左小腿上端内侧略肿，压痛，X 线摄片见左胫骨上端内侧有一"肥皂泡"样的阴影，膨胀性生长，骨皮质变薄。如果是骨肉瘤，其最佳治疗方案为
    A. 单纯化学治疗
    B. 单纯放射治疗
    C. 单纯截肢手术
    D. 肿瘤切除手术，人工关节置换
    E. 化学治疗—肿瘤切除—化学治疗

26. 患儿，女性，10 岁。因"左股骨肉瘤"行关节离断术，术后安全返回病房。术后 24 小时内护士最重要的观察内容是
    A. 体温
    B. 脉搏
    C. 呼吸
    D. 血压
    E. 伤口出血情况

二、多选题

1. 骨肉瘤好发于哪些骨的干骺端
   A. 股骨远端
   B. 胫骨近端
   C. 桡骨近端
   D. 肱骨近端
   E. 尺骨近端

2. 恶性骨肿瘤的诊断特点为
   A. 生长快
   B. 容易有远处转移
   C. X 线摄片示骨破坏明显，边缘不清楚
   D. 局部症状明显
   E. 局部无阳性体征

3. 骨肉瘤的特点为
   A. 多见于老年人
   B. 好发于长管状骨干骺端
   C. 恶性程度高，预后差
   D. 截肢后 3 年生存率颇高
   E. 切面呈多彩状

4. 良性骨肿瘤的诊断特点为
   A. 生长快
   B. 无症状或有轻微症状
   C. X 线摄片示边缘清晰，无骨膜反应
   D. 贫血和碱性磷酸酶水平增高
   E. 容易有远处转移

三、共用题干题

(1~2 题共用题干)

患者，男性，主要症状为右膝部疼痛，表现为局部肿胀，皮肤温度升高，静脉显露。可触及肿块，肿块出现迟于疼痛症状。被怀疑患有骨巨细胞瘤。

1. 骨巨细胞瘤的 X 线检查不会出现
   A. 长骨骨骺处偏心性溶骨性破坏
   B. 骨皮质膨胀变薄
   C. 界限较清晰
   D. 周围有骨膜反应

E. 溶骨性破坏呈"肥皂泡"样改变
2. 该患者的主要治疗措施为
   A. 非手术治疗
   B. 放射治疗
   C. 手术治疗
   D. 化学治疗
   E. 中医治疗

四、案例分析题

(1~6题共用题干)

患者，男性，2周前出现右膝部间歇性疼痛和肿胀，拒按，休息后不缓解，且逐渐出现轻度跛行。X线可见右股骨下段骨质破坏，边界模糊，可见 Codman 三角，被高度怀疑患有骨肉瘤。

1. 原发性骨肉瘤患者的年龄多在
   A. 10 岁以下
   B. 10～20 岁
   C. 20～30 岁
   D. 30～40 岁
   E. 40 岁以上
   F. 50 岁以上
2. 骨肉瘤的发生与哪些因素有关
   A. 骨骼的活跃生长
   B. 放射线
   C. 遗传
   D. 病毒
   E. 良性骨疾病
   F. 骨折
3. 上述 X 线片中的 Codman 三角是指
   A. 三角形骨膜反应阴影
   B. 三角形骨质破坏
   C. 膝部软组织肿胀成倒三角
   D. 肿瘤血管长入呈三角形分布
   E. 新生骨向骨外生长，基底广，尖部小
   F. 肿瘤上下两端的骨皮质和掀起的骨内膜之间形成的三角形隆起
4. 骨肉瘤的辅助检查方法有
   A. X 线片检查
   B. 放射性核素扫描
   C. CT 检查
   D. B 型超声
   E. 纤维内镜检查
   F. 血管造影
5. 骨肉瘤首选的治疗方法是
   A. 单纯放射治疗
   B. 单纯化学治疗
   C. 单纯手术治疗
   D. 化学治疗加手术治疗
   E. 放射治疗加手术治疗
6. 术后护士应告诉患者及其家属
   A. 用中药外敷肿胀部位
   B. 局部热敷和理疗
   C. 患处涂药油和刺激性药膏
   D. 疼痛时可用力按摩肿胀部位
   E. 减少患肢负重，避免剧烈运动
   F. 患肢每天要适当活动

第二篇 外科护理学相关学科

第一章 护理伦理学

一、单选题

1. 1953年7月国际护士会议通过的关于护理的国际性伦理法则是
   A. 国际护士守则
   B. 南丁格尔誓约
   C. 国际医德守则
   D. 护士伦理学国际法
   E. 护士职业行为法典

2. "把精神错乱的人作为一个人来尊重,是我们最高的道德责任和医疗义务"出自
   A. 东京宣言
   B. 日内瓦宣言
   C. 夏威夷宣言
   D. 赫尔辛基宣言
   E. 希波克拉底誓言

3. "你是重要的。因为你是你,直到你活到最后一刻仍是那样重要。我们会尽一切努力帮助你安详逝去,但也尽一切努力令你活到最后一刻。"这句话最能够反映的临终护理伦理原则是
   A. 患者利益至上
   B. 尊重临终患者的权利
   C. 提高临终患者的生活质量
   D. 为临终患者提供耐心的服务
   E. 尊重临终患者的人格,维护其尊严

4. 以下说法中,正确的是
   A. 同情感是医务人员起码的医德情感
   B. 事业感不属于医德情感的范畴
   C. 责任感是事业感的升华
   D. 医德情感是医德良心的深化
   E. 责任感是最高层次的医德情感

5. 下列权利中,最能具体体现患者自主权的是
   A. 生命健康权
   B. 知情同意权和知情选择权
   C. 隐私保护权
   D. 监督医疗护理的权利
   E. 采取何种治疗方案的权利

6. 下述各项,在医患关系中,体现患者自主性的是
   A. 医患交往的社会性日益突出为社会所关注
   B. 将部分医德规范、观念纳入《中华人民共和国执业医师法》
   C. 医患交往在经济条件、文化背景方面重要
   D. 指导患者就医,自主选择医生、护士治疗小组的做法
   E. 部分医务人员在诊疗工作中过于依靠仪器检测

7. 护理道德评价的主体是
   A. 社会各界
   B. 医护人员
   C. 患者及患者家属
   D. 护理人员的职业行为
   E. 社会各界和医护人员

8. 当妊娠危及胎儿母亲的生命时,可允许行人工流产或引产,这符合
   A. 行善原则
   B. 公正原则
   C. 尊重原则
   D. 自主原则
   E. 不伤害原则

9. 下列临终关怀的说法中,正确的是
   A. 临终关怀应以所有住院患者为服务对象
   B. 临终关怀应以治疗疾病为主要服务内容
   C. 临终关怀应以延长患者的生存时间为目的
   D. 临终关怀面向的仅仅是临终患者个体
   E. 临终关怀应以提高临终患者的生存质量为宗旨

10. 患者,女性,72岁,因"呼吸衰竭"入住ICU,住院10天后患者家属要求查询住院费,并要求打印住院费用清单,其行为依据何种权利
    A. 选择权
    B. 隐私权
    C. 健康权
    D. 控制权
    E. 知情权

11. 在不同安乐死的实施方式中,最容易产生争议的是
    A. 被动自愿安乐死的实施
    B. 被动非自愿安乐死的实施
    C. 主动自愿安乐死的实施
    D. 主动非自愿安乐死的实施
    E. 任何一种安乐死的实施

12. 下列哪种关系模式的特点是"告诉患者做什么"
    A. 合作分工型
    B. 共同参与型
    C. 主动-被动型
    D. 指导-合作型
    E. 教育-服从型

13. 急诊室收治一名因车祸致头部受伤而昏迷的患者,此时采用的医患模式是
    A. 主动-被动型
    B. 指导-合作型
    C. 被动-主动型
    D. 部分参与型
    E. 共同参与型

14. 对医师有合理的个人利益的正确理解是
    A. 医师的正当利益都应得到实现
    B. 医师的个人利益都是天然合理的
    C. 医师的正当利益能够得到医德的支持
    D. 医师的个人利益在伦理上是有问题的
    E. 医师的正当利益必须无条件服从患者利益

15. 护士可以拒绝执行医嘱的情况是
    A. 医嘱与护理人员自己的价值观不符
    B. 有可能损害医护人员的利益
    C. 需要额外的劳动和付出
    D. 医嘱有错误或不合法
    E. 医嘱的实施程序太繁琐

16. 下列哪项属于执行"脑死亡标准"的动机和直接目的
    A. 节约卫生资源
    B. 增加器官移植供体
    C. 更科学地判定死亡,维护死者的尊严
    D. 减轻患者家庭的经济、心理负担
    E. 缩短患者的生存时间

17. 女性,40岁,既往有精神分裂症,长期服药治疗,因服大量的安眠药自杀而被家人送至某医院急诊室。经急诊室近1天1夜的抢救,患者仍处在昏迷状态。于是急诊医生告知其家人,若要挽救患者的生命,可以采用肾透析,但费用较高,家人听了医生的建议后,只是说患者活着非常痛苦,家庭也很痛苦,并让医生看着办吧!面对家人的犹豫态度,医生应该做出何种选择
    A. 维持原来的抢救措施,任其好坏
    B. 让其家人将患者接回家,终止患者的治疗
    C. 只要家人同意签字,立即中止抢救而给

支持治疗

D. 争取家人的配合，给患者实施肾透析以及其他抢救

E. 在家庭主要成员同意的情况下，实施主动安乐死

18. 吴护士发现自己给患者发错了药，不知如何是好，请帮助她选择最佳的行为
   A. 报告护士长，立即调换药品，并向患者致歉
   B. 不报告护士长，也不调换药品
   C. 只报告护士长，不调换药品
   D. 通知患者，请求谅解
   E. 不报告护士长，偷偷调换药品

19. 女性，82岁，因"ICU综合征"导致情绪异常，在护士进行抽血时，打了护士一耳光，还不停地骂脏话，不堪入耳，此时该护士应
   A. 克制忍让
   B. 打击报复
   C. 用武力制止
   D. 用语言制止
   E. 以牙还牙

20. 某医院在进行药物的临床试验，当受试者要求中途退出试验时，合乎伦理的做法是
   A. 试验完了退出
   B. 无条件地同意受试者退出
   C. 在不妨碍研究进程的情况下允许退出
   D. 在不造成重大经济损失的情况下允许退出
   E. 在已经取得主要研究数据资料的情况下允许退出

21. 女性，31岁，偏头痛数月，遇上呼吸道感染和月经来潮时疼痛加重，来医院就医，坚决要求做CT检查，被医师拒绝。医师开出脑电图检查单和请耳鼻喉科会诊单，患者大为不满。为维护正常医患关系，该医师应该
   A. 维持信托关系，先进行CT和脑电图检查、会诊，然后进行体格检查
   B. 维持契约关系，完全按照患者要求办，开单做CT检查
   C. 维持契约关系，坚决按医师意见办，脑电图检查后再定
   D. 维持契约信托关系，说服患者先行体格检查再定
   E. 维持信托关系，对不信赖者拒绝接诊

22. 男性，37岁，钢铁工人，因"工作时烧伤"入院抢救，医院虽进行了积极的抢救，但1周后，病情未好转又发生了感染性休克，继而循环和肾衰竭，难以康复，当家属和单位得知患者预后消息后，出现了两种态度：家属要求放弃治疗和抢救，而单位要求不惜一切代价再继续维持抢救与治疗。面对家属与单位的意见冲突，医生应该做何种选择最符合伦理原则
   A. 尊重家属的意见，停止抢救与治疗
   B. 医师根据患者具体情况，慎重做出选择
   C. 尊重单位的意见，不惜一切代价抢救与治疗
   D. 在家属和单位意见不统一情况下，采取支持疗法
   E. 从公益论原则出发，可在取得家属与单位的支持下，停止抢救与治疗

23. 医德规范不包括
   A. 是医德评价的最高标准
   B. 是医德体系的主体结构
   C. 是指导医务人员医德行为的准则
   D. 是医德教育和医德修养的具体内容
   E. 是医德实践中医德关系的客观反映

24. 医德评价的客观标准不包括
   A. 有利于防病治病
   B. 有利于促进医学发展
   C. 有利于提高医务工作的经济效益
   D. 有利于人类生存环境的保护和改善
   E. 有利于患者疾病的缓解

25. 关于护理道德与护理伦理的关系，下列说法正确的是
   A. 护理伦理是护理道德的基础
   B. 护理道德是理论化的护理伦理
   C. 护理道德是系统化的护理伦理
   D. 护理伦理与护理道德只有联系没有区别
   E. 护理伦理学是研究护理道德关系的一门学科

26. 某研究者随访了400名贫穷的身患梅毒者，

以了解梅毒的发展过程。虽然当时青霉素已经普遍使用，而且价格并不昂贵，但是研究人并不对其采用青霉素治疗，而是给予安慰剂，以观察在不用药物的情况下梅毒会如何发展。从医学伦理的角度，下列分析合理的是

A. 研究人员选择"贫穷的患了梅毒的非裔美国黑人"为受试者，表明了对弱势人群的关注，是道德的

B. 研究人员没有让受试者使用青霉素治疗梅毒，违背了有利原则

C. 研究人员为了医学科学的发展而进行研究，是道德的

D. 研究人员让受试者服用"安慰剂"，所以实验是道德的

E. 研究人员的目的是了解梅毒的发展过程，因此，未给受试者使用青霉素治疗是道德的

27. 对尸体解剖的认识，错误的是

A. 尸体解剖可以验证临床诊断，总结医疗经验

B. 尸体解剖可以发现新疾病，获得规律性信息，为研究和防治疾病提供依据

C. 尸体解剖是医学发展的重要基础和条件

D. 尸体解剖可以分为法医解剖和病理解剖2种

E. 尸体解剖必须事先得到相应的授权

28. 在临床，对于"是否应该继续维持无治疗意义的重症患者的生命"发生争议时，必须首先强调哪项原则

A. 医疗最优化原则

B. 生命质量原则

C. 尊重患者的自主权

D. 积极救治

E. 基本医疗权

29. 二胎政策放开后，某夫妇第1胎是女孩，提出进行性别鉴定，如果第2胎检查出来也是女孩的话，就放弃，医务人员应该

A. 对胎儿进行性别选择

B. 孕前对精子进行性别选择

C. 根据夫妇双方单位的意见决定是否应用性别选择技术

D. 拒绝为其应用性别选择技术

E. 向上级汇报决定

30. 手术护理的道德要求为

A. 平等的道义性，安全的重要性，优质的必要性，舒适的可能性

B. 技术的先进性，作风的严谨性，工作的负责性，环境的合理性

C. 平等的道义性，安全的重要性，技术的先进性，作风的严谨性

D. 服务的热情性，技术的先进性，环境的合理性，作风的严谨性

E. 平等的道义性，优质的必要性，技术的先进性，环境的合理性

二、多选题

1. 治疗性沟通包括

A. 信息发出者与接收者是护士与患者

B. 沟通的事物应属于护理专业性事物

C. 护患关系是一种治疗性关系

D. 患者在沟通中处于主导地位

E. 治疗性沟通以患者为中心

2. 以下对医术和医德之间的理解，正确的是

A. "医乃仁术"

B. "大医精诚"

C. 有能力做的就应该去做

D. 临床医学决策同时也是伦理决策

E. 前沿医学技术应用于临床必须有医德参与

3. 患者的义务包括

A. 如实提供病情和有关信息

B. 尊重医师和他们的劳动

C. 避免将疾病传播他人

D. 不可以拒绝医学科研试验

E. 在医师指导下对治疗做出负责的决定并与医师合作执行

4. 医学伦理学原则包括

A. 公正原则

B. 有利原则

C. 不伤害原则

D. 尊重原则

E. 生命价值原则

5. 正确处理医技关系的原则不包括

A. 根据职务、职称不同，区别对待
B. 互相尊重，井水不犯河水
C. 彼此信任、互相协作和监督
D. 互相尊重，坚持独立，注重自我发展
E. 根据学历、职务的高低，分配发展机会

6. 医德评价的意义包括
   A. 医务人员满足自我心理需求的手段内的是
   B. 医务人员行为的监视器和调节器
   C. 维护医德原则的重要保障
   D. 维护医德规范的重要保障
   E. 使医德原则、规范转化为医德行为的中介和桥梁

7. 人体实验的道德原则包括
   A. 医学目的的原则
   B. 知情同意的原则
   C. 随机对照的原则
   D. 维护受试者利益的原则
   E. 保障受试者绝对安全的原则

8. 患者在接受治疗护理过程中应享有安全保障的权利，下列叙述正确的是
   A. 有权利要求不造成无谓的残疾、致畸或致死
   B. 有权对有损健康的医护保健服务提出赔偿
   C. 有权要求获得保障健康的生存环境
   D. 有权要求保护自己的隐私
   E. 有权拒绝支付医疗费用

9. 从完整意义上来说，知情同意权包括
   A. 了解权
   B. 被告知权
   C. 告知权
   D. 同意权
   E. 拒绝权

10. 以下做法中，未违背不伤害原则的是
    A. 强迫患者进行某项检查
    B. 妊娠危及胎儿母亲的生命时，行人工流产
    C. 妊娠危及胎儿母亲的生命时，行人工流产
    D. 糖尿病患者足部有严重溃疡，有发生败血症的危险，予以截肢

E. 有证据证明，生物学死亡即将来临而且患者痛苦时，允许患者死亡

11. 以下说法，包含在医学伦理学有利原则之内的是
    A. 努力使患者受益（有助益）
    B. 努力预防和减少伤害
    C. 造成有意伤害时主动积极赔偿
    D. 对利害得失全面权衡
    E. 关心患者的客观利益和主观利益

12. 患者健康教育中评估教育需求时，下列属于间接评估的是
    A. 与患者接触
    B. 阅读患者病历
    C. 与患者家属交谈
    D. 分析患者病史
    E. 分析患者健康影响因素

13. 护理伦理学的研究对象包括
    A. 护理人员与患者之间的关系
    B. 护理人员之间的关系
    C. 护理人员与护理学科发展之间的关系
    D. 护理人员与其他医务人员之间的关系
    E. 护理人员与患者家属之间的关系

14. 人体研究护理伦理的考虑重点有
    A. 公平原则
    B. 知情同意原则
    C. 隐私保密原则
    D. 避免伤害原则
    E. 以人为本原则

15. 护理科研最基本的准则是
    A. 团结协作
    B. 目的明确
    C. 科研动机端正
    D. 实事求是
    E. 尊重科学

16. 提高临终患者的生活质量，具体来说就是要
    A. 帮助和疏导临终患者正确面对死亡
    B. 给患者提供一个安静、安全、整洁的环境
    C. 及时为患者做好生活护理
    D. 当患者尚能够自理时，应尽量帮助他们实现自我护理

E. 控制疼痛
17. 护理医德的实质在于
    A. 增进健康和预防疾病
    B. 珍惜人的生命
    C. 尊重人的尊严和权利
    D. 恢复健康和减轻痛苦
    E. 为个人、家庭和公众提供高质量的健康
18. 人体实验的内在矛盾表现为
    A. 医学发展与社会责任
    B. 成功与失败
    C. 主动与被动
    D. 自愿与无奈
    E. 利与弊
19. 维系医德依靠的非强制力量是
    A. 卫生法规
    B. 社会舆论
    C. 传统习俗
    D. 内心信念
    E. 行政律令
20. 社会主义的医德关系应是
    A. 谋生协作型
    B. 赐舍恩惠型
    C. 友好合作型
    D. 排斥对立型
    E. 志同协调型
21. 尊重患者的自主权，就应该
    A. 满足患者提出的一切要求
    B. 让患者自主选择医疗方案
    C. 允许任何患者拒绝治疗
    D. 拒绝患者的非分选择
    E. 为患者选择医疗方案提供必要的信息
22. 预防性优生学的措施包括
    A. 禁止有严重遗传疾病者生育
    B. 限制智力严重低下者生育
    C. 禁止近亲结婚
    D. 建立天才精子库
    E. 用基因工程改善人的遗传素质
23. 医务人员的哪些行为符合节育的医德要求
    A. 争取早期人工流产
    B. 宣传节育是夫妇双方的义务
    C. 尊重人们对节育措施的自愿选择
    D. 对未婚先孕或婚外孕者予以曝光
    E. 绝育手术一律选择以女性为对象
24. 医德评价的依据是
    A. 动机和目的统一论
    B. 动机和效果统一论
    C. 目的和手段统一论
    D. 效果和手段统一论
    E. 目的和效果统一论
25. 医德修养的实质在于
    A. 建设社会主义精神文明
    B. 提高医疗质量
    C. 用正确的医德观念与错误的医德观念做斗争
    D. 不断提高医务人员自身的医德境界
    E. 不断提高医务人员自身的业务水平
26. 门诊护理的道德要求是
    A. 作风严谨、按章操作
    B. 环境优美、安静舒适
    C. 热情关怀、高度负责
    D. 要有时间紧迫感
    E. 随机性强，必须常备不懈
27. 辅助检查的道德要求是
    A. 从诊治需要出发、目的纯正
    B. 知情同意、尽职尽责
    C. 综合分析、切忌片面
    D. 密切联系、加强合作
    E. 实际需要、保守秘密
28. 心理治疗工作中的道德要求是
    A. 要掌握和运用心理治疗的知识、技巧去开导患者
    B. 要以健康、稳定的心理状态去影响和帮助患者
    C. 要有同情、帮助患者的诚意
    D. 要保守患者的秘密和隐私
    E. 要维护社会公益
29. 妇产科护理的道德要求是
    A. 要以深厚的同情心做好心理护理
    B. 要有对患者、家庭、社会的高度责任感
    C. 要有不怕苦、脏、累的献身精神
    D. 要有严密观察、果断处置的护理作风
    E. 仔细观察，谨慎行事
30. 传染病患者的护理道德要求是
    A. 争分夺秒，竭尽全力抢救患者

B. 预防为主，对社会负责
C. 尊重科学，科学防治
D. 无畏无惧，无私奉献
E. 做好心理护理，帮助患者树立战胜疾病的信心

31. 精神疾病患者的护理道德要求是
    A. 恪守慎独
    B. 保守秘密
    C. 保证安全
    D. 公正无私
    E. 尊重患者

32. 危重患者抢救工作中的道德要求是
    A. 要加强业务学习
    B. 要全面考虑，维护社会公益
    C. 要满腔热情，重视心理护理
    D. 要勇担风险、团结协作，提高抢救成功率
    E. 要争分夺秒，积极抢救患者

33. 消毒供应科（室）人员的道德要求是
    A. 廉洁奉公，忠于职守
    B. 加强协作，提高服务质量
    C. 认真负责，保证供应物品质量
    D. 要有艰苦奋斗、勤俭节约的精神
    E. 要有不怕苦、脏、累的献身精神

34. 患者离世后，护理人员要对亡者进行最终的料理。护理人员在亡者护理中的道德要求有
    A. 严肃认真，一丝不苟
    B. 妥善料理遗嘱、遗物
    C. 消毒隔离防病传播
    D. 丢弃患者物品
    E. 适当遮掩，减少惊扰

35. 医疗活动中，医务人员应当善于运用的语言是
    A. 专业性语言
    B. 解释性语言
    C. 礼貌性语言
    D. 安慰性语言
    E. 保护性语言

36. 在手术治疗中，认真签定协议的医德目的是
    A. 让患者承担手术风险
    B. 让患者家属承担手术风险
    C. 让医务人员承担手术风险
    D. 患者及其家属与医务人员共同承担手术风险
    E. 让患者及其家属对手术所造成的机体不可恢复的改变给予理解与认同

37. 法律与道德的区别有哪些
    A. 内容不同
    B. 调整范围不同
    C. 产生方式不同
    D. 作用机制不同
    E. 评价标准不同

38. 实现医德防治作用的内容有
    A. 协调医患关系
    B. 改善医疗服务态度
    C. 直接发挥医治作用
    D. 对患者施加良好的心理影响
    E. 调控医务人员技术水平的最佳发挥

39. 护患关系的特点是
    A. 工作关系
    B. 信任关系
    C. 主动－被动关系
    D. 社交关系
    E. 治疗关系

40. 医德修养与医德教育的辩证关系不包括
    A. 医德修养是社会进行的医德活动
    B. 医德教育是个人进行的医德活动
    C. 两者都是医德活动的重要形式
    D. 医德教育为医德修养提出医德要求
    E. 医德修养使外在的医德教育转化为内在

41. 个体、公益义务论，不包括
    A. 医务人员与被防治者的利益是完全对立的
    B. 当个体利益与公益相矛盾时，以公益优先
    C. 个体利益与公益相一致时，应两者兼顾
    D. 要不惜代价地抢救每一个患者的生命
    E. 要忠诚地维护被防治者的利益

42. 人体研究护理伦理的考虑重点有
    A. 知情同意原则
    B. 有利原则
    C. 隐私保密原则

D. 以人为本原则
E. 公平原则

43. 护理伦理理论的组成部分包括
   A. 功利论
   B. 生命论
   C. 义务论
   D. 美德论
   E. 是非论

44. 现代医学模式要求医务人员既要维护患者的利益，又要兼顾社会公益。下列描述正确的是
   A. 尊重患者的知情同意的权利
   B. 尊重患者的知情选择的权利
   C. 尊重医生的行医权利
   D. 坚持一视同仁的原则
   E. 保护患者无损害的权利

45. "慎重的手术确定"这一医德规范要求医务人员做到
   A. 对手术治疗与保守治疗之间进行权衡
   B. 对创伤代价与治疗效果之间进行权衡
   C. 介绍和解释非手术的各种情况
   D. 介绍和解释手术的各种情况
   E. 认真签订协议

46. 我国器官移植临床数量的排名在世界上仅次于美国。随着器官移植技术的发展引发了激烈的伦理争论。我国在器官移植供体方面的伦理问题有
   A. 活体器官捐献、尸体器官捐献
   B. 胎儿供体
   C. 人工器官
   D. 异种器官
   E. 克隆器官供体

47. 执行"脑死亡标准"的伦理意义是
   A. 有利于科学地判断死亡
   B. 更体现了对生命的尊重
   C. 弥补传统的死亡标准的不足
   D. 客观上有利于节约卫生资源
   E. 直接地达到开展器官移植的目的

三、共用题干题

(1~3题共用题干)

患者，男性，30岁，因"酗酒后突发剧烈上腹痛"被送到某医院急诊，初诊为急性胰腺炎。负责医师因自己经验不足，怕担风险，未做任何处理，即让家属把患者送往20里外的中心医院就诊，延误了治疗时间，致使患者中毒性休克，后虽经抢救挽救了生命，但医药费用7万多元。

1. 对该医师的正确伦理评价是
   A. 没有什么问题，当时情况可以转诊
   B. 没有什么问题，不想接诊的患者就可以给他转诊
   C. 没有什么问题，风险太大时首先要保护好自己
   D. 错误，违反首诊负责制要求，给患者造成严重伤害
   E. 错误，没有把这件事报告给院长，擅自决定转诊

2. 对该医师的行为进行伦理评价时，应该主要考虑的是：医师是否做到了下列哪一项
   A. 不伤害原则中的不应发生有意的伤害
   B. 有利原则中的努力使患者受益的要求
   C. 有利原则中的努力预防难以避免的伤害
   D. 不伤害原则中的不给患者造成本可避免的各种损害
   E. 有利原则中的对利害全面权衡，选择受益最大、伤害最小的行动方案

3. 当事医师在为自己的行为做伦理反思和辩护时，下列看法中不能成立的是
   A. 过分审慎，胆识不足
   B. 疑难杂症，难以应付
   C. 习惯做法，转诊是对患者负责
   D. 对病情凶险估计不够，缺乏急救意识
   E. 以上都不是

(4~6题共用题干)

陈先生到医院看望患性病住院的妻子，乘电梯时，听到几名护士在谈论他妻子的病情。

4. 护士们的谈论，违反的伦理原则是
   A. 保密权
   B. 行善权
   C. 自治权
   D. 无恶权
   E. 自主权

5. 护士们在乘电梯时谈论陈先生妻子的病情，

其侵犯的权利是
A. 请求回避权
B. 服务选择权
C. 平等享受医疗的权利
D. 参与决定有关个人健康的权利
E. 个人隐私和个人尊严获得保护的权利

6. 关于医务人员泄露医疗秘密，将会产生不良后果的表述，不正确的是
A. 会酿成医疗事故
B. 会引起医患矛盾、家庭纠纷
C. 会引起社会某些人对患者的歧视
D. 会使患者对医院人员产生不信任和恐惧感
E. 会造成患者沉重的心理负担，甚至引发自杀的严重后果

(7~9题共用题干)
患者，女性，40岁，因患"肝癌转移"在家接受一般性治疗，由于疼痛难忍，患者会服用止痛药物。此次因服大量安眠药24小时未醒，被丈夫送至急诊室抢救。

7. 在护理精神疾病患者的伦理规范上，错误的是
A. 保守秘密，恪守慎独
B. 自觉遵守，主动关心
C. 工作严谨，保证安全
D. 理解患者，尊重人格
E. 举止端庄，作风正派

8. 护理此类患者最重要的特点是
A. 理智性与安全性
B. 人道性与开放性
C. 保密性与自觉性
D. 自觉性与主动性
E. 理解性与尊重性

9. 此病例中，患者的行为属于
A. 无自知力
B. 异常行为
C. 心理障碍
D. 拒绝治疗
E. 不承认自己有病

(10~11题共用题干)
患儿，女，5岁，因患"肾炎继发肾功能衰竭"住院3年，一直做肾透析，等候肾移植。经医生与患儿父母商讨，同意家属进行活体肾移植。因肾源一直未找到，医师告诉家属，医院正在尝试使用一种疗效不肯定、有一定风险的药物，其家属表示愿意做这种试验性治疗，但没有签署书面承诺手续。治疗3日后，患儿病重，抢救无效死亡。此后，家属否认曾同意这种治疗方案，称是"拿患者做试验"，要追究医师责任，于是造成医疗纠纷。

10. 就本案分析，医师做出选择的伦理依据是
A. 研究目的是正确的
B. 符合知情同意的原则
C. 符合受试者利益的原则
D. 治疗期间，医师是积极负责的
E. 以上各点都符合临床医学研究原则，没有错误

11. 患者家属称本案是"拿患者做试验"并告上法庭，但其真实的思想
A. 家属没有书面承诺，说明对该方案有保留意见
B. 抢救不够及时，拖延了时间
C. 是家属没签字，医师必须承担患儿死亡的责任
D. 要求减免住院费用
E. 医师所做的试验缺乏临床数据积累

(12~14题共用题干)
患者，女性，36岁，妊娠36周，因"阴道出血1.5小时"来诊，诊断为"前置胎盘"。为了配合治疗，患者坦诚地告诉手术医师及护士其曾经有过人工流产病史，并要求为其保密。剖宫产手术时，胎儿取出后，产妇凝血功能异常出血不止。为了确保产妇的生命安全，手术医师果断地施行了子宫全切术。患者的生命得以挽救，但是手术医师却遭到患者家属的责备，因为没有事先征得家属同意。

12. 医务人员应该做到为患者的过往史保守秘密，遵守了医务人员的
A. 帮助我的患者做出与他们的价值和信念一致的选择，不强迫，不欺骗，不口是心非
B. 我决心竭尽全力除人类之病痛，助健康之完美，维护医术的圣洁和荣誉
C. 我要竭尽全力，采取我认为有利于患者

的医疗措施，不能给患者带来痛苦与危害

D. 凡我所耳闻目睹的关于人们的私生活，我绝不到处宣扬，我绝不泄露作为应该守密的一切细节

E. 若有疾厄来求救者，不得问其贵贱贫富，长幼妍媸，怨亲善友，华夷愚智，普同一等，皆如至亲之想

13. 手术医师为了挽救患者的生命而施行子宫切除术，遵守的原则是
    A. 自主原则
    B. 公平原则
    C. 隐私保密原则
    D. 知情同意原则
    E. 两害相权取其轻的原则

14. 手术医师在挽救患者生命后会引起其家属的责备，是因为忽视了患者的
    A. 隐私权
    B. 了解权
    C. 知情同意权
    D. 平等的医疗护理权
    E. 获得医疗信息权

(15~16题共用题干)

有一年轻男性患者，在得知自己患了黄疸型肝炎以后，很恐惧，怕女朋友离开他，怕同车间伙伴疏远他，所以十分恳切地请求医师替他保密。医师看他很值得同情，就决定替他保守这个秘密，但要求他抓紧治疗，不要耽误了病情。

15. 医师的这种做法
    A. 全部是对的
    B. 基本是对的
    C. 是错误的
    D. 应该得到表扬，因为他很好地处理了矛盾
    E. 符合保密原则

16. 医师的正确做法是
    A. 替患者保密，给他开一些对症的药，让他在家治疗，以免别人知道
    B. 替患者保密的同时，把他留在医院治疗
    C. 应该拒绝保密，拒绝给他治疗，以免被传染
    D. 介绍他去别的医院

E. 适当保密，让他住院，隔离治疗

(17~19题共用题干)

某研究者，为了验证氯霉素对伤寒的疗效，在408例伤寒患者中进行对照实验，其中251例用氯霉素治疗，其余157例不用。结果使用组251人中死亡20）人，死亡率7.07%，未用组157人中死亡36人，病死率22.8%，已有结论被亲自证实。

17. 下列哪一种叙述是错误的
    A. 无道德代价的实验，在医学科学方面并非都能做到
    B. 人体试验在临床医学中的价值和道德意义是无可非议的
    C. 在临床医学研究中，使用安慰剂是心理实验，但要付出道德代价
    D. 无道德代价的实验，在医学科学方面可以全部做到的
    E. 安慰剂虽没有药理作用，但却有一定的实验意义

18. 在临床医学研究中，对受试者应该做到
    A. 即使患者病情恶化也不可以中断实验
    B. 危重患者和病情发展变化快的患者不应被使用安慰剂
    C. 将科学利益放在第一位，患者利益放在第二位
    D. 为了更好地获得实验数据，可以对患者说谎，可以不解答患者的疑问
    E. 在医学研究中，不必一味坚持知情同意

19. 在本案例中，下列叙述错误的是
    A. 医学实验目的不对
    B. 损害了受试者的权利
    C. 医学实验目的是对的
    D. 实验代价太大
    E. 本实验是不可取的

(20~22题共用题干)

患者，女性，44岁，因"车祸后失血"急诊入院治疗，入院时意识清醒，因失血过多，需要马上输血治疗。但因宗教信仰，患者拒绝输血，主管护士立即将患者"拒绝输血"的情况向主管医师汇报，当主管医师与护士再次评估患者病情时，患者意识已经转为模糊，面色苍白，收缩压75mmHg，舒张压测不到，但患者

仍然喃喃自语:"我不输血。"此时患者情况非常危急。

20. 患者意识清醒时可以拒绝输血,因为其享有
    A. 有安全权
    B. 自主权
    C. 医疗权
    D. 隐私权
    E. 了解权

21. 患者意识清醒时拒绝输血,医务人员应该
    A. 不必考虑患者的意愿
    B. 根据有益原则,应该马上输血
    C. 如果家属同意,就可以为其输血
    D. 因为情况十分危急,马上为其输血
    E. 尽量劝说,若果仍然不肯输血,则不予输血,但要求其签署相关文件

22. 患者意识模糊时,医务人员应该
    A. 因为情况十分紧急,马上为其输血
    B. 不必考虑患者的意愿,因为患者意识不清楚,可以马上输血
    C. 马上征求任何一个家属意见,只要有家属同意,则尽快为其输血
    D. 马上征求其法定代理人意见,如果法定代理人同意,则尽快为其输血
    E. 不能为其输血,因为要尊重其自主权

四、案例分析题

(1~6题共用题)

患者,女性,44岁,检查证实患有肝癌。患者丈夫要求医生对患者隐瞒病情,医生感到十分为难。

1. 关于是否告知患者患病的真相,下列叙述错误的是
   A. 患者是成年人,有知情权,应该告知患者真相
   B. 应尊重家属意愿,不告诉患者实情
   C. 在评估是否告知时,最相关的测试标准是看"告知真相本身是否会使患者身心伤害"
   D. 不向患者说真话符合患者的最佳利益,尊重家属意愿隐瞒病情是可以的
   E. 应该告诉患者病情,让其参与选择治疗方案,否则对患者来说是不公平的
   F. 让家属考虑告诉患者病情的技巧,将伤害降到最小

2. 提示:医务人员对患者隐瞒病情,符合保护性医疗制度。关于保护性医疗制度的描述,不正确的是
   A. 医师应当如实向患者或其家属介绍病情,但应注意避免对患者产生不利后果
   B. 从伦理学基础讲,知情同意是尊重人的自主权,同时还是基于患者不受伤害的基本伦理学原理
   C. 不顾家属反对将病情告知患者,可能对其心理和生命健康带来危害,是违反保护性医疗制度的
   D. 向患者隐瞒病情与患者的知情权矛盾
   E. 实施保护性医疗,不是单个医生的事情,而是医务人员整体的合作
   F. 保护性医疗就是要保护医务人员的权益

3. 提示:主管医生及护士同意配合家属,向患者隐瞒病情。医务人员对患者隐瞒病情的行为,从伦理学的角度讲是基于
   A. 自主原则
   B. 有益原则
   C. 隐私保密原则
   D. 知情同意原则
   E. 不伤害原则

4. 提示:患者家属蒙骗患者,告诉患者其患的疾病是肝囊肿。因此,患者拒绝手术治疗。患者对自己的病情不了解已影响了正常治疗,对此,医务人员应该
   A. 与家属探讨是否应该告知患者其病情
   B. 尽量与患者沟通接受手术治疗
   C. 直接告诉患者其病情
   D. 不要把真情强行告诉给没有心理准备的患者
   E. 要认真倾听患者诉说,弄清其真正想要什么
   F. 和家属一起编造病情诱导其接受手术

5. 提示:患者对自己的病情产生怀疑,并多次追问管床护士。如果你是责任护士,面对患者的询问,你应该怎么做
   A. 向主管医生反映患者的情况
   B. 既不要拐弯抹角地回答患者问题,又不

要令患者难以忍受
C. 直接告诉患者其病情
D. 应与家属探讨是否应该告知患者其病情或从轻告知其病情
E. 继续隐瞒，在告知患者真相前应该征得家属的同意
F. 尽量与患者沟通，实施心理护理

6. 如果家属同意告知患者其病情，在告知时应注意的是
A. 先评估患者的心理状况
B. 应选择适当的时机告诉患者
C. 采取可减缓真相对患者冲击的方式进行告知
D. 患者可能已经猜到自己的病情，所以直接告诉患者就行了
E. 告知过程中密切观察患者的情况
F. 对患者进行评估，选择其容易接受的方式进行告知

(7～12题共用题干)

护生王某，因要完成本科毕业论文，需要对呼吸内科患者实施排痰机排痰操作（无创性）。

7. 从人体研究的伦理角度出发，王某的研究应该
A. 通过医学伦理委员会的审查
B. 预测评估会给受试者带来的风险
C. 取得患者或家属的知情同意
D. 兼顾社会利益与患者的个人利益
E. 必须坚持实验研究第一的原则
F. 无创伤性，无须知情同意

8. 提示：有一名研究对象是老年患者，意识清楚，但是文化水平较低，不识字，不会写自己的名字。王某应该如何获取患者的知情同意
A. 免除知情同意
B. 不会签字，可以按手印
C. 可以邀请患者的家属来参与谈话，帮助患者理解相关内容
D. 如果患者和家属意见不一致，应该遵从患者的意见
E. 患者家属可以代为签字
F. 王某代替其签字

9. 提示：有一名研究对象是意识清醒的12岁儿童，不想参加，可是其母亲希望参加。王某应该如何获取患儿的知情同意
A. 以患儿母亲的意见为准，因为患儿未成年
B. 与患儿单独谈话，了解其不想参加的原因，解除其顾虑
C. 患儿及其母亲都必须同意才算知情同意
D. 只需要征求患儿母亲或父亲的意见就可以
E. 患儿及其监护人应分别谈话
F. 用物质上的回报诱导患儿参加

10. 提示：如果王某未告知患者或其家属，就对患者实施了排痰机排痰操作。王某的行为违反了人体研究原则中的
A. 满足研究需要原则
B. 知情同意原则
C. 隐私保密原则
D. 避免伤害原则
E. 公平原则
F. 自主原则

11. 提示：王某对患者说，"我们正在研究排痰机排痰对于您肺部康复的效果，是免费的，您如果愿意参加就在这里签个字吧"。王某的做法存在的伦理问题不包括
A. 没有向受试者说明参加研究的风险
B. 只告诉受试者该项目是免费的，是诱导其参加研究的行为
C. 没有向受试者说明其享有拒绝和随时退出该研究的权利
D. 只要受试者签了字就行了
E. 有向受试者承诺科研资料的保密性
F. 没有真正履行知情同意原则

12. 如果要取得患者或其家属的知情同意，王某应该怎样做
A. 因为是非侵入性的，只需要取得患者或家属的口头同意即可
B. 告诉患者或家属，患者可以在任何时候拒绝或退出研究
C. 患者或家属如果不同意，要想办法说服其同意
D. 一定要取得患者或家属的书面同意
E. 要讲解可能出现的情况和潜在的危险
F. 不需要讲解试验的方法、经费来源

第二章 护理心理学

一、单选题

1. 心理护理的目标不包括
   A. 满足患者的合理需要
   B. 改善患者的社会地位
   C. 消除不良情绪反应
   D. 提高患者的适应能力
   E. 提供良好的心理环境
2. 小张是大学四年级的学生,因"骨关节结核"住入外科病区,面临毕业与考研的压力,他时常表现出烦躁不安、沮丧和焦虑,你判断是源于
   A. 患者角色行为缺如
   B. 患者角色行为强化
   C. 患者角色行为消退
   D. 患者角色行为冲突
   E. 患者角色行为退化
3. 心理护理基本要素的作用不包括
   A. 心理学理论和技术是科学实施心理护理的指南
   B. 患者心理问题的准确评估是选择心理护理对策的前提
   C. 患者的密切合作是有效实施心理护理的基础
   D. 护士积极的职业心态是优化心理护理氛围的关键
   E. 心理护理是整体护理的核心成分
4. 常用的护理心理学的研究方法不包括
   A. 观察法
   B. 实验法
   C. 比较法
   D. 心理测验法
   E. 调查法
5. 常用的心理评估方法不包括
   A. 观察法
   B. 调查法
   C. 实验法
   D. 测验法
   E. 会谈法
6. 在心理测验的标准化原则中,标准化的指导语是指
   A. 主试讲标准化
   B. 被试讲标准化
   C. 标准的常模
   D. 对测验的解释和说明
   E. 按标准记分
7. 不同疾病阶段患者的心理反应有规律性,疾病恢复期患者的心理反应不包括
   A. 兴奋与欣慰
   B. 焦虑或忧伤
   C. 悲观与绝望
   D. 依赖与退缩
   E. 否认或侥幸
8. 在心理测验的标准化原则中,标准施测方法是指
   A. 分测验顺序固定
   B. 一律限时测验
   C. 一律不限时测验
   D. 施测方法应灵活
   E. 根据需要可调换测验顺序
9. IQ = 100 + 15（X − M）/S 称为
   A. 比率智商
   B. 离差智商
   C. 百分位智商
   D. 中位数智商
   E. 人格智商

10. 临床常见的积极防御机制为
 A. 抑制
 B. 置换
 C. 投射
 D. 退化
 E. 文饰
11. 心理护理焦虑症患者时,以下措施不正确的是
 A. 指导患者进行放松训练
 B. 鼓励患者倾诉内心感受
 C. 建立良好的治疗性关系
 D. 关注患者过多躯体不适的主诉
 E. 帮助患者认识症状
12. 根据记忆内容,以下不属于记忆分类的是
 A. 形象记忆
 B. 运动记忆
 C. 逻辑记忆
 D. 情绪记忆
 E. 感觉记忆
13. 患者,女,55岁,拟行胆总管结石切除术,她感到焦虑,对于减轻焦虑最为合适的护理措施是
 A. 告知患者手术是常规治疗方法
 B. 为患者提供其想知道的有关术后信息
 C. 告知患者转移注意力以减轻焦虑
 D. 强调术后遵从医嘱的重要性
 E. 强调术前情绪稳定的重要性
14. 肿瘤患者心理护理的目标是尽快达到
 A. 愤怒期
 B. 否认期
 C. 抑郁期
 D. 接受期
 E. 磋商期

二、多选题

1. 护理心理学的对象是人,包括患有各种身体障碍的患者和受到潜在因素威胁的健康人。任务有
 A. 认识和研究疾病对人的心理活动与特征的影响和心理因素对健康的作用,以及生理与心理因素之间的相互作用
 B. 研究和应用心理问题的干预理论和技术以及研究和应用心理健康教育的内容和方法
 C. 研究和应用有效的交往和心理评估的理论和技术
 D. 研究患者的心理特点和心理护理方法
 E. 研究心理护理与整体护理的关系
2. 常见的护理工作应激原包括
 A. 与护理工作性质有关、与工作负荷有关的应激原
 B. 与护理工作中人际关系有关的应激原
 C. 与对护士期待有关的应激原
 D. 与接触濒死和死亡患者有关的应激原
 E. 与工作-家庭的矛盾有关的应激原
3. 关于"心理护理"的概念,叙述正确的是
 A. 护理人员所应用的是心理学理论和技术
 B. 心理护理贯穿于护理的全过程
 C. 心理护理是护理心理学的重要组成部分
 D. 心理护理影响的是患者的心理活动
 E. 心理护理目的是为帮助患者在其外界条件下获得最适宜的身心状态
4. 根据心理护理的广义、狭义概念,可将其简要地概括为3个"不",包括
 A. 不同于心理治疗
 B. 不同于思想工作
 C. 不限于护患交谈
 D. 不同于心理指导
 E. 不同于普通心理学
5. 下列各项中属于心理护理原则的有
 A. 心身整体原则
 B. 交往原则
 C. 针对性原则
 D. 启迪性原则
 E. 自我护理原则
6. 心理健康教育的原则主要包括
 A. 科学性原则
 B. 针对性原则
 C. 尊重性原则
 D. 保密性原则
 E. 专业性原则
7. 患者的心理需要包括
 A. 尊重
 B. 安全

C. 适度活动
D. 接纳和关心
E. 和谐的环境

8. 患者常见的心理问题包括
   A. 否认
   B. 焦虑
   C. 抑郁
   D. 孤独
   E. 被动依赖

9. 住院患者常见的压力源有
   A. 疾病威胁
   B. 环境陌生
   C. 不被重视
   D. 缺少信息
   E. 丧失自尊

10. 韦氏成人智力测验的2个分量表包括
    A. 常识
    B. 言语
    C. 词汇
    D. 操作
    E. 数字符号

11. 智力包括
    A. 观察力
    B. 注意力
    C. 记忆力
    D. 想象力
    E. 思维力

12. 思维过程的重要特征有
    A. 逻辑性
    B. 抽象性
    C. 形象性
    D. 间接性
    E. 概括性

13. 常见的认知歪曲有
    A. 一叶障目
    B. 自动思维
    C. 主观臆想
    D. 自我对话
    E. 乱贴标签

14. 以下特征中，不属于黏液质气质的人有
    A. 热情活泼
    B. 做事专心致志

C. 敏感
D. 稳重
E. 灵活

15. 以下不属于行为治疗方法的是
    A. 梦的分析
    B. 标记奖励法
    C. 厌恶疗法
    D. 冲击疗法
    E. 放松训练

16. 以下不属于症状评定量表的是
    A. CPT
    B. 16PF
    C. MMPI
    D. EPQ
    E. SCL-90

17. 谵妄是指以意识障碍、明显的兴奋躁动、感知觉障碍为三联征的一组精神障碍症状，是急性脑器质性精神障碍反应的常见表现，住院患者发生率极高。谵妄的临床特征是
    A. 思维障碍
    B. 不自主运动
    C. 睡眠节律紊乱
    D. 自主神经功能障碍
    E. 情绪障碍

18. 护理人员应具备的一般能力包括
    A. 独立的思维能力
    B. 善于沟通的能力
    C. 娴熟的操作能力
    D. 良好的科研能力
    E. 敏锐的观察力和准确的记忆力

19. 维护护士心理健康的主要对策有
    A. 建立心理督导机构
    B. 加强护士的社会支持
    C. 养成良好的生活习惯
    D. 提高护士的心理调适能力
    E. 营造人性化工作环境，解除护士的心理压力

20. 气质类型通常描述为
    A. 混合质
    B. 多血质
    C. 抑郁质
    D. 黏液质

E. 胆汁质

21. 情绪的功能包括
    A. 适应功能
    B. 动机功能
    C. 组织功能
    D. 信号功能
    E. 控制功能

22. 弗洛伊德认为性欲发展分为
    A. 口预期
    B. 潜伏期
    C. 崇拜性器期
    D. 肛欲期
    E. 成年期

23. 阻碍患者心理康复进程的错误认知主要包括
    A. 逃避行为
    B. 认同延迟
    C. 错误及不合理的信念
    D. 失能评价
    E. 否认作用

三、共用题干题

（1～5题共用题干）
从患病以前的常态向患者角色转化，或者患病后向常态转变，都有一个角色适应的过程，如果适应不良，往往导致心理障碍，可能进一步影响健康和生活。

1. 患者否认自己有病，未能进入角色，称之为
    A. 角色行为缺如
    B. 角色行为冲突
    C. 角色行为减退
    D. 角色行为强化
    E. 角色行为异常

2. 患者角色与其他社会角色发生心理冲突，称之为
    A. 角色行为缺如
    B. 角色行为冲突
    C. 角色行为减退
    D. 角色行为强化
    E. 角色行为异常

3. 因其承担的社会角色冲击患者角色，从事了不应承担的活动，称之为
    A. 角色行为缺如
    B. 角色行为冲突
    C. 角色行为减退
    D. 角色行为强化
    E. 角色行为异常

4. 安于患者角色的现状，期望继续享有患者角色所获得的利益，称之为
    A. 角色行为缺如
    B. 角色行为冲突
    C. 角色行为减退
    D. 角色行为强化
    E. 角色行为异常

5. 患者受病痛折磨感到悲观、失望等不良心境的影响导致行为异常，称之为
    A. 角色行为缺如
    B. 角色行为冲突
    C. 角色行为减退
    D. 角色行为强化
    E. 角色行为异常

（6～8题共用题干）
患者，男性，38岁，已婚，1年前因工作挫折致内心不悦，经常忧虑，精神紧张，逐渐开始失眠，每月有数次无明显诱因的阵发性强烈心慌、心悸、胸闷、呼吸不畅和莫名的恐惧感，伴面色苍白，持续数分钟至1小时不等。到医院反复检查，未见异常。门诊医师建议他到心理门诊就诊。

6. 下列测验中，你认为最需要做的是
    A. 16PF
    B. MMPI
    C. EPQ
    D. CPT
    E. SCL-90

7. 采用事先设计好的固定结构问卷进行提问，这种方法属于心理评估中的
    A. 观察法
    B. 调查法
    C. 访谈法
    D. 作品分析法
    E. 心理测验法

8. 测验结果可告知
    A. 被试者家人

B. 被试者领导
C. 被试者老师
D. 被试者朋友
E. 被试者本人

(9~11题共用题干)
患者，女性，40岁，经济学博士，平素体健，家庭和睦幸福，孩子年幼。在一次健康体检中，最终被确诊为乳腺癌晚期。一向事业顺心、家庭和美的她无法接受残酷的现实，陷入了极度的绝望。

9. 此时，面对这位患者，最有效的做法为
   A. 十分同情，关注该患者的处境，用满腔热情帮助患者，减轻意外打击给其带来的巨大心理压力，侧重为患者采用"树立共产主义人生观"的宣教
   B. 凭借丰富的临床经验，引用心理治疗的基本技术，用"解释、安慰、保证"等方法，苦口婆心地劝慰患者，用"早期可以治愈"的话语给患者增添生存的希望
   C. 对患者进行心理安慰
   D. 将心理护理交由心理治疗师完成
   E. 守候在患者身边，观察患者的情绪反应及时与患者进行适度沟通，充分理解患者的内心冲突，同时运用各种方法收集患者的信息，通过临床观察和必要的心理测验，更深入地了解其人格特征（内向或外向，乐观或悲观），选择适用于该患者的心理危机干预对策

10. 下列叙述，正确的是
    A. 一旦患者处于极度绝望之中则很难改变
    B. 护士能为此患者进行的心理护理作用微弱
    C. 此患者的身心状态与疾病的严重程度密切相关
    D. 为患者进行心理护理的目的是促进患者的身心健康
    E. 护士可借助心理学的理论和技术对患者进行心理护理

11. 为患者进行心理护理的关键因素除外
    A. 护士
    B. 患者

C. 医疗设备
D. 心理学的理论和技术
E. 患者的心理问题

(12~14题共用题干)
患儿，女，10岁，学生，老师反映该生上课注意力不集中，学习注意力不集中，学习成绩较差，屡教不改，建议该生做智力测验。

12. 适合该学生的智力测验量表是
    A. 韦氏成人智力量表（WAIS）
    B. 韦氏儿童智力量表（WISC）
    C. 韦氏学龄前及小学生智力量表（WPPST）
    D. 16PF
    E. EPQ

13. 离差智商 $IQ = 100 + 15(X - M)/S$，X 表示
    A. 该年级组平均分数
    B. 被试测得分数
    C. 该年龄组人数
    D. 该年龄组评分标准差
    E. 该年龄组平均智商

14. 韦氏智力测验总智商为75分，表示该学生
    A. 智力优秀
    B. 智力中上
    C. 智力中等
    D. 智力中下
    E. 边缘智力

四、案例分析题

(1~5题共用题干)
患者，女性，31岁，因"心悸、乏力、怕热、多汗、食欲亢进、体重下降3个月"来诊。查体：T 37.8℃，P 130次/分，R 18次/分，BP 140/80mmHg。神志清，精神可，发育正常，营养中等，轻度贫血貌，对答切题，步入病房，查体合作，慢性病容，皮肤巩膜轻度黄染，肝掌（-），蜘蛛痣（-），全身浅表淋巴结无肿大。颈软，气管居中，颈静脉无怒张，双侧甲状腺Ⅱ°肿大。双肺呼吸音清，未闻及干湿性啰音。心界不大，心律绝对不齐，第一心音强弱不等，心尖部有舒张期隆隆样杂音。全腹软，无压痛、反跳痛，肝脾肋下未及。肾区

无叩痛，移动性浊音（−）。双下肢无水肿，四肢肌力、肌张力正常。双手平举有细震颤。生理反射存在，病理反射未引出。

1. 根据患者的症状和体征，首先应考虑的诊断是
   A. 甲状腺功能亢进症
   B. 甲状腺功能减退症
   C. 单纯甲状腺肿
   D. 甲状腺危象
   E. 皮质醇增多症
   F. 甲状腺癌
2. 根据以上症状和体征，该患者现存的护理问题有
   A. 营养失调
   B. 活动无耐力
   C. 应对无效
   D. 焦虑
   E. 睡眠型态紊乱
   F. 没有护理问题
3. 患者康复过程中的心理健康教育要点有
   A. 帮助患者建立积极的心理防御机制
   B. 帮助患者建立良好的心理社会支持系统
   C. 帮助患者认识躯体障碍对心理活动的影响
   D. 帮助患者认识躯体疾病引起的心理行为的异常现象
   E. 帮助患者认识心理康复在全面康复中的作用
   F. 帮助患者认识行为异常对心理活动的影响
4. 对康复患者进行心理健康教育的两大任务有
   A. 帮助患者树立全面的康复观，使患者主动改变不利于疾病康复的行为模式
   B. 促进患者的心理健康，使其达到全面康复的水平
   C. 帮助患者建立完善的社会支持系统，使患者对回归社会充满信心
   D. 减少不良心理因素对康复过程的影响，提高患者对执行康复计划的依从性
   E. 使患者充分认识心理康复对促进康复和重返社会的意义和作用
   F. 使患者充分认识行为康复对促进康复和重返社会的意义和作用
5. 护士的情感对于暗示性强的患者有直接的感染作用，因此护理人员应该
   A. 对患者具有责任心，同情心和爱心
   B. 以良好的情感去唤起患者对生活的热爱
   C. 要学会控制自己的不良情绪
   D. 要善于应用良好的情感鼓励患者，恰当地用表情动作、体态姿势、言语等
   E. 尽量减少与患者的接触
   F. 重视心理护理

（6~9题共用题干）

患者，女性，43岁，2年前发现右乳外上象限肿块，在某医院行"肿块切除活检"，示"乳腺癌"。患者任高三班主任，工作压力大；患者为三口之家，夫妻感情好，丈夫被派到国外分公司任职，夫妻长期分居，儿子面临高考，对儿子的关心不够。1年内患者经常克制自己压抑、愤怒的情绪，心理压力大。患者认为健康很重要，但对癌症了解甚少。

6. 患者陷于严重的心理压力之中，对解决这种心理危机起到决定作用的是
   A. 患者的家
   B. 患者的工作单位
   C. 医师
   D. 护士
   E. 患者本人
   F. 社会环境
7. 为患者进行心理护理的前提是
   A. 心理学理论和技术
   B. 对患者心理问题的准确评估
   C. 患者家属的合作
   D. 护士的知识水平
   E. 患者的认知
   F. 患者的人际关系
8. 实施有效心理护理的基础是
   A. 心理学理论和技术
   B. 对患者心理问题的准确评估
   C. 患者的密切合作
   D. 护士的知识水平
   E. 患者的健康状况
   F. 患者的人际关系
9. 通过心理护理，该患者可能会达到的预期目

标中包含
- A. 接受患者的角色，以良好的心态对待疾病，使疾病得到根治
- B. 对患者心理问题的准确评估
- C. 使患者安心住院，积极配合诊治
- D. 帮助患者减轻或消除负性情绪
- E. 良好的社会关系，密切护患交往，取得患者的信任
- F. 使患者学会自我护理，以求早日身心康复

(10~12题共用题干)

患者，女性，52岁，不规则阴道流血、流液半年，不明原因消瘦伴咳嗽3个月。体检：子宫颈为菜花样组织，子宫体大小正常，活动差，考虑为子宫颈癌晚期伴全身转移。

10. 美国精神病学家库布勒-罗斯提出将身患绝症的患者从获知病情到临终时期的心理反应和行为改变归纳为5个典型阶段，正确的顺序是
- A. 焦虑期、否认期、愤怒期、妥协期、抑郁期
- B. 否认期、接受期、妥协期、焦虑期、抑郁期
- C. 抑郁期、焦虑期、愤怒期、妥协期、接受期
- D. 愤怒期、焦虑期、妥协期、抑郁期、接受期
- E. 否认期、愤怒期、妥协期、抑郁期、接受期
- F. 抑郁期、妥协期、接受期、愤怒期、否认期
- G. 接受期、焦虑期、抑郁期、否认期、愤怒期

11. 患者面对突然降临的不幸，最初的典型反应是
- A. "我就是这么倒霉。"
- B. "不，这不会是我，那不是真的！"
- C. "为什么是我？这太不公平了！"
- D. "如果我现在……能不能多活……（时间）"
- E. "是的，就是我，但是……"
- F. "好吧，就是我。"
- G. "我准备好了。"

12. 对临终患者进行护理时应当努力达到的护理目标有
- A. 满足患者的心理需求，让患者尽快面对现实
- B. 除了满足患者的基本生理需要外，还应积极主动和患者交谈
- C. 采取各种措施让患者高兴起来，是家属和患者的共同希望
- D. 使患者尽可能享受最后的时光，与亲人相伴，感受家庭的温暖和幸福
- E. 帮助想者尽可能完成未完成的工作或愿望，使患者临终前感到人生无憾，并获得最后的乐趣和满足
- F. 采取有效措施减轻患者的疼痛，尽可能减少患者的痛苦和烦恼
- G. 尊重患者的愿望，让患者有尊严地离开

(13~15题共用题干)

男性，70岁，退休，既往体健，近1年来，经常出现头晕、单侧肢体无力并有麻木感，一般持续10~20分钟后症状完全消失，未予重视。今日午睡醒来突然发现右侧肢体无力，不能说话。但神志清楚。家人迅速将其送至医院，住院后，患者情绪低落，担心不能恢复健康而成为家人的累赘。

13. 你认为患者主要的心理特点是
- A. 恐惧
- B. 否认
- C. 抑郁
- D. 自尊
- E. 急躁
- F. 分离性焦虑

14. 当护士给患者喂饭和喂水时，他会拒绝吃或吃很少，在护士和患者交谈后，患者说不愿意给护士添麻烦。此时，你分析他主要的心理特点是
- A. 恐惧
- B. 否认
- C. 抑郁
- D. 自尊
- E. 急躁
- F. 分离性焦虑

15. 针对出现的上述心理问题,可以选择的心理护理方法有
    A. 多与患者沟通,取得信任
    B. 主动巡视病房,了解患者的需求
    C. 指导患者治疗,尽早康复
    D. 合理认知疾病,配合治疗
    E. 鼓励和安慰,振作精神
    F. 加强健康指导,避免复发

(16~19题共用题干)

患者,女性,25岁,因"刀刺伤、昏迷30分钟"急诊入院。入院时患者瞳孔散大,直径6mm,对光反射消失,血压测不到,右前胸壁有一长约7cm的伤口,有鲜血涌出。即刻在全麻下行开胸探查术,术中见心包右侧有一长约3cm的伤口,右心房有一长约3cm的破口,予以心房修补、右肺修补术,血压仍难以维持。继续探查,发现肝右叶脏面有一长约4cm的裂口,修补后血压逐渐上升并稳定,术后回ICU,呼吸机辅助呼吸。

16. 患者术后的护理要点,不包括
    A. 密切观察生命体征、意识状态及尿量变化
    B. 观察胸腔引流管、腹腔引流管引流液的量、颜色、性质,注意术后出血情况
    C. 观察有无腹痛,发热等感染症状
    D. 听诊肠鸣音,观察蠕动情况
    E. 听呼吸音,保持呼吸道通畅,预防肺部并发症
    F. 术后无论肠鸣音如何,都可考虑尽早开通肠内营养

17. 提示:术后30分钟,患者意识渐清醒,双侧瞳孔直径4cm,对光反射灵敏。24小时后,患者双手出现无目的搜索,身体不停地扭动、挣扎;出现错觉,认为天花板上有东西在移动,此症状表现昼轻夜重。急查CT示脑组织弥漫性肿胀,双枕叶低密度影,考虑为急性脑低灌注所致的缺血缺氧性脑病、脑梗死。该患者出现的精神障碍性问题是
    A. 痴呆综合征
    B. 谵妄综合征
    C. 焦虑性神经症
    D. 强迫症
    E. 恐惧症

18. 提示:患者经脱水、降颅压、保护脑细胞等综合治疗与护理后,生命体征平稳,病情稳定,给予拔除气管插管,改为鼻导管氧气吸入;术后第6天转神经内科继续治疗。在护士为其治疗和护理时,患者挥舞拳头,拒绝所有治疗和护理,认为有人要害她。该患者精神心理功能方面可能存在的与器质性脑疾病相关的问题是
    A. 感知觉改变
    B. 思维过程改变
    C. 焦虑
    D. 社会能力受损
    E. 恐惧
    F. 潜在的暴力行为

19. 若患者出现暴力行为,护士应采取的整体护理措施是
    A. 首先对暴力行为发生的原因及危险因素进行评估
    B. 对暴力行为发生的征兆进行评估
    C. 建立良好的治疗性关系
    D. 隔离患者,与他人分开
    E. 约束患者
    F. 行为方式重建

(20~24题共用题干)

患者,男性,75岁,10余年前体力活动后出现胸闷、胸痛,休息1~2分钟后可缓解,未接受治疗。1个月前晨练后出现胸闷、胸痛,向后背部放射,伴牙痛、咽喉部和颈部疼痛,口服硝酸甘油不能缓解,就诊于当地医院。冠脉造影显示:左主干70%~80%狭窄,前降支70%狭窄,回旋支90%狭窄,诊断为"冠状动脉粥样硬化心脏病(冠心病)"。查体:体温36.5℃,脉搏65次/分,呼吸18次/分,血压131/98mmHg,心电图示:房颤心律,心率110次/分,其他无阳性体征。

20. 该患者入院后的护理要点是
    A. 给予心电监护,观察血压、心律变化,控制血压在正常范围
    B. 每日做心电图,观察心电图的改变,有无心肌缺血

C. 给予吸氧
D. 保持大便通畅，切忌用力排便
E. 遵医嘱服药，注意皮肤黏膜、牙有无出血点及大小便颜色
F. 出现心绞痛症状时立即通知医生，及时给予硝酸甘油舌下含服
G. 做好患者的心理护理

21. 目前在患者的五大生命体征中，存在问题的是
    A. 呼吸
    B. 脉搏
    C. 心率
    D. 疼痛
    E. 血压
    F. 体温

22. 提示：患者在全麻低温体外循环下行冠状动脉搭桥术，手术顺利，术后入住监护室。术后第1天上午10点，患者病情趋于稳定，但全身肌肉紧张、呼吸浅快，责任护士耐心安抚后情况渐有改善，11点医生为患者拔除气管插管，改为鼻导管双路吸氧。17点患者动脉血气分析结果显示，氧分压逐渐下降，指端脉搏血氧饱和度85%~89%，腹部肿胀明显，血压低，给予无创呼吸机辅助呼吸，效果欠佳。19点患者出现烦躁、用脚踢为其做治疗的医护人员，不愿意佩戴无创呼吸机面罩，认为自己已没事，强烈要求转出监护室，让老伴儿照护，在要求未得到满足时，拒绝接受任何治疗。针对患者出现的较强烈的情绪反应，护士采用常用的临床心理评估方法"行为观察法"，评估患者的精神心理状况，为患者提供有针对性的和个性化的整体护理措施。根据该患者的行为表现，评估患者此时可能存在的心理问题是
    A. 焦虑
    B. 恐惧
    C. 否认
    D. 孤独
    E. 愤怒
    F. 依赖

23. 在临床心理评估中，应用行为观察法的注意事项，下列叙述正确的是
    A. 尽可能客观、完整和准确地观察事件或目标行为
    B. 注意被观察者的行为如何被他人的语言等影响或改变
    C. 记录某一事件的发生及其全过程
    D. 观察记录中尽量使用专业术语
    E. 采用描述记录时要使用解释方式
    F. 评估过程中观察者要有明确的角色意识

24. 针对该患者的心理反应，应采取的整体护理措施是
    A. 正确理解、引导、鼓励患者合理宣泄，与患者沟通
    B. 转移患者注意力，保证各项治疗护理措施准确、到位
    C. 允许家属探望安抚患者，告知家属在患者面前保持情绪稳定的重要性
    D. 避免在患者面前谈论病情
    E. 与患者家属沟通，了解患者以往的性格特点，取得配合
    F. 必要时应用镇静药物，或使用固定及约束器具

(25~27题共用题干)

女性，31岁，已婚，近3个月来情绪低落，经常感到委屈，觉得很多事情都提不起精神，入睡困难，注意力不集中，感到委屈，不自主流泪，对未来婚姻生活悲观失望。体格检查及实验室检查未见异常。

25. 可对其进行的心理评估有
    A. SAS
    B. SDS
    C. CBCL
    D. MMPI
    E. SCL-90
    F. 以上都是

26. 做心理评估的意义是
    A. 为医师提供患者的基础信息
    B. 重新选择测验量表
    C. 对疾病进行评估
    D. 沟通双方的感情
    E. 为康复者提供健康指导
    F. 对临床干预过程中的各种心理表现实施

监测，提供信息反馈

27. 心理测验的一般性原则是
    A. 测验必须由专业人员实施
    B. 测验必须有效度
    C. 测验必须有信度
    D. 标准化原则
    E. 保密原则
    F. 客观性原则

(28~30 题共用题干)

躯体疾病所致的情绪障碍多数为消极反应，这种负性情绪往往成为影响患者身心康复的重要因素，如果得不到及时、有效的调整，则会加大并发症的发生概率，加重病情，甚至危及生命。

28. 临床常见的负性情绪有
    A. 焦虑
    B. 抑郁
    C. 兴奋
    D. 反应性抑郁
    E. 反应性焦虑
    F. 抑郁、焦虑的混合状态

29. 为减少外科手术患者的负性情绪对手术的影响，护士在实施心理健康教育时应注意做好
    A. 围手术期的心理健康指导
    B. 利用术前访视进行情绪疏导
    C. 手术适应行为训练
    D. 术后情绪疏导
    E. 加强安全监护
    F. 向患者如实讲解病情

30. 对于长期患病面导致抑郁情绪的内科患者，护士实施心理健康教育时应注意
    A. 给予高度重视，及时发现抑郁障碍的迹象
    B. 及时进行心理疏导，分析引起抑郁的原因
    C. 利用患者的社会支持系统给予患者情感支持
    D. 帮助家属认识抑郁发作的症状和引起自杀的危险
    E. 加强对患者的安全监护
    F. 向患者如实讲解病情

第三章 护理教育学

一、单选题

1. 以下哪一项不是构成护理教学的基本要素
   A. 护理学教师
   B. 学生
   C. 教学目的
   D. 教学内容
   E. 教学手段
2. 在护理学教学过程的基本阶段中，教学过程的中心环节是
   A. 激发学习动机
   B. 感知教材
   C. 理解教材
   D. 巩固知识
   E. 运用知识
3. 关于临床见习和临床实习的区别，以下哪一项叙述是错误的
   A. 临床见习安排在讲授专业课之间，临床实习安排在全部课堂教学完成后
   B. 临床见习的目的是理论与实践相结合，临床实习的目的是进行临床综合训练
   C. 临床见习的时间较为分散，临床实习的时间较为集中
   D. 临床见习需要带教老师，临床实习不需要带教老师
   E. 临床见习以观察学习为主，临床实习以参加专业实践为主
4. 《论语》实际上是孔子运用下列哪项方法对其弟子进行传道、授业、解惑的记录
   A. 讲授法
   B. 谈话法
   C. 讨论法
   D. 演示法
   E. 实验法
5. 对于探讨性、争议性的问题，最适合选择的教学方法为
   A. 讲授法
   B. 讨论法
   C. 谈话法
   D. 实验法
   E. 角色扮演法
6. 决定教育有效性与教学所能达到境界的是
   A. 对受教育者个性的把握程度
   B. 教育者对知识的掌握程度
   C. 对受教育者的了解程度
   D. 教育措施的有效实施
   E. 教育内容科学和合理
7. 护理教育实践性这一特点，决定了护理教育
   A. 是在学校完成的教育
   B. 是在医院完成的教育
   C. 是在护理院校完成的教育
   D. 实在社区服务中心完成的教育
   E. 是在护理院校和医院共同完成的教育
8. 关于国外护理教育的进展和发展趋势，叙述不正确的有
   A. 真正意义上的护理教育开始于南丁格尔创办的护士学校
   B. 高等护理教育兴起于中国
   C. 美国的博士护理学位包括哲学博士和护理学博士
   D. 1909 年，美国明尼苏达大学开始了以培养专业护士为目标的 3 年制大学护理系课程
   E. 1950 年以前，欧美各国基本形成由基础教育、毕业后教育和继续教育 3 部分组成的护理教育体系

9. 以下不属于经验学习法的是
   A. 重要事件讨论会
   B. 反思小组讨论会
   C. 经验学习日记
   D. 实地参观学习
   E. 应用课题

二、多选题

1. 护理教育管理的基本原则包括
   A. 方向性原则
   B. 整体性原则
   C. 民主性原则
   D. 科学性原则
   E. 规范性原则
2. 继续教育的原则包括
   A. 遵循一般的教学原则
   B. 知识更新与发展能力相结合
   C. 按需施教、学用一致
   D. 学生自学
   E. 德智同步增长
3. 以问题为基础的教学法是美国神经病学教授巴罗斯（Barrows HS）创立的，以下叙述正确的是
   A. 以学生的问题为基础
   B. 以教师为核心小组讨论
   C. 教师是学生的导学者
   D. 激发学生思考
   E. 提高解决问题的技能
4. 临床护理教学的对象包括
   A. 护理临床见习生
   B. 护理临床实习生
   C. 继续教育护士
   D. 规培护士
   E. 进修护士
5. 教育的要素包括
   A. 教育者
   B. 教育环境
   C. 受教育者
   D. 教育内容
   E. 教育手段
6. 关于我国的护理教育，叙述不正确的有
   A. 我国从 1990 年开始正式招生，护理专业硕士研究生
   B. 1888 年，福州医院开办了我国第一所护士学校，是我国近代护理教育的开端
   C. 我国高等护理教育开始出现在 1934 年
   D. 我国于 2001 年开始护理学博士的培养，护理学博士教育是我国最高层次的护理教育
   E. 我国高等护理教育仍未达到国际水平
7. 关于护理教育，以下叙述不正确的是
   A. 源于护理理论
   B. 源于护理实践
   C. 源于医学实践
   D. 由医学教师来担任
   E. 护理教育学是一门独立的学科
8. 关于护理教育，以下叙述正确的是
   A. 承担护理教育的是医学教师
   B. 护理教育具有人文性的特点
   C. 护理教育是一门交叉性的学科
   D. 护理教育的任务是培养合格的护理人才
   E. 举办护理培训班、卫生保健知识讲座也属于护理教育的范畴
9. 护理教育的基本特点不包括
   A. 灵活性
   B. 科学性
   C. 实践性
   D. 人文性
   E. 复杂性
10. 1997 年中华护理学会制定了继续护理教育的法规，使继续护理教育开始
    A. 正规化
    B. 法制化
    C. 制度化
    D. 规范化
    E. 标准化
11. 关于导师负责制教学方法，叙述正确的是
    A. 每位导师只负责 1 名临床实习生的指导工作
    B. 导师对学生实习全过程进行动态、连续、主动的指导和监控
    C. 导师负责制对带教老师也提出了较高的要求，增加了他们的压力感和责任心
    D. 着重思想与人格的陶冶，培养学生健康

的职业认同感
   E. 使实习具有针对性、目的性
12. 实现远程教学高效率的关键在于
   A. 选择运用恰当的教学方式和技术手段
   B. 邀请外来专家演讲介入教学
   C. 学生之间相互交流
   D. 教师及时进行信息反馈
   E. 满足学生的学习需求
13. 常见的护理课程结构类型有
   A. 以科学为基础的护理课程
   B. 以学科需要为基础的课程
   C. 综合性护理课程
   D. 必修课和选修课
   E. 以能力为基础的护理课程
14. 关于带教制的缺点，叙述正确的是
   A. 带教老师知识层次参差不齐，部分带教老师临床教学经验不足
   B. 带教老师教学意识薄弱，对学生的临床学习有一定影响
   C. 护理工作繁忙，缺乏足够的时间指导学生的护理实践
   D. 把实习的具体内容局限在一定的范围
   E. 不能保证教学的连续性
15. 关于讲授法的特点，以下叙述正确的是
   A. 可以分讲述、讲解两种
   B. 是教师系统的传授知识的一种方法
   C. 在传授知识方面与其他方法一样有效
   D. 在改变学生态度方面不如其他教学方法
   E. 在促进学生的思维能力方面是最有效的教学方法
16. 教育评价的原则包括
   A. 客观性原则
   B. 囊括性原则
   C. 可行性原则
   D. 连贯性原则
   E. 公平性原则
17. 护理教学目标的特点是
   A. 主观性与客观性的统一
   B. 预期性与可行性的统一
   C. 普遍性与特殊性的统一
   D. 系统性与层次性的统一
   E. 稳定性与灵活性的统一
18. 病房护士长直接影响学习环境有效性的因素包括
   A. 个人素质
   B. 领导方式
   C. 工作特性
   D. 性格特征
   E. 知识能力
19. 关于健康教育的知-信-行模式，下列叙述正确的是
   A. 知为基础，就是获取知识学习的过程
   B. 信为动力，就是对知识信息的积极态度
   C. 行是指行动或实践，包括促进健康行为、消除危害健康行为等行为改变过程
   D. 知、信、行三者存在因果关系，但没有必然性
   E. 获得知识并建立信念后，很快会出现行为上的转变
20. 健康的四大基石是
   A. 合理的饮食
   B. 适量的运动
   C. 戒烟和限酒
   D. 心理健康
   E. 学会自我检测
21. 姿态美是身体语言所展示的美感，包括
   A. 心灵美
   B. 语言美
   C. 站姿
   D. 坐姿
   E. 走姿
22. 行为主义心理学学习理论的主要代表人物有
   A. 华生
   B. 巴甫洛夫
   C. 桑代克
   D. 斯金纳
   E. 亚里士多德
23. 关于教学方法，叙述正确的有
   A. 教学方法是教师借助以完成教学任务的手段
   B. 教师利用教学方法引导学生掌握知识
   C. 教师利用教学方法帮助学生形成技能
   D. 教师利用教学方法发展学生的认知能力

E. 教师利用教学方法帮助学生形成技巧

三、共用题干题

(1~3题共用题干)

教师根据一定的教学要求,有计划地组织学生运用表演和想象情境,启发及引导学生共同探讨情感、态度、价值、人际关系及解决问题策略的一种教学方法。学生可以根据自己的角色特征自由想象与发挥,学生扮演自己的角色时,其他学生就可以观察和分析表演的行为,这种教学方法能够唤起学习者的感情和激情。

1. 该教学方法是
   A. 讨论法
   B. 实验法
   C. PBL 教学法
   D. 角色扮演法
   E. 临床实习讨论会

2. 此种教学方法属于
   A. 临床学习讨论会
   B. 临床护理教学方法
   C. 以实际训练为主的教学方法
   D. 以陶冶训练为主的教学方法
   E. 以直接感觉为主的教学方法

3. 对上述方法叙述正确的是
   A. 临床实习讨论会的形式包括实习前讨论、实习后讨论、专题讨论会、重要事件讨论会
   B. 运用一定的仪器、设备进行独立作业,以获取知识,培养动手能力的一种教学方法
   C. 是一种以临床问题激发学生学习动机并引导学生把握学习内容的教学方法
   D. 明确角色扮演的目的,扮演在小范围内实施
   E. 讨论法耗时较多,组织可能偏离教学目标

(4~6题共用题干)

讲授法是指教师运用口头语言系统、连贯地向学生传授知识,进行教育、教学的方法。由于通过讲授法可以短时间内向学生传授较多的知识,因此,长期以来,讲授法是教学的一种基本方法,常和其他教学方法配合使用。

4. 关于讲授法,叙述正确的是
   A. 讲授法又称"口述教学法"
   B. 讲授法可以分为讲述、讲解、讲演、论述4种
   C. 讲解一般用于教师向学生们叙述事实材料或描绘所讲的对象
   D. 讲述是教师向学生解释、说明和论证事物的原理、概念和公式等
   E. 以学生为中心,单向传递知识,注重学生学习的自主性、参与性及个体差异

5. 下列哪一项不是讲授法的优点
   A. 利于师生之间交流思想,互相启发
   B. 教师可以充分发挥主导作用
   C. 教师运用方便
   D. 教学支出经济
   E. 教学效率高

6. 下列措施中,不能增进讲授法教学效果的是
   A. 教师思路应明确,有目的地讲授
   B. 不必掌握教学中非语言性的表达
   C. 教学内容应充实,结构应清晰
   D. 教学时注重理论联系实际
   E. 注重教学语言的表达技巧

四、案例分析题

(1~4题共用题干)

患者,男性,51岁,因"从高处坠落致意识障碍6小时",于8月17日入某院ICU,当时患者呈浅昏迷状态,体温36.8℃,双肺呼吸音清,无干湿啰音。8月20日,给予患者气管切开呼吸机辅助呼吸。8月23日,患者体温38.5℃,痰多,黄色黏稠,痰培养结果为鲍曼不动杆菌(+++),胸部CT检查示炎性改变。责任护士对患者进行护理评估,患者存在体温过高、清理呼吸道无效、有皮肤完整性受损的危险、有传播感染的危险等护理问题。医嘱为患者实施了抗感染、降温、吸痰、预防压疮、消毒隔离等措施。目前患者呈药眠状,经口气管内插管接呼吸机辅助呼吸,心电监护,留置锁骨下静脉三腔管插管,持续胃肠减压。查体:T 36.2℃,P 76次/分,R 18次/分,BP 121/75mmHg;身高165cm,体重62.8kg;意识清楚,营养中等,全身皮肤黄染;腹部膨隆,

无压痛、反跳痛。实验室检查：Hb 131g/L，白蛋白 26g/L。入院第 6 天，ICU 护士及实习学生参加本次临床护理教学查房。

1. 关于临床护理教学查房，叙述正确的是
   A. 是临床工作中为了提高护理质量及临床教学水平而采取的一种较好的教学方式
   B. 是为了提高临床护士及护生认识能力而采取的一种加深对某个问题认识的一种教学方法
   C. 是一种非常态化的、比较特殊的、有效的护理工作方式，可由护士长或资深护士主持
   D. 临床护理查房常用的形式为临床护理技能查房、典型护理案例查房、临床护理教学查房
   E. 由带教老师负责组织，护士与实习生参加
   F. 重点是护理的基础知识和理论，根据实习护生的需要确定查房的内容和形式

2. 下列不属于营养/代谢型态评估方向的是
   A. 入院查体，T 36.2℃
   B. 白蛋白 26g/L
   C. 皮肤黄染
   D. 身高 165cm，体重 62.8kg，体质指数 23kg/m²
   E. 血红蛋白 131g/L
   F. 腹部膨隆

3. 关于经口气管插管的护理措施，叙述正确的是
   A. 观察呼吸机的运转情况，观察监测潮气量与设定潮气量是否相符
   B. 妥善固定气管内插管，每班评估插管外露的长度
   C. 选择适当的时机吸痰，按需吸痰
   D. 保证气道湿化充足，防止气道干燥引起痰液粘稠
   E. 每班次用气囊测压表测气囊压，避免压力过大产生对气管壁的损害
   F. 吸痰过程中密切观察患者的呼吸、发绀及心率等情况

4. 预防呼吸机相关性肺炎的护理措施，不正确的是
   A. 做好口腔护理，防止口腔感染
   B. 每班监测呼吸导管气囊压
   C. 采取半坐卧位，防止误吸
   D. 持续胃肠减压，观察有无反流现象
   E. 吸痰时严格遵循无菌操作原则
   F. 每次吸痰时间 > 15 秒

(5~10 题共用题干)

患者，男性，55 岁，因"半年前出现声音嘶哑，1 个月前出现胸痛"门诊就诊。行 CT 检查提示为主动脉弓部瘤，入院治疗，诊断为：主动脉弓部瘤、高血压病 2 级（高危组）。住院期间行冠状动脉造影术后确诊冠状动脉粥样硬化性心脏病。后择期行冠状动脉旁路移植术＋杂交全主动脉弓置换。患者性格急躁，平素在家事事做主。

5. 入院时护士对患者做健康宣教，下列叙述中不应包括的内容是
   A. 入院环境介绍及自我介绍
   B. 住院期间需要服用药物控制血压
   C. 与疾病相关的医学进展、新信息、新技术的介绍
   D. 病情发展的介绍
   E. 费用介绍
   F. 主动脉瘤相关健康知识的介绍：需要严格卧床休息

6. 提示：患者入院后能够做到卧床休息，完善相关检查后，患者于入院第 6 日行冠状动脉造影术。对冠状动脉造影术患者，健康教育的内容是
   A. 冠状动脉造影术的目的
   B. 患者术前需要禁食
   C. 患者行造影术后需要尽快排尿
   D. 冠状动脉造影术相关过程介绍
   E. 冠状动脉造影术后避免剧烈咳嗽
   F. 心理疏导，以缓解患者紧张情绪

7. 提示：患者冠状动脉造影结果显示：左冠状动脉回旋支及右冠状动脉有多处 50%~70% 的狭窄。医生制定了手术方案，准备于入院第 13 日行冠状动脉旁路移植术＋杂交全主动脉弓置换。患者多次向责任护士询问手术时间及预后。术前 1 日，护士对患者进行术前宣教的内容是

A. 嘱患者术前 12 小时禁食，术前 8 小时禁水
B. 手术的方法和过程
C. 嘱患者不要佩戴首饰，活动义齿要提前保存
D. 术前进行呼吸及咳嗽训练
E. 监护室的环境和术后配合要点
F. 与患者沟通，加强心理护理

8. 提示：患者于入院第 6 天行冠状动脉旁路移植术 + 杂交全主动脉弓置换，术后第 3 日拔除气管插管，次日患者出现烦躁，心率 90~100 次/分（心电图所示见下图）。根据患者心电图及临床表现，责任护士应采取的措施是

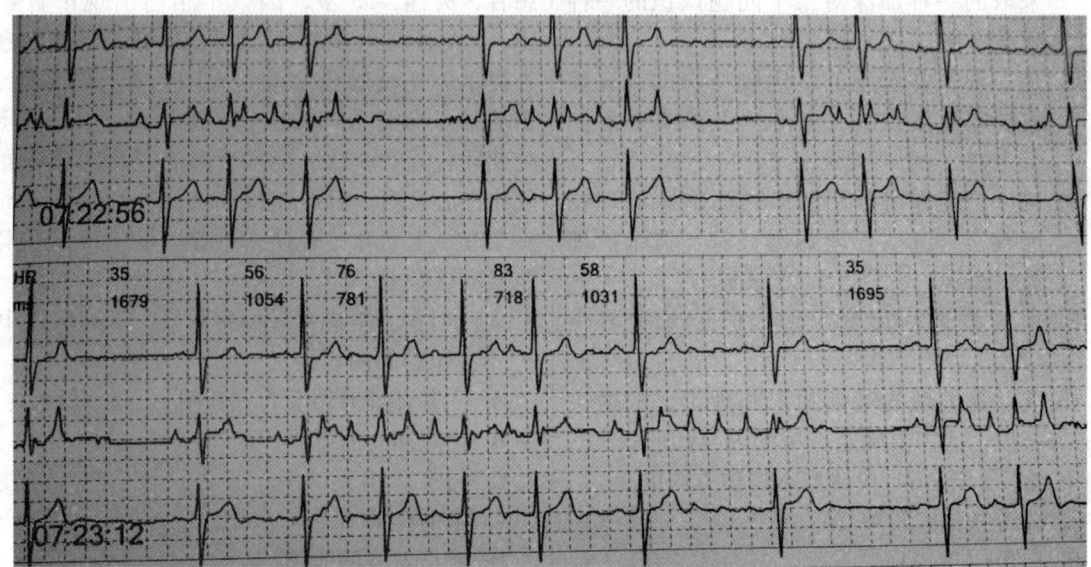

A. 及时请示医生
B. 密切监测生命体征，自行处理
C. 严格记录出入量，并请示医生
D. 直接告诉患者发生了心律失常
E. 初步判断患者出现了房颤
F. 心理疏导，安慰患者，缓解其烦躁的情绪

9. 提示：患者术后第 3 日出现腹胀，腹部叩诊鼓音，肠鸣音弱，脐周压痛，后肠鸣音未闻及，腹平片示大量结肠胀气。经消化科医生会诊，给予禁食、留置空肠管行胃肠减压、人工排便排气等处理。术后第 6 日，患者自主肛门排气，排出黄色稀便；患者空肠减压管通畅、引流量少，医嘱拔除空肠减压管，改经口进流食。患者要求进食馒头，此时责任护士的正确做法是
A. 遵从患者的意愿
B. 向主管医生汇报患者的需求
C. 同时对患者家属进行术后饮食健康宣教
D. 不予理睬，嘱患者家属严格控制患者的饮食种类
E. 与患者沟通，解释目前胃肠道恢复的意义
F. 耐心劝解患者，详细介绍目前可以进食的种类

10. 提示：患者经治疗及复查，顺利康复，医生开医嘱，患者准备出院。针对患者目前情况，责任护士对患者出院宣教的内容是
A. 服用抗凝药及调整药量的注意事项
B. 术后活动循序渐进
C. 注意饮食的过渡，注意腹部有无不适
D. 按时吃药，不适时随诊
E. 术后控制血压的重要性
F. 出院后按时返院复查

(11~16 题共用题干)
杨老师是一位临床带教老师，遵循护理教学原则认真做好带教工作，按照医院护理部实习带教教学大纲，从护生的知识、技能、态度等方面进行了目标设定；精心准备授课教案，使用多种现代教学媒体，结合临床每周给护生讲

课；在带教中采用以问题为基础（PBL）的教学方法；同时加强沟通，及时了解护生的学习动态、实习进程，给予全面的评价。1 个月很快过去，杨老师顺利完成带教任务，并获得了学生的好评。

11. 关于护理教学原则的应用，下列叙述正确的是
    A. 理论与实际相结合原则
    B. 统一要求与因材施教相结合原则
    C. 专业性与综合性相结合原则
    D. 巩固性原则
    E. 压力性原则
    F. 启发性原则
    G. 量力性原则

12. 为实现将理论知识运用到实践中的目标，其所需的认知技能包括
    A. 解决问题
    B. 评判性思维
    C. 临床决策
    D. 护患沟通能力
    E. 组织管理能力
    F. 护理操作技能

13. 关于护理教学中，书写教案包含的内容，下列叙述正确的是
    A. 授课对象
    B. 授课人数
    C. 使用的教材
    D. 教学组织形式
    E. 目的与要求
    F. 重点难点
    G. 教学进度
    H. 使用的教具
    I. 作业题
    J. 考试重点

14. PBL 教学方法的含义是
    A. 情景教学法
    B. 行动学习法
    C. 角色扮演法
    D. 实习作业法
    E. 读书指导法
    F. 交互式多媒体教学法
    G. 以问题为基础的教学法

15. 现代教学媒体包括
    A. 模型与标本
    B. 幻灯机
    C. 录音录像
    D. 投影仪
    E. 动画图像
    F. 多媒体课件
    G. 图画及挂图

16. 关于评价学生带教效果，可以使用的方法是
    A. 理论考核
    B. 技能考试
    C. 问卷调查
    D. 临床观察
    E. 监督指导
    F. 自我鉴定
    G. 交流座谈

第四章

护理研究

一、单选题

1. 血压、体重、身高、肺活量等属于
   A. 计量资料
   B. 等级资料
   C. 计数资料
   D. 随机资料
   E. 抽样资料

2. 某护士对本科室的患者进行调查，即选择最容易找到的人作为研究对象。请问她用的是什么抽样方法
   A. 配额抽样
   B. 滚雪球抽样
   C. 方便抽样
   D. 分层抽样
   E. 系统抽样

3. 某医院护理部拟从第一季度中已完成的护理病历中随机抽取出 300 份进行分析，以发现病历书写中的问题，为更好地完善护理病历的书写提供依据。此种科研设计的类型为
   A. 前瞻性研究
   B. 实验性研究
   C. 定量性研究
   D. 回顾性研究
   E. 评价性研究

4. 护理研究中设立对照的类型很多，以下不正确的是
   A. 组间对照
   B. 自身对照
   C. 历史性对照
   D. 交叉设计对照
   E. 远程控制对照

5. 在研究体重与血压的关系中，下列哪个因素为自变量
   A. 血压
   B. 体重
   C. 年龄
   D. 性别
   E. 心率

6. 适用于连续性资料，说明事物随时间的动态变化过程，可绘制
   A. 直方图
   B. 饼图
   C. 散点图
   D. 直条图
   E. 线段图

7. 下列研究方法中，对因果联系的论证能力最强的是
   A. 生态学研究
   B. 病例对照研究
   C. 现况研究
   D. 队列研究
   E. 实验性研究

8. 不属于质性研究收集资料的方法有
   A. 观察
   B. 调查
   C. 录音
   D. 录像
   E. 记录

9. 属于类实验性研究中常用的科研设计类型是
   A. 索罗门四组设计
   B. 实验前后对照设计
   C. 单纯实验后对照设计
   D. 自身实验前后对照设计
   E. 随机临床实验研究设计

10. 非实验性研究中的比较性研究包括病例对

照研究和

A. 相关性研究

B. 横向研究

C. 现况调查

D. 队列研究

E. 纵向研究

11. 质性研究中常使用开放式问题,采用个人深入访谈和小组深入访谈收集资料,采取的方式是

A. 开放式访谈

B. 结构式访谈

C. 自由式访谈

D. 半结构式访谈

E. 非结构式访谈

12. 研究对象应有知情同意权。如有特殊情况叫代行知情同意权,有首选代行资格的是

A. 配偶

B. 父母

C. 子女

D. 同事

E. 兄弟姐妹

13. 质性研究时,常采取的抽样方法是

A. 目的抽样

B. 单纯随机抽样

C. 分层随机抽样

D. 整群抽样

E. 系统抽样

14. 集中抽样方法比较来看,理论上抽样误差最小的方法是

A. 方便抽样

B. 分层抽样

C. 目的抽样

D. 整群抽样

E. 系统抽样

15. 实验性研究有以下特点,除了

A. 可以在临床和社区进行

B. 实验性研究先选择病例,再比较暴露因素

C. 可以证实病因假设

D. 可以在人群中观察某预防措施的效果

E. 可以在临床观察某新药或新疗法的疗效

16. 临床试验设计时,实验组与对照组的主要差别是

A. 实验组给与某处理因素,而对照组没有

B. 对照组给与某处理因素,而实验组没有

C. 对病例诊断要求不一样

D. 实验组与对照组观察结果的方法不一样

E. 两者观察所需时间不一样

17. 一项研究结果真实性和临床意义评价获得肯定结论之后,应该

A. 进行 Meta 分析

B. 进行副效应研究

C. 直接应用于临床实践

D. 进行临床适用性评价

E. 直接用于临床实践,同时开展副效应监测

18. 某 20 年历史的陶瓷厂近年发现多例肺癌患者,为了尽早确定肺癌的发病是否是接触粉尘引起的,最合适的研究方法是

A. 生态学研究

B. 前瞻性队列研究

C. 病例对照研究

D. 回顾性队列研究

E. 现场实验研究

19. 当某种因素与疾病无关联时

A. RR > 0

B. RR < 1

C. RR = 0

D. RR > 1

E. RR = 1

20. 实验流行病学研究中,对研究对象进行随机分组是为了

A. 提高实验组和对照组的可比性

B. 使实验组和对照组都受益

C. 使研究对象更有代表性

D. 增加研究对象的依从性

E. 提高实验的敏感性

21. 为调查某医院护士的工作压力,从内、外、妇、儿、门诊、急诊 6 个部门中各随机抽取 1/4 作为研究对象,该抽样方法为

A. 系统抽样

B. 目的抽样

C. 配额抽样

D. 方便抽样

E. 分层抽样

22. 有关护理学任务、研究范围的描述，正确的是
    A. 护理伦理不属于护理学的研究范围
    B. 促进和保持健康是护理学的任务之一
    C. 护理学的服务形式只适于医院内
    D. 护理学的主要任务就是针对已经患病的人
    E. 护理人员的自身发展不属于护理学的研究范围

23. 符合实验性研究应具备的条件除外
    A. 随机对照
    B. 操纵
    C. 样本量大
    D. 设立对照组
    E. 随机抽样

24. 护理研究中确立研究问题的主要步骤不包括
    A. 提出研究问题
    B. 查阅文献
    C. 假设形成
    D. 陈述问题
    E. 提出解决问题的方法

25. 统计分析中可用于对计量资料（如身高）进行统计描述的统计量不包括
    A. 均数
    B. 标准差
    C. 极差
    D. 四分位数
    E. 百分数

26. 流行病学研究中，现况调查属于
    A. 回顾性研究
    B. 实验研究
    C. 分析性研究
    D. 描述性研究
    E. 筛检性研究

27. 采用筛检时必须遵循的原则是
    A. 筛检的疾病不是严重的公共卫生问题
    B. 被筛检的疾病有合适的筛检试验
    C. 筛检的疾病治疗方法待定
    D. 筛检出的可疑者无能力接受进一步的诊断和治疗

E. 筛检符合时间－效益分析

二、多选题

1. 以下关于护理研究的描述，正确的是
   A. 从实践中发现需要研究的护理问题
   B. 对医疗新技术的开展有直接的指导作用
   C. 直接或间接地用以指导护理实践的过程
   D. 通过研究改进护理工作，提高对患者的护理
   E. 通过科学方法有系统地研究或评价护理问题

2. 以下抽样方法中，不属于概率抽样的是
   A. 分层抽样
   B. 方便抽样
   C. 定额抽样
   D. 主观抽样
   E. 滚雪球抽样

3. 下列关于相对危险度（RR）的叙述，错误的是
   A. 指非暴露组与暴露组医院内感染概率之比
   B. 大于1时，表明该因素会减少医院内感染的发生
   C. 小于1时，表明该因素会增加医院内感染的发生
   D. 等于1时，表明所研究的因素与医院感染发生有联系
   E. 表示暴露组的医院中发生医院内感染的危险性的倍数

4. 知情同意书的基本内容包括
   A. 研究介绍
   B. 保密描述
   C. 联系人说明
   D. 退出实验说明
   E. 研究单位介绍

5. 问卷调查法的优点包括
   A. 回收率高
   B. 适用于各种研究设计
   C. 样本弹性大
   D. 收集资料方式多
   E. 收集资料范围广

6. 质性研究常用的方法有

A. 现象学研究
B. 实验性研究
C. 人种学研究
D. 田野研究
E. 类实验性研究

7. 在《中文科技资料目录》（医药卫生）中查得一文献线索为"0004753 皮肤黏膜淋巴综合征患儿的护理/周调媛（江苏无锡市第二人民医院）//中华护理杂志-1999，（4），-211~213"。下列选项中，对此文献线索的解释正确的是
   A. 作者有多人，周调媛是第一作者
   B. 该篇文章所在的页码为211、212和213页
   C. 该篇文章所在杂志的期次为第4期
   D. 该篇文章发表在2000年的中华护理杂志上
   E. 作者周调媛来自于江苏无锡市第二人民医院

8. 研究者在进行研究中应遵循的伦理准则包括
   A. 真实性
   B. 诚实性
   C. 合作性
   D. 平等性
   E. 公开性

三、共用题干题

（1~3题共用题干）
某市母乳喂养已经不断地推广，但是具体情况尚无第一手材料，针对不同的社区和全市的母乳喂养现状，需要进一步了解和研究才能够确定。

1. 某社区卫生服务中心欲了解该社区的母乳喂养情况，可采用的研究方法是
   A. 纵向研究
   B. 普查
   C. 抽样调查
   D. 比较性研究
   E. 队列研究

2. 市卫生局欲调查全市的母乳喂养情况，可采用的研究方法是
   A. 纵向研究
   B. 普查
   C. 抽样调查
   D. 比较性研究
   E. 队列研究

3. 如调查全市的母乳喂养情况，可以采用的抽样方法是
   A. 分层抽样
   B. 整群抽样
   C. 系统抽样
   D. 分层整群抽样
   E. 单纯随机抽样

（4~6题共用题干）
某医院内科共有180名护士，护理部欲对护理人员掌握心肺复苏技术的情况进行研究，共准备抽取80名护士，并对新入职护士、护士、护师、主管护师按照一定比例进行抽取。

4. 此种抽样方法是
   A. 定额抽样
   B. 目的抽样
   C. 分层抽样
   D. 整群抽样
   E. 系统抽样

5. 此研究首选的收集资料的方法是
   A. 问卷调查法
   B. 观察法
   C. 档案记录收集法
   D. 访谈法
   E. 测量法

6. 预先进行设计，按一定程序进行，每一个观察对象都接受同样的刺激，观察调查对象对特定刺激的反应。这种方式称为
   A. 自然观察法
   B. 非结构式观察法
   C. 结构式观察法
   D. 标准情形观察法
   E. 半结构式观察法

（7~9题共用题干）
某研究拟探讨一种干预措施对于改善冠心病患者服药依从性的效果。研究者选择符合研究对象入选标准的冠心病患者50名，首先测定他们在1个月内的服药依从性，然后对他们进行干预，干预完成1个月后再测量研究对象的服

药依从性,并与干预前的依从情况进行比较。

7. 此研究属于的设计类型是
   A. 非实验性研究
   B. 类实验性研究
   C. 实验性研究
   D. 描述性研究
   E. 纵向研究

8. 此研究选择的分组对照设计类型是
   A. 无相等对照组设计
   B. 实验前后对照设计
   C. 自身前后对照设计
   D. 单纯实验后对照设计
   E. 随机临床实验研究设计

9. 当自身变量的稳定性无法确定时,可以在干预前后进行多次观察与测量,这种设计方法是
   A. 时间连续性设计
   B. 不对等对照组设计
   C. 单纯实验后对照设计
   D. 随机临床实验研究设计
   E. 自身实验前后对照设计

(10~13题共用题干)

某研究者针对上海市护士参与继续教育的学习动机和学习障碍的现状进行研究,进行了两阶段抽样:第一阶段抽样选定部分三级甲等医院和二级甲等医院,第二阶段在这些医院抽取了急诊、门诊、普通病房和监护室4个科室的符合入选标准的护士进行研究。研究采用问卷调查法,调查表由教育参与量表、参与障碍普适量表(国外英文版本量表)和一般资料部分组成。

10. 本研究的类型是
    A. 相关性研究
    B. 描述性研究
    C. 比较性研究
    D. 实验性研究
    E. 类实验性研究

11. 第一步抽样方法采取的是
    A. 分层抽样
    B. 目的抽样
    C. 整群抽样
    D. 系统抽样
    E. 方便抽样

12. 第二步抽样采取的方法是
    A. 方便抽样
    B. 分层抽样
    C. 目的抽样
    D. 整群抽样
    E. 系统抽样

13. 本研究使用国外英文版量表前所采取措施中,错误的是
    A. 中文专家回译量表
    B. 专家审校量表
    C. 进行预试验
    D. 作者授权
    E. 翻译量表

(14~16题共用题干)

某县现有人口10万人,2016年因各种疾病死亡1000人,该年共发生结核患者300人,原有结核患者400人。

14. 该县结核的发病率是
    A. 3%
    B. 0.1%
    C. 0.3%
    D. 7%
    E. 0.7%

15. 该县结核的患病率是
    A. 3%
    B. 0.1%
    C. 0.3%
    D. 7%
    E. 0.7%

16. 该县的总死亡率是
    A. 1%
    B. 0.1%
    C. 7%
    D. 10%
    E. 0.7%

四、案例分析题

(1~4题共用题干)

ICU护士长准备研究"呼吸训练器对ICU呼吸系统疾病患者外科术后肺功能(肺活量)恢复的作用"。研究者设计从患者拔除气管插管后

第 1 天开始,每日让患者用呼吸训练器训练直至出院前 1 天,并记录每天训练的频次、时间等。研究过程中研究者收集了患者性别、年龄、手术名称、术前肺活量、监护室天数、住院天数、每日训练次数、训练总时间、出院前肺活量等资料。

1. 这个研究中的应变量是

    A. 患者术前肺活量

    B. 患者出院前肺活量

    C. 呼吸训练器训练总时间

    D. 患者住院天数

    E. 疾病种类

    F. 患者年龄

2. 提示:分析资料时,把患者年龄(45~85 岁)分成了 3 组,A 组 45~60 岁,B 组 61~75 岁,C 组 76 岁以上。若你是研究者,比较不同年龄分组的患者术后肺功能是否有差异,选用统计方法时应该考虑的内容是

    A. 肺活量值是否符合正态分布

    B. 该研究自变量是否来自独立样本

    C. 可考虑选用 t 检验

    D. 可考虑选用方差(F)分析

    E. 可选用行列表的 χ^2 分析

    F. 可选用相关分析

3. 提示:研究分析中,研究者对平均每日呼吸器训练时间不同分组(A = 大于 30 分钟组,B = 小于 30 分钟组)的患者术后肺活量进行了比较,发现术后肺活量 A 组比 B 组大,有明显的统计学差异($\alpha = 0.05$),$P = 0.0378$。关于这个结果的解释,以下叙述正确的是

    A. α 是显著性水平的判断标准

    B. α 是代表假设检验中犯第一类错误的概率

    C. P 值是随机事件发生可能性大小的量度

    D. 研究结果"有明显的统计学差异"说明呼吸训练器训练时间对术后肺活量有影响

    E. $P = 0.0378$ 的研究结果不如 $P = 0.00375$ 的研究结果好

    F. 根据上述分析结果,可以得出呼吸器训练可尽快恢复患者肺活量

4. 提示:研究最后分析时,知道患者的术后活量属于正态分布数据,研究者想了解影响出院患者肺活量的因素。此时可选用的是

    A. 多元线性分析

    B. 生存分析

    C. 多因素方差分析

    D. Logistic 分析

    E. 多因素 χ^2 分析

    F. 聚类分析

(5~10 题共用题干)

护理科研论文是按照护理科研设计方案,有目的、有计划、有步骤地完成某项护理研究课题而获得第一手研究资料,并通过资料整理、分析后撰写的学术论文。

5. 此类论文的文题汉字一般不超过

    A. 10 个

    B. 15 个

    C. 20 个

    D. 25 个

    E. 30 个

    F. 35 个

6. 与护理科研论文的特征不符的是

    A. 科学性

    B. 实用性

    C. 科普性

    D. 创新性

    E. 可读性

    F. 规范性

7. 关于论文关键词的使用,正确的是

    A. 单词

    B. 短语

    C. 词组

    D. 缩写词

    E. 原形词

    F. 一般为 3~5 个

8. 有关于科研论文题目书写的基本要求,不包括

    A. 文题与内容相符

    B. 文题要醒目准确

    C. 艺术夸张,使其富吸引力

    D. 一般不超过 20 字

    E. 文题尽量不加标点符号

F. 文题应实事求是
9. 书写摘要的内容不包括
   A. 目的
   B. 方法
   C. 引文
   D. 结果
   E. 结论
   F. 导言

10. 护理论文正文按四段式书写的内容不包括
    A. 前言
    B. 摘要
    C. 结果
    D. 关键词
    F. 材料与方法
    F. 讨论与分析

第五章

社区护理学

一、单选题

1. 社区护士在家庭健康护理中的作用不包括
   A. 促进和利用健康资源
   B. 达到三级预防保健
   C. 对住房进行评估
   D. 促进家庭成员间人际关系
   E. 促进家庭获得健康环境与生活

2. 指导社区妇女定期体检，属于
   A. 一级预防
   B. 二级预防
   C. 三级预防
   D. 临床期预防
   E. 病因预防

3. 下列不属于社区护士职责的是
   A. 参与社区诊断工作
   B. 承担就诊患者的诊断工作
   C. 参与社区人群的健康教育与咨询
   D. 参与社区传染病预防与控制工作
   E. 参与完成社区儿童计划免疫工作

4. 关于知-信-行模式，描述错误的是
   A. 知识是建立积极信念和态度的基础
   B. 知识和信念是行为产生的必要条件
   C. 具有积极的信念，才能主动形成健康行为
   D. 知识转化行为的过程受多种因素影响
   E. 有了正确的知识和信念，行为必然会改变

5. 社区护士在家访时遇到危险情况，以下采取的措施不正确的有
   A. 要求更换访视时间
   B. 为保护自身安全，可立即离开
   C. 继续完成家访任务
   D. 向所在卫生服务机构通报此事
   E. 如有人受伤，立即通知急救中心

6. 有关门诊部的特点，下列叙述错误的是
   A. 是医疗工作的第一线
   B. 是患者接受进一步治疗的主要场所
   C. 来往人员多，病种杂，交叉感染的可能性大
   D. 季节随机性强，工作人员流动性大，看病时间短
   E. 门诊环境应做到美化、绿化、安静、整洁、布局合理

7. 某项研究欲证明音乐疗法是否有效减轻癌症患者疼痛时，随机抽取了两组研究对象，分为实验组和对照组，实验组给予音乐疗法，对照组常规护理，该研究方法属于
   A. 历史性研究
   B. 实验研究
   C. 描述性研究
   D. 分析性研究
   E. 调查性研究

8. 王某在体育竞赛中受伤，其脊髓损伤平面为 T_5，损伤级别为 B，代表意义
   A. 胸髓 5 为最后一个正常脊髓平面，胸髓 5 以下存在感觉功能，无运动功能
   B. 胸髓 5 为最后一个正常脊髓平面，胸髓 5 以下存在运动功能，无感觉功能
   C. 颈髓 5 为最后一个正常脊髓平面，颈髓 5 以下存在感觉功能，无运动功能
   D. 腰髓 5 为最后一个正常脊髓平面，腰髓 5 以下存在感觉功能，无运动功能
   E. 腰髓 5 为最后一个正常脊髓平面，腰髓 5 以下存在运动功能，无感觉功能

9. 患者，男性，38 岁，出租车司机，既往体

健，有吸烟（2包/日）、喝酒（具体不详）史，长期熬夜，近来胸闷不适就诊，诊断为"急性心肌梗死"。影响其健康的因素主要为
A. 生物因素
B. 自然因素
C. 社会因素
D. 卫生服务制度
E. 行为和生活方式

10. 王女士，40岁，诊断为"2型糖尿病"，体型肥胖，有糖尿病家族史。近1个月以来，她在社区护士的指导下，制定了一份每日运动计划及膳食表，决定进行规律锻炼，饮食控制。按照阶段变化理论，王女士正处于的阶段是
A. 打算
B. 准备
C. 无打算
D. 行动
E. 维持

11. 在家庭访视过程中，有关护士与服务对象的关系，描述错误的是
A. 护理目标多为长期目标
B. 家庭成员可能拒绝合作
C. 护士对家访有较多的控制力
D. 护士需与家庭成员建立共同的目标
E. 忽视的服务活动与家庭成员的行为相互依赖

12. 关于社区家庭访视的艺术，说法正确的是
A. 合适的时间家访
B. 不必周全的计划
C. 慢性病为先，急性病为后
D. 不能开门见山，慢慢引出主题
E. 不必控制时间，可以过分亲热

13. 下列对排泄训练的描述，正确的是
A. 压迫法适用于逼尿肌无力者
B. 屏气法是通过增加腹压而促进排泄
C. 耻骨上区轻叩法适于骶髓以下损伤者
D. 反射性直肠刺激排便适于括约肌功能丧失所致的便失禁者
E. 无反射性直肠排便训练适用于直肠内有大便而不能排出者

14. 关于肌力训练，描述正确的是
A. 等长收缩适用于关节不宜活动时的肌力练习
B. 等张收缩适用于石膏固定时的肢体肌力练习
C. 等长收缩可增加肌肉耐力
D. 等张收缩可增加肌肉张力
E. 等长收缩常用直接或间接举重练习法，如沙袋

15. 家庭健康评估的注意点，护士应注意的是
A. 尽管认识到家庭的多样性，但有统一的标准
B. 相信自己的经验感受，直接做出判断
C. 家庭成员的状况不是一成不变的
D. 亲自收集资料，不能轻信其他义务工作者所收集的资料
E. 一旦制定计划，就不必要再收集资料，直至计划完成

16. 提高老年人服药依从性的护理措施，说法正确的是
A. 开展健康教育，并建立治疗性关系
B. 严格给药规程，发药到手，便可离开
C. 出院带药时说明或写明药名、用量、时间
D. 社区护士不可到老人家中清点药数
E. 外用药，贴黑色标签，告知不可口服

17. 关于青春发育期的心理特点，说法正确的是
A. 对性发育的充分认识
B. 独立意向发展很快
C. 伙伴关系较淡
D. 认识社会的能力强
E. 自我意识发展较慢，人生理想尚未形成

18. 社区护士产后访视的时间，叙述正确的是
A. 第一次在出院后3天内
B. 第二次在出院后7天
C. 产后访视至少5天
D. 第三次在产后14天
E. 第四次在产后21天

19. 关于产前检查的频率，叙述正确的是
A. 怀孕29～36周，每4周检查1次
B. 怀孕36周后，每周检查1次

C. 怀孕28周内，每2周检查1次
D. 怀孕28周内，每5周检查1次
E. 怀孕40周内，每周检查1次

20. 下列有关抑郁症患者安全护理的叙述，不正确的是
    A. 药品必须由家人保管
    B. 药品必须由家人定时定量发放
    C. 每次服药后仔细检查口腔确认服下
    D. 尤其警惕症状突然好转的患者
    E. 由于抑郁情绪晨轻晚重，应严密监测晚睡的患者

21. 下列属于监测管理的一组传染病是
    A. 病毒性肝炎、新生儿破伤风、肺结核
    B. 脊髓灰质炎、流行性出血热、血吸虫病
    C. 鼠疫、霍乱
    D. 白喉、猩红热、麻风
    E. 麻风、包虫病、风疹

22. 排列社区健康问题的优先顺序依据的原则不包括
    A. 紧迫性
    B. 普遍性
    C. 重要性
    D. 严重性
    E. 可干预性

23. 关于健康档案记录与保管，下列叙述不正确的是
    A. 记录真实准确
    B. 书写规范、清楚
    C. 档案保存防盗、防晒
    D. 要强制全民建档
    E. 基础内容无缺失

24. 王先生夫妇与父母、18岁的女儿一起生活，王先生是家中的经济支柱，也是该家庭中的权威人物，该家庭的权力结构类型是
    A. 传统权威性
    B. 工具权威性
    C. 分享权威性
    D. 民主权威性
    E. 感情权威性

25. 社区护士指导慢性阻塞性肺气肿患者做腹式呼吸时，吸气与呼气时间之比是
    A. 1:1
    B. 1:1.5
    C. 1:2
    D. 2:1
    E. 1.5:1

26. 制定家庭访视次数的依据是
    A. 家庭成员人数
    B. 家庭成员发病的程度
    C. 家庭成员要求
    D. 家庭存在的问题和需要支持的程度
    E. 家庭存在问题的多少

27. 家庭护理原则中能体现与家庭成员建立良好关系的是
    A. 建立信赖关系，解除彼此之间的陌生感
    B. 指导患者
    C. 帮助患者学会操作
    D. 指导家属
    E. 提供家庭所需的保健指导

28. 社区护士随访时讲解锌缺乏症的主要原因是
    A. 长期吃谷类食物
    B. 长期吃动物性食物
    C. 外伤
    D. 腹泻
    E. 失血

29. 患者，女性，14岁，患有乙肝"小三阳"，需要接受居家护理，而其母亲由于家庭困难需要上班。此家庭需要调试的家庭功能是
    A. 经济上的支持
    B. 家庭角色的重新分配
    C. 家庭的社会化
    D. 家庭治疗的利用
    E. 家庭情绪上的支持

30. 在家庭护理中，健康问题的决策者是
    A. 保健人员
    B. 社区护士
    C. 医疗保健机构和家庭
    D. 家庭自己
    E. 社区护士和保健人员

31. 健康教育时的人际沟通和谈话技巧包括
    A. 不要重复

B. 尽量使问题详细、复杂
C. 启发思维
D. 尽量用简单通俗的语言
E. 尽量使用医学术语

32. 在社区护理工作中，护士不应采用的护理干预措施是
    A. 评估性措施
    B. 预防性措施
    C. 教育性措施
    D. 治疗性措施
    E. 计划性措施

33. 以下关于社区健康教育的描述，错误的是
    A. 有组织的社会活动和教育活动
    B. 消除或减轻影响健康的危险因素
    C. 社区卫生服务的基本方法
    D. 社区健康护理的评价指标
    E. 促进健康和提高生活质量

34. 以下不属于社区护士家庭访视的对象的是
    A. 健康问题多发家庭
    B. 残疾者家庭
    C. 家庭功能不完善家庭
    D. 和谐家庭
    E. 具有慢性病患者的家庭

35. 家庭访视的类型不包括
    A. 评估性家庭访视
    B. 预防保健式家庭访视
    C. 急诊性家庭访视
    D. 连续照顾式家庭访视
    E. 间断性家庭访视

36. 根据家庭功能，将家庭生活周期分成
    A. 新婚期、教育期、孤老期
    B. 新婚期、教育期、老年期和孤老期
    C. 婚前期、新婚期、教育期、老年期和孤老期
    D. 婚前期、新婚期、教育期、空巢期、老年期和孤老期
    E. 婚前期、新婚期、养育期、教育期、空巢期、老年期和孤老期

37. 下列关于糖尿病患者运动的注意事项，叙述错误的是
    A. 穿厚底防滑运动鞋
    B. 戴护膝
    C. 随身带糖果，运动一般时立即吃糖果
    D. 运动量逐渐加大
    E. 从短时间开始

38. 社区护理的工作范围不包括
    A. 社区保健
    B. 社区慢性身心疾病患者的管理
    C. 社区急重症患者的转诊服务
    D. 社区疑难患者的诊断
    E. 社区健康教育

39. 以下关于预防接种工作的描述，错误的是
    A. 脊髓灰质炎疫苗可用冷开水送服或含服，服后1小时禁服热开水
    B. 第1次接种的起始月龄不能提前
    C. 接种的针次间隔可适当缩短
    D. 未按期接种者应在规定的月龄范围内及时补种
    E. 儿童接种后应在现场观察15~20分钟，无不良反应后可离去

40. 目前AIDS健康教育的内容主要是
    A. 图片小册子宣传
    B. AIDS患者不能参与工作
    C. AIDS患者适当隔离
    D. 安全性行为教育
    E. 治疗方法的宣传教育

41. 出血病患者的社区护理急救护理措施，不包括
    A. 针对不同的病情，采取的相应的止血措施，给予机械及药物止血，保证患者安全
    B. 适当使用镇静剂，减少患者的恐惧感，使患者安静
    C. 如病情允许，迅速将患者送入院
    D. 及时建立静脉通路，补充血容量
    E. 采用的适当的止痛药物

42. 康复医学的服务对象不包括
    A. 老年人
    B. 临终者
    C. 残疾者
    D. 术后患者
    E. 慢性病患者

43. 社区护理的特点，不包括
    A. 与健康为中心

B. 以群体为中心
C. 以老年人为主
D. 具有自主性与独立性
E. 服务的综合性

44. 关于家系图，说法正确的是
   A. 一般由两代人组成
   B. 从上到下，辈份升高
   C. 从左至右，年龄由小到大
   D. 夫妻双方的家庭不必都包含在内
   E. 每个成员的旁边，可按需要加注年龄及结婚、离婚、死亡、退休等生活事件

45. 社区护士所收集资料的内容，对个人来讲应包括
   A. 地理环境特征
   B. 人口群体特征
   C. 家人的主观感觉
   D. 通过检查所获得的健康资料
   E. 人口健康状况

46. 社区健康教育特殊性教育内容，不包括
   A. 儿童保健知识
   B. 妇女保健知识
   C. 中老年人保健知识
   D. 常见疾病防治知识
   E. 残疾人的自我功能保健和康复知识

47. 开展社区康复护理首先应
   A. 普查社区内残疾人基本状况
   B. 组织服务对象参加娱乐活动
   C. 对服务对象及家属进行健康教育
   D. 配合实施各种康复治疗
   E. 指家庭及社区改造环境

48. 反映健康教育深度和广度的指标是
   A. 卫生知识的达标率
   B. 卫生知识的普及率
   C. 卫生保健活动的参与率
   D. 卫生保健行为的支持率
   E. 不良行为转变率

49. 根据 WHO 的标准，一个有代表性的社区应具备的条件为
   A. 人口在 10 万～30 万之间
   B. 人口在 6 万～8 万之间
   C. 人口在 3 万～5 万之间
   D. 面积在 50～5000 平方公里
   E. 面积在 500～50000 平方公里

50. 为截肢患者制定运动处方时，应着重遵循的原则和注意点是
   A. 循序渐进和运动处方的调整
   B. 个别对待、循序渐进、运动效应的可逆性和运动处方的调整
   C. 选择适宜的运动方案，发挥对人体的有益作用
   D. 根据个体差异分别制定
   E. 注重运动效应的可逆性和运动处方的调整

51. 在 40 岁以上妇女中询问癌症家族史，并教授乳房自检的方法，这属于
   A. 疾病诊断措施
   B. 疾病治疗措施
   C. 一级预防措施
   D. 二级预防措施
   E. 三级预防措施

52. 能体现社区护士自我防护能力的是
   A. 在非医疗机构场所提供护理服务时，携带贵重物品
   B. 在非医疗机构场所提供护理服务时，注意自身保护
   C. 加强法律意识，避免在非医疗机构提供护理服务
   D. 在医疗护理服务后与患者或家属签订有关协议
   E. 在家庭中为患者进行输注青霉素补液不携带抢救盒

53. 不属于社区护士预见能力的是
   A. 运用逆向思维方式
   B. 提前采取措施
   C. 运用顺向思维方式
   D. 找出潜在因素
   E. 实施医疗干预

54. 患者，女性，脑出血后 6 个月康复出院，社区护士定期进行家庭访视，其 Bath 指数评分为 30 分，下列描述正确的是
   A. 日常生活能力为良
   B. 日常生活能力为中
   C. 日常生活能力为差
   D. 生活完全需要帮助

E. 康复训练效果最好
55. 构成社区的基本要素是
   A. 人口、家庭、地域、生产关系、社区设施
   B. 人群、地域、文化背景、生活制度、生活服务设施
   C. 人群、家庭、文化背景、生产关系、社区设施
   D. 家庭、组织、群体、社区设施、行为规范
   E. 家庭、组织、群体、生产关系、社区设施
56. 患者,女性,87岁,老年性痴呆10余年,生活能力下降,自己扣纽扣、系鞋带慢慢出现困难,分不清白天黑夜,夜晚到处乱走,不睡觉,常怀疑保姆偷她的东西。下列护理措施正确的是
   A. 选择系带的鞋子,锻炼患者的生活自理能力
   B. 定时进食,避免与其他人一起进食
   C. 经常改变屋内摆设,给患者刺激
   D. 不要和患者争执有没有人偷她的东西
   E. 限制患者夜间出来活动
57. 不属于社区护士必须具备的能力是
   A. 某一专科护理知识
   B. 人文、社会科学知识
   C. 护理专业知识
   D. 内科、外科或急诊工作经验
   E. 独立判断问题和决策的能力
58. 家庭健康护理的原则不包括
   A. 与家庭成员建立良好的关系
   B. 家庭中的患者提供医疗及护理服务
   C. 协助家庭成员心理适应和社会适应
   D. 协助家庭利用健康资源
   E. 协助家庭成员改善生活水平,给予经济帮助
59. 社区护士在主持老年人进行以"冬季老年人保健"为主题的小组讨论过程中,不恰当的行为是
   A. 对每位参与者表示欢迎
   B. 请每位参与者自我介绍
   C. 对发言踊跃者给予肯定性反馈

D. 提出可引发争论的开放式问题以打破僵局
E. 讨论偏离主题时,出于礼貌,不做任何引导
60. 社区精神护理三级预防的主要目标是
   A. 减少精神残疾
   B. 去除致病因素
   C. 精神疾病边缘者的及时就诊
   D. 去除危险因素
   E. 精神疾病急性期患者的持续治疗
61. 康复型家庭病床的主要收治对象是
   A. 需支持治疗的中晚期肿瘤患者
   B. 出院后需连续观察和治疗的患者
   C. 心脑血管疾病康复期患者
   D. 年老体残、到医院连续就诊困难的患者
   E. 需长时间治疗,病情允许在家庭治疗的患者
62. 在社区评估内容中,属于社区功能的是
   A. 人口总数
   B. 环境质量
   C. 人口质量
   D. 社区发展规划
   E. 社区卫生保健设施
63. 属于社区个人健康档案内容的是
   A. 家庭生活周期
   B. 社区卫生服务状况
   C. 抢救及特护记录
   D. 家庭成员健康记录
   E. 慢性病随访记录
64. 社区护士小王接到通知,要去为独自在家的社区居民孙某进行静脉输液,小王的下列做法中,错误的是
   A. 携带病情记录单
   B. 给患者进行静脉穿刺成功后,即刻离开
   C. 携带有关协议书
   D. 请另一社区卫生服务人员一同前去
   E. 出诊前在社区卫生服务站记录自己的出诊地点
65. 某社区护士正在为一名患者换药,该患者的伤口出现化脓,操作错误的是
   A. 用生理盐水由内向外清洗伤口
   B. 若方纱粘在伤口,用生理盐水沾湿再

取下

　C. 方纱应覆盖伤口周围5cm，不能再移动

　D. 胶布固定时，方向与伤口肌肉走向垂直

　E. 将所有换药用物包好，带回社区卫生中心处理

66. 有关家庭输液的注意事项，描述错误的是

　A. 选择容易固定的血管

　B. 输液中保持稳定滴速

　C. 出现静脉疼痛时应立即通知护士

　D. 采用两点连式压迫止血拔针法

　E. 输液瓶和棉签可由患者自己处理

67. 脊髓损伤的社区预防工作中的首要措施是

　A. 建立病伤残者健康档案

　B. 宣教安全防护，提高辖区居民安全意识

　C. 向患者及家属宣教早期、长期康复意义

　D. 对患者进行全面康复，尽量恢复机体功能

　E. 预防并发症，延缓和减少残疾的发生发展

二、多选题

1. 对社区地理环境的评估，包括

　A. 气候条件

　B. 地理特征及其资源

　C. 医疗保健服务的人员

　D. 垃圾处理及废气处理等人文环境

　E. 社区大小，区域范围，农村还是城市

2. 健康促进的主要实施者是

　A. 个人

　B. 家庭

　C. 医院

　D. 社区

　E. 国家

3. 居家护理的范畴一般包括

　A. 临终关怀

　B. 用药指导

　C. 慢性病管理

　D. 急性病护理

　E. 传染病的消毒隔离

4. 目前国际上常用的社区护理方法包括

　A. 健康指导

　B. 家庭访视

　C. 健康普查

　D. 传染病隔离

　E. 流行病学调查

5. 下列关于现况研究的描述，正确的是

　A. 可早期发现患者

　B. 又称为横断面研究

　C. 不能提供疾病致病因素的线索

　D. 不能验证病因与疾病的因果关联

　E. 是描述性研究中应用最广泛的方法

6. 关于家庭对个体健康影响的描述，正确的是

　A. 家庭问题与儿童的躯体和行为疾病密切相关

　B. 家庭的生活方式可影响家庭成员的疾病发病率

　C. 家庭是儿童生长发育的必要条件

　D. 家庭的支持对家庭中患病成员的康复有很大影响

　E. 疾病在家庭中的传播多见于感染性疾病和慢性躯体疾病

7. 引起"生活方式病"的行为习惯有

　A. 风俗

　B. 吸烟

　C. 旅游

　D. 活动量减少

　E. 不良饮食习惯

8. 下列不属于核心家庭及其特点的是

　A. 由父母及已婚子女组成

　B. 由父母、已婚子女及第三代组成

　C. 由较近的亲戚组成，如叔叔、姑姑等

　D. 核心家庭结构简单、关系较稳定、资源少

　E. 随着现代社会的发展，核心家庭有不断减少的趋势

9. 以下关于家庭权力结构的说法，错误的是

　A. 决策过程需视其成员的个性、角色、能力、家人认同而定

　B. 权力结果是家庭产生共识时采取的行动方式

　C. 包括权力来源、权力结果和决策过程

　D. 反映权力在家庭外部的分布情况

　E. 权力来源指的是最后做主的人

10. 下列对社区服务的描述中，错误的是

A. 社区服务的对象是社区中的患者群
B. 社区卫生服务的地点是社区医院
C. 社区卫生服务提供的时间应适应居民的需求
D. 当居民的健康问题得到解决后，社区卫生服务即可停止
E. 社区卫生服务的内容是对居民进行健康教育

11. 机体从存活状态过渡到死亡状态经过
    A. 濒死期
    B. 临床死亡期
    C. 生物学死亡期
    D. 生理学死亡期
    E. 深昏迷期

12. 健康教育的基本原则包括
    A. 因材施教
    B. 寓教于乐
    C. 讲究实效性
    D. 社区参与
    E. 程序性原则

13. 老年人临床合理用药五大原则的描述中，正确的是
    A. 受益原则
    B. 小剂量原则
    C. 五种药物原则
    D. 四种药物原则
    E. 不停用药原则

14. 加强老年人药疗的健康指导，内容错误的是
    A. 药疗用醒目的颜色标明注意事项
    B. 老年人常发生失眠、便秘、疼痛，鼓励首选药物性措施
    C. 指导老人随意购买及服药
    D. 不必进行家属的安全用药知识教育
    E. 老人用药出现不良反应时不必停药

15. 学龄儿童意外伤害发生率最高的场所是
    A. 上学途中
    B. 家庭内
    C. 学校
    D. 居民小区中
    E. 游乐园

16. 下列关于社区护理的描述，正确的是

A. 社区护士需要与社区管理者密切协调
B. 社区护士可能需要进入居民家庭提供护理服务
C. 社区护理的对象包括社区中的健康人群和患者群
D. 社区护理的目标是减少残障
E. 社区护理的工作重点是提供预防性服务

17. 社区护士对丧亲者的支持包括
    A. 帮助家庭做好遗体料理
    B. 协助家属联系殡葬服务
    C. 告诉家属节哀，不要哭泣
    D. 鼓励家属与死者告别
    E. 建立居丧期随访制度

18. 传染病的二级预防要做到"五早"，包括
    A. 早发现
    B. 早诊断
    C. 早治疗
    D. 早隔离
    E. 早宣传

19. 关于社区健康教育的特点，下列描述错误的是
    A. 以单位传播为主
    B. 不注重反馈信息
    C. 以疾病为中心
    D. 侧重于改变行为
    E. 宣传对象较为广泛

20. 下列关于青春期卫生保健内容，正确的是
    A. 生殖健康教育
    B. 营养饮食指导
    C. 青春期性教育
    D. 自我保健行为建立
    E. 定期检查，预防常见病

21. 下列关于居家照顾团队说法，错误的是
    A. 团队成员包括护理人员、医师、康复师、营养师、药剂师、社工人员
    B. 分工不同，但都是以医疗内容为中心
    C. 居家照顾团队由单一专业人员组成
    D. 护士的作用是为居家患者提供间接性的护理照顾和健康教育指导
    E. 护士的作用还包括指导其他专业人员对患者进行康复锻炼和日常生活活动能力的训练

22. 有关家庭病床的描述，正确的是
    A. 是我国开展居家护理工作的主要形式
    B. 以患者家庭为基本医疗单位设立病床
    C. 分为医疗型、康复型和综合型三种
    D. 护理对象包括急、慢性患者和临终者
    E. 社区护士按照医嘱上门执行护理和治疗措施
23. 社区健康教育的主要评价方法有
    A. 座谈会
    B. 家庭访问
    C. 问卷调查
    D. 卫生知识小测验
    E. 卫生学调查
24. 下列属于社区功能的是
    A. 提供人们生存的空间
    B. 控制社区居民的行为
    C. 形成社区特有的文化
    D. 紧密联系社区居民
    E. 信息交流
25. 社区卫生服务的特点包括
    A. 服务对象的广泛性——社区全体居民
    B. 服务内容的综合型
    C. 贯穿生命内容的连续性
    D. 满足社区居民卫生服务的可及性
    E. 满足各种医疗服务的需求
26. 关于家庭圈的说法，错误的是
    A. 每个圈只代表他认为重要的人，不包括自己
    B. 圈的大小代表亲疏程度
    C. 圈之间的距离代表权威性或重要性的大小
    D. 家庭圈反映患者对家庭的看法，在家庭中的地位以及和其他成员的关系
    E. 家庭圈反映患者对家庭的看法，一般不需要修正
27. 用于反映卫生人群卫生行为形成情况的指标是
    A. 卫生知识普及率
    B. 健康教育覆盖率
    C. 不良行为转变率
    D. 卫生保健活动参与率
    E. 卫生知识及格率
28. 家庭访视的目的包括
    A. 促进家庭成员之间的关心和理解
    B. 消除家庭环境中的不安全因素
    C. 为居家的病、伤、残者提供治疗措施
    D. 为家庭提供各种卫生资源
    E. 为家庭建立有效的支持系统
29. 预防离退休综合征的发生，采取下列哪几种方法
    A. 调整心态、顺应规律
    B. 善于学习、渴求新知
    C. 培养爱好、寄托精神
    D. 生活规律、保健身体
    E. 进行必要的药物和心理治疗
30. 关于临终的叙述，正确的是
    A. 自然衰老，各主要脏器衰竭，生活不能自理者
    B. 各种意外伤害，生命垂危无抢救意义者
    C. 无治疗意义的晚期癌症患者
    D. 慢性疾病临终末期，存活6～12个月以内者
    E. 濒死是临终的一种状态
31. 以下属于糖尿病患者足部自我护理内容的是
    A. 每晚温水洗脚
    B. 出汗多时，用滑石粉放在趾间、鞋袜中
    C. 不要赤足行走
    D. 如有溃疡，严禁碘酒消毒
    E. 用热水袋温热足部，不用电热毯
32. 家庭访视的服务对象包括
    A. 婴幼儿
    B. 孕产妇
    C. 单亲家庭
    D. 慢性病患者
    E. 行动不便者
33. 以下关于社区评估中问卷调查的注意事项，错误的是
    A. 一个问题可以多问几件事，以调查更多的结果
    B. 适当以诱导的方式提问，以提高效率
    C. 慎重处理敏感与隐私的问题
    D. 问题的顺序可以不必拘泥
    E. 问卷不必用随机抽样方法

34. 社区护士对HBV携带者的自我保健指导内容包括
   A. 不能正常工作
   B. 坚持锻炼，提高抵抗力
   C. 避免不必要的输血
   D. 禁止献血
   E. 适当隔离

35. 慢性病和出院后需要恢复的患者居家护理的重点包括
   A. 预防和减少身体残疾的发生
   B. 维持机体或器官的功能
   C. 控制疼痛
   D. 促进患者维持正常生活
   E. 帮助进行功能训练

36. 接种后，社区护士应
   A. 与儿童家长或其监护人预约下次接种疫苗的种类、时间和地点
   B. 告知儿童家长或监护人，受种者留在接种现场观察30分钟
   C. 受种者如出现预防接种异常反应，及时处理和报告
   D. 清理器材和处理剩余疫苗
   E. 做好接种记录

37. 不属于社区护理对象的重点人群的是
   A. 儿童
   B. 妇女
   C. 老人
   D. 出院患者
   E. 亚健康人群

38. 社区护士对高血压患者进行随访管理的措施有
   A. 指导进行高血压自我管理
   B. 定期随访高危、中危及低危高血压患者
   C. 动员家属参与
   D. 动员患者做好服药与血压波动记录
   E. 实施电脑动态管理

39. 反映社区老年人群健康水平的指标主要包括
   A. 老年人口比
   B. 病史
   C. 老年死亡率
   D. 婚姻状况
   E. 宗教信仰

40. 慢性病对患者家庭的影响有
   A. 增加家庭成员心理压力
   B. 需要家庭成员角色调整与适应
   C. 影响家庭收入和支出
   D. 影响家庭关系
   E. 影响家庭婚姻生活质量

41. 社区护理干预内容包括
   A. 维持膳食的平衡
   B. 控制吸烟
   C. 加强体育锻炼
   D. 防范意外伤害
   E. 控制高血压

42. 社区护士怀疑患者有自杀念头时，下列护理措施正确的是
   A. 不能谈论自杀问题
   B. 建议家属提供适当的监护
   C. 不要让患者独处
   D. 同患者建立良好的护患关系
   E. 加强对病情的观察

43. 下列属于家庭外资源的是
   A. 亲朋好友的关怀
   B. 宗教团体的支持
   C. 家庭设施的改变
   D. 社会赞助和保险
   E. 卫生服务的可用性

三、共用题干题

(1~3题共用题干)

患者，女性，53岁，平素性格急躁，易激动，易与邻居、亲戚吵架，对人有敌意。

1. 该患者的行为模式符合致病模式的
   A. A型性格
   B. B型性格
   C. C型性格
   D. D型性格
   E. E型性格

2. 该患者的这种行为模式容易发生以下哪种疾病
   A. 糖尿病
   B. 哮喘
   C. 肿瘤

D. 冠心病
E. 肝硬化

3. 护士对该患者重点进行的心理疏导方向是
   A. 疾病讲解
   B. 正确生活方式的选择
   C. 平衡心态
   D. 寻求外界帮助
   E. 保持交流

(4~5题共用题干)

患者，男性，65岁，2个月前因"急性脑梗死"致右侧肢体瘫痪，出院后老伴在家中照顾。

4. 作为社区护士，对王先生进行健康教育时侧重点应该是
   A. 卫生保健知识
   B. 预防性卫生知识
   C. 疾病的临床表现及治疗
   D. 患肢的康复锻炼
   E. 死亡教育

5. 进行健康教育时，首选的健康教育方式是
   A. 小册子
   B. 座谈会
   C. 专题讲座
   D. 个别教育
   E. 录像

(6~8题共用题干)

文女士，35岁，与公婆、丈夫、8岁女儿共同生活。

6. 文女士所在的家庭类型属于
   A. 核心家庭
   B. 主干家庭
   C. 联合家庭
   D. 重组家庭
   E. 丁克家庭

7. 文女士所在的家庭处于家庭生活周期的
   A. 学龄前期
   B. 学龄期
   C. 青少年期
   D. 年轻人期
   E. 中年期

8. 文女士所在的家庭此期的主要任务是
   A. 夫妻双方相互适应，协调性生活及计划生育
   B. 适应父母角色，应对养育子女的压力
   C. 教育子女，帮助子女适应学校的生活
   D. 巩固婚姻关系，适应夫妻生活
   E. 加强对子女的性教育

(9~11题共用题干)

患者，女性，75岁，近期出现近事记忆受损，智能减退，难以胜任简单家务劳动，不能正确回答自己亲人的名字与年龄，但尚能记住自己的名字，饮食不知饥饱，外出找不到家门，举止幼稚，不知羞耻等主要表现。

9. 患者经CT检查未发现有异常，应考虑其为
   A. 阿尔茨海默症
   B. 精神分裂症
   C. 血管性痴呆
   D. 抑郁症
   E. 人格障碍

10. 该病的首发症状常为
    A. 智能衰退
    B. 痴呆
    C. 定向能力受损
    D. 记忆障碍
    E. 妄想

11. 该患者如进入到晚期，其结局为
    A. 丧失生活能力，需要人照顾
    B. 幻觉
    C. 妄想
    D. 情感淡漠
    E. 注意力不集中

(12~14题共用题干)

患者，女性，44岁，近半年来感到生不如死，度日如年，并认为自己做错了很多事，罪恶深重，决定自杀。

12. 该表现属于
    A. 嫉妒妄想
    B. 罪恶妄想
    C. 夸大妄想
    D. 关系妄想
    E. 物理影响妄想

13. 针对该患者的情况，首优的护理诊断是
    A. 有暴力行为的危险
    B. 思维过程改变

C. 社交孤立
D. 有受伤的危险
E. 精神困扰

14. 对该患者实施的护理中，最重要的是
   A. 生活护理
   B. 心理护理
   C. 安全护理
   D. 症状护理
   E. 药物治疗护理

(15~16题共用题干)

患者，女性，34岁，左前臂骨折行石膏固定1周。

15. 社区护士指导患者观察石膏固定部位是否出现血液循环障碍，若发生血液循环障碍，最早出现的症状是
   A. 感觉异常
   B. 疼痛
   C. 苍白
   D. 体温下降
   E. 发绀

16. 不符合该患者功能训练原则的是
   A. 活动范围由小到大
   B. 活动次数始终一样，要固定，并坚持完成
   C. 活动强度由弱至强
   D. 活动时间由短至长
   E. 被动活动与主动活动相结合

(17~18题共用题干)

患者，男性，65岁，糖尿病10余年，通过口服药物控制血糖，退休后不爱活动，整天在家看电视，与60岁老伴共同居住，无子女。近日社区护士家庭访视时，发现空腹血糖为8.5mmol/L，指导患者及家属每天需增加运动量和改变饮食习惯时，患者及家属认为吃降糖药就可以了，不需要增加运动量。

17. 该家庭存在的护理问题是
   A. 父母角色冲突
   B. 特定的知识缺乏
   C. 无效性生活型态
   D. 家庭执行治疗方案无效
   E. 照顾者角色紧张

18. 下列护理措施中，不正确的是

A. 制定活动方案
B. 制定饮食计划
C. 立即住院治疗
D. 监测血糖
E. 进行健康宣教

(19~20题共用题干)

某护士欲采用漂白粉消毒传染病患者的排泄物。

19. 漂白粉与排泄物的比例应是
   A. 4:1
   B. 2:1
   C. 1:1
   D. 1:2
   E. 1:4

20. 恰当的消毒时间是
   A. 5分钟
   B. 20分钟
   C. 30分钟
   D. 1小时
   E. 2小时

(21~25题共用题干)

患儿，女，10岁，汶川大地震后失去了亲人。虽获救，但却成为一名孤儿。她首先被安置在当地附近的一个灾民安置点进行救护，后来被亲友带离此地。

21. 在地震灾害现场，患儿被诊断为"张力性气胸"。请问救灾护士应对其伤情给予的标识是
   A. 红色
   B. 黑色
   C. 黄色
   D. 绿色
   E. 白色

22. 在灾害现场对受灾者进行预检分诊要求的时间是
   A. 5秒
   B. 10秒
   C. 30秒
   D. 60秒
   E. 90秒

23. 救护人员在现场诊断患儿为张力性气胸，应在多少时间内将其尽快送往当地医院

救治
- A. 10 分钟
- B. 30 分钟
- C. 60 分钟
- D. 90 分钟
- E. 120 分钟

24. 为及时解除威胁患儿生命的相关因素，稳定其生命体征，救护人员应重点进行的救护原则是
- A. I（infusion）维持有效循环
- B. G（guardianship）观察伤情变化
- C. C（control bleeding）控制活动性出血
- D. F（follow）密切配合医师进行诊断性操作
- E. V（ventilation）保证呼吸道通畅

25. 救灾护士第一次走访患者时，看到她面对惨剧，反应麻木，面部没有表情，没有思考，常处于呆坐的状态。虽然地震过去一个多月时，但她仍感到全身无力，食欲不振，睡眠不好，胸闷气短，心里难受，甚至出现了不想活了的愿望。请问，该女孩出现了哪种心理问题
- A. 正常反应
- B. 外伤性抑郁
- C. 惊吓
- D. 过度反应
- E. 转换反应

（26～28 题共用题干）
患者，男性，38 岁，确诊 2 型糖尿病 5 年，体型肥胖，试行饮食控制治疗 2 个月，因无法耐受严格的饮食控制，遂接受二甲双胍＋格列吡嗪联合降糖治疗，空腹血糖控制在 7mmol/L。此后，患者未能坚持按医嘱服药及加强饮食控制，空腹血糖波动在 6.3～9.8mmol/L。

26. 该患者在居家期间最主要的护理诊断是
- A. 饮食控制不良
- B. 药物依从性差
- C. 运动控制不良
- D. 活动无耐力
- E. 营养不良

27. 针对护理诊断相应的预期护理目标是
- A. 加强营养
- B. 坚持锻炼
- C. 饮食控制良好
- D. 需要按时服药
- E. 长期严格按照医嘱服用降糖药和饮食控制

28. 未达到预期目标，社区护士应采取的最主要的护理措施是
- A. 个别教育
- B. 行为促进
- C. 家属动员
- D. 加强家庭随访
- E. 加强药物护理

（29～32 题共用题干）
患者，男性，60 岁，曾诊断过"急性前壁心肌梗死"，今天下班回家途中突然倒地，呼之不应，触摸大动脉搏动消失，呼吸停止，瞳孔散大，面色发绀。

29. 患者出现的疾病是
- A. 癔症
- B. 癫痫
- C. 脑缺血
- D. 心搏骤停
- E. 中暑

30. 做出病情判断的主要依据是
- A. 突然意识丧失、发绀
- B. 大动脉搏动消失、意识突然丧失
- C. 大动脉搏动消失、呼吸停止
- D. 大动脉搏动消失、瞳孔散大
- E. 呼吸停止、意识突然丧失

31. 对该患者首先应采取的措施是
- A. 抬到树下
- B. 立即请医师来抢救
- C. 再次听诊心音确诊
- D. 畅通气道
- E. 建立静脉通路

32. 在实施基本生命支持中，一个循环的口对口人工呼吸与胸外心脏按压比是
- A. 15:2
- B. 2:30
- C. 1:15
- D. 30:2
- E. 1:5

四、案例分析题

(1~7题共用题干)

患者，男性，71岁，高血压史30余年，平时血压波动在（160~175）/（90~105）mmHg之间，近半个月来胸闷、气促、贫血貌、颈静脉怒张，心界向左扩大，心率104次/分，双肺底有啰音，肝肋下两指，下肢水肿（++），血肌酐884μmol/L，血尿素氮38mmol/L，尿蛋白（+），临床诊断"尿毒症"入院。

1. 最适宜的治疗为
   A. 强心剂
   B. 扩血管药
   C. 营养疗法
   D. 透析疗法
   E. 利尿疗法
   F. 降脂治疗

2. 该患者采用腹膜透析疗法，1个月后因"出现腹痛、腹壁外口瘙痒、伴黄色分泌物、腹透流出液呈混浊状"而就诊。该患者腹痛最可能的原因是
   A. 腹膜透析置管置入位置过深
   B. 腹膜透析液的渗透压过低
   C. 腹膜透析液流出速度过快
   D. 腹膜炎
   E. 腹膜透析液温度过低
   F. 腹膜透析液引流不畅

3. 提示：门诊医生初步诊断"尿毒症、腹膜炎"，收入院治疗。入院后给予抗感染、支持对症治疗，每日腹壁外口换药。10天后复查腹透液各项生化指标正常，腹壁外口皮肤干燥，准予出院。出院1周后，病区腹膜透析专科护士到患者家中进行家庭访视。关于护士此次家庭访视的类型，下列叙述正确的是
   A. 妇幼保健性家庭发生
   B. 计划免疫性家庭发生
   C. 预防性家庭访视
   D. 评估性家庭访视
   E. 连续照顾性家庭访视
   F. 急诊性家庭访视

4. 关于护士家庭访视的工作要求，下列叙述正确的是
   A. 访视前确定访视的目的和目标
   B. 根据访视目的和访视对象，准备访视用物
   C. 进行自我介绍，确认访视对象住址和姓名
   D. 如果被访视者不让进入家中，访视者站在门口交谈也能收集到需要的资料
   E. 简要记录访视情况
   F. 访视时间以不超过1小时为宜

5. 提示：社区护士入户后即对患者腹壁外口的皮肤情况进行评估，示范指导患者家属更换敷贴，并与他们共同确定护理目标，即"患者得到良好居家照护"。制订上述家庭护计划时，应遵循的原则是
   A. 互动性
   B. 可行性
   C. 合作性
   D. 差异性
   E. 意愿性
   F. 保密性

6. 结束家庭访视后，护士应做的工作是
   A. 与患者及家属明确收费项目并直接收费
   B. 对使用的物品进行必要的处理
   C. 整理和补充访视包内的物品
   D. 整理和补充家庭访视记录
   E. 修改并完善护理计划
   F. 与社区工作人员交流访视对象情况

7. 关于该护理过程体现出的连续性护理内涵，下列叙述正确的是
   A. 经验的延续
   B. 关系的延续
   C. 团队的延续
   D. 地理位置的延续
   E. 弹性的延续
   F. 管理的延续

(8~10题共用题干)

某学术机构近几年的体检资料显示：冠心病的发病率呈上升趋势，且年轻化。于是请社区护理人员针对此现象制订适合该学术机构人群的干预措施。

8. 欲得到今年该学术机构人群的冠心病的发病

率和患病率，下列说法正确的是
- A. 发病率的公式中，分子应是今年新发的冠心病病例数
- B. 患病率的公式中，分子应是今年体检确诊的所有冠心病患者的数目
- C. 两个率的分母均采用该机构今年的年平均人口数
- D. 发病率是衡量疾病发生情况的动态指标
- E. 可能会出现发病率和患病率相等的情况
- F. 患病率取决于发病率和病程两个因素

9. 调查发现，该学术机构人群的吸烟率升高，欲研究不同年龄层的吸烟水平与冠心病发病率之间的关系，不宜采取的研究方法是
- A. 横断面研究
- B. 生态学研究
- C. 队列研究
- D. 病例对照研究
- E. 随机对照试验
- F. 纵断面研究

10. 调查发现，该机构冠心病的发病率与吸烟、高热量饮食及缺乏运动有关，于是护理人员制订一系列的干预措施，下列说法正确的是
- A. 针对该机构的整个人群开展健康教育属于一级预防
- B. 对冠心病患者讲解疾病护理的知识，属于一级预防
- C. 对冠心病患者进行健康饮食的教育，属于二级预防
- D. 对非冠心病患者进行戒烟的干预，属于一级预防
- E. 对冠心病患者教授合理运动的方法，属于三级预防
- F. 对冠心病患者讲解规范化服药，属于一级护理

第六章 护理健康教育学

一、单选题

1. 美国西方国家将"传播学"的概念引入健康教育领域,并逐渐形成健康传播学是在
   A. 20 世纪 30 年代
   B. 20 世纪 40 年代
   C. 20 世纪 50 年代
   D. 20 世纪 60 年代
   E. 20 世纪 70 年代

2. 《渥太华宣言》中提出,健康促进的三个基本策略为
   A. 指导、赋权与协调
   B. 倡导、控制与管理
   C. 倡导、赋权与管理
   D. 指导、控制与协调
   E. 倡导、赋权与协调

3. 在给白血病患者做健康教育时,不常用的人际传播形式是
   A. 讨论
   B. 交谈
   C. 咨询
   D. 指导
   E. 劝服

4. 护理健康教育学研究的对象是
   A. 患者、家属
   B. 护士
   C. 家属
   D. 患者
   E. 健康人

5. 健康促进的概念是
   A. 提高生活质量
   B. 一种综合策略
   C. 改善自身健康
   D. 履行健康责任
   E. 疾病预防

6. 关于健康教育的叙述,不正确的是
   A. 健康教育是通过信息传播和行为干预帮助个人和群体掌握卫生保健知识,树立健康观念,并强制其采纳有利于健康的行为和生活方式的教育活动和过程
   B. 健康教育以调查研究为前提
   C. 健康教育是有计划、有组织、有评价的系统干预活动
   D. 传播健康信息是健康教育的主要措施
   E. 健康教育以改善对象的健康相关行为为目标

7. 健康传播途径应遵循的原则不包括
   A. 保证效果原则
   B. 针对性原则
   C. 速度快原则
   D. 准确性原则
   E. 经济性原则

8. 健康教育活动的核心问题是
   A. 进行卫生宣传
   B. 促进行为改变
   C. 促进人类健康
   D. 普及保健知识
   E. 建立正确的健康观念

9. 健康教育的实质是
   A. 确保健康教育目标的实现
   B. 确立健康教育的诊断
   C. 健康教育的过程
   D. 健康教育的效果
   E. 行为干预

10. 健康教育的主要理论基础是
    A. 教育学理论

B. 社会学理论
C. 传播学理论
D. 行为学理论
E. 预防医学理论

11. 护士在健康教育中的角色是
    A. 教育者、组织者
    B. 计划者、实施者
    C. 教育者、组织者、评价者
    D. 教育者、计划者、实施者
    E. 教育者、组织者、实施者、协调者

12. 学校健康教育的实施者包括
    A. 学校、家长、学生
    B. 学校、学生、学校附近医院
    C. 学校、家长、学校附近医院
    D. 学校、家长、学校所属社区成员
    E. 学校、学生、学校所属社区成员

13. 下列关于社区健康教育的描述中,哪项是错误的
    A. 健康教育的对象是社区人群
    B. 健康教育的目标是促进社区健康
    C. 政府的行政措施必须先行
    D. 是有组织、有计划、有评价的过程
    E. 目的是提高群体的健康水平

14. 对于医院健康教育对象的描述,最正确的是
    A. 患者个体
    B. 患者家属
    C. 患者个体及其家属
    D. 医院所在社区所有人群
    E. 患者的个人技能

15. 评估教育需求不需要考虑的方面是
    A. 患者对疾病或健康问题的知识水平
    B. 患者对健康教育的态度
    C. 患者的学习能力
    D. 患者的环境因素
    E. 患者的个人技能

16. 候诊教育是指
    A. 在诊疗过程中,以医嘱的形式对患者的行为和生活方式给予指导
    B. 在诊疗过程中,医护人员根据病情对患者进行的口头教育和指导
    C. 医护人员对门诊患者或家属提出的有关疾病与健康的问题进行解答
    D. 在患者候诊期间,针对候诊知识及该科常见疾病的防治所进行的健康教育
    E. 针对到医院接受医疗保健服务的患者个体及其家属所实施的有目的、有计划有系统的健康教育活动

17. 按教育内容分类,健康教育的研究领域可包括
    A. 职业人群健康教育、医院健康教育、社区健康教育等
    B. 疾病防治健康教育、营养健康教育、社区健康教育等
    C. 疾病防治健康教育、营养健康教育、环境保护健康教育等
    D. 职业人群健康教育、疾病防治健康教育、社区健康教育等
    E. 职业人群健康教育、疾病防治健康教育、环境保护健康教育等

18. 不属于人的本能行为的有
    A. 睡眠
    B. 吃饭
    C. 性行为
    D. 躲避行为
    E. 选择健康生活方式

19. "本能行为"的特征是
    A. 由社会环境造成
    B. 由人的生物性质所决定
    C. 目的在于适应外界环境
    D. 贯穿于人类整个社会化过程
    E. 需在不断学习、模仿、与人交往中习得

20. 与人类的本能行为相联系的人类行为的适应形式是
    A. 最基本的反射
    B. 自我控制
    C. 顺应
    D. 应对
    E. 应激

21. 行为改变阶段理论认为,行为的改变经历五个阶段,其中第一阶段(没有准备阶段)时,相应的干预策略是
    A. 激发动机,支持鼓励
    B. 继续支持,不断强化

C. 提供方法，鼓励尝试
D. 环境支持，预防复发
E. 提供信息，提高认识

22. 根据行为改变阶段理论，行为改变处于第三阶段（准备阶段）的心理特点是
    A. 意识到问题，引起关注但犹豫不决
    B. 对问题尚无了解，毫无思想准备
    C. 形成态度，做出承诺
    D. 已经巩固新的行为
    E. 已经采取新的行为

23. 小丸子刚满5岁，好奇心强，总是不停地问妈妈"为什么"的问题，喜欢表现自己，她此时正处在人生发展的
    A. 主动发展阶段
    B. 自主发展阶段
    C. 被动发展阶段
    D. 巩固发展阶段
    E. 晚年发展阶段

24. "知—信—行"理论中，"知""信""行"三者之间的关系是
    A. "知"是基础，"信"是动力，"行"是目标
    B. "知"是目标，"信"是基础，"行"是动力
    C. "知"是目标，"信"是动力，"行"是基础
    D. "知"是动力，"信"是基础，"行"是目标
    E. "知"是基础，"信"是目标，"行"是动力

25. 酗酒属于
    A. 日常危害健康行为
    B. 致病性行为模式
    C. 不良疾病行为
    D. 违规行为
    E. 预警行为

26. 车祸后自救属于促进健康行为中的
    A. 预警行为
    B. 保健行为
    C. 基本健康行为
    D. 日常促进健康行为
    E. 避开环境危害行为

27. 下列行为属于日常健康行为的是
    A. 戒烟
    B. 预防接种
    C. 平衡膳食
    D. 定期体检
    E. 开车系安全带

28. 谈话时最重要的一个技巧是
    A. 尊重对方
    B. 求说普通话
    C. 语言通俗易懂
    D. 及时取得反馈
    E. 说话内容简单明确

29. 属于沟通的反馈机制的是
    A. 提问
    B. 倾听
    C. 重复
    D. 澄清
    E. 使用附加语

30. 属于模糊性反馈行为的是
    A. 点头
    B. 摇头
    C. 微笑
    D. 沉默
    E. 插入"是吗""哦"等语言

31. 以下属于开放性的提问技巧的是
    A. 您一天抽几支烟
    B. 您现在有什么感受
    C. 生病使您感到烦恼吗
    D. 您有高血压家族史吗
    E. 您觉得医院的饮食适不适合你的胃口

32. "目前患者急性心肌梗死的诊断很明确，作为家属，您是不是也同意立即进行手术治疗呢？"这种提问方式是
    A. 开放式提问
    B. 封闭式提问
    C. 探索式提问
    D. 复合式提问
    E. 偏向式提问

33. 健康传播效果中的最高层次是
    A. 知晓健康信息
    B. 健康信念认同
    C. 态度向有利于健康转变

D. 采纳健康的行为和生活方式
E. 以上都不对

34. 针对某一社区高血压人群准备实施的健康教育计划而进行的评价，下列哪项属于结局评价
   A. 高血压人群对各种干预活动的参与情况
   B. 干预后高血压人群的行为是否发生改变
   C. 干预后高血压人群对疾病的看法
   D. 高血压人群对各种干预措施的看法
   E. 干预后高血压人群健康状况和生活质量的变化

35. 社会支持属于健康教育的
   A. 倾向因素
   B. 促成因素
   C. 强化因素
   D. 环境因素
   E. 行为因素

36. 以下不属于人类行为发展阶段的是
   A. 被动发展阶段
   B. 主动发展阶段
   C. 独立发展阶段
   D. 自主发展阶段
   E. 巩固发展阶段

37. 以下不是影响人类健康和寿命的因素是
   A. 遗传因素
   B. 环境因素
   C. 行为生活方式
   D. 生物学因素
   E. 卫生保健因素

38. 在健康传播中，受者在接触信息时普遍存在的心理不包括
   A. 求异
   B. 求真
   C. 求新
   D. 求短
   E. 求近

39. 根据健康教育评价影响因素的分类，霍桑效应属于
   A. 时间因素
   B. 选择因素
   C. 测量者因素
   D. 测量对象因素
   E. 测量工具因素

40. 健康教育的主要目的，不包括
   A. 消除或减轻影响健康的危险因素
   B. 普及一般卫生知识
   C. 提高生活质量
   D. 促进健康
   E. 预防疾病

41. 健康促进的基本特征不包括
   A. 约束性
   B. 自主性
   C. 群体性
   D. 广阔性
   E. 更强调疾病的预防

42. 患者，男性，30岁，吸烟7年，前年因得知一名吸烟朋友患肺癌后，有些害怕，其间曾经戒烟3次，但都没有成功。该青年的这种吸烟行为属于
   A. 高可变性行为
   B. 相互影响行为
   C. 经常发生的行为
   D. 低可变性的行为
   E. 与传统生活方式不密切的行为

43. 在行为的5个构成要素中，"人的行为所指向的目标"是指
   A. 行为客体
   B. 行为环境
   C. 行为主体
   D. 行为手段
   E. 行为结果

44. 临床上使用厌恶疗法治疗酒精依赖的理论依据是
   A. 行为主义学习理论
   B. 认知学习理论
   C. 社会学习理论
   D. 行为干预理论
   E. 知-信-行模式

45. "仁者见仁，智者见智"属于
   A. 选择性接受
   B. 选择性拒绝
   C. 选择性理解
   D. 选择性记忆
   E. 选择性遗忘

46. 患者，女性，45 岁，性格内向，平时与人相处时非常依顺忍让，但经常独自生闷气，而且从不与家人交流自己的感受，最近查出乳腺癌，该患者的行为模式特征符合
   A. A 型行为
   B. B 型行为
   C. C 型行为
   D. D 型行为
   E. E 型行为

47. 患者，男，31 岁，吸烟史 15 年，一天 1 包左右，为了让患者能成功戒烟，家属经常讲述隔壁老黄成功戒烟的例子，患者看老黄戒烟成功，决心把烟戒掉。这属于
   A. 正性强化
   B. 负性强化
   C. 消退
   D. 自我效能
   E. 替代性强化

48. 9 月 20 日（"全国爱牙日"），某社区医院在社区居民中开展"关注牙齿健康，享受无病齿生活"的健康教育活动，针对社区居民的牙齿健康问题，答疑解难，帮助他们澄清健齿观念，做出健齿决策。该社区医院使用的人际传播形式为
   A. 交谈
   B. 劝服
   C. 咨询
   D. 指导
   E. 解答

49. 属于危害健康行为特点的是
   A. 隐蔽性
   B. 间接性
   C. 偶然性
   D. 危害性
   E. 潜在性

50. 1997 年中国健康教育协会医院健康教育学术委员会宣告成立，标志着我国医院健康教育与健康促进的全国协作网络的形成，宣告成立的城市是
   A. 上海市
   B. 海口市
   C. 北京市
   D. 厦门市
   E. 杭州市

51. 以下不属于"不良疾病行为"的是
   A. 药物滥用
   B. 隐瞒病情
   C. 讳疾忌医
   D. 不遵医嘱
   E. 拒绝治疗

52. 16 岁高中生，身高 176m，体重 81kg，平时喜欢吃妈妈做的红烧肘子、溜肥肠，也喜欢到麦当劳去吃炸鸡腿，学习之余最喜欢的娱乐就是在电脑前打游戏。其行为属于
   A. 日常危害健康行为
   B. 致病行为模式 A 型
   C. 致病行为模式 B 型
   D. 不良疾病行为
   E. 不良生活习惯

53. 运用"知—信—行模式"解释个体的戒烟行为，属于"动力因素"的是
   A. 强调戒烟的益处
   B. 说明吸烟的危害
   C. 教授戒烟的方法
   D. 形成吸烟危害健康的信念
   E. 产生戒烟行为

54. "健康信念模式"中提出的"三方面认识"分别为
   A. 对疾病严重性的认识、对疾病易感性的认识、对坚持治疗的自信
   B. 对疾病易感性的认识、对疾病临床后果的认识、对疾病康复的自信
   C. 对疾病严重性的认识、对疾病复发可能性的认识、对疾病康复的自信
   D. 对疾病严重性的认识、对疾病治疗有效性的认识、对坚持治疗的自信
   E. 对疾病易感性的认识、对疾病临床后果的认识、对疾病引起的社会后果的认识

55. 队列训练作为行为训练模式，其依据来自
   A. 无意模仿
   B. 有意模仿
   C. 故意模仿
   D. 强迫模仿
   E. 群体模仿

56. 属于促进健康行为类型中"日常健康行为"的是
   A. 安全驾驶
   B. 避开污染
   C. 充足睡眠
   D. 事故他救
   E. 正确服药
57. 常用的非语言传播技巧有
   A. 动态语言、仪表形象、同类语言、时空语
   B. 动态语言、面部表情、辅助发音、时空语
   C. 体态语言、仪表形象、同类语言、时空语
   D. 体态语言、仪表形象、辅助发音、时空语
   E. 体态语言、面部表情、同类语言、时空语

二、多选题

1. 人类行为的主要适应形式包括
   A. 反射
   B. 反馈
   C. 调试
   D. 顺应
   E. 应对
2. 人类行为的基本要素不包括
   A. 行为主体
   B. 行为客体
   C. 行为动机
   D. 行为手段
   E. 行为结果
3. 关于卫生宣传与健康教育的关系的叙述，错误的是
   A. 卫生宣传是健康教育的核心
   B. 健康教育是卫生宣传的重要内容和手段
   C. 健康教育要实现行为目标，不必依靠卫生宣传
   D. 卫生宣传比健康教育更能体现卫生事业的性质
   E. 健康教育是卫生宣传在功能和内容上的拓展和深化
4. 健康教育评价中，效应评价的内容包括
   A. 倾向因素
   B. 促成因素
   C. 危险因素
   D. 强化因素
   E. 健康相关行为
5. 关于行为诊断，以下表述正确的是
   A. 行为诊断的主要目的是确定导致目标人群疾病或健康问题发生的行为危险因素
   B. 行为诊断需要区别引起疾病或健康问题的行为与非行为因素
   C. 行为诊断需要区别高可变性行为与低可变性行为
   D. 行为诊断需要区别重要行为与相对不重要行为
   E. 行为诊断需要为确定干预的环境目标奠定基础
6. 以下属于健康的外显行为的是
   A. 情绪愉快
   B. 遵守院规
   C. 遵医嘱服药
   D. 主动配合治疗
   E. 有良好的卫生习惯
7. 对健康教育计划中总体目标组成的描述，正确的是
   A. Who：对象
   B. What：实现什么变化
   C. When：实现变化的期限
   D. How：如何实现变化
   E. How to measure：测量的方法
8. 下列哪些行为属于不良疾病行为
   A. 生病后，讳疾忌医
   B. 因病致残后，坚持康复训练
   C. 生病后自暴自弃，拒绝治疗
   D. 得知患病感到恐惧、寝食难安
   E. 生病后，天天求神拜佛替代吃药
9. 关于健康教育与健康促进的关系的叙述，错误的是
   A. 健康促进是健康教育的核心内容
   B. 健康教育是健康促进发展的结果
   C. 健康教育是健康促进的核心和基础
   D. 健康教育是健康促进的深化与发展

E. 健康教育包括了疾病预防和健康促进两大内容

10. 下列不属于过程评价内容的是
   A. 教育材料发放系统
   B. 目标人群的各种基本特征
   C. 针对政策和环境的评价内容
   D. 目标人群对各种干预措施的看法
   E. 是否在最初的计划执行阶段根据出现的新情况、新问题对计划进行适度调整

11. 在健康信念模式中，健康行为的采纳与哪些因素有关
   A. 对疾病威胁的认识
   B. 对健康行为益处的认知
   C. 对健康行为障碍的认知
   D. 社会人口学因素
   E. 提示因素

12. 按目标人群或场所划分，健康教育的内容包括
   A. 学校健康教育
   B. 社区健康教育
   C. 心理健康教育
   D. 患者健康教育
   E. 消费者健康教育

13. 关于医院健康教育的意义，以下表述正确的是
   A. 提高患者依从性
   B. 是一种治疗方法
   C. 密切医患关系
   D. 降低医疗成本
   E. 减少医疗差错

14. 有关健康教育评价主要目的的描述，以下正确的是
   A. 确定健康干预的总体目标
   B. 确定健康教育计划的执行情况
   C. 确定健康教育计划的先进性和合理性
   D. 确定健康教育预期目标的实现及持续性
   E. 总结健康教育的成功与不足之处，指出进一步的研究假设

15. 以下属于测量生活质量客观指标的是
   A. 目标人群的经济状况
   B. 目标人群的文化状况
   C. 目标人群的疾病状况

   D. 目标人群生活环境的物理状况
   E. 目标人群对生活满意程度的感受

16. 健康促进领域包括
   A. 制定促进健康的公共政策
   B. 调整卫生服务方向
   C. 创造支持环境
   D. 加强社区行动
   E. 发展个人技能

17. 对于"健康教育"与"卫生宣教"的主要区别，说法错误的是
   A. 健康教育是简单的信息传播
   B. 卫生宣教融合了多学科的知识
   C. 健康教育具备独立的理论和方法体系
   D. 卫生宣教已初步形成自己的理论和方法
   E. 健康教育作为一种辅助方法，为卫生工作某一事件的中心任务服务

18. 以下关于实施医院健康教育的注意事项的描述，正确的是
   A. 增强教育的参与性和趣味性
   B. 注意信息的双向传播
   C. 适当重复重点内容
   D. 注意教育者的态度
   E. 避免采用讲授

19. 对健康传播的特点描述，错误的是
   A. 健康传播传递的是健康信息，健康信息是一种宝贵的卫生资源，泛指一切有关人的健康的知识、概念、技术、技能和行为模式
   B. 健康传播是以社区人群为中心，力图达到改变个人和群体的知识、态度、行为，使之向有利于健康方向转化的目的
   C. 健康传播对传播者没有特殊素质要求
   D. 健康传播不具有明确的目的性
   E. 健康传播的过程具有单一性

20. 下列属于管理与政策诊断的核心内容的是
   A. 组织评估
   B. 资源评估
   C. 倾向因素评估
   D. 促成因素评估
   E. 强化因素评估

21. 下列关于人际传播的描述，正确的是
   A. 人际传播有益于提高传播的针对性

B. 人际传播一般不需要任何非自然媒介
C. 人际传播的速度较快,信息量相对较大
D. 人际传播简便易行,交流可较随意地进行
E. 人际传播的交流双方可以互为传播者和受传者

22. 以下内容属于出院教育的是
    A. 病情现状
    B. 发病机制
    C. 医疗效果
    D. 继续用药
    E. 定期复查

23. 以下哪项属于教育计划的主要内容
    A. 教育时间
    B. 教育场所
    C. 教育目标
    D. 教育人员
    E. 教学方法及工具

24. 选择传播媒介的原则包括
    A. 保证效果原则
    B. 针对性原则
    C. 速度快原则
    D. 可及性原则
    E. 经济性原则

25. 下列属于个人与群众之间的传播形式的有
    A. 授课
    B. 报告
    C. 交流
    D. 讲座
    E. 会谈

26. 以下不属于行为发展特点的是
    A. 连续性
    B. 个体性
    C. 阶段性
    D. 不平衡性
    E. 不连续性

27. 以下属于影响目标行为的强化因素的是
    A. 信念
    B. 生理效益
    C. 心理效益
    D. 经济效益
    E. 社会支持、影响

28. 成瘾行为的戒断症状主要有
    A. 空虚
    B. 不安
    C. 贪食
    D. 呼吸急促
    E. 寻死觅活

29. 下列属于健康教育诊断中对社会环境诊断的有
    A. 经济指标
    B. 文化指标
    C. 社区资源
    D. 卫生服务指标
    E. 目标人群生活环境的物理状况

30. 以下对确保小组讨论效果的描述,正确的是
    A. 现场提出讨论主题
    B. 选择适当的主持人
    C. 做好充分准备工作
    D. 掌握小组讨论的技巧
    E. 安排好小组人员座位排列

31. 根据格林模式,健康教育诊断的六个方面包括
    A. 流行病学诊断
    B. 行为诊断
    C. 社会诊断
    D. 环境诊断
    E. 资源诊断

32. 下列对人际传播特点的描述,正确的是
    A. 是全身心的传播
    B. 以个体化信息为主
    C. 在传播中,情感信息的交流占重要地位
    D. 在传播过程中,无论是传播者还是受传者,均要用多种感官来传递和接收信息
    E. 在传播过程中,对已经确定好的传播策略、交流方式及内容不宜做调整和更改

33. 下列属于确定优先项目重要性原则的内容是
    A. 该危险因素是可以预防控制的,并且有明确的健康效益
    B. 某疾病的发病率受累人群比例大
    C. 与该疾病相关的危险因素分布广
    D. 某疾病致残率、致死率高

E. 群众最关心的问题

34. 对"巩固发展阶段"的描述,错误的是
    A. 主要表现为爱探究
    B. 自成年起、持续终生
    C. 主要表现为喜欢自我表现
    D. 主要表现为好攻击、易激惹
    E. 靠遗传和本能的力量发展而成

35. 以下对群体传播的特点描述,错误的是
    A. 在群体交流中形成的一致性意见会产生一种群体倾向,这种群体压力能够改变群体中个别人的不同意见,从而产生从众行为
    B. 群体中的"舆论领袖"对人们的认知和行为改变具有引导作用,其存在不利于群体传播的开展
    C. 信息传播在小群体成员之间进行,是一种单向性的直接传播
    D. 群体意识越强,越不利于群体目标的实现
    E. 群体传播和群体意识的形成没有关系

三、共用题干题

(1~3题共用题干)
空巢老人、留守儿童的居家安全越来越引起社会的重视,在一项调查中显示存在知识缺乏、社会养老机构不健全、子女因工作忙而关心老人不够、留守儿童监管机制有待完善等因素。

1. 空巢老人、留守儿童的知识缺乏,属于
   A. 倾向因素
   B. 促成因素
   C. 强化因素
   D. 自身因素
   E. 环境因素

2. 社会养老机构不健全,留守儿童监管机制有待完善,属于
   A. 倾向因素
   B. 促成因素
   C. 强化因素
   D. 自身因素
   E. 环境因素

3. 子女因工作忙对老人关心不够,属于
   A. 倾向因素
   B. 促成因素
   C. 强化因素
   D. 自身因素
   E. 环境因素

(4~6题共用题干)
在某地区健康教育促进项目中开展控烟行动。

4. 如果该健康教育项目实施1年后,要求有60%的青少年学会如何拒绝第1支烟的技巧,这是计划的
   A. 教育目标
   B. 健康目标
   C. 行为目标
   D. 态度目标
   E. 价值观目标

5. 如果在某学校进行控制烟草活动,要求全体教师必须首先戒烟,这属于
   A. 资源策略
   B. 社会策略
   C. 教育策略
   D. 环境支持策略
   E. 政策倡导策略

6. 如果在青少年的控烟计划中提出"通过健康促进活动的实施,创建无烟学校,造就不吸烟的新一代",该目标属于
   A. 教育目标
   B. 总体目标
   C. 健康目标
   D. 具体目标
   E. 行为目标

(7~8题共用题干)
脊柱侧弯是青少年发病率较高的疾病,有学者利用PP模式对该疾病进行分析,认为脊柱侧弯的影响因素包括:患者的知识缺乏、医务人员关于脊柱侧弯筛查的标准不统一、政府对于该类疾病的重视程度不够。

7. 医务人员关于脊柱侧弯筛查的标准不统一,属于
   A. 倾向因素
   B. 促成因素
   C. 强化因素
   D. 自身因素
   E. 环境因素

8. 患者的知识缺乏，属于
   A. 倾向因素
   B. 促成因素
   C. 强化因素
   D. 自身因素
   E. 环境因素

四、案例分析题

（1~6题共用题干）

患者，女性，48岁，患糖尿病3年，因工作原因经常加班，饮食不规律。今日来院复查，测空腹血糖7.8mmol/L。

1. 对该患者进行健康教育时运用的程序有
   A. 评估学习需求
   B. 制订学习计划
   C. 实施学习计划
   D. 反馈学习结果
   E. 确定教育目标
   F. 评价学习结果

2. 患者的健康需求评估内容包括
   A. 患者对疾病或健康问题的知识水平
   B. 患者对健康教育的态度
   C. 患者的学习能力
   D. 患者的文化程度
   E. 患者的环境因素
   F. 患者的饮食习惯

3. 依据知-信-行模式，应对该患者进行加强教育的是
   A. 知识
   B. 信念
   C. 行为
   D. 学会测量血糖
   E. 按时服用降糖药物
   F. 加强锻炼

4. 对该患者进行健康教育指导时应注意
   A. 定时测量血糖
   B. 戒烟
   C. 戒酒
   D. 饮食指导
   E. 按时服用降糖药物
   F. 加强锻炼

5. 在健康教育过程中，护士尽可能取得患者单位、家属的支持，属于
   A. 倾向因素
   B. 诱发因素
   C. 激励因素
   D. 强化因素
   E. 促成因素
   F. 沟通因素

6. 下列属于病房教育内容的是
   A. 出院后慢性疾病患者长期健康指导
   B. 指导继续用药和定期复查等注意事项
   C. 为患者讲解探视制度
   D. 提供疾病病因、治疗、并发症等知识
   E. 在报刊、杂志上开辟专题栏目
   F. 定期复查

第七章 医院感染护理学

一、单选题

1. 医院感染中最常见的病原体是
   A. 细菌
   B. 病毒
   C. 真菌
   D. 肺孢子虫
   E. 弓形虫

2. 感染过程中隐性感染的特点是
   A. 由于机体的免疫或药物治疗将病原体清除
   B. 病原体感染后，不出现临床症状，但排出病原体
   C. 病原体侵入人体引起了免疫反应，未引起明显病变及临床症状
   D. 病原体侵入人体引起了免疫反应，且引起明显病变及临床症状
   E. 病原体侵入人体引起了免疫反应，病原体潜伏组织中，当机体免疫功能降低时引起发病

3. 医院内感染的发生必须具备的3个基本条件是
   A. 原位菌群失调、细菌移位、抵抗力下降
   B. 感染源、细菌移位、易感生态环境
   C. 空气传播、接触传播、易感宿主
   D. 感染源、传播途径、易感宿主
   E. 易感人群、细菌、途径

4. 控制医院感染最简单、最有效、最方便、最经济的方法是
   A. 环境消毒
   B. 合理使用抗生素
   C. 隔离传染患者
   D. 洗手
   E. 手术器械的清洗灭菌措施

5. 通过加强医院消毒、灭菌、隔离和屏障护理、无菌技术等措施的应用，基本上能达到有效预防和控制的感染是
   A. 交叉感染
   B. 自身感染
   C. 二重感染
   D. 内源性感染
   E. 难治性感染

6. 以下不属于Ⅱ类环境的是
   A. 普通手术室
   B. 早产儿室
   C. 供应室无菌区
   D. 重症监护病房
   E. 儿科病房

7. 医院感染的预防和控制措施贯穿于
   A. 入院和出院的护理过程中
   B. 保护性和传染性隔离的护理过程中
   C. 基本诊疗技术实施过程中
   D. 清洁、消毒、灭菌和无菌技术实施过程中
   E. 护理活动的全过程

8. 在医院感染中，属于内源性感染的是
   A. 病原体来源于消毒不合格的医疗用品
   B. 病原体来源于护士污染的手
   C. 病原体来源于其他患者
   D. 病原体来源于自身口腔
   E. 病原体来源于探视者

9. 医院感染研究的主要对象是
   A. 门诊患者
   B. 住院患者
   C. 探视者
   D. 陪护家属

E. 朋友

10. 对有内源性感染危险的患者所采取的预防原则是
   A. 阻止细菌定植
   B. 预防性使用广谱抗生素
   C. 明确和适当治疗患者的潜在病灶
   D. 采用全部去污染
   E. 实施传染性隔离

11. 根据感染发生的部位，脐炎属于
   A. 身体多个部位感染
   B. 神经系统感染
   C. 其他类型感染
   D. 运动系统感染
   E. 皮肤和软组织感染

12. 根据感染发生的部位，腔隙感染属于
   A. 身体多个部位感染
   B. 手术部位感染
   C. 循环系统感染
   D. 运动系统感染
   E. 软组织感染

13. 医院感染间接传播最主要的方式是通过
   A. 医疗器具
   B. 一次性物品
   C. 患者之间的传播
   D. 医务人员的手
   E. 患者的排泄物、分泌物

14. 判断是否属于医院感染的主要依据是
   A. 疾病的临床表现
   B. 疾病的长短
   C. 发病的缓急
   D. 疾病的潜伏期
   E. 抗生素的使用期限

15. 隔离的发展，顺序经过了以下几个阶段
   A. 类目隔离、体内物质隔离、疾病隔离、普遍预防、标准预防
   B. 类目隔离、体内物质隔离、普遍预防、疾病隔离、标准预防
   C. 类目隔离、疾病隔离、体内物质隔离、普遍预防、标准预防
   D. 类目隔离、疾病隔离、普遍预防、体内物质隔离、标准预防
   E. 疾病隔离、类目隔离、体内物质隔离、普遍预防、标准预防

16. 接触传染病患者后刷洗双手，正确的顺序是
   A. 手掌、腕部、手指、前臂、指甲、指缝、手背
   B. 前臂、腕部、手掌、手背、手指、指甲、指缝
   C. 前臂、腕部、指甲、指缝、手指、手背、手指
   D. 手指、指甲、指缝、手背、手掌、腕部、前臂
   E. 腕部、前臂、手掌、手背、手指、指甲、指缝

17. WHO 提出的有效控制医院感染的关键措施不包括
   A. 消毒灭菌
   B. 预防接种
   C. 无菌技术
   D. 隔离措施
   E. 合理使用抗生素

18. 患儿，女，6 岁，5 天前因"急性化脓性扁桃体炎"入院治疗。发病后该患儿出现高热，烦躁不安、哭闹，扁桃体、颊黏膜等多处出现化脓灶，昨日患儿出现腹泻症状，病原学检测为轮状病毒感染。该患儿最有可能发生
   A. 环境感染
   B. 交叉感染
   C. 自身感染
   D. 医源性感染
   E. 不属于医院感染

19. 患者，男性，42 岁，因"Ⅰ型主动脉夹层"收治入院，术中输血 600ml，4 个月后因"皮肤黄染、食欲不振"就诊，查为丙肝，由于输注了被污染的血制品所致。这种情况属于
   A. 环境感染
   B. 交叉感染
   C. 自身感染
   D. 医源性感染
   E. 不属于医院感染

20. 患者，女性，45 岁，因"甲状腺腺瘤"入

院手术治疗，术后 2 天内仍有中度热度并出现肺部感染的症状和体征，该患者属于
   A. 医院感染
   B. 院外感染
   C. 合并症
   D. 难治疗性感染
   E. 特殊感染

21. 有关医院的感染，正确的描述是
    A. 患者住院期间出现的感染症状
    B. 患者出院后出现的感染症状
    C. 感染和发病同时发生在医院内
    D. 陪护者是医院感染的主要对象
    E. 住院患者在医院内获得的感染

22. 对感染危险指数高的患者，应采取
    A. 传染性隔离
    B. 选择性去污染
    C. 全部去污染
    D. 使用广谱抗生素
    E. 降低正常菌群抗定值能力

23. 医疗废物在暂存间暂时储存的时间不得超过
    A. 10 小时
    B. 12 小时
    C. 24 小时
    D. 48 小时
    E. 72 小时

24. 多重耐药菌感染患者采取的隔离措施是
    A. 标准预防 + 空气隔离
    B. 标准预防 + 飞沫隔离
    C. 标准预防 + 接触隔离
    D. 标准预防 + 严密隔离
    E. 标准预防 + 保护性隔离

25. 下列传染病的传播途径错误的是
    A. 淋病主要是通过性行为传播
    B. 流行性出血热主要通过母婴传播
    C. 丙肝主要传播途径是体液和血液传播
    D. 梅毒主要通过性行为传播
    E. 戊肝主要通过粪 – 口途径传播

26. 艾滋病潜伏期长，受血者在受血后多长时间内可出现 HIV 抗体阳性
    A. 2 个月
    B. 7 个月
    C. 5 个月
    D. 4 个月
    E. 6 个月

27. 某医院检验科发现 HIV 阳性的血制品，下列处理错误的是
    A. 储存过污染血制品的冰箱应用酒精擦拭
    B. 冰箱内解冻后的冰水需用含氯消毒剂作用 30 分钟后再排放
    C. 血制品应焚烧处理
    D. 作用于冰水的消毒剂应含有有效氯 100g/L
    E. 含氯消毒剂与冰水按 1:1 的比例混合

28. 医院感染的危险因素不包括
    A. 母婴同室
    B. 滥用抗生素
    C. 介入治疗
    D. 气管切开
    E. 呼吸机辅助呼吸

29. 医院内败血症与静脉导管留置位置有关的最常见的病原菌是
    A. 表皮葡萄球菌
    B. 大肠埃希菌
    C. 克雷伯杆菌
    D. 金黄色葡萄球菌
    E. 肠球菌

30. 下列疾病在传染过程中表现为"显性感染"较多的是
    A. 麻疹
    B. 白喉
    C. 乙脑
    D. 流脑
    E. 脊髓灰质炎

31. 微生态失衡会引起
    A. 菌群失调和移位
    B. 定制抵抗力提高
    C. 自身和交叉感染
    D. 内源性和外源性感染
    E. 非特异性免疫功能增强

32. 二重感染属于
    A. 原位菌群失调
    B. 易位菌群失调
    C. 一度菌群失调

D. 二度菌群失调
E. 三度菌群失调

33. 因抗生素使用不当，大肠中的埃希菌转移到泌尿道定居，这种现象称
    A. 植入
    B. 移居
    C. 定植
    D. 定居
    E. 移位菌群失调

34. 抗菌药物的应用方法，正确的是
    A. 联合用药比单一用药好
    B. 抗菌药物可用作消毒剂，对皮肤伤口消毒
    C. 发热患者都因为感染，均可用抗菌药物治疗
    D. 发生感染时应尽早使用高效广谱抗菌药物
    E. 在治疗感染性疾病时，考虑病原体对抗菌药物的敏感性

35. 做好床旁隔离即可同室居住的传染病患者是
    A. 流感、麻疹
    B. 伤寒、痢疾
    C. 肺结核、白喉
    D. 流脑、乙脑
    E. 破伤风、乙肝

36. 呼吸机相关性肺炎最重要的预防措施是
    A. 声门下分泌物引流
    B. 呼吸机的湿化器用无菌水
    C. 定期更换管道
    D. 做好气道护理
    E. 采取综合措施

37. 肾移植术后患者应进行
    A. 严密隔离
    B. 接触隔离
    C. 消化道隔离
    D. 保护性隔离
    E. 血液体液隔离

38. 属于清洁手术，但术前仍需预防性使用抗生素的是
    A. 髋关节置换术
    B. 甲状腺手术

    C. 疝修补术
    D. 经阴道子宫切除术
    E. 膝软骨摘除术

39. 消毒灭菌效果合格的物品是
    A. 化学消毒剂的细菌含量为200cfu/ml
    B. 使用中紫外线灯管的照射强度为80μW/cm
    C. 消毒后的气管镜细菌菌落数为≤50cfu/件
    D. 透析器入口液的细菌菌落总数为≤500cfu/ml
    E. 透析器出口液的细菌菌落总数为≤2500cfu/ml

40. 在传染病区，护士穿好隔离衣后禁止进入的区域是
    A. 病区走廊
    B. 病室
    C. 严密隔离病室
    D. 浴室
    E. 治疗室

41. 常用的手消毒剂不包括
    A. 0.5%碘伏溶液
    B. 75%乙醇溶液
    C. 70%异丙醇溶液
    D. 氧化电位水
    E. 2%来苏儿溶液

42. 感染转化为局限性化脓的主要原因是
    A. 病灶局部组织血循环障碍
    B. 病灶仍有大量病菌
    C. 人体抵抗力占优势
    D. 抗生素使用剂量不足
    E. 致病菌毒力增大

43. 患者，女性，70岁，因尿失禁需留置导尿管，第6天后出现发热，尿液检查有大量白细胞。该患者最可能的感染菌是
    A. 大肠埃希菌
    B. 铜绿假单胞菌
    C. 溶血性链球菌
    D. 肺炎克雷伯菌
    E. 金黄色葡萄球菌

44. 患者，男性，21岁，因"病窦综合征"入院行永久性起搏器安置术，术后使用头孢

噻肟钠和甲硝唑预防感染,第5天出现发热、腹痛、腹泻,大便培养可见有大量白色念珠菌生长。此种情况最可能的诊断为
A. 急性菌痢
B. 急性肠炎
C. 菌群交替症
D. 败血症
E. 菌群移位

45. 患者,女性,31岁,患有活动性结核。手术结束后,手术室使用含氯消毒剂对环境进行终末消毒,手术室面积为15m²,下列选项正确的是
    A. 地面,浓度1000mg/L的消毒液,使用的量为4.25L
    B. 地面,浓度2000mg/L的消毒液,使用的量为3L
    C. 墙面,浓度2000mg/L的消毒液,使用的量为3L
    D. 墙面,浓度1000mg/L的消毒液,使用的量为3L
    E. 墙面,浓度2000mg/L的消毒液,使用的量为4.25L

46. 下列发疹性传染病按皮疹出现先后次序排列,依次为
    A. 猩红热、风疹、水痘、麻疹、斑疹伤寒、伤寒
    B. 天花、水痘、猩红热、斑疹伤寒、麻疹、伤寒
    C. 水痘、猩红热、天花、麻疹、斑疹伤寒、伤寒
    D. 水痘、天花、猩红热、伤寒、斑疹伤寒、麻疹
    E. 猩红热、天花、水痘、麻疹、斑疹伤寒、伤寒

47. 无明显潜伏期的疾病,判断医院感染的原则是
    A. 入院后24小时发生感染
    B. 入院后48小时发生感染
    C. 入院后32小时发生感染
    D. 入院后16小时发生感染
    E. 入院后4小时发生感染

48. 感染过程的五个表现在不同传染病中各有侧重,一般最常见的是
    A. 病原体被清除
    B. 隐性感染
    C. 显性感染
    D. 潜伏期感染
    E. 病原携带状态

49. 在医院这一特定环境中,各种外源性感染微生物的扩散方式通常不包括
    A. 空气传播
    B. 母婴传播
    C. 接触传播
    D. 生物媒介传播
    E. 共同媒介传播

50. 护理管理部门在医院感染管理工作中的职责,不正确的是
    A. 监督、指导护理人员严格执行无菌技术操作、消毒、灭菌与隔离,一次性使用医疗用品的管理等有关医院感染管理的规章制度
    B. 发生医院感染流行或暴发趋势时,根据需要进行护士人力调配
    C. 协助组织全院护理人员进行预防、控制医院感染知识的培训
    D. 发生医院感染是医院感染专职人员的事,与护理部无关
    E. 医院感染控制工作是护理部的重要工作之一

51. 以下有关医院继续教育预防、控制医院感染专业知识的描述,不包括
    A. 抗感染药物合理应用、消毒器械正确使用
    B. 医务人员应掌握无菌技术操作规程
    C. 医院感染诊断标准
    D. 标准预防
    E. 职业道德

52. 患者,男性,57岁,因肝硬化门静脉高压症导致消化道大出血,既往有肝炎病史。抢救时,王护士的手被大量血液污染,此时应
    A. 反复洗手
    B. 用肥皂水浸泡双手
    C. 先洗手,再用手消毒剂搓洗2分钟

D. 先用手消毒剂搓洗2分钟，再洗手
E. 采用外科洗手消毒法
53. 下列不是预防医院感染的措施的是
A. 加强临床使用一次性无菌医疗用品的购入及使用管理
B. 加强患者的登记记录
C. 加强医院消毒隔离的监督与监测
D. 加强临床对抗生素应用的管理
E. 加强对医源性传播因素的监测与管理
54. 精密、复杂器械的清理和有机物污染较重器械的清洗步骤为
A. 冲洗、洗涤、漂洗、再洗涤
B. 冲洗、洗涤、漂洗、终末清洗
C. 冲洗、漂洗、洗涤、再冲洗
D. 冲洗、洗涤、漂洗、终末漂洗
E. 冲洗、洗涤、漂洗、终末洗涤
55. 止血钳使用后正确的处理步骤为
A. 先消毒，再清洁
B. 先消毒，再灭菌
C. 先清洁，后消毒或灭菌
D. 先灭菌，再消毒，后清洁
E. 先消毒，再清洁，后灭菌
56. 环氧乙烷气体灭菌生物测试包使用的标准指示菌株为
A. 枯草杆菌黑色变种芽胞
B. 多黏芽胞杆菌
C. 嗜热脂肪杆菌芽胞
D. 环状芽胞杆菌
E. 坚强芽胞杆菌
57. 具有广谱、高效的杀菌作用，对金属腐蚀性小，受有机物影响小的化学消毒剂是
A. 福尔马林（4%甲醛溶液）
B. 戊二醛
C. 乙醇
D. 过氧化氢
E. 碘伏
58. 多孔材料表面消毒时宜采用的方法是
A. 环氧乙烷灭菌
B. 紫外线消毒
C. 压力蒸汽灭菌
D. 喷雾消毒法
E. 干热灭菌

59. 对高压蒸汽灭菌效果的监测，最可靠的方法是
A. 培养法
B. 生物测试法
C. 化学指示卡法
D. 化学指示胶带法
E. 器皿法
60. 用下列方法消毒灭菌时，可以有人在室内的是
A. 臭氧消毒
B. 甲醛熏蒸消毒
C. 过氧乙酸熏蒸消毒
D. 循环风紫外线空气消毒器
E. 电离辐射灭菌
61. 某二甲医院感染控制科对急诊住院患者的医院感染进行监测，初始有患者25人，该月新收治患者225例，监测发生医院感染10例。该月医院感染发生率为
A. 10/25
B. 10/225
C. 10/200
D. 10/250
E. 10/260
62. 某儿科病房于2018年2月共收治患儿200例，其中新生儿病房60例，有4例发生轮状病毒感染，计算新生儿轮状病毒感染的罹患率为
A. 2%
B. 4%
C. 6%
D. 8%
E. 10%
63. 设置隔离室的目的是
A. 单独设置房间以提醒医务人员离开时洗手
B. 便于医务人员对患者进行监护
C. 将感染源与传播途径分开
D. 将感染源与易感宿主从空间上分开
E. 方便家属探视
64. 若医院同类感染的罹患率显著高于该科室或病房历年一般发生率水平，则证实医院感染出现

A. 流行或暴发
B. 传播或散发
C. 散发或流行
D. 失控或暴发
E. 散发或蔓延

65. 某医院2018年度住院患者中共200人发生医院感染，其中普通外科100人，妇产科50人，呼吸内科40人，其他科室合计10人，下列选项正确的是
    A. 妇产科医院感染发生率为25%
    B. 呼吸内科医院感染在全院的构成比为20%
    C. 普通外科医院感染发生率为50%
    D. 普通外科医院感染在全院的构成比无法计算
    E. 妇产科医院感染在全院的构成比为10%

66. 100～500张病床Ⅰ类切口手术部位感染率应低于
    A. 0.5%
    B. 1%
    C. 7%
    D. 8%
    E. 10%

67. 100张床位以下医院感染发生率应低于
    A. 5%
    B. 6%
    C. 7%
    D. 8%
    E. 9%

68. 关于细菌定植，下列说法错误的是
    A. 细菌定植是人类机体与正常菌群或其他各种微生物在长期进化中形成的一种共生关系
    B. 各种致病菌吸入人体在一定部位上定居并不断生长、繁殖和延续后代的现象
    C. 正常菌群进入人体在一定部位上定居并不断生长、繁殖和延续后代的现象
    D. 定植的微生物必须依靠人体不断供给营养物质才能生长和繁殖
    E. 机体的免疫系统对入侵病毒的防御功能

69. 层流洁净手术室和层流洁净病房的空气及物体表面细菌总数的卫生标准分别为

A. 空气：≤100cfu/m³；物体表面：≤5cfu/cm²
B. 空气：≤200cfu/m³；物体表面：≤5cfu/cm²
C. 空气：≤10cfu/m³；物体表面：≤5cfu/cm²
D. 空气：≤200cfu/m³；物体表面：≤10cfu/cm²
E. 空气：≤500cfu/m³；物体表面：≤15cfu/cm²

70. 某手术室长5m，宽6m，高3m，安装有循环紫外线空气消毒器，所用循环风量必须
    A. <180m³/h
    B. >180m³/h
    C. <360m³/h
    D. >360m³/h
    E. >720m³/h

71. 根据医院环境的分类，普通病室属于
    A. Ⅰ类环境
    B. Ⅱ类环境
    C. Ⅲ类环境
    D. Ⅳ类环境
    E. Ⅴ类环境

72. 关于埃博拉出血热，下列说法不正确的是
    A. 早期即可诊断
    B. 白细胞减少和血沉降低是其特征
    C. 人群普遍易感
    D. 目前无特效治疗方法
    E. 预后差

73. 下列应采取消化道隔离的是
    A. 艾滋病
    B. 伤寒
    C. 鼠疫
    D. 肺结核
    E. 新生儿脓疱疮

74. 手术器械包采用压力蒸汽灭菌所需的时间为
    A. 121℃下排气压力蒸汽灭菌需15分钟
    B. 132℃预真空压力蒸汽灭菌需15分钟
    C. 132℃脉动真空压力蒸汽灭菌需15分钟
    D. 121℃下排气压力蒸汽灭菌需20分钟
    E. 121℃下排气压力蒸汽灭菌需30分钟

75. 下列抗生素如果联合使用，会导致抗生素毒性增加的是
    A. 青霉素＋红霉素
    B. 红霉素＋磺胺类
    C. 庆大霉素＋红霉素
    D. 青霉素＋先锋霉素
    E. 庆大霉素＋卡那霉素

76. 在隔离病房，下列措施错误的有
    A. 医务人员在近距离接触传播疾病的患者时要戴口罩
    B. 可能接触患者的血液、体液时应戴手套
    C. 当可能沾染患者的分泌物或渗出物时应穿隔离衣
    D. 可重复使用的医用物品被污染后，及时回收焚烧
    E. 体温计用后需及时消毒备用

77. 预防 ICU 医院感染的原则是
    A. 加强工作人员的责任心
    B. 合理设计病室环境
    C. 尽量减少介入性血流动力学监护的使用频率
    D. 制定防止感染的管理制度
    E. 合理使用抗生素

78. 输血反应中，属于医院感染的是
    A. 菌血症
    B. 过敏反应
    C. 溶血反应
    D. 发热反应
    E. 高钾血症

79. 患儿，女，10 个月大，因"低热、嗜睡半个月，烦躁、呕吐、双眼上翻"入院。查体：前囟饱满，心肺无异常，颈抵抗（＋），脑脊液潘氏实验（＋＋），细胞数 $200 \times 10^6/L$，糖 $1.5mmol/L$，氯化物 $95mmol/L$。最可能的医疗诊断是
    A. 中毒性脑病
    B. 结核性脑膜炎
    C. 化脓性脑膜炎
    D. 真菌性脑膜炎
    E. 病毒性脑膜炎

80. 患者，男性，75 岁，因"肺部感染"收治入院，在使用头孢他啶 5 日后出现了发热、腹痛、腹泻及水样便。查血常规白细胞计数升高，结肠镜检查见肠壁充血、水肿，考虑该患者出现了
    A. 急性细菌性痢疾
    B. 食物中毒引起的腹泻
    C. 抗菌药物相关性腹泻
    D. 病毒引起的腹泻
    E. 胃肠功能紊乱引起的腹泻

81. 评价一所医院感染监测质量好坏的重要标志是
    A. 医院感染患病率
    B. 医院感染漏报率
    C. 医院感染发生率
    D. 医院感染续发率
    E. 医院感染例次发生率

82. 下列关于医院感染资料收集的叙述，错误的是
    A. 查阅的内容包括患者相关的医疗、护理文件，如体温单、病程记录等
    B. 符合"医院感染诊断标准"的病例需要填写医院感染病例报告卡
    C. 是必不可少的监测内容
    D. 只能通过回顾性方法收集
    E. 患者家属及陪护人员暂不作为监测的重点人群

83. 血液科护士带教实习护士期间，应告知实习护士该科患者应采用
    A. 严密隔离
    B. 消化道隔离
    C. 呼吸道隔离
    D. 保护性隔离
    E. 接触隔离

84. 体内物质隔离的范围不包括
    A. 血液
    B. 汗液
    C. 胸腔积液
    D. 羊水
    E. 阴道分泌物

85. 医院感染管理工作的基础是
    A. 消毒灭菌制度监测
    B. 隔离制度监测
    C. 抗生素使用监测

D. 医院高危感染人群监测
E. 全民综合性监测

86. 医院内感染监测的最终目的是
   A. 研究医院内感染的分布特点
   B. 研究医院内感染的影响因素
   C. 探讨医院内感染的发生规律
   D. 制定预防及控制感染的对策
   E. 控制和减少医院内感染

87. 已知某医院2018年全年住院患者总数，该年已经上报的医院内感染病例数、漏报医院感染病例数、新发医院感染病例次数、续发病例数以及接触者总数，则下列指标中不能计算的是
   A. 医院内感染漏报率
   B. 医院内感染发生率
   C. 医院内感染患病率
   D. 医院内感染续发率
   E. 医院内感染例次发生率

88. 压力蒸汽灭菌生物监测指示菌株为
   A. 耐热的嗜热脂肪杆菌芽胞
   B. 耐热的嗜热脂肪杆菌
   C. 金黄色葡萄球菌
   D. 枯草杆菌芽胞
   E. 短小杆菌芽胞

89. 细菌接触抗菌药物后，抗菌药物被清除时，细菌生长仍在一定时间内受到持续抑制，这种作用称为
   A. 拮抗作用
   B. 后效作用
   C. 吸附作用
   D. 分解作用
   E. 增强作用

90. 晨间护理时，护士小王要为甲、乙两位患者更换引流袋，操作过程正确的是
   A. 洗手→戴手套→换甲患者引流袋→洗手→换乙患者引流袋→摘手套→洗手
   B. 洗手→戴手套→换甲患者引流袋→换手套→换乙患者引流袋→摘手套→洗手
   C. 洗手→戴手套→换甲患者引流袋→换乙患者引流袋→摘手套→洗手
   D. 洗手→戴手套→换甲患者引流袋→摘手套→洗手→戴手套→换乙患者引流袋→摘手套→洗手
   E. 洗手→戴手套→换甲患者引流袋→摘手套→洗手→戴手套→换乙患者引流袋→洗手→摘手套

91. 下列有关纤支镜常规消毒后菌落数的要求，正确的是
   A. 每件≤5cfu
   B. 每件≤10cfu
   C. 每件≤15cfu
   D. 每件≤20cfu
   E. 每件≤30cfu

92. 下列说法错误的是
   A. 标准预防是把所有的患者血液、体液、分泌物、排泄物都视为有传染性而采取隔离措施
   B. 流行性出血热的主要感染源是鼠类
   C. 换药室地面上溅有患者血液，应用含氯消毒剂拖洗，然后将拖把先消毒、再洗净
   D. 用臭氧灭菌灯进行消毒后，进入现场的间隔时间为关灯后10~15分钟
   E. 隔离室适用于个人卫生状态差的患者

93. 接收清洁-污染手术者的手术时，预防用药必要时可延长至
   A. 术前24小时
   B. 术后24小时
   C. 术后48小时
   D. 术后3天
   E. 术后1周

94. Ⅲ类环境物体表面细菌菌落总数卫生标准为
   A. 物体表面细菌数≤5cfu/cm^2
   B. 物体表面细菌数≤10cfu/cm^2
   C. 物体表面细菌数≤15cfu/cm^2
   D. 物体表面细菌数≤25cfu/cm^2
   E. 物体表面细菌数≤50cfu/cm^2

95. 按照物品污染后造成危害的程度，将医用物品的危险性分为
   A. 3类
   B. 4类
   C. 2类
   D. 5类

E. 6 类

96. 连续进行下一台手术，医护人员手消毒的方法是
   A. 只需更换无菌手套
   B. 重新按外科手消毒法进行洗手
   C. 用肥皂和流动水洗水，手干后戴无菌手套
   D. 用氧化电位水洗手消毒，手干后戴无菌手套
   E. 用消毒剂 3～5ml 涂擦手和前臂，手干后戴无菌手套

97. 使用医用干热灭菌箱进行物品灭菌时，下列叙述错误的是
   A. 温度为 160℃ 时，灭菌时间仅需要 1 小时
   B. 灭菌时不要与箱底部及四壁接触
   C. 适用于耐高温、不耐湿热或不宜穿透物品的灭菌
   D. 物品包装不可超过 10cm×10cm×20cm
   E. 物品高度不能超过箱高度的 2/3

98. 为防止"小装量效应"，脉动真空压力蒸汽灭菌器的装载量不得小于
   A. 5%
   B. 10%
   C. 15%
   D. 20%
   E. 25%

99. 可能成为原位菌群三度失调的优势菌为
   A. 葡萄球菌、双歧杆菌、类杆菌
   B. 铜绿假单胞菌、变形杆菌、肠球菌
   C. 白假丝酵母菌、乳酸菌、大肠埃希菌
   D. 产气荚膜梭菌、肺炎链球菌、乳酸菌
   E. 白假丝酵母菌、铜绿假单胞菌、葡萄球菌

100. 预防老年患者医院感染发生的最重要措施是
   A. 做好环境监测
   B. 加强生活护理
   C. 工作人员认真洗手
   D. 保持室内环境整洁
   E. 减少介入性治疗的使用频率

101. 欲配制 1% 过氧乙酸 100ml，需要 20% 的过氧乙酸原液和灭菌蒸馏水的量分别为
   A. 5ml，95ml
   B. 10ml，90ml
   C. 15ml，85ml
   D. 20ml，80ml
   E. 25ml，75ml

102. 医务人员实行剖宫产术时，为预防感染，给予抗生素的最佳时间是
   A. 术前 1 日
   B. 术前 30～60 分钟
   C. 脐带钳夹后
   D. 术后即给
   E. 术前 1 小时和术后

103. 某医院 2018 年 6 月共收治住院患者 2500 人，其中有 200 人新发医院感染，同期共有 375 人存在医院感染。经过感染监测实查，发现 10 月份漏报新发感染人数 50 人，实际医院感染发生率为
   A. 8%
   B. 10%
   C. 15%
   D. 20%
   E. 25%

104. 根据标准预防的概念，下列物质中不被看作具有传染性的是
   A. 体液
   B. 分泌物
   C. 血液
   D. 粪便和尿液
   E. 汗液

105. 艾滋病的传播途径不包括
   A. 日常生活接触
   B. 使用血制品
   C. 静脉吸毒
   D. 母婴传播
   E. 性接触

106. 下列关于医院内感染常见病原体的叙述，错误的是
   A. 常为多重耐药菌种
   B. 大部分为人体正常菌群的转移菌或条件致病菌
   C. 常侵犯免疫功能低下的宿主

D. 大肠埃希菌是泌尿道感染的主要病原菌
E. 同一种细菌，医院外分离出的病原体菌株的耐药性更强、更广

107. 不适用于环氧乙烷灭菌的包装材料有
A. 通气型硬质容器
B. 纸、复合透析纸
C. 布、无纺布
D. 聚乙烯
E. 金属箔

108. 关于无菌物品的储藏，叙述错误的是
A. 无菌物品不可放在水槽、水管周围及任何有水的地方，以免受潮污染
B. 清洁工作要保持湿式清扫，避免扬尘
C. 储物架及运送车要保持干净
D. 储存的物品应至少距地面10cm，距天花板20cm，距墙壁5cm
E. 储存的环境内严格限制人员的流动

109. 标准预防措施不包括
A. 洗手
B. 穿着隔离衣
C. 设置隔离室
D. 戴手套、面罩、护目镜和口罩
E. 具有可代替口对口复苏的设置

110. 下列有关臭氧消毒的说法中，错误的是
A. 主要依靠强大的氧化作用杀菌
B. 臭氧发生器将空气中的氧气转换为臭氧
C. 要求臭氧浓度≤20mg/m³
D. 消毒时间应≥30分钟
E. 温度、湿度、pH值等影响臭氧的作用

111. 关于使用化学消毒剂的注意事项，不包括
A. 严格掌握浸泡时间
B. 配制成有效的浓度
C. 物品要全部浸没在消毒液内
D. 消毒前必须用无菌生理盐水冲洗
E. 性质不稳定的消毒液临时配制

112. 以下不属于医院内感染中常见细菌的是
A. 大肠埃希菌
B. 溶血性链球菌
C. 金黄色葡萄球菌
D. 肺炎克雷伯菌

E. 白假丝酵母菌

113. 某医院2018年全年住院患者总数25 000，该年上报的医院内感染病例数为30，漏报医院内感染病例数为20，所有医院内感染病例中当年新发生的病例为40。该医院2017年的医院内感染患病率为
A. 0.1%
B. 0.15%
C. 0.2%
D. 0.25%
E. 40%

114. 某病房患者总数40人，其中一级护理10人，二级护理15人，三级护理15人。经测定，各级护理中每名患者在24小时内所需要的平均护理时数分别为：5小时、3小时、1小时，一日间接护理项目所需时间为22小时，病房床位使用率92%，机动编制20%，每名护士每日工作8小时，应配备编制护士人数
A. 14人
B. 15人
C. 16人
D. 17人
E. 18人

115. 护士小赵用紫外线灯为某病室进行空气消毒，该病室湿度为70%，为保证良好的消毒效果，该护士应
A. 更换紫外线灯管
B. 延长消毒时间
C. 缩短消毒时间
D. 降低室内温度
E. 增高室内温度

116. 关于疾病三间分布的描述，是指
A. 时间、各项治疗之间、人群之间
B. 患者之间、病房之间、医院之间
C. 患者之间、护士之间、医生之间
D. 空间分布、人间分布、时间分布
E. 现有病例、以往病例、其他病例

117. 以下说法，不符合消毒供应中心设置的基本要求的是
A. 区域相对独立
B. 周围环境应清洁

C. 消毒供应中心应远离产房
D. 消毒供应中心宜接近手术室
E. 建筑面积应符合医院建设标准的规定

118. 患者，女性，53岁，因"行髋关节置换术"而入院，术前检查各项指标均正常，手术结束后，手术器械的消毒灭菌方法应首选
    A. 压力蒸汽灭菌
    B. 环氧乙烷灭菌
    C. 2%戊二醛浸泡
    D. 75%乙醇擦拭
    E. 3%过氧化氢浸泡

119. 原位菌群失调是指正常菌群生活在原来部位，但出现
    A. 菌群数量或种类结构变化
    B. 外来菌入侵
    C. 多重耐药菌株
    D. 选择性去污染
    E. 细菌定植

120. 患者用过的医疗器械和物品消毒处理措施为
    A. 先去污染，彻底洗干净，再消毒或灭菌
    B. 含氯制剂、二氧化氢、邻苯二甲醛等
    C. 季铵盐类消毒剂、双胍类消毒剂等
    D. 热力
    E. 辐射

121. 进入人体无菌组织、器官、脉管系统，或有无菌体液从中流过的物品或接触破损皮肤、破损黏膜的物品属于
    A. 中危险性物品
    B. 低危险性物品
    C. 高危险性物品
    D. 低中危险性物品
    E. 中高危险性物品

122. 消毒可消除或杀灭的微生物为
    A. 细菌繁殖体
    B. 芽胞
    C. 病原微生物
    D. 真菌
    E. 真菌孢子

123. 使用中的皮肤黏膜消毒液染菌量应
    A. ≤5cfu/ml
    B. ≤8cfu/ml
    C. ≤10cfu/ml
    D. ≤30cfu/ml
    E. ≤50cfu/ml

124. 清洗后的镊子，其首选的消毒方法为
    A. 75%乙醇浸泡
    B. 酸性氧化电位水浸泡
    C. 机械热力消毒
    D. 含氯消毒剂擦拭
    E. 臭氧消毒

125. 运用碘伏进行口腔黏膜及创面消毒，其有效碘浓度为
    A. 500~1000mg/L
    B. 1000~2000mg/L
    C. 100~200mg/L
    D. 2500~3000mg/L
    E. 3500~4000mg/L

126. 医用一次性纸袋包装的无菌物品的有效期为
    A. 1周
    B. 1个月
    C. 1天
    D. 3个月
    E. 半年

127. 过氧乙酸稀释液的使用时限为
    A. ≤8小时
    B. ≤12小时
    C. ≤4小时
    D. ≤24小时
    E. ≤48小时

128. 导管室空气中的细菌菌落总数应
    A. ≤4cfu/（15分钟 直径9cm平皿）
    B. ≤5cfu/（15分钟 直径9cm平皿）
    C. ≤10cfu/（15分钟 直径9cm平皿）
    D. ≤15cfu/（15分钟 直径9cm平皿）
    E. ≤20cfu/（15分钟 直径9cm平皿）

129. 下列有关炭疽的叙述，不正确的是
    A. 炭疽的传染源是病毒和患者
    B. 炭疽杆菌只通过破损皮肤进入人体引起感染
    C. 患者使用的餐具可使用含氯消毒液

浸泡

D. 病室空气可采用过氧乙酸 3g/m³ 熏蒸 1～2 小时

E. 炭疽患者用过的治疗废弃物应焚烧处理

130. 被乙肝病毒污染的物体表面处理方法，正确的是
    A. 用低效消毒剂擦拭
    B. 用高效消毒剂擦拭
    C. 用清水擦拭
    D. 用紫外线照射
    E. 用清洁剂擦拭

131. 紫外线灯管可采用下列哪种棉球擦拭灯管
    A. 无水乙醇棉球
    B. 75% 乙醇棉球
    C. 生理盐水棉球
    D. 次氯酸钠棉球
    E. 碘伏棉球

132. 过氧乙酸不能用于
    A. 手的消毒
    B. 空气消毒
    C. 擦拭家具
    D. 浸泡金属器械
    E. 浸泡搪瓷类物品

133. 过氧乙酸稀释液临用前配制，配制溶液时应注意的是
    A. 可与有机物相混合
    B. 可与碱或有机物相混合
    C. 忌与碱或有机物相混合
    D. 可与碱相混合，但不可与有机物相混合
    E. 不可与碱相混合，但可与有机物相混合

134. 过氧乙酸使用注意事项，不正确的是
    A. 对金属有腐蚀性
    B. 使用时宜新鲜配制
    C. 使用时遇光和热可氧化分解
    D. 对阴离子表面活性剂有拮抗作用
    E. 用前应测定有效含量，原液浓度低于 12% 时禁止使用

135. 将待消毒的物品放入装有含氯消毒剂溶液的容器中，加盖。对细菌繁殖体污染的物品消毒，用含有效氯 500mg/L 的消毒液浸泡 10 分钟以上；对肝炎病毒、分枝杆菌和细菌芽胞污染物品的消毒，用含有效氯
    A. 200mg/L 消毒液浸泡 30 分钟以上
    B. 2000mg/L 消毒液浸泡 30 分钟以上
    C. 500mg/L 消毒液浸泡 30 分钟以上
    D. 2000mg/L 消毒液浸泡 10 分钟以上
    E. 1000mg/L 消毒液浸泡 20 分钟以上

二、多选题

1. 以下不属于医院内感染的有
   A. 医务人员在医院工作期间获得的感染
   B. 患者原有的慢性感染在医院内急性发作
   C. 新生儿经胎盘获得的感染
   D. 原有感染的基础上出现其他部位新的感染
   E. 由于诊疗措施激活的潜在性感染

2. 临床科室出现医院感染流行或暴发时，下列的措施正确的是
   A. 对感染患者和周围人群进行详细的流行病调查
   B. 必要时隔离患者甚至暂停接收患者
   C. 总结经验，制订防范措施
   D. 调换所有工作人员
   E. 查找感染源

3. 下列属于高度危险性医用物品的有
   A. 输液器材
   B. 透析器
   C. 膀胱镜
   D. 导尿管
   E. 喉镜

4. 关于抗生素的配伍禁忌和合理给药，叙述正确的是
   A. 静脉滴注 β-内酰胺类抗生素时，可采用连续给药方案
   B. 大环内酯类抗生素可采用连续给药方案，避免毒性反应
   C. 氨基糖苷类抗生素采用间歇式给药方案，不宜静脉注射
   D. 静脉滴注抗生素的溶液，原则选用 0.9% 氯化钠溶液，必要时才选用 5% 葡萄糖氯化钠溶液或 5% 葡萄糖溶液

E. 原则上 2 种抗生素不宜置于同一溶液中静脉注射或静脉滴注

5. 下列物品与所选用的消毒灭菌方法，正确的是
   A. 耐热的玻璃器材：干热灭菌法
   B. 不耐热的塑料制品：3%过氧化氢
   C. 不耐热的精密仪器：2%戊二醛
   D. 伤口清洗：5%过氧化氢
   E. 物品表面：0.4%过氧乙酸

6. 器械护士小方，术后对手术金属器械进行去污处理时，下列做法中正确的是
   A. 发现器械上血迹污染较重，因此预先用酶洗涤剂浸泡 2 分钟以上
   B. 选用弱酸洗涤剂进行清洗
   C. 手术结束及时清洗，避免污物干燥
   D. 清洗中注意避免污物与身体的直接接触
   E. 清洗中避免直接用手对器械尖锐端进行清洗

7. 下列属于合理使用抗生素的是
   A. 清洁无菌手术术前可不预防性使用抗生素
   B. 原则上一般使用 0.9%氯化钠溶液作为抗生素静脉滴注的溶液
   C. 疑似细菌感染，决定使用抗生素前，应留取标本进行病原学检查
   D. 万古霉素不作为预防性抗生素使用
   E. 为节省时间，一般可把 2 种抗生素置于同一溶液中输注

8. 下列关于医院感染监测的叙述，正确的是
   A. 包括综合性监测和目标监测
   B. 目标监测开展的期限不应少于 1 年
   C. 需要监测医院感染各科室发病率
   D. 500 张病床以上的医院感染发病率应低于 10%
   E. 漏报调查样本量不少于年监测患者数的 10%，漏报率应低于 10%

9. 用预真空压力蒸汽灭菌器皿包进行压力蒸汽灭菌时，下列描述错误的是
   A. 重量不超过 10kg
   B. 灭菌时间需要 20 分钟
   C. 装载量不超过柜室容积的 90%
   D. 与敷料包同时灭菌时，放于柜室的上层
   E. 若不同类的物品，以最易达到的温度和时间为准

10. 使用医用干热灭菌箱进行物品灭菌时，下列叙述正确的是
    A. 适用于耐高温、不耐湿热或不宜穿透物品的灭菌
    B. 物品包装不可超过 10cm×10cm×20cm
    C. 温度为 160℃时，灭菌时间需要 1 小时
    D. 灭菌时不要与箱底部及四壁接触
    E. 物品高度不能超过箱高度的 2/3

11. 关于消毒灭菌的叙述，错误的是
    A. 含氯消毒剂对乙型肝炎病毒、丙型肝炎病毒、柯萨奇病毒、艾滋病病毒有很强的杀灭作用
    B. 环氧乙烷对消毒物品损害轻微，液体环氧乙烷可与塑料直接接触
    C. 乙醇可用于内、外科器械的消毒
    D. 过氧乙酸可用于棉布的消毒
    E. 碘对皮肤的刺激性较小

12. 下列预防手术部位感染的措施，正确的是
    A. 处理同一患者不同部位的伤口不必洗手
    B. 尽量减少患者术后在监护室滞留的时间
    C. 伤口敷料湿透立即更换敷料
    D. 厌氧菌感染切口的脏敷料须焚毁
    E. 采用封闭式重力引流

13. 下列关于人体内正常菌群的叙述，正确的是
    A. 正常菌群绝大部分是厌氧菌
    B. 肠道内的正常菌群可合成叶酸、维生素 A、烟酸等
    C. 肠道中的乳酸菌、肠球菌等正常菌群有降低胆固醇的作用
    D. 菌群失调可导致感染
    E. 具有免疫调节作用

14. 使用季铵盐类消毒剂消毒物品时，下列叙述正确的是
    A. 双链季铵盐用作皮肤消毒剂时，浓度为 500mg/L，作用时间为 2~5 分钟
    B. 苯扎溴铵用于黏膜消毒剂时，浓度为 500mg/L，作用时间为 3~5 分钟
    C. 与肥皂、洗衣粉合用时，有增强消毒效果的作用

D. 苯扎溴铵仅能杀灭部分细菌繁殖体和亲脂病毒
E. 可用于环境表面消毒

15. 以下化学消毒剂能达到灭菌效果的有
    A. 氯己定
    B. 过氧化氢
    C. 环氧乙烷
    D. 甲醛
    E. 戊二醛

16. 医院内部感染监测包括
    A. 全面综合性监测
    B. 发病率监测
    C. 感染病种监测
    D. 致病微生物检测
    E. 目标检测

17. 下列几种手术，需要在手术前预防性应用抗生素的是
    A. 全髋关节置换术
    B. 静脉曲张高位结扎术
    C. 永久性起搏器安置术
    D. 乳腺囊肿切除术
    E. 甲状腺切除术

18. 下列疾病具有联合使用抗生素的指征的是
    A. 慢性骨髓炎
    B. 结核
    C. 细菌性心内膜炎
    D. 急性尿道炎
    E. 腹腔脏器穿孔

19. 下列情况中，不需要采取呼吸道隔离的有
    A. MRSA
    B. 麻疹
    C. 流行性脑脊髓膜炎
    D. 伤寒
    E. 感染性腹泻

20. 有关外科手消毒的做法，正确的是
    A. 先刷指尖，然后刷手、腕、前臂、肘部、臂下 1/3 段
    B. 按规定顺序刷洗 3 遍，共 6 分钟
    C. 特别要刷净甲沟、指间及腕部
    D. 每遍刷完用流动水冲净
    E. 水由手、上臂至肘部流下

21. 下列有关化学消毒剂戊二醛的使用注意事项，正确的是
    A. 戊二醛对碳钢制品有腐蚀性，使用前应先加入 0.1% 碳酸氢钠防锈
    B. 盛装戊二醛消毒液的容器应加盖，放于通风良好处
    C. 使用过程中应加强对戊二醛浓度的检测
    D. 接触戊二醛消毒液时应戴橡胶手套
    E. 防止将戊二醛溅入眼内或吸入体内

22. 中度危险品包括
    A. 体温表
    B. 腹腔镜
    C. 呼吸机管道
    D. 胃肠道内镜、气管镜
    E. 麻醉机管道、压舌板、喉镜

23. 可用于空气消毒的方法有
    A. 甲醛熏蒸
    B. 紫外线消毒
    C. 层流通风
    D. 臭氧消毒
    E. 静电吸附式空气消毒器层流通风

24. 化学消毒的作用机制包括
    A. 渗透到菌体内，使菌体蛋白凝固变性
    B. 破坏细胞膜的结构，改变其通透性
    C. 利用潜热使菌体蛋白及酶变性
    D. 抑菌细菌代谢生长
    E. 干扰细菌酶的活性

25. 使用化学消毒剂的注意事项是
    A. 注意安全防护
    B. 现用现配
    C. 根据消毒对象，正确选择消毒剂种类
    D. 盛放容器应加盖
    E. 所有使用中的化学消毒剂均应每日更换一次

26. 下列疾病中，需采取消化道隔离的是
    A. 伤寒
    B. 甲型肝炎
    C. 霍乱
    D. 脊髓灰质炎
    E. 麻疹

27. 移位菌群失调的表现，不包括
    A. 横向转移
    B. 纵向转移

C. 经血循环或淋巴循环向远处转移
D. 一度失调
E. 三度失调

28. 在锐器损伤的防护中，错误的措施包括
    A. 进行注射、针刺、清洗器械时戴手套
    B. 为患者注射后应立即回套针帽，防止扎伤
    C. 一旦刺伤，立即挤血并冲洗伤口
    D. 扎伤后应保留好该锐器以便确定可能的病原体
    E. 一旦手上有伤口，应避免接触患者的血液与体液

29. 下列情况中不必进行手消毒的是
    A. 无菌操作后
    B. 护理传染病患者前
    C. 护理免疫力低下的患者之前
    D. 实施侵入性操作之前
    E. 护理多重耐药菌感染的患者后

30. 下列疾病中属于空气传播疾病，需要实施标准预防及空气隔离的有
    A. 风疹
    B. 麻疹
    C. 开放性结核
    D. 轮状病毒感染
    E. 副流感病毒感染

31. 在医院感染控制中，特别应预防的感染有
    A. 下呼吸道感染
    B. 手术部位感染
    C. 皮肤软组织感染
    D. 产后生殖器官的感染
    E. 血管内导管相关性感染

32. 属清洁手术，但仍需预防性使用抗生素的有
    A. 远端有感染灶
    B. 心脏瓣膜病或已植入人工心脏瓣膜
    C. 有易患感染的伴随疾病、营养不良、接受激素治疗、全身情况差者
    D. 年龄>65岁
    E. 为预防感染，所有手术都应预防性使用抗生素

33. 以下疾病需严格隔离的患者是
    A. SARS
    B. 狂犬病
    C. 鼠疫患者
    D. 炭疽患者
    E. 霍乱患者

34. 以下属于高效消毒剂的是
    A. 碘伏
    B. 75%乙醇
    C. 2%戊二醛
    D. 过氧乙酸
    E. 含氯消毒剂

35. 临床上常用的手消毒剂有
    A. 0.5%氯己定醇
    B. 0.5%碘伏
    C. 0.1%苯扎溴铵
    D. 0.5%含氯消毒剂
    E. 75%乙醇

36. 以下特殊病原菌的消毒措施，错误的是
    A. 离体后的HIV，几乎所有的消毒剂在短时间内均可将其灭活
    B. 向生殖器官喷涂消毒剂，可以有效预防在性生活中感染淋病和梅毒
    C. 低效消毒剂即可杀灭梅毒病原体
    D. 炭疽杆菌可以使用中效消毒剂
    E. 结核杆菌只能使用高、中效消毒剂

37. 用臭氧消毒空气，必须是在封闭空间，并且
    A. 室内无人条件下进行
    B. 消毒后至少过30分钟才能进入
    C. 室内有人条件下进行
    D. 室内可有人条件下进行
    E. 室内无人员条件限制下进行

38. Ⅲ类环境的空气消毒可采用
    A. 臭氧消毒
    B. 紫外线消毒
    C. 层流通风
    D. 通风
    E. 静电吸附式空气消毒器层流通风

39. 抗感染药物合理应用的原则，包括
    A. 严格掌握抗感染药物使用的适应证、禁忌证，密切观察药物效果和不良反应
    B. 严格掌握抗感染药物联合应用和预防应用的指征

C. 制定个体化的给药方案

D. 密切观察患者有无菌群失调，及时调整抗感染药物

E. 病毒性感染应尽早使用抗生素

40. 以下描述，不属于医院感染管理科专职人员的主要职责的是

   A. 对医院感染管理科拟订的全院医院感染管理工作进行审定

   B. 对医院发生的医院感染流行、暴发进行调查分析，提出控制措施并组织实施

   C. 对本地区医院感染管理的相关课题进行研究

   D. 对购入消毒药械，一次性使用医疗、卫生用品进行审核，对其储存、使用及用后处理进行监督

   E. 参与药事管理委员会关于抗感染药物应用的管理，协助拟定合理用药的规章制度并参与监督实施

41. 下列哪些情况属于医院感染

   A. 婴儿经胎盘获得的感染，如巨细胞病毒、弓形体病48小时内发病者

   B. 新生儿鹅口疮

   C. 由于诊疗措施激活的潜在感染，如疱疹病毒、结核杆菌等的感染

   D. 人工关节置换术后6个月，出现手术部位肿胀、疼痛，诊断性关节穿刺细菌培养为金黄色葡萄球菌

   E. 医务人员接诊"甲流"患者后，出现流感样症状，实验室诊断为"甲流"

42. 注射前下述洗手过程中，正确的是

   A. 取擦手巾后擦手

   B. 双手下垂，用流动水充分冲洗

   C. 洗净双手后，用手直接关闭水龙头

   D. 每个部位的揉搓时间不少于10秒

   E. 连续为两个患者注射时，中间用快速手消液消毒双手

43. 下列情形中，医院可无须2小时内报告所在地的卫生行政部门及所在地疾病预防控制机构的是

   A. 由于医院感染暴发直接导致患者死亡

   B. 5例以上的医院感染暴发

   C. 由于医院感染暴发直接导致3人以上人身损害后果

   D. 8例以上的医院感染暴发

   E. 发生特殊病原体或新发病原体的医院感染

44. 患者，男性，23岁，因"畏寒、厌油、食欲不振"就诊，诊断为"甲型肝炎"，住院治疗。以下对该患者采取的隔离措施中，正确的是

   A. 病室应有防蝇设备

   B. 不同病种患者的食品不可交换

   C. 不同病种患者书报可相互借阅

   D. 病室地面、物体表面每天消毒1~2次

   E. 接触污物或者患者后或护理下一名患者前必须严格洗手

45. 手卫生是预防与控制医院感染最简单、最有效的措施，关于手卫生的管理要求，下列叙述正确的是

   A. 手部没有肉眼可见污染时，宜使用速干手消毒剂消毒双手代替洗手

   B. 卫生手消毒是指取适量的手消毒剂于手心，双手互搓使之均匀涂布于手的每个部位，作用1分钟

   C. 直接为传染病患者进行检查、治疗及护理，或处理传染患者的污物后，进行手消毒即可

   D. 洗手用的肥皂应保持清洁与干燥，盛放皂液的容器以一次性使用为宜，重复使用的容器应每周清洁与消毒

   E. 易挥发的醇类手卫生产品，开瓶后使用期不超过30天，不易挥发的产品，开瓶后使用期不超过60天

46. 新护士小乔在为某患者拔输液针时不慎发生针刺伤，采取的职业暴露处置措施正确的是

   A. 患者血液体液污染眼部等黏膜时，应用大量0.9%氯化钠溶液反复冲洗

   B. 应用肥皂液和流动清水清洗被污染局部

   C. 针刺伤后应立刻用无菌纱布进行包扎

   D. 被污染针头刺伤者行ZAT治疗

   E. 用70%乙醇溶液或10%碘伏对伤口局部进行消毒

47. 对结核、麻疹等飞沫核<5个/μm的经飞

沫传播的疾病，以下隔离措施正确的是
- A. 患者不能离开病房
- B. 每小时换气1次
- C. 工作人员戴高效口罩
- D. 使用负压
- E. 采用呼吸道隔离

48. 传染病隐性感染特点包括
- A. 感染过程结束后少数人可转变为病原携带状态
- B. 病原体感染人体后诱导机体产生特异性免疫应答
- C. 不引起或仅引起轻微组织损伤
- D. 无明显临床表现
- E. 在传染病中少见

49. 抗生素的使用方法，正确的是
- A. 根据药动学特征选择抗生素和给药途径
- B. 病毒感染应预防性使用抗生素
- C. 对长期大量使用广谱抗生素的患者，定期监测菌群变化及感染部位的细菌变化
- D. 结合感染部位情况选药
- E. 在治疗感染性疾病时，应考虑病原体对抗生素的敏感性

50. 环氧乙烷气体灭菌监测必须
- A. 每锅进行工艺监测
- B. 每包内进行化学监测
- C. 每月进行生物监测
- D. 有移植物的灭菌必须做生物监测合格后方可植入
- E. 每包内外均须进行化学监测

51. 关于手术前预防性应用抗生素的描述，正确的是
- A. 在术前0.5～1小时通过静脉给予1次足量抗生素
- B. 需有明确指征
- C. 总的预防用药时间一般不超过48小时
- D. 择期的结直肠手术前，还需通过导泻或灌肠进行肠道准备
- E. 一般不使用万古霉素

52. 出现医院感染流行或暴发趋势时，医院感染管理科必须及时进行流行病学调查处理，基本步骤包括
- A. 证实流行或暴发
- B. 查找感染源
- C. 查找引起感染的因素
- D. 制订和组织落实有效的控制措施
- E. 分析调查资料，写出调查报告，总结经验，制订防范措施

53. 紫外线灯消毒的机制包括
- A. 使菌体DNA失去转换能力而死亡
- B. 破坏菌体蛋白质中的氨基酸
- C. 降低菌体内氧化酶的活性
- D. 产生臭氧
- E. 产生高能电子束进行辐射灭菌

54. 无菌物品储存有效期，正确的是
- A. 使用一次性医用无纺布包装的无菌物品，有效期宜为1个月
- B. 使用一次性纸塑袋包装的无菌物品，有效期宜为1年
- C. 医用一次性纸袋包装的无菌物品，有效期宜为1个月
- D. 硬质容器包装的无菌物品，有效期宜为1年
- E. 使用一次性纸塑袋包装的无菌物品，有效期宜为6个月

55. 以下关于化学消毒剂效果监测方法的描述，正确的是
- A. 消毒剂生物监测每季度1次
- B. 灭菌剂生物监测每季度1次
- C. 含氯消毒剂化学监测每天1次
- D. 过氧乙酸化学监测每天1次
- E. 戊二醛化学监测每天1次

56. 以下情况下，需要进行手部消毒的是
- A. 进入和离开隔离病房
- B. 脱去无菌手套
- C. 接触污染物品后
- D. 接触患者血液后
- E. 脱隔离衣后

57. 不能通过灭菌、消毒、隔离、无菌技术等措施有效地预防和控制的感染是
- A. 胃炎
- B. 痰中培养大肠埃希菌
- C. 阑尾炎
- D. 新生儿腹泻
- E. 产后乳腺炎

58. 防止手术切口感染的措施，正确的是
    A. 缩短住院时间
    B. 敷料渗透后及时更换
    C. 采用封闭式重力引流
    D. 严格无菌操作
    E. 保持室内空气清洁

59. 患儿，男，9岁，因"急性白血病"进行干细胞移植术，术后进行保护性隔离。下列措施正确的是
    A. 患者应住单间病室隔离
    B. 病室内空气应保持正压通风
    C. 患呼吸道疾病的医护人员应戴口罩护理患者
    D. 未经消毒处理的物品不得带入病室
    E. 接触患者前后均应洗手

60. 患者病愈出院时，护士为其做终末消毒处理，以下处理正确的是
    A. 嘱患者沐浴后将换下的衣服带回家清洗
    B. 床及桌椅用0.2%过氧乙酸溶液擦洗
    C. 病室地面用3%含氯石灰液喷洒
    D. 被服类消毒后送洗衣房清洗
    E. 病室用2%过氧乙酸溶液熏蒸

61. 灭菌前，以下物品准备正确的是
    A. 灭菌物品能拆卸的必须拆卸
    B. 包装材料应允物品内部空气的排除和蒸汽的透入
    C. 灭菌前将物品彻底清洗干净，物品洗涤后干燥并及时包装
    D. 管腔类物品如导管、针和管腔内部先用蒸馏水或去离子水浸湿，然后立即灭菌
    E. 盘、盆、碗等器皿类物品多个包装在一起时，所有器皿的开口应朝向不同的方向

62. 以下关于灭菌后物品的处理方法，正确的是
    A. 已灭菌的物品，不得与未灭菌的物品混放
    B. 无菌包存放过程中浸有水渍应用烤箱烤干后再使用
    C. 检查包装的完整性，若有破损不可作为无菌包使用
    D. 检查化学指示胶带变色情况，未达到或有可疑点者，不可作为无菌包发放至科室使用
    E. 灭菌包掉落在地，或误放不洁之处或沾有水液均应视为受到污染，不可作为无菌包使用

63. 医务人员必须遵守消毒灭菌原则，包括
    A. 进入人体组织或无菌器官的医疗用品必须灭菌
    B. 接触皮肤黏膜的器具和用品必须消毒
    C. 用过的医疗器材和物品，应先去污物，彻底清洗干净，再消毒或灭菌
    D. 其中感染症患者用过的医疗器材和物品，应先消毒，彻底清洗干净，再消毒或灭菌
    E. 所有医疗器械在检修前应先经消毒或灭菌处理

64. 关于职业暴露后的处理流程，下列叙述正确的是
    A. 针刺伤发生后应立即自针刺伤处的近心端向远心端挤压，尽可能挤出损伤处的血液
    B. 再用洗手液或肥皂在流动水下冲洗针刺
    C. 如果患者无传染病，无须报告
    D. 最后使用皮肤消毒液对暴露部位进行消毒
    E. 皮肤、黏膜暴露后无需进行处理

65. 发现医院感染暴发事件时，以下处理措施错误的是
    A. 隐瞒患者及其家属
    B. 分析感染源和感染途径
    C. 采取有效的控制措施
    D. 及时报告相关部门
    E. 感染不严重时，可不必通知相关部门，科室内部处理即可

66. 非感染症患者用过的器材最好使用完毕按以下方法进行分类
    A. 尽量不要直接用手进行分类
    B. 锐利物品必须放在防刺容器内进行运输
    C. 污物务必要防止干燥
    D. 如不能在1~2小时内及时清洗，须将物品浸于冷水或含酶液体中
    E. 对于有大量有机物污染或污染物已干时

可先用酶洗涤剂浸泡至少2分钟

67. 能达到灭菌效果的物理方法是
    A. 电离辐射灭菌
    B. 微波灭菌
    C. 热力灭菌
    D. 等离子体灭菌
    E. 机械除菌法

68. 清洁、灭菌、消毒的监测方法中，描述错误的是
    A. 使用中的含菌量为150cfu/ml的消毒液可用于空气喷洒
    B. 压力蒸汽灭菌时，化学指示胶带在130℃、4分钟后颜色改变，表示灭菌合格
    C. 接触黏膜的医疗用品可以检出致病微生物
    D. 普通30W新灯管辐照度≥45μW/cm² 为合格
    E. 压力蒸汽灭菌时，化学指示卡在121℃、60分钟后颜色改变，表示灭菌合格

69. 预防和控制多重耐药菌传播的措施是
    A. 加强医务人员的手卫生
    B. 严格实施隔离措施
    C. 加强抗生素的合理应用
    D. 加强病房内物品表面的清洁与消毒
    E. 接触多重耐药菌感染的患者时，应穿隔离衣

70. 使用化学消毒剂必须掌握的知识包括
    A. 消毒剂的作用
    B. 消毒剂的使用方法
    C. 影响消毒或灭菌效果的因素
    D. 有效浓度
    E. 监测方法和标准

71. 环境卫生学监测项目包括
    A. 空气
    B. 物体表面
    C. 医护人员手
    D. 消毒液
    E. 医疗器械

72. 下列哪项符合气性坏疽病原体的消毒要求
    A. 伤口采用3%过氧化氢溶液冲洗
    B. 诊疗后器械应先消毒，后清洗、再灭菌
    C. 每例感染患者之间应及时采用0.5%过氧乙酸或500mg/L含氯消毒剂擦拭物体表面
    D. 手术结束患者出院、转院或死亡后应按要求进行终末消毒
    E. 环境表面有明显污染时，随时携消毒，采用0.5%过氧乙酸成500mg/L含氯消毒剂擦拭

73. 特殊感染是指
    A. 朊毒体
    B. 气性坏疽
    C. 突发不明原因传染病的病原体
    D. HIV
    E. HBV

74. 感染性废物包括
    A. 废弃的血液血清
    B. 隔离传染病患者或疑似传染病患者产生的生活垃圾
    C. 各种废弃的医学标本
    D. 病原体的培养基、标本和菌种、毒种保存液
    E. 被患者血液、体液、排泄物污染的物品

75. 贮存HBV、HCV阳性血液后处理，正确的是
    A. 贮存冰箱内壁用含氯消毒剂擦拭消毒
    B. 贮存冰箱内壁用紫外线照射消毒
    C. 贮存冰箱内壁用过氧乙酸擦拭消毒
    D. 阳性血液和血制品尽快彻底焚烧
    E. 贮存的冰箱解冻后的冰水，含氯消毒剂浸泡消毒30分钟后排放

76. 淋病患者使用后的物品，需要进行消毒的是
    A. 被褥
    B. 浴巾
    C. 内衣
    D. 马桶
    E. 碗筷

77. 对护理人员感染监测包括
    A. 建立健康档案
    B. 调入时进行体检
    C. 定期体检
    D. 了解受感染情况

E. 调离时无须进行体检
78. 炭疽患者用后的医疗废物处理方法，错误的是
  A. 焚烧处理
  B. 过氧乙酸熏蒸消毒
  C. 消毒2小时后，深埋2m以下
  D. 环氧乙烷熏蒸消毒
  E. 置于双层黑色不透水塑料袋内
79. 艾滋病诊疗操作，正确的是
  A. 皮肤发生破损，进行有可能接触患者血液体液操作时必须戴双层手套
  B. 进行有可能接触患者血液、体液操作时必须戴手套
  C. 摘手套后立即洗手
  D. 使用后的锐器应当直接放入耐刺、防渗漏的利器盒
  E. 使用后的一次性针头重新套上针头套
80. 医院感染病原体的特性包括
  A. 多数为正常菌群或条件致病菌
  B. 免疫力低下者易感染革兰阴性杆菌
  C. 大多具有耐药性
  D. 与储菌场所有关
  E. 真菌感染最常见
81. 呼吸道隔离的主要原则有
  A. 接触患者须戴口罩、帽子
  B. 设隔离室，同一病原菌感染者可同住一室
  C. 污染敷料应袋装、标记，并进行焚烧或消毒灭菌处理
  D. 采用蓝色标记，探视者进入隔离室前应通知值班护士
  E. 接触患者或可能污染物品后，以及护理下一个患者前应洗手
82. 清洁、消毒和灭菌方法的叙述，正确的是
  A. 环氧乙烷杀菌谱有限
  B. 皮肤过敏者禁用碘酊
  C. 苯扎溴铵不能与肥皂合用
  D. 体温计可用75%乙醇浸泡消毒
  E. 过氧化氢溶液可除掉陈旧血迹
83. 医院地面的清洁与消毒，正确的是
  A. 每日常规消毒2次
  B. 湿式清扫，保持清洁
  C. 用来苏儿每日擦2次
  D. 拖洗工具使用后应先消毒，洗净、再晾干
  E. 当有血迹、粪便、体液等污染时，应及时以含氯消毒剂拖地或喷洒地面
84. Ⅱ类环境可选用的空气消毒方法有
  A. 循环风紫外线空气消毒器
  B. 静电吸附式空气消毒器
  C. 紫外线灯照射
  D. 电子杀菌灯
  E. 通风

三、共用题干题

(1~6题共用题干)
医院感染监测是指长期的、系统的、连续地观察、收集和分析医院感染在一定的人群中的发生和分布及其影响因素，并将监测结果报送和反馈给有关单位和个人，为医院感染的预防控制和宏观管理提供科学依据。

1. 医院感染暴发报告管理第一责任人为
  A. 科护士长
  B. 主管院长
  C. 法定代表人
  D. 临床科主任
  E. 医院内感染管理部门负责人
2. 新建或未开展过医院感染监测的医院，应先开展全院综合性监测，监测时间应不少于多长时间
  A. 3个月
  B. 6个月
  C. 12个月
  D. 24个月
  E. 48个月
3. 医院开展目标性监测时，持续时间应连续多长时间以上
  A. 3个月
  B. 6个月
  C. 12个月
  D. 24个月
  E. 48个月
4. 医院感染患病率调查应多长时间至少开展1次

A. 3 个月
B. 6 个月
C. 12 个月
D. 24 个月
E. 48 个月

5. 多少例以上的医院感染暴发事件，应当按照《国家突发公共卫生事件相关信息报告管理工作规范（试行）》的要求进行报告
   A. 5 例
   B. 8 例
   C. 10 例
   D. 15 例
   E. 18 例

6. 负责组织对重大医院内感染暴发事件进行调查和业务指导的机构是
   A. 县级卫生行政部门
   B. 市级卫生行政部门
   C. 省级卫生行政部门
   D. 国家食品药品监督管理总局
   E. 国家卫生健康委员会及国家中医药管理局

（7～12 题共用题干）
某医院有病床 400 张，按照卫生部《综合医院组织编制原则试行草案》的标准。

7. 工作人员的编设为
   A. 500～550 人
   B. 550～560 人
   C. 560～600 人
   D. 600～650 人
   E. 650～700 人

8. 卫生技术人员的最多配备数为
   A. 380～400 人
   B. 400～403 人
   C. 403～432 人
   D. 432～440 人
   E. 440～450 人

9. 护理人员的人数应为
   A. 190～200 人
   B. 200～210 人
   C. 202～216 人
   D. 216～230 人
   E. 220～240 人

10. 该医院应配置感染管理专职人员不得少于多少
    A. 1 人
    B. 2 人
    C. 3 人
    D. 5 人
    E. 10 人

11. 医院感染管理专职人员每年参加预防、控制医院感染相关知识培训的继续教育课程不少于
    A. 3 学时
    B. 5 学时
    C. 6 学时
    D. 10 学时
    E. 15 学时

12. 医务人员参加预防、控制医院感染相关知识培训的继续教育课程和学术交流活动每年不少于多少学时
    A. 3 学时
    B. 5 学时
    C. 6 学时
    D. 10 学时
    E. 15 学时

（13～14 题共用题干）
患者，女性，55 岁，下岗职工，小学文化。因"乏力、纳差半个月，发热、咳嗽、痰中带血 6 天"以"右上肺继发性肺结核，痰结核涂片检查（+）"收住院治疗。患者于半个月前无明显诱因感乏力，食欲减退，无恶心、呕吐。6 天前渐感胸痛、咳嗽、咳痰，偶有痰中带血，色红，每日 4～5 口，伴发热，以午后为甚，夜间盗汗。既往身体健康，无类似病史。无外伤手术史，无传染病史，无药物过敏史，家人无结核病史。体检：T 38℃，P 100 次/分，R 24 次/分，BP 105/75mmHg。急性病容，神清，全身淋巴结不肿大；右上肺呼吸音稍增粗，锁骨上下区有细湿啰音，心率 100 次/分，心律齐，无杂音。其余检查正常。辅助检查：心常规：RBC 4.5×10^{12}/L，Hb 115g/L，WBC 11×10^9/L，N 54%，L 44%。单核细胞 2%；痰结核菌涂片检查（+）；X 线胸片：右上肺野有斑片状阴影，密度欠均匀，边缘模糊，其余肺

及心、膈显示正常。

13. 对于该患者应采取哪种隔离预防
    A. 保护性隔离预防
    B. 严密隔离预防
    C. 飞沫隔离预防
    D. 接触隔离预防
    E. 空气隔离预防

14. 下列说法，错误的是
    A. X线检查是诊断的重要手段
    B. 初次感染后少数发展为活动性结核
    C. 可致脑膜炎
    D. 发病情况可与人体免疫状态有关
    E. 葡萄膜组织不利于结核杆菌停留

(15~20题共用题干)
医院必须对消毒、灭菌效果定期进行监测，灭菌合格率必须达到100%，不合格物品不得进入临床使用部门。

15. 灭菌包内放置化学指示物的部位应为
    A. 边缘
    B. 最上边
    C. 最下边
    D. 中心部位
    E. 最难灭菌部位

16. 灭菌质量监测资料和记录保留的期限应为下列哪项
    A. <6个月
    B. ≥6个月
    C. ≥12个月
    D. ≥18个月
    E. ≥36个月

17. 灭菌器械包的重量要求是不宜超过
    A. 5kg
    B. 6kg
    C. 7kg
    D. 8kg
    E. 9kg

18. 预真空和脉动真空压力蒸汽灭菌的装载量不应超过柜室容积的
    A. 75%
    B. 80%
    C. 85%
    D. 90%
    E. 95%

19. 快速压力蒸汽灭菌后的物品存放不能超过
    A. 4小时
    B. 6小时
    C. 12小时
    D. 24小时
    E. 48小时

20. 从灭菌器卸载取出的物品，待温度降至室温时方可移动，冷却时间应
    A. 不超过20分钟
    B. 不超过30分钟
    C. 不超过10分钟
    D. 至少30分钟
    E. 至少1小时

(21~22题共用题干)
小王，男，19岁，大一新生，军训时感到不适，几天后确诊患"病毒性肝炎"。校保健室初步诊治，便安排去市院住院治疗，并未引起注意。几天后，小王的室友、辅导员、同学相继发病。保健室负责人及管理学生的干部为此受到学校的严厉批评。

21. 对小王的发病，必须按卫生部规定的时限向当地卫生防疫机构报告疫情的是
    A. 郑某
    B. 校保健室
    C. 班主任老师
    D. 军训的军官
    E. 学校

22. 若造成该传染病的严重传播，应当报告疫情者可能承担的法律责任是
    A. 行政处分
    B. 行政处罚
    C. 吊销执照
    D. 注销注册
    E. 停业整顿

四、案例分析题

(1~6题共用题干)
患者，男性，72岁，肺部感染，高热昏迷5天，入院后给予大量广谱抗生素抗感染治疗，并留置尿管接尿袋，加强翻身、拍背，症状逐渐减轻，但第6天出现大便次数增多，6~7天

后，自述肛门周围疼痛，查大便涂片为白色念珠菌生长，肛指检查：肛周可触及 4～5cm 肿物，有波动感。

1. 该患者的肠道感染属于
   A. 感冒
   B. 伤寒
   C. 食物中毒
   D. 急性肠胃炎
   E. 外源性医院感染
   F. 真菌性肠炎

2. 引起该感染致病菌的形式是
   A. 二重感染（三度失调）
   B. 院内感染
   C. 菌群移位
   D. 菌群失调
   E. 细菌外毒素
   F. 细菌内毒素

3. 此时最恰当的治疗选择是
   A. 理疗
   B. 切开引流
   C. 继续观察
   D. 外敷中药膏
   E. 积极换药处理
   F. 坐浴

4. 提示：为避免患者间交叉感染，预防医院内感染，应做好患者管理，完善病室内空气及物体表面的清洁与消毒措施。关于患者管理、病室环境消毒等措施，下列叙述正确的是
   A. 普通病区安置患者时，不必考虑患者是否感染
   B. 可选择自然通风方式，保持病室内空气清新
   C. 做好病室内物体表面消毒和空气消毒
   D. 在室内有人的情况下，可选用循环风或静电等空气消毒器进行连续动态消毒处理
   E. 在无人的情况下可使用臭氧或紫外线方式进行空气消毒
   F. 对多重耐药菌感染患者做好隔离标志

5. 关于留置导尿管的无菌操作技术，下列叙述正确的是
   A. 操作前戴无菌手套可代替手卫生
   B. 使用合适的消毒棉球消毒尿道口及周围皮肤黏膜，棉球不能重复使用
   C. 女性尿道口的消毒顺序为：先按照由上至下，由内向外的原则清洗外阴，然后清洗并消毒尿道口、前庭、两侧大小阴唇，最后是会阴、肛门
   D. 正确铺无菌巾，避免污染尿道口，保持最大的无菌屏障
   E. 置管过程中，如尿管被污染，可使用碘伏擦拭污染部位后继续使用
   F. 插管结束后，应妥善固定导尿管，并保证集尿袋高度低于膀胱水平

6. 为避免导尿管相关性泌尿道感染的发生，留置尿管后的导管维护措施是
   A. 保持尿液引流装置密闭、通畅、搬运患者时应夹闭引流管，防止尿液逆流
   B. 清空集尿袋中的尿液时，无感染的患者可共用收集容器
   C. 在集尿袋内常规放置抗菌药物或消毒剂可预防尿路感染的发生
   D. 长期留置导尿管者，不宜频繁更换导尿管，除非导尿管阻塞或不慎脱出，以及留置导尿装置的无菌性和密闭性被破坏
   E. 不应常规使用含消毒剂或抗菌药物的溶液进行膀胱冲洗或灌注，以预防尿路感染
   F. 应保持尿道口清洁，大便失禁患者清洁后应当进行消毒

(7～9 题共用题干)

患者，男性，22 岁，1 个月前发病，主诉寒战、高烧、剧烈头痛 1 天，曾呕吐 3 次。体检：神清，体温 39.8℃，颈强（±），皮肤有瘀点，咽部略充血，心肺腹无异常，克氏征（-）。血白细胞 20×10^9/L，中性粒细胞 85%。腰穿脑脊液：米汤样，Pandy（+++），细胞数 3000×10^6/L，中性 80%，糖 1.12mmol/L（20%）。诊断为流行性脑脊髓膜炎。

7. 最有效的治疗措施是
   A. 青霉素 G
   B. 氯霉素
   C. 头孢霉素

D. 环丙沙星
E. 庆大霉素
F. 大环内酯类抗生素

8. 护理工作,需要注意该患者可能出现的并发症有
   A. 中耳炎
   B. 化脓性关节炎
   C. 心内膜炎
   D. 肺炎
   E. 脓胸
   F. 睾丸炎

9. 患者家属询问该病的预后,下列哪项回答是错误的

A. 过去本病病死率为70%左右,使用磺胺药、青霉素等抗生素治疗以来,病死率降至5%~10%
B. 暴发型患者病情凶险,预后较差,暴发型流脑100%死亡
C. 普通型病儿早期采用适宜药物能够彻底治疗,并发症和后遗症很少见
D. 对不典型病例或诊断不及时,又延误了正确治疗,易发生后遗症,因此小儿患流脑后,一定要彻底治疗
E. 年龄以2岁以下及高龄者预后较差
F. 一般死亡病例多为暴发型,短期内死亡于严重休克或脑病

第八章 护理管理学

一、单选题

1. 被称为"科学管理之父"的是
   A. 法约尔
   B. 泰勒
   C. 韦伯
   D. 梅奥
   E. 卢因

2. 被称为"管理过程之父"的是
   A. 法约尔
   B. 泰勒
   C. 韦伯
   D. 梅奥
   E. 卢因

3. 最先提出"以人为本"的管理思想的是
   A. 法约尔
   B. 泰勒
   C. 韦伯
   D. 梅奥
   E. 卢因

4. 提出"劳动方法标准化"的理论是
   A. 人际关系理论
   B. 一般管理理论
   C. 科学管理理论
   D. 行政组织理论
   E. 人类基本需要层次论

5. 下列哪项属于马斯洛·韦伯的管理理论
   A. 人际关系理论
   B. 一般管理理论
   C. 科学管理理论
   D. 行政组织理论
   E. 人类基本需要层次论

6. 麦格雷戈提出的理论是
   A. 双因素理论
   B. X – Y 理论
   C. 人类需要层次理论
   D. 成熟度理论
   E. 以人为本理论

7. 提出目标管理的管理学家是
   A. 巴纳德
   B. 韦伯
   C. 孔茨
   D. 德鲁克
   E. 泰勒

8. 将事情按重要性排序，然后灵活有序安排工作的时间管理方法是
   A. 四象限时间管理法
   B. 区域管理法
   C. ABC 时间管理法
   D. PATC 管理法
   E. PBL 管理法

9. 管理的职能包括
   A. 决策、组织、协调、领导、控制
   B. 计划、人员管理、领导、控制、评价
   C. 领导、计划、组织、人员管理、决策、控制
   D. 计划、组织、人员管理、领导、决策
   E. 计划、组织、人员管理、领导、控制

10. 下面不符合护理管理发展趋势的是
    A. 管理思想的单一化
    B. 管理体制的合理化
    C. 管理人才的专业化
    D. 管理方法的科学化
    E. 管理手段的自动化

11. 将护理程序系统化的护理工作方式是
    A. 小组护理

B. 功能制护理
C. 个案护理
D. 综合护理
E. 责任制护理

12. 不属于护理管理成本的是
   A. 床日成本核算
   B. 制定护士工作标本
   C. 开展护理服务成本核算
   D. 进行护理成本效益分析
   E. 进行实时动态成本监测与控制

13. 有效控制系统的特征，不包括
   A. 适时控制
   B. 适度控制
   C. 弹性控制
   D. 自我控制
   E. 员工认可

14. 有效控制系统的特征不包括
   A. 完善服务内容、建立评估体系、实施成本核算、探寻管理规律
   B. 促进护理科研、建立评估体系、实施成本核算、探寻管理规律
   C. 完善服务内容、建立评估体系、促进护理科研、探寻管理规律
   D. 完善服务内容、促进护理科研、实施成本核算、探寻管理规律
   E. 调节矛盾、培训人才、实施成本核算、完善服务体系

15. 关于 PDCA 质量管理循环程序，叙述错误的是
   A. 处理阶段包括提出这一循环中存在的问题，并转入下一循环去解决
   B. PDCA 的 4 个阶段是一个有机的整体，缺一不可
   C. 大循环套小循环，互相衔接，互相促进
   D. 检查阶段是 PDCA 循环的关键环节
   E. 阶梯式运行，不断上升

16. 医院机构要分成有上下等级关系的部门层级，反映了系统特性的
   A. 整体性
   B. 目的性
   C. 广泛性
   D. 层次性

   E. 独特性

17. 以患者为中心，由责任护士进行整体护理，负责患者的身心健康，这种护理称为
   A. 个案护理
   B. 小组制护理
   C. 功能制护理
   D. 责任制护理
   E. 统筹护理

18. 护理质量控制中的"压疮发生率"属于
   A. 反馈控制的统计指标
   B. 定期控制的统计指标
   C. 同期控制的统计指标
   D. 前馈控制的统计指标
   E. 日常空置的统计指标

19. 护理人员编设按实际工作量计算法计算，确定编设的依据不包括
   A. 实际工作量
   B. 工作效率
   C. 工作班次
   D. 出勤率
   E. 床位使用率

20. 现代管理理论特点是
   A. 强调系统化
   B. 重视人的因素
   C. 强调不断创新
   D. 重视信息工作
   E. 强调权力分散

21. 治愈率、好转率、病死率、院内感染率等是临床质量评价中的
   A. 缓解质量指标
   B. 要素质量指标
   C. 基础质量指标
   D. 终末质量指标
   E. 管理质量目标

22. 治疗班每天检查急救物品完好率，护士长定期检查护理人员素质属于
   A. 专题控制
   B. 专向控制
   C. 同期控制
   D. 定期控制
   E. 前馈控制

23. 500 张床位以上的医院，病床与工作人员

的比例为
A. 1:1.3
B. 1:1.4~1:1.5
C. 1:1.5~1:1.6
D. 1:1.6~1:1.7
E. 1:1.7~1:1.8

24. 护理记录不完整所引起的护理缺陷属于
A. 护理管理不善造成的缺陷
B. 执行医嘱不当所造成的缺陷
C. 护士培训工作不到位造成的缺陷
D. 违反护理规范、常规所造成的缺陷
E. 工作不认真、缺乏责任感所造成的缺陷

25. 在职护理人员专业技术培训的基本原则，不包括
A. 个人需要与机体需要相结合
B. 一般与重点培养相结合
C. 当前需要与长远需要相结合
D. 基本功训练与专科技术培训相结合
E. 按智能结构的不同层次分组培训

26. 某病房的护士长很注意在管理管理过程中给护士一定的授权，而且在下授权力的同时不逃避责任，给被授权护士必要的监督。该护士长遵循的原则是
A. 合理授权
B. 合法授权
C. 视能授权
D. 监督授权
E. 权责对等

27. 某护士长在领导护士们完成病房护理工作的过程中，注意个人目标和组织目标协调一致，这样护士们的行为趋向统一对实现组织目标并取得成效非常有益。这种领导方法符合领导工作的
A. 协调目标原理
B. 沟通联络原理
C. 指明目标原理
D. 直接管理原理
E. 激励原理

28. 某医院护理部对患者一人一针一管执行率进行检查，这种护理质量控制手段属于
A. 基础质量评价
B. 环节质量评价
C. 终末质量评价
D. 基本素质评价
E. 结果质量评价

29. 把收集来的原始质量数据，按照一定的目的和要求加以分类整理，以分析质量问题及其影响因素的质量评价统计方法是
A. 分层法
B. 调查表法
C. 排列图法
D. 因果分析图
E. 控制图

30. 根据《医疗机构专业技术人员岗位结构比例原则》，三级医院的高级、中级、初级员工的比例为
A. 1:4:7
B. 1:2:8
C. 1:3:8
D. 1:3:6
E. 1:4:8

31. 某医院外科护士长为本科学历，掌握丰富的医学护理基础知识和技术专长，护士们遇到专业上的问题都愿意请教护士长，她都能给她们满意的解答。因此护士们都很信赖她，愿意接受她的领导做好病房的护理工作。该护士长对护士的这种行为影响力起作用的因素是
A. 职位因素
B. 才能因素
C. 知识因素
D. 资历因素
E. 品格因素

32. 某医院内科病房有床位40张，床位使用率为90%，平均护理时数为3.3小时，每名护士每日工作8小时，机动编制数占20%，该内科病房应编护士人数
A. 18人
B. 19人
C. 20人
D. 21人
E. 22人

33. 下列属于环节质量的是
A. 一级护理合格率

B. 消毒隔离管理合格率
C. 急救物品准备完好率
D. 陪护率
E. 出院患者对护理工作满意度

34. 下列属于终末质量评价的是
    A. 出院患者对护理工作满意度
    B. 一人一针一管执行率
    C. 护理技术操作合格率
    D. 护理表格书写合格率
    E. 一级护理合格率

35. 下列属于比较准确的护理成本测算方法的是
    A. 项目法
    B. 床日成本核算
    C. 患者分类法
    D. 综合法
    E. 病种分类法

36. 目标管理中，属于定性目标的内容是
    A. 护士的出勤率
    B. 床位周转率
    C. 护士的服务态度
    D. 发生差错事故情况
    E. 优质示范病房达标率

37. 下列哪项不是直线组织结构的优点是
    A. 各部门目标清晰
    B. 权利高度集中于最高领导人
    C. 组织关系明确
    D. 方便评价各部门贡献
    E. 最简单的组织结构类型

38. 创造良好的沟通环境的方法是
    A. 据理力争，说服对方
    B. 平等待人，谨慎谦虚
    C. 沟通中多用评价性语言
    D. 及时表态，早下结论
    E. 分清主次，确定立场

39. 属于护理人员的质量评价内容的是
    A. 执行医嘱准确率、临时医嘱执行是否及时
    B. 心理护理及健康教育数量及质量
    C. 组织结构、设施、仪器设备等基本条件的评价
    D. 技术考核成绩、理论测试成绩

E. 观察病情及治疗反应

40. 美国心理学家伍德渥斯提出的行为表示式中的三个成分是
    A. 刺激、有机体和结果
    B. 刺激、环境和行为反应
    C. 环境、有机体和行为反应
    D. 环境、有机体和结果
    E. 刺激、有机体和行为反应

41. 不属于护理管理控制关键点的是
    A. 高危患者
    B. 高危护士
    C. 高危时间
    D. 关键制度
    E. 所有科室

42. 护理质量标准化的意义，错误的是
    A. 标准化是实行科学管理的目的
    B. 是实施护理活动的重要技术手段
    C. 是护理管理的基础
    D. 是护理管理的关键
    E. 是发现新知识、探求新事物的重要方法

二、多选题

1. 以下说法，符合领导者有效沟通的技巧的是
   A. 注意语言技巧
   B. 注意同感理解
   C. 恰当的自我表露
   D. 合理的立场
   E. 积极的倾听

2. 影响护理人员编制的因素有
   A. 床位使用率
   B. 护理人员素质
   C. 医院的自然条件
   D. 护理管理水平
   E. 服务对象的经济条件

3. 临床路径的特点包括
   A. 强调时效性
   B. 强调有效性
   C. 关注实践性
   D. 强调完整性和合作性
   E. 强调合理费用

4. 以下关于护理人员培训的原则，正确的是
   A. 按需施教，学用一致原则

B. 个人发展原则
C. 全员培训和重点培养相结合原则
D. 整体培养与专业素质培训相结合原则
E. 当前需要与长远发展需要相结合原则

5. 以下心理，属于绝大多数员工有的心理需求是
   A. 渴望获得理解的心理
   B. 愿意保持一致的心理
   C. 追求公平的心理
   D. 希望得到承认的心理
   E. 希望充分自由的心理

6. 以下不属于行为改造型激励理论的是
   A. 需要层次理论
   B. 双因素理论
   C. 期望理论
   D. 强化理论
   E. 公平理论

7. 下列不属于人员管理基本原则的是
   A. 以人为本原则
   B. 责权一致原则
   C. 合理结构原则
   D. 经济效能原则
   E. 系统管理原则

8. 以下属于实施护理质量控制应注意的问题是
   A. 建立完善的护理质量控制系统
   B. 控制方法应具有科学性
   C. 质量控制标准应人性化
   D. 实行全程质量监控
   E. 强调综合控制

9. 四象限时间管理法的两个维度是指事情的
   A. 战略性
   B. 战术性
   C. 紧迫性
   D. 权威性
   E. 重要性

10. 常用的质量评价同级方法包括
    A. 分层法
    B. 反馈法
    C. 调查表法
    D. 控制图
    E. 排列图法

11. 管理的艺术性集中体现在
    A. 管理活动是一种创造性的活动
    B. 管理活动中对于"度"的把握
    C. 管理活动有其特殊规律性
    D. 领导起主导作用
    E. 群众起主导作用

12. 组织结构设计的原则包括
    A. 专业化和劳动分工的原则
    B. 统一指挥的原则
    C. 目标统一的原则
    D. 最多层次原则
    E. 管理幅度原则

13. 责任制护理的特点包括
    A. 护士责任明确
    B. 需要较少的护理人员
    C. 较全面的了解患者情况
    D. 文字记录书写任务较多
    E. 对患者施行8小时在岗，24小时负责

14. 护理业务管理信息系统主要包括哪几个子系统
    A. 病房信息系统
    B. 护理教育信息系统
    C. 个案病例护理信息系统
    D. 临床直接观察的护理信息系统
    E. 护理科技信息系统

15. 小组护理的优点不包括
    A. 护理工作有计划和评价，患者得到较全面的护理
    B. 患者的安全感与归属感增加
    C. 有利于提高护士操作熟练度
    D. 加强了护患的沟通合作
    E. 节省人力、经费

16. 下列不属于护理人员排班基本原则的是
    A. 重视护士排班需求原则
    B. 职务要求明确原则
    C. 人员结构合理原则
    D. 责权一致原则
    E. 灵活调整原则

17. 下列属于院内护士培训方法的是
    A. 自学
    B. 专题讲座
    C. 查房
    D. 科室轮转

E. 提高学历
18. 护理质量要素评价的内容不包括
    A. 心理护理的开展状况
    B. 护理人员素质
    C. 组织结构
    D. 工作效率
    E. 器械设施
19. 以下不属于非常规决策特点的是
    A. 涉及面广
    B. 偶然性小
    C. 不定因素少
    D. 有先例可循
    E. 经常出现的决策
20. 不属于有效沟通要求的是
    A. 传送
    B. 精致
    C. 有方向
    D. 准确
    E. 及时
21. 发展可选方案时，应考虑的因素是
    A. 方案与组织目标的相关程度
    B. 可预测的投入与效益之比
    C. 管理层的认可程度
    D. 下属的接受程度
    E. 时间
22. 下列不属于时间管理策略的是
    A. 学会拒绝
    B. 善于应用管理
    C. 事事亲力亲为
    D. 无需标准化消耗的时间
    E. 保持时间利用的间断性
23. 关于"人际关系学说"主要内容的描述，错误的是
    A. 人都是"经济人"
    B. 劳动效率取决于人际关系
    C. 劳动效率与职工积极性无关
    D. 科学的领导者不善于与职工沟通
    E. 职工中非正式小群体对职工情绪无影响
24. 下列属于领导职能一般特点的是
    A. 主导性
    B. 协调性
    C. 专业性

D. 决断性
E. 公正性
25. 下列不属于权力性影响力的构成因素的是
    A. 品格因素
    B. 才能因素
    C. 资历因素
    D. 知识因素
    E. 感情因素
26. 下列属于有效沟通策略的是
    A. 充分利用正式沟通渠道
    B. 使用恰当的沟通方式
    C. 考虑接收者的立场
    D. 用行动强化语言
    E. 方式灵活
27. 护士与患者沟通时，不恰当的行为包括
    A. 避免目光的直接接触
    B. 不评论患者所谈到的内容
    C. 及时陈述自己的观点和看法
    D. 当患者叙述过多时，及时转换话题
    E. 患者担心疾病预后时，应及时做出保证
28. 对于沟通的定义描述，不正确的是
    A. 沟通是单向的
    B. 沟通是信息的传递
    C. 沟通是理解的过程
    D. 沟通是信息在两个人之间的传递
    E. 有效的沟通使双方能准确接收到信息
29. 计划的意义在于其有利于
    A. 控制活动
    B. 调节资源利用
    C. 计划规模的划分
    D. 管理人员把注意力集中于目标
    E. 弥补不确定性和变化带来的问题
30. 护理人员编配，除了遵循人员管理的基本要求，还应该遵守的原则有
    A. 结构合理
    B. 能级对应
    C. 控制成本
    D. 动态调整
    E. 以患者为中心
31. 下列属于接收者障碍的是
    A. 思想观念差异，导致误解
    B. 心理障碍，导致信息阻断

C. 知觉偏差，导致信息理解的偏差
D. 选择失误，导致信息误解
E. 过度加工，导致信息模糊或失真

32. 根据双因素理论，下列不属于激励因素的是
    A. 人际关系
    B. 工作条件
    C. 组织政策
    D. 领导赏识
    E. 工作环境

33. 下列不属于有效聆听要点的是
    A. 提出问题
    B. 平等待人
    C. 保持情绪高涨
    D. 充分利用反馈机制
    E. 多运用描述性语音

34. 对于授权实质的描述，错误的是
    A. 平等授权，让下属发挥才干
    B. 视能授权，密切关系
    C. 合理合法，团结力量
    D. 监督控制，谨防错误
    E. 让别人做原本不属于自己的事

35. 下列关于护理人员编设原则，正确的是
    A. 满足患者护理需要原则
    B. 合理结构的原则
    C. 优化组合的原则
    D. 动态调整的原则
    E. 随机制定的原则

36. 下列不属于护理管理不善造成的缺陷有
    A. 护理人员法律知识缺乏
    B. 药物名称查对失误
    C. 盲目执行医嘱
    D. 护理记录缺陷
    E. 言语不谨慎

37. 授权的原则包括
    A. 视能授权
    B. 权责对等
    C. 监督控制
    D. 部分授权
    E. 完全授权

38. 下列不属于护理人才培养的方法有
    A. 实践提高

    B. 定向培养
    C. 科研能力
    D. 基础训练
    E. 科室轮转

39. 下列属于组织设计步骤的是
    A. 确立组织目标
    B. 提出组织框架
    C. 评估当前形势
    D. 划分工作业务
    E. 设计组织的运作方式

40. 行政管理方法的优点，不包括
    A. 信息传递快
    B. 有利于提高经济效益
    C. 有利于常规问题的处理
    D. 有利于发挥基层单位能动性
    E. 减少主管人员的主观主义

41. 自我排班优点包括
    A. 团体凝聚力提高
    B. 提高护理人员积极性
    C. 护士长节省排班时间
    D. 护士长与护士关系融洽
    E. 护士个别需要得到照顾

42. 下列对领导概念的叙述，错误的是
    A. 由领导者和被领导者构成
    B. 由主观和客观环境构成
    C. 由个体和群体目标构成
    D. 一个社会组织系统
    E. 组织构成

43. 功能制护理的优点包括
    A. 护理工作的整体性强
    B. 节省护士人力
    C. 节约护理经费
    D. 节约护士时间
    E. 护士工作效率高

44. 属于成本控制一般程序的有
    A. 根据定额肯定成本标准
    B. 实行零缺陷管理
    C. 执行标准
    D. 确定差异
    E. 考核奖惩

45. 临床护理质量评价中，纠正偏差的程序包括

A. 提供反馈信息
B. 制作质量管理图标
C. 判断分析找出产生偏差的原因
D. 提出纠正措施及改进方案
E. 确定可以接受的偏差范围

46. 对保健激励理论中的保健因素，描述不正确的是
A. 保健因素又称维持因素
B. 属于工作本身方面的内容
C. 若处理不当就不能产生满意感
D. 若处理好能使人们产生不满情绪
E. 是指与人们的满意情绪有关的因素

47. 下列对于沟通过程的描述，正确的是
A. 信息源指发出信息的人
B. 反馈是信息沟通的逆过程
C. 解码包括接收和译码两个环节
D. 编码是发送者将信息译成接受者能理解的符号
E. 传递信息是通过某种通道将信息传递给接收者

48. 下列不属于按控制内容的覆盖面划分控制的是
A. 日常控制
B. 定期控制
C. 直接控制
D. 全面控制
E. 间接控制

49. 在护理人才的职能结构中，不属于能力结构的是
A. 表达能力
B. 实践能力
C. 记忆力
D. 观察力
E. 思考力

50. 属于护理质量控制内容的是
A. 基础护理管理
B. 专科护理管理
C. 护理信息管理
D. 新业务新技术管理
E. 处理护理缺陷的管理

51. 下列属于护理管理职责的是
A. 制定质量方针

B. 明确质量方针
C. 处理医疗纠纷
D. 实施管理者评审
E. 规定质量职责与权责

52. 不属于时间管理基本程序的是
A. 记录
B. 评价
C. 排列
D. 分配
E. 预算

53. 以下处理冲突的方法，正确的是
A. 确定公正处理冲突的原则
B. 明确共同的组织目标
C. 加强组织内部竞争意识
D. 设立意见箱
E. 培训相关人员

54. 下列属于控制条件的是
A. 与组织文化相匹配
B. 畅通的信息传递渠道
C. 有明确可衡量的标准
D. 控制人员有较高的素质
E. 以目标和执行者的积极性为基础

55. 制订专科护理技术常规时，应遵循
A. 普遍性
B. 适用性
C. 特殊性
D. 科学性
E. 先进性

56. 确定目标时的要素不包括
A. 时间
B. 目标
C. 资源
D. 潜力
E. 人口

57. 下列不属于反馈控制的措施是
A. 常规器械消毒灭菌率
B. 急救物品完好率
C. 基础护理合格率
D. 护理人员素质
E. 现场检查

58. 下列不属于直线型组织结构优点是
A. 专业化分工

B. 权力集中
C. 结构简单
D. 不适应变化
E. 利于高层管理者决策

59. 属于护理人员质量评价的是
   A. 工作好坏评价
   B. 成效大小评价
   C. 行为过程评价
   D. 行为结果评价
   E. 进展快慢评价

60. 要素质量评价的内容包括
   A. 机构和人员
   B. 环境、物质和设备
   C. 知识及技术
   D. 管理制度
   E. 基础护理合格率

61. 属于持续质量改进概念主要内容的是
   A. 强调全员参与
   B. 强调对员工尊重
   C. 强调患者的需要
   D. 强调质量是制造出来的
   E. 改进组织中每项工作的质量

62. 领导工作的基本原理包括
   A. 下达命令原理
   B. 间接管理原理
   C. 激励原理
   D. 指明目标原理
   E. 命令一致原理

63. 属于常用的激发建设性冲突的技巧是
   A. 重新构建组织
   B. 领导者以身作则
   C. 任命批评家
   D. 引进外部成员
   E. 奖励持异议者

64. 下列沟通障碍的原因中,属于发送者障碍的有
   A. 目的不明,导致信息内容的不确定性
   B. 表达模糊,导致信息传递错误
   C. 选择失误,导致信息误解的可能性增大
   D. 言行不当,导致信息理解错误
   E. 过度加工,导致信息的模糊或失真

65. 控制的对象包括
   A. 人员
   B. 产量
   C. 作业
   D. 信息
   E. 财产

66. 影响决策的因素有
   A. 有效决策结果的评定准则
   B. 有效的决策评判方法
   C. 有效的决策者
   D. 有效的决策程序
   E. 组织文化

67. 自管理科学成为独立学科以来,大体经历了三个发展阶段
   A. 古典管理理论阶段
   B. 行为科学理论阶段
   C. 心理科学理论阶段
   D. 近代管理理论阶段
   E. 现代管理理论阶段

68. 护理工作的宗旨内容,不包括
   A. 护理活动
   B. 护士
   C. 患者
   D. 医院
   E. 医生

69. 控制系统包括两个子系统,其中控制对象包括
   A. 人、财、物
   B. 作业
   C. 信息
   D. 组织的总体绩效
   E. 护理人员

70. 控制的含义是
   A. 控制是一个过程
   B. 控制是通过监督和纠偏来实现的
   C. 控制目的是保证组织实现目标
   D. 控制是五项管理智能的关键
   E. 控制与其他管理职能不相关,是独立的

71. 赫茨伯格认为影响工作的因素有两类;包括
   A. 保健因素
   B. 心理因素
   C. 激励因素

D. 效益因素
E. 安全因素

72. 属于护理组织文化形式的有
   A. 言谈举止
   B. 护士服饰
   C. 文字符号
   D. 知识竞赛、文艺演出
   E. 仪器设备

73. 护理管理者授权应坚持的原则是
   A. 合理授权原则
   B. 免责授权原则
   C. 以信为重原则
   D. 宽容失败原则
   E. 量力授权原则

74. 领导者影响力的来源
   A. 职位权力
   B. 个人权力
   C. 个性、品格
   D. 丰富的知识
   E. 良好的感情

三、共用题干题

(1~3题共用题干)
患者，女性，66岁，因"急性心肌梗死"收治心内科监护室。

1. 患者在住院过程中，床边摆满了亲朋好友送来的鲜花，这满足了她的
   A. 生理需要
   B. 安全需要
   C. 爱与归属的需要
   D. 尊重的需要
   E. 自我实现的需要

2. 该患者目前首先需要满足的是
   A. 生理需要
   B. 安全需要
   C. 爱与归属的需要
   D. 尊重的需要
   E. 自我实现的需要

3. 护士将患者安置在离护士站较近的床位，告诉其病情稳定，请患者安心休息，这是为了满足其
   A. 生理需要

   B. 安全需要
   C. 爱与归属的需要
   D. 尊重的需要
   E. 自我实现的需要

(4~5题共用题干)
护理部委派护士小王代表医院参加市里护理技术操作大赛。接到这个任务后，小王会考虑两个问题："经过努力练习，我能在护理技术操作大赛中取得前三名的成绩吗？""我是否非常需要得到脱产学习的机会？"这两个问题的答案影响护士在完成任务中的努力程度。

4. "经过努力练习，我能在护理技术操作大赛中取得前三名的成绩吗？"属于
   A. 期望值的问题
   B. 效价的问题
   C. 关联性的问题
   D. 激励水平的问题
   E. 激励强度的问题

5. "我是否非常需要得到脱产学习的机会？"属于
   A. 期望值的问题
   B. 效价的问题
   C. 关联性的问题
   D. 激励水平的问题
   E. 激励强度的问题

(6~9题共用题干)
护理人力资源是发展护理事业所需资源的重要组成部分，是护理资源中最重要且最具活力的部分。近年来我国护理人才流失严重，其中的原因不乏护理工作辛苦、待遇不高、排班不合理等因素。

6. 第一位重视人的心理状态的管理学家是
   A. 弗莱特
   B. 孟斯特伯格
   C. 梅奥
   D. 马斯洛
   E. 泰勒

7. 他所提出的理论是
   A. 人类需要层次理论
   B. 人类行为理论
   C. 科学管理理论
   D. 工业心理学理论

E. 成熟度理论

8. 关于我国的护理人力资源，叙述正确的是
   A. 医院护士至少应占卫生部统计人员的比例为30%
   B. 护理人力资源分布地区差异较小
   C. 男女比例差别不大
   D. 职称结构分布不合理
   E. 护理人力资源年龄分布较小

9. 下列排班方式中能表现出较高的自主性及工作满意度，并提高士气的是
   A. 循环式排班
   B. 电脑辅助的传统式排班
   C. 自我排班
   D. 集权式排班
   E. 分权式排班

(10~12题共用题干)
某医院正在筹备建设的过程中，医院筹备委员会要求主管护理的委员会成员进行一系列工作。

10. 属于组织设计步骤中的
    A. 确立组织目标
    B. 划分业务关系
    C. 提出组织结构的基本框架
    D. 确定职责和权限
    E. 设计组织的运作方式

11. 在"设计组织的运行方式"阶段的主要任务不包括
    A. 联系方式的设计
    B. 管理范围的设计
    C. 运行制度的设计
    D. 工作程序的设计
    E. 岗位职责设计

12. 在最终设计的结果中，用以说明组织内部的某一特定职位的责任、义务、权利及工作关系的书面文件，称为
    A. 组织职位图
    B. 职位工作内容
    C. 职位工作关系
    D. 职位说明书
    E. 组织职位素质要求

四、案例分析题

(1~7题共用题干)
某医院ICU为满足患者需求进行科室扩建，护士人力资源严重短缺，为填补护理工作岗位短缺，拟招聘多名护士并决定对新入职的护士进行为期两年的规培。

1. 护士长在制定科室岗位数量时应遵循的原则是
   A. 以岗位为中心
   B. 结构合理
   C. 能级对应
   D. 控制成本
   E. 动态调整
   F. 人员固定

2. 护士长针对护理安全管理采取的举措包括
   A. 对院内褥疮发生率进行根本原因分析
   B. 对科室非计划性拔管事件制定预案
   C. 开展重大事件稽查
   D. 安装摄像头监控护士行为
   E. 对未上报的不良事件进行处罚
   F. 自行拟制值班表

3. 提示：护理部主任对ICU护理工作检查时指出：科室规模扩大、新护士多，要求护士长重点做好护理安全管理。针对新上岗护士应采用的最有效的质量控制方法是
   A. 行政控制
   B. 目标控制
   C. 直接监督
   D. 自我评价
   E. 同事监督
   F. 团体控制

4. 提示：护理部和ICU护士长在经过广泛考察和调研基础上，决定成立重症监护网，重点发展医院各重症监护室的协同发展。该决定最为关键的步骤是
   A. 调查研究、发现问题
   B. 系统分析、目标明确
   C. 拟定方案、采取对策
   D. 总体权衡、选定方案
   E. 依据目标、拟定方案
   F. 实施决策、及时反馈

5. 以下不是护理质量评价对象的是
   A. 社会满意度
   B. 护理病历完整性
   C. 护士满意度
   D. 护理技术操作合格率
   E. 患者满意度
   F. 健康教育覆盖率
6. 对新入职护士进行培训的基本原则是
   A. 按需施教，学用一致
   B. 综合素质与专业素质相结合
   C. 重点培训与全员培训相结合
   D. 长期性与急用性相结合
   E. 以基本功为主，高精尖技术为辅
   F. 与组织战略发展相适应
7. "聘用的护理人员必须经过严格的面试和操作考试"属于质量控制的
   A. 基础质量评价
   B. 行为过程评价
   C. 环节质量评价
   D. 基本素质评价
   E. 结果质量评价
   F. 终末质量评价

答案与解析

答案と解析

第一篇 外科护理学

第一章 水、电解质、酸碱代谢失衡患者的护理

一、单选题

1.【答案】C

【解析】正常人皮肤蒸发水量500ml/d。

2.【答案】C

【解析】肾脏每日排泄体内固体代谢产物30~40g，每15ml尿能排出1g固体废物，因此每日需要450~600ml尿液。

3.【答案】D

【解析】钾离子90%由肾脏排泄，肾衰时钾离子排出受限，血钾升高，可导致心律失常或心脏骤停，故选D。

4.【答案】D

【解析】等渗盐水的氯离子含量高于血浆氯离子含量，因此大量输入时有致高氯性酸中毒的风险。

5.【答案】B

【解析】胃液中含有氢、钾、氯离子，长期大量呕吐造成上述三种离子大量丢失，产生低钾、低氯性碱中毒。故本题选B。

6.【答案】B

【解析】低钾血症可引起代谢性碱中毒，因缺钾，肾小管上皮细胞钾钠交换减少，氢钠交换增强，导致肾泌氢增多，尿液呈酸性。故本题选B。

7.【答案】E

8.【答案】C

【解析】高钾血症表现为：肌肉无力、麻木、软瘫，还可导致呼吸困难，此为高钾影响神经、肌肉复极过程；神志改变如淡漠或恍惚，甚至昏迷；抑制心肌：心肌收缩力降低、心动过缓和心律失常，严重者可在舒张期心跳停止。高钾血症时，由于血钾升高，细胞外的钾离子转移至细胞内，而细胞内液的氢离子转移至细胞外，使细胞外氢离子浓度升高而致酸中毒，表现为代谢性酸中毒。故本题选C。

9.【答案】B

【解析】手足抽搐是由于血内游离钙减少所致。正常血浆游离钙可抑制神经肌肉的兴奋性，碱中毒时，血中游离钙减少使神经肌肉兴奋性增加，以致神经亢进和手足抽搐。故本题选B。

10.【答案】E

【解析】高钙血症是指血清离子钙浓度的异常升高。血清钙浓度高于2.75mmol/L即为高钙血症。血清钙大于4.5mmol/L，可发生高钙血症危象，如严重脱水、高热、心律紊乱、意识不清等，患者易死于心搏骤停、坏死性胰腺炎和肾衰竭等。故本题选E。

11.【答案】A

【解析】急性水中毒发病急骤，主要是脑水肿，引起颅内压增高，表现为头痛、呕吐、躁动、昏迷等神经精神症状，应立即输入甘露醇降低颅内压。故本题选A。

12.【答案】C

【解析】高渗性脱水严重者，出现高热、神经精神症状，如烦躁不安、躁动、幻觉、昏迷、惊厥等。故本题选C。

13.【答案】E

【解析】高渗性脱水的临床表现包括：早期轻度脱水，主要以口渴为特点。中度脱水出现黏膜干燥，皮肤弹性降低，眼窝内陷，尿少，尿比重高。重度脱水，血清钠高于150mmol/L，出现高热、昏迷、惊厥等神经系统症状。故本题选 E。

14. 【答案】E

【解析】低渗性脱水是水和钠同时丧失，但失水少于失钠，见于胃肠道消化液持续丧失，大创面的慢性渗液或肾脏排水、钠过多。轻度缺钠患者的乏力、头晕、手足麻木、口渴不明显，血容量下降是低渗性脱水的典型表现。故本题选 E。

15. 【答案】E

【解析】低渗性脱水时，由于细胞外液渗透压降低，相对低渗的细胞外液水分向细胞内转移，细胞外液显著减少，细胞内液轻度减少，易发生外周循环衰竭和休克。故本题选 E。

16. 【答案】E

【解析】重度低渗性脱水的补液原则是先输含盐溶液，后输胶体液，再输高渗盐水，否则可导致昏迷、抽搐、呼吸停止和死亡。故本题选 E。

17. 【答案】E

【解析】正常血液酸碱度（pH）维持在 7.35～7.45 之间，机体通过血液缓冲系统、肺和肾三个途径来维持体液的酸碱平衡。①血液缓冲系统作用快，能应付急需，主要的缓冲对是 H_2CO_3/HCO_3^-。②肺是排出体内挥发性酸（碳酸）的主要器官。③肾是调节酸碱平衡的重要器官，一切非挥发性酸和过剩的碳酸氢盐都须从肾脏排泄。故本题选 E。

二、多选题

1. 【答案】ABCE

【解析】为避免酸中毒纠正过快、过度，需先注射总量的50%，待 HCO_3^- 水平升高后再加以调整，D 错误。

2. 【答案】ACE

【解析】外科患者最常见的脱水类型是等渗性脱水，主要由于：消化液急性丧失，如大量呕吐和肠瘘；体液丧失于第三间隙，如肠梗阻，急性腹膜炎，腹腔内或腹膜后感染，大面积烧伤等，A 正确。代谢性酸中毒是临床最容易出现的酸碱平衡失调，外科手术造成代谢产生酸性物质过多，如严重损伤、腹膜炎、高热或休克等，C 正确。低钾主要原因为摄入不足或丧失增加，外科手术禁食易造成低钾血症，E 正确。

3. 【答案】AD

【解析】B、C 为高渗溶液，E 为低渗溶液。

4. 【答案】AD

【解析】代谢性酸中毒典型者的呼吸深快，称为 Kussmaul 呼吸。因为酸血症通过对中枢及周围化学感受器的刺激，兴奋呼吸中枢，从而使 CO_2 呼出增多，$PaCO_2$ 下降，酸中毒获得一定程度的代偿。因此选 A，排除 B、C；血 pH 值下降时，钾容易从细胞内逸出到细胞外，可使血钾轻度上升；但实际上许多产生代谢性酸中毒的情况常合并缺钾，因此血钾水平不一定都升高。

5. 【答案】CD

【解析】大量出汗导致低渗性脱水，细胞外液丢失，且 Na^+ 丢失＞失水，汗液含钾只有 9mmol/L。在一般情况下，出汗不致引起低钾血症。但在高温环境中进行重体力劳动时，大量出汗亦可导致钾的丧失，故 A 正确；低血钾可导致周围末梢血管扩张，血压可下降；高钾可使心肌受抑制，心肌张力减低，故也可有血压下降，故 B 正确；等渗性脱水时患者不一定感到口渴，故 C 错误；高渗性脱水时也会出现尿少且尿比重增高，故 D 错误；测定CVP对了解有效循环血容量和心功能有重要意义。正常值为 0.49～1.18kPa（50～120mmH$_2$O），小于 0.49kPa，为右心房充盈不足或血容量不足，故 E 正确。

6. 【答案】ADE

【解析】正常情况下，血清钾（K^+）浓度为 3.5～5.5mmol/L，当血钾＜3.5mmol/L 时，称为低钾血症，故 A 错误；为了尽可能多地保存钾，肾小管就要尽可能多地吸收钾离子，吸收钾离子需要与氢离子做交换，这样就排出了大量的氢离子，氢离子减少了碱基就相对增多，所以就出现了碱中毒，故 B 正确，D 错误。休克患者应先补充血容量,待尿量恢复至40ml/h后再静脉补钾,故E错误。

7. 【答案】ABCDE
【解析】洋地黄过量可致离子泵活力降低,影响钾进入细胞;溶血、大量组织破坏导致细胞内钾离子转移到细胞外;机体酸中毒,肾脏要代偿,肾小管Na^+-H^+交换增多,Na^+-K^+交换减少,肾脏排钾减少;肾衰竭导致排尿减少,排钾减少;故A、B、C、D、E均正确。

8. 【答案】AD
【解析】纠正酸中毒的同时,因大量钾离子转移到细胞内,可引起低钾血症,A正确;酸中毒时,钙离子增多,酸中毒被纠正后,钙离子减少,D正确。

9. 【答案】ACDE
【解析】人体总体液量包括细胞内液和细胞外液两部分。细胞外液又分为血浆和组织间液两部分。绝大部分组织间液能迅速和血管内液体或细胞内液交换,对维持机体水和电解质平衡起很大作用。细胞间液分为功能性细胞间液和非功能性细胞间液。功能性细胞间液指能迅速和血管内液体或细胞内液进行交换,维持体液平衡的那部分液体。脑脊液、关节液、消化道分泌液及胸腔内液等属非功能性细胞间液,构成第三间隙,在维持体内体液平衡上所起的作用很小。

10. 【答案】BCD
【解析】高钾血症引起乙酰胆碱释放增加,故引起恶心、呕吐和腹痛;代谢性酸中毒时细胞外液氢离子增加,所以向细胞内移动,为了维持电平衡,细胞内液钾离子移向细胞外液,所以会造成高钾血症。因此A、E错误。

11. 【答案】DE
【解析】正常人体内体液酸碱度处于较窄的范围,pH值为7.35~7.45。碱中毒是指体内酸丢失过多或者从体外摄入碱过多的临床情况,主要生化表现为血HCO_3^-过高(>27mmol/L),$PaCO_2$增高。pH值多>7.45。根据数值排除A、B、C。

12. 【答案】BCDE
【解析】体内水分丧失或缺乏时,细胞外液容量减少,渗透压增高,故A错误;有效循环血量减少,临床表现为口渴,尿量减少,尿钠也减少,B、C、E正确;由于细胞外液容量的不足,有效循环血量减少亦可刺激容量感受器,引起抗利尿激素和醛固酮分泌增多,使肾对水的重吸收增加,有利于细胞外液容量的维持,故D正确。

13. 【答案】CD
【解析】等渗性脱水是水和钠等比例丧失,不会引起血液稀释;等渗性脱水血清氯无明显丧失,不需补充,故C、D错误;乳酸钠和复方氯化钠为等渗溶液,等渗性脱水时可补充,故E正确。

14. 【答案】ABDE
【解析】血钾>5.5mmol/L时,QT间期缩短,T波高尖;血钾>6.6mmol/L时,PR及QT间期延长,QRS波群增宽;血钾大于8.5mmol/L时,可出现ST段降低。

15. 【答案】ABE
【解析】一般饮食含钾都比较丰富,故只要能正常进食,机体就不致缺钾。消化道梗阻、昏迷、手术后较长时间禁食的患者,如果给这些患者静脉内输入营养时没有同时补钾或补钾不够,就可导致缺钾和低钾血症;严重呕吐会导致大量钾离子丧失。故A、B正确。急性肾衰竭少尿期排钾减少,会导致高钾血症;酸中毒时,肾脏要代偿,肾小管Na^+-H^+交换增多,Na^+-K^+交换减少,肾脏排钾减少,出现高钾,所以C、D错误。大量注射葡萄糖,并与胰岛素合用者,钾离子进入细胞内,造成低钾,故E正确。

16. 【答案】ABD
【解析】C、E为等渗溶液。

17. 【答案】BDE
【解析】脱水患者需维持充足的体液量,要根据生理需要量、已丧失量、继续丧失量做补液计划,选B、D、E。

18. 【答案】ABCD
【解析】肾衰时,体内固定酸由尿中排出障碍,故B正确;严重腹泻、肠瘘、胰瘘、胆道引流可引起$NaHCO_3$大量丢失,引起酸中毒,故D正确;休克时缺氧和组织低灌注时导致乳酸酸中毒,故A正确;高钾血症时,钾离子与细胞内氢离子交换，引起细胞外氢离子增加，引起酸中毒，故 C 正确；剧烈呕吐时，胃液中氢离子丢失增加，导致碱中毒，故 E 错误。

19.【答案】ABDE
【解析】等渗性脱水是外科患者最易发生的一种脱水类型，水和钠成比例地丧失。体液在体内转移，丧失在感染区或软组织内可造成等渗性脱水，如腹腔感染、肠梗阻、烧伤等，其丧失的体液与细胞外液成分基本相似。消化液急性丧失，如腹泻、呕吐等也会造成等渗性脱水。故 A、B、D、E 正确，C 选项高热大汗水分丧失过多，造成高渗性脱水。

20.【答案】ABC
【解析】体液不足，与大量液体丧失有关；有受伤的危险，与血容量不足导致体位性低血压有关；营养失调，低于机体需要量，与禁食、呕吐、腹泻等造成机体摄入不足和消耗增加有关；因此 A、B、C 正确。低钠性休克为低渗性脱水的护理诊断，D 错误；皮肤完整性受损多为高渗性脱水的护理诊断，与体液缺乏及组织不适当的灌流引起皮肤黏膜干燥、弹性降低有关，E 错误。

21.【答案】BC
【解析】等渗性脱水通常用等渗性生理盐水进行纠正，当纠正之后细胞外液量增加，钾离子浓度被稀释；纠正等渗性脱水后，肾功能恢复正常，肾有保钠排钾的作用，由于治疗的时候并没有补充钾离子，所以经过肾的排钾之后，体内的钾离子就会减少。

22.【答案】CDE
【解析】补液时先晶后胶，先盐后糖。输入胶体液前要先输入晶体液，使血液适当稀释；若先输入胶体液，胶体液产生的渗透压可吸收水分入血，加重组织脱水。因此，应先输入乳酸钠，再输血浆。糖进入体内迅速被细胞利用分解，不能维持细胞外液渗透压，先盐利于稳定细胞外液渗透压和恢复细胞外液容量，因此先输复方氯化钠再输葡萄糖。A、B 错误。

23.【答案】ABCDE
【解析】呼吸性酸中毒（呼酸）常因 CO_2 潴留所致，其主要特征是血浆 $PaCO_2$ 升高，慢性期 HCO_3^- 水平代偿性增加。所有选项均会造成二氧化碳潴留，进而导致呼吸性酸中毒。

24.【答案】ACE
【解析】临床引起低钾血症的常见原因是摄入不足（吞咽障碍、长期禁食）、丢失过多（严重的呕吐、腹泻、高位肠梗阻、长期胃肠引流、库欣综合征、原发性醛固酮增多症等）以及代谢性碱中毒。故本题选 A、C、E。

25.【答案】CE
【解析】为治疗呼吸性酸中毒，可改善通气功能，促使二氧化碳排出，C 正确；高浓度给氧可减弱呼吸中枢对缺氧的敏感性，使呼吸受抑制，因此不可高浓度给氧，E 正确。

26.【答案】ACE
【解析】长期频繁呕吐，丧失大量体液，会造成脱水，A 正确；呕吐丧失大量钾，导致低钾血症，B 错误；严重呕吐会导致镁离子降低，C 正确；严重呕吐丢失大量 HCl，导致代谢性碱中毒，E 正确。

27.【答案】BD
【解析】等渗溶液指的是渗透量相当于血浆渗透量的溶液，如 0.9% NaCl 溶液、5% 葡萄糖溶液、1.87% 乳酸钠及 1.4% 碳酸氢钠溶液等。而碱性溶液是指常温下 pH>7 的或者 OH^- 浓度大于 H^+ 浓度的溶液。故本题选 B、D。

28.【答案】ABCD
【解析】高热、休克导致代谢产生酸性物质过多；肠瘘导致碱性物质丢失过多；肾衰竭氢离子排出减少；瘢痕性幽门梗阻易导致代谢性碱中毒，选项 E 错误。

29.【答案】ABCDE
【解析】引起高钾血症的原因大多与肾功能减退、不能有效地排出钾而致体内钾增多有关，可分为三类：①肾排钾困难，如急性肾功能衰竭的少尿阶段、盐皮质激素不足等；②进入体内的钾过多，如静脉输入过多、过快，使用大量青霉素钾盐或大量库存血，服用含钾药物等；③细胞内钾移入细胞外液，如缺氧、酸中毒、持续性抽搐、大量溶血、大量内出血、大血肿、挤压综合征等。故本题选 A、B、C、D、E。

30.【答案】CD
【解析】静脉补钾的注意事项包括：①尿

少不补钾,成人尿量每小时不得少于30ml,尿量是第一重要的。②浓度不过高,不得高于0.3%。③滴速不过快,滴速控制在60滴/分以下。④总量不过多,每日补钾量不得高于6~8g。故本题选C、D。

31.【答案】DE

【解析】氯化钠日补充量不应超过20g,D错;静脉输注高渗盐水,以缓解细胞肿胀和低渗状态,E错。

32.【答案】BDE

【解析】低渗性脱水的常见原因:①大量消化液丢失而只补充水,这是最常见原因。如大量呕吐、长期胃肠减压引流导致大量含Na^+消化液丢失而只补充水或仅输注葡萄糖液。②液体在第三间隙积聚,如肠梗阻,导致大量肠液在肠腔内积聚。③大创面渗液,如烧伤、手术后广泛渗液丧失。④肾脏排出水和钠过多,长期使用利尿剂,抑制肾小管再吸收钠。故本题选B、D、E。急性肠梗阻会导致等渗性脱水,C错误;肠瘘导致等渗性脱水,A错误。

33.【答案】BCE

【解析】一旦发现高钾血症,应立即停止补钾,积极采取措施保护心脏,对抗钾的毒性作用,促使钾向细胞内转移,排出体内过多的钾,以降低血清钾浓度。钙与钾有对抗作用,能缓解钾对心肌的毒性作用。5%碳酸氢钠溶液可促进钠钾交换,使钾移到细胞内。故本题选B、C、E。

34.【答案】ABCE

【解析】重度低渗性脱水患者表现为患者神志不清、肌腱反射减弱或消失,出现木僵,甚至昏迷、少尿且尿比重低。常发生休克。血清钠在120mmol/L以下。

三、共用题干题

1.【答案】C

【解析】该患者尿少、乏力、眼窝凹陷,皮肤弹性差,血清钠140mmol/L,提示为等渗性脱水(正常血清钠135~145mmol/L);血清钾3.4mmol/L,T波低平,提示低钾血症;患者神志淡漠,呼吸深快,二氧化碳结合力14mmol/L,提示代谢性酸中毒。故本题选C。

2.【答案】C

【解析】该患者首先应补充循环血容量,纠正脱水,然后给予碱性液体,补充丢失的消化液及钾盐。故本题选C。

3.【答案】A

【解析】该患者具有既丢水又丢钠的表现:口渴、尿少、血压偏低,病因为急性肠梗阻,是典型的等渗性脱水。故本题选A。

4.【答案】C

【解析】等渗性脱水既丢水又丢钠,静脉滴注5%葡萄糖盐水最合适。故本题选C。

5.【答案】C

【解析】等渗性脱水经大量补液,易发生低钾血症。在纠正脱水后,排钾量会有所增加,血清钾浓度也因细胞外液量的增加而被稀释降低,故应注意预防低钾血症的发生。一般经补充血容量使尿量达40ml/h后,即开始补钾。故本题选C。

6.【答案】D

【解析】高渗性脱水是指因进水量不足(如长期禁食)、排汗量过多(如高热)造成失水大于丢钠,使细胞外液呈现高渗状态,导致细胞内脱水,抗利尿激素分泌增多,尿量减少。故本题选D。

7.【答案】C

【解析】高渗性脱水临床表现主要是缺水,可将其分成3度:①轻度:明显口渴,失水占体重的2%~4%;②中度:严重口渴,乏力,尿少,皮肤弹性减退,眼窝凹陷,烦躁,失水占体重的4%~6%;③重度:中度症状加重,高热,昏迷,抽搐,失水占体重的6%以上。故本题选C。

8.【答案】C

【解析】该患者60kg,失水约是体重的5%,实际丢失的水量为60×1000×5%=3000ml。故本题选C。

9.【答案】C

【解析】根据患者的临床表现和化验检查结果来制订补液计划应包括三个内容:①估计患者入院前可能丢失水的累积量(第一个24小时补1/2量)。故本题选C。②估计患者昨日丢失的液体量,如呕吐、腹泻、胃肠减压、肠瘘等丧失的液体量;热散失的液体量,体温每升高1℃,每千克体重应补3~5ml液体;气管切开呼气散失的液体量;大汗丢失的液体量等。③每日正常生理需要液体量2000ml。

10.【答案】C

【解析】通常pH<7.4即考虑存在酸中毒,7.35~7.4之间为代偿性的,若pH<7.35应考虑失代偿性。该患者动脉血pH值为7.30,血清钾3mmol/L。故本题选C。

11.【答案】D

【解析】低钾血症典型的心电图改变为早期出现T波降低、变平或倒置,随后出现ST段降低、QT间期延长和U波。故本题选D。

12.【答案】E

【解析】该患者代谢性酸中毒并低钾血症,故本题选E。

13.【答案】D

【解析】大量快速输血使枸橼酸钠大量进入体内,如果患者存在肝肾功能不全、代谢障碍、低温、休克等情况,枸橼酸钠不能完全排出和氧化,致体内枸橼酸聚集而与血中的游离钙结合,使血钙浓度下降。因此为防止低钙血症发生,要给予钙剂。因氯化钙会经过肝代谢,通常选用葡萄糖酸钙。故本题选D。

14.【答案】D

15.【答案】D

16.【答案】B

【解析】结合患者症状(口舌干燥,皮肤弹性差,眼窝凹陷)及尿比重、血清钠均高于正常范围,本题选B。

17.【答案】D

【解析】患者为高渗性脱水,不可补高渗溶液。

四、案例分析题

1.【答案】AF

【解析】患者不能进食水,应及时补充人体所需的水、电解质和热量,选A、F。

2.【答案】ABD

【解析】晶体液首选等渗溶液5%葡萄糖和生理盐水,补充水分、电解质和热量,选A、B、D。

3.【答案】D

【解析】反复呕吐易导致氢离子丢失过多,造成代谢性碱中毒,选D。

4.【答案】AF

【解析】根据患者的化验结果判断患者为低钾低钠,选A、F。

5.【答案】ABEF

【解析】低钾血症时,早期T波降低、变平或倒置,随后出现ST段降低、QT延长和U波。

6.【答案】B

【解析】必须见尿补钾,以免造成高血钾。

7.【答案】ABDE

【解析】严禁直接静脉推注,以免血钾突然升高,导致心脏骤停,B正确。尿量超过40ml/h可补钾,C错误。滴速不超过60滴/分,F错误。其余均正确。

8.【答案】ABDEF

【解析】患者表现为呼吸性酸中毒,呼吸性酸中毒不会出现血HCO_3^-下降。

9.【答案】D

【解析】凡是能引起肺泡通气不足的疾病均可导致呼吸性酸中毒,应尽快解决患者的呼吸困难问题,选D。

10.【答案】D

【解析】患者过度通气,同时呼吸困难、眩晕、全身发麻、手脚僵硬,符合呼吸性碱中毒的表现,选D。

11.【答案】BF

【解析】呼吸性碱中毒时,可用纸袋罩住口鼻以减少二氧化碳的呼出,或吸入含5%二氧化碳的氧气,可改善症状,选B、F。

12.【答案】CD

【解析】呼吸性碱中毒时,常合并低钙血症,导致出现手足抽搐,可补葡萄糖酸钙或氯化钙。

13.【答案】B

【解析】碱中毒导致细胞外环境pH上升,这会促发细胞膜内外的H^+-K^+离子交换,导致细胞内氢离子外流,细胞外的钾离子内流,最终使细胞外钾离子浓度下降,导致低血钾出现。

14.【答案】AF

【解析】患者半年前做过胃大部切除术,

单纯性肠梗阻是指由各种原因引起的肠内容物不能通过肠管，但肠管血运是正常的肠梗阻，从患者病史和表现推断为粘连性单纯性肠梗阻。

15. 【答案】E

【解析】当非手术治疗无效以及肠管内肿瘤、先天性肠闭锁等情况时需要手术治疗。

16. 【答案】E

【解析】血清钾的正常值为 3.5～5.5mmol/L。

17. 【答案】D

【解析】静脉补钾需见尿补钾，一般尿量超过 40ml/h 或 500ml/d 时方可补钾。

18. 【答案】BF

【解析】见尿补钾，尿量超过 500ml/d 才可补钾，A 错；浓度不宜过高，氯化钾浓度一般不超过 3g/L，C 错；首选口服补钾，D 错；E 不是静脉补钾原则。

19. 【答案】BCDEF

【解析】甲状旁腺受损时，血钙水平≤2.13mmol/L（8.5mg/dl）。多数患者血磷增高，部分患者正常。24 小时尿钙排量减少。肾小管回吸收磷增加，尿磷排量减少，部分患者正常。X 线显示骨质稀疏、变薄、变形，骨内有多个透明的囊肿影。B 超、CT 是显示腺瘤的首选定位方法，检查中发现颈部甲状腺后肿物有助于诊断及定位。选 B、C、D、E、F。

20. 【答案】A

【解析】甲状旁腺功能减退导致的低钙血症最特征性的临床表现为慢性低钙血症的基础上，呈发作性低钙抽搐，符合患者表现。

21. 【答案】ABCEF

【解析】甲状旁腺功能减退会导致血钙降低、血磷增高，D 错误，其余均正确。

22. 【答案】D

【解析】根据患者大量呕吐胃内容物，导致氢离子丢失过多的病史及化验结果，可判断患者为单纯性碱中毒。

23. 【答案】BDF

【解析】血钾正常值 3.5～5.5mmol/L，血钠正常值为 135～145mmol/L，血钙 2.25～2.75mmol/L，血镁 0.75～1.25mmol/L。根据化验结果可得出患者为低钾、低钠、低钙血症。

24. 【答案】B

【解析】低钾血症时，早期 T 波降低、变平或倒置，随后出现 ST 段降低，QT 延长和 U 波。

25. 【答案】ACDF

【解析】患者术后高钾，高钾心电图表现为早期 T 波高而尖和 QT 间期延长，随后出现 QRS 波群增宽和 PR 间期延长。

26. 【答案】C

【解析】降血钾的措施中，应使用葡萄糖酸钙，不是氯化钙，其余均正确。

27. 【答案】C

【解析】高钾血症会导致心动过缓，C 错误，其余均正确。

28. 【答案】B

【解析】凡是引起肺泡通气不足的疾病，均可导致呼吸性酸中毒，患者有肺气肿病史，有胸闷气促表现，心电图示心室纤颤，血气示 HCO_3^- 增加，选 B。

29. 【答案】CDE

【解析】患者持续性头痛系二氧化碳潴留引起脑血管扩张、颅内压增高所致。

30. 【答案】A

【解析】主要与严重酸中毒导致的高钾血症有关，血钾浓度急剧升高有致心肌应激性改变、心律失常和心室颤动危险。

31. 【答案】E

【解析】患者目前呼吸道梗阻是造成呼吸性酸中毒的主要原因，应主要解决病因。

32. 【答案】ABCD

【解析】应静脉注射 5%碳酸氢钠，促进钠钾交换，降低血钾，注射生理盐水并无降钾作用，选 A、B、C、D。

33. 【答案】AF

【解析】B、C 是高钾血症表现；低钾时肌腱反射减弱，D 错误；低钾会导致呼吸困难或窒息，E 错误。

34. 【答案】D

【解析】在心电图中，病理性 Q 波对诊断心肌梗死有重要价值，而且可根据导联来判断心肌梗死出现的位置和严重程度，从而指导临床治疗方法。

35. 【答案】ABCDEF

【解析】解除呼吸道梗阻，改善气体交换功能，解除呼吸性酸中毒；半卧位有利于改善呼吸；输注 11.2% 乳酸钠或 4%~5% 碳酸氢钠，纠正酸中毒。同时提供充分氧气，改善呼吸。

36. 【答案】E

【解析】失水量 = 50000ml × 5% = 2500ml，生理需要量 = 2000ml，第一天补水量 = 1250ml（失水量的一半）+ 350ml（胃管引流）+ 2000ml（生理需要量）= 3600ml。故本题选 E。

37. 【答案】ACE

【解析】由于失水导致红细胞计数、血红蛋白、和血细胞比容明显增高的血液浓缩现象。

38. 【答案】ABDEF

【解析】等渗盐水的氯含量高于血清氯含量，大量补充有致高氯性酸中毒的危险，不选 C。

39. 【答案】ACD

【解析】体液不足，与大量呕吐有关；有皮肤完整性受损的危险，与微循环灌注不足有关；有受伤的危险，与低血压有关。

第二章　外科休克患者的护理

一、单选题

1.【答案】B

【解析】休克的共同特征是有效循环量不足,导致组织低灌注状态,从而引起全身组织和脏器的血液灌注不良,导致组织缺氧、微循环改变、脏器功能障碍和细胞的代谢功能异常等一系列病理生理改变。故本题选B。

2.【答案】A

【解析】皮肤黏膜的色泽、温度和湿度是体表灌流情况的标志。观察要点为皮肤和口唇黏膜是否苍白、发绀或呈花斑状,四肢是否湿冷或干燥潮红;补充血容量后,四肢有无转暖,皮肤是否变干燥。故本题选A。

3.【答案】C

【解析】休克前期由于机体代偿机制,血压变化不大。休克晚期机体失代偿,血压进行性下降。通常,收缩压＜90mmHg、脉压＜20mmHg是休克存在的表现,血压回升、脉压增大则表明休克好转。故本题选C。

4.【答案】E

【解析】临床常根据脉率与收缩压的比值计算休克指数:＜0.5为正常,1.0~1.5表示休克,＞2.0为严重休克。故本题选E。

5.【答案】D

【解析】休克治疗的关键是尽早去除病因,迅速恢复有效循环血量,纠正微循环障碍,增强心肌功能,恢复人体正常代谢。其中,补充血容量是纠正组织低灌注和缺氧的关键,也是首要的治疗措施。故本题选D。

6.【答案】D

【解析】休克患者的病理生理改变分为微循环收缩期、微循环扩张期以及微循环衰竭期。在最严重的微循环衰竭期中,患者可发生弥散性血管内凝血,出现严重的出血倾向,因此皮肤出现多处瘀斑、瘀点提示病情危重。故本题选D。

7.【答案】A

【解析】造成休克死亡的三大原因是心、肺、肾功能衰竭。故本题选A。

8.【答案】B

【解析】应先输晶体再输胶体。

9.【答案】D

【解析】在休克未纠正前,以抗休克为主,同时抗感染。休克控制后,着重治疗感染。故本题选D。

10.【答案】B

【解析】血管扩张药物必须在补足有效血容量的基础上使用,否则将加剧循环血量不足,使休克恶化。故本题选B。

11.【答案】A

【解析】应用热水袋进行体表加温,可使末梢血管扩张,从而使重要器官的血流灌注进一步减少,且可增加局部组织耗氧量,加重缺氧,不利于休克的纠正。故本题选A。

12.【答案】E

【解析】晶体与胶体的比例应保持2:1。

13.【答案】E

【解析】休克代偿期,由于儿茶酚胺释放、肾素血管紧张素分泌增加等,使心跳加快,心排出量增加,并选择性地使外周和内脏小血管、微血管平滑肌收缩,患者主要表现为心率加快和脉压缩小,而血压和尿量变化不大。故本题选E。

14.【答案】D

【解析】休克患者首要的处理措施为抗休克治疗。腹部外伤合并休克患者,应积极抢救,抗休克补充血容量,力争收缩压回升至11kPa以上后,积极进行手术处理出血和外伤的修复。故本题选 D。

15. 【答案】C

【解析】休克患者的首要处理措施为抗休克治疗。腹腔穿刺抽出粪性液体，提示结肠以下肠道段破裂，由于粪性液体所含细菌量大，污染较严重，在积极治疗休克的同时进行手术探查及修补术。故本题选 C。

16. 【答案】D

【解析】大面积烧伤后易发生神经性休克、感染性休克和低血容量性休克。注射吗啡后可减少神经性休克；发病时间短，已经应用抗生素，暂不考虑感染性休克；患者烧伤面积为 60%，根据烧伤患者补液公式，该患者第 1 个 8 小时约需输入 2700ml 液体，目前仅补生理盐水 1000ml，补液量远远不足，故选低血容量性休克。

17. 【答案】E

【解析】建立 ICU 的重要意义在于集中人力技术、设备优势，对需要特别救护的患者实行集中管理，以提高对危重患者救护的成功率，但将有限的优势资源用于癌症终末期患者是不恰当的。故本题选 E。

18. 【答案】E

【解析】十二指肠损伤若发生在腹膜后，早期常无明显体征，以后可因溢出的空气、胸液和胆汁在腹膜后疏松结缔组织内扩散而引起严重的腹膜后感染；此期可逐渐出现持续而进行性加重的右上腹和背部疼痛（可向右肩和右睾丸放射），但并无腹膜刺激征，有时可有血性呕吐物出现。故本题选 E。

二、多选题

1. 【答案】ADE

【解析】休克患者应做血常规和血细胞比容检查、血气分析和电解质测定，监测 CVP、PCWP、CO、CI、DIC。

2. 【答案】ABCDE

【解析】冷休克时外周血管收缩，阻力增高，微循环淤滞，大量毛细血管内血液渗出，使血容量和心排出量降低。表现为躁动、淡漠或嗜睡，皮肤苍白发绀或花斑样改变且湿冷，毛细血管充盈时间延长，脉搏细速，血压下降，脉压减小，尿量减少。

3. 【答案】BCD

【解析】休克早期时，机体处于代偿状态，微静脉扩张，以维持回心血量。

4. 【答案】ABC

【解析】烧伤常用的晶体为平衡盐溶液、林格液，并适当补充碳酸氢钠。

5. 【答案】ABCD

6. 【答案】ABCDE

【解析】以上措施均为抗休克治疗的重要措施。

7. 【答案】ACE

【解析】休克抑制期（休克期）患者神志差，脉搏细速，血压下降，脉压更小；严重时，脉搏扪不清，血压测不到，无尿，进而出现内脏器官的继发性损害。

8. 【答案】ABCD

【解析】休克治疗过程中，使用血管扩张剂的目的为解除小动脉和小静脉痉挛、关闭动-静脉短路、增加组织灌流量、增加回心血量。

9. 【答案】ACDE

【解析】休克及缺氧时，乳酸氧化成丙酮酸进入三羧酸循环代谢速度减慢，以致延缓酸中毒的纠正速度。

10. 【答案】BC

【解析】抬高下肢可使下肢静脉回流增加，躯干躺平及头胸略高可避免腹腔脏器压迫膈肌而影响呼吸。

11. 【答案】ABCDE

【解析】低血容量性休克主要表现在皮肤的苍白、花斑、呼吸促、心率快或血压下降。休克早期可不出现血压下降或轻度的下降；急性期患者的血压可能正常或稍升高；休克晚期可出现唇甲发绀、下肢皮肤花斑、淤紫、皮肤湿冷、脉搏细速等症状，甚则桡动脉搏动难以触及。若患者发病前血压正常，则休克血压下降的标准为低于 90/60mmHg；若为高血压患者，收缩压下降 40mmHg 为低血容量性休克的典型症状。

12. 【答案】ABCD

【解析】休克早期患者较为烦躁。

13. 【答案】ABDE

14. 【答案】ABDE

【解析】出血性疾病易引起低血容量性休克。

15. 【答案】ABE

【解析】炎症性疾病或体内代谢物难以排出时，易发生感染性休克。

16. 【答案】BDE

【解析】维持有效的循环血容量需要心脏有力地将足够的血液打入体循环，前负荷即血容量要充足，后负荷及外周血管张力不可过高。

17. 【答案】AE

【解析】B、C、D为血管收缩剂。

18. 【答案】ACE

【解析】低排高阻型休克：亦称低动力型休克（hypodynamic shock），其血液动力学特点是心脏排血量低，而总外周血管阻力高。由于皮肤血管收缩，血流量减少，使皮肤温度降低，故又称为"冷休克（cold shock）"。患者神志淡漠或躁动，脉搏细速。

19. 【答案】CDE

【解析】大面积烧伤、严重腹泻、呕吐及肠梗阻会导致体液大量丢失，进而引起失液性休克。

20. 【答案】ABC

【解析】创伤性休克属于低血容量性休克。

21. 【答案】BD

【解析】中心静脉压（CVP）是上、下腔静脉进入右心房处的压力，通过上、下腔静脉或右心房内置管测得，它反映右房压，是临床观察血液动力学的主要指标之一，它受心功能、循环血容量及血管张力3个因素影响。

22. 【答案】AD

【解析】这两种卧位可增加回心血量。

23. 【答案】ACE

【解析】抗休克过程中，患者神志恢复，皮肤色泽红润、有温度，对答切题，生命体征恢复，尿量每小时30ml以上，提示好转。

24. 【答案】ACDE

【解析】胃、十二指肠溃疡急性穿孔并发休克时取平卧位，无休克时可取半卧位，B错误。故本题选A、C、D、E。

25. 【答案】ABC

【解析】休克时应选择大动脉作为诊脉点，如颈动脉、股动脉。

26. 【答案】BDE

【解析】烧伤是一种全身损害性创伤，休克期前1~2天应禁食，给予静脉营养，2~3天后可给米汤为主的试餐和多种维生素饮料，不必过多强调热量和蛋白质，以保护食欲。感染期应静脉营养与口服相结合，除高维生素膳食外应逐渐增加蛋白质和热量，优质蛋白质应达到供给量的70%；康复期给予高蛋白、高热量、高维生素、丰富而多方面的营养膳食，选择质量高、易消化吸收的食物，少食多餐，食物多样化。故本题选B、D、E。

27. 【答案】ABE

28. 【答案】ABCE

【解析】采取休克体位下肢抬高15°~20°，头和躯干抬高20°~30°。

29. 【答案】ABCD

【解析】患者发生休克，应首先处理休克问题。故E不正确。

30. 【答案】ABCDE

31. 【答案】ABCD

【解析】烧伤创面不要用红药水、紫药水等有色药液，以免影响观察皮肤情况，及对烧伤深度的判断。选项E错误，故本题选A、B、C、D。

32. 【答案】ABD

【解析】腹膜受到刺激后发生充血水肿，并失去固有光泽，随之产生大量浆液性渗出液。一方面可以稀释腹腔内毒素及消化液，以减轻对腹膜的刺激；另一方面也可以导致严重脱水、蛋白质丢失和电解质紊乱。渗出液中逐渐出现大量中性粒细胞、巨噬细胞，可吞噬细菌及微细颗粒。加上坏死组织、细菌和凝固的纤维蛋白，使渗出液变为混浊，继而成为脓液。腹膜有很强的吸收能力，可因吸收大量的毒性物质，引起感染性休克，即中毒性休克。而腹腔脓肿形成可以是急性腹膜炎的结局之一，不是早期病理生理改变。故本题选A、B、D。

三、共用题干题

1. 【答案】C

2.【答案】E
3.【答案】E
4.【答案】E
【解析】从患者表现可初步判断为中度休克，估计失血量为800～1600ml。因其血压仅70/55mmHg，估计其休克程度很重，即将达重度休克。故选E。
5.【答案】C
【解析】休克患者组织灌注不足可引起无氧代谢和高乳酸血症，监测LAC有助于估计休克及复苏的变化趋势。
6.【答案】B
7.【答案】A
【解析】患者血压低，面色苍白，考虑出现休克。
8.【答案】C
【解析】休克的首要处理措施为建立静脉通路补液。
9.【答案】A
10.【答案】A
11.【答案】D
12.【答案】B
13.【答案】A
14.【答案】B
15.【答案】D
【解析】该患者神志淡漠、口唇发绀、血压明显降低、脉搏和呼吸明显加快，提示处于休克晚期，估计失血量占全身血容量的40%以上。故本题选D。
16.【答案】E
【解析】该患者出现出血性休克，应立即建立静脉通道，快速补液，并配血补充血容量，尽快剖腹探查止血。故本题选E。
17.【答案】C
【解析】该患者处于严重创伤、腹腔内出血状态，应在积极抗休克同时尽快剖腹探查止血，解除引起休克的病因，避免血容量进一步减少，促进休克的尽快纠正。故本题选C。
18.【答案】B
【解析】尿量是反映组织灌流状况的最佳定量指标，中心静脉压可反映血容量变化，是判断血容量充足与否的可靠指标。故选B。

19.【答案】D
【解析】肢体活动度不是反映机体循环灌注状况的重要指标，对判断休克病情的进展意义不大。故本题选D。
20.【答案】C
【解析】根据病理生理变化特点，休克分为3期，即代偿期、失代偿期和不可逆期，该患者符合第三期（不可逆期），即休克晚期，也就是器官功能衰竭期。故本题选C。
21.【答案】E
【解析】该患者处于休克晚期，神志不清，无脉搏，无血压，心跳和呼吸微弱，无尿、体温不升，全身广泛出血倾向，表现为DIC和多器官功能衰竭。故本题选E。
22.【答案】C
【解析】在积极抗休克的同时进行针对病因的手术。因外伤导致休克。
23.【答案】D
【解析】弥散性血管内凝血患者抗凝治疗越早越好。故本题选D。
24.【答案】C
【解析】一旦临床诊断感染性休克，应尽快积极液体复苏，6小时内达到复苏目标：中心静脉压 8～12cmH$_2$O，平均动脉压＞65mmHg，尿量0.5ml/kg/h。
25.【答案】B
【解析】中心静脉压和血压均较低，提示血容量严重不足，应加快输液速度，维持有效循环血容量。
26.【答案】B
【解析】经快速补液后患者中心静脉压21cmH$_2$O，但血压和脉搏无改善，说明回心血量充分但心脏射血能力不足，即心功能不全。
27.【答案】D
【解析】心功能不全应给予强心剂。
28.【答案】A
【解析】当在中心静脉压监测下，输液量已充分但动脉压仍低而其CVP已达15cmH$_2$O以上时，可以静脉注射毛花苷丙（西地兰）行快速洋地黄化。
29.【答案】A
【解析】地塞米松可以扩张痉挛收缩的血

管,加强心肌收缩;降低血管对某些收缩血管活性物质的敏感性,使微循环血流动力学恢复正常,改善休克症状;稳定溶酶体膜,减少心肌抑制因子的形成;增强心肌收缩力,增加心排出量。

30.【答案】C

【解析】注射青霉素过敏而面色发绀、呼吸急促、四肢冷、神经紧张、烦躁不安,脉细弱,应为青霉素过敏所致。

31.【答案】A

【解析】阿拉明主要作用于 α 受体,对 $β_1$ 受体作用较弱。部分作用是通过促进交感神经末梢释放去甲肾上腺素。适用于休克早期的治疗。

32.【答案】C

【解析】抗过敏性休克的药物包括:①立即皮下注射 0.1% 盐酸肾上腺素 0.5～1.0ml,小儿酌减。症状如不缓解,可每 20～30 分钟皮下或静脉注射 0.5ml,直至脱离危险。②地塞米松 5～10mg、氢化可的松 200mg 加 50% 葡萄糖液 100ml 静推或加入 5%～10% 葡萄糖液 500ml 内静点。③抗组胺类药物:选用异丙嗪 25～50mg 或苯海拉明 40mg,肌内注射。

33.【答案】D

【解析】重度休克:失血量达总血量 40% 以上,患者反应迟钝,甚至昏迷。皮肤呈青灰色,出现瘀血,皮肤冰冷,呼吸急促,心音低钝,脉细速或摸不清,血压低于 70mmHg 或测不到,毛细血管充盈时间异常迟缓,少尿或无尿。故该患者应为重度休克。

34.【答案】C

【解析】患者重度休克,BP 60/40mmHg,血容量不足,首选措施为迅速补充血容量。

35.【答案】D

【解析】患者休克应采取中凹位,即头、躯干抬高 20°～30°,下肢抬高 15°～20°。

四、案例分析题

1.【答案】A

【解析】患者 Hb 73g/L,RBC $3.2×10^{12}$/L,均低于正常范围,可能失血过多。

2.【答案】D

【解析】患者失血过多,属于低血容量性休克,首要措施为补充血容量。

3.【答案】B

【解析】患者失血过多,平衡盐溶液中电解质含量与血浆内含量相仿。

4.【答案】ABDE

【解析】A、B、D、E 容易引起烫伤。

5.【答案】D

【解析】尿量是反映组织灌注状况的最佳定量指标。

6.【答案】E

【解析】患者血压低但 CVP 正常,提示存在心功能不全或血容量不足。

7.【答案】ABCE

【解析】患者血压偏低,使用血管扩张剂会使血压进一步下降。

8.【答案】C

【解析】患者大面积烧伤,烦躁不安,手足湿冷,无尿,心率、呼吸增快,应首先考虑为烧伤休克。

9.【答案】B

【解析】患者烧伤,重度休克,首要的治疗措施应为快速补液,补充血容量。

10.【答案】ACDEF

【解析】烧伤休克患者应保持液体通畅,快速补液;静脉穿刺困难者留置中心静脉导管,采取保护心肌措施,改善血液循环,纠正电解质紊乱,监测尿量。

11.【答案】E

【解析】对休克患者应快速补血容量,通常先输入扩容迅速的液体,如平衡盐溶液。

12.【答案】C

【解析】对休克患者最主要的是补充血容量,应及早、大量、快速补液。采用晶体液,根据病情给予全血、血浆、血浆增量剂等改善胶体渗透压,首选平衡盐溶液。故本题选 C。

13.【答案】ABCD

【解析】微循环衰竭期的病理变化是血管内形成微血栓,出现弥散性血管内凝血;临床表现是神情淡漠,反应迟钝,甚至意识模糊,出冷汗,口唇、肢端发绀,脉搏细速,血压进行性下降,严重时全身皮肤和黏膜明显发绀,四肢厥冷,脉搏摸不清,血压测不出,尿少甚至无尿，故选项 F 错。解题关键：微循环衰竭期即为 DIC，所以病理变化为弥散性血管内凝血。

14. 【答案】D
【解析】休克指数为脉率/收缩压，即 120/60 = 2。

第三章 重症监测治疗与护理

一、单选题

1. 【答案】E

【解析】中心静脉导管不宜用于输血或静脉取血等用途,以免有较小的血凝块沉积和/或附于导管腔内。故本题选E。

2. 【答案】B

【解析】撤机前不宜使用镇静剂,以免呼吸抑制,导致病情反复。故本题选B。

3. 【答案】B

【解析】ARDS患者需维持有效循环,但应防止液体过量。输入液体应以晶体为主,辅以胶体;液体入量偏多时,应适当使用利尿药,以排出更过多水分,以免循环负荷过重导致肺水肿。故本题选B。

4. 【答案】E

【解析】ARDS末期患者由于呼吸困难及缺氧现象更加严重,长时间通气不良导致严重酸中毒,心律失常,当动脉血氧分压下降至3.3kPa(25mmHg),CO_2分压上升至7.3kPa(55mmHg)时,提示呼吸衰竭已达临终状态。故本题选E。

5. 【答案】E

6. 【答案】E

7. 【答案】D

【解析】由于输入大量高浓度葡萄糖,内生性胰岛素一时不能相应增加,不能调节血糖,血糖过高可产生高渗性非酮性昏迷,导致患者有生命危险。故本题选D。

8. 【答案】B

【解析】门静脉高压症时,在解剖上离门脉最近的是胃食管静脉丛,其压力升高亦最早。而门静脉与腔静脉之间的交通支临床上最有重要意义的是胃底、食管下段的交通支。故本题选B。

9. 【答案】E

【解析】食管下段、胃底静脉曲张受门静脉高压影响最早,最显著,最独特。

10. 【答案】D

【解析】脾切除术后定期监测血小板计数的目的是防止血栓形成。故本题选D。

11. 【答案】C

【解析】肝叶切除术后应避免过早活动,以避免肝断面出血。如出现心慌、气促、出冷汗,血压90/60mmHg等血容量不足表现,应首先考虑肝断面出血。故本题选C。

12. 【答案】B

【解析】肝癌患者术后24小时内卧床休息,不鼓励早期活动,以免出血,避免剧烈咳嗽,给予半卧位以缓解腹部张力,减轻腹痛。故本题选B。

13. 【答案】D

【解析】胆道T形管引流拔管前先在饭前、饭后各夹管1小时,如无不良反应,1～2日后全日夹管。引流造影后1～2天后拔管。故本题选D。

14. 【答案】B

【解析】正常成人颅内压力为0.7～2.0kPa(7～20cmH$_2$O),儿童为0.5～1.0kPa。故本题选B。

15. 【答案】E

【解析】当颅内压增高时,脑灌注压下降,血流量减少,机体代偿性反应而出现血压升高(收缩压增高为主,脉压增大),脉搏慢而有力,呼吸慢而深(二慢一高)。随着病情加重,超过机体代偿能力时,出现血压下降、脉搏快弱,呼吸浅促或潮式呼吸(二快一低),最终呼吸停止、心脏停搏。这种典型的生命体征改变称为库欣(Cushing)反应。故本题选E。

16.【答案】E

【解析】颅内高压不能进食的成年患者，每日输液量中等渗盐水不超过500ml，保持每日尿量不少于600ml，防止等渗盐水输入过多，加重脑水肿。故本题选E。

17.【答案】E

【解析】人工髋关节置换术后如若感染，不仅严重损害关节功能，还可致残，甚至威胁患者生命。初次感染的发生率为0.6%~1%，翻修术后的发生率为3.5%。因为感染的危害是巨大的，所以预防感染的发生显得尤为重要。故本题选E。

二、多选题

1.【答案】BCE

【解析】ICU主要收治急重症患者。急性传染病患者应去传染病医院就诊，精神病患者应去精神科就诊。

2.【答案】ACD

【解析】肺动脉楔压反映的是肺小动脉的压力，临床上约等于左房压，反映前负荷的大小。肺动脉楔压正常值为6~12mmHg，平均肺动脉楔压可用于临床估测平均左房压和左室充盈压。

3.【答案】ACDE

【解析】呼吸类型不属于通气力学监测指标。

4.【答案】ABCD

【解析】在机械通气过程中应注意观察呼吸机与患者呼吸的同步性，及时查找不同步的原因并处理，选项A、B、C、D均为常见原因，而E项使用镇静药物是处理不同步的方法，过度镇静会抑制患者的自主呼吸，而非不同步。

5.【答案】ABDE

【解析】休克患者应注意保暖，但忌用热水袋。

6.【答案】ABCE

【解析】急性呼吸窘迫综合征是一种急危重症，主要表现为呼吸急促、口唇发绀，伴有胸闷、咳嗽、血痰等症状，动脉血氧分压会下降，肺无啰音。

7.【答案】ABCDE

8.【答案】ABCDE

9.【答案】ACE

【解析】中心静脉压（CVP）是上、下腔静脉进入右心房处的压力，通过上、下腔静脉或右心房内置管测得，它反映右房压，是临床观察血液动力学的主要指标之一，它受心功能、循环血容量及血管张力3个因素影响。通常将右心房和胸腔内大静脉的血压称为中心静脉压。

10.【答案】ABDE

【解析】肺动脉楔压正常值为6~12mmHg（0.8~1.6kPa）。

11.【答案】ABCDE

12.【答案】ABDE

【解析】血钾与输液量没有必然关系。

13.【答案】ABC

【解析】低温疗法可使大脑对缺氧的耐受性增强，减轻脑水肿，降低颅内压，终止脑组织缺氧性病变的发展。因此降温应越早越好，降温前使用人工冬眠法消除寒战反应，随后用冰帽对头部重点降温，再将冰袋置于颈、腋、腹股沟、腘窝等大血管经过处，一般使体温降至33~35℃为宜，复温过程宜缓慢。故本题选A、B、C。

14.【答案】ACE

15.【答案】ACDE

【解析】脑复苏时，积极应用促进脑细胞代谢药物，如ATP可供应脑细胞能量，恢复钠泵功能，有利于减轻脑水肿。葡萄糖为脑获得能量的主要来源。此外，辅酶A、细胞色素C、多种维生素及微量元素（Mg^{2+}）等与脑代谢有关的药物均可应用。故本题选A、C、D、E。

16.【答案】AB

【解析】ICU医院感染的主要危险因素是机体免疫力低下，高龄患者和婴幼儿，介入性诊疗操作及抗菌药物的不合理应用，空气、医护人员手及物体表面被污染，血、血制品、药品污染，医用器材被污染等。故本题选A、B。

17.【答案】ADE

【解析】胃肠减压期间应禁食、禁饮，一般应停服药物。如需胃内注药，注药后应夹管并暂停减压0.5~1小时；适当补液，加强营养，维持水、电解质的平衡；胃管固定要牢固，防止移位或脱出；保持胃管通畅，维持有效负压，每隔 2～4 小时用生理盐水 10～20ml 冲洗胃管一次，以保持管腔通畅；观察引流物颜色、性质和量，并记录 24 小时引流液总量，有异常情况要及时通知主管医师；预防口腔感染和呼吸道感染，必要时给予雾化吸入，以保持口腔和呼吸道的湿润及通畅；通常在术后 48～72 小时，肠鸣音恢复，肛门排气后可拔除胃管。故本题选 A、D、E。

18. 【答案】ACDE

【解析】体外循环中血小板损伤的实质是血小板被非血管内皮表面及血液中活化物质激活后发生黏附、聚集与释放反应，导致术后功能障碍和数量减少，而血小板的聚集功能障碍是术后非外科出血的主要原因。故选项 B 错误，本题选 A、C、D、E。

19. 【答案】AE

【解析】该患者出现昏迷—清醒—再昏迷，提示急性硬脑膜外血肿；患者意识变化的同时出现瞳孔变化、肢体瘫痪，提示小脑幕切迹疝。故本题选 A、E。

20. 【答案】ABCDE

21. 【答案】ABC

【解析】肠外营养是指由胃肠外途径（通常是静脉）供给机体足够的蛋白质（氨基酸）、脂肪、糖类、维生素、微量元素、电解质和水分，即使在不进食的情况下，患者也能获得所需能量及营养，维持机体正常代谢。故本题选 A、B、C。

22. 【答案】ACDE

【解析】危重患者入院后应先处理病情，保证患者安全。

23. 【答案】CE

24. 【答案】ABC

【解析】急性肾功能衰竭少尿期主要表现就是少尿、无尿、尿毒症、尿比重低、血压升高、胸闷憋气、恶心、呕吐，有的患者还会出现抽搐，甚至昏迷。急性肾功能衰竭是由于某些原因导致肾功能在短期内急剧下降，分起始期、少尿期和多尿期，其中症状最严重、最危险的就是少尿期。

25. 【答案】ABCE

【解析】冰帽降温时肛温应不低于30℃。

26. 【答案】ABC

【解析】危重患者抢救时应当机立断、争分夺秒处理紧急情况。

27. 【答案】ABCDE

【解析】循环衰竭表现为心音低，皮肤苍白、湿冷，血压下降，四肢发绀等。

28. 【答案】AC

【解析】濒死期多表现为意识消失，各种反射减退或消失，血压降低，脉搏与呼吸变弱或周期性呼吸等。

29. 【答案】ABCDE

30. 【答案】ABCD

【解析】濒死期肠蠕动减慢。

31. 【答案】BCDE

32. 【答案】AD

【解析】气囊内充气时间过长会导致局部循环障碍，造成局部组织坏死。

33. 【答案】BD

【解析】虚脱、过敏等均会表现为颜面苍白、皮肤湿冷，休克时皮肤可能会出现花斑或发绀。

34. 【答案】ACDE

【解析】静脉导管不可用于静脉采血或输注血液制品。

三、共用题干题

1. 【答案】A
2. 【答案】B
3. 【答案】C
4. 【答案】A
5. 【答案】B
6. 【答案】E
7. 【答案】C

【解析】抗生素治疗外周静脉也可，不必须通过中心静脉输液。

8. 【答案】D
9. 【答案】B
10. 【答案】D
11. 【答案】D
12. 【答案】B
13. 【答案】B

14. 【答案】D
15. 【答案】E
16. 【答案】C
17. 【答案】A
18. 【答案】D
19. 【答案】B

【解析】胆管炎，体温高，提示存在感染。

20. 【答案】B
21. 【答案】A
22. 【答案】D

【解析】张力性气胸指胸腔积气增加速度超过排出速度或吸收速度。肺内、支气管内空气或外界空气不断进入胸腔，导致一侧肺脏被压扁，严重者还可发生一侧肺压向对侧，并将纵隔推压至另一侧，随压力增高导致对侧肺脏受到挤压，出现呼吸障碍，甚至挤压纵隔内心脏、大血管，引起心脏泵血障碍，又称呼吸循环功能衰竭。患者的症状符合张力性气胸的临床表现。

23. 【答案】B

【解析】张力性气胸的首要处理措施为排气减压。

24. 【答案】A
25. 【答案】B

【解析】加热后的血制品红细胞破裂，易发生溶血反应。轻型溶血，出现发热，酱油色尿，轻度黄疸，血红蛋白稍下降，重者则出现寒战发热，心悸，胸痛，腰背痛，呼吸困难，心率下降快，血压下降，甚至休克。

26. 【答案】D

【解析】加热血制品时，红细胞破裂，易发生溶血反应。

27. 【答案】D

【解析】红细胞溶解后，会有大量的血红蛋白释放入血浆，进而发生黄疸和血红蛋白尿。

28. 【答案】C

【解析】输血发生溶血，破裂红细胞释放的血红蛋白会堵塞肾小管造成肾功能急性下降。

29. 【答案】C

【解析】发生溶血反应的首要处理措施为立即停止输血。

30. 【答案】A

【解析】预防主要在于加强责任心，严格查对制度，加强采血、保存等管理，避免剧烈振荡或加热血制品，若发现血液有溶血及颜色改变应废弃不用，输入的血液内不能加入其他药物。

31. 【答案】A

【解析】急性心肌梗死患者心电图多表现为T波或ST段改变。

32. 【答案】A

【解析】患者血压低，首要的抗休克治疗应为维持有效的循环血容量。

33. 【答案】B

【解析】多巴胺为正性肌力药物，同时可以收缩血管。

34. 【答案】A
35. 【答案】D

【解析】按压频率100～120次/分。

36. 【答案】B
37. 【答案】A

四、案例分析题

1. 【答案】D

【解析】该患者神志淡漠、口唇发绀、血压明显降低、脉搏和呼吸明显加快，提示处于休克晚期，估计失血量占全身血容量的40%以上。故本题选D。

2. 【答案】E

【解析】该患者出现出血性休克，应立即建立静脉通道，快速补液，并配血补充血容量，尽快剖腹探查止血。故本题选E。

3. 【答案】C

【解析】该患者处于严重创伤、腹腔内和下肢出血状态，应在积极抗休克同时尽快剖腹探查止血，解除引起休克的病因，避免血容量进一步减少，促进休克的尽快纠正。故本题选C。

4. 【答案】B

【解析】尿量是反映组织灌流状况的最佳定量指标，中心静脉压可反映血容量变化，应是判断血容量充足与否的最可靠指标。故本题选B。

5. 【答案】DF

【解析】肢体活动度不是反映机体循环灌注状况的重要指标,对判断休克病情的进展意义不大。目前患者最主要的问题是休克,体温不是关注要点。故本题选 D、F。

6. 【答案】B

【解析】通过分析此题干,可以初步判断该患者是一名 ARDS 患者。为迅速纠正该患者的低氧状态,主要治疗方法是机械通气。故本题选 B。

7. 【答案】CF

【解析】建立有效人工气道后,气囊应保持充气状态,气囊压力一般维持在 $20cmH_2O$。故本题选 C、F。

8. 【答案】EF

9. 【答案】CF

【解析】失血性休克应给予休克体位,即中凹位:抬高头胸部,有利于保持气道通畅,增加肺活量,改善缺氧症状;抬高下肢,可促进下肢静脉血回流,增加心输出量而缓解休克症状。故本题选 C、F。

10. 【答案】D

【解析】中心静脉压可作为临床上补液速度和补液量的指标。故本题选 D。

11. 【答案】B

【解析】该患者体温上升,白细胞增高,出现休克体征。故本题选 B。

12. 【答案】B

【解析】同种异体移植是指同种不同基因型个体之间的移植,是临床最常见的移植类型。故本题选 B。

13. 【答案】A

【解析】淋巴细胞毒交叉配合试验 <10% 或为阴性才能施行肾移植。故本题选 A。

14. 【答案】BF

【解析】肾移植手术前需完成血、尿、便常规,生化、电解质、凝血、传染病方面检查,免疫学检测,X 线胸片、腹部 B 超、心电图检查。故本题选 B、F。

15. 【答案】E

【解析】肾移植发生急性排斥时,可表现为体温升高、局部胀痛、肾功能降低、少尿甚至无尿、尿中白细胞增多或出现淋巴细胞尿等临床症状。故本题选 E。

16. 【答案】E

【解析】急性排斥反应主要为细胞免疫反应,一般多发生在肾移植术后 7~60 天。慢性排斥反应一般在术后 60 天发生。故本题选 E。

17. 【答案】AF

【解析】多尿期补液量为前一天尿量的 1/2~2/3,呈轻度负平衡,不出现脱水现象即可。

18. 【答案】EF

【解析】多尿期仍需消毒隔离。

19. 【答案】CF

【解析】A、B、D、E 均为可能危及生命的急症,头晕不属于急症。

20. 【答案】E

【解析】张力性气胸患者无需严格记录出入量。

21. 【答案】ABCDF

【解析】肢体活动属于康复内容,不是必要的生命体征监测。

22. 【答案】B

【解析】换能器应与心脏平齐。

23. 【答案】C

【解析】穿刺过程中可能会损伤伴行动脉,监测期间不会有动脉损伤。

第四章　麻醉患者的护理

一、单选题

1.【答案】A
【解析】全脊髓麻醉是硬膜外麻醉最危险的并发症，多由于穿刺针或导管误入蛛网膜下隙，过量局麻药注入蛛网膜下隙而导致全部脊神经受阻滞。主要表现为注药后迅速出现呼吸停止，血压下降，意识模糊，全部脊神经支配区域无痛觉，反射消失，甚至心搏骤停。故本题选A。

2.【答案】A
【解析】全麻患者发生高血压除原发性高血压外，多与麻醉浅、镇痛药用量不足、未能及时控制手术刺激引起的强烈应激反应有关。故本题选A。

3.【答案】D
【解析】为防止全麻时呕吐误吸和手术后腹胀，术前12小时禁食，4~6小时禁水；全麻术后为预防患者发生误吸，应去枕平卧，头转向一侧，以避免呼吸道梗阻。故本题选D。

4.【答案】C

5.【答案】C
【解析】腰麻是将局麻药物注入蛛网膜下隙，一般穿刺部位为腰3~腰4椎间隙。故本题选C。

6.【答案】B
【解析】该患者腰麻后出现低血压症状，可在局部浸润时在局麻药中加入麻黄碱15~30mg，穿刺前或蛛网膜下隙注药后立即开放静脉，快速输液200~300ml，必要时也可用血管收缩药。故本题选B。

7.【答案】E
【解析】腰麻注药后，应调整麻醉平面，若平面过高可抑制交感神经导致血压下降，同时引起循环和呼吸抑制。故本题选E。

8.【答案】C
【解析】该患者在普鲁卡因局部浸润麻醉下手术，术中患者突然惊厥、发绀、心率120次/分，是普鲁卡因中毒兴奋型的表现，应立即静脉注射硫喷妥钠，防止发生窒息而心跳停止。故本题选C。

9.【答案】E
【解析】患者未明确诊断前，不宜使用强止痛药，以免掩盖病情；术后疼痛应该用足量止痛药以控制疼痛；使用前要了解止痛药物的作用、药物不良反应、适应证和禁忌证；非麻醉性药物能够达到止痛效果时则不使用麻醉性药物。故本题E。

10.【答案】E
【解析】该患者生命体征正常，排除腹腔内出血及腹膜炎；根据腹部膨隆的位置，排除肠梗阻和急性胃扩张；而腰麻术后容易发生尿潴留，因此应考虑尿潴留。故本题选E。

11.【答案】C
【解析】清醒状态是指被检查者对自身及周围环境的认识能力良好，包括正确的时间定向、地点定向和人物定向，能做出正确回答。故本题选C。

12.【答案】B
【解析】麻醉辅助用药包括地西泮、咪达唑仑、芬太尼、吗啡等。

13.【答案】E
【解析】麻醉平面的影响因素包括：麻醉药容积和注药速度、穿刺间隙、导管位置和方向。

14.【答案】A
【解析】腰麻时，患者应侧卧在手术台上，取低头、弓腰、抱膝姿势。

15.【答案】B

【解析】麻醉平面是指皮肤感觉消失的分界线。

16.【答案】D

【解析】椎管内麻醉出现低血压多由交感神经阻滞所致，血压骤降时可予麻黄碱 15～30mg 静脉注射。

17.【答案】C

【解析】椎管内麻醉时的恶心、呕吐是由低血压、迷走神经功能亢进、手术牵拉内脏等因素导致，通常的治疗措施包括吸氧、升高血压、减少迷走刺激，必要时给予哌替啶 2.5mg 镇吐。

18.【答案】B

【解析】麻醉诱导开始到意识消失的阶段为Ⅰ期，镇痛期。

二、多选题

1.【答案】ABCE

【解析】预防措施包括限制麻醉药的用量、麻醉前使用地西泮或巴比妥类药物作为麻醉前给药、如无禁忌证药液中适当加入微量肾上腺素、多次回抽避免药物注入血管、根据患者具体情况和用药部位酌情减量。故选 A、B、C、E。

2.【答案】ABC

【解析】局麻是指患者神志清醒，用局麻药物暂时阻断身体某一部位的感觉神经传导功能，运动神经保持完好或不同程度被阻滞的状态。因其仅为局部麻醉，具有并发症少、对全身生理干扰轻微、麻醉方法简单等优点。故选 A、B、C。

3.【答案】AC

【解析】头痛、尿潴留为腰麻术后的常见并发症；呼吸抑制、血压下降常发生在腰麻术中。故本题选 A、C。

4.【答案】ABCDE

【解析】神经阻滞麻醉的常见方法包括臂丛神经阻滞、颈丛神经阻滞、肋间神经阻滞、指（趾）神经阻滞。

5.【答案】ABE

【解析】麻醉的目的为：提供最大的安全性；维持患者舒适；有利于手术进行；消除手术疼痛的同时产生足够的肌肉松弛。

6.【答案】ABCDE

【解析】对于全麻未清醒的患者：需对生命体征进行监测；呕吐和误吸是全麻患者呼吸道阻塞、窒息的常见原因，故为预防误吸患者需去枕平卧，头偏向一侧或取侧卧位；全麻未清醒患者易发生舌后坠、喉痉挛、呼吸道黏液阻塞引起呼吸道梗阻，故需床边放置吸痰器、准备气管切开包；患者苏醒过程中可能发生躁动不安、幻觉，故需适当约束患者肢体。

7.【答案】ABC

【解析】蛛网膜下隙麻醉易发生低血压，故需观察血压、补液；为预防麻醉术后疼痛，术后需去枕平卧 6～8 小时。故本题选 A、B、C。

8.【答案】ABCD

【解析】蛛网膜下隙麻醉常见的并发症包括头痛、尿潴留、呼吸抑制、血压下降、恶心呕吐。

9.【答案】ACDE

【解析】末梢部位及阴茎、组织局部活力障碍处禁止加肾上腺素，以防止末梢动脉过度收缩引起组织坏死；老年、甲状腺功能亢进、高血压和周围血管疾病患者应慎用肾上腺素。

10.【答案】ABCE

【解析】麻醉前用药的目的包括：①稳定患者情绪，减轻其焦虑、恐惧等心理应激状态。②抑制唾液及气管分泌，保持呼吸道通畅，减少术后肺部并发症。③对抗某些麻醉药的毒副作用和一些不利的神经反射。④提高痛阈，增强麻醉镇痛效果。故本题选 A、B、C、E。

11.【答案】ABCD

【解析】腹部手术清醒后采取半卧位，可以减少腹部肌肉牵拉受力，减轻患者的疼痛及伤口缝线张力。另外，半卧位还可减轻中毒症状，盆腔与上腹部及膈下相比较，淋巴及血循环丰富，吸收能力强，取半坐位，引流液流向盆腔，有利于引流和使感染局限化。故本题选 A、B、C、D。

12.【答案】ABC

【解析】麻醉床需在备用床的基础上备输液架、麻醉护理盘、中单和橡胶单。

13.【答案】ABCE

【解析】通常全麻后的病员、危重病员、大手术患者及监护病员需记录全麻护理记录单。

14.【答案】ABE

【解析】蛛网膜下隙麻醉患者术中常出现低血压、恶心呕吐和呼吸抑制。

15.【答案】ACDE

【解析】颈、胸部手术后患者多取高半坐卧位，以便于呼吸和有效引流，B错误。故本题选A、C、D、E。

16.【答案】ACDE

【解析】麻醉性镇痛药最主要的特征就是"三镇一抑制"——"三镇"指的是"镇痛、镇静、镇咳"，"一抑制"即呼吸抑制。同时麻醉性镇痛药具有一定的耐受性，且容易导致成瘾。

17.【答案】BC

【解析】表面麻醉的常用药物为1%～2%的丁卡因和2%～4%的利多卡因。

18.【答案】ABCDE

【解析】预防腰麻后呼吸抑制的方法包括小心用药、吸氧、维持循环，必要时行气管插管和人工呼吸。

19.【答案】ABCDE

【解析】麻醉护理盘用物：无菌盘内置张口器、压舌板、舌钳、牙垫、治疗碗、镊子、输氧导管、吸痰管和纱布数块。另备血压计、听诊器、护理记录单、笔、弯盘、胶布、棉签、手电等。

20.【答案】AC

【解析】回苏灵和可拉明可以直接兴奋延髓呼吸中枢，多巴胺为正性肌力药物，利多卡因为酰胺类局麻用药，洛贝林可刺激颈动脉窦和主动脉体化学感受器（均为N1受体），反射性地兴奋呼吸中枢。

21.【答案】ABC

22.【答案】ACD

【解析】铺麻醉床前需了解患者的诊断和病史、手术部位和范围。

23.【答案】ABC

【解析】输液架应置于床头，椅子放于床尾。

24.【答案】ABCE

25.【答案】ABC

【解析】血容量不足、麻醉过深、迷走神经反射均可导致麻醉期间出现低血压。

26.【答案】BCDE

【解析】硬膜外麻醉一般适用于除头部以外的手术。

27.【答案】ABCD

【解析】局麻常用的方法有表面麻醉、局部浸润麻醉、区域阻滞和神经阻滞麻醉4种。

28.【答案】ABCDE

29.【答案】ABC

【解析】蛛网膜下隙阻滞又称脊椎麻醉或腰麻，主要适用于手术部位低、手术时间短、体格条件好的患者。D、E为腰麻的禁忌证。

30.【答案】ABD

【解析】全麻Ⅰ期（镇痛期）：麻醉诱导开始到意识消失。Ⅱ期（兴奋期）：临床表现为兴奋状态，如血压、心率波动和呼吸紊乱等，最后可出现深而有节律的呼吸。Ⅲ期（手术麻醉期）：皮层下中枢被抑制，兴奋状态消失、痛觉消失。Ⅳ期（延髓麻醉期）：表现为呼吸停止，血压测不到，瞳孔完全散大，如不及时抢救可导致心脏停跳。

三、共用题干题

1.【答案】D

2.【答案】E

【解析】高血压导致脑灌注压升高，血液成分渗出血管外，造成脑水肿。

3.【答案】D

4.【答案】C

5.【答案】B

6.【答案】D

7.【答案】D

【解析】回抽可判断针头是否进入血管，无回血后再注射药物。

8.【答案】E

9.【答案】A

【解析】阿托品主要解除平滑肌痉挛，量大可解除小血管痉挛，改善微循环，同时抑制腺体分泌，解除迷走神经对心脏的抑制，使心搏加快、瞳孔散大、眼压升高,兴奋呼吸中枢,解除呼吸抑制。

10. 【答案】A
11. 【答案】B
12. 【答案】C
13. 【答案】D
14. 【答案】E
15. 【答案】E
16. 【答案】B
17. 【答案】C
18. 【答案】D
19. 【答案】C
20. 【答案】C
21. 【答案】C

【解析】蛛网膜下隙是一个与大脑周围连通的腔隙,其中存在着脑脊液,这些液体以缓冲的方式保护着大脑和脊髓,并在这个腔里提供一定的压力。而当进行蛛网膜下隙阻滞麻醉时需要穿刺蛛网膜下隙注射药物,此时就可能造成脑脊液经穿刺部位漏出,颅内压力下降,继而发生"低颅压头痛"。

22. 【答案】A
23. 【答案】B
24. 【答案】B
25. 【答案】B

【解析】穿刺时抑制交感神经会反射性引起血压下降。

26. 【答案】D

【解析】交感神经抑制引起血压下降,可用麻黄碱15~30mg静脉注射使血管收缩,维持血压。

27. 【答案】C
28. 【答案】D

【解析】神经阻滞麻醉常见的方法包括臂丛神经阻滞、颈丛神经阻滞、肋间神经阻滞和指(趾)神经阻滞。其中甲状腺手术适合用颈丛神经阻滞。

29. 【答案】D

【解析】非肠道手术常规术前禁食12小时,禁水4小时。

30. 【答案】B

【解析】苯巴比妥钠、安定为常用镇静催眠药物,哌替啶为镇痛强度较弱的镇痛药物,氟哌啶常用于小手术的麻醉前给药,用以产生麻醉状态。

31. 【答案】E

【解析】阿托品属于抗胆碱能受体,具有抑制腺体分泌和迷走神经兴奋的作用。

32. 【答案】E

【解析】眩晕、耳鸣、烦躁、肌痉挛、抽搐、惊厥,继而血压下降、呼吸困难、心率减慢为局麻药物毒性反应的表现。

33. 【答案】C

【解析】症状为局麻药物毒性反应,回抽无回血证明没有误入血管;普鲁卡因的最大用药量为1g,未超过最大量;故有可能是药物吸收速度过快导致药物蓄积。

34. 【答案】C

【解析】使用局麻药物时加入1:20万的肾上腺素能使局部血管收缩,延缓麻药吸收,增强阻滞效能,减轻局麻药的毒性反应。

35. 【答案】E

【解析】硫喷妥钠是临床常用的超短效巴比妥类药物,具有抗惊厥作用。

36. 【答案】A

【解析】全麻未清醒患者应平卧位,头转向一侧,防止发生误吸。

37. 【答案】D

【解析】麻醉清醒后半卧位利于呼吸。

38. 【答案】A

【解析】术后胃管需保持持续胃肠减压,至肛门排气后方可拔除。引流不通畅时,可使用少量等渗盐水低压冲洗。

39. 【答案】D

【解析】硬膜外麻醉患者术后需平躺4~6小时,但不需要去枕。

40. 【答案】A

【解析】阑尾切除术患者根据其麻醉方式采取适当卧位后,如果血压平稳,可采取半卧位,减少腹壁张力和伤口疼痛,利于呼吸和引流。

四、案例分析题

1. 【答案】BCDE

【解析】麻醉方式、术中转流、阻断循环

时间及手术过程中各系统器官功能状况为术中评估内容。

2. 【答案】B

【解析】低温下手术患者术后应予以保暖，当体温逐渐回升至常温时，及时撤除保暖措施并防止体温反跳。

3. 【答案】ABCDEF

【解析】术前暂停确认又称 Time Out，是手术小组为了消除错误的手术部位、错误的手术患者、错误的手术操作而推出的，其目的是确信针对正确的患者和正确的部位施行手术。当患者躺在手术床上准备摆放手术体位或皮肤消毒前，手术医生、麻醉医生、巡回护士全部暂停手中一切工作，巡回护士核对患者的腕带，核对病历并大声读出患者的所有资料，包括患者姓名、住院号、手术名称、手术部位、患者的体位等，要听到并回答"Yes"确定无误之后才能开始手术。

4. 【答案】BD

【解析】麻醉诱导期：患者由清醒转入麻醉，是相对危险的状态，机体各器官功能可能因为麻醉药物的影响而亢进或抑制。麻醉复苏期病人的呼吸及循环功能仍处于不稳定状态，其潜在的危险性并不亚于麻醉诱导时。

5. 【答案】AC

【解析】由于硬脊膜和蛛网膜的血供较差，腰麻后因穿刺孔不易愈合，脑脊液漏出可导致颅内压降低和颅内血管扩张而引起血管性头痛。故本题选 A、C。

6. 【答案】C

【解析】腰麻术后患者发生头痛时嘱其卧床休息，可服镇痛或安定类药，头痛严重者可向硬膜外腔注入生理盐水，或5%葡萄糖液，或中分子右旋糖酐15～30ml。故本题选 C。

7. 【答案】D

【解析】腰麻术后患者头痛严重时，可选择 L_{2-3} 间隙行硬膜外穿刺液体填充，注入低分子右旋糖酐15～30ml，填充后体位变化时疼痛可明显缓解。故本题选 D。

第五章 外科围术期患者的护理

一、单选题

1.【答案】E

2.【答案】D

【解析】骨科手术对于手术区域皮肤的无菌要求比较高，所以术前3天开始进行皮肤准备，每天用肥皂水洗净备皮后，再用75%乙醇消毒，无菌巾包扎，术日晨重新消毒包扎。故本题选D。

3.【答案】A

【解析】切口疼痛在术后24小时内最为强烈，选项B、C、D、E均有利于疼痛的缓解，但减轻疼痛最有效的护理措施是应用止痛药。故本题选A。

4.【答案】D

【解析】甲亢术前药物准备包括内科用药和碘剂的应用，是用于降低基础代谢率的重要准备。故本题选D。

5.【答案】A

【解析】预防术后出现甲状腺危象的关键在于甲亢手术前应有充分完善的准备，使血清甲状腺素水平及基础代谢率达到或接近正常，脉率降低至<90次/分，其他甲亢症状有明显改善。故本题选A。

6.【答案】B

【解析】斜疝修补术后，切口处沙袋压迫，并用丁字带托起阴囊可有效预防阴囊血肿。故本题选B。

7.【答案】D

【解析】慢性硬脑膜下积液引流术后患者取平卧位或头低足高患侧卧位，引流瓶应低于创腔30cm，保持体位引流；术后不使用强力脱水药，也不可严格限制水分摄入，以免颅内压过低影响脑膨出。故本题选D。

8.【答案】D

【解析】颅内肿瘤切除术后创腔引流3～4日后，当血性脑脊液转清，即可拔除引流管，以免形成脑脊液漏。故本题选D。

9.【答案】E

【解析】小脑幕上开颅术后取健侧卧位或仰卧位；小脑幕下开颅术后，取健侧卧位或俯卧位。故本题选E。

10.【答案】D

【解析】食管癌术前胃肠道准备工作包括：①食管癌可导致不同程度的梗阻和炎症，术前1周遵医嘱给予分次口服抗生素溶液，可起到局部消炎抗感染作用。②术前3日改流质饮食，术前1日禁食。③对进食后有滞留或反流者，术前1日晚遵医嘱予以生理盐水100ml加抗生素经鼻胃管冲洗食管及胃，可减轻局部充血水肿，减少术中污染，防止吻合口瘘。④结肠代食管手术患者，术前3～5日口服抗生素，如甲硝唑、庆大霉素或新霉素等；术前2日进食无渣流质，术前晚行清洁灌肠或全肠道灌洗后禁饮、禁食。⑤手术日晨常规置胃管，通过梗阻部位时不能强行进入，以免穿破食管。可置于梗阻部位上端，待手术中直视下再置于胃中。故本题选D。

11.【答案】C

【解析】为防止麻醉时由于呕吐而引起的窒息或吸入性肺炎，预防麻醉后肛门括约肌松弛致使粪便排出增加污染的机会，术前成人常规应禁食8～12小时、禁饮4小时。故本题选C。

12.【答案】E

【解析】门静脉高压症手术前一般不放置胃管，以防食管胃底静脉破裂导致大出血。故本题选E。

13.【答案】C

14. 【答案】B
15. 【答案】A

【解析】喉返神经损伤会导致患者失音、呼吸困难甚至窒息。

16. 【答案】E
17. 【答案】D

【解析】患者为出血性休克表现，预防此并发症主要措施为术中严格止血。

二、多选题

1. 【答案】ABCDE
2. 【答案】ABD

【解析】手术会给患者带来紧张、焦虑、恐惧等心理反应，最常见的为焦虑。

3. 【答案】ABDE

【解析】术后需评估患者的术中情况、目前身体状态及心理社会状况，故选择A、B、D、E。

4. 【答案】BD

【解析】肠蠕动恢复和肛门排气是患者肠道功能恢复的表现，故蠕动恢复、排气后可除出胃肠减压。

5. 【答案】ABCE

【解析】为了适应手术后的变化，术前2周应停止吸烟。

6. 【答案】ACE

【解析】切口疼痛会影响患者睡眠、咳嗽和活动，故镇痛有助于保证患者睡眠休息，促进深呼吸、咳嗽、咳痰和床上翻身。

7. 【答案】ACE

【解析】手套接触有菌物品后应更换手套；胃肠道手术污染步骤完成后也应该更换手套。

8. 【答案】ABCD

【解析】溶栓是针对有血栓形成后的处理措施，不属于预防血栓的措施。

9. 【答案】ACDE

【解析】颈、胸部手术后患者多取高半坐卧位，以便于呼吸和有效引流，B错误。故本题选A、C、D、E。

10. 【答案】AC

【解析】甲状腺次全切除术后患者待血压平稳后应给予半卧位，有利于患者的呼吸和切口渗出物的流出。故本题选A、C。

11. 【答案】ABDE

【解析】无张力疝修补术一般术后平卧6小时，麻醉反应期后即可下床活动，传统手术后3~6天方可离床活动。术后活动提前，减轻了术后不舒适，降低了切口感染及术后肠粘连发生率。选项C错误，故本题选A、B、D、E。

12. 【答案】BD

【解析】胃大部切除术后24小时内应特别注意伤口情况（以免发生胃肠吻合口破裂和疝等情况）、出血情况（术后的早期出血多由胃吻合口残端或腹膜下血管处理遗漏所致，必要时及时手术）。故本题选B、D。

13. 【答案】CDE

【解析】胆结石术后6小时，生命体征稳定后可取半坐卧位，减轻腹部张力，利于引流，减轻疼痛。故本题选C、D、E。

14. 【答案】CDE

【解析】新斯的明可用于腹部手术后的肠麻痹；肛管排气可以缓解腹胀，少进食产气食物可以减少肠道内气体的产生。

15. 【答案】ACDE

【解析】下床活动时患肢应用吊带托扶。

16. 【答案】ABDE

【解析】全肺切除术后，肺对血液的过滤面积减少，但心脏排出入肺的血液没有减少，肺的负荷有所增加，此时加快输液速度，更进一步加重了肺部的血流量，肺部难以承受剧增的工作负荷，引起肺泡壁扩张以增加过滤面积，使肺泡上皮和毛细血管通透性增高，因而导致通透性肺水肿。故全肺切除术后患者应严格控制输液速度，一般每分钟不超过40滴。胸腔引流管应予以适当夹管。本题选A、B、D、E。

17. 【答案】AB
18. 【答案】ABCE

【解析】肾移植术后外科并发症有出血、肾动脉破裂、肾破裂、肾血管血栓形成及栓塞、尿瘘、尿路梗阻等。故本题选A、B、C、E。

19. 【答案】BDE
20. 【答案】BCDE

【解析】对于血压过高者，要给予积极的术前处理，使血压稳定在一定水平，但并不要求将血压降至完全正常后才手术，B 错误；急性心肌梗死病史者 6 个月内不行择期手术，6 个月以上且无心绞痛发作者，在严密监测下可施行手术，C 错误；心力衰竭者最好在心力衰竭控制 3～4 周后再进行手术，D 错误；偶发的室性期前收缩一般不需特殊处理，E 错误。故本题选 B、C、D、E。

21.【答案】ABCE

【解析】手术区皮肤消毒应遵循自清洁处向污染处涂擦的原则，肛门部相对于外周皮肤为污染处，因此应从手术区的外周擦起，逐渐涂向肛部。选项 D 错误，本题选 A、B、C、E。

22.【答案】AB

【解析】置引流管 48～72 小时后，临床观察引流瓶中无气体溢出，颜色变浅，24 小时后引流液量少于 50ml、脓液少于 10ml，胸部 X 线摄片显示肺膨胀良好无漏气，患者无呼吸困难或气促时，即可终止引流，考虑拔管。故本题选 A、B。

23.【答案】ACDE

24.【答案】ABDE

【解析】麻醉器械多不进入手术区域，不会造成手术野污染。

25.【答案】ABCDE

26.【答案】ACD

27.【答案】ABDE

【解析】一般术后 12～14 天，无特殊情况，可以拔除 T 形管。黄疸消退，无腹痛、发热，大便颜色正常；胆汁引流量逐渐减少，颜色呈透明金黄色，无脓液、结石，无沉渣及絮状物，就可以考虑拔管。食欲并非观察指征。

28.【答案】ABCD

【解析】水封瓶应位于胸部水平下 60～100cm。

29.【答案】ABCDE

30.【答案】ABDE

【解析】胸部损伤或手术后肺部并发症主要为肺部感染，A、B、D、E 均为预防肺部感染的措施。

31.【答案】ABCDE

32.【答案】ABD

【解析】使用抗生素、口腔护理及病室隔离有利于降低感染的发生。

33.【答案】ABCD

【解析】吸出的液体应弃掉。

三、共用题干题

1.【答案】E

【解析】患者呕吐，营养吸收较差，且有消瘦明显、皮肤弹性差、贫血貌，提示存在营养不良。

2.【答案】C

【解析】患者存在幽门梗阻，需术前 2～3 日起每晚温盐水洗胃，以减轻胃壁水肿，利于术后吻合口愈合。

3.【答案】C

4.【答案】A

5.【答案】C

6.【答案】E

7.【答案】C

8.【答案】D

9.【答案】A

【解析】患者存在腹胀，应鼓励患者床旁活动，尽早排气。

10.【答案】E

【解析】术后胃肠引流量减少，腹胀消失，肠蠕动恢复，肛门排气后可拔出胃管。

11.【答案】B

12.【答案】E

13.【答案】B

14.【答案】E

15.【答案】A

【解析】患者存在尿潴留，首选诱导患者自行排尿。

16.【答案】D

17.【答案】C

18.【答案】B

19.【答案】D

【解析】患者可疑盆腔脓肿，可以通过灌肠促进脓物吸收，而不是止泻。

20.【答案】B

【解析】肝癌患者术后 24 小时内卧床休息，不鼓励早期活动，以免出血，避免剧烈咳嗽，给予半卧位以缓解腹部张力，减轻腹痛。故本题选B。

21.【答案】C

【解析】肝叶切除术后避免过早活动的目的是避免肝断面出血。如出现心慌、气促、出冷汗，血压90/60mmHg等血容量不足表现，应首先考虑肝断面出血。故本题选C。

四、案例分析题

1.【答案】C

【解析】甲亢术前应指导患者进行头颈部过伸体位训练，以适应术中操作。故本题选C。

2.【答案】BCDEF

【解析】甲亢患者术前应进行药物准备，在甲亢症状基本控制后才能手术。患者术前准备成功的指标是：①情绪稳定。②睡眠好转。③体重增加。④脉率稳定在90次/分以下。⑤BMR小于20%。⑥甲状腺变硬缩小。故本题选B、C、D、E、F。

3.【答案】E

【解析】甲亢术后继续服用复方碘溶液，每次10滴，3次/天；或普萘洛尔20~40mg口服，3次/天，一般术后7天左右停药。故本题选E。

4.【答案】D

【解析】甲状腺次全切除术后常规观察项目有：①呼吸困难和窒息；②声音嘶哑和失音；③误吸和声调降低；④手足抽搐；⑤甲状腺危象。其中，应重点观察患者呼吸状况，警惕呼吸困难。故本题选D。

5.【答案】C

【解析】甲状腺次全切除术后为预防术后窒息，应床边常规放置气管切开包。故本题选C。

6.【答案】A

【解析】喉返神经损伤引起声音嘶哑；喉上神经损伤引起声调降低、误吸、呛咳；甲状旁腺损伤引起手足抽搐。故本题选A。

7.【答案】A

【解析】术后腹内压增高易致疝复发。应首先防治上呼吸道感染，避免咳嗽；便秘者可口服缓泻剂，多食纤维素含量高的食物，使大便通畅。故本题选A。

8.【答案】E

【解析】术后6小时进食流食或半流食，次日可进食易消化富含纤维素的饮食。故本题选E。

9.【答案】A

【解析】术后当日取平卧位，次日改卧位，腘窝加小枕使髋关节屈曲，以减轻缝合的张力，减轻切口的不适和疼痛。故本题选A。

10.【答案】ABDF

【解析】术后手术区用沙袋压迫24小时，用丁字带托起阴囊以免发生血肿，亦可用冷敷。

11.【答案】C

【解析】清醒状态是指被检查者对自身及周围环境的认识能力良好，包括正确的时间定向、地点定向和人物定向，能做出正确回答。故本题选C。

12.【答案】ABDEF

【解析】胃肠减压是利用负压吸引原理，将胃肠道积聚的气体和液体吸出，以降低胃肠道内压力，改善胃肠壁血液循环，有利于炎症的局限，促进伤口愈合和胃肠功能恢复的一种治疗方法。胃肠减压在腹部外科中用途广泛，如肠梗阻，胃肠穿孔，食管、胃肠道手术后及胆囊、胆道手术后的患者均为适应证。

13.【答案】A

【解析】胃大部切除术后，一般在24小时以内，可以从胃管引流出少量暗红色或咖啡色血性内容物。故本题选A。

14.【答案】B

【解析】十二指肠残端瘘常见于胃切除术1周左右，患者突发上腹压痛及肌紧张。故本题选B。

15.【答案】B

【解析】该疼痛是由手术引起的，属于手术创伤性疼痛。

16.【答案】C

【解析】目前对疼痛的分级主要是按世界卫生组织的分类方法，大体可以将疼痛分为五级，分别是0度到Ⅳ度，0度就是没有疼痛，Ⅰ度是轻度的疼痛，多为间歇性的疼痛；Ⅱ度是中度的疼痛，可以表现为持续性，会影响到正常的休息；Ⅲ度是重度的疼痛，这种疼痛必须用药物来缓解；Ⅳ度是严重的疼痛，疼痛持续而剧烈，并且会伴有血压等生命体征的变化。

17. 【答案】ACDEF

【解析】术后镇痛的主要副作用有皮肤瘙痒、恶心呕吐、尿潴留、腹胀，部分患者会有嗜睡、头晕等现象。

18. 【答案】B

【解析】择期手术是指施行手术的迟早不致影响治疗效果，应当做好充分的手术前准备，如甲状腺腺瘤切除术。限期手术是指手术时间虽然也可以选择，但有一定限度，不宜过久延迟，应该在这一段时间内尽可能做到充分准备。

19. 【答案】E

【解析】肠道手术需术前3天开始少渣饮食。

20. 【答案】CF

【解析】术日晨无需温盐水洗胃，温盐水洗胃多用于减轻胃壁水肿和炎症，促进术后伤口愈合。

21. 【答案】D

【解析】切口周围的红肿热痛为感染的表现，且患者体温38.4℃，进一步说明有感染的征象。

22. 【答案】A

【解析】伤口局部红肿且有黄色分泌物流出，应拆开缝线，切开引流，促进伤口愈合。

23. 【答案】C

【解析】据创伤和外科手术中污染的可能性将切口分三类：①清洁切口，用"Ⅰ"代表，是指非外伤性的、未感染的伤口；手术未进入呼吸道、消化道、泌尿生殖道及口咽部位。指的是缝合的无菌切口，如甲状腺次全切除术等。②可能污染的切口，用"Ⅱ"代表，是指手术时可能带有污染的缝合切口，如胃大部切除术等。皮肤不容易彻底灭菌的部位、6小时内伤口经过清创术缝合、新缝合的切口又再度切开者，都属此类。③污染切口，用"Ⅲ"代表，是指邻近感染区或组织直接暴露于感染物的切口，如化脓性阑尾炎手术、肠梗阻坏死的手术、局部含有坏死组织的陈旧性创伤伤口等。该患者阑尾充血肿胀明显，局部已穿孔，有较多脓性分泌物，应为Ⅲ类伤口。愈合的分级也有三：①甲级愈合，用"甲"代表，是指愈合优良，没有不良反应的初期愈合。②乙级愈合，用"乙"代表，是指愈合欠佳，愈合处有炎症反应，如红肿、硬结、血肿、积液等，但未化脓。③丙级愈合，用"丙"代表，是指切口化脓，需切开引流。该患者切口已化脓，属于丙级愈合。

24. 【答案】A

【解析】A为处理方法，不属于引起切口感染的原因。

25. 【答案】ABDE

【解析】术前合理使用抗生素，保证充分的营养，提高患者的抵抗力，术中严格无菌操作、术中彻底止血均有助于预防感染。

26. 【答案】CD

【解析】改良根治术的主要优点是保留胸大肌，使胸壁外观接近正常，术后上肢水肿较轻，能保持良好功能，并为术后乳腺再造提供条件，主要是用于临床Ⅰ、Ⅱ期患者；保留乳腺的乳腺癌切除术保留乳房外形，辅以术后化疗，疗效与改良根治术接近，但局部复发率较高，临床主要用于早期乳腺癌并希望能保留乳房外形者。故本题选C、D。

27. 【答案】BCE

【解析】保留乳房手术包括象限切除、区段切除、局部切除（1cm正常组织包裹于肿瘤周围，但确保标本边缘无肿瘤浸润），加之腋窝淋巴结清扫；术后辅以放疗、化疗及内分泌治疗等综合治疗。故本题选B、C、E。

28. 【答案】ABDEF

【解析】术后全麻未醒者去枕平卧，术侧手垫软枕，使手高于肘的水平，有利于血液循环，减轻手部肿胀，生命体征平稳后改为半卧位。故本题选A、B、D、E、F。

29. 【答案】BDEF

【解析】术后应做好伤口护理工作，注意绷带加压包扎的松紧度，如发现脉搏扪不清、皮温低、皮肤颜色暗红等应考虑可能是腋部血管受压，应立即调整绷带松紧度；妥善固定引流管，确保有效负压引流，观察负压引流量，每日记录并更换引流瓶。故本题选B、D、E、F。

30. 【答案】DEF

【解析】股骨颈骨折治疗方法有：①外固定：适用于外展型和中间型骨折，一般多采用患肢牵引或抗足外旋鞋8～12周，防止患肢外旋和内收，需3～4个月愈合，极少发生不愈合或股骨头坏死。②内固定：目前有条件的医院在电视X光机的配合下，采用闭合复位内固定；如无X光机设备，亦可采用开放复位内固定。③内固定同时植骨：对于愈合较困难或陈旧性骨折，为了促进其愈合，可于内固定同时植骨。④截骨术：对于愈合较为困难或一些陈旧性骨折可有选择施行截骨术，如转子间截骨术或转子下截骨术。⑤人工关节置换术：适用于老年人的头下型股骨颈骨折，临床应用均取得较好的效果。故本题选D、E、F。

31. 【答案】ACD

【解析】人工关节置换术并发症常见的有：股骨上段破裂、人工髋关节脱位、严重疼痛、感染、假体松动、下肢深静脉血栓。故本题选A、C、D。

第六章　外科营养支持患者的护理

一、单选题

1.【答案】E

【解析】由于输入大量高浓度葡萄糖,内生性胰岛素一时不能相应增加,不能调节血糖,血糖过高可产生高渗性非酮性昏迷,导致患者有生命危险。故本题选E。

2.【答案】C

【解析】伴有意识障碍、胃排空迟缓、经鼻胃管或胃造瘘管输注营养液者应取头部抬高30°的半卧位,以防反流、误吸。经鼻肠管或空肠造瘘管滴注者可取随意卧位。故本题选C。

3.【答案】A

【解析】①出血及肠瘘均多发生在术后7天以内,故可排除。②根据该患者的临床表现可初步判断为暖休克早期,导致暖休克的原因多为感染。腹腔感染多有明显的腹膜刺激征,肺部感染有呼吸道症状,故可排除。③长期深静脉置管处的感染多为革兰阳性菌感染,其产生的外毒素入血可引起外周血管扩张,阻力降低,导致暖休克。故本题选A。

4.【答案】A

【解析】输入肠内营养液时,输注速度从20ml/h开始,逐渐增加到120ml/h。故本题选A。

5.【答案】C

6.【答案】E

7.【答案】D

8.【答案】E

【解析】速度过快可造成患者不耐受,造成腹痛腹胀。

9.【答案】C

10.【答案】E

11.【答案】C

12.【答案】C

13.【答案】B

14.【答案】A

15.【答案】E

【解析】长期胃肠外营养置管应选择中心静脉置管,通常选用PICC,头端位于上腔静脉。

二、多选题

1.【答案】BD

【解析】要素饮食的口服温度为38℃左右,鼻饲及经造瘘口注入的温度为41~42℃,温度不能过低,以防发生腹泻、腹痛、腹胀,B错误;输注速度可根据患者的病情及耐受程度控制,初期速度以40~60ml/h开始,逐渐增至120ml/h,最高可到150ml/h,D错。

2.【答案】ACD

【解析】B、E是通过静脉途径,是肠外营养,不选。

3.【答案】ACE

【解析】营养素单瓶输注,不利于所供营养素的有效利用,尽量选择"全合一"营养液,B不选;浓度为15%的葡萄糖为高渗液体,需用中心静脉输注,D不选。

4.【答案】DE

【解析】口服患者误吸与患者意识、体位等有关;鼻胃管误吸与喂养管移位有关,经鼻胃管或胃造瘘管喂养时,若移位至食管,营养液反流导致误吸。

5.【答案】AD

【解析】胃肠道反应与长期未进食、初次鼻饲、灌注速度过快、吸收不良、浓度太高、乳糖不耐症、温度过低、营养液种类不当、总量过大等有关,故选A、D。

6.【答案】BC

【解析】皮褶厚度可间接判断体内脂肪含量，B 正确；上臂周径与上臂肌周径可反映肌容积变化，也是反映机体脂肪或能量储备的人体测量指标，C 正确。

7.【答案】ABCDE

8.【答案】AB

【解析】C、D、E 属于外周静脉，不选。

9.【答案】ABCDE

【解析】全营养混合液是临床上常用的肠外营养制剂，是将机体所需的碳水化合物、氨基酸、脂肪乳、维生素、微量元素、电解质和水等七大营养要素按比例在严格无菌的环境下按要求配制于 3L 营养袋中，然后将其经外周静脉或中心静脉输入机体参与血循环。

10.【答案】CD

【解析】C、D 应禁食，以免加重胃肠道病情。

11.【答案】ABCDE

【解析】营养素（nutrient）为维持机体繁殖、生长发育和生存等一切生命活动和过程，需要从外界环境中摄取的物质，故选 A、B、C、D、E。

12.【答案】ABCD

【解析】E 为外周静脉途径的常见并发症。

13.【答案】ABCD

【解析】急性阑尾炎穿孔应禁食水，以免加重病情。

14.【答案】ABCDE

【解析】全胃肠外营养是指完全经静脉途径输入营养物质，以维持机体正常生理需要和促进疾病康复的治疗方法。管路留置期间，有管路感染的风险，A 正确；营养液通过静脉途径进入人体时，如空气进入导管易造成空气栓塞，B 正确；留置锁骨下静脉导管时，穿刺不当会造成气胸，C 正确；胃肠外营养没有适宜刺激产生胰岛素，易造成血糖波动，D、E 正确。

15.【答案】ABCDE

【解析】应用要素饮食时，应严格执行无菌操作原则，所有配制用具及滴注导管均需消毒灭菌后使用。一般情况下要素饮食应现用现配，已配制好未启封的营养液应放在 4℃冰箱内保存，时间不要超过 24 小时，以防被细菌污染或变质。应用要素饮食期间需定期测量体重，并观察尿量、排便次数及性状，检查血糖、尿糖、血尿素氮、电解质、肝功能、凝血酶原时间等指标，做好营养评估。长期应用者应适当补充电解质、维生素和矿物质。

16.【答案】BCD

【解析】流经胃管的速度不宜过快，每次注入量不超过 200ml，间隔不少于 2 小时，A 错误；胃管一般 7～10 天更换 1 次，E 错误。

17.【答案】DE

【解析】高热时不显性水分丢失增多，加之食欲减退，应及时补充水分和营养。

18.【答案】BD

【解析】我国是碘缺乏病较严重的国家之一，为防治这类疾病，国家推广食用加碘食盐，A 错误；食盐中加碘浓度 35±15mg/kg，为食用盐国家标准，C 错误；具有甲状腺疾病遗传背景或潜在甲状腺疾病的个体，不宜食用碘盐，E 错误。故本题选 B、D。

19.【答案】DE

【解析】肠外营养是指由胃肠外途径（通常是静脉）供给机体足够的蛋白质（氨基酸）、脂肪、糖类、维生素、微量元素、电解质和水分，即使在不进食的情况下，患者也能获得正常生长。故本题选 D、E。

20.【答案】ABCE

【解析】鼻饲输注的速度过快与量过大易引起恶心、呕吐，可减慢输注速度，液量以递增的方式输入，溶液温度保持在 40℃左右，以减少对胃肠的刺激，A 正确。患者因为胃肠蠕动慢，并有输入的营养液潴留于胃肠内，导致腹胀，B 正确。腹泻是最常见的并发症，通常发生于鼻饲开始使用高渗性饮食，胃肠道分泌大量水以稀释溶液的浓度，肠道蠕动加速，易产生腹泻，C 正确。肠道感染多与鼻饲液被污染有关，E 正确。

21.【答案】ABD

【解析】如果胃肠道有功能，优先选择肠内营养，A 错误；要素饮食特点是化学成分明确，无需消化，无渣，B 错误；液化饮食是有渣自然饮食制成的匀浆，D 错误。

22.【答案】ABCDE

【解析】全营养混合液需严格无菌配置，强调同时提供完全的营养物质和有效利用，即以较佳的热氮比和多种营养素同时进入体内，增加节氮效果，输液过程简单，节省护理时间，降低代谢性并发症的发生率，同时减少污染的机会，故选 A、B、C、D、E。

23.【答案】ABDE

【解析】C 不属于代谢性并发症。

24.【答案】AC

【解析】D、E 是肠内营养优点，B 为肠外营养优点。

25.【答案】ABCDE

【解析】中心静脉插管多在锁骨下静脉，易引起气胸和血胸，A、C 正确；穿刺不当会导致出血，B 正确；管路留置期间，会引起管路相关感染，造成败血症，D 正确；穿刺位置不合适易引起臂丛神经损伤，E 正确。

26.【答案】ABCE

【解析】浓度为 15% 的葡萄糖属于高渗溶液，应经中心静脉途径输注，以免引起静脉炎，D 错误。

三、共用题干题

1.【答案】E
2.【答案】D
3.【答案】E
4.【答案】C
5.【答案】D

【解析】患者通过中心静脉管路输注营养液，且有寒战、高热等感染症状，但无肺部感染和腹部感染症状，怀疑为导管相关感染。

6.【答案】D

【解析】怀疑导管相关感染时，应立即拔出导管并做细菌培养和药敏试验。

7.【答案】A
8.【答案】A

【解析】患者出现营养不良的依据包括：1 年内体重下降超过 10%，3 个月内体重下降超过 5%，血清白蛋白低于 35g/L，体质指数低于正常值范围等。故本题选 A。

9.【答案】B

【解析】患者静脉输注脂肪乳剂时出现了发热、血小板减少、溶血、肝脾肿大、骨骼肌肉疼痛等脂肪代谢紊乱的症状，所以选 B。

10.【答案】A
11.【答案】B

【解析】脂肪廓清试验可了解患者对脂肪的代谢、利用能力。

12.【答案】C
13.【答案】B
14.【答案】E
15.【答案】D
16.【答案】C
17.【答案】B
18.【答案】C
19.【答案】C

四、案例分析题

1.【答案】CE

【解析】血清蛋白 26g/L，属于中度营养不良，消瘦型营养不良临床表现为消瘦。

2.【答案】B

【解析】患者脑血管意外，嗜睡，无法正常进食，不能口服，A 不选；患者目前已出现中度营养不良，需进行营养补充，不可禁食水，F 不选；对无肠内营养禁忌证的患者，优先选肠内营养，选 B。

3.【答案】BE

【解析】患者脑血管意外，嗜睡，无法正常进食，不能口服，A 不选；应首选肠内营养，留置鼻胃管或鼻肠管，选 B、E。C、D、F 是肠外营养，不选。

4.【答案】A

【解析】鼻饲最严重的并发症为误吸，患者有呛咳、呼吸困难的误吸表现，因此判断患者为误吸，选 A。

5.【答案】ABCEF

【解析】半卧位可防止营养液反流，预防误吸，A 正确；鼓励患者咳嗽，排出吸入物和分泌物，B 正确；鼻空肠管位置较深，不易引起食物反流，C 正确；及时评估胃残余量，以免胃潴留引起食物反流，E 正确；妥善固定围观，以免胃管移位至食管导致误吸，F 正确；食物营养种类对于误吸没有影响，D 不选。

6.【答案】C

【解析】输注速度应以 20ml/h 开始，80 滴/分速度过快（每毫升约 15 滴，80 滴/分约为 320ml/h），可引起胃肠道不耐受，选 C。

7.【答案】D

【解析】滴注速度过快时，应减慢滴注速度，以 20ml/h 开始。

8.【答案】BCDEF

【解析】A 属于避免管路阻塞的措施，不选，其余都属于缓解腹胀的措施。

9.【答案】BD

【解析】血清白蛋白 32g/L，转铁蛋白 2.0g/L，为轻度营养不良，患者临床表现为消瘦，为消瘦型营养不良，选 B、D。

10.【答案】C

【解析】有电解质紊乱的患者，应先快速处理电解质紊乱，再调节营养平衡。Crohn 病应用肠外营养可使肠道休息，有利于病情缓解。

11.【答案】C

【解析】胃肠外营养浓度高，对外周静脉造成刺激，易形成静脉炎，患者外周静脉表现为输注部位条索状红肿、触硬并疼痛，符合静脉炎表现，选 C。

12.【答案】A

【解析】营养液渗透压过高，对外周静脉造成化学性刺激，选 A。

13.【答案】D

【解析】给予患者肠外营养治疗，出现血糖升高，电解质紊乱，尿糖强阳性，尿酮阴性，嗜睡、昏迷等症状，符合非酮性高渗性高血糖性昏迷的临床表现。

14.【答案】C

【解析】当单位内输入的葡萄糖量超过人体代谢能力和胰岛素相对不足时，患者可出现高血糖，甚至高渗性非酮性昏迷，选 C。

15.【答案】C

【解析】TPA 所含成分达十几种，常温下长时间搁置后其内某些成分降解，失稳定或产生沉淀，输入后可引起不适，故应在配置后 24 小时内输完。

16.【答案】F

【解析】静脉营养属于高渗溶液，对外周静脉刺激性大，应尽量选择中心静脉输注。

17.【答案】E

【解析】当配置的营养液被污染或静脉维护没有严格遵循无菌条件时，容易经导管导致血流感染，患者又有感染的临床表现，如发热、寒战等，考虑为导管相关性感染，选 E。

18.【答案】E

【解析】怀疑导管相关性感染时，应在排除其他部位感染的基础上，及时拔除该导管，并做微生物培养和药物敏感试验，以确定是否有导管感染。

19.【答案】EF

【解析】不应常规应用抗生素，以免造成耐药性，选 E；输液接头更换不少于 72 小时，经常更换反而会增加感染风险，选 F。

20.【答案】C

【解析】大量空气进入血管可立即致死，所以是最严重并发症。

21.【答案】F

【解析】PICC 属于中心静脉，对血管刺激性小，同时最长可留置一年，适合长期全胃肠外营养，选 F。

22.【答案】ABDE

【解析】C、F 是胃肠外营养禁忌证，不选。

23.【答案】EF

【解析】营养液从冰箱内取出后，应置室温下复温后再输注，避免过冷引起患者不适。营养液成分复杂，应在 24 小时内输注完毕，以免引起营养液成分变质。选 E、F。

24.【答案】CF

【解析】导管移位后应立即停止输液，拔管，C 错误；中心静脉输液后，需用生理盐水或肝素盐水封管，以免堵管，F 错误。

25.【答案】DF

【解析】出现导管相关感染时，应拔出管路并做细菌培养和药敏试验，以进一步指导药物治疗，选 D、F。

26.【答案】ABDEF

【解析】患者咳嗽反射消失，经口进食易

引起误吸,因此不应经口进食。

27.【答案】F
【解析】患者鼻饲饮食前,需留置鼻胃管。

28.【答案】B
【解析】鼻饲饮食的温度为38~42℃,接近人体温度,以免造成不适。

第七章 外科感染患者的护理

一、单选题

1.【答案】C

【解析】特异性感染是由特异性病菌引起的感染，结核、破伤风、炭疽等属特异性感染，急性阑尾炎属于一般性感染。故本题选C。

2.【答案】C

【解析】外科感染多数为几种细菌引起的混合感染，一部分开始时是单种细菌引起的，在病程中常发展为几种细菌的混合感染。故本题选C。

3.【答案】A

【解析】全身化脓性感染主要有败血症、菌血症、毒血症、脓血症，以败血症最为常见和最重要。败血症是病原菌侵入血液循环，并在其内迅速生长繁殖，并产生大量毒素，引起严重的全身症状。菌血症是指外界的细菌经由体表的入口或感染的入口进入血液系统后在人体血液内繁殖并随血流在全身播散。毒血症是指细菌毒素从局部感染病灶进入血液循环，产生全身性持续高热，伴有大量出汗，脉搏细弱或休克。脓血症是指局部化脓性病灶的细菌栓子或脱落的感染血栓间歇地进入血液循环，并在全身其他组织或器官形成转移性脓肿。故本题选A。

4.【答案】C

5.【答案】D

6.【答案】A

7.【答案】C

【解析】化脓性脑膜炎脑脊液的特点为脑脊液外观混浊、细胞数增多、蛋白高、葡萄糖少。故本题选C。

8.【答案】C

9.【答案】B

【解析】急性梗阻性化脓性胆管炎治疗原则为紧急解除胆道梗阻并减压。胆道压力过高可使肝窦扩张，细菌及毒素经肝静脉入血造成全身性化脓性感染和MODS，且细菌入血与胆道压力成正相关，因此应及早手术进行胆道减压。输液输血、静滴大量抗生素、纠正酸中毒、营养支持均非关键性治疗措施，可排除。故本题选B。

10.【答案】E

【解析】在休克未纠正前，以抗休克为主，同时抗感染。休克控制后，着重治疗感染。故本题选E。

11.【答案】B

【解析】对频繁抽搐，呼吸道分泌物多，易因呼吸肌持续痉挛和分泌物阻塞引起窒息，气管切开可维持气道通畅，利于清除呼吸道分泌物，防止窒息的发生。故本题选B。

12.【答案】C

【解析】颈部蜂窝织炎，局部肿胀明显，可由于喉头水肿和气管受压而出现呼吸困难甚至窒息。故本题选C。

13.【答案】A

【解析】疑为菌血症的患者，抽血时间最好选在发生寒战发热时，阳性率较高。故本题选A。

14.【答案】B

【解析】该患者诊断为痈，且中央多个小脓头，必须进行切开排脓。故本题选B。

15.【答案】C

【解析】急性梗阻性化脓性胆管炎的治疗原则是紧急手术解除胆道梗阻并减压，选项A、B与治疗原则不符，可排除。手术前应进行短期积极准备，手术切开减压并引流胆汁，以挽救生命为主要目的。手术应力求简单有效，一般不做胆囊切除，选项D、E错误。故本题选 C。

16.【答案】 A

【解析】该患者患结核 3 年，而正规治疗无效，可能为非结核分枝杆菌感染或耐药。非结核分枝杆菌的痰菌可以呈假阳性，并且可对抗结核治疗无反应，而原发耐药对于一线抗结核治疗也无效。获得性耐药是指由于治疗失当造成的耐药。无反应性结核是机体免疫力极度低下，发生的暴发性结核性败血症，病重。故本题选 A。

17.【答案】 D

【解析】急性阑尾炎诊断明确后，应及早施行阑尾切除术。非手术治疗仅适用于早期单纯性阑尾炎、阑尾周围脓肿或有手术禁忌证者。故本题选 D。

18.【答案】 B

【解析】肾病综合征患者免疫功能低下，蛋白质营养不良及应用皮质激素和/或免疫抑制剂治疗等，易合并各种感染，以上呼吸道感染为主。故本题选 B。

二、多选题

1.【答案】 ACDE

【解析】B 为革兰阴性杆菌的特点，其余均为革兰阳性球菌脓毒症的特点。

2.【答案】 BE

【解析】患肢抬高可促进静脉和淋巴回流，减轻局部炎性充血、水肿和缓解疼痛，A、C、D 正确；但会减少下肢动脉供血，B 错；抬高患肢与功能锻炼没有必然联系，E 错。

3.【答案】 CE

【解析】患肢抬高可促进静脉和淋巴回流，减轻局部炎性充血、水肿和缓解疼痛，A 正确；外敷鱼石脂及金黄散等可促进炎症消退，改善局部血运，B 正确；热敷也可促进炎症消退，改善局部血运，D 正确；患肢制动，并抬高，但不需夹板或石膏固定，C 错误；应及时合理应用抗生素，但不可大剂量应用抗生素，E 错。

4.【答案】 ABCDE

【解析】控制破伤风痉挛可交替使用镇静及解痉药，以减少患者痉挛和痛苦。常用药有 10% 水合氯醛 20~40ml 保留灌肠，或苯巴比妥钠（鲁米那）、地西泮肌注/静脉输液；严重者可用冬眠 I 号静脉输液；痉挛发作频繁且不易控制者，可用硫喷妥钠缓慢静注，肌松剂解痉效果显著。A、B、C、D、E 均正确。

5.【答案】 BCDE

【解析】面部疖肿受到挤压时，病菌可进入颅内，引起颅内化脓性海绵状静脉窦炎，应尽早使用抗生素，促使炎症消退，不必等待血培养结果，A 错误，其余均为处理措施。

6.【答案】 ABCE

【解析】应根据脓肿部位在远节手指侧方，距甲缘 2~3mm 行纵切口或指腹行梭形切口，切口长度应足够显露深部脓腔的全部，D 错。

7.【答案】 ABCD

【解析】抽搐时神志清楚，表情痛苦，E 错误，其余均正确。

8.【答案】 ABDE

【解析】甲状腺部分切除手术为清洁手术，不用预防性应用抗生素，C 错误。

9.【答案】 ABDE

【解析】抗菌药物合用的目的是提高疗效，减少个别药物的剂量，从而减少不良反应，延缓耐药性的产生。有明确联合用药指征者，一般限于两药联用，极必要时才三药联用，C 错误。

10.【答案】 CDE

【解析】痈是由金黄色葡萄球菌感染引起的多个邻近毛囊的深部感染，多蔓延连续，由多个疖融合而成。A、B 错。

11.【答案】 BCDE

【解析】面部，特别是所谓"危险三角区"的上唇周围和鼻部疖，如被挤压或挑破，感染容易沿内眦静脉和眼静脉进入颅内的海绵状静脉窦，引起化脓性海绵状静脉窦炎，出现延及眼部及其周围组织的进行性红肿和硬结，伴疼痛和压痛，并有头痛、寒战、高热甚至昏迷等，病情十分严重，死亡率很高。

12.【答案】 ABDE

【解析】深部脓肿初起患处隆起不明显，皮肤不红或微红微热，肿胀较广泛，有压痛，疼痛于夜间为甚；2~3 天后，肿痛发热较明显，可触及肿块，无明显波动感，常根据肿胀和压痛敏感点穿刺抽出脓液而确诊；常伴有高热恶寒、头痛、食欲不振、关节酸痛、白细胞计数明显增高等全身症状。

13. 【答案】ABCD

【解析】不是所有的外科感染都需要应用抗菌药物，一些表浅、局限的感染不需应用抗生素，较严重的化脓性感染，特异性感染需要使用有效抗生素，E不选。其余为控制不住的感染或感染严重的情况，选A、B、C、D。

14. 【答案】BCDE

【解析】革兰阳性球菌有转移性脓肿，A错误。

15. 【答案】DE

【解析】刺伤伤口应预防破伤风，要尽早清创，取出异物，并冲洗，不要及早包扎止血，不能热敷，以免扩散，DE错误。

16. 【答案】BCE

【解析】任何轻微的刺激，如光线、声响、接触或饮水等，均可诱发全身肌群阵发性痉挛，B错；严重者仍神志清楚，但表情痛苦，C错；强烈肌痉挛可致肌断裂，甚至骨折，E错。

17. 【答案】ABCD

【解析】破伤风是一种极为严重的疾病，死亡率高，为此要采取积极的综合治疗措施，包括清除毒素来源，中和游离毒素，控制和解除痉挛，保持呼吸道通畅和防治并发症等。

18. 【答案】ABDE

【解析】非特异性感染，由于炎性刺激，局部组织的血流量加大而出现皮肤发红发热。由于炎性物质的刺激，局部组织细胞发生充血肿胀，肿胀的组织压迫末梢神经，从而发生疼痛的感觉。

19. 【答案】ABCD

【解析】E为全身治疗措施，不选。

20. 【答案】ACDE

【解析】外科感染体温过高时，代谢率高，应卧床休息，尽量少活动。B错。

21. 【答案】ABCDE

【解析】破伤风防治原则包括清除毒素来源，中和游离毒素，控制和解除痉挛，保持呼吸道通畅和防治并发症等。防治感染时，使用青霉素和甲硝唑最为有效。

22. 【答案】BC

【解析】轻型者每日肌痉挛发作不超过3次；重型者发作频繁，可数分钟发作一次，甚至呈持续状态。每次发作时间由数秒至数分钟不等，B、C错误。

23. 【答案】ABDE

【解析】选用药物需要针对病原菌，一般情况下可用可不用者，不用；可单用者不联用，可用窄谱不用广谱，使用3天无效，应及时更换，抗菌药一经使用，就应注意其毒副作用，A、B、D、E正确；抗菌药物疗程因感染不同而异，一般宜用至体温正常，症状消退后72~96小时，C错。

24. 【答案】ACDE

【解析】革兰阴性杆菌感染症状主要是三低的症状，低体温、低血压、低白细胞。

25. 【答案】ABCDE

【解析】脓肿切开引流注意事项包括：在波动最明显处切开，切口应有足够的长度，并作在低位，以便引流，切口方向一般要与皮纹平行，不作经关节的纵切口。深部脓肿切开前，先作穿刺抽脓，确定脓肿的部位和深度。观察伤口渗出情况和引流物性状、颜色和量的变化，保持敷料清洁、干燥，及时更换浸湿的敷料。同时关注患者的体温变化，选A、B、C、D、E。

26. 【答案】ACDE

【解析】硼酸溶液常作冷湿敷用，具有消炎、消肿、抗菌、收敛及清洁创面作用，但并不能杀灭铜绿假单胞菌，B错。

27. 【答案】CDE

【解析】ICU医院感染的主要危险因素包括机体免疫力低下，高龄患者和婴幼儿，介入性诊疗操作多及抗菌药物的不合理应用，空气、医护人员手及物体表面被污染，血、血制品、药品污染，医用器材被污染等。故本题选C、D、E。

28. 【答案】AC

【解析】腹痛突然减轻，可能为：①急性阑尾炎的初期，发病 原因为粪石嵌顿或者功能性的阑尾壁神经肌肉痉挛。当阑尾腔的阻塞、

第一篇 | 外科护理学

阑尾壁的痉挛等因素解除，或者粪石排出，阑尾管腔压力缓解，腹痛减轻。这是阑尾炎症缓解，病因解除的表现，一般此种情况多发生在阑尾炎的早期，也就是转移性右下腹痛还没有固定到右下腹部的时候，多在腹部不适的6～8小时内出现这样的情况。②为阑尾炎加重的表现。原因主要是阑尾炎症进行性加重，单纯性阑尾炎—化脓性阑尾炎—阑尾坏疽、穿孔。阑尾穿孔后阑尾管腔的压力骤然降低，导致患者腹部疼痛突然减轻。故本题选A、C。

29.【答案】ABCDE
【解析】外科感染的局部治疗：患部制动与休息有利于炎症局限化和消肿；外用药以改善局部血液循环，散瘀消肿、加速感染局限化，促进肉芽生长；物理疗法有改善局部血液循环，增加抵抗力，促进炎症的吸收、局限化作用；手术治疗包括脓肿的切开引流。故本题选A、B、C、D、E。

30.【答案】BCD
【解析】革兰阴性杆菌感染出现"三低"（低温、低白细胞、低血压）；真菌感染多为一般细菌感染后的二重感染；革兰阳性球菌感染多为金黄色葡萄球菌；革兰阴性杆菌感染需通过药敏试验选择合适的抗生素。故本题选B、C、D。

31.【答案】BC
【解析】丹毒患者应休息、抬高患肢、全身应用足量抗生素、局部消炎消肿止痛、局部外敷。接触患者前后要洗手，适当的床边隔离，C错误；急性淋巴结炎形成脓肿后，应穿刺抽吸或切开负压引流，B错误。故本题选B、C。

32.【答案】ABDE
【解析】上呼吸道感染的并发症有急性中耳炎、肺炎、支气管炎、急性肾炎、眼结膜炎、颈淋巴结炎及咽后壁脓肿。故本题选A、B、D、E。

33.【答案】ABCD
【解析】肺炎支原体感染的检查方法有血清学方法（冷凝集试验、间接血凝试验、酶联免疫吸附试验）、血常规、核酸杂交试验、培养法、聚合酶链反应。故本题选A、B、C、D。

三、共用题干题

1.【答案】C
【解析】丹毒患者皮肤出现片状红疹，颜色鲜红，中间较淡，边缘清楚并稍隆起，附近淋巴结肿大、触痛。故本题选C。

2.【答案】B
【解析】丹毒是一种累及真皮浅层淋巴管的感染，主要致病菌为乙型溶血性链球菌，好发部位为下肢和面部。故本题选B。

3.【答案】A
【解析】丹毒的治疗药物首选青霉素。故本题选A。

4.【答案】B
【解析】为预防丹毒复发，在全身和局部症状消失后3～5天仍需继续使用抗生素。故本题选B。

5.【答案】A
【解析】脓性指头炎是手指末节掌面的皮下化脓性感染，多由刺伤引起，致病菌多为金黄色葡萄球菌。故本题选A。

6.【答案】D
【解析】该患者手指压痛明显，疼痛剧烈，应及早到医院进行切开引流。故本题选D。

7.【答案】D
【解析】如果治疗不及时，可能发生指骨缺血性坏死。故本题选D。

8.【答案】A
【解析】手指末节掌面的皮肤与指甲骨膜间有许多纵形纤维索，将软组织分为许多密闭小腔，腔中含有脂肪组织和丰富的神经末梢。在发生感染时，脓液不易向四周扩散，故肿胀并不显著。但形成的压力很高的脓腔，不仅可以引起剧烈的疼痛，还能压迫末节指骨的滋养血管，引起指骨缺血、坏死。此外，脓液直接侵及指骨，也能引起骨髓炎。故本题选A。

9.【答案】D
【解析】慢性炎症长期刺激局部皮肤发生恶变，导致末节指骨骨髓炎，应予截肢术。故本题选D。

10.【答案】D
【解析】该产妇产后3天畏寒、发热，左侧乳房胀痛，局部红肿，符合急性乳腺炎的临床表现。故本题选 D。

11. 【答案】C

【解析】急性乳腺炎是乳腺的急性化脓性感染,绝大部分发生在产后哺乳的妇女,尤以初产妇多见,发病常在产后 3~4 周。故本题选 C。

12. 【答案】B

13. 【答案】D

【解析】急性乳腺炎的发生原因,除产后全身抵抗力下降外,还有乳汁淤积、细菌侵入两大诱因。其中,乳汁淤积为发病的重要原因。故本题选 D。

14. 【答案】E

【解析】急性乳腺炎早期需应用抗生素,待脓肿形成后方可切开引流。故本题选 E。

15. 【答案】E

【解析】化脓性骨髓炎是指骨膜、骨密质、骨松质及骨髓由化脓菌感染引起的炎症,是一种常见病。按发病的急缓可分为急性和慢性。临床上多见于儿童,以急性血源性骨髓炎多见。其临床表现为起病急,出现寒战、高热,达 39℃ 以上,患处持续性剧痛及深压痛,患肢活动受限。当骨膜下脓肿形成或已进入软组织中,患肢局部红、肿、热、痛或有波动感。脓肿可穿破皮肤形成窦道。结合题中患儿的表现,可判断该患者有可能的诊断是急性血源性骨髓炎。故本题选 E。

16. 【答案】E

【解析】急性化脓性骨髓炎患者发病早期可有白细胞增多,血细菌培养可能阳性,在寒战高热时、应用抗生素之前取血最好。早期局部脓肿分层穿刺,若抽出脓性混浊液可确诊,有早期诊断意义。X 线片无早期诊断价值,2~3 周后可见骨破坏表现和骨膜反应。CT 和放射性核素骨显像有助于诊断。故本题选 E。

17. 【答案】B

【解析】由于关节腔积液,膝关节化脓性关节炎,患者体检时可能有浮髌试验阳性。拾物试验阳性常见于腰椎结核患者。"4"字试验阳性和托马斯试验阳性常见于髋关节结核患者。直腿抬高试验阳性常见于腰椎间盘突出症患者。故本题选 B。

18. 【答案】C

【解析】如局部分层穿刺抽得脓液或经非手术治疗 48~72 小时炎症不能得到有效控制,即应手术治疗。故本题选 C。

19. 【答案】D

【解析】患者行中心静脉插管,胸腹无异常表现,找不到原因的寒战、高热考虑导管性脓毒症。故本题选 D。

20. 【答案】D

21. 【答案】A

22. 【答案】A

23. 【答案】B

24. 【答案】C

四、案例分析题

1. 【答案】C

【解析】通常最先受影响的肌群是咀嚼肌,随后顺序为面部表情肌、颈、背、腹、四肢肌,最后为膈肌。

2. 【答案】E

【解析】强烈的肌痉挛,可使肌断裂,甚至发生骨折。患者死亡原因多为窒息、心力衰竭或肺部并发症。因此需及时控制和解除痉挛,选 E。

3. 【答案】EF

【解析】破伤风主要并发症在呼吸道,如窒息、肺不张、肺部感染,因此对抽搐频繁、药物又不易控制的严重患者,应及时清除呼吸道分泌物,勤翻身、拍背,预防坠积性肺炎。E、F 是防治呼吸道并发症的措施。

4. 【答案】A

【解析】注射 TAT 的目的是中和游离的毒素,所以只在早期有效,毒素已与神经组织结合,则难收效。

5. 【答案】BF

【解析】破伤风典型症状主要为运动神经系统脱抑制的表现,包括肌强直和肌痉挛。持续呼吸肌群和膈肌痉挛可致呼吸骤停,甚至窒息;肌痉挛及大量出汗可导致水电解质、酸碱平衡失调,严重者可发生心力衰竭。

6. 【答案】C

【解析】气性坏疽时先有伤肢沉重、疼痛,感觉敷料或石膏包扎过紧,用止痛药效果不佳。伤口周围水肿，指压留有白色压痕。伤口内有浆液血性渗出液，可含气泡，伤口常有硫化氢恶臭味。患者表现符合气性坏疽的表现，选C。

7.【答案】AF

【解析】气性坏疽一旦确诊，应紧急手术清创，在积极抗休克和防治严重并发症的同时，紧急在全麻下行彻底清创术。

8.【答案】A

【解析】大多数常见的产气夹膜梭菌对青霉素敏感，故首选大剂量青霉素。

9.【答案】EF

【解析】产气夹膜梭菌是厌氧菌，因此切口加压包扎和残端缝合时有助于细菌生长，选E、F。

10.【答案】B

【解析】换药人员须穿隔离衣，用过的器械应在病室内用来苏尔浸泡消毒，脏敷料不回收，用纸包或装入袋内送去烧毁，医生换药后用来苏液泡手，脱去隔离衣后再洗一次手。

11.【答案】A

【解析】若整个肢体已广泛感染，病变不能控制时，应果断截肢以保住生命。

12.【答案】C

【解析】气性坏疽晚期患者可出现严重中毒症状，如溶血性黄疸、感染性休克、外周循环障碍和多器官功能衰竭等。患者表现为血压下降、意识障碍、尿少等症状，符合休克表现。

13.【答案】B

【解析】脓性指头炎是手指末节掌面的皮下化脓性感染，多由刺伤引起，致病菌多为金黄色葡萄球菌。初期指尖有针刺样疼痛，以后组织肿胀，压力增高，疼痛剧烈，指头下垂时加重，剧痛使患者烦躁不安，彻夜难眠，多伴有发热等全身症状，当指动脉受压，疼痛转为搏动性跳痛，患者症状符合脓性指头炎，选B。

14.【答案】ADF

【解析】一旦出现指头明显肿胀和跳痛，应及时切开减压和引流，根据病情，合理应用抗生素。

15.【答案】CF

【解析】感染进一步加重时，局部组织缺血坏死，神经末梢因受压和营养障碍而麻痹，指头疼痛反而减轻，皮肤由红转白，若治疗不及时，常可引起指骨缺血性坏死，形成慢性骨髓炎，伤口经久不愈。

16.【答案】CE

【解析】抬高患肢并制动可促进静脉和淋巴回流，减轻局部炎性充血、水肿和缓解疼痛。换药时动作轻柔，避免加重疼痛。必要时，换药前应用镇痛剂减轻疼痛。A、B、D正确。敷料紧贴创面者，可用生理盐水浸透敷料后再换药，C错；不能按摩手指，避免炎症扩散，E错。

17.【答案】A

【解析】胆管炎起病常急骤，突然发生剑突下或右上腹剧烈、持续性疼痛。继而出现寒战和弛张型高热，体温可超过40℃。常伴恶心、呕吐、黄疸，根据患者表现，符合胆管炎引起脓毒症的表现。

18.【答案】DF

【解析】致病菌主要是革兰阴性杆菌，对于革兰阴性菌，如使用抗生素不当，会加重病情，应根据感染特点尽早足量应用；等药敏结果出来后，根据细菌培养和药敏试验结果选用合适抗生素；尽量联合用药以减少副作用；严重感染时尽量静脉给药，D、F错误。

19.【答案】A

【解析】革兰阴性杆菌感染有典型的"三低现象"：低温、低白细胞、低血压。

20.【答案】ABDEF

【解析】患者有血压降低等休克表现，遵医嘱快速补液，A正确；仰卧中凹位有利于炎症局限，B正确；使用热水袋加热易使炎症扩散，C错误；遵医嘱使用升压药D正确；使用抗生素控制感染，E正确；高热患者给予物理降温，F正确。

21.【答案】A

【解析】急性淋巴结炎多数继发于其他化脓性感染病源，由于化脓菌侵犯淋巴结所引起的局部淋巴结肿大，疼痛和压痛，初期尚可推动，到后期多个淋巴结粘连成硬块而不易推动，使表面皮肤红肿，压痛明显，严重时常有畏寒、发热、头痛等全身症状。符合患者临床表现，选 A。

22.【答案】ABCDF

【解析】急性淋巴结炎应及时治疗原发病源。局部热敷，理疗或外敷消炎药膏。形成脓肿时，及时切开引流。有全身症状者，可给予抗生素。目前肿块无波动感，未形成脓肿，不必切开引流，E 错误。

23.【答案】C

【解析】当穿刺抽出脓液时，可确定有脓肿，即切开引流。

24.【答案】CF

【解析】出现胀痛和触痛时，应及时切开减压和引流，根据病情，合理应用抗生素。

25.【答案】A

【解析】金黄色葡萄球菌为非厌氧菌，故脓液不臭。金葡菌感染的特点为脓液稠厚，黄色，不臭。

26.【答案】B

【解析】脓性指头炎通常由甲沟炎加重或指尖、手指末节皮肤受伤后继发性感染引起，表现为初期指尖有针刺样疼痛，以后组织肿胀，压力增高，疼痛剧烈。多伴有发热等全身症状，符合患者表现，选 B。

27.【答案】C

【解析】患者为口腔真菌感染，是指念珠菌感染引起的口炎，其中以白色念珠菌致病力最强。诱因有营养不良、腹泻及长期使用抗生素、肾上腺皮质激素等。特点是口腔黏膜上出现白色乳凝块样物，白色斑片与黏膜粘连，不易剥离，若强行撕脱，则暴露出血创面，局部潮红，可有溢血，但不久又被新生的斑片所覆盖。符合患者的表现。

28.【答案】C

【解析】白色念珠菌感染的治疗，主要是用碱性药物及制霉菌素局部治疗，因为口腔的碱性环境可抑制白色念珠菌的生长繁殖，一般用2%碳酸氢钠清洗口腔。

29.【答案】DE

【解析】棉球不能太湿，以免引起患者呛咳，D 错；患者昏迷，不宜漱口，E 错。

30.【答案】C

【解析】患者高热，左大腿肿痛，压痛阳性，不愿活动，符合急性骨髓炎早期表现，应脓肿分层穿刺，逐层深入，边抽边吸。抽出脓液或涂片中发现脓细胞或细菌即可明确诊断。

31.【答案】DF

【解析】发病5天内使用足量抗生素治疗。手术的方式有钻孔引流和开窗减压2种。诊断后应及时切开减压引流脓液，防止死骨形成及演变为慢性骨髓炎，在钻孔或开窗减压的骨洞内，留置2根硅胶引流管连续冲洗和吸引。

32.【答案】E

【解析】抗感染治疗应持续至症状消失后3周左右。

33.【答案】E

【解析】关节结核在机体抵抗力下降，如外伤、营养不良、过度劳累时被诱发。患儿右膝痛，时有发热，跛行，消瘦，右膝肿胀，浮髌试验（+），局部不红不热．右大腿较对侧稍细，患肢屈伸部分受限。符合关节结核表现。

34.【答案】BCEF

【解析】X 线有助于诊断骨与关节结核，CT 可以发现 X 线片不能发现的病灶，MRI 具有早期诊断的价值，核素骨显像可以早期显示病灶，但不能做定性诊断，选 B、C、E、F。

第八章 损伤患者的护理

一、单选题

1. 【答案】E

【解析】大量快速输血使枸橼酸钠大量进入体内，如果患者存在肝肾功能不全、代谢障碍、低温、休克等情况，枸橼酸钠不能完全排出和氧化，致体内枸橼酸聚集而与血中的游离钙结合，使血钙浓度下降。因此为防止低钙血症发生，要给予钙剂。因氯化钙会经过肝代谢，通常选用葡萄糖酸钙。故本题选E。

2. 【答案】D

【解析】烧伤的深度及其特点：Ⅰ°（红斑型），损伤深度达角质层，临床表现有不起水疱、表皮干燥，轻度红肿，热痛，感觉过敏；一般为2～3日后脱屑，不留疤。Ⅱ°（水疱型）：①浅Ⅱ°，损伤达到真皮浅层，临床表现为有水疱，基底潮红，剧痛；2周左右愈合，不留瘢痕（有色素沉着）。②深Ⅱ°，损伤达到真皮深层，临床表现为有小水疱，基底湿润苍白，痛觉迟钝，仅拔毛痛；3～5周愈合，有瘢痕。Ⅲ°，损伤达到皮层全层，甚或肌肉、骨骼，临床表现有皮肤干燥、皮革样，蜡白或炭化，感觉消失，拔毛也不痛；3～5周焦痂自然分离，常需植皮。故本题选D。

3. 【答案】E

【解析】外伤合并休克患者，应积极抢救，抗休克补充血容量，力争收缩压回升至11 kPa以上后积极进行手术处理出血和外伤的修复。故本题选E。

4. 【答案】E

【解析】膈下有游离气体是空腔脏器破裂的典型体征，也是诊断的金标准。故本题选E。

5. 【答案】D

【解析】挤压伤主要的问题是肾衰竭，当24小时尿量小于400ml时即为少尿，因此根据患者第2天尿量可认为该患者已进入肾衰竭少尿期。该期患者由于少尿，会有代谢产物聚集，导致肌酐、尿素氮增高，还会导致高血钾、高血镁、高血磷和低血钙。故本题选D。

6. 【答案】D

【解析】大面积烧伤后易发生神经性休克、感染性休克和低血容量性休克。注射吗啡后可减少神经性休克；发病时间短，已经应用抗生素，暂不考虑感染性休克；患者烧伤面积为65%，根据烧伤患者补液公式，该患者伤后第一个24小时需补液量为65×65×1.5＋2000＝8337ml，其中总量的一半应于伤后8小时内输入，第1个8小时约需输入4168ml液体，目前仅补生理盐水1000ml，补液量远远不足，故选低血容量性休克。

7. 【答案】A

【解析】膀胱破裂时，导尿管虽可顺利插入膀胱，但仅流出少量血尿。经导尿管注入生理盐水100ml，5分钟后吸出，若液体进出量差异很大，提示膀胱破裂。故本题选A。

8. 【答案】D

【解析】腹内脏器损伤分为实质性脏器损伤和空腔脏器损伤。前者以出血表现为主，选项E正确；后者以腹膜炎为主，选项A、B、C正确，故本题选D。

9. 【答案】B

【解析】实质性脏器损伤以腹腔内出血症状为主，腹腔穿刺抽出不凝血，选项B正确；其他选项为空腔脏器损伤的表现。故本题选B。

10. 【答案】C

【解析】腹部损伤诊断不明确，在临床观察期间，应禁食、禁用止痛剂、禁用泻药、禁灌肠。盲目使用止痛药易掩盖病情，不利于观察、判断病情的变化，可能造成不良后果。故

11.【答案】B

【解析】重度烧伤是指总烧伤面积达30%~49%或Ⅲ°烧伤面积达10%~19%，或虽然Ⅱ°、Ⅲ°烧伤面积不足上述百分数，但患者并发休克、吸入性损伤或合并较重的复合伤。故本题选B。

12.【答案】B

【解析】创伤性窒息临床表现为面、颈、上胸部皮肤出现针尖大小的紫蓝色瘀斑，以面部与眼眶部为明显。故本题选B。

13.【答案】A

【解析】头皮裂伤应争取在72小时内清创缝合；清洁整齐的伤口可分帽状腱膜及皮肤两层缝合；注射TAT预防破伤风；应用抗生素预防感染；该患者头部未见其他异物，嘱患者定期复查。清创后伤口应缝合，伤口开放不妥。故本题选A。

14.【答案】D

【解析】头皮开裂后新鲜或清洁创口，一般在伤口24~48小时以内争取清创后一期缝合。故本题选D。

15.【答案】C

【解析】腹腔穿刺抽出粪性液体，提示结肠以下肠道段破裂，由于粪性液体所含细菌量大，污染较严重，在积极治疗休克的同时进行手术探查及修补术。故本题选C。

16.【答案】E

【解析】当颅内压增高时，脑灌注压下降，血流量减少，机体代偿性反应而出现血压升高（收缩压升高为主，脉压差增大）、脉慢有力，呼吸慢而深（二慢一高）。随着病情加重，超过机体代偿能力时，出现血压下降、脉搏快弱，呼吸浅促或潮式呼吸（二快一低），最终呼吸停止、心脏停搏。这种典型的生命体征改变称为库欣（Cushing）反应。故本题选E。

17.【答案】C

【解析】涂抹红药水、甲紫等有色外用药，会影响早期对创面深度的判断和增加清创难度，为以后治疗增加难度。同时，大面积创面涂擦红汞，汞可由创面吸收导致汞中毒；暴露部位、面部涂有色外用药，可能造成治愈后色素加重的现象，而影响容貌。故本题选C。

18.【答案】C

【解析】按照九分法计算烧伤面积，面颈（头部除外）6% + 双上肢18% + 后躯干13%、双下肢（臀部除外）41% =78%。故本题选C。

二、多选题

1.【答案】ABDE

【解析】可用吸管进食流质饮食，C错。

2.【答案】ABCE

【解析】挤压综合征的临床表现为肢体局部出现疼痛，皮温下降，感觉运动功能减退，弹性减退，肢体肿胀，皮肤有压痕，变硬，皮下淤血，皮肤张力增加，在受压皮肤周围有水疱形成。不包括D。

3.【答案】ABD

【解析】肉芽组织生长过快，突出于伤口，10%~20%硝酸银烧灼后应该用0.9%氯化钠溶液湿敷，C错误。肉芽水肿可用3%~5%氯化钠溶液湿敷，促进水肿消退，E错误。

4.【答案】BCE

【解析】B为Ⅰ°或Ⅲ°烧伤；C为浅Ⅱ°烧伤；E为Ⅰ°烧伤。

5.【答案】ABD

【解析】大面积、头、面或会阴部烧伤可用暴露疗法。

6.【答案】BDE

【解析】创面换药时要戴无菌手套，以免感染，A错误；用普通棉球拭去伤口内脓液或分泌物，必要时做细菌培养。

7.【答案】BC

【解析】伤口愈合过程分为炎症反应期，肉芽形成阶段，组织塑形阶段。

8.【答案】ACE

【解析】烧伤严重程度一般根据烧伤面积和烧伤深度确定。

9.【答案】AB

【解析】转运时应选横位或头后脚前位，以免脑缺血。选A、B。

10.【答案】BCD

【解析】防止呕吐物引起窒息，应头朝一侧，A错误；未判明无颅脑及腹部内脏损伤而剧痛的伤员不可注射止痛剂，以免掩盖病情，E 错误。

11. 【答案】BCD
【解析】挫伤是指由钝器作用造成以皮内或/和皮下及软组织出血为主要改变的闭合性损伤，没有皮肤破损，A、E 错误。

12. 【答案】BCD
【解析】清创术最好在伤后 6~8 小时内施行，A 错误；对感染伤口（包括污染严重的伤口及战地伤口）一般只行清创术，以后视伤口情况或延期缝合或开放引流。E 错误。

13. 【答案】ABC
【解析】健康肉芽组织无分泌物，触之易出血而无痛觉，D、E 错误。

14. 【答案】BDE
【解析】需剔除创周毛发，A 错误；水疱可做低位剪开引流，让积液排完后，表皮仍可保护创面，剪除已剥脱之表皮，但未剥脱者严禁撕去，C 错误。

15. 【答案】DE
【解析】受皮区肉芽创面水肿，应以 3%~5% 氯化钠纱布湿敷，D 错；取皮时以 70% 酒精消毒 2 遍，E 错误。

16. 【答案】BDE
【解析】A、C 为深Ⅱ°。

17. 【答案】ACDE
【解析】Ⅲ°烧伤创面无水疱，其余均正确。

18. 【答案】BE
【解析】烧伤的临床分期包括休克期，主要是渗出病变，感染期和修复期，B、E 错误。

19. 【答案】BD
【解析】污染较重的躯干烧伤、头、颈部烧伤不易包扎患者适用暴露疗法。

20. 【答案】AE
【解析】大面积烧伤由于剧烈疼痛和大量血浆液体外渗，导致有效循环血量下降，发生低血容量休克，补液原则为先晶后胶，先盐后糖，先快后慢，第一个 24 小时补液总量为烧伤面积（%）×体重（kg）×1.5（ml）+生理需要量（2000ml），不是大量水分，A、E 错误。

21. 【答案】BC
【解析】心率快表示体液量不足，B 错误；CVP 为 5~14cmH$_2$O 合适，少于 5cmH$_2$O 表示血容量不足，大于 15~20cmH$_2$O 表示右心功能不良，C 错误。

22. 【答案】ABCDE

23. 【答案】ACD
【解析】双足占 7%，双臀占 5%，B、E 错。

24. 【答案】ABCD
【解析】浅度溃疡期压疮换药即可，不需手术治疗。E 错。

25. 【答案】CD
【解析】应使用 5% 碳酸氢钠溶液，2% 醋酸溶液。

26. 【答案】ABCDE
【解析】红外线可穿过皮肤，直接使肌肉、皮下组织等产生热效应，加速血液循环，从而达到消炎、解痉止痛、促进上皮再生、促进创面干燥结痂、保护肉芽组织生长的作用。

27. 【答案】BE
【解析】冷敷可收缩血管，减少渗出，减轻肿胀，B 正确；加压包扎可固定患处，减少渗出，减轻肿胀和疼痛。

28. 【答案】ABE
【解析】撞伤和刺伤为机械性损伤。

29. 【答案】ABCD
【解析】冻伤早期血管收缩，血液循环障碍，皮肤呈苍白或青紫色，E 错误，其余均正确。

30. 【答案】AE
【解析】水疱未破时，如水疱小，可不必抽出，B 错；新鲜鸡蛋内膜不是无菌材料，易导致感染，C 错；暂不需扩创，以免增加创面面积。

31. 【答案】ABCDE
【解析】昏迷、颈椎受伤、长期卧床者皮肤长期受压，易形成压疮，年老体弱和严重水肿者局部营养状态差，易形成压疮。

32. 【答案】BCDE
【解析】昏迷、瘫痪者每 2 小时翻身一次。

33. 【答案】ACE

【解析】 烧灼过度生长的肉芽用 10%～20% 的硝酸银，A 错；生理盐水没有消毒作用和治疗感染作用，C、E 错。

34.【答案】 AD

【解析】 有些患者因挤压伤强烈的神经刺激，广泛的组织破坏，大量的血容量丢失，可迅速产生休克，而且不断加重；挤压综合征有肌红蛋白尿、高血钾为特点的急性肾功能衰竭并发症，如不及时处理，后果常较为严重，甚至导致患者死亡。

35.【答案】 BCD

【解析】 面部烧伤 3%，双小腿烧伤 13%，A、E 错误。

三、共用题干题

1.【答案】 B

【解析】 实质性脏器破裂患者以腹腔内出血为主要临床表现，该患者升压补液后血压不升反降，皮肤出现出血点，考虑内出血加重，DIC 的可能。故本题选 B。

2.【答案】 D

【解析】 患者高热寒战，中心静脉置管处红肿、有压痛，可考虑为导管相关性血流感染。故本题选 D。

3.【答案】 C

【解析】 一旦发生导管败血症，应立即拔出导管，尖端作细菌培养和药敏试验。若有脓液或有全身症状时应立即结扎静脉，必要时切除该段化脓的静脉，配合全身应用抗生素和支持疗法。故本题选 C。

4.【答案】 A

【解析】 九分法，即头、面、颈各占 3%，共 9%，双上肢为 9%×2（双手 5%、双前臂 6%、双上肢 7%），躯干前后及会阴为 9%×3（前 13%、后 13%、会阴 1%），双下肢（两大腿 21%，两小腿 13%，双臀 5%，足 7%）共占 46%。故本题选 A。

5.【答案】 B

【解析】 烫伤深度计算采用三度四分法，即Ⅰ°、浅Ⅱ°、深Ⅱ°和Ⅲ°。由于烧伤程度不同，临床表现亦各异。Ⅰ°烧伤区较小，创面潮红、灼热、疼痛，无水疱，2～3 天脱屑痊愈；浅Ⅱ°烧伤表现为剧痛，局部潮红，呈大小不等水疱，基底均匀红色，局部感觉过敏或肿胀，1～2 周痊愈，有色素沉着；深Ⅱ°表现疼痛迟钝，水疱如溃破基底苍白，中央有不同密度的红色小斑点，烧伤后 12～24 小时更为明显，3～4 周愈合，有瘢痕；Ⅲ°烧伤表现疼痛消失，无水疱，皮肤呈蜡白色，无弹性或炭化，坚硬如皮革，干后皮下静脉阻塞如树枝状，2～4 周焦痂脱落，形成肉芽创面，大都需植皮才能愈合，可形成瘢痕和瘢痕挛缩。故本题选 B。

6.【答案】 C

【解析】 小儿烫伤第一个 24 小时补液量 = 体重（kg）× 烫伤面积（%）× 1.8ml（婴儿为 2ml），该患儿烧伤面积为 19%，所以液体量 = 25×19×1.8 = 1950ml。故本题选 C。

7.【答案】 C

【解析】 早期应就地取材，阻断近心端肢体血流，以免毒液扩散。

8.【答案】 A

【解析】 上肢制动并下垂，有助于抑制毒素随血液循环扩散。

9.【答案】 B

【解析】 胰蛋白酶可直接分解蛇毒，选 B。

10.【答案】 D

【解析】 患者已被刺破胸壁，为开放性损伤。

11.【答案】 B

【解析】 刺破胸壁者应立即封闭伤口，以免造成气胸。

12.【答案】 C

【解析】 患侧卧位可压迫伤口，以免气体进入。

13.【答案】 D

【解析】 左上肢 9%，颈部 3%，胸腹部 13%，双足 7%，双小腿 13%，共计 45%。

14.【答案】 B

【解析】 右手掌 1.25%，总面积为 45% + 1.25% = 46.25%，46.25 × 60kg × 1.5ml + 2000ml = 6162.5ml。

15.【答案】 D

【解析】 尿量是最简便可靠的方法，应保持每小时 20ml 左右，过少表明有效循环血量不足。

16. 【答案】D

【解析】挤压综合征表现为解除压迫后，出现肢体肿胀、压痛、肢体主动活动和被动活动疼痛，皮温下降，感觉异常，弹性减退，24小时内出现茶褐色尿或血尿，患者符合病因及临床表现，判断为挤压综合征。

17. 【答案】D

【解析】等渗盐水+5%碳酸氢钠，可预防肌红蛋白堵塞肾小管造成肾衰。

18. 【答案】A

【解析】头向车尾，以免脑缺血。

19. 【答案】C

【解析】无严重污染物污染，属于轻度污染伤口。

20. 【答案】D

【解析】轻度污染伤口可清创后一期缝合。

21. 【答案】B

【解析】头颈部1×9%，躯干部3×9%，双上肢2×9%，共6×9%。

22. 【答案】B

【解析】两上肢呈焦黄色，无水疱，为Ⅲ°烧伤，面积为2×9%。

23. 【答案】D

【解析】深度烧伤创面应及早切痂、削痂、植皮和防治感染。

24. 【答案】B

【解析】烧伤后迅速发生的反应为液体渗出和各类炎症介质的释放，烧伤面积大而深者，由于体液的渗出量大，机体不足以代偿而迅速发生体液缺失时，有效循环血量下降。

25. 【答案】C

【解析】总输液量为烧伤面积×公斤体重×1.5ml+生理需要量，补液总量的一半在伤后8小时内输入，因此8小时内补液量=54×60×1.5=4860，一半液体量为2430ml。

四、案例分析题

1. 【答案】C

【解析】挤压综合征表现为解除压迫后，出现肢体肿胀、压痛、肢体主动活动和被动活动疼痛，皮温下降，感觉异常，弹性减退，24小时内出现茶褐色尿或血尿，患者符合病因及临床表现，判断为挤压综合征。

2. 【答案】BF

【解析】B是骨折体征；挤压综合征皮温降低，F错误。

3. 【答案】ABCF

【解析】早期禁止抬高患肢和对患肢进行按摩和热敷，应协助医师切开减压清除坏死组织，使用碳酸氢钠或利尿剂，防止肌红蛋白阻塞肾小管，D、E错误。

4. 【答案】B

【解析】按照九分法计算烧伤面积，双前臂6% + 双手5% + 胸腹部13% = 24%。故本题选B。

5. 【答案】B

【解析】浅Ⅱ°伤及表皮的生发层甚至真皮乳头层，有水疱，去除疱皮后，创面基底潮红、湿润、水肿，感觉过敏，局部温度增高，符合患者表现，选B。

6. 【答案】DF

【解析】脱掉衣物易造成创面扩大，D错误；裸露创面应用无菌敷料或干净布类覆盖，F错误。

7. 【答案】E

【解析】挤压综合征表现为解除压迫后，出现肢体肿胀、压痛、肢体主动活动和被动活动疼痛，皮温下降，感觉异常，弹性减退，24小时内出现茶褐色尿或血尿，患者符合病因及临床表现，判断为挤压综合征。

8. 【答案】ADEF

【解析】早期禁止抬高患肢和对患肢进行按摩和热敷，应协助医师切开减压清除坏死组织，使用碳酸氢钠或利尿剂，防止肌红蛋白阻塞肾小管，B、C错误。

9. 【答案】ABDE

【解析】早期应维持各部位的功能位，颈部烧伤患者应取颈部过伸位，C、F错。

10. 【答案】CE

【解析】深Ⅱ°烧伤伤及皮肤真皮层，表皮下积薄液或水疱较小，疱壁较厚，基底苍白与潮红相间，痛觉迟钝，局部温度略低，符合患儿表现，选C。患者烧伤面积（3% + 3% + 18% + 13% + 1% = 38%，儿童头大，故烧伤面积>38%）较大，为重度烧伤，选E。

11.【答案】ACDEF

【解析】用大量冷水淋洗或浸入水中（水温一般15~20℃）或用冷水浸湿的毛巾、纱垫敷于创面，B错，其余均正确。

12.【答案】ADE

【解析】烧伤创面，应采用湿润暴露疗法，以促进创面生长，A错误；分泌物应及时去除，以免感染，D错误；每次大便时先在创面涂一层药，以免大便直接污染创面，E错误。其余均正确。

13.【答案】C

【解析】挤压伤指身体的四肢或其他部位受到压迫，造成受累身体部位的肌肉肿胀和/或神经疾病，符合患者致病因素和表现。

14.【答案】E

【解析】等渗盐水加入碳酸氢钠，防止肌红蛋白阻塞肾小管。

15.【答案】EF

【解析】出现休克应及时进行抗休克处理，以免危及生命，遵医嘱正确使用镇痛药。选E、F。

16.【答案】B

【解析】九分法，双手5%，双前臂6%，右上3.5%，三手掌3%，共计17.5%，故本题选B。

17.【答案】B

【解析】浅Ⅱ°伤及表皮的生发层甚至真皮乳头层，有水疱，去除疱皮后，创面基底潮红、湿润、水肿，感觉过敏，局部温度增高，符合患者表现，选B。

18.【答案】ABCDF

【解析】对于面积小或肢体的浅Ⅱ°烧伤，采用包扎疗法，E错误。

19.【答案】E

【解析】钉子扎的比较深，钉子拔出来之后，可能就会看不到孔，就是一个小裂痕，这种时候消毒，包括碘伏、双氧水都消不到里边。所以钉子扎脚以后的首要处理，是把里面的脏东西挤一挤，然后用大量清水冲洗。还有一个重要的措施就是打破伤风针。

20.【答案】AF

21.【答案】D

【解析】钉子扎脚以后，这种伤口是深的、密闭的。破伤风是厌氧菌，在这种深而且脏的伤口里容易感染破伤风杆菌，选D。

22.【答案】AB

【解析】温度维持在28~32℃，相对湿度50%~60%，A、B错。

23.【答案】C

【解析】呼吸道黏膜水肿患者，应及时进行气管切开保持呼吸道通畅，C正确。

第九章　肿瘤患者的护理

一、单选题

1.【答案】B

【解析】膀胱癌预后主要取决于肿瘤细胞的分级、分期以及手术方法，肿瘤的分级是根据分化程度，分期是根据浸润深度。故本题选B。

2.【答案】B

【解析】①X线钡餐检查：是目前发现胃癌的常用方法，若用气钡双重对比造影，检出率更高；②纤维胃镜检查：不但可以直接观察病变的黏膜情况，同时还可借助胃镜进行冲洗、摄影及取材活检等，胃癌的发现率和诊断准确率均较高；③脱落细胞学检查。纤维胃镜检查是诊断早期胃癌的有效方法，与细胞学检查、病理检查联合应用，可大大提高诊断阳性率。故本题选B。

3.【答案】D

【解析】胃癌好发于胃小弯近幽门部，尤其在胃窦部小弯处多见。故本题选D。

4.【答案】A

【解析】右半结肠癌病变早期就有大便习惯的改变，而非晚期表现，选项A正确；右半结肠肠腔较大，肠壁薄易扩张，肠内容物多呈液态，故不易发生梗阻，可排除选项D；随着结肠癌病情的发展，肿瘤环状生长导致肠腔缩窄出现便秘与腹泻交替的现象，可排除选项C、E。右半结肠癌早期70%~80%的患者常有饭后右侧腹部隐痛和胀痛，活动后加剧，容易造成误诊，癌肿中心坏死继发感染后造成全身毒血症状显著，患者常表现为消瘦、低热和乏力等；右半结肠血供丰富，结肠癌肿生长快，瘤体大，多数患者体表可扪及肿块。而左半结肠癌的主要症状是肠梗阻。故本题选A。

5.【答案】B

【解析】肝癌患者术后24小时内卧床休息，不鼓励早期活动，以免出血，避免剧烈咳嗽，给予半卧位以缓解腹部张力，减轻腹痛。故本题选B。

6.【答案】C

【解析】该患者出现腹痛，右上腹压痛、反跳痛，移动性浊音（+），提示发生了急性腹膜炎。肝癌患者剧烈咳嗽、用力大便等使腹压增高的动作或外伤等均可导致癌肿破裂出血，血液进入腹腔造成腹膜炎，并表现出移动性浊音（+）。故本题选C。

7.【答案】D

【解析】进行性加重的黄疸是胰头癌的突出表现。肿瘤部位若靠近壶腹周围，黄疸可较早出现。患者大便呈陶土色，皮肤黄染呈棕色或古铜色，伴明显的皮肤瘙痒。故本题选D。

8.【答案】D

【解析】右上腹压痛，触及包块，可排除A项。肝癌疼痛主要为间歇性或持续性钝痛，因此B排除。胆囊癌发病隐匿，早期无特异症状，多表现为胆囊结石或胆囊炎症状，因此排除C。横结肠癌不会出现黄疸症状，因此排除E。壶腹癌主要的临床症状是黄疸，故本题选D。

9.【答案】D

【解析】放疗能刺激皮肤的色素细胞导致放射区色素沉着，皮肤附件如毛发、皮脂腺、汗腺受损而导致功能减退。其病理表现分四度：一度丘疹或脱毛反应，二度红斑反应，三度水疱反应，四度坏死及溃疡形成。故本题选D。

10.【答案】B

【解析】食管癌术前胃肠道准备工作包括：①食管癌可导致不同程度的梗阻和炎症，术前

1周遵医嘱给予分次口服抗生素溶液,可起到局部消炎抗感染作用。②术前3日改流质饮食,术前1日禁食。③对进食后有滞留或反流者,术前1日晚遵医嘱予以生理盐水100ml加抗生素经鼻胃管冲洗,以减轻局部充血水肿,减少术中污染,防止吻合口瘘。④结肠代食管手术患者,术前3~5日口服抗生素,如甲硝唑、庆大霉素或新霉素等;术前2日进食无渣流质,术前晚行清洁灌肠或全肠道灌洗后禁饮、禁食。⑤手术日晨常规置胃管,通过梗阻部位时不能强行进入,以免穿破食管。可置于梗阻部位上端,待手术中直视下再置于胃中。故本题选B。

11.【答案】B

【解析】食管癌晚期,当肿瘤侵犯邻近的气管,会出现食管-气管瘘,患者表现为进食后出现呛咳、发热。故本题选B。

12.【答案】C

【解析】目前,恶性肿瘤的治疗是以手术为主的综合治疗。早期以手术切除原发灶为主;中期以手术切除原发灶或局部放疗为主,并辅以化疗;晚期采取综合治疗或姑息性手术,并辅以有效的全身化疗和对症处理。故本题选C。

13.【答案】D

【解析】癌症疼痛三阶梯给药:第一阶段选用非麻醉性镇痛药,一般用解热消炎镇痛药,如阿司匹林;第二阶段及第三阶段为弱麻醉性镇痛药及强麻醉性镇痛药,如可卡因、芬太尼、可待因、吗啡等。故本题选D。

14.【答案】B

【解析】钡灌肠对直肠下段病变较难显示,常用于某些无法实施电子肠镜检查的患者,以了解近端大肠有无其他病变同时存在。故本题选B。

二、多选题

1.【答案】ABD

【解析】恶性肿瘤生长快,发展迅速,病程较短,良性肿瘤恶变时亦可逐渐增大,若合并出血、感染,肿块可于短期内明显增大。

2.【答案】DE

【解析】治疗方案的依据主要根据肿瘤和机体的病情决定,包括临床分期、病理分类和机体状况。

3.【答案】BDE

【解析】恶性肿瘤表现取决于肿瘤的性质、发生组织、所在部位以及发展程度,肿块是体表或浅在肿瘤的首要症状,A错;位于深部或内脏的肿块不易触及,C错,其余正确。

4.【答案】BCE

【解析】肿瘤的生长不按正常器官规律生长,细胞异常增殖而形成新生物,失去正常生理调节功能,A错。并不是所有的肿瘤都发生转移,D错。

5.【答案】BE

【解析】药物外渗应停止输液,并针对外渗药物的性质给予针对性处理,不应热敷,易使化疗药扩散,造成更严重后果,B错;出现脱发现象,应对症处理,不应停药,E错。

6.【答案】AD

【解析】恶性肿瘤可向周围组织浸润发展,A错;多数无包膜,无明显边界,D错。

7.【答案】DE

【解析】恶性肿瘤分化程度低,D错;良性肿瘤无浸润和转移能力,E错。

8.【答案】ABCD

【解析】E为恶性肿瘤全身表现,不选。

9.【答案】ABDE

【解析】T代表原发肿瘤,C错。

10.【答案】ABE

【解析】胃肠道腺癌、软组织及骨肉瘤对放疗效果不佳。

11.【答案】ABCE

【解析】若药液不慎漏入血管外,应局部冷敷,使药液局限。

12.【答案】ACE

【解析】洗澡禁用肥皂、粗毛巾搓擦,局部用软毛巾吸干,B错;禁用酒精、碘酒涂擦,防止发生蜂窝织炎,D错。

13.【答案】ACD

【解析】目前手术切除实体肿瘤仍是最有效的治疗方法,对术后出现的肝、脑、肺的单个转移灶做切除治疗,仍可争取5年生存率,应持积极态度,A错;手术范围应根据肿瘤的具体情况决定，不是越广泛越好，C 错；部分癌症可术前化疗，以增强手术效果，D 错。

14. 【答案】ABD

【解析】交界性肿瘤是指一种低度潜在恶性肿瘤，它同时具有良性肿瘤和恶性肿瘤的一些特征，组织形态和生物学行为介于良性与恶性之间的病变，切除后可复发，C 错；部分肿瘤界限清楚，E 错。

15. 【答案】ABCDE

【解析】药液现用现配，不可久置，并在规定时间内用完，以免药液失效，A、B 正确；若药液外渗及时冷敷，避免扩散，C 正确；抽吸化疗药物的注射器和空药瓶应单独处理，避免污染环境，D 正确；每周检查白细胞和血小板计数，检查化疗药的毒副反应，E 正确。

16. 【答案】ACE

【解析】肿瘤患者需要做营养、控制疼痛、化疗、放疗等术前准备，B 错；有些手术切除范围影响患者的肢体功能及自理能力，术后护理应包括训练患者自理能力，D 错。

17. 【答案】BDE

【解析】良性肿瘤细胞分化程度高，恶性肿瘤细胞分化程度低，A 错；良性肿瘤也有恶变的可能，C 错。

18. 【答案】CDE

【解析】分化程度低，代谢旺盛的癌细胞对放射线高度敏感，宜选用放疗，如淋巴造血系统肿瘤、性腺肿瘤、多发性骨髓瘤等。

19. 【答案】BC

【解析】阿霉素属于抗生素类，顺铂属于其他类。

20. 【答案】DE

【解析】甲氨蝶呤、阿糖胞苷属于抗代谢类药物，不属于强刺激性药物。

21. 【答案】BCDE

【解析】恶性肿瘤有四种转移方式：直接蔓延、淋巴道转移、血道转移、种植性转移。

22. 【答案】ADE

【解析】癌症肿块无包膜，边界不清晰，一般早期无明显症状，B、C 错误。

23. 【答案】ABCD

【解析】抗肿瘤药物常见不良反应包括骨髓抑制、白细胞减少、血小板减少、皮肤黏膜改变和胃肠道反应、肝肾功能损害。没有口干。

24. 【答案】ABCD

【解析】免疫治疗目的在于通过调动人体防御系统、提高免疫功能，达到抗肿瘤效果。非特异性免疫疗法有接种卡介苗、麻疹疫苗，注射干扰素等；E 是特异性免疫治疗。

25. 【答案】ABCD

【解析】并不是所有的肿瘤都需要手术治疗，要根据不同肿瘤的具体性质来决定治疗方式，E 错。

26. 【答案】CD

【解析】目前，世界医学界公认的肿瘤治疗失败原因主要有三方面：一是局部治疗不彻底后局部复发；二是远处播散；三是机体免疫功能降低，给肿瘤复发播散创造有利条件。

27. 【答案】BCD

【解析】术后平卧 24 小时，A 错误；术侧趾端苍白、感觉迟钝，应考虑下肢绷带包扎过紧的可能性，E 错误。

28. 【答案】ABCDE

三、共用题干题

1. 【答案】B

【解析】乳腺癌分期：第一期，癌肿直径小于 2cm，与皮肤无粘连，无腋窝淋巴结转移；第二期，癌肿小于 5cm，与覆盖皮肤有粘连，但尚可推动，同侧有散在而活动的淋巴结触及；第三期，癌肿大于 5cm，与覆盖皮肤有广泛粘连，与胸肌有粘连，同侧腋窝有融合成团的肿大淋巴结，活动度很小；第四期，癌肿广泛侵及乳房皮肤，与胸壁粘连固定，有时肿块溃破，同侧腋窝淋巴结融合成块固定，锁骨上或对侧腋窝扪及肿大淋巴结，常伴有肺、肝、骨骼等远处转移。故本题选 B。

2. 【答案】B

【解析】乳腺癌的癌肿侵及 Cooper 韧带，可使韧带收缩而失去弹性，导致皮肤凹陷，出现"酒窝征"。故本题选 B。

3. 【答案】A

【解析】钼靶 X 线可作为一种相对无创性的检查方法，可以比较可靠地鉴别出乳腺的良性病变和恶性肿瘤。钼靶X线片中乳腺癌的特征表现是小于临床测量的肿块、局限性致密浸润、毛刺及恶性钙化等。乳腺钼靶X线摄影具有简单、方便、费用低及无创伤性等特点。故本题选A。

4.【答案】A

【解析】乳腺癌淋巴转移最早和最常见的部位为腋窝淋巴结。故本题选A。

5.【答案】D

【解析】乳腺癌改良根治术为乳腺癌外科治疗的标准术式。故本题选D。

6.【答案】B

【解析】加压包扎，包扎后伤口软组织愈合，就不会出现缺血坏死。故本题选B。

7.【答案】D

【解析】术后患肢活动不能操之过急，术后3日内患侧肩部制动，防止皮瓣移动影响愈合。故本题选D。

8.【答案】C

【解析】术后1~2周才可以进行肩关节活动。故本题选C。

9.【答案】D

【解析】目前，他莫昔芬（TAM）已被用作绝经前妇女乳腺癌内分泌治疗的首选药物。故本题选D。

10.【答案】C

【解析】消化道准备术前1天进少渣饮食，晚8时后禁食，并用肥皂水灌肠1次。故本题选C。

11.【答案】D

【解析】灌肠溶液温度为39~41℃，降温时用28~32℃。故本题选D。

12.【答案】D

【解析】灌肠时，灌肠筒液面距肛门40~60cm，伤寒患者液面应低于30cm，润滑肛管，并排气，夹紧肛管。故本题选D。

13.【答案】B

【解析】观察液体灌入情况，若灌入受阻，可稍移动肛管；有便意时，适当放低灌肠筒，并嘱患者深呼吸。故本题选B。

14.【答案】C

【解析】结肠代食管手术准备：术前3天进少渣饮食，术前1天进流质，晚8时后禁食，并行肥皂水清洁灌肠1次。故本题选C。

15.【答案】A

【解析】麻醉未清醒前，患者应去枕平卧，头偏向一侧。一旦发生误吸，应立即采取头低位，使声门裂高于食管入口，呕吐物流向鼻咽腔然后从口角流出。故本题选A。

16.【答案】D

【解析】半卧位有利于感染局限化，减轻腹部伤口的张力，减轻疼痛，有利于伤口的愈合。故本题选D。

17.【答案】A

【解析】为保证胃管的通畅，定时冲洗、抽吸胃液，不可用力过猛，以免损伤胃壁或吻合口，造成出血或吻合口瘘。故本题选A。

18.【答案】B

【解析】该患者出现进食后哽噎感，胸骨后刺痛，吞咽困难进行性加重，营养失调，为食管癌常见临床表现。故本题选B。

19.【答案】B

【解析】该患者为食管中段癌，应以手术治疗为主，放射治疗为辅。故本题选D。

20.【答案】B

【解析】术后3~4天待肛门排气、胃肠减压引流减少后，拔除胃管。故本题选B。

21.【答案】D

【解析】纤维支气管镜诊断中心型肺癌的阳性率较高，可直接观察到肿瘤大小、部位及范围，并可取或穿刺组织做病理学检查。

22.【答案】C

【解析】对于癌症肿块，手术仍是最有效的治疗方法。

23.【答案】B

【解析】患者出现愤怒，烦躁，迁怒于亲属和医务人员，为愤怒期。

24.【答案】A

【解析】直肠癌到一定程度时出现排便习惯改变、血便、脓血便、里急后重、便秘、腹泻等。患者表现符合直肠癌的表现。

25.【答案】A

【解析】肛门指检是诊断直肠癌的必要检查步骤。约80%的直肠癌患者就诊时可通过直肠指检被发现。可触及质硬、凹凸不平肿块；晚期可触及肠腔狭窄，肿块固定。指套见含粪的污浊脓血。直肠指检后应再做直肠镜检查，在直视下协助诊断，观察肿块的形态、上下缘以及距肛门缘的距离，并采取肿块组织做病理切片检查，以确定肿块性质及其分化程度。

26. 【答案】B

【解析】直肠癌的治疗需要以外科手术为主，辅以化疗、放疗的综合治疗。

27. 【答案】A

【解析】A期：病变限于肠壁。B期：病变侵入浆膜或浆膜外组织、器官，尚能整块切除，无淋巴结转移。C期：癌肿侵及肠壁任何一层，但有淋巴结转移。

28. 【答案】E

【解析】骨巨细胞瘤病变范围较大者，疼痛为酸痛或钝痛，偶有剧痛及夜间痛，是促使患者就医的主要原因。部分患者有局部肿胀，可能与骨性膨胀有关。病变穿破骨皮质侵入软组织时，局部包块明显。患者常有压痛及皮温增高，毗邻病变的关节活动受限。X线表现为侵及骨骺的溶骨性病灶，具有偏心性、膨胀性，边缘无硬化，也无反应性新骨生成，病变部骨皮质变薄，呈肥皂泡样改变。符合患者表现。

29. 【答案】D

【解析】骨巨细胞瘤如为恶性，范围较大，有软组织浸润或术后复发，应根据具体情况考虑局部切除或截肢。

30. 【答案】C

【解析】术后应注意有无肺部转移，定期行X线检查。

31. 【答案】E

【解析】发现肿物后应及时切除，避免转移。

32. 【答案】D

【解析】肝内有广泛转移，无切除可能性时，应考虑肝移植。

33. 【答案】A

【解析】直肠癌复发且盆腔广泛转移、有肠梗阻症状时，应行横结肠造瘘术，暂时减压，或晚期病例做永久性人工肛门。

34. 【答案】C

【解析】患者术后腹腔盆腔组织粘连，引起粘连性肠梗阻。

四、案例分析题

1. 【答案】B

【解析】肿块质硬，与皮肤广泛粘连，固定，腋窝可扪及成串肿大淋巴结，固定，考虑为乳腺癌。

2. 【答案】BF

【解析】照射野皮肤忌摩擦和理化刺激，A、C、E错；禁用肥皂水清洁刺激，D错。

3. 【答案】CF

【解析】癌症镇痛不应对药物限制过严，C错；轻度疼痛给予非阿片类（非甾类抗炎药）加减辅助止痛药，F错。

4. 【答案】D

【解析】抑郁期患者，当治疗效果不理想、病情恶化、肿瘤复发、疼痛难忍时，患者往往感到绝望无助，对治疗失去信心，表现为悲伤抑郁，沉默寡言，潸然泪下，不听劝告、不遵医嘱，甚至有自杀倾向。

5. 【答案】BC

【解析】焦虑、恐惧与担忧疾病预后和手术、化疗、放疗、在家庭和社会的地位以及经济状况改变有关，表现为紧张、脉快、注意力不集中等。

6. 【答案】A

【解析】对于患者的焦虑，护士应有的放矢地进行心理护理，了解患者情感和心理的变化，深入浅出地解释，耐心细致地介绍手术的重要性、必要性和手术方式等，使患者更加放心地接受治疗。

7. 【答案】EF

【解析】乳腺癌化疗的不良反应主要有骨髓抑制、胃肠道反应和脱发，化疗前一天或当天应查白细胞计数，化疗后5~7天复查白细胞计数，白细胞低时及时就诊。

8. 【答案】ABCF

【解析】应告知患者化疗期间少到公共场所，避免感染，D错；不可用肥皂清洁皮肤，以免对皮肤造成刺激，E错。

9. 【答案】AF

【解析】化疗前，需检查血常规，了解骨髓造血情况，了解肝肾功能及消化道功能，了解是否能耐受化疗副作用。

10. 【答案】B

【解析】最严重的副反应是骨髓抑制，易造成术后感染，甚至影响生命。

11. 【答案】ABCDEF

【解析】大多数化疗药物在抑制或杀伤肿瘤细胞的同时，对机体正常组织、特别是代谢增殖旺盛的器官组织和细胞有不同程度的损害，并在出现疗效的同时，常伴有不同程度的毒性反应。

12. 【答案】B

【解析】结肠癌可出现排便习惯改变，腹痛，黏液便或黏血便。肿瘤溃烂、失血、毒素吸收后，常出现贫血、低热、乏力、消瘦、下肢水肿等症状。如出现腹胀、腹痛、便秘或不能排便，体检见腹部膨隆、肠型、局部有压痛，听诊闻及肠鸣音，提示可能出现不全性或完全性肠梗阻。肿块在右上腹，故是右侧结肠癌。

13. 【答案】E

【解析】纤维结肠镜镜检可发现癌肿，观察其大小、位置及局部浸润范围，并可取活检做病理检查。

14. 【答案】ABCDEF

【解析】早期癌内镜下可以根治的病变可以采取内镜微创治疗，中晚期癌治疗方法是以手术为主、辅以化疗、免疫治疗、中药以及其他支持治疗的综合方案，以提高手术切除率，降低复发率，提高生存率。

15. 【答案】B

【解析】化疗期间每周检查血常规，出现白细胞和血小板计数减少时，及时暂停化疗。

16. 【答案】C

【解析】化疗期间每周检查血常规，出现白细胞和血小板计数减少时，及时暂停化疗和放疗。

17. 【答案】AF

【解析】临床分期显示癌肿直径大于3cm，在主支气管，或伴肺不张或阻塞性肺炎影响肺门，侵及脏胸膜，但未累及全肺，无局部淋巴结转移，无远处转移，可实施的手术为根治性手术，择期进行。

18. 【答案】BF

【解析】胸管一旦脱开，立即夹毕，B错误；术后鼓励患者早期下床，预防肺不张。

19. 【答案】C

【解析】放射性疗法可引起疲乏、食欲减退、低热、骨髓造血功能抑制、放射性肺炎、肺纤维化等，放射性食管炎大概在2周后出现。

第十章 移植患者的护理

一、单选题
1. 【答案】D
2. 【答案】A

【解析】移植术后尿量小于30ml/h，要密切观察患者的血压、脉搏，首先应排除血容量不足。如果在短时间内增加输液量，尿量略增，则为血容量不足。故本题选A。

3. 【答案】A

【解析】经临床验证，肾移植术后一旦发生尿瘘并发症，则表现为患者尿量减少，腹壁伤口有尿液渗出。故本题选A。

4. 【答案】E

【解析】移植后患者需要终身服用免疫抑制药物，应指导患者掌握服用药物的方法和剂量、注意事项及不良反应的观察。故本题选E。

5. 【答案】B
6. 【答案】D
7. 【答案】E
8. 【答案】A
9. 【答案】C

【解析】同卵孪生供体和受体基因型相同，没有排斥反应。

10. 【答案】A
11. 【答案】A
12. 【答案】D
13. 【答案】E
14. 【答案】D

二、多选题
1. 【答案】ABCDE

【解析】各种急性慢性的肝功能减退，会逐渐发展成肝功能衰竭，移植肝无功能，A正确；出血在移植手术后常见，因为新的肝脏没有足够的时间来制造足够的凝血蛋白，B正确；在正常情况下人体会对外来器官出现排斥反应，大多数以上的患者还是会出现1次以上的排斥反应，C正确；有时候负责向肝脏输血的大血管会堵塞或者关闭，D正确；有时候胆管和肠管之间的连接部分未完全愈合，胆汁泄露，有时疤痕组织阻塞了胆管，导致胆汁无法流动，E正确。

2. 【答案】AE

【解析】急性排斥反应，主要为T、B淋巴细胞介导，以特异性细胞免疫为主并有体液免疫参与的免疫应答所致，患者可出现寒战、高热、全身不适，移植物肿大而引起局部胀痛，并出现移植器官功能减退，如肾移植后少尿或无尿。A、E项不是排斥反应的表现。

3. 【答案】BD

【解析】超急性排斥反应常见于供、受者血型不合，预防关键在于供受者ABO血型必须相容，移植前需要配血型，A正确；组织配型是受体与供体所具有的细胞抗原类型的配合试验，预测移植后的排斥反应，C正确；免疫抑制剂是对机体的免疫反应具有抑制作用的药物，能抑制与免疫反应有关细胞（T细胞和B细胞、巨噬细胞）的增殖和功能，能降低抗体免疫反应；免疫抑制剂主要用于器官移植抗排斥反应，E正确。

4. 【答案】ADE

【解析】输血属于细胞移植，D和E属于组织移植。

5. 【答案】BE

【解析】术后第10~12天开始换药，B错误；供皮区一般在术后2周左右换药，E错误。

6. 【答案】ABDE

【解析】A、B、D为急性排斥反应；E为超急性排斥反应。

7. 【答案】BCDE

【解析】供皮区术前用肥皂水清洁即可，A错误。

8. 【答案】ABCE

【解析】排斥反应是移植物中同种异型反应性 T 细胞识别宿主同种异型组织抗原而诱发针对受者的反应，根据发生时间、免疫机制及组织形态学的不同，分为超急性、加速血管排斥反应，急性、慢性排斥反应。D 不是移植排斥反应。

9. 【答案】ABCE

【解析】超急性排斥反应是一种以抗体介导为主的体液免疫反应，多发生在器官恢复血流后数分钟至移植后 24 小时内，预防关键在于供受者 ABO 血型必须相容，因此可以做血型、交叉配血试验、混合淋巴细胞培养和细胞毒性试验。

10. 【答案】ABDE

【解析】术前应进食低钠、优质蛋白饮食，以免加重肾脏负担，C 错误。

11. 【答案】CE

【解析】肝移植的禁忌证有：①肝外存在难以根治的恶性肿瘤。②存在难以控制的感染（包括细菌、真菌、病毒感染）。③难以戒除的酗酒或吸毒者。④患有严重心、肺、脑、肾等重要脏器器质性病变患者。⑤艾滋病患者（HIV 感染者）。⑥有难以控制的心理变态或精神病。因此选 C、E。

12. 【答案】ABCDE

【解析】免疫抑制剂是对机体的免疫反应具有抑制作用的药物，能降低抗体免疫反应。但免疫抑制剂缺乏选择性和特异性，也会抑制机体正常的免疫能力，会有感染、出血、肿瘤、骨髓抑制、肝肾毒性、消化道副作用、骨质疏松、继发皮质醇症等不良反应，选 A、B、C、D、E。

13. 【答案】ACD

【解析】还需做混合淋巴细胞培养，A 错误；为防止术后感染，预防性应用抗生素，C 错误；减少患者探视，以免免疫抑制期增加感染风险，D 错误。

14. 【答案】AC

【解析】肾移植术后排斥反应有体温、血压升高，尿量减少，肌酐上升，移植肾区闷胀感。

15. 【答案】AB

【解析】A、B 属于异体移植。

16. 【答案】ABC

【解析】自体移植，从某动物体内抽出单细胞胚胎后，经体外注射 DNA 处理，再把胚胎移植回同一动物的体内。同质移植，供者与受者并非同一个体，但遗传基因型完全相同，移植后无排斥反应发生。D、E 不选。

17. 【答案】ABCD

【解析】急性排斥反应主要以急性血管病变为主要特征，患者可出现寒战、高热、全身不适、移植物肿大、局部胀痛，移植器官功能减退等，选 A、B、C、D。

18. 【答案】ABD

【解析】尽量少去公共场所，避免交叉感染，C 错误；必须定期复查，若病情变化及时就诊，E 错误。

19. 【答案】BCD

【解析】AE 属于异体移植。

20. 【答案】ACDE

【解析】B 是用手术方法将断肢重新接回原位，无排斥反应。

21. 【答案】AE

【解析】术前饮食应低优质蛋白，A 错误；避免增加过多水分，以免加重肾脏负担，E 错误。

22. 【答案】ABCDE

【解析】移植肢体应制动和抬高，减轻肿胀，A、B 正确；不可抓创面，以免创面感染，C 正确；避免寒冷，以免血管痉挛，造成移植区供血不足，D 正确；有脓血及时挤出，避免感染，E 正确。

23. 【答案】BCDE

【解析】A 属于器官移植。

24. 【答案】DE

【解析】D 为张力性水疱，是灌注过多所致；皮肤红润表示供血良好。

三、共用题干题

1. 【答案】B

【解析】同种异体移植是指同种不同基因

型个体之间的移植,是临床最常见的移植类型。故本题选 B。

2.【答案】A

【解析】淋巴细胞毒交叉配合试验 <10% 或为阴性才能施行肾移植。故本题选 A。

3.【答案】B

【解析】肾移植手术前需完成血、尿、便常规,生化、电解质、凝血、传染病方面检查,免疫学检测,X 线胸片、腹部 B 超、心电图检查。故本题选 B。

4.【答案】E

5.【答案】E

【解析】急性排斥反应主要为细胞免疫反应,一般多发生在肾移植术后 7~60 天。慢性排斥反应一般在术后 60 天以后发生。故本题选 E。

6.【答案】D

【解析】排斥反应表现:①体温突然升高;②移植肾区自觉胀痛;③尿量显著减少,体重增加;④血压升高;⑤B 超发现移植肾明显肿大。故本题选 D。

7.【答案】D

【解析】经临床验证,肾移植术后的并发症有感染、出血或血肿、消化道出血及尿瘘等。由于肾移植术后患者需要接受大量的免疫抑制药物治疗,使机体对各种病菌的抵抗能力大大降低,极易引起感染,因此感染是肾移植术后最常见的并发症,也是造成患者死亡的主要原因。故本题选 D。

8.【答案】B

9.【答案】A

10.【答案】D

11.【答案】A

12.【答案】E

13.【答案】C

四、案例分析题

1.【答案】C

【解析】术后有积液时暂不需要穿刺等有创操作,可先利尿观察,选 C。

2.【答案】C

【解析】FK506 又可称为他克莫司,是一种免疫抑制剂,临床上常用来预防器官移植后的同种移植排斥反应及需要免疫抑制治疗的疾病,比如狼疮性肾炎、膜性肾病、局灶阶段性肾小球硬化和微小病变等。术后 1 个月一般理想的全血血药浓度为 10~12ng/ml。

3.【答案】A

【解析】抗乙肝病毒药物可用于抑制 HBV-DNA 的复制,定期注射免疫球蛋白维持表面抗体滴度,选 A。

4.【答案】B

【解析】急性排斥反应以急性血管病变为主要特征,患者可出现移植器官功能减退,肝移植术后胆汁量减少,黄疸加深,血清转氨酶和胆红素迅速升高,选 B。

5.【答案】EF

【解析】一旦确诊为急性排斥反应,应立即大剂量泼尼松龙冲击治疗,连续 3 天,加大免疫抑制剂剂量。

6.【答案】A

【解析】患者术前尿毒症,存在不同程度的水钠潴留,因而术后早期存在多尿现象,选 A。

7.【答案】D

【解析】术后应保持出入量平衡,以免增加肾脏负担,选 D。

8.【答案】E

【解析】量出为入,当术后尿量为 500~1000ml/h 时,输液量为尿量的 80%,选 E。

9.【答案】AC

【解析】患者目前为移植术后多尿期,应注意维持体液与内环境平衡,量出为入,根据尿量调整输液量和输液速度。

10.【答案】B

【解析】患者出现情绪改变、血压升高、尿量减少、体温升高、血肌酐上升、移植肾区胀痛,考虑出现了急性排斥反应。

11.【答案】DF

【解析】一旦确诊急性排斥反应,尽快遵医嘱应用抗排斥药物,如 D、F。

12.【答案】A

【解析】患者使用 MP 冲击治疗期间,注意观察患者腹部及大便颜色情况,警惕应激性消化道溃疡的发生。

13. 【答案】C

【解析】患者术后血压下降，面色苍白，引流出大量血液，提示有腹腔内出血，出血性休克，选 C。

14. 【答案】AEF

【解析】出现腹腔大出血后，需严密监测生命体征，抗休克治疗，应用止血药物，若仍不能控制出血，做好手术止血准备。选 A、E、F。

15. 【答案】ACF

【解析】术后大出血患者，应重点观察引流管内血量，血压和凝血功能等指标，判断患者失血程度及治疗是否有效。

16. 【答案】D

【解析】患者术后出现胆汁分泌减少，颜色变淡，伴发热、肝区不适、黄疸、情绪改变等急性排斥反应症状，判断为 D。

17. 【答案】D

【解析】一旦确诊急性排斥反应，应尽快应用抗排斥药物冲击治疗。

18. 【答案】C

【解析】急性排斥反应多发生在移植后 4~14 天内。

19. 【答案】ABCDF

【解析】肝移植术后常并发肾功能不全，应同时监测肾功能，无感染时也应该监测体温，选 E。

20. 【答案】A

【解析】术后应用免疫抑制剂，同时会抑制机体正常的免疫状态，造成免疫力低下引发感染。患者有体温升高，咳嗽咳痰的症状，应为肺部感染。

21. 【答案】DF

【解析】排斥反应表现：①体温突然升高；②移植肾区自觉胀痛；③尿量显著减少，体重增加；④血压升高；⑤B 超发现移植肾明显肿大。故本题选 D、F。

22. 【答案】ABCDE

【解析】F 为肝移植术后并发症。

23. 【答案】AEF

【解析】患者术后少尿或无尿，应考虑术前血液透析过度，术中失血造成血容量不足，术后发生急性肾小管坏死或急性排斥反应等。

24. 【答案】AC

【解析】免疫抑制剂的量应严格遵医嘱，不能擅自改药，A 错误；术后半年可恢复正常工作，C 错误。

25. 【答案】B

【解析】患者术后低热，血压升高，情绪异常，尿少，血肌酐增高，尿内有蛋白，表现符合急性排斥反应，选 B。

26. 【答案】E

【解析】血肌酐和尿素氮检查可快速确定肾功能受损情况，选 E。

27. 【答案】EF

【解析】干扰素是一类糖蛋白，它具有高度的种属特异性，故动物的干扰素对人无效，干扰素具有抗病毒、抑制细胞增殖、调节免疫及抗肿瘤作用。紫杉醇在临床上广泛用于乳腺癌、卵巢癌和部分头颈癌和肺癌的治疗。选 E、F。

第十一章 颅脑外科疾病患者的护理

一、单选题

1. 【答案】B
【解析】该患者因颅内压增高而导致头痛不适应行脱水疗法。故本题选 B。

2. 【答案】C
【解析】头皮开裂后新鲜或清洁创口,一般在伤口 24～48 小时以内争取清创后一期缝合。故本题选 C。

3. 【答案】C
【解析】正常成人颅内压力为 0.7～2.0kPa（70～200mmH$_2$O），儿童为 0.5～1.0kPa。故本题选 C。

4. 【答案】D
【解析】化脓性脑膜炎脑脊液的特点为脑脊液外观混浊、细胞数增多、蛋白高、葡萄糖少。故本题选 D。

5. 【答案】D
【解析】当颅内压增高时,脑灌注压下降,血流量减少,机体代偿性反应而出现血压升高（收缩压增高为主,脉压增大）,脉搏慢而有力,呼吸慢而深（二慢一高）。随着病情加重,超过机体代偿能力时,出现血压下降、脉搏快弱、呼吸浅促或潮式呼吸（二快一低）,最终呼吸停止、心脏停搏。这种典型的生命体征改变称为库欣（Cushing）反应。故本题选 D。

6. 【答案】D
【解析】小脑幕切迹疝呈现进行性意识障碍、瞳孔改变。初期由于患侧动眼神经受刺激导致患侧瞳孔缩小,对光反射迟钝;随着病情进展,患侧动眼神经麻痹,患侧瞳孔逐渐散大,直接反射和间接反射消失,并伴有眼睑下垂;若继续恶化则相继出现对侧瞳孔散大固定,对光反射消失。故本题选 D。

7. 【答案】E
【解析】枕骨大孔疝由于延髓受压常很快引起生命中枢衰竭,呼吸骤然停止而威胁患者生命。小脑幕切迹疝由于脑干受压,生命中枢功能紊乱或衰竭,可出现生命体征异常,表现为心率减慢或不规则,血压忽高忽低,呼吸不规则、大汗淋漓或汗闭,面色潮红或苍白,体温可高达 41℃ 以上或体温不升。最终因呼吸循环衰竭而致呼吸停止,血压下降,心脏停搏。故本题选 E。

8. 【答案】D
【解析】小脑幕切迹疝典型的临床表现是在颅内压增高的基础上,先出现进行性意识障碍,患侧瞳孔最初有短暂的缩小,但多不易被发现,以后逐渐散大,对光反射减弱或消失,对侧肢体瘫痪、肌张力增加、腱反射亢进、病理反射阳性。如脑疝继续发展,则出现深度昏迷,双侧眼球固定及瞳孔散大,对光反射消失,四肢全瘫,去大脑强直,生命体征严重紊乱,最后呼吸心跳停止而死亡。故本题选 D。

9. 【答案】D
【解析】颅内压明显增高者,禁忌做腰椎穿刺是为了防止脑组织移位。故本题选 D。

10. 【答案】D
【解析】颅内高压不能进食的成年患者,每日输液量中等渗盐水不超过 500ml,保持每日尿量不少于 600ml,防止等渗盐水输入过多,加重脑水肿。故本题选 D。

11. 【答案】C
【解析】临床常用的 20% 甘露醇为高渗溶液,是最常用的有效的脱水剂之一。

12. 【答案】D
【解析】慢性硬脑膜下积液引流术后患者取平卧位或头低足高患侧卧位,引流瓶应低于颅腔 30cm,保持体位引流;术后不使用强力脱水药，也不可严格限制水分摄入，以免颅内压过低影响脑膨出。故本题选D。

13.【答案】E

【解析】颅内肿瘤切除术后创腔引流3～4日后，当血性脑脊液转清，即可拔除引流管，以免形成脑脊液漏。故本题选E。

14.【答案】D

【解析】小脑幕上开颅术后取健侧卧位或仰卧位；小脑幕下开颅术后，取健侧卧位或俯卧位。故本题选D。

15.【答案】B

【解析】颅前窝骨折可合并损伤嗅神经，颅中窝骨折可合并损伤听神经、面神经，颅后窝骨折可合并损伤展神经、滑车神经。故本题选B。

16.【答案】C

【解析】对脑脊液鼻漏提倡保守治疗，观察2～3周，并用抗生素治疗，等待身体自然修复。方法包括：卧床、避免咳嗽、便秘、打喷嚏等增加颅内压的动作；限制液体入量。故本题选C。

17.【答案】D

【解析】若疑引流管被小凝血块或挫碎的脑组织阻塞，可在严格消毒管口后，用无菌注射器轻轻向外抽吸，切不可注入生理盐水冲洗，以免管内阻塞物被冲至脑室系统狭窄处，引起日后脑脊液循环受阻。故本题选D。

二、多选题

1.【答案】ABC

【解析】头痛是颅内高压的常见症状，初时较轻，以后加重，并呈持续性、阵发性加剧，清晨时加重是其特点。呕吐不如头痛常见，但可能成为慢性颅内压增高患者的唯一的主诉。其典型表现为喷射性呕吐。视神经乳头水肿是颅内压增高最客观的重要体征。故A、B、C正确。

2.【答案】ABD

【解析】对侧肢体瘫痪、肌张力增高，C错。

3.【答案】ACDE

【解析】改善脑缺氧是防治脑水肿的重要措施，首先要保持呼吸道通畅，如出现低氧血

症与高碳酸血症时，需采用辅助呼吸、控制性通气，A正确；应快速滴注甘露醇，故B错；对脑细胞损害应用激素等药物，D正确。

4.【答案】ABC

【解析】格拉斯哥昏迷指数的评估有睁眼反应、语言反应和肢体运动三个方面，三个方面的分数相加即为昏迷指数。最高分为15分，表示意识清楚；12～14分为轻度意识障碍；9～11分为中度意识障碍；8分以下为昏迷；分数越低则意识障碍越重。

5.【答案】ABCDE

【解析】保持患者绝对卧床，避免一切外来的刺激，防止因躁动不安而使血压升高，增加再出血的可能，A正确；抬高床头15°～30°，以利静脉回流、减轻脑水肿、降低颅内压，B正确；勿食用易导致便秘的食物，保持大便通畅，防止因着凉而引起患者用力打喷嚏或咳嗽，以免增加腹压及反射性地增加颅内压而引起颅内动脉瘤破裂，D、E正确。

6.【答案】ABCDE

【解析】保持大便通畅，保持呼吸通畅，避免咳嗽，以免增加腹压及反射性地增加颅内压而引起颅内动脉瘤破裂，A、B、C正确；癫痫发作和情绪激动也易引起颅内压增高，D、E正确。

7.【答案】BCDE

【解析】应抬高床头，以利于颅内静脉回流，降低颅内压，A错误；补液量应以液体平衡为度，以免加重脑缺氧，B正确；缺氧会引起脑水肿，增高颅内压，应给予氧气吸入，C正确；降温有利于降低脑的新陈代谢率，减少脑组织的氧耗量，防止脑水肿的发生与发展，对降低颅内压起一定作用，D正确；E正确。

8.【答案】ABCD

【解析】因为脑内血肿、硬脑膜下血肿、颅内肿瘤、脑水肿会导致病变部位压力首先增高，使附近的脑组织受到挤压而发生移位，并把压力传向远处，造成颅内各腔隙间的压力差，所以会导致颅内压增高。而脑震荡无肉眼可见的神经病理改变，显微镜下仅是神经组织结构紊乱。故本题选A、B、C、D。

9.【答案】ABCDE

【解析】对脑脊液鼻漏者，不可经鼻腔进行护理操作；严禁从鼻腔吸痰或放置鼻胃管，禁止耳、鼻滴药、冲洗和堵塞，禁忌做腰穿。

10.【答案】ABD

【解析】脑震荡的意识障碍程度较轻而时间短暂，可以短至数秒钟或数分钟，但不超过半小时，C错；中间清醒期是指受伤当时昏迷，数分钟或数小时后意识障碍好转，甚至完全清醒，继而因为硬膜外血肿的形成，脑受压引起再度昏迷，是硬膜外血肿的临床表现。

11.【答案】ABCDE

【解析】清理呼吸道无效、窒息危险、损伤危险都与意识障碍有关；颅脑损伤会有疼痛，颅脑损伤会有中枢性高热反应。

12.【答案】BC

【解析】为预防股动脉穿刺点出血，需要下肢制动，穿刺处局部压迫6小时，24小时下床活动，故A、D、E错误；股动脉穿刺术后需要观察穿刺点和足背动脉搏动情况，以观察穿刺点出血状况和是否有下肢血运障碍。

13.【答案】ABCDE

【解析】搏动性突眼突出度为4~24mm，平均8~10mm，并可见到与脉搏同步的搏动，触摸眼球可感到搏动和"猫喘"样震颤，多发生于颈内动脉海绵窦瘘的同侧，有时为双侧，少数无眼球突出，极少数仅见于对侧，A、E正确；颅内血管杂音为最常见且首发的症状，常为突然头痛后闻及连续的机器轰鸣样杂音，有与脉搏一致的增强，B正确；第Ⅲ~Ⅴ脑神经受到扩张海绵窦的牵拉压迫和缺血引起眼球运动障碍伴复视，C、D正确。

14.【答案】AE

【解析】降压治疗的药物应用应遵循"小剂量开始，优先选择长效制剂，联合应用及个体化"4个原则，不应只用强效降压药，A错误；脑血管患者应平稳降压，不能快速降压，E错误。

15.【答案】CD

【解析】15分为意识清醒，C错误；8分以下为昏迷，D错误。

16.【答案】BCDE

【解析】颅内占位患者应采取头高足低位，以利于静脉回流，减轻脑水肿，A错误。

17.【答案】BCDE

【解析】A为出血性脑血管病，A错。其余都为缺血性脑血管病。

18.【答案】ABDE

【解析】头皮裂伤应争取在72小时内清创缝合；清洁整齐的伤口可分帽状腱膜及皮肤两层缝合；注射TAT预防破伤风；应用抗生素预防感染；该患者头部未见其他异物，嘱患者定期复查。清创后伤口应缝合，伤口开放不妥。故本题选A、B、D、E。

19.【答案】ABCDE

【解析】一般将脊柱裂分为显性脊柱裂和隐性脊柱裂两种。隐性脊柱裂较显性脊柱裂多见，临床上少有症状，一般分为单侧型、浮棘型、吻棘型、完全脊椎裂型和混合型等。隐性脊柱裂只有椎管的缺损而无椎管内容物的膨出，无须特殊治疗。显性脊柱裂可根据膨出内容的不同又分为脊膜膨出型、脊髓脊膜膨出型、脊髓膨出等。

20.【答案】ABCE

【解析】先天性脑积水患儿颅骨骨缝分离，D错误，其余均为先天性脑积水症状。

21.【答案】AC

【解析】绝大多数持续在半个小时以上，B错；脑挫裂伤不一定会出现早期的意识障碍，E错。

22.【答案】DE

【解析】缺血性脑卒中多于出血性脑卒中，出血性脑卒中是高血压的主要死亡原因。

23.【答案】ADE

【解析】对位于脑深部或重要功能区的、直径小于3cm的颅内动静脉畸形，可以用伽马刀治疗；脑动脉完全闭塞者24小时内可手术治疗。

24.【答案】BDE

【解析】伤后在一定时间内可在急诊室观察，密切注意意识、瞳孔、肢体活动和生命体征的变化，一旦发现颅内继发性病变或其他并发症，可得到及时的诊治。脑震荡急性期患者应注意卧床休息，休息2~3周即可。避免外界不良刺激，减少脑力活动，适当给予镇静及改善植物神经功能药物等治疗,并注意患者的心理调节和治疗,故选B、D、E。

25. 【答案】AD

【解析】脑脊液耳漏的患者,一般采用头高足低患侧卧位,使脑组织沉落在漏孔处,以利贴附愈合,故A错;脑脊液漏患者禁忌鼻腔、外耳道的堵塞、冲洗和滴药,D错误。其余正确。

26. 【答案】BC

【解析】保持鼻腔局部清洁及脑脊液流出畅通,及时擦洗漏出液,避免局部堵塞导致脑脊液逆流及局部细菌生长,B错误;脑脊液鼻漏患者应绝对卧床,以避免加重脑脊液鼻漏。一般采用头高20°~30°半坐位,卧向患侧,脑组织可沉落于漏口,促使自然愈合,C错误,D正确。抗生素使用视病情决定用药时间、周期,A正确。

27. 【答案】BCE

【解析】颅中窝骨折时,会有脑脊液鼻漏和/或颅内积气;脑脊液耳漏;引起颈内动脉海绵窦瘘可出现搏动性突眼、结膜淤血水肿,或颈内动脉假性动脉瘤而引起致命性的大量鼻出血或耳出血;以Ⅶ、Ⅷ脑神经损害引起听力障碍和周围性面瘫常见,B、C错误。X线检查的阳性率仅为50%,E错误。

28. 【答案】ACD

【解析】骨折合并脑脊液漏者患者应取半坐卧位,头偏向患侧,保持口鼻咽部和外耳道清洁,切忌盲目堵塞漏出的脑脊液,并积极预防感染,E错误。脑脊液漏经保守治疗4周以上不愈者应积极采取措施闭合瘘口,B错误。

29. 【答案】BCDE

【解析】头皮撕脱伤应加压包扎止血,防止休克,D正确;尽可能在伤后6~8小时内清创做头皮瓣复位再植或自体皮移植,A错误;注射TAT预防破伤风,E正确;应用抗生素预防感染,C正确。

30. 【答案】CDE

【解析】脑脊液鼻漏者,禁止经鼻腔置胃管、吸痰及鼻导管给氧,A错误。应保持鼻腔局部清洁及脑脊液流出畅通,及时擦洗漏出液,避免局部堵塞导致脑脊液逆流及局部细菌生长,B错误。

31. 【答案】ABCE

【解析】应限制补液量,出入量平衡,故D错。

32. 【答案】ABDE

【解析】原发性脑损伤指暴力作用于头部后立即发生的脑损伤,主要有脑震荡、脑挫伤和/或挫裂伤、弥漫性轴索损伤等。继发性脑损伤是在原发颅脑损伤的基础上,病情因继发病变而恶化,加重脑组织的损伤。

三、共用题干题

1. 【答案】B

【解析】该患者颅内压增高(头痛、呕吐或视乳头水肿)症状明显。故本题选B。

2. 【答案】C

【解析】头颅CT快速,精确,无创伤,是诊断颅内病变首选检查,尤其适用于急症。MRI也是无创伤性检查。故本题选C。

3. 【答案】D

【解析】颅内肿瘤临床表现有不同程度的颅内压增高(头痛、呕吐或视乳头水肿)以及一侧肢体瘫痪。该患者胸片示右肺第二肋间可见阴影,可考虑为脑转移瘤。故本题选D。

4. 【答案】A

【解析】手术是治疗颅内肿瘤最直接、最有效的方法,选项E是颅内高压处理禁忌措施,选项B、C、D为保守治疗措施,不能去除病因。故本题选A。

5. 【答案】E

【解析】甘露醇为组织脱水药,用于治疗各种原因引起的脑水肿,降低颅内压,防止脑疝。故本题选E。

6. 【答案】D

【解析】颅脑损伤患者取头高卧位,床头抬高15~30cm,有利于静脉回流,减轻脑水肿。故本题选D。

7. 【答案】A

【解析】脑挫裂伤输液速度(脱水剂除外)应限制在15~20滴/分。故本题选A。

8. 【答案】D

【解析】小脑幕切迹疝的主要临床特点为瞳孔改变和意识障碍出现较早,延髓生命中枢功能受累表现出现在后。故本题选 D。

9. 【答案】 E

【解析】 一旦出现脑疝表现则强调早期诊断和紧急抢救。内科治疗主要为脱水治疗，可通过输注甘露醇、速尿、白蛋白＋速尿、白蛋白＋特苏尼。外科手术治疗包括：①病因治疗：主要为清除血肿、切除脑瘤等着重解除病因的治疗。②治疗脑积水：有梗阻性脑积水者通过快速脑室穿刺放出脑脊液，放出速度应稍慢。③解除脑干压迫：脑疝已嵌顿者可于术中自中颅窝用脑压板轻柔抬起颞叶或剪开小脑幕到切迹缘，使嵌顿的脑组织得到缓解，并解除其对脑干的压迫。故本题选 E。

10. 【答案】 E

【解析】 心脏骤停的抢救必须争分夺秒，应立即心肺复苏，并通知医生。故本题选 E。

11. 【答案】 B

【解析】 高流量给氧可降低二氧化碳分压，使脑血管收缩，减少脑血流量，面罩吸氧氧流量为每分钟 6～8L。故本题选 B。

12. 【答案】 B

【解析】 辅助排痰的方法：深呼吸和有效咳嗽、胸部叩击、雾化吸入等，吸引器负压的压力一般调节至 40.0～53.3kPa，增加吸引器负压时能使痰液干燥，并有可能损伤黏膜，反而导致痰液更难于咳出。故本题选 B。

13. 【答案】 E

【解析】 脑 CT 对脑血管疾病诊断准确，并有助于确定治疗方案。故本题选 E。

14. 【答案】 B

【解析】 急性起病，迅速出现剧烈头痛、头晕、呕吐、昏迷，对侧肢体完全弛缓性偏瘫，常伴有头和眼转向出血的病灶侧、呈"凝视病灶"状和"三偏"症状，即偏瘫、偏身感觉障碍和偏盲，此称为内囊损害三偏综合征，另外病侧瞳孔放大。故本题选 B。

15. 【答案】 B

【解析】 高血压患者大便后致右侧内囊基底节区出血，应卧床休息、积极行专科治疗、控制血压、降低颅内压，保持大便通畅。应平稳降压，不应快速降压，故本题选 B。

16. 【答案】 B

【解析】 患者右侧内囊基底节区出血，存在体液不足的风险。故本题选 B。

17. 【答案】 C

【解析】 硬脑膜外血肿是指血液积聚于颅骨与硬脑膜之间的血肿。因头部遭受外力直接打击，产生颅骨骨折或颅骨局部变形而造成血管损伤出血所致。典型的临床表现为头伤后发生短暂昏迷，醒后出现颅内压增高症状，血肿侧瞳孔先散大、对光反射消失、对侧肢体瘫痪、肌张力增高、腱反射亢进、呼吸和脉搏减慢，血压升高。根据患者表现，可判断为颅底骨折及硬脑膜外血肿。故本题选 C。

18. 【答案】 E

【解析】 颅内血肿一经确诊应手术治疗，行开颅血肿清除术并彻底止血。故本题选 E。

19. 【答案】 E

【解析】 脑部受伤患者尤其应关注瞳孔变化，监测生命体征，及时发现颅内压增高现象，A 正确；对颅底骨折患者应预防性使用抗生素和 TAT，B 正确；取头高位是为防止脑水肿，D 正确；昏迷患者要进行常规护理，C 正确。补液，不能进食者，成人每日补液量为 1500～2000ml，其中等渗盐水不超过 500ml，保持每日尿量不少于 600ml，控制输液速度，防止短时间内输入大量液体，加重脑水肿。故本题选 E。

20. 【答案】 A

【解析】 脑震荡是指头部遭受外力打击后，即刻发生短暂的脑功能障碍。故本题选 A。

21. 【答案】 E

【解析】 脑震荡无须特殊治疗，一般只须卧床休息 5～7 天，给予镇痛、镇静对症药物，减少外界刺激，做好解释工作，消除患者对脑震荡的畏惧心理，多数患者在 2 周内恢复正常，预后良好。故本题选 E。

22. 【答案】 A

【解析】 对脑震荡患者应密切观察呼吸、脉搏、瞳孔大小及面色变化，在以后的 2～3 天内注意患者有无再度意识丧失，如果出现再度意识丧失，即预示有颅内血肿的可能，应急送医院救治。故选 A。

23. 【答案】 D

【解析】颅前窝骨折脑脊液漏的特点是鼻漏，痕斑部位为眶周球结膜下。故本题选D。

24.【答案】E

【解析】有颅内感染的危险主要与脑脊液外漏有关。故本题选E。

25.【答案】C

【解析】硬脑膜外血肿典型的意识障碍是原发性意识障碍之后，经过中间清醒期，再度出现意识障碍，并逐渐加重。根据患者的外伤史及临床表现，患者为硬脑膜外血肿。

26.【答案】A

【解析】硬膜外血肿增大引起脑疝时，会表现出患侧瞳孔散大，对侧肢体瘫痪等典型体征，故选A。

四、案例分析题

1.【答案】ABCDE

【解析】该患者出现意识障碍、呕吐、头痛等症状，符合脑出血的临床表现。故本题选A、B、C、D、E。

2.【答案】ABCDEF

【解析】脑出血急性期治疗原则是：保持安静，防止继续出血，积极抗脑水肿，调整血压，防治并发症。故本题选A、B、C、D、E、F。

3.【答案】B

【解析】进行脑复苏时常用20%甘露醇250ml静脉滴注，一般应在15~30分钟内滴完。故本题选B。

4.【答案】CF

【解析】快速大量静注甘露醇可引起体内甘露醇积聚，血容量迅速大量增多（尤其是急、慢性肾功能衰竭时），导致心力衰竭（尤其有心功能损害时），稀释性低钠血症，偶可致高钾血症；不适当地过度利尿导致血容量减少，加重少尿。故本题选C、F。

5.【答案】ABDEF

【解析】脑疝的先兆有：颅内压增高的症状、意识改变、瞳孔改变、运动障碍、生命体征紊乱。故本题选A、B、D、E、F。

6.【答案】ABCEF

【解析】脑出血患者应注意休息，加强营养；监测血压，遵医嘱服药；饮食应低脂、低盐、低糖，戒烟酒；保持好心情、好心态，早睡早起、适度锻炼（不宜剧烈运动）。故本题选A、B、C、E、F。

7.【答案】A

【解析】患者在运动诱因下发生，突然出现剧烈头痛、呕吐、意识障碍、脑膜刺激征等症状，符合脑出血的临床表现。故本题选A。

8.【答案】A

【解析】80%患者在发病6小时后，脑脊液呈血性或黄色，里面含有红细胞，故选A。

9.【答案】CDE

【解析】脑血管造影是确诊颅内动脉瘤所必需的检查，可判断动脉瘤的位置、形态、大小、数目等，头部MRI和CT检查也有助于诊断。故选C、D、E。

10.【答案】C

【解析】血性脑脊液常见于蛛网膜下腔出血、脑出血、硬膜下血肿等。如腰椎穿刺时观察到流出的脑脊液先红后转无色，为穿刺损伤性出血。故C可排除。

11.【答案】EF

【解析】颅内血管瘤，开颅夹毕动脉瘤蒂是首选方法；若已发生出血，等待手术期间应非手术治疗，包括卧床休息、对症处理，控制血压、降低颅内压。

12.【答案】ABDEF

【解析】出血急性期卧床休息，保持安静，避免情绪激动，给予持续心电血压监测，观察患者生命体征、神志、瞳孔，观察有无颅内压增高的症状；遵医嘱给予止血剂、镇静剂、脱水剂，维持血压正常，降低颅内压；遵医嘱应用抗菌药物预防感染；故选择A、B、D、E、F。

13.【答案】B

【解析】昏迷是最严重的意识障碍，按其程度分为浅昏迷和深昏迷。浅昏迷：意识大部分丧失，无自主运动，瞳孔对光反射、角膜反射、吞咽反射、咳嗽反射等防御反射可存在，可有大小便失禁或潴留。深昏迷：意识完全丧失，对各种刺激均无反应。全身肌肉松弛，深浅反射均消失，大小便失禁或潴留。但是否能唤醒是分辨深浅昏迷最有价值的特点。故选B。

14. 【答案】CD

【解析】颈项强直是脑膜刺激病征，是有重要诊断价值的病理反射。由于颅后窝处的脑膜受到刺激，进而累及颈髓1~4及相应的颈神经根，使其支配的颈部深层肌肉、斜方肌和胸锁乳突肌过度紧张挛缩而致。多见于各种脑膜炎或脑膜刺激性病变，如蛛网膜下腔出血。故选C、D。

15. 【答案】A

【解析】检查时，患者采用去枕仰卧位，一侧髋关节和膝关节成90°角弯曲，检查者将患者小腿上抬伸直，正常应该能够达到135°，如果遇到阻力或疼痛，则为阳性，故选A。

16. 【答案】C

【解析】Kernig征由腰骶节段脊神经后根因炎症波及或受压所导致。当屈髋伸膝试验时，坐骨神经受到牵拉而引起疼痛。和布鲁金斯氏征、颈强直统称脑膜刺激征。见于各种脑膜炎症、蛛网膜下腔出血、脑脊液压力增高等。

17. 【答案】F

【解析】巴宾斯基（Babinski）征为，患者仰卧，髋、膝关节伸直，检查者左手握踝上部固定小腿，右手持钝尖的金属棒自足底外侧从后向前快速轻划至小趾根部，再转向拇趾侧。正常出现足趾向跖面屈曲，称巴宾斯基征阴性。如出现拇趾背屈，其余四趾呈扇形分开，称巴宾斯基征阳性，故选F。

18. 【答案】D

【解析】小脑蚓部与脊髓和前庭神经核有密切联系，管理躯干平衡功能，病变时出现躯干共济失调，即平衡障碍，表现为站立不稳，步幅加宽，左右摇摆，步态蹒跚。患者具有典型的醉汉步态，因此为D。

19. 【答案】ABCD

【解析】颅内压增高时，要缓解症状，争取治疗时间，常用的降颅压方法有脱水、激素、冬眠低温和脑脊液外引流方法，故A、B、C、D均正确。

20. 【答案】F

【解析】手术治疗是治疗颅窝占位最直接、最有效的方法。包括切除肿瘤、内减压术、外减压术和脑脊液分流术等，故选F。

21. 【答案】F

【解析】根据患者既往有高血压病史的高危因素，情绪激动的诱因和查体时的一侧偏瘫、口角㖞斜、言语不利的症状考虑，患者发生了脑出血，故选F。

22. 【答案】ABCDEF

【解析】出血性脑卒中的治疗原则是绝对卧床休息，保持安静、止血、脱水、降颅压治疗，如病情继续加重，考虑手术开颅，清除血肿。同时，在患者卧床昏迷期间，需保持患者呼吸道通畅及维持营养和水电解质平衡。故A、B、C、D、E、F均正确。

23. 【答案】ABCDEF

【解析】卧床昏迷期间，无自主排痰能力，应按需给予吸痰，保持呼吸道通畅，减少肺部感染和并发症，A正确；留置胃管鼻饲，以保证患者营养状况，C正确；卧床患者不能自理翻身，属于压疮高风险患者，需按时翻身，预防压力性损伤，D正确；应严密观察生命体征和瞳孔变化，及早发现脑疝、出血等并发症，E、F正确。

24. 【答案】C

【解析】根据患者伤后的临床表现，如昏迷2小时，头痛、恶心、呕吐等颅内压增高的症状，一侧肢体肌力下降的体征，典型的脑挫伤CT表现，即低密度脑水肿中出现多发散在的斑点状高密度出血灶，脑脊液中有红细胞等，可判断患者发生了脑挫裂伤，故选C。

25. 【答案】ABCDEF

【解析】脑挫裂伤的处理原则是静卧、休息、床头抬高15°~30°，宜侧卧位，以利于呼吸道分泌物排出；保持呼吸道通畅，必要时做气管切开或气管内插管辅助呼吸。给予营养支持，维持水、电解质、酸碱平衡；应用抗菌药预防感染；防治脑水肿是治疗脑挫裂伤的关键。可采用脱水、激素或过度换气等治疗对抗脑水肿。故选A、B、C、D、E、F。

26. 【答案】C

【解析】防治脑水肿是治疗脑挫裂伤的关键。可采用脱水、激素或过度换气等治疗对抗脑水肿，故可用C来降颅压

27. 【答案】 ABCDEF

28. 【答案】 C

【解析】 监测生命体征时，为避免患者躁动影响结果的准确性，应先测呼吸，再测脉搏，最后测血压，故选 C。

29. 【答案】 ABDEF

【解析】 脑震荡是最轻度的原发性脑损伤，为一过性脑功能障碍，一般卧床 1~2 周可完全恢复，可适当给予镇痛镇静对症处理，一般级别镇痛药即可，少数患者可能发生颅内继发病变或其他并发症，故应密切观察意识状态、生命体征和神经系统病症，故选 A、B、D、E、F。

30. 【答案】 F

【解析】 脑震荡是最轻度的原发性脑损伤，为一过性脑功能障碍，一般卧床 1~2 周可完全恢复，但少数患者可能发生颅内血肿，故应密切观察意识状态、生命体征和神经系统病症，故选 F。

31. 【答案】 ABCDE

32. 【答案】 ACDEF

【解析】 颅底骨折有以下几个特点：①有明确的外伤史；②邻近软组织的迟发性瘀斑；③邻近的五官出血和脑脊液漏；④邻近的颅神经损伤；⑤伴发一定程度的脑损伤。同时，影像学检查发现颅内积气为颅底骨折的重要证据。因此选 A、C、D、E、F。

33. 【答案】 B

【解析】 出现脑脊液耳漏，为颅中窝骨折。

34. 【答案】 F

【解析】 患者应取半坐位，头偏向患侧，维持特定体位至停止漏液后 3~5 天。

35. 【答案】 ACDEF

【解析】 有脑脊液耳漏的患者，禁止冲洗耳道。

36. 【答案】 B

【解析】 若脑脊液外漏多，可使颅内压过低造成颅内血管扩张，出现剧烈头痛、眩晕、呕吐、厌食、反应迟钝、脉搏细弱、血压偏低的颅内低压综合征，故选 B。

37. 【答案】 F

【解析】 颅内低压综合征可通过补充大量水分以缓解症状，故选 F。

38. 【答案】 F

【解析】 根据患者的临床表现，有高热和脑膜刺激征，应考虑该患者出现了颅内感染。

第十二章　颈部疾病患者的护理

一、单选题

1.【答案】D

【解析】药物准备包括内科用药和碘剂的应用，是甲亢术前用于降低基础代谢率的重要准备。故本题选 D。

2.【答案】D

【解析】预防术后出现甲状腺危象的关键在于甲亢手术前应有充分完善的准备，使血清甲状腺素水平及基础代谢率达到或接近正常，脉率降低至 90～100 次/分，其他甲亢症状有明显改善。故本题选 D。

3.【答案】C

【解析】单纯性甲状腺肿，甲状腺常呈轻度或中度弥漫性肿大，表面平滑，质地较软。题干中 TSH 在正常范围，可以判断只是单纯的甲状腺肿。故本题选 C。

4.【答案】A

【解析】甲亢术后待病情平稳后给予半卧位，可减少切口部位张力，并有利于呼吸和切口渗出物的引流。指导患者在变换体位时保护颈部；术后第 2 天指导患者床上坐起，并在移动颈部时，将手放于颈后支撑头部重量；伤口愈合（术后 2～4 天）后，指导患者做颈部活动，防止切口挛缩，指导患者点头、仰头、伸展和左右旋转颈部，做颈部全关节活动（屈、过伸、侧方活动），每天练习 3～4 次。故本题选 A。

5.【答案】D

【解析】甲状腺大部分切除术后 3 个月可恢复正常工作。故本题选 D。

6.【答案】C

【解析】术前 1 日禁食。

7.【答案】C

【解析】食管癌晚期，当肿瘤侵犯邻近气管，会出现食管-气管瘘，患者表现为进食后出现呛咳、发热。故本题选 C。

8.【答案】E

【解析】妊娠期甲亢伴严重症状，在妊娠早、中期，可以考虑手术治疗。对于口服药物治疗后效果欠佳，多次流产的要行手术治疗。故本题选 E。

9.【答案】C

【解析】因甲亢对妊娠可造成不良影响（流产、早产等），而妊娠又可能加重甲亢，因此，妊娠早、中期的甲亢患者凡具有上述指征者，仍应考虑手术治疗。故本题选 C。

10.【答案】E

【解析】经临床验证，甲状腺功能低下手术治疗的禁忌证为青少年、症状较轻者、老年患者或有严重器质性疾病不能耐受手术者，另外晚期妊娠手术治疗易导致早产。基础代谢率 60% 提示重度甲状腺功能低下，是手术治疗的适应证。故本题选 E。

11.【答案】B

【解析】临床上对于轻中度甲状腺功能亢进症患者、年龄小于 20 岁者、不适宜手术者及手术复发且不适合碘治疗者均采用抗甲状腺药物治疗。抗甲状腺药物价格低廉，疗效确切，且不会造成甲状腺功能不可逆减退。

12.【答案】A

【解析】早期多无明显症状和体征，通常在体检时通过甲状腺触诊和颈部超声检查而发现甲状腺小肿块。典型的临床表现为甲状腺内发现肿块，质地硬而固定、表面不平是各型癌的共同表现。腺体在吞咽时上下移动性小。未分化癌可在短期内出现上述症状，除肿块增长明显外，还伴有侵犯周围组织的特性。晚期可产生声音嘶哑、呼吸困难、吞咽困难和交感神经受压引起 Horner 综合征及侵犯颈丛出现耳枕、肩等处疼痛和局部淋巴结及远处器官转移等表现。颈淋巴结转移在未分化癌发生较早。髓样癌由于肿瘤本身可产生降钙素和 5－羟色胺，从而引起腹泻、心悸、面色潮红等症状。

13.【答案】B

【解析】慢性淋巴细胞性甲状腺炎多见于中年人，但任何年龄组均可累及。女性发病率显著高于男性，约为 20∶1，起病隐匿而缓慢，常在无意间发现甲状腺肿大，中等大小，少数患者可有局部不适甚至疼痛，易与亚急性甲状腺炎混淆。甲状腺肿大多呈对称性，伴有锥体叶的肿大，腺体表面可呈分叶状，质坚韧如橡皮，甲状腺功能多正常，但有的患者可伴有甲亢，见于年轻患者，称为桥本甲亢，后期可出现甲减症，少数呈黏液性水肿。

14.【答案】A

【解析】甲状腺次全切除术后患者待血压平稳后应给予半卧位，有利于患者的呼吸和切口渗出物的流出。故本题选 A。

15.【答案】A

【解析】呼吸困难和窒息是手术后危急的并发症，多发生在术后 48 小时以内。主要原因：①手术区内出血压迫气管；②喉头水肿；③气管受压软化塌陷；④气管内痰液阻塞；⑤双侧喉返神经损伤。

16.【答案】E

【解析】扩充血容量可使血钙稀释，增加尿钙排泄，A 正确；降钙素可以抑制骨吸收，增加尿钙排出，B 正确；皮质激素可以抑制肠钙吸收，并可以增强降钙素的作用，C 正确；袢利尿剂托拉塞米可增加尿钠排出，则尿钙排出亦相应增加，从而纠正高钙血症，D 正确；糖皮质激素对降血钙无作用，E 错误。

17.【答案】D

【解析】甲亢症状得到基本控制的标准是：患者情绪稳定，睡眠好转，体重增加，脉率＜90 次/分，基础代谢率＜+20%，故选 D。

二、多选题

1.【答案】BCDE

【解析】呼吸困难和窒息是手术后危急的并发症，多发生在术后 48 小时以内。(1) 主要原因：①手术区内出血压迫气管；②喉头水肿；③气管受压软化塌陷；④气管内痰液阻塞；⑤双侧喉返神经损伤。一旦发现患者呼吸困难，立即床旁抢救。(2) 主要措施：①去除病因：拆线，敞开切口，清除血肿；②激素静滴消除喉头水肿；③吸痰给氧等；④如无改善则立即行气管切开或气管插管；⑤如有呼吸心跳暂停者应先气管插管或气管切开同时进行复苏。故选 B、C、D、E。

2.【答案】ABCE

【解析】喉上神经损伤症状为声带松弛、音调降低（外支损伤），饮水易误吸发生呛咳（内支损伤）。

3.【答案】ABCDE

【解析】甲状腺危象是甲亢术后严重并发症之一，可危及患者生命。临床表现为术后 12～36 小时内患者出现高热（＞39℃）、脉快而弱（＞120 次/分）、大汗、烦躁不安、谵妄甚至昏迷，常伴有呕吐、腹泻，故选 A、B、C、D、E。

4.【答案】BCD

【解析】甲亢手术适应证：继发性甲亢或高功能腺瘤；中度以上的原发性甲亢；腺体较大，伴有压迫症状，或胸骨后甲状腺肿等类型的甲亢；抗甲状腺药物或 ^{131}I 治疗后复发或坚持长期用药困难者；妊娠早中期的甲亢患者。

5.【答案】ABDE

【解析】麻醉清醒后应取半卧位，以利于引流和保持呼吸通畅，故 C 错误，其他均正确。

6.【答案】ABCDE

【解析】掌握淋巴结肿大的性质，对于疾病的诊断具有重要意义。如部位、大小、数目、淋巴结质地、是否能活动，与周围组织和皮肤有无粘连，急性期有无红、肿、热、痛等，此外还要注意寻找引起淋巴结肿大的原发病灶、瘢痕和瘘管。

7.【答案】ABCD

【解析】甲状腺激素是甲状腺所分泌的激素，作用于人体几乎全部细胞。但对蛋白质具有分解作用，故除了 E，其他均为甲状腺素的作用。

8. 【答案】ABCDE

【解析】甲状腺功能亢进症（简称甲亢），是由多种原因引起的甲状腺功能亢进和/或血循环中甲状腺激素水平增高所致的一组常见的内分泌病，临床上以高代谢征、甲状腺肿大、突眼症、神经及心血管系统功能紊乱为特征，故 A、B、C、D、E 均正确。

9. 【答案】ABCDE

【解析】^{131}I 的辐射不仅对癌细胞有效，还能辐射到周围的人，因此，需要进行专门防护，并统一处理放射性废水、污物，同时避免孕妇和儿童接触，故 A、B、C、D、E 全正确。

10. 【答案】ABCDE

【解析】甲状旁腺调节机体内钙、磷的代谢。当甲状旁腺功能亢进，甲状旁腺激素分泌过多时，使骨钙进入血液，并加强肾脏对钙的重吸收，同时激活维生素 D_3 成为活性 D_3，促进小肠对钙的吸收，使血钙过高，并抑制肾脏对磷酸盐的重吸收，促进尿中磷的排出，使血磷过低。但 24 小时尿中钙和磷的排量都会增加。尿 cAMP 的排泄率反映了循环中有生物活性的 PTH 的浓度，因此甲旁亢时尿 cAMP 增加。

11. 【答案】ABCDE

【解析】扩充血容量可使血钙稀释，增加尿钙排泄，A 正确；降钙素可以抑制骨吸收，增加尿钙排出，B 正确；皮质激素可以抑制肠钙吸收，并可以增强降钙素的作用，C 正确；袢利尿剂速尿可增加尿钠排出，则尿钙排出亦相应增加，从而纠正高钙血症，D 正确；静脉双膦酸盐可使钙同双膦酸盐结合，并沉积在软组织中，这样，可以很快使血浆钙下降，E 正确。

12. 【答案】ABE

【解析】口服碘液方法为每日 3 次口服，从 3 滴开始，每日每次增加 1 滴，至 16 滴止，维持此量 3～5 日；甲状腺功能亢进明显，先服硫氧嘧啶类药物，待症状基本控制后停用，改用碘剂 1～2 周。

13. 【答案】ABC

【解析】吸氧，减轻组织缺氧，A 正确；降温，使体温维持在 37℃ 左右，镇静常用苯巴比妥钠，B 正确；补充复方碘剂可降低血液中甲状腺素水平。

14. 【答案】ABCDE

【解析】甲状腺次全切后应终身服用甲状腺素片；术后应练习颈部和肩关节活动，以免伤口挛缩，影响功能；出院后定期复查，及时发现异常情况，及时就医。

15. 【答案】AD

【解析】甲状腺次全切除术后患者待血压平稳后应给予半卧位，有利于患者的呼吸和切口渗出物的流出。故本题选 A、D。

16. 【答案】BC

【解析】我国食管癌在太行山地区、秦岭东部地区、大别山区、四川北部地区、闽南和广东潮汕地区、苏北地区为高发区，A 正确。由于食管癌与长期饮酒、嗜烟有关，因此，男性相对来说发病率高于女性，B 错误。全球恶性肿瘤发病率第 2 位的是肠癌，C 错误。2004～2005 年我国恶性肿瘤发病率前 5 位的是肺癌、肝癌、胃癌、食管癌和结直肠癌，E 正确。故本题选 B、C。

17. 【答案】ADE

【解析】食管癌患者早期临床表现是进食哽噎感、胸骨后和剑突下疼痛、食物滞留感和异物感、咽喉部干燥和紧缩感等。食管癌中晚期典型的症状为进行性咽下困难，先是干的食物难以咽下，继而是半流质食物，最后水和唾液也不能咽下，常吐黏液样痰，为下咽的唾液和食管的分泌物。患者逐渐消瘦、脱水、无力，持续胸痛或背痛表示为晚期症状，若侵入气管、支气管，可形成食管、气管或支气管瘘，出现吞咽水或食物时剧烈呛咳，并发生呼吸系统感染，最后出现恶病质状态。若有肝、脑等脏器转移，可出现黄疸、腹腔积液、昏迷等状态。故本题选 A、D、E。

18. 【答案】BE

【解析】咽神经若受累，将出现恶心、呕吐；食管癌累及喉返神经时，出现声嘶；出现食管气管瘘或高度梗阻致食物反流入呼吸道，可引起进食呛咳及肺部感染。故本题选 B、E。

19. 【答案】ABCDE

【解析】一旦食管癌术后发生吻合口瘘，应采取：①禁食、静脉补充营养或给予鼻饲；加强全身支持治疗。②确保引流管通畅，给予腹腔冲洗。③积极抗感染保守治疗。④必要时剖腹探查。故本题选 A、B、C、D、E。

20.【答案】ABC

【解析】蛋白水解酶是人体内的一种酶，它可以控制甲状腺激素的释放，从而降低人体的基本代谢，对治疗甲状腺功能亢进症非常有帮助。蛋白水解酶还可以预防术后甲状腺功能减退的症状，有利于疾病的康复，A 正确。碘能有效减少甲状腺的血流量，从而减少甲状腺充血，还能使甲状腺变小、变硬，这对减少手术过程中的大出血非常有帮助，能有效避免事故的发生，B 正确。碘能维持甲状腺分泌水平在正常状态，避免患者甲状腺功能减退，C 正确。

21.【答案】CE

【解析】A、B、D 均是手术治疗的适应证。

22.【答案】BE

【解析】基础代谢率是人体在安静休息和空腹状况下，测得的单位时间内人体能量消耗的水平，通常以氧消耗率为指标。基础代谢率测定对协助诊断甲状腺功能异常以及调整治疗药物的剂量有一定意义。

23.【答案】ABCDE

【解析】呼吸困难和窒息是手术后危急的并发症，多发生在术后 48 小时以内。神经损伤包括喉返神经、喉上神经损伤。主要由手术操作的直接损伤引起，如切断、缝扎、挫夹或牵拉过度，少数是由于血肿压迫或瘢痕组织的牵拉而发生的。手足抽搐为甲状旁腺被误切或血供不足所致，血钙下降至 2.0mmol/L 以下，轻则面唇、手足麻木，重则四肢抽搐。甲状腺危象多与术前准备不够、甲亢症状未控制有关。

24.【答案】BDE

【解析】应将软枕垫于肩部，A 错误；至少坚持 2 小时以上，C 错误。

25.【答案】AD

【解析】口服碘剂 3 滴/次，3 次/日开始，逐渐每日加 1 滴至 16 滴，维持 2 周，B、C 错；由于碘剂可刺激口腔黏膜和胃黏膜，引起恶心、呕吐等不良反应，护士应指导患者用餐时将碘剂滴在面包、饼干上服用，E 错。

26.【答案】ABCDE

【解析】活动时保护头颈部，以免伤口裂开出血，A 正确；妥善固定引流管，避免管路受压、打折、脱出，如果引流管不通畅，就会聚集血块出现压迫的情况，B、C 正确；指导患者进行深呼吸和有效咳嗽，排出痰液，以免引起肺部感染，D 正确；伤口敷料如有渗血时及时通知医务人员，以免伤口形成血肿压迫气道，E 正确。

27.【答案】ABD

【解析】食管癌的治疗一般以手术治疗为主，辅以化疗、放疗等综合治疗。

28.【答案】ABCD

【解析】甲状腺危象是甲亢术后严重的并发症，多与术前准备不充分、甲亢症状未能很好控制、长期甲亢导致肾上腺皮质激素的合成和分泌亢进使肾上腺皮质功能减退，以及手术创伤致甲状腺素过量释放有关。

29.【答案】ABCE

【解析】结膜充血水肿时应冷敷。

30.【答案】ABCDE

【解析】晚期癌肿有颈淋巴结肿大，喉返神经受压出现声音嘶哑、气管受压出现呼吸困难、食管受压出现吞咽困难、颈交感神经节受压出现 Horner 综合征。

31.【答案】ABE

【解析】喉上神经内支损伤会使喉部黏膜感觉丧失，进食饮水时，因喉部反射性咳嗽的丧失易发生误咽或误吸；外支受损可致环甲肌瘫痪，引起声带松弛和声调降低；A、B、E 正确，C、D 是喉返神经损伤的症状。

32.【答案】ABDE

【解析】主要由于血钙浓度下降，C 错误。

33.【答案】ABDE

【解析】食管癌可能与缺乏维生素 A、维生素 B_2、维生素 C 有关，C 错误。

34.【答案】BD

【解析】禁食期间持续胃肠减压，B 错误；术后 3~4 天肛门排气后，拔出胃管，D 错误。

三、共用题干题

1. 【答案】A

【解析】基础代谢率（%）=（脉率+脉压差）−111，即（105+138−94）−111=38。故本题选A。

2. 【答案】D

【解析】正常人的基础代谢率是−10%~+10%。甲亢患者的基础代谢率超过+15%。用基础代谢率的高低来判断甲亢的病情轻重。一般这样划分：+15%~+30%为轻度甲亢；+30%~+60%为中度甲亢；>+60%为重度甲亢。故本题选D。

3. 【答案】D

【解析】碘剂可以抑制蛋白水解酶，减少甲状腺球蛋白分解，从而抑制甲状腺素释放，并减少甲状腺血流量，使腺体缩小、变硬，减少充血，利于手术。故本题选D。

4. 【答案】D

【解析】甲亢术前应指导患者进行头颈部过伸体位训练，以适应术中操作。故本题选C。

5. 【答案】B

【解析】甲亢患者术前应进行药物准备，在甲亢症状基本控制后才能手术。患者术前准备成功的指标是：①情绪稳定。②睡眠好转。③体重增加。④脉率稳定在90次/分以下。⑤BMR<+20%。⑥甲状腺变硬缩小。故本题选B。

6. 【答案】A

【解析】术后应取半卧位。甲亢术后继续服用复方碘溶液，每次10滴，3次/天；或普萘洛尔20~40mg口服，3次/天，一般术后7天左右停药。故本题选A。

7. 【答案】C

【解析】甲状腺大部切除术后常规观察项目有：①呼吸困难和窒息；②声音嘶哑和失音；③误咽和声调降低；④手足抽搐；⑤甲状腺危象。其中，应重点观察患者呼吸状况，警惕呼吸困难。故本题选C。

8. 【答案】C

【解析】甲状腺大部切除术后为预防术后窒息，应床边常规放置气管切开包。故本题选C。

9. 【答案】E

【解析】喉返神经损伤引起声音嘶哑；喉上神经损伤引起声调降低，误咽，呛咳；甲状旁腺损伤引起手足抽搐。故本题选E。

10. 【答案】B

【解析】手术误伤甲状旁腺，血钙下降可致手足抽搐。应限制肉类、乳品和蛋类等食品（因含磷较高，影响钙的吸收）。

11. 【答案】C

【解析】术后当天给予患者便于吞咽的微温流质饮食，过热可使手术部位血管扩张，加重渗血。故本题选C。

12. 【答案】D

【解析】该患者出现进食后哽噎感，胸骨后刺痛，吞咽困难，营养失调，为食管癌常见临床表现。故本题选D。

13. 【答案】B

【解析】该患者为食管中段癌，应以手术治疗为主，放射治疗为辅。故本题选B。

14. 【答案】D

【解析】胃管脱出后不得再次盲目插入，以免损伤。

15. 【答案】C

【解析】碘剂可以抑制蛋白水解酶，减少甲状腺球蛋白分解，从而抑制甲状腺素释放，并减少甲状腺血流量，使腺体缩小、变硬，减少充血，利于手术，因此选C。

16. 【答案】A

【解析】碘剂可使腺体缩小、变硬，减少充血，利于手术，碘剂的使用方法每日3次，从3滴开始，逐日增加1滴至16滴维持。

17. 【答案】E

【解析】术后观察生命体征，尤其是呼吸，避免发生呼吸困难和窒息，A正确；注意颈部是否有肿胀，以免发生出血导致窒息，B正确；观察发音和进食情况，评估有无喉返神经和喉上神经损伤，C正确；半卧位有利于伤口引流和呼吸道通畅，D正确；无须每日检查血常规，E错误。

18. 【答案】B

【解析】切口内出血，血肿压迫气道引起呼吸困难。

19.【答案】A

【解析】由于出血血肿造成的呼吸困难,紧急切开减压,防止压迫窒息。

20.【答案】E

【解析】食管癌典型的症状为进行性吞咽困难,先是难咽干的食物,继而是半流质食物,最后水和唾液也不能咽下。

21.【答案】C

22.【答案】E

【解析】由于患者进行性吞咽障碍,引起营养入量不足,造成营养失调,低于机体需要量。

23.【答案】E

【解析】基础代谢率(%)=(脉率+脉压差)-111,即(100+135-80)-111=44。故本题选E。

24.【答案】D

【解析】患者属于胸骨后甲状腺肿,这是手术治疗的适应证,因此选D。

25.【答案】B

【解析】碘剂的作用在于抑制蛋白水解酶,减少甲状球蛋白的分解,逐渐抑制甲状腺素的释放。

26.【答案】E

【解析】术前应取仰卧位,双肩垫高,暴露颈部,以适应术中体位,故选E。

27.【答案】A

【解析】术后伤口出血导致血肿压迫气道引起呼吸困难,故选A。

28.【答案】C

【解析】根据患者的临床症状,食欲亢进,体重下降,情绪激动,甲状腺肿大,心率增快,判断患者再次发生甲亢,故选C。

四、案例分析题

1.【答案】A

【解析】基础代谢率(%)=(脉率+脉压差)-111,即(110+130-80)-111=49。故本题选A。

2.【答案】BCDEF

【解析】甲亢患者术前应进行药物准备,在甲亢症状基本控制后才能手术。患者术前准备成功的指标是:①情绪稳定。②睡眠好转。③体重增加。④脉率稳定在90次/分以下。⑤BMR<+20%。⑥甲状腺变硬缩小。

3.【答案】BCDEF

【解析】碘剂的作用在于抑制蛋白水解酶,减少甲状球蛋白的分解,逐渐抑制甲状腺素的释放,不能抑制甲状腺激素的合成,其他5项均为使用碘剂的目的。

4.【答案】DEF

【解析】早期食管癌病变主要局限于黏膜和黏膜下层,可出现下列X线表现:黏膜皱襞的改变,局部黏膜皱襞增粗、迂曲、中断,黏膜呈局限性管壁僵硬,小的充盈缺损。故本题选D、E、F。

5.【答案】ABCDEF

【解析】A、B、C为早期症状。E是中晚期症状,先是难咽干的食物,继而是半流质食物,最后水和唾液也不能咽下。若癌肿侵犯喉返神经,可出现声音嘶哑,D正确;若侵入气管、支气管,可形成食管-气管或支气管瘘,出现吞咽水或食物时剧烈呛咳,并发生呼吸系统感染,F正确。

6.【答案】E

【解析】食管癌好发部位为食管中段。

7.【答案】ABD

【解析】食管癌的治疗一般以手术治疗为主,辅以化疗、放疗等综合治疗。本题选A、B、D。

8.【答案】C

【解析】食管癌术后行放疗,应定时复查血常规,若血小板 90×10^9/L,白细胞计数低于 3×10^9/L,应停止放疗。故本题选C。

9.【答案】ABCDF

【解析】食管癌术后发生吻合口瘘的原因是多方面的,食管有其本身的解剖特点,如无浆膜覆盖,肌纤维呈纵行走向,易发生撕裂;食管的血液供应呈节段性,游离太长易发生吻合口缺血。此外,手术缝合时吻合口张力太大,以及感染、营养不良、贫血、低蛋白血症等均易并发吻合口瘘。故本题选A、B、C、D、F。

10.【答案】BE

【解析】食管癌术后一经确诊发生吻合口

瘘，应立即行胸腔闭式引流，引流尽量靠近瘘口，进行间断性胸腔冲洗。故本题选B、E。

11.【答案】ACDF

【解析】食管癌术后，胃肠减压处如无大量液体吸出，患者肛门排气，无呃逆现象，即可拔除胃管，B不妥；为减少出血，不宜进食生、冷、硬食物。故本题选ACDF。

12.【答案】D

【解析】吻合口狭窄是食管癌手术的典型并发症之一，表现为吞咽困难、疼痛等，一般出现在术后早期。结合题干，故本题选D。

13.【答案】B

【解析】喉上神经内支与喉上动脉一起穿经甲状舌骨进入喉，分为许多小支，分布于声门裂以上的喉黏膜、会厌和舌根等处，损伤后会引起饮水呛咳。

14.【答案】C

【解析】为保护颈部伤口，应双手托住颈后支撑头部重量。

15.【答案】AF

【解析】术后应鼓励患者颈部活动，减轻瘢痕挛缩，A错误；应进食温凉饮食，避免创面血管扩张出血，F错误。

16.【答案】A

【解析】甲状腺腺瘤一般均为甲状腺体内的单发结节。病程缓慢，多数在数月到数年甚至时间更长，患者因稍有不适而发现或无任何症状而被发现颈部肿物。多数为单发，圆形或椭圆形，表面光滑，边界清楚，质地韧实，与周围组织无粘连，无压痛，可随吞咽上下移动。肿瘤直径一般在数厘米。根据患者临床症状，判断为甲状腺腺瘤。

17.【答案】A

【解析】甲状腺腺瘤可诱发甲亢和恶变，故应早期行腺瘤侧甲状腺大部分或部分切除术。

18.【答案】ABCDF

【解析】术后6小时后即可进食少量温或凉流质，禁食过热饮食，以免诱发手术部位血管扩张，加重创口渗血，故E错误。

19.【答案】A

【解析】进行性吞咽困难是食管癌特征性表现，同时辅助检查也提示为食管癌。

20.【答案】AB

【解析】尽管钡剂X线检查可确诊食管梗阻性病变，而食管镜加活检和细胞学检查是更好的诊断方法。

21.【答案】B

【解析】外科手术是治疗食管癌的首选方法，下段癌肿手术切除率在90%，中段癌在50%，上段癌手术切除率平均在56.3%~92.9%。食管癌放射治疗包括根治性和姑息性两大类。颈段和上胸段食道癌手术的创伤大，并发症发生率高，而放疗损伤小，疗效优于手术，应以放疗为首选。

22.【答案】AF

【解析】B、C、D、E均为中晚期症状。

23.【答案】AC

【解析】B超检查是否有肝脏等脏器转移，CT可检查有无脑部、肺部等处转移。

24.【答案】C

【解析】开胸手术后应鼓励患者咳痰，避免肺部感染，故C错误。

25.【答案】A

【解析】患者术后突然发生呼吸困难，且颈部无增粗，负压引流通畅，排除血肿压迫造成的呼吸困难，考虑是痰液堵塞气道造成呼吸困难。

26.【答案】D

【解析】患者因为痰液阻塞造成呼吸困难，应立即进行吸痰，解除呼吸道梗阻。

27.【答案】CE

【解析】患者术后发生痰液阻塞造成呼吸困难，因此应快速吸痰，解除梗阻，需要吸引器和吸痰管、负压引流瓶，必要时使用气管切开包进行气管切开。

28.【答案】E

【解析】根据患者术后负压引流引出鲜血性液，考虑患者有伤口出血，造成血肿压迫气道造成呼吸困难。

29.【答案】C

【解析】当血肿压迫造成呼吸困难时，应立即解除血肿压迫，拆除伤口缝线，清除血肿。

30. 【答案】AF

【解析】术中损伤喉上神经和喉返神经会造成声音嘶哑和饮水呛咳，损伤甲状旁腺会造成低钙血症引起抽搐，此外伤口缝合不佳或凝血功能障碍会引起大出血，因此选A、F。

31. 【答案】D

【解析】当术前准备不充分使甲亢症状未能很好控制，长期甲亢所致肾上腺素皮质激素的合成和分泌亢进使肾上腺皮质功能减退，以及手术创伤致甲状腺素过量释放就容易造成术后甲状腺危象，表现为高热、脉快而弱，大汗、烦躁不安、谵妄甚至昏迷，伴有呕吐、腹泻，根据患者表现，患者发生了甲状腺危象。

第十三章　乳房疾病患者的护理

一、单选题

1.【答案】E

【解析】乳腺管造影常可显示肿瘤所在部位及大小，诊断符合率高。故本题选 E。

2.【答案】E

【解析】检查乳房的最佳时间是月经停止后的第 7~10 天，因为此时雌激素对乳腺的影响较小，乳腺处于绝对生理安稳期，乳腺的病变或异样更易被发现。故本题选 E。

3.【答案】D

【解析】乳腺癌早期表现是患侧乳房出现无痛性、单发的小肿块，质硬，表面不甚光滑，与周围组织分界不清，且不易推动。肿块继续增大，若皮内和皮下淋巴管阻塞引起淋巴回流障碍，出现真皮水肿，皮肤呈"橘皮样"改变。故本题选 D。

4.【答案】C

【解析】乳腺癌患者乳房局部检查时，可出现乳头内缩，局部皮肤凹陷，局部皮肤呈"橘皮样"改变，无特异性，可排除；乳头湿疹样改变是乳头湿疹样癌的体征，乳头湿疹样癌一般癌细胞分化程度高，预后尚好；局部皮肤呈急性炎症改变提示患者为炎性乳腺癌，炎性乳腺癌患者癌细胞浸润到真皮下淋巴管，引发淋巴管阻塞和继发炎症，转移率高，是乳腺癌中预后最差的。故本题选 C。

5.【答案】E

【解析】E 为脓肿形成后的诊断性穿刺，不是非手术治疗。

6.【答案】A

【解析】抗菌药可分泌入乳汁，B、C、D、E 对婴儿有影响，不应使用。

7.【答案】D

8.【答案】A

【解析】切口应呈放射状，A 错误。

9.【答案】C

10.【答案】C

11.【答案】C

12.【答案】C

13.【答案】A

14.【答案】C

15.【答案】C

【解析】细菌通过破损乳头沿淋巴管入侵导致乳腺炎，A、B、D、E 均为导致乳汁淤积的主要原因。

16.【答案】B

【解析】乳腺囊性增生主要和内分泌失调有关，一是体内雌、孕激素比例失调导致乳腺实质增生过度和复旧不全；二是部分乳腺实质中女性雌激素受体的质与量的异常。

17.【答案】D

【解析】乳腺囊性增生的临床表现是胀痛呈周期性，月经来潮前疼痛加重，月经结束后减轻或消失，有时整个月经周期都有疼痛。

18.【答案】C

【解析】乳腺纤维腺瘤癌变可能性很小，但有肉瘤变可能，故手术切除是唯一有效的治疗方法。

二、多选题

1.【答案】BCDE

【解析】应以手指掌面触诊，所以不选 A。

2.【答案】AC

【解析】患侧应暂停哺乳，暂不需要切开引流，故 A、C 错误。

3.【答案】DE

【解析】镜子前观察双乳时，双手下垂；自检时同时检查腋窝淋巴结，故 D、E 错。

4.【答案】AE

【解析】应该按时哺乳,不是按需;每次哺乳后排空乳汁;不需要预防性使用抗生素,故 B、C、D 错误。

5.【答案】AC

【解析】乳房皮下淋巴管为癌细胞所阻塞,引起乳房皮肤肿胀,而毛囊处形成许多点状凹陷,形似橘皮的现象,称为"橘皮征",一般晚期才会出现,A 正确;乳癌晚期会有癌肿侵犯皮肤并破溃形成溃疡,C 正确。

6.【答案】ABD

【解析】检查时应双手下垂,C 错误;检查时用手掌触诊,不是用手指抓捏,E 错误。

7.【答案】BD

【解析】乳腺导管扩张症多见于 40 岁以上非哺乳期或绝经期妇女。故选 B、D。

8.【答案】ABCDE

【解析】乳癌以手术治疗为主,辅以化学药物、放射、内分泌、生物等综合治疗措施。

9.【答案】BCE

【解析】早期即可进行康复锻炼,术后 24 小时即可活动手指及腕部,故 A 错误;术后应半卧位以利于引流,D 错误。

10.【答案】ABCE

【解析】乳腺癌淋巴转移主要途径分为腋窝淋巴结转移、胸骨旁淋巴结转移、乳腺和对侧腋窝淋巴结转移、肝淋巴结转移 4 种途径。

11.【答案】BCDE

【解析】乳房自检不包括乳头颜色内容,其他均为乳房自检内容,A 错误。

12.【答案】ABE

【解析】产后急性乳腺炎除了产后患者抵抗力下降外,常见病因有乳头皲裂、乳腺管阻塞、细菌入侵、乳汁淤积,故 A、B、E 正确。

13.【答案】BC

【解析】早期处理原则是停止哺乳,控制感染、排空乳汁,局部可以热敷、药敷或理疗。脓肿形成前主要以抗菌药治疗为主,脓肿形成后,需及时行脓肿切开引流,故 B、C 正确。

14.【答案】ABCDE

【解析】乳房皮下淋巴管为癌细胞所阻塞,引起乳房皮肤肿胀,而毛囊处形成许多点状凹陷,形似橘皮的现象,称为"橘皮征",一般为晚期乳腺癌特有体征,A 正确;邻近乳头或乳晕的癌肿因侵及乳管使之缩短,将乳头牵向癌肿一侧,可使乳头回缩、内陷,E 正确;B、C、D 也均为乳癌重要特征。

15.【答案】ACDE

【解析】浸润性小叶癌是低分化癌,预后较差,B 错误。

16.【答案】BCD

【解析】乳腺炎多发生在产后哺乳期妇女,此患者 55 岁,未提及哺乳,不考虑乳腺炎,A 错误;乳房增生性疾病、乳腺癌、乳房纤维腺瘤均有肿块表现,选 B、C、D。乳头状癌为甲状腺疾病,E 错误。

17.【答案】ABCDE

【解析】乳腺癌高危人群包括:①以前患过乳腺癌或有良性乳腺肿瘤史或有过不典型增生史的妇女;②有乳腺癌家族史;③独身,第一次妊娠年龄大于 30 岁的妇女,及从未生育过的妇女和未曾哺乳或哺乳时间过长的妇女;④进食过多的动物脂肪,绝经后体重超重的妇女;⑤患某些慢性乳腺疾病(如导管上皮不典型增生、乳头状瘤病等)的妇女;⑥月经初潮年龄在 12 岁之前,或停经在 55 岁之后的妇女;⑦长期应用雌激素以控制更年期症状的妇女,在许多年后,乳腺癌发生的危险性中度增加;⑧一侧乳腺癌患者,对侧乳房生癌的机会也比正常人高 5~7 倍;⑨胸部长期接触放射性工作或治疗的妇女;⑩精神抑郁、经常生气、心情不好的妇女;⑪反复做人工流产手术的妇女;⑫常用含激素类的药品或化妆品。故本题选 A、B、C、D、E。

18.【答案】ACDE

【解析】乳腺癌根治术包括将整个患侧乳房、胸大肌、胸小肌以及腋窝和锁骨下淋巴群,连同已与皮肤分离的乳房周围的脂肪组织一并切除。故本题选 A、C、D、E。

19.【答案】ABCD

【解析】急性乳腺炎应观察体温是否升高,乳房局部炎症的症状,如皮肤颜色、温度等,观察疼痛程度。乳腺炎一般无意识的改变,不选 E。

20. 【答案】AB

【解析】术后吻合不好或创面出血会导致出血,A正确;乳癌常会清扫患侧腋窝淋巴结,造成静脉回流不好,形成水肿,B正确。

21. 【答案】ABCDE

【解析】术后留置引流管,需观察引流液的颜色、性状、量,以观察伤口恢复情况;同时要注意引流管的位置、数量和保持有效负压。

22. 【答案】ABCDE

【解析】患侧清扫淋巴结后,静脉回流不好,因此不能抽血、输液、测血压、提重物及热敷。

23. 【答案】ABCDE

【解析】乳腺肿瘤切除术后,应注意伤口的护理,同时有红肿热痛等感染症状及时就诊,定时复查等。

24. 【答案】ABDE

【解析】急性乳腺炎早期需应用抗生素,待脓肿形成后方可切开引流。故C错。

25. 【答案】ABDE

【解析】抬高患肢,促进静脉淋巴回流,A正确;胸壁加压包扎,使皮瓣贴紧胸壁,防止积气积液,B正确;术后患肢活动不能操之过急,术后3日内患侧肩部制动,防止皮瓣移动影响愈合,C错;患肢静脉结扎,淋巴结清扫,导致静脉淋巴回流不畅,不在患肢输液测血压,E正确。

26. 【答案】CE

【解析】哺乳应定时,及时排空乳房,避免乳汁淤积,A正确;婴儿含乳头睡觉,易致细菌直接侵入乳管,上行至腺小叶而致感染,C错;经常提拉乳头,避免乳头内陷,D正确;乳头皲裂时应暂停哺乳,E错误。

27. 【答案】BE

【解析】乳腺囊性增生主要和内分泌失调有关,一是体内雌、孕激素比例失调导致乳腺实质增生过度和复旧不全;二是部分乳腺实质中女性雌激素受体的质与量的异常。

28. 【答案】BC

【解析】乳腺癌术后应避免用患侧上肢搬动、提取重物,避免患肢过度劳累,以免影响伤口愈合,选B、C。

29. 【答案】BCDE

【解析】化疗后,有的患者皮肤会有瘙痒、皮疹、皮肤干燥,肥皂清洁会加重症状,A不妥。

30. 【答案】ABCDE

【解析】乳腺炎处理原则是控制感染、排空乳汁,脓肿形成前以抗菌药物等治疗为主,脓肿形成后需及时行脓肿切开引流。

31. 【答案】ABCD

【解析】乳腺癌转移包括浸润转移,癌细胞沿导管或筋膜间隙蔓延;腋窝淋巴结转移占60%,胸骨旁淋巴结转移占20%~30%;癌细胞可经淋巴途径进入静脉。选A、B、C、D。

32. 【答案】ABCDE

【解析】当B超或钼靶结果提示乳腺癌可能时,进一步的磁共振检查,可以帮助我们分析病灶是单发的还是多发的,病灶与周围的皮肤、胸肌的位置关系如何,是否有做保乳手术的条件。如果说,B超对乳房结节敏感,钼靶对乳房钙化灶敏感,那么,磁共振则是对乳房病灶良恶性质的判断更加敏感。

三、共用题干题

1. 【答案】C

【解析】该产妇产后28天寒战、发热,左侧乳房胀痛,局部红肿,符合急性乳腺炎的临床表现。故本题选C。

2. 【答案】B

【解析】急性乳腺炎是乳腺的急性化脓性感染,绝大部分发生在产后哺乳的妇女,尤以初产妇多见,发病常在产后3~4周。故本题选B。

3. 【答案】D

【解析】急性乳腺炎致病菌以金黄色葡萄球菌为主,少数为链球菌,故选D。

4. 【答案】D

【解析】急性乳腺炎的发生原因除产后全身抵抗力下降外,还有乳汁淤积、细菌侵入两大诱因。其中,乳汁淤积为发病的重要原因。故本题选D。

5. 【答案】C

【解析】急性乳腺炎早期需应用抗生素,

待脓肿形成后方可切开引流。故本题选C。

6.【答案】C

【解析】乳腺癌主要症状为乳腺肿块、乳腺疼痛、乳头溢液、乳头改变、皮肤改变、腋窝淋巴结肿大。故本题选C。

7.【答案】E

【解析】乳腺钼靶摄片对普查乳腺疾病特别是早期乳腺癌有着重要的意义；B超作为乳腺增生检查的首先检查方式，简单、准确，可反复使用；近红外线乳腺扫描仪适用于乳腺癌的早期诊断；活组织病理检查方法是确定乳腺肿块性质最可靠的方法；乳腺导管内视镜可在直视下观察到乳头溢液患者乳腺导管上皮及导管腔内的情况，极大提高观察到乳头溢液患者病因诊断的准确性，并对病变导管准确定位，给手术治疗提供了极大帮助。故本题选E。

8.【答案】E

【解析】对怀疑为乳腺癌者，可用细胞学和活组织病理学检查，确定肿块性质。

9.【答案】C

【解析】TNM 分期法：T_0：原发癌瘤未查出。Tis：原位癌（非浸润性癌及未查到肿块的乳头湿疹样乳腺癌）。T_1：癌瘤长径≤2cm。T_2：癌瘤长径>2cm，≤5cm。T_3：癌瘤长径>5cm。T_4：癌瘤大小不计，但侵及皮肤或胸壁（肋骨、肋间肌、前锯肌），炎性乳腺癌亦属之。N_0：同侧腋窝无肿大淋巴结。N_1：同侧腋窝有肿大淋巴结，尚可推动。N_2：同侧腋窝肿大淋巴结彼此融合，或与周围组织粘连。N_3：有同侧胸骨旁淋巴结转移，有同侧锁骨上淋巴结转移。M_0：无远处转移。M_1：有远处转移。根据以上情况进行组合，可把乳腺癌分为以下各期：0期：$TisN_0M_0$。Ⅰ期：$T_1N_0M_0$；Ⅱ期：$T_{0-1}N_1M_0$、$T_2N_{0-1}M_0$、$T_3N_0M_0$；Ⅲ期：$T_{0-2}N_2M_0$、$T_3N_{1-2}M_0$、T_4任何NM_0，任何TN_3M_0；Ⅳ期：包括M_1的任何TN。

10.【答案】D

【解析】保留乳腺的乳腺癌切除术保留乳房外形，辅以术后化疗，疗效与改良根治术接近，但局部复发率较高，临床主要用于早期乳腺癌并希望能保留乳房外形者。故本题选D。

11.【答案】D

【解析】保留乳房手术包括象限切除、区段切除、局部切除，加之腋窝淋巴结清扫；术后辅以放疗、化疗及内分泌治疗等综合治疗。故本题选D。

12.【答案】E

【解析】术后全麻未醒者去枕平卧，术侧手垫软枕，使手高于肘的水平，有利于血液循环，减轻手部肿胀，生命体征平稳后改为半卧位。故本题选E。

13.【答案】A

【解析】术后应做好伤口护理工作，注意绷带加压包扎的松紧度，如发现脉搏扪不清、皮温低、皮肤颜色暗红等应考虑可能是腋部血管受压，应立即调整绷带松紧度；妥善固定引流管，确保有效负压引流，观察负压引流量，每日记录并更换引流瓶。故本题选A。

14.【答案】B

15.【答案】A

【解析】术后应做好患侧上肢的功能锻炼，术后1~2天，指导患者做握拳和屈腕动作；术后3~4天，指导患者做屈肘动作（前臂动、上臂不动）。

四、案例分析题

1.【答案】B

【解析】乳腺炎最主要的原因是乳汁淤积和细菌侵入，因此局部处理最重要措施是暂停哺乳，排空乳汁，选B。

2.【答案】CF

【解析】急性乳腺炎脓肿形成后需及时行脓肿切开引流，控制感染，C、F两项提示已有脓肿形成，选C、F。

3.【答案】ACF

【解析】哺乳应按时哺乳，及时排空乳房，避免乳汁淤积，A错；婴儿含乳头睡觉，易致细菌直接侵入乳管，上行至腺小叶而致感染，C错；乳头皲裂时应暂停哺乳，F错误。

4.【答案】C

【解析】乳腺肿物、与皮肤有粘连、腋下淋巴结肿大，符合乳腺癌的临床表现。

5.【答案】D

【解析】B超无创，能清晰显示乳房各层次软组织结构及肿块的形态和质地，能显示直径在 0.5cm 以上的肿块，D 正确。

6. 【答案】CEF

【解析】乳腺癌的危险因素有乳腺癌家族史、月经初潮早（＜12 岁），绝经迟（＞55 岁）；未婚、未育、晚育、未哺乳；患乳腺良性疾病未及时诊治；经医院活检（活组织检查）证实患有乳腺非典型增生；胸部接受过高剂量放射线的照射；长期服用外源性雌激素；绝经后肥胖；长期过量饮酒；以及携带与乳腺癌相关的突变基因等，因此需要评估 C、E、F。

7. 【答案】D

【解析】术后麻醉清醒、血压平稳后取半卧位，以利呼吸和引流，选 D。

8. 【答案】F

【解析】右臂应在身旁抬高，促进淋巴回流，减轻肿胀。

9. 【答案】E

【解析】抬高后促进淋巴血液回流，减轻肿胀。

10. 【答案】ABE

【解析】术后不可在患肢测血压、输液，以免加重右上肢肿胀，A、B 错；术后不可过早负重，以免影响皮瓣愈合，E 错。

11. 【答案】CDF

【解析】引流管应持续负压吸引，避免皮下积液积血，故选 C、D、F。

12. 【答案】E

【解析】术后引流管可引出皮下的积血积液，使皮肤紧贴胸壁，有利于皮瓣愈合，选 E。

13. 【答案】BF

【解析】乳腺癌术后应避免用患侧上肢搬动、提取重物，避免左上肢过度劳累，以免影响伤口愈合，选 B、F。

14. 【答案】C

【解析】术后 5 年应避免妊娠，以免雌激素升高促使乳腺癌复发，选 C。

15. 【答案】D

【解析】20 岁以上的女性应每月自查乳房一次，选 D。

16. 【答案】E

【解析】患者表现为急性乳腺炎，且脓肿形成，应及时做血液细菌学培养，选 E。

17. 【答案】E

【解析】脓肿形成前主要以抗菌药等治疗为主，脓肿形成后要需及时行脓肿切开引流，选 E。

18. 【答案】ABDF

【解析】预防乳腺炎不需预防性使用抗生素，也不必采用人工喂养，故 C、E 错误。

19. 【答案】C

【解析】TNM 分期法：T_0：原发癌瘤未查出。Tis：原位癌（非浸润性癌及未查到肿块的乳头湿疹样乳腺癌）。T_1：癌瘤长径≤2cm。T_2：癌瘤长径＞2cm，≤5cm。T_3：癌瘤长径＞5cm。T_4：癌瘤大小不计，但侵及皮肤或胸壁（肋骨、肋间肌、前锯肌），炎性乳腺癌亦属之。N_0：同侧腋窝无肿大淋巴结。N_1：同侧腋窝有肿大淋巴结，尚可推动。N_2：同侧腋窝肿大淋巴结彼此融合，或与周围组织粘连。N_3：有同侧胸骨旁淋巴结转移，有同侧锁骨上淋巴结转移。M_0：无远处转移。M_1：有远处转移。根据以上情况进行组合，可把乳腺癌分为以下各期：0 期：$TisN_0M_0$。Ⅰ期：$T_1N_0M_0$；Ⅱ期：$T_{0-1}N_1M_0$、$T_2N_{0-1}M_0$、$T_3N_0M_0$；Ⅲ期：$T_{0-2}N_2M_0$、$T_3N_{1-2}M_0$、T_4任何NM_0，任何TN_3M_0，Ⅳ期包括M_1的任何TN。

20. 【答案】E

【解析】术后引流管可引出皮下的积血积液，使皮肤紧贴胸壁，有利于皮瓣愈合，选 E。

21. 【答案】ACDE

【解析】定期自我检查乳房，以便早期发现乳腺癌复发征象；B、F 为医生职责；5 年内避免妊娠，防止乳腺癌复发，其余均正确。

22. 【答案】C

【解析】手术治疗是最根本的治疗方法，手术适应证为 TNM 分期的 0、Ⅰ、Ⅱ期及部分Ⅲ期患者。

23. 【答案】D

【解析】橘皮样改变是指患乳腺癌时，乳腺皮下淋巴管被癌肿阻塞，引起淋巴回流障碍，出现真皮水肿，皮肤呈现"橘皮样"改变。

24. 【答案】ABDEF

【解析】术后1周皮瓣愈合后，开始做肩关节活动，C错。

25. 【答案】F
【解析】根据患者哺乳史、乳房炎症表现及波动感，符合急性乳腺炎诊断。

26. 【答案】EF
【解析】急性乳腺炎脓肿形成后，应及时切开引流并清创，控制感染，选E、F。

27. 【答案】ABF
【解析】急性乳腺炎的主要病因为乳汁淤积和细菌入侵，D、E有效；碱性香皂易造成乳头皲裂，引发乳腺炎，A无效；乳头内陷易造成乳汁淤积，矫正乳头内陷是有效的，C有效；鱼汤与猪蹄汤有助于产奶，形成乳汁淤积，易引起乳腺炎。

28. 【答案】E
【解析】浸润性非特殊癌一般分化较低，预后较差，选E。

29. 【答案】BD
【解析】乳房再造不对称主要对于女性的形象有损，因此选B、D。

30. 【答案】ACF
【解析】患者年轻，未婚未育，得知病情后，有紧张、焦虑和恐惧的情绪，同时由于缺乏乳腺癌相关知识，不停向护士询问病情，因此选A、C、F。

31. 【答案】ACF
【解析】对于有心理问题的患者，应给予同情与体贴、安慰，缓解患者紧张焦虑的情绪，通过讲解乳腺癌相关知识，给予患者安慰，或进行同伴教育，选A、C、F。

32. 【答案】BF
【解析】化疗主要的不良反应有骨髓抑制、胃肠道反应、脱发、心脏毒性等。选B、F。

33. 【答案】AB
【解析】化疗后，有的患者皮肤会有瘙痒、皮疹、皮肤干燥，肥皂清洁会加重症状，A不妥；术后应避免穿过紧的衣服，B不妥。

34. 【答案】D
【解析】家族乳腺疾病病史、乳腺肿物、质硬、边界不清、腋下淋巴结，符合乳腺癌的临床表现，选D。

35. 【答案】B
【解析】手术治疗是乳腺癌最根本的治疗方法，乳腺癌改良根治术保留了胸肌，术后外观效果好，目前已成为常用手术方式。

36. 【答案】CE
【解析】半卧位有利于呼吸和引流，负压持续吸引有助于引出皮下积液，两种方法都有助于引出皮下积液，使皮肤紧贴胸壁，利于皮瓣愈合，选CE。

37. 【答案】ABCD
【解析】术后给予患者心理支持，A、B、C、D均可，但不可控制患者情绪，也不建议负性情绪顺其自然，护士应给予干预，选A、B、C、D。

38. 【答案】ABCDF
【解析】不宜做举杠运动、转绳运动、提拉搬动重物等患肢活动度大且负重大的活动，E不选。

第十四章 胸部外科疾病患者的护理

一、单选题

1.【答案】E

【解析】张力性气胸又称高压性气胸，胸膜腔内空气不断增多，压力不断升高，故胸膜腔穿刺抽出高压气体为其诊断依据，本题选E。

2.【答案】D

【解析】开放性气胸可导致纵隔扑动（吸气时纵隔摆向健侧，呼气时移向患侧），造成急性循环衰竭。故本题选D。

3.【答案】D

【解析】气胸体征视积气多少而定，少量气胸可无明显体征，气体量多时患侧胸廓饱满，呼吸运动减弱，触诊语颤减弱或消失，叩诊鼓音，听诊呼吸音减弱或消失。故本题选D。

4.【答案】C

【解析】张力性气胸表现为患侧胸膜腔压力进行性增加，导致广泛性皮下气肿。故本题选C。

5.【答案】E

【解析】全肺切除术后，肺对血液的过滤面积减少，但心脏排出入肺的血液没有减少，肺的负荷有所增加，此时加快输液速度，更进一步加重了肺部的血流量，肺部难以承受剧增的工作负荷，引起肺泡壁扩张以增加过滤面积，使肺泡上皮和毛细血管通透性增高，导致通透性肺水肿。故全肺切除术后患者应严格控制输液速度，一般每分钟不超过40滴，本题选E。

6.【答案】C

【解析】根据气管左移、右侧叩诊浊音、语音震颤减弱可判断为胸腔积液。肺气肿、气胸叩诊为鼓音，而肺炎、肺气肿不会发生气管左移。故本题选C。

7.【答案】D

【解析】开放性气胸一经发现，必须立刻急救，尽快封闭胸壁创口，同时进一步检查和弄清伤情，安放胸腔闭式引流，必要时应尽早剖胸探查处理。故本题选D。

8.【答案】C

【解析】胸腔压力持续增高，B错，急救须立即在锁骨中线第2肋间用粗针穿刺减压，E错。

9.【答案】C

【解析】张力性气胸的气管向健侧移位，故C错。

10.【答案】E

【解析】X线检查是诊断气胸最可靠的方法，CT对胸腔内少量气体的检查比较敏感；胸腔镜可明确胸膜破裂口的部位以及基础病变，同时可以进行治疗。胸膜腔造影也是气胸的辅助检查方法，但胸部核磁不是常见辅助检查。

11.【答案】C

【解析】反常性呼吸运动呼气时胸壁外凸，C错。

12.【答案】A

【解析】气胸放置胸腔闭式引流主要为了排出气体。

13.【答案】A

【解析】胸腔内压高于大气压，B错；气体随每次吸气时从裂口进入胸腔，呼气时活瓣关闭，气体只能入不能出，故C错；纵隔向健侧移位，D错；急救须立即在锁骨中线第2肋间用粗针穿刺减压，E错。

14.【答案】C

【解析】抽吸力通常取决于通气管没入液面的深度。

15.【答案】E

【解析】E是开放性气胸的处理方式。

16.【答案】D

【解析】胸膜腔呼气时负压降低，促进气体排出体外。

17.【答案】D

【解析】A、B、C、E是抢救的具体措施，D是抢救的首要原则。

二、多选题

1.【答案】ABCDE

【解析】以上均为胸部损伤的临床表现。

2.【答案】ACDE

【解析】胸腔闭式引流的目的，主要是把胸膜腔内的气体或液体排出体外，恢复胸膜腔内的负压，避免心、肺受到胸腔内气体或者液体的压迫，从而改善呼吸循环功能。胸腔内为负压，所以B错。

3.【答案】ABCD

【解析】正常人体吸气时，胸腔容积增大，负压增大，有助于气体进入肺内；呼气时，胸腔容积减小，负压减小，有助于肺内气体呼出体外。当人体发生多根多处肋骨骨折时，胸壁失去完整肋骨支撑而软化，吸气时，由于负压增大，软化区胸部向内凹陷；呼气时，胸腔内负压减小，压力增大，促使软化区胸部外突，就形成了吸气时胸部向内凹陷，呼气时胸部向外突出的临床体征。因此D正确。哮喘虽然也会引起呼吸困难，但并不是胸部损伤引起的并发症，因此E不正确。

4.【答案】ABCDE

【解析】张力性气胸是指较大的肺泡破裂或较大较深的肺裂伤或支气管破裂，裂口与胸膜腔相通，且形成单向活瓣，又称高压性气胸。吸气时空气从裂口进入胸膜腔内，而呼气时活瓣关闭，腔内空气不能排出，致胸膜腔内压力不断升高，压迫肺使之逐渐萎陷，并将纵隔推向健侧，挤压健侧肺，产生呼吸和循环功能的严重障碍，因此A、B、E正确；胸膜腔内的高压空气若被挤入纵隔，扩散至皮下组织，形成颈部、面部、胸部等处皮下气肿，造成肋间隙增宽、皮下捻发感，C、D正确。

5.【答案】ABCDE

【解析】肋骨骨折时会造成反常呼吸运动，反常呼吸运动可使两侧胸腔压力不平衡，纵隔随呼吸而向左右来回移动，称为"纵隔摆动"，影响血液回流，造成循环功能紊乱，D正确。

6.【答案】ACDE

【解析】开放性气胸易于诊断，一经发现，必须立刻急救。根据患者当时所处现场的条件，自救或互救，尽快封闭胸壁创口，变开放性气胸为闭合性气胸。可用大型急救包，多层清洁布块或厚纱布垫。患者到达医院后首先给予输血、补液和吸氧等治疗，纠正呼吸和循环功能紊乱，同时进一步检查和弄清伤情。待全身情况改善后，尽早在气管插管麻醉下进行清创术并安放胸腔闭式引流。

7.【答案】ABC

【解析】损伤性血胸患者胸腔内出血，因心、肺、膈肌运动起着去纤维蛋白的作用，使血液不易凝固。

8.【答案】ADE

【解析】当患者出现两根以上相邻肋骨各自发生两处或以上骨折（又称"连枷胸"），吸气时，胸腔负压增加，软化部分胸壁向内凹陷；呼气时，胸腔压力增高，损伤的胸壁浮动突出，这与其他胸壁的运动相反，称为"反常呼吸运动"。反常呼吸运动可使两侧胸腔压力不平衡，纵隔随呼吸而向左右来回移动，称为"纵隔摆动"，故A正确。张力性气胸吸气时空气从裂口进入胸膜腔内，而呼气时活瓣关闭，腔内空气不能排出，致胸膜腔内压力不断升高，压迫肺使之逐渐萎陷，并将纵隔推向健侧，故B错误。闭合性气胸肺萎陷在20%以下者，影响呼吸和循环功能较小，多无明显症状，故C错误。开放性气胸伤侧胸膜腔压力等于大气压，肺受压萎陷，萎陷的程度取决于肺顺应性和胸膜有无粘连。健侧胸膜腔仍为负压，低于伤侧，使纵隔向健侧移位，健侧肺亦有一定程度的萎陷。同时由于健侧胸腔压力仍可随呼吸周期而增减，从而引起纵隔扑动，故D正确。胸廓改型术通过切除部分肋骨，使胸廓下陷，达到治疗疾病的目的。

9.【答案】ABCD

【解析】由于胸腔内是负压，为了防止引

流液倒流而发生逆行感染，要确保患者的胸闭引流瓶平面低于胸腔引流口平面至少60cm，嘱患者活动时不要将引流瓶提的太高，更不能跨床，故 E 错误。

10.【答案】ABCE

【解析】更换引流瓶时，必须用两把钳子双向夹闭管路，以免气体进入胸膜腔。

11.【答案】ABE

【解析】具备以下征象提示存在进行性血胸：①经输血、补液等措施治疗休克不见好转，或暂时好转后不久又复恶化，或与输血速度快慢明显相关。②胸腔闭式引流或胸腔穿刺出来的血液很快凝固。③胸腔穿刺抽出胸内积血后，很快又见积血增长。④红细胞和血红蛋白进行性持续下降，检查积血的红细胞计数和血红蛋白含量与体内血液接近。⑤胸腔闭式引流每小时引流量超过200ml，持续 3 小时以上，或第 4～5 小时以后仍每小时 100～150ml。引流出的血液颜色鲜红，温度较高。⑥凝固性血胸抽不出来，或在已行胸腔闭式引流者亦引流不出来，然而病情不断恶化，肺与纵隔受压严重，连续 X 线检查胸部阴影逐渐扩大。故本题选 ABE。

12.【答案】ACD

【解析】肋骨骨折患者有疼痛症状以及胸廓稳定性受破坏，可使呼吸动度受限，呼吸浅快和肺泡通气减少，患者不敢咳嗽，痰潴留，从而引起下呼吸道分泌物梗阻，肺实变或肺不张，但并非必须要气管插管或气管切开。

13.【答案】ABCE

【解析】当一侧胸腔积液、积气或有占位性新生物时，由于患侧胸内压力增高而将气管推向健侧，故选择 A、B、C、E。

14.【答案】ABE

【解析】固定可以限制肋骨断端活动，减轻疼痛；同时消除患者的反常呼吸，促进患侧肺复张，消除纵隔摆动，稳定血液循环。患者应尽量减少咳嗽和活动。

15.【答案】ABD

【解析】拔管后应24小时内应观察患者是否有胸闷、呼吸困难、发绀、切口漏气、渗液、出血和皮下气肿。

16.【答案】ABCDE

【解析】金黄色葡萄球菌常寄生于人和动物的皮肤、鼻腔、咽喉、肠胃、痈、化脓疮口中，这些地方有伤口时，金葡菌可通过创口进入循环系统进行播散。

17.【答案】ABCDE

【解析】清理呼吸道低效：与胸部损伤后疼痛，不敢有效咳嗽、咳痰有关。气体交换受损：与胸部损伤引起反常呼吸运动、肺萎陷不能深呼吸有关。体液不足：与血胸有关。焦虑与恐惧：与胸部损伤引起气急、大出血、惧怕手术等有关。有感染的危险：与胸部损伤、闭式胸膜腔引流置管有关。

18.【答案】ABCDE

【解析】引流脓液时，应选择质地较硬，不易折叠和堵塞，管径为 1.5～2cm 的橡皮管。脓液集聚在脓腔低处，如果位置不够低或插入位置不合适，均会造成引流不畅，故选 A、B、C、D、E。

19.【答案】ABCDE

【解析】急性脓胸的处理原则为消除病因；尽早排尽脓液，使肺早日复张；控制感染，选用有效抗菌药；全身支持治疗，补充营养和维生素、注意水电解质平衡，纠正贫血，故 A、B、C、D、E 均正确。

20.【答案】ABCE

【解析】气胸叩诊为鼓音，只有液体叩诊才能为浊音，D 错误。故本题选 A、B、C、E。

21.【答案】BCD

【解析】Horner 综合征：肺癌压迫颈交感神经节时，患侧眼球凹陷、上睑下垂、瞳孔缩小、眼裂狭窄、患侧上半胸部皮肤温度加升、无汗等。故本题选 B、C、D。

22.【答案】ACE

【解析】胸腔积液量较大时，压迫膈肌、纵隔和肺脏，呼吸面积缩小，肺脏活动度减低导致呼吸困难。故本题选 A、C、E。

23.【答案】ABDE

【解析】胸腔排气时宜选用质地较软的胸腔引流管，既能达到引流的目的，又能减少局部刺激、减轻疼痛；胸腔排液时宜选用质地较硬的胸腔引流管，不容易打折和堵塞，C 错误。

胸腔积液排液时引流管放置于腋中线/腋后线第6或第7肋间隙，胸腔积气排气引流管放置于前胸壁锁骨中线第2～3肋间隙，D正确。故本题选A、B、D、E。

24.【答案】AB

【解析】置引流管48～72小时后，临床观察引流瓶中无气体溢出，液体颜色变浅，24小时后引流液量少于50ml，胸部X线摄片显示肺膨胀良好无漏气，患者无呼吸困难或气促时，即可终止引流，考虑拔管。故本题选A、B。引流液由深红变鲜红提示患者有活动性出血，不可拔管，D错；引流颜色变深，引流量突然减少，提示引流管堵塞，C错误。

25.【答案】BDE

【解析】第1～3肋骨粗短，有锁骨肩胛骨保护，不易发生骨折；第4～7肋骨长而薄，易发生骨折，B错误；第8～10肋前端为软骨且形成弓，第11、12肋前端游离，弹性较大，均不易发生骨折，C正确、D错误；连接胸骨上端的肋骨脆弱，易骨折，E错误。故本题选B、D、E。

26.【答案】ABC

【解析】根据气胸的性质，可分为闭合性、开放性和张力性气胸。选A、B、C。

27.【答案】AD

【解析】闭合性气胸气体进入胸膜腔后，伤口闭合，但胸膜腔内压仍低于大气压，患侧肺部分萎陷，故B、C错；开放性气胸会导致纵隔扑动，闭合性气胸一般不会导致纵隔扑动，故E错。

28.【答案】BCD

【解析】A是减轻疼痛措施；E是预防感染措施。

29.【答案】ABCDE

【解析】固定胸廓目的是限制肋骨断端活动，减轻疼痛，A正确；处理合并症主要是处理反常呼吸，促进患者肺复张，C正确；对有闭合性多根多处肋骨骨折、咳嗽无力、不能有效咳痰或呼吸衰竭者，应实施气管插管或气管切开，呼吸机辅助呼吸，D正确；同时应辅以镇痛抗感染，B、E正确。

30.【答案】ABCDE

【解析】气体交换受损与肋骨骨折导致的疼痛、胸廓运动受限、反常呼吸运动有关；疼痛与胸部组织损伤有关；潜在并发症有肺部和胸腔感染；骨折后患者会有焦虑、紧张的情绪，故选A、B、C、D、E。

31.【答案】ACE

【解析】闭合性气胸多并发于肋骨骨折，肋骨断端刺破肺，空气进入胸膜腔所致；开放性气胸多并发于锐器等导致的胸部穿透伤，胸膜腔通过胸壁伤口与外界大气相通，外界空气可随呼吸自由出入胸膜腔。

32.【答案】ABCDE

【解析】气胸时可引出气体，促进肺复张；血胸、脓胸时可引流出血液和脓液，以免影响肺的呼吸运动，降低感染的风险；术后引流为尽快引出伤口渗血，促进肺复张，选A、B、C、D、E。

33.【答案】ABCDE

【解析】以上均为肺部损伤造成呼吸困难的原因。

34.【答案】ABCE

【解析】开放性气胸者，立即用敷料封闭胸壁伤口，使之成为闭合性气胸，阻止气体继续进入胸腔，A正确；积气量多者，立即行胸膜腔穿刺抽气或闭式引流，排出气体，B正确；气胸导致气促、呼吸困难和发绀患者，及时给予吸氧，C正确；病情稳定者取半坐卧位，使膈肌下降，有利呼吸，D错；必要时辅助医生给予患者呼吸机辅助呼吸，E正确。

35.【答案】ABCD

【解析】引流管连接处脱落，应立即用双钳夹闭引流导管，并更换引流装置。

36.【答案】ADE

【解析】胸膜腔穿刺术是指对有胸腔积液（或气胸）的患者，为了诊断和治疗疾病的需要而通过胸腔穿刺抽取积液或气体的一种技术。抽出胸膜腔的积液和积气，减轻液体和气体对肺组织的压迫，使肺组织复张，缓解患者的呼吸困难等症状，A正确。胸膜腔给药，可胸腔注入抗生素或者抗癌药物，D正确。取胸腔积液进行一般性状检测、化学检测、显微镜检测和细菌学检测，明确积液的性质，寻找引起积液的病因，E 正确。

三、共用题干题

1. 【答案】C

【解析】胸腔内积气时应选在锁骨中线第2肋间，胸腔内积液时一般选在腋中线或腋后线第6～8肋间。故本题选 C。

2. 【答案】A

【解析】鼓励该患者咳嗽、深呼吸运动及变换体位，以利胸腔内液体、气体排出，促进肺扩张。故本题选 A。

3. 【答案】E

【解析】该患者因胸部损伤导致气胸，目前胸膜腔内压力增高，严重影响患者的呼吸和循环功能，皮下气肿，出现发绀，符合张力性气胸的特点。由于胸膜腔内压过高，且伤侧胸腔压力不断升高造成呼吸和循环功能障碍，出现呼吸困难及发绀。

4. 【答案】E

【解析】应先夹闭引流管近端，再选择更换或拔除。接口已经被污染，不可重新连接。故本题选 E。

5. 【答案】A

【解析】水封瓶中长管内水柱就是为观察引流管通畅而设置的，长管没入水中 2～3cm，当长管内水柱不动时应考虑是否发生引流管堵塞，迅速下降时考虑是否漏气。故本题选 A。

6. 【答案】C

【解析】搬运患者时，先用两把止血钳双重夹闭胸腔引流管，再把引流瓶置于床上，可放在患者的双下肢之间，防止引流液反流引起感染。故本题选 C。

7. 【答案】B

【解析】根据重力作用，半卧位最适合引流胸腔积液积气，并且还有助于改善呼吸，减轻胸部疼痛。故本题选 B。

8. 【答案】D

【解析】该患者有左胸外伤史，休克体征明显（患者烦躁不安，脉搏细速，血压偏低，皮肤湿冷）。故本题选 D。

9. 【答案】A

【解析】张力性气胸是由于气管、支气管或肺损伤裂口呈活瓣状，进入胸膜腔的空气不断增多，压力逐渐升高，超过大气压所导致。此时患侧肺严重萎陷，纵隔显著向健侧移位，健侧肺受压，产生呼吸、循环功能的严重障碍。临床表现为严重或极度呼吸困难、发绀、大汗淋漓、意识障碍等。查体可见伤侧胸部饱满，常触及皮下气肿，叩诊呈高度鼓音，呼吸音消失。结合患者的表现，可判断出该患者最可能的诊断是张力性气胸。故本题选 A。

10. 【答案】E

【解析】张力性气胸由于病情严重危急，必须紧急进行减压处理。故本题选 E。

11. 【答案】E

【解析】该患者胸膜腔插管后，漏气仍严重，患者呼吸困难未见好转，提示肺、支气管的裂伤较大或断裂，应及早开胸探查，修补裂口，或做肺段、肺叶切除术。故本题 E。

12. 【答案】C

13. 【答案】D

【解析】吸气时空气经胸壁伤口进入伤侧胸膜腔，致伤侧肺受压，纵隔向健侧移位；呼气时伤侧胸膜腔内的部分气体又经胸壁伤口溢出体外，使纵隔又移向伤侧。纵隔摆动可引起严重呼吸循环功能障碍，且可通过神经反射出现休克症状。

14. 【答案】A

【解析】开放性气胸应立即用纱布封闭胸壁伤口，使之成为闭合性气胸，阻止气体继续进入胸腔。

15. 【答案】D

【解析】根据患者右侧胸部骨擦音，可确定患者有肋骨骨折，同时根据患者呼吸困难，气管移位，叩诊鼓音，颈部胸前皮下气肿，可判断患者为 D。

16. 【答案】A

【解析】肋骨骨折并发气胸患者，应立即固定肋骨，减少疼痛，同时立即穿刺排气，恢复肺功能，缓解缺氧。

17. 【答案】E

【解析】术后3个月复查胸部 X 线检查，了解骨折愈合情况，E 错误。

四、案例分析题

1. 【答案】D

【解析】根据患者伤口处"嘶嘶声",可判断患者有张力性气胸,首先应封闭胸部伤口,使之成为闭合性气胸,阻止气体继续进入胸腔,选D。

2.【答案】A

【解析】气胸的主要检查为胸部X线,可显示胸腔大量积气,气管和心脏等纵隔器官向健侧移位,选A。

3.【答案】A

【解析】积气多向上集聚,宜在前胸膜腔上部引流,因此常选在锁骨中线第2肋间置管引流。

4.【答案】DF

【解析】引流瓶应低于胸壁引流口平面60~100cm,防止瓶内液体逆流入胸膜腔,F错误。

5.【答案】B

【解析】水柱有无波动是提示引流管是否通畅的重要标志。水柱上下波动的范围为4~6cm。若无波动,提示引流管不通畅或肺已经完全扩张。选B。

6.【答案】ABCE

【解析】引流管拔管的指征有:置管引流48~72小时后,引流瓶中无气体逸出且颜色变浅、24小时引流液量少于50ml,脓液少于10ml,胸部X线示肺膨胀情况较好,无漏气,患者无呼吸困难。选A、B、C、E。水柱无波动也可能是管路堵塞,F不选。

7.【答案】CF

【解析】根据患者呼吸困难、气管右移、左胸饱满、叩诊鼓音、肋间隙增宽、呼吸音消失等症状,判断患者发生了张力性气胸。

8.【答案】EF

【解析】患者目前最主要的问题是肋骨骨折造成的疼痛和张力性气胸造成的呼吸困难,因此选低效性呼吸型态和疼痛。目前已经休克,不是潜在并发症,故不选D。

9.【答案】BEF

【解析】快速补液、配血输血纠正休克;排气减压解除造成呼吸困难的原因。

10.【答案】ABF

【解析】根据血压低、末梢循环差、血痰、X线检查可见液平面判断患者有低血容量性休克和血胸,根据患者呼吸困难和皮下气肿、呼吸音消失判断患者有张力性气胸。

11.【答案】F

【解析】引流液体时,一般于腋中线和腋后线之间第6~8肋间插管引流,选F。

12.【答案】F

【解析】咳嗽和深呼吸可促进肺扩张,促进排出液体和气体,促进肺复张,选F。

13.【答案】D

【解析】长管的上端与患者胸膜腔引流管相连,因此,下端需没入水中,保持管道密闭性,以免空气通过管路进入胸膜腔,选D。

14.【答案】B

【解析】水柱有无波动是提示引流管是否通畅的重要标志。水柱上下波动的范围为4~6cm。若无波动,提示引流管不通畅或肺已经完全扩张;若水柱波动范围过大,提示可能有肺不张,选B。

15.【答案】BCDEF

【解析】3个月后复查胸片,看骨折愈合情况,A错。其余均为出院指导的内容。

16.【答案】BF

【解析】患者仍在出血,且血压50/35mmHg,脉搏140次/分,面色苍白、全身湿冷,有休克的表现,选F;左胸被刺一刀,伤口有流血、气体逸出,符合气胸和血胸,选B。

17.【答案】ABDF

【解析】患者有休克和气胸的症状,应迅速包扎覆盖伤口,阻止气体继续进入加重病情;吸氧缓解呼吸困难;并做好术前准备,开胸止血;快速补液输血缓解休克。

18.【答案】ACD

【解析】对于进行性血胸患者,应立即开胸探查、止血,并安放胸腔闭式引流促进血、气体排出,同时开放性伤口应合理有效应用抗菌药物防治感染。

19.【答案】B

【解析】根据患者外伤史、呼吸时能听到空气出入伤口的"嘶嘶声"、气管向健侧移位、叩诊呈鼓音等症状和体征,判断该患者为开放性气胸。

20. 【答案】F

【解析】吸气时空气经胸壁伤口进入伤侧胸膜腔，致伤侧肺受压，纵隔向健侧移位；呼气时伤侧胸膜腔内的部分气体又经胸壁伤口溢出体外，使纵隔又移向伤侧。纵隔摆动可严重影响回心血量，特别是使肺静脉压升高，可引起严重呼吸循环功能障碍，严重者造成休克。

21. 【答案】BCE

【解析】患者此刻应紧急给予急救措施，迅速封闭伤口，阻止气体进入加重病情；输血输液治疗休克，并用抗生素预防感染。

22. 【答案】BCF

【解析】根据患者呼吸困难、右胸饱满、气管移位、叩诊鼓音、听诊呼吸音消失、皮下气肿明显，判断患者发生了张力性气胸；触及骨擦音，判断患者有肋骨骨折；患者面色发绀，心率增快，血压下降，判断患者休克。

23. 【答案】ACF

【解析】根据该患者的诊断对症处理，补充血容量抗休克；固定肋骨；针对张力性气胸进行胸腔排气。

24. 【答案】ACDEF

【解析】术后3个月复查胸部X线检查，判断肋骨骨折愈合情况。

25. 【答案】D

【解析】引流管被血块堵塞后，造成引流不畅，胸腔压力增高，并发张力性气胸。

26. 【答案】E

【解析】引流管堵塞引起气胸，应及时开通引流管，挤压引流管，选E。

27. 【答案】ADEF

【解析】接头滑脱，为了避免气体进入胸腔，即刻用止血钳夹闭引流管。

28. 【答案】ABCDEF

29. 【答案】CDE

【解析】全肺切除术后患者应控制钠盐摄入量，一般而言，24小时补液量宜控制在2000ml内，速度以20~30滴/分为宜。当患者意识恢复且无恶心现象，拔除气管插管后4小时即可开始饮水。肠蠕动恢复后，即可开始进食清淡、流质或半流质饮食。故本题选C、D、E。

30. 【答案】EF

【解析】密切观察引流液量、色、性状，当引流出大量血液（每小时100~200ml）时，考虑有活动性出血，立即通知医师。全肺切除术后的胸腔引流管一般呈钳闭状态，为保证术后患侧胸腔内有一定的渗液，减轻或纠正明显的纵隔移位，可酌情放出适量的气体或引流液，以维持气管、纵隔于中间位置。每次放液量不宜超过100ml，速度宜慢，避免快速大量放液引起纵隔突然移位，导致心搏骤停。拔管：术后24~72小时患者病情平稳，无气体及液体引流后，可拔除胸腔引流管。故本题选E、F。

31. 【答案】AE

【解析】患者气管向左侧移位，胸部饱胀，肋间隙增宽，叩诊鼓音，符合右侧气胸表现，A正确；胸壁有骨擦音、压痛，提示有肋骨骨折，E正确。

32. 【答案】B

【解析】气胸患者，且有呼吸困难、发绀等缺氧症状，应立即行胸腔闭式引流术，穿刺引流气体，缓解症状。

33. 【答案】ABCDE

【解析】应定时观察引流管是否通畅，以免无法引流气体，达不到治疗的作用，A正确；注意水柱波动，有无波动是提示引流管是否通畅的重要标志，B正确；定时挤压引流管，防止堵塞、扭曲和受压，C正确；D、E正确；引流瓶应低于胸壁引流口平面60~100cm，防止瓶内液体逆流入胸膜腔，F错误。

34. 【答案】A

【解析】患者有刺激性咳嗽、血性痰等肺癌症状，有肺癌家族史，有吸烟危险因素，X线有块状阴影表现，高度怀疑肺癌诊断。

35. 【答案】ABCDEF

【解析】肺癌早期症状有刺激性咳嗽、咳痰、咯血或痰中带血症状；当肿瘤造成较大的支气管不同程度的阻塞，可出现胸闷、呼吸困难；当癌肿侵犯胸膜和胸壁的时候，可引起持续性剧烈胸痛；侵犯喉返神经时，有声音嘶哑；少数患者可出现非转移性的全身症状，如骨关节病综合征（杵状指、骨关节痛、骨膜增生等）；侵犯纵隔，压迫食管时可出现吞咽困难。选 A、B、C、D、E、F。

36. 【答案】CF

【解析】胸部 CT 可见块状阴影，边缘不清或呈分叶状，周围有毛刺。肺癌表面脱落的癌细胞随痰咳出，故痰中找到癌细胞即可明确诊断。选 C、F。

第十五章 急性化脓性腹膜炎患者的护理

一、单选题

1.【答案】A

【解析】患者疼痛未明确诊断前,不宜使用强止痛药,以免掩盖病情。故本题A。

2.【答案】D

【解析】原发性腹膜炎又称自发性腹膜炎,系指腹腔内没有原发病灶的弥漫性腹膜炎症,最常见的感染来源为病原菌经血行和淋巴途径或女性生殖道入腹腔。故本题选D。

3.【答案】D

【解析】腹腔内有无原发感染病灶是原发性腹膜炎与继发性腹膜炎区别的关键。X检查如发现膈下游离气体则是继发性腹膜炎的证据。故本题选D。

4.【答案】B

【解析】继发性腹膜炎最常见的原因是腹膜内脏器穿孔和损伤破裂,腹痛是最主要的临床表现,疼痛一般是剧烈、持续的,体位改变可加剧,疼痛从原发部位开始,随之逐渐扩散至全腹,体温增高一般发生在腹痛之后。故本题选B。

5.【答案】B

【解析】腹腔、盆腔手术后或有炎症的患者,采取半坐卧位,可使腹腔渗出物流入盆腔、促使感染局限化。因盆腔腹膜抗感染性能较强而吸收性能较差,半坐卧位可减少炎症的扩散和毒素的吸收,减轻中毒反应,同时又可防止感染向上蔓延引起膈下脓肿。腹部手术后,采取半坐卧位能减轻腹部伤口缝合处的张力,避免疼痛,有利于伤口愈合。故本题选B。

6.【答案】B

【解析】腹腔手术后,鼓励患者早期活动,床上勤翻身,病情允许时,早期下床活动,促进肠蠕动恢复,防止肠粘连。故本题选B。

7.【答案】E

【解析】当腹膜炎进入严重阶段时,常出现高热、大汗、口干、脉快、呼吸浅促等全身中毒表现。后期由于大量毒素吸收,患者表现为表情淡漠、面容憔悴、眼窝凹陷、口唇发绀、肢体冰冷、舌黄干裂、皮肤干燥、呼吸急促、脉搏细弱、体温剧升或下降、血压下降、休克、酸中毒。若病情继续恶化,终因肝肾衰弱及呼吸循环衰竭而死亡。故本题选E。

8.【答案】B

【解析】正常胃肠道内有各种细菌,进入腹腔后绝大多数均可成为继发性腹膜炎的病原菌;其中以大肠杆菌最为多见,其次为厌氧杆菌、链球菌、变形杆菌等,还有肺炎双球菌、淋病双球菌、绿脓杆菌。但绝大多数情况下为混合感染,多种细菌的同时存在可发生协同病理作用,极大增加感染的严重性,毒性剧烈。故本题选B。

9.【答案】E

【解析】急性梗阻性化脓性胆管炎治疗原则为紧急解除胆道梗阻并减压。胆道压力过高可使肝窦扩张,细菌及毒素经肝静脉入血造成全身性感染和MODS,且细菌入血与胆道压力成正相关,因此应及早行手术进行胆道减压。输液输血、静滴大量抗生素、纠正酸中毒、营养支持均非关键性治疗措施,可排除。故本题选E。

10.【答案】A

【解析】急性腹膜炎术后留置胃管,可减轻胃肠道的张力,防止胃过度膨胀,减轻吻合口张力,促进吻合口的愈合。故本题选A。

11.【答案】D

【解析】该患者应考虑并发了盆腔脓肿,其最主要的处理措施是切开引流。故本题选D。

12. 【答案】B

【解析】该患者症状表现为腹膜炎的症状，肝硬化患者由于免疫力低下，没有明显外源性感染时也可发生自发性腹膜炎。故本题选 B。

13. 【答案】B

【解析】对于诊断不明的急腹症患者，使用泻药会使肠道功能亢进，可能加重梗阻、感染扩散，使腹痛加剧，严重的可导致肠穿孔等。故本题选 D。

二、多选题

1. 【答案】ABCD

【解析】急性腹膜炎的主要临床表现，早期为腹膜刺激症状（如腹痛、压痛、腹肌紧张和反跳痛等）。后期由于感染和毒素吸收，主要表现为全身感染中毒症状，腹式呼吸减弱或消失，并伴有明显腹胀，听诊常发现肠鸣音减弱或消失，故选 A、B、C、D。

2. 【答案】ABCD

【解析】急性腹膜炎手术适应证为：经非手术治疗 6～8 小时后，腹膜炎症状及体征不缓解反而加重者；腹腔内原发病严重；腹腔内炎症较重，有大量积液，出现严重的肠麻痹或中毒症状，尤其有休克表现者；腹膜炎病因不明确，且无局限趋势者。选 A、B、C、D。

3. 【答案】ABDE

【解析】细菌入侵和毒素吸收易导致感染性休克；脓液在腹腔内集聚，易形成膈下脓肿、盆腔脓肿；腹膜炎治愈后，腹腔内多有不同程度的纤维性粘连，部分肠管粘连或成角会导致粘连性肠梗阻。选 A、B、D、E。

4. 【答案】ACDE

【解析】腹膜是存在于高等脊椎动物腹腔中的一层浆膜，主要由间皮细胞构成，由结缔组织的支持所形成的一层膜状组织。腹膜具有减少摩擦、吸收、防御和修复等功能。正常情况下，腹膜腔内含有少量浆液，能润滑腹膜表面，有减少内脏器官活动时摩擦的作用。腹膜含有丰富的毛细血管及淋巴管，能吸收大量等渗液、血液或空气。现认为间皮具有吞噬能力，浆液内还含有游走巨噬细胞，可自由地进出腹膜腔与周围组织之间。腹膜有很强的修复能力，因缺氧或其他原因引起损伤，可由结缔组织修复之，如增生过多，将引起粘连。选 A、C、D、E。

5. 【答案】ACD

【解析】腹膜刺激征指腹部压痛、反跳痛和腹肌紧张，是腹内脏器破裂后出现的主要体征。

6. 【答案】ADE

【解析】未明确病因时，不建议给予止痛药，以免掩盖症状；灌肠易引起腹压增高，促进病情发展。不选 B、C。

7. 【答案】ACE

【解析】禁食和放置胃肠减压的目的是避免胃肠道内容物通过穿孔处进入腹腔，引起病情加重；食物进入消化道后会刺激胃肠黏膜分泌消化液，禁食可改善胃壁血液循环，促进胃肠道恢复蠕动，减轻腹痛症状。

8. 【答案】ABCE

【解析】突然发病的腹膜炎，开始时体温可以正常，之后逐渐升高。老年衰弱的患者，体温不一定随病情加重而升高，故 D 不选，其余均为腹膜炎临床表现。

9. 【答案】ABDE

【解析】抽出不凝固血液多为腹腔内出血；绞窄性肠梗阻腹腔穿刺可抽出臭味重的血性液体，C 错误。

10. 【答案】ABCD

【解析】急性腹膜炎一般取半卧位，有利于局限感染，减少毒素吸收，避免扩散，A 正确；使用大剂量抗生素控制感染，B 正确；禁食和胃肠减压可吸出胃肠道内的气体和肠内容物，改善胃肠壁血液循环，减少胃肠道内容物继续流入腹腔，减轻腹痛和腹胀，C、D 正确；明确诊断的患者可使用镇痛药减轻症状，E 错误。

11. 【答案】BCDE

【解析】典型原发性腹膜炎为急性起病。

12. 【答案】CD

【解析】消化道及腹部较大的手术后，肠道处于低功能状态，需禁食。在手术后 2～3 天，肛门排气，则提示肠道功能开始恢复，肠蠕动恢复，此时可给予少量的流质饮食。

13. 【答案】ABCDE

【解析】大量放腹水后,水钠等电解质和蛋白随腹水放出,A、B正确;腹水中的钾比较丰富,体内大量丢失钾以后,会导致低钾性的碱中毒,体内的环境偏碱性,容易导致血氨升高,C正确;腹内压急剧下降,血管扩张,血压降低,而出现晕厥、休克等严重的反应,D、E正确。

14.【答案】CE

【解析】胃溃疡疼痛多位于上腹部,也可出现在左上腹部或胸骨、剑突后,A错误;十二指肠溃疡表现为剑突下持续性疼痛,B错误;阑尾压痛点通常位于麦氏点,即右髂前上棘与脐连线的中、外1/3交界处,D错误。

15.【答案】ABD

【解析】腹膜受到刺激后发生充血水肿,并失去固有光泽,随之产生大量浆液性渗出液。一方面可以稀释腹腔内毒素及消化液,以减轻对腹膜的刺激。另一方面也可以导致严重脱水、蛋白质丢失和电解质紊乱。渗出液中逐渐出现大量中性粒细胞、吞噬细胞,可吞噬菌及微细颗粒。加上坏死组织、细菌和凝固的纤维蛋白,使渗出液变为混浊,继而成为脓液。故本题选A、B、D。

16.【答案】ABCD

【解析】腹胀、膈肌上抬使患者通气量降低,呼吸急促,导致组织低氧血症,A正确;大量炎性渗出物进入腹腔,造成大量的水、电解质、蛋白质丢失,造成水、电解质紊乱,B正确;大量细菌通过腹腔进入血液循环,造成毒血症甚至感染性休克,C、D正确。

17.【答案】ABCD

【解析】疑有腹腔内出血不止,疑有肠坏死或肠穿孔而有严重腹膜炎者,经积极非手术治疗后,病情无好转反而加重的应当改用手术治疗。故本题选A、B、C、D。

18.【答案】ABD

【解析】急腹症患者未明确诊断前"四禁",是指禁食、禁服泻药、禁灌肠、禁用止痛药。故本题选A、B、D。

19.【答案】ADE

【解析】急腹症的症状是指腹痛、恶心呕吐、发热,体征为腹痛、肠型、肠鸣音亢进。故本题选A、D、E。

20.【答案】ABC

【解析】急腹症诊断不明时非手术疗法的指征包括:①急性腹痛好转,或腹痛已愈3天而病情无恶化者;②腹膜刺激症状不明显,或腹膜炎已局限者。故本题选A、B、C。

三、共用题干题

1.【答案】B

【解析】A、B、C、D、E均可出现剧烈腹痛,但腹部叩诊时,肝浊音界消失,提示有消化道穿孔,且该病例既往有胃溃疡病史,考虑患者发生了溃疡病穿孔。故本题选B。

2.【答案】C

【解析】胃溃疡病穿孔患者站立位X线检查时80%可见膈下新月状游离气体影,X线腹部平片是诊断溃疡病穿孔简单而有效的方法。故本题选C。

3.【答案】A

【解析】刺激性食物、过度劳累、情绪波动或服用激素类药物常为溃疡病穿孔的诱发因素,暂未有证据显示服用降压药与溃疡病穿孔的发病有关。故本题选A。

4.【答案】D

【解析】A、B、C、D、E都是非手术治疗的措施,其中最重要的是禁食、持续胃肠减压,该措施可减少胃肠内容物继续外漏,减轻对腹膜的刺激。故本题选D。

5.【答案】B

6.【答案】A

【解析】半卧位有助于局限炎症,减轻不适。故本题选A。

7.【答案】E

【解析】腹部立位X线平片若发现膈下游离气体有助于病因明确。故本题选E。

8.【答案】C

【解析】怀疑消化道穿孔,禁食可防止病情加重,胃肠减压可抽吸出胃肠道内容物和气体,减少胃肠道积气和积液,缓解腹胀等不适。故本题选C。

9.【答案】A

【解析】急性阑尾炎临床表现为持续伴阵发性加剧的右下腹痛、恶心、呕吐,多数患者白细胞和中性粒细胞计数增高。加之该患者腹膜刺激征明显。故本题选 A。

10.【答案】 C

11.【答案】 E

12.【答案】 E

【解析】 经阴道盆腔脓肿切开引流术适用于已婚妇女直肠触诊包块不显著而后穹隆突出明显者。故本题选 E。

13.【答案】 B

【解析】 该患者饱餐后出现典型的临床表现（急性上腹痛、恶心、呕吐、腹膜刺激征等），实验室检查提示白细胞增高明显，符合急性胰腺炎的临床诊断。故本题选 B。

14.【答案】 C

【解析】 静脉肾盂造影适用于肾脏、输尿管及膀胱结核、肿瘤等，原因不明的血尿以及泌尿系结石，确定结石的部位，了解有无隐性结石。故本题选 C。

15.【答案】 C

【解析】 CT 检查可对急性胰腺炎的严重程度以及附近器官是否受累的诊断提供帮助。故本题选 C。

16.【答案】 B

【解析】 急性胰腺炎穿刺液外观呈血性混浊，可见脂肪小滴，并发感染时呈脓性。血性腹水的颜色深浅常能反映胰腺炎的严重程度。穿刺液中淀粉酶含量高于血清淀粉酶水平，表示胰腺炎严重。故本题选 B。

17.【答案】 E

【解析】 急性胰腺炎的治疗原则是防治休克、改善微循环、解痉、止痛、抑制酶分泌、抗感染、营养支持、预防并发症的发生，加强重症监护的一些措施等。若有感染则应予以相应的手术治疗。故本题选 E。

18.【答案】 D

【解析】 患者有饱餐后突然发生的上腹痛，扩散至全腹部，腹部压痛、反跳痛，肝浊音界缩小，压痛、反跳痛，移动性浊音阳性，符合消化性溃疡穿孔伴急性腹膜炎的症状和体征，选 D。

19.【答案】 D

【解析】 溃疡穿孔应尽快行外科手术治疗，治疗延迟，尤其是超过 24 小时者，死亡率和并发症发生率明显增加，住院时间延长。选 D。

20.【答案】 E

【解析】 患者已发展到腹膜炎，休克，应尽快行外科手术治疗解决病因。治疗延迟，尤其是超过 24 小时者，死亡率和并发症发生率明显增加，住院时间延长。

四、案例分析题

1.【答案】 BF

【解析】 腹肌呈板样，压痛、反跳痛、肌紧张的腹膜刺激征明显，提示腹腔内空腔脏器损伤继发性腹膜炎。

2.【答案】 ABCD

【解析】 腹部损伤诊断未明确前禁用止痛药。

3.【答案】 E

【解析】 诊断性腹腔穿刺术和腹腔灌洗术诊断阳性率可高达 90% 以上。

4.【答案】 ABCD

5.【答案】 E

【解析】 胃十二指肠急性穿孔典型症状是饮食后突发性上腹剧痛，呈"刀割样"，全腹压痛，反跳痛，肌紧张，以上腹部最明显，符合患者表现，同时患者有胃十二指肠溃疡病史，选 E。

6.【答案】 AF

【解析】 腹腔穿刺可抽出含胆汁或食物残渣的液体时，可做出诊断。X 线平片发现膈下游离气体有助于诊断。

7.【答案】 DF

【解析】 患者已经有全腹部的腹膜刺激征，应及时开腹探查，同时胃肠减压，减少胃内容物继续漏入腹腔，以免加重症状。

8.【答案】 D

【解析】 术后肛门排气，提示胃肠道功能恢复，可拔出胃管。

9.【答案】 D

【解析】 盆腔脓肿的全身症状较轻而局部症状却相对明显。在腹膜炎过程中，或盆腔手术后，弛张发热不退，或下降后又复升高，并出现直肠和膀胱刺激征。表现为下腹部坠胀不适、里急后重、便意频数、粪便带有黏液；尿频、尿急，甚至排尿困难。患者症状符合盆腔脓肿的表现。

10.【答案】D

【解析】半卧位有利于脓液集聚于直肠子宫陷凹而使炎症局限。

11.【答案】BDEF

【解析】一般采取前倾30°～45°的半卧位，以利炎性渗出物流向盆腔，减轻中毒症状，有利于局限和引流，且可促使腹内脏器下移，腹肌松弛，减轻因腹胀压迫膈肌而影响呼吸和循环。

12.【答案】C

【解析】膈下脓肿常见的是继发于腹膜炎之后，例如阑尾穿孔、胃肠穿孔或闭合性腹部损伤等。出现全身性感染中毒症状，如发热、乏力、衰弱、消瘦、盗汗。脓肿部位可有持续性钝痛，脓肿刺激膈肌时，可引起顽固性呃逆，符合患者表现，选C。

13.【答案】C

【解析】半卧位可使腹腔内液体流入盆腔，使炎症局限，预防膈下脓肿。

14.【答案】ABCDE

【解析】疼痛，体温过高在题干中提及，A、C正确；高温出汗导致体液不足，B正确；患者突发症状加重，可能有焦虑情绪，D正确；膈下脓肿不加控制可扩散为腹腔脓肿，E正确。

第十六章 腹外疝患者的护理

一、单选题

1.【答案】D
【解析】当腹内压突然增高，疝内容物被强行挤过狭小的疝环而卡住不能还纳腹腔时，称为嵌顿性疝。若疝内容物不能回纳，且合并有血运障碍，称为绞窄性疝。故嵌顿性疝与绞窄性疝的区别是疝内容物有无血运障碍，本题选D。

2.【答案】A
【解析】腹股沟直疝与斜疝最主要的解剖位置的鉴别是疝环与腹壁下动脉关系：腹股沟直疝的疝环在腹壁下动脉内侧；腹股沟斜疝的疝环在腹壁下动脉外侧。故本题选A。

3.【答案】E
【解析】E为腹股沟直疝的疝囊颈位置。故本题选E。腹股沟斜疝的疝囊颈位于腹壁下动脉外侧，腹股沟韧带上方，为D。

4.【答案】B
【解析】斜疝修补术后，切口处沙袋压迫，并用丁字带托起阴囊可有效预防阴囊血肿。故本题选B。

5.【答案】D
【解析】因腹股沟直疝疝块嵌顿，行手法复位时必须轻柔，切忌粗暴，以免挤破肠管；复位后还需严密观察腹部情况，注意有无腹膜炎或肠梗阻、肠破裂的表现，如有这些表现，应尽早手术探查。故本题选D。

6.【答案】E
【解析】肠袢坏死穿孔时，由于疝内容物发生感染，侵及周围组织，引起腹膜的急性炎症，全腹有压痛、腹肌紧张。故本题选E。

7.【答案】D
【解析】疝块可进入阴囊，提示为腹股沟斜疝。根据资料，该病例在疝嵌顿的基础上，已出现了因疝内容物缺血坏死而引起的急性腹膜炎表现，提示为绞窄性疝。故本题选D。

8.【答案】D
【解析】腹股沟直疝临床表现为腹股沟内侧部位出现半球形可复性肿块，立位时出现，平卧消失，肿块基底宽，不进入阴囊，回纳后指压内环或腹压增加又可出现。故本题选D。

9.【答案】C
【解析】腹股沟直疝与直疝三角区的肌肉和筋膜发育不全、肌肉萎缩退化以及腹内压力升高等很多因素有关，故本题选C。

10.【答案】D
【解析】股疝容易嵌顿，又可迅速发展为绞窄性疝，一旦确诊应及时手术治疗。故本题选D。

11.【答案】D
【解析】术后3个月后才能进行体力劳动。

12.【答案】B
【解析】腹股沟疝修补术后应平卧3日，减少腹壁张力，利于切口愈合、减轻疼痛，选B。

13.【答案】D
【解析】腹外疝主要与腹壁强度降低及腹内压增高相关，但主要是腹壁有薄弱点，选D。

14.【答案】D
【解析】嵌顿疝的内容物如果是肠袢的话，可有腹部绞痛、恶心、呕吐、便秘、腹胀等机械性肠梗阻的表现，根据患者表现，判断患者发生了疝嵌顿。

15.【答案】C
【解析】由于疝环压迫，疝内容物血液循环受到很大影响，首先动脉压力较高，可以克服疝环压力，然而静脉回流受阻，血液只进不出，疝内容物产生肿胀、瘀血、微循环障碍，毛细血管通透性增加，组织渗出增多。随着疝环处疝内容物受压进一步加重，导致动脉供血减少甚至停止，则发展为绞窄疝，C错误。

16.【答案】B

【解析】出院后应逐渐增加运动量，3个月内避免重体力劳动或举重物。B错误。

17.【答案】C

【解析】便秘、慢阻肺和肺炎导致的咳嗽、前列腺肥大有可能导致腹压增加，促进腹外疝病情进展。

二、多选题

1.【答案】ABCDE

【解析】A、B、C、D、E均可通过腹部薄弱点向外突出形成腹外疝，全选。

2.【答案】BCD

【解析】术后需平卧3天，减少腹壁张力，而不是半坐位，A错误；不可早期下地活动，以免增加腹压，E错误。

3.【答案】BCD

【解析】不可多下地活动，会增加腹压，加重病情，A错误；术前应做好阴囊和会阴部的皮肤准备，避免损伤皮肤造成感染，E错误。

4.【答案】ACE

【解析】形状不同：斜疝呈椭圆形或梨形，直疝呈半球形；是否进入阴囊不同：直疝不进阴囊，斜疝进入阴囊；压迫内环后，斜疝疝块不再突出，直疝疝块仍可突出。

5.【答案】ABCE

【解析】疝修补术后3天平卧位，以减少腹股沟切口张力，利于伤口愈合和减轻疼痛，D错误。

6.【答案】ABCDE

【解析】择期手术前注意观察患者有无存在腹压增高的因素，如便秘、排尿困难，需先处理，避免术后影响修补部位的愈合；术前需严格备皮，做好阴囊及会阴部的皮肤准备；给予患者心理支持及指导，减轻焦虑情绪；以上答案全选。

7.【答案】BC

【解析】术后应在膝下垫软枕，减轻腹股沟切口的张力；术后托起阴囊避免阴囊水肿；3个月后才可进行重体力劳动，以免疝复发；A、D、E错误。

8.【答案】BCD

【解析】直疝不进入阴囊，也不容易发生嵌顿，A、E错误。

9.【答案】ABCDE

【解析】注意保暖，避免受凉，以免造成术后感染；术后平卧，膝下垫枕，使髋关节微屈，减轻切口张力和疼痛；术后不宜过早下床活动，以免增加腹压，造成复发；注意观察伤口，有无渗血和污染。

10.【答案】ACDE

【解析】无张力疝修补术的手术操作比传统手术操作复杂，但创伤小，术后无需制动、下床早、复发率低，B错误。

11.【答案】BE

【解析】股疝多发生于中年妇女，A错；疝内容物多为小肠和大网膜，由于股管几乎是垂直向下的，疝内容物似直线状下坠，但一出卵圆窝，却突转向前，形成一锐角，加上股环本身狭小，周围韧带坚韧，因此容易发生嵌顿和绞窄，C错。股疝容易嵌顿，一旦嵌顿又可迅速发展为绞窄性疝。因此，股疝诊断确定后，应及时手术治疗。对于嵌顿性或绞窄性股疝，更应紧急手术，D错。

12.【答案】ABD

【解析】慢性咳嗽、腹水、便秘会增加腹压，术前需要控制，以免术后促使病情复发。

13.【答案】AE

【解析】直疝疝块是半球形；斜疝疝囊位于腹壁下动脉外侧；右侧比左侧多见。

14.【答案】AD

【解析】脐疝多见于中年妇女，不是老年，故A错；成人疝环通常较小，周围瘢痕组织较坚韧，较易发生嵌顿和绞窄，故D错。

15.【答案】ABCE

【解析】腹外疝手术后3个月内避免重体力劳动，D错误。

16.【答案】ACD

【解析】术后平卧时，应膝关节下垫软枕，不是足跟，故B错误；无张力疝修补术一般术后平卧6小时，麻醉反应期后即可下床活动，传统手术后3~6天方可离床活动。术后活动提前，可减轻术后不适，降低切口感染及术后肠粘连发生率。选项 E 错误，故本题选 A、C、D。

17. 【答案】BDE

【解析】腹股沟斜疝腹内脏器经腹股沟管突出，可入阴囊，故 B 错；疝囊位于腹壁下动脉外侧，故 D 错；为反复出现的腹股沟区带蒂"梨形"肿块，可回纳腹腔，故 E 错。故本题选 B、D、E。

18. 【答案】ABC

【解析】嵌顿性疝原则上应紧急手术，以防止肠管坏死。绞窄性疝是比嵌顿性疝更严重的疝，应紧急手术，避免出现穿孔，导致腹膜炎。故本题选 A、B、C。

19. 【答案】AD

【解析】疝内容物是进入疝囊的腹内器官或组织，以小肠最为多见，其次是大网膜，选 A、D。

20. 【答案】ABDE

【解析】灌肠会增加腹压，加重疝的突出，C 错误。

21. 【答案】ABCDE

【解析】腹外疝主要与腹壁强度降低及腹内压增高相关，慢性咳嗽、长期便秘、排尿困难、经常从事腹内压增高的工作，均会增加腹压，促进腹外疝的形成，选 A、B、C、D、E。

22. 【答案】ACDE

【解析】腹股沟疝术前应消除致腹内压升高的因素，除紧急手术者外，凡术前有咳嗽、便秘、排尿困难等腹压升高因素者，均应给予对症处理，否则易致术后疝复发；E 属于术前心理护理；患者的病因中，慢性咳嗽可引起的腹内压力增高，所以吸烟也应避免。故本题选A、C、D、E。

23. 【答案】BC

【解析】术后去枕平卧位，屈膝，可缓解切口张力，A 错误；为预防阴囊内积血积液，需要将阴囊抬高，D 错误；术后应卧床 3 天，髋关节微屈，以松弛腹股沟切口的张力，E 错误；选 B、C。

24. 【答案】ACDE

【解析】绞窄性疝有严重的血运障碍，其余均正确。

25. 【答案】ABCE

【解析】3 个月后才可以参加重体力劳动，以免腹压增大导致复发，D 错误；咳嗽、便秘时腹压增加，会促使疾病复发，应积极治疗咳嗽和便秘，A、B、C、E 确。

26. 【答案】ABDE

【解析】腹部纵行切口易形成切口疝，因除腹直肌外，腹壁各层肌肉及筋膜、鞘膜等组织的纤维大多为横行走向，纵行切口势必会切断这些纤维，缝合时缝线易滑脱，因而易形成切口疝，C 错误。切口感染、合并糖尿病时切口愈合不良易引起切口疝，A、E 正确。B、D 增加腹内压，易形成切口疝，B、D 正确。

27. 【答案】AC

【解析】B、D 为修补较大切口疝的处理原则，A、C 正确。

28. 【答案】ABCE

【解析】婴儿睡觉时不会增加腹压，不会引起脐疝，D 错，其余均正确。

29. 【答案】CDE

【解析】小儿在 2 岁前可采取非手术治疗，A 错；6 个月以内婴儿可用硬物抵住脐环，用绷带固定，B 错；其余均正确。

30. 【答案】ABCE

【解析】回纳疝块后压住深环，斜疝疝块不再突出，直疝疝块仍可突出，D 错，其余均正确。

31. 【答案】ABCDE

【解析】疝环又称疝门，以上均为腹外疝的组成部分，选 A、B、C、D、E。

32. 【答案】ABE

【解析】腹股沟斜疝因为与睾丸下降有关，右侧睾丸下降比左侧略晚，因此右侧较常见，B 错误；A、E 为直疝特征。

33. 【答案】AE

【解析】腹股沟管位于腹前壁、腹股沟韧带内上方，A 错；腹股沟管内，女性有子宫圆韧带通过，男性有精索通过，E 错，其余均正确。

34. 【答案】ABC

【解析】腹股沟疝透光试验阴性，此检查

方法可与鞘膜积液相区别，A 正确；疝内容物继发感染时，血常规显示白细胞计数和粒细胞比例升高，B 正确；嵌顿疝或绞窄疝时 X 线可见肠梗阻征象，C 正确。

35.【答案】ABD

【解析】无张力疝修补术需要使用人工材料，有排斥和感染的风险，C、E 为无张力疝修补术的缺点。

36.【答案】ABCE

【解析】切口疝多无完整疝囊，疝内容物易与腹膜外腹壁组织粘连而成为难复性疝，D 错，其余均正确。

三、共用题干题

1.【答案】B

【解析】腹股沟斜疝的疝内容物由腹股沟管内环脱出，经腹股沟管，出外环，可进入阴囊。若将疝块回纳，压迫内环，增加腹压，肿块不再出现。故本题选 B。

2.【答案】C

【解析】术后腹内压增高易致疝复发，该患者慢性便秘 10 余年，应先治疗便秘。可口服缓泻剂，多食纤维素含量高的食物，使大便通畅。故本题选 C。

3.【答案】D

【解析】术后 6 小时进食流食或半流食，次日进食易消化富含纤维素的饮食，患者有糖尿病，故本题选 D。

4.【答案】A

【解析】术后当日取平卧位，腘窝加小枕使髋部屈曲，以减轻缝合的张力，减轻切口的不适和疼痛，次日改半坐卧位。故本题选 A。

5.【答案】D

【解析】术后手术区用沙袋压迫 24 小时，用丁字带托起阴囊以免发生血肿，亦可用冷敷。故本题选 D。

6.【答案】E

【解析】腹股沟斜疝，除腹股沟区有肿块和偶有胀痛外，并无其他症状。常在站立、行走、咳嗽或用力时出现肿块，肿块多呈带蒂的梨形，可降至阴囊或大阴唇。如患者平卧休息用手将肿块推送向腹腔回纳而消失。故本题选 E。

7.【答案】D

【解析】A、B、C、E 选项都与病情相关，护理评估时需要询问。只用询问工作种类即可，工作时间与此病无关。故本题选 D。

8.【答案】C

【解析】腹股沟疝术前应消除致腹内压升高的因素，除紧急手术者外，凡术前有咳嗽、便秘、排尿困难等腹压升高因素者，均应给予对症处理，否则易致术后疝复发；E 属于术前心理护理；故本题选 C。

9.【答案】A

【解析】疝手术后，在预防和控制腹内压增高的前提下，如控制肺部感染、解除便秘、无排尿困难等，如无切口感染、裂开等情况，采用无张力疝修补术的患者可以早期离床活动。年老体弱、复发性疝、绞窄性疝、巨大疝患者可适当延迟下床活动时间。故本题选 A。

10.【答案】D

【解析】中年以上妇女，腹股沟韧带下方包块，伴肠梗阻症状，符合股疝临床特点。故本题选 D。

11.【答案】E

【解析】股疝确诊的关键是疝块脱出的部位。故本题选 E。

12.【答案】E

【解析】股疝易嵌顿、绞窄，确诊后应及时手术治疗。故本题选 E。

13.【答案】A

【解析】易复性疝是指疝内容物能很容易地完全回纳腹腔，一时性腹内压骤然升高时疝出，平卧或用手轻推可纳入腹腔。故本题选 A。

14.【答案】B

【解析】斜疝和直疝最重要的区别在于疝突出途径，即斜疝是经腹股沟管突出，可进入阴囊；直疝是由直疝三角突出，不进入阴囊。故本题选 B。

15.【答案】E

【解析】直疝由直疝三角突出，不进入阴囊。故本题选 E。

16.【答案】C

【解析】该患者右侧腹股沟肿块平时平卧可消失，今因腹腔内压力突然增加而发病，有明显压痛，不能回纳，并出现腹痛、恶心、呕吐，符合嵌顿性腹股沟斜疝的临床表现。

17.【答案】E

【解析】嵌顿疝一旦确诊，应急诊手术，解除嵌顿，防止肠坏死。

18.【答案】D

【解析】嵌顿疝的主要并发症为腹腔脏器发生绞窄，如不及时处理，可发展为肠梗阻、肠坏死、肠破裂、急性弥漫性腹膜炎及中毒性休克等，严重时可致患者死亡。故本题选D。

19.【答案】E

【解析】因阴囊比较松弛、位置较低，渗血、渗液易集聚于阴囊。为避免阴囊积液积血，可用阴囊托或丁字带将阴囊托起，同时注意术中止血，术后压迫伤口避免出血；所以选E。

20.【答案】B

【解析】患者发生嵌顿性疝，有右下腹疼痛、恶心呕吐，术后应暂时禁食，B错误。

21.【答案】B

【解析】根据疝的诱发因素、疝块坠入阴囊判断患者为斜疝；选B。

22.【答案】D

【解析】患者有机械性肠梗阻，给予胃肠减压，静脉补液；患者目前表现显示为嵌顿疝，需急诊手术，要做好术前皮肤准备，会阴、阴囊备皮；嵌顿疝易发展为绞窄性疝，注意观察有无腹膜炎症状。选D。

23.【答案】A

【解析】术后3个月内避免参加重体力劳动，以免腹压增加导致病情复发，B错误；术后无恶心呕吐，排气后可进流食，C错误；为预防阴囊内积血积液，需要将阴囊抬高，D错误；术后应卧床3天，髋关节微屈，以松弛腹股沟切口的张力，E错误。

24.【答案】C

【解析】疼痛，与术后切口张力大有关，A正确；体液不足，与嵌顿疝引起的肠梗阻有关，B正确；潜在并发症：切口感染，与伤口邻近腹股沟及肛门有关，D正确；潜在并发症：阴囊水肿，与术后积血积液集聚在阴囊有关，E正确。

四、案例分析题

1.【答案】AF

【解析】根据患者的性别及发病年龄、疝的形状和位置判断患者为股疝；根据患者肿块不能回纳，伴有恶心、呕吐，肛门不排气，停止排便的症状，判断患者股疝发生嵌顿，造成急性机械性肠梗阻症状。

2.【答案】ABCDEF

【解析】疝囊通过股环、经股管向卵圆窝突出的疝称为股疝。多见于40岁以上妇女。女性骨盆较宽广，联合肌腱和腔隙韧带较薄弱，以致股管上口宽大松弛，故易发病。多在下蹲等腹压增高的情况下发生；疝嵌顿时，有疼痛、恶心呕吐；股疝形状呈半球形，X线检查也符合机械性肠梗阻特征，故选A、B、C、D、E、F。

3.【答案】ABCDE

【解析】发生嵌顿绞窄后，应及时手术治疗，F错误，其余均正确。

4.【答案】BF

【解析】根据患者压住内环口后，包块不再出现，透光试验阴性判断为斜疝；根据疝块可回纳，判断为易复性疝。

5.【答案】CDF

【解析】腹股沟斜疝未发生嵌顿，可择期手术，在手术前应消除增加腹压的因素，如戒烟戒酒、治疗便秘。

6.【答案】ADE

【解析】术前应解除腹压增高的因素，针对便秘，可应用缓泻剂通便，同时指导多食富含纤维素食品、指导患者多食蔬菜预防便秘。

7.【答案】F

【解析】根据包块变大变硬，伴有恶心呕吐等机械性肠梗阻的症状，判断患者发生了疝嵌顿，应紧急手术处理，以免发生绞窄。

8.【答案】BF

【解析】根据疝的诱发因素、疝块坠入阴囊判断患者为斜疝；根据患者有机械性肠梗阻的症状，判断是嵌顿性疝，选B、F。

9.【答案】ABF

【解析】患者有机械性肠梗阻，给予胃肠减压，静脉补液；嵌顿疝需急诊手术，要做好术前皮肤准备，会阴、阴囊备皮；嵌顿疝易发展为绞窄性疝，注意观察有无腹膜炎症状，选A、B、F。

10.【答案】DEF

【解析】为预防阴囊内积血积液，需要将阴囊抬高，D错误；术后应卧床3天，髋关节微屈，以松弛腹股沟切口的张力，E错误；术后3个月内避免参加重体力劳动，以免腹压增加导致病情复发，F错误。

11.【答案】D

【解析】根据疝内容物进入阴囊，判断为斜疝；根据患者有肠梗阻和腹膜炎症状，判断患者有绞窄性疝。

12.【答案】E

13.【答案】ABEF

【解析】术后3天平卧位，髋关节微屈曲，减轻切口张力，A、E、F错误；有绞窄及弥漫性腹膜炎应禁食，B错误。

14.【答案】CF

【解析】根据患者反复咳嗽、咳痰半年，推测患者有慢性支气管炎；根据慢性便秘、负重诱因，阴囊有肿块，呈梨形，可还纳，判断为腹股沟斜疝。

15.【答案】ABDEF

【解析】腹外疝的发生与腹壁强度降低和腹内压增加两大因素有关。腹内压增加的因素包括慢性咳嗽、慢性便秘、晚期妊娠、前列腺肥大、腹水、排尿困难、婴儿经常啼哭、举重、经常呕吐以及腹内肿瘤等。

16.【答案】GH

【解析】嵌顿疝与绞窄性疝是同一疾病的不同阶段。两者的区别在于嵌顿疝尚未发生肠壁的缺血坏死。

17.【答案】AF

【解析】疝块可回纳，为易复性疝；根据压迫内环疝块不再出现，判断为腹股沟斜疝。

18.【答案】ABCEF

【解析】术前应控制增高腹内压的因素，以免术后腹压增加影响修补部位愈合，包括A、B、C、E、F。

19.【答案】B

【解析】平卧位可减轻腹股沟区张力，有利于伤口愈合，选B。

20.【答案】F

【解析】患者没有肠梗阻症状，术后第2天即可正常饮食。

21.【答案】E

【解析】阴囊松弛、位置较低，渗血、渗液容易集聚在阴囊，为避免阴囊积血积液，应托起阴囊，选E。

22.【答案】CF

【解析】根据患者发热时间、体温升高、白细胞升高、切口疼痛加剧，分析患者可能发生了外科热和切口感染。

23.【答案】ACDF

【解析】术后应平卧位，B错误；术后1个月内不可重体力活动，E错误。

24.【答案】ABDEF

【解析】嵌顿时间在3～4小时之内，局部压痛不明显，无腹部压痛或腹肌紧张等腹膜刺激征；年老体弱或伴有其他较严重疾病而估计肠袢尚未绞窄坏死，可以先试行手法复位。

25.【答案】F

【解析】手法复位24小时内，还需严密观察腹部情况，注意有无腹膜炎或肠梗阻、肠破裂的表现，如有这些表现，应尽早手术探查。

26.【答案】F

【解析】根据患者腹痛、腹泻、大便带血的症状，提示患者发生了肠坏死出血。

27.【答案】F

【解析】F为医生的职责。

28.【答案】A

【解析】根据肿块可坠入阴囊，回纳后压迫内环不再出现的特征，判断为腹股沟斜疝。

29.【答案】A

【解析】疝成形术适用于巨型斜疝、复发性疝、腹股沟管后壁严重缺损、腹内斜肌–腹横肌腱膜弓完全萎缩，不能用于缝合缝补的病例。

30.【答案】EF

【解析】腹外疝手术区域位于会阴部及腹股沟部，易污染术野，需要严格备皮，E错误；术后应平卧位，髋关节微屈曲，利于减轻腹股沟伤口处张力，F错。

31. 【答案】DF

【解析】3个月后才可以参加重体力劳动，以免腹压增大导致复发，D错误；咳嗽时腹压增加，会促使疾病复发，应积极治疗咳嗽，F错误。

32. 【答案】E

【解析】根据患者有腹膜刺激症状、肠梗阻症状，判断患者发生了绞窄性腹股沟斜疝。

33. 【答案】CD

【解析】患者呕吐严重，脱水貌，血压下降，血红蛋白下降，根据此种情况，应立即给予患者输血、补充平衡盐溶液，纠正贫血和脱水，选C、D。

34. 【答案】C

【解析】当腹膜炎进入严重阶段时，常出现高热、口干、脉快、呼吸浅促等全身中毒表现。后期由于大量毒素吸收，患者则处于表情淡漠、面容憔悴、呼吸急促、脉搏细弱、体温剧升或下降、血压下降休克、酸中毒。呼吸急促造成二氧化碳呼出过多，二氧化碳结合力降低（35%），见于代谢性酸中毒和呼吸性碱中毒，因此需加大氧气吸入量，选C。

35. 【答案】C

【解析】根据疝的形状、未进入阴囊，可判断为腹股沟直疝。

36. 【答案】A

【解析】疝囊修补术是治疗腹股沟疝最常规的手术治疗方式。

37. 【答案】EF

【解析】慢性支气管炎和便秘都是增加腹压的因素，增加腹压容易在术后造成伤口张力过大，因此在术前需要治疗。

38. 【答案】DF

【解析】中年以上妇女，有剖宫产史，腹股沟韧带下方包块，伴肠梗阻症状，符合股疝和嵌顿疝临床特点。故本题选D、F。

39. 【答案】ABCDE

【解析】通过疝块突出的部位、包块形状判断为股疝，通过恶心呕吐、不排气排便、腹部X线检查结果，判断为嵌顿疝。

40. 【答案】ACDEF

【解析】B是腹股沟斜疝的病因，其余均为直疝的病因。

41. 【答案】ABEF

【解析】患者嵌顿疝造成肠梗阻，应禁食、胃肠减压，A、B正确；股疝易嵌顿、绞窄，确诊后应及时手术治疗，故本题选E。患者恶心呕吐，禁食，应静脉补液，F正确。

42. 【答案】CDEF

【解析】3个月内避免重体力劳动，A错误；出院后3个月内避免抱孩子等重体力劳动，B错误；避免剧烈咳嗽、便秘，以免增加腹压造成疝复发，C、D正确；E、F正确。

第十七章 胃十二指肠疾病患者的护理（胃十二指肠溃疡、胃癌）

一、单选题

1. 【答案】B

【解析】直肠癌术前2~3天进流质饮食，有肠梗阻症状者应禁食补液。给患者口服泻药，术前一天中午12：00及晚间19：00分别嘱患者口服50%硫酸镁50ml，服药后半小时内饮温开水1500~2000ml，若在睡前粪便尚未排净，进行清洁灌肠。术前口服肠道不吸收的抗生素，如新霉素、甲硝唑、庆大霉素等，由于控制饮食及服用肠道杀菌剂，维生素K的合成及吸收减少，应适当补充。

2. 【答案】B

【解析】十二指肠溃疡主要表现为餐后延迟痛（餐后3~4小时），饥饿痛或夜间痛，服用抗酸药物或进食能使疼痛缓解或停止。疼痛多表现为上腹部或剑突下呈烧灼痛或钝痛。腹痛具有周期性发作的特点，秋冬季或冬春季好发。胃溃疡腹痛多在进餐后0.5~1小时开始，持续1~2小时消失。

3. 【答案】B

【解析】胃大部切除术后，若有输入段吻合口完全梗阻，常呕吐出食物无胆汁；输出段梗阻，呕吐出食物和胆汁。

4. 【答案】C

【解析】胃十二指肠溃疡患者出现呕血、黑便，提示患者可能出现胃十二指肠大出血。

5. 【答案】D

6. 【答案】B

【解析】胃十二指肠溃疡瘢痕性幽门梗阻，呕吐反复发作是最突出的症状，特点是呕吐量大，一次1000~2000ml，呕吐物含大量宿食，带腐败酸臭味，不含胆汁，呕吐后患者自觉胃部舒适。

7. 【答案】C

【解析】直肠癌术后应禁食，静脉补液，至肛门排气或结肠造口开放后进流质，1周后改为少渣半流食，2周左右普食。

8. 【答案】D

【解析】胃十二指肠溃疡合并出血的患者，术前观察呕血和黑便情况，定时监测生命体征、中心静脉压，观察有无血容量不足的表现，取平卧位，情绪紧张可适当给予镇静剂，输液输血补充血容量，按时应用止血药物，若出血不止做好急诊手术准备。

9. 【答案】E

【解析】急性出血性肠炎病变主要在空肠和回肠，大便呈果酱样或赤豆汤样。以非手术治疗为主，方法有禁食，胃肠减压，输液，输血及适当的静脉营养，应用广谱抗生素及甲硝唑，以抑制肠道细菌，特别是厌氧菌的生长。

10. 【答案】B

11. 【答案】B

【解析】早期严格禁食是治疗急性出血性肠炎的要点，根据症状轻重决定禁食时间长短，过早进食有复发的可能，禁食过久易引起营养不良并延长治愈时间。一般认为腹痛腹胀消失，连续3天粪便潜血转阴是试行进食的指征。中度或重度腹胀者在禁食同时需行胃肠减压。

12. 【答案】A

13. 【答案】E

【解析】胃大部切除术后患者早期并发症包括术后出血，十二指肠残端破裂，胃肠吻合口破裂，倾倒综合征；晚期并发症包括胆汁反流性胃炎。

14. 【答案】A

15. 【答案】B

16. 【答案】E

【解析】早期倾倒综合征多发生在术后7~14天，患者进食半小时内，与高渗性食物快速进入肠道引起肠道内分泌细胞大量分泌肠源性血管活性物质，细胞外液大量移入肠腔有关，患者有心悸、脉快、出汗、无力、面色苍白等一过性血容量不足表现，并有恶心、呕吐、腹部绞痛、肠鸣音亢进、腹泻等消化道症状。预防措施包括调节饮食结构，少食多餐，避免过甜过咸过浓食物，进食后平卧20~30分钟可有效预防倾倒综合征的发生，一旦发生应立即平卧，给氧，必要时静脉输液。晚期倾倒综合征（低血糖综合征）在餐后2~4小时内出现症状，表现为头晕、面色苍白、出冷汗、脉细数甚至晕厥，由于胃排空过快，含糖食物快速进入小肠，刺激胰岛素大量分泌，进而出现低血糖综合征症状。调整饮食，减少碳水化合物，增加蛋白质比例，食物中添加果胶，延缓碳水化合物吸收等措施可缓解症状，严重者给予生长抑素奥曲肽0.1mg，皮下注射，每日3次。

17. 【答案】B

【解析】十二指肠残端破裂是胃大部切除术后患者死亡的主要原因。十二指肠残端破裂是毕Ⅱ式胃大部切除术后早期严重并发症。

18. 【答案】A

【解析】胃肠道手术后的患者置胃管期间应禁食，待肠蠕动恢复拔除胃管后，可给予少量饮水或米汤，第2天进半量流质饮食，每次50~80ml，第3天进全量流质，每次100~150ml，第4天半流质饮食，2周后软食。食物以温软易消化，少量多餐为宜，忌过热、过冷、刺激性食物。

19. 【答案】B

20. 【答案】A

21. 【答案】B

22. 【答案】D

【解析】结肠癌多数为腺癌，结肠癌中以乙状结肠发病率最高。因癌肿部位及病理类型不同，结肠癌的临床表现存在差异：右半结肠肠腔较大，癌肿多呈肿块型突出于肠腔，粪便稀薄，患者往往腹泻便秘交替出现，便血与粪便混合，一般以贫血、腹部包块、消瘦乏力为主要表现，肠梗阻症状不明显。左半结肠肠腔相对较小，癌肿多倾向于浸润型生长而引起环状缩窄，且肠腔中水分已经基本吸收，粪便成形，故临床以肠梗阻症状较多见，肿瘤破溃时可有便血或黏液。

23. 【答案】E

24. 【答案】E

25. 【答案】C

26. 【答案】D

【解析】十二指肠溃疡疼痛主要为餐后延迟痛、饥饿痛或夜间痛。

27. 【答案】A

28. 【答案】E

【解析】结肠癌手术切除的范围包括肿瘤在内的足够的两端肠段，要求距肿瘤边缘10cm，低位直肠癌的下切缘距肿瘤2cm即可。

29. 【答案】E

【解析】胃十二指肠溃疡患者术前少食多餐，半流质或软食，给予高热量、高蛋白、富含维生素、易消化饮食，避免过冷、过热、刺激性食物。

30. 【答案】E

【解析】急性出血性肠炎的临床表现为腹痛，呕吐，便血，不同程度腹胀，有毒血症症状，可有肠梗阻和腹膜炎体征，黄色水样便或血水便。

31. 【答案】C

【解析】肿块型胃癌X线钡餐检查表现为突向腔内的充盈缺损。溃疡型胃癌显示胃壁内龛影，黏膜集中、中断、紊乱和局部蠕动波不能通过。浸润型胃癌可见胃壁僵硬，蠕动波消失。纤维胃镜检查是诊断早期胃癌的有效方法。

32. 【答案】A

33. 【答案】B

34. 【答案】D

35. 【答案】D

36. 【答案】A

【解析】胃溃疡多发生于胃小弯，以胃角

多见。十二指肠溃疡主要发生在壶腹部,球部以下的溃疡称球后溃疡。

37.【答案】C

38.【答案】A

【解析】小肠恶性肿瘤中最多见的是腺癌,小肠腺癌最多见的部位是十二指肠。

39.【答案】A

40.【答案】C

41.【答案】A

42.【答案】A

【解析】瘢痕性幽门梗阻患者术前禁食,若是不完全性梗阻可给予少量流质饮食。术前3天禁食,补液,留置胃管者可用300~500ml温生理盐水洗胃,以减轻胃黏膜水肿和炎症,利于术后吻合口愈合。

43.【答案】E

44.【答案】A

45.【答案】E

【解析】胸腺瘤根据细胞形态特点与相对数量比例可分为四类:上皮细胞型、梭形细胞型、淋巴细胞型、混合型。

46.【答案】D

【解析】急性出血性肠炎的辅助检查:实验室检查见白细胞、中性粒细胞计数增加,粪便检查镜下大量红细胞。B超检查有不同程度腹腔积液。X线检查腹部平片可见肠腔明显充气扩张及液平,动态观察可发现肠壁积气、门静脉积气及向肝内呈树枝状影像以及腹腔积液或积气征象。腹腔穿刺有血性液或脓血性液。

47.【答案】B

48.【答案】C

【解析】应取平卧位,头偏向一侧。

49.【答案】D

50.【答案】E

【解析】胃大部切除术后24小时预防出血,术后3~6天预防十二指肠残端破裂,5~7天预防胃肠吻合口破裂或瘘,术后7~14天预防早期倾倒综合征。

51.【答案】D

52.【答案】A

53.【答案】D

54.【答案】E

55.【答案】D

【解析】决定直肠癌手术方式的依据是淋巴转移途径。

56.【答案】E

【解析】术后患者如发生胃肠吻合口出血,早期(通常24~48小时)胃管内有大量暗红色胃液或鲜血,以及反复排柏油样便,如果出血迅猛可以表现为呕血,并伴进行性休克征象。

57.【答案】E

【解析】穿孔时间超出8小时,腹腔内感染及炎症水肿严重,有大量脓性渗出液,不能耐受急诊彻底性溃疡手术,为单纯穿孔缝合术的适应证。故本题选E。

58.【答案】C

【解析】在插胃管过程中,如患者出现呛咳和呼吸困难,护士应立即拔出胃管。

59.【答案】A

【解析】胃十二指肠溃疡急性大出血的主要症状是突然大量呕血或解柏油样大便,常有头晕、目眩、无力、心悸或昏厥。故本题选A。

60.【答案】B

【解析】溃疡病患者急性穿孔后因胃容物漏入腹腔可引起急性弥漫性腹膜炎,通常对于空腹穿孔、临床表现较轻的患者考虑非手术治疗,应及早放置胃管,抽吸胃内容物,减轻胃肠压力,防止外溢腹腔导致继续污染。

61.【答案】C

【解析】胃切除范围越大,其降低胃酸效果越好,但切除过多会造成胃容积过小,而不利于患者的术后营养。一般认为,切除60%左右的胃是适宜的,但应根据患者的具体情况进行适当调整。60%胃切除范围的标志是,胃小弯胃左动脉第一分支的右侧至胃大弯胃网膜左动脉第一个垂直分支左侧的连线。

62.【答案】E

63.【答案】E

【解析】溃疡病外科治疗的理论基础最终在于阻断神经和体液对胃酸的调节。胃迷走神经切断术治疗溃疡病,国外广泛采用,认为本法是一种安全有效的手术方法,可以代替胃大部切除术治疗十二指溃疡。故本题选E。

64. 【答案】C

【解析】近端空肠综合征也就是慢性不完全性输入段梗阻，多因输入空肠袢过长扭曲，胆汁、胰液、肠液不能及时排空而大量潴留，当进食刺激，短期内胆胰液大量增加，致使输入空肠袢发生强烈收缩，大量肠内容物涌入胃内，引起上腹胀痛或绞痛和喷射状呕吐，吐出大量不含食物的胆、胰液，吐后症状暂时缓解。

65. 【答案】D

【解析】胃大部分切除术后第1天，若胃管内吸出咖啡色胃液不超过300ml，属于手术时残留的少量血迹，无须特殊处理。

66. 【答案】D

67. 【答案】B

【解析】右半结肠癌病变早期就有大便习惯的改变，而非晚期表现，可排除选项A；右半结肠肠腔较大，肠壁薄易扩张，肠内容物多呈液态，故不易发生梗阻，可排除选项D；随着结肠癌病情的发展，肿瘤环状生长导致肠腔缩窄出现便秘与腹泻交替的现象，可排除选项C、E。右半结肠癌早期70%~80%的患者常有饭后右侧腹部隐痛和胀痛，活动后加剧，容易造成误诊，癌肿中心坏死继发感染后造成全身毒血症状显著，患者常表现为消瘦、低热和乏力等；右半结肠血供丰富，结肠癌肿生长快，瘤体大，多数患者体表可扪及肿块。而左半结肠癌的主要症状是肠梗阻。

68. 【答案】B

【解析】结肠造口于术后2~3天肠蠕动恢复后开放，为防止流出稀薄的粪便污染腹部切口，取左侧卧位，并用塑料薄膜将腹部切口与造瘘口隔开。

69. 【答案】C

70. 【答案】D

71. 【答案】B

【解析】碱性反流性胃炎多在胃切除术后，由于幽门括约肌被切除后缺失关闭作用，或迷走神经被切断，碱性胆汁、胰液、肠液反流入胃中，破坏胃黏膜屏障，导致胃黏膜充血水肿糜烂。表现为上腹或胸骨后烧灼痛，呕吐出苦涩的胆汁样液体，伴有体重减轻。

72. 【答案】C

【解析】为预防念珠菌感染，提供的漱口水应是制霉菌素液。

73. 【答案】A

74. 【答案】C

75. 【答案】C

76. 【答案】D

【解析】毕Ⅰ式胃大部切除术多适用于胃溃疡，毕Ⅱ式胃大部切除术适用于各种胃十二指肠溃疡，特别是十二指肠溃疡者。

77. 【答案】C

【解析】胃镜检查是确诊胃十二指肠溃疡的首选检查方法。

78. 【答案】E

【解析】十二指肠残端破裂多发生于术后1~2天，患者出现突发性上腹部剧痛、发热和腹膜刺激征。

79. 【答案】D

80. 【答案】B

【解析】内镜检查是确诊胃十二指肠溃疡的首选方法。

81. 【答案】E

82. 【答案】C

【解析】早期胃癌首选的治疗方案是根治术加化疗。

83. 【答案】B

【解析】直肠指诊是诊断直肠癌最直接和最重要的方法，可查出癌肿的部位，与肛缘的距离、大小、范围、固定程度及其与周围组织的关系。内镜检查可直视下获取活组织病理性检查，是诊断大肠癌最有效、可靠的方法。

84. 【答案】B

【解析】胃溃疡患者应慎用或禁用的镇痛方法是解热镇痛药。

85. 【答案】E

86. 【答案】E

87. 【答案】C

88. 【答案】C

二、多选题

1. 【答案】ACDE

【解析】引流结肠的淋巴结分为结肠上淋巴结、结肠旁淋巴结、中央淋巴结、中间淋巴结。

2.【答案】CDE

【解析】胃癌常用的口服化疗药物有替加氟、优福定、氟铁龙。常用的静脉化疗药物有氟尿嘧啶、丝裂霉素、顺铂、多柔比星、依托泊苷、甲酰四氢叶酸钙。

3.【答案】ABCE

【解析】胃癌早期仅有不典型的上消化道症状，如上腹隐痛不适、嗳气反酸、食欲缺乏、轻度贫血。

4.【答案】AE

5.【答案】ABC

【解析】胃癌术后麻醉清醒后，若血压稳定，低半卧位的作用是有利于呼吸和循环，减少切口缝合处张力，减轻疼痛与不适。

6.【答案】ABCD

7.【答案】BCD

【解析】结、直肠癌可向三个方向浸润扩散：肠壁深层，环状浸润，沿纵轴浸润。

8.【答案】ACDE

【解析】大肠癌的发病与高脂肪饮食和腌渍食品、患有慢性溃疡性结肠炎、患有多发性家族性息肉病、患有大肠血吸虫性肉芽肿有关。

9.【答案】ABC

【解析】左半结肠癌切除术适用于结肠脾曲癌、降结肠癌、部分乙状结肠癌。

10.【答案】ABDE

11.【答案】ABDE

12.【答案】BD

13.【答案】ABCE

14.【答案】ACD

【解析】与胃酸分泌过多有关的因素包括壁细胞增多、迷走神经亢进、幽门螺杆菌感染。

15.【答案】BDE

【解析】胃十二指肠溃疡术后胃肠减压护理：胃管妥善固定，防止折叠、扭曲、受压；保持胃管负压装置引流通畅，如手术当日胃管引流量少或无，应考虑发生导管堵塞，立即通知医生；严密观察引流液的色质量，并正确记录，如引流液暗红色或血性且＞200ml/h提示有活动性出血的可能；患者禁食期间应加强口腔护理，雾化吸入每天2次，以减轻咽喉部疼痛及痰液的排除；胃管放置3～4天，胃液量减少，排气排便，肠蠕动恢复可考虑拔除胃管。

16.【答案】ABC

【解析】右半结肠癌包括盲肠癌、升结肠癌、右半横结肠癌。

17.【答案】BCD

18.【答案】ABCD

【解析】胃癌晚期可出现局部肿块、腹腔积液、锁骨上淋巴结肿大、恶病质。

19.【答案】BD

【解析】胃大部切除术后24小时内应特别注意出血情况、切口情况。

20.【答案】ABCDE

【解析】结直肠癌的组织病理学分类包括腺癌、黏液腺癌、印戒细胞癌、小细胞癌、腺鳞癌/鳞癌、髓样癌、未分化癌。

21.【答案】ABCD

【解析】常用的胃癌化疗给药途径有口服给药、静脉给药、腹腔给药、动脉插管区域灌注给药。

22.【答案】AC

【解析】胃十二指肠溃疡的主要原因包括幽门螺旋杆菌感染、胃酸分泌异常和黏膜防御机制的破坏。

三、共用题干题

1.【答案】A

【解析】直肠癌有直肠刺激症状，如排便不适，排便不尽感，便前肛门下坠感，便意频繁，腹泻，里急后重。结肠癌表现为排便次数增加，腹泻与便秘交替，粪中带血、脓或黏液。

2.【答案】A

【解析】自1957年应用于临床，现为直肠癌标准化疗的基础药物是5-氟尿嘧啶。

3.【答案】A

【解析】内镜检查是诊断结肠直肠内病变最有效且可靠的检查方法。

4.【答案】B

【解析】直肠癌治疗主要采用根治性切除术。

5. 【答案】A
6. 【答案】D
7. 【答案】D
8. 【答案】A
9. 【答案】D
10. 【答案】B
11. 【答案】D

【解析】胃大部切除术前3日每晚用300～500ml温生理盐水洗胃，以减轻胃壁水肿和炎症，利于术后吻合口愈合，术日晨留置胃管，以防止麻醉及手术过程中呕吐误吸，便于术中操作，减少手术时腹腔污染。术前用阿托品以减少分泌物。

12. 【答案】C
13. 【答案】C
14. 【答案】E
15. 【答案】B
16. 【答案】E
17. 【答案】C
18. 【答案】C

【解析】结肠造口的患者在造口开放后采取的体位为左侧卧位。

19. 【答案】D
20. 【答案】C

四、案例分析题

1. 【答案】ABDE

【解析】胃大部切除术后，除年老体弱或病情较重者，鼓励并协助患者术后第1日坐起轻微活动，第2日协助患者于床边活动，第3日可在室内活动，患者活动量根据个体差异而定，早期活动可促进肠蠕动，恢复预防术后肠粘连和下肢深静脉血栓形成。

2. 【答案】ABDE
3. 【答案】ACD

【解析】胃大切后术后胃肠减压量减少、肠蠕动恢复、肛门排气后可拔除胃管。

4. 【答案】A
5. 【答案】C
6. 【答案】E

【解析】血清氯离子浓度正常值是96～106mmol/L，CO_2CP 正常值23～31mmol/L。

7. 【答案】ABC
8. 【答案】ABCE

【解析】拔除胃管前禁食，拔胃管后当日可饮少量水或米汤，鼓励早期活动。

9. 【答案】A

【解析】术后24小时内关注出血并发症。发生在术后24小时内的出血，多属术中止血不彻底。

10. 【答案】B
11. 【答案】A

【解析】内镜检查是诊断大肠癌最有效、可靠的方法。

12. 【答案】D

【解析】肠道准备是结肠癌术前准备最重要的护理措施。

13. 【答案】ABCD

【解析】结肠癌、肠癌的根治性手术常用：右半结肠切除术，横结肠切除术，左半结肠切除术，乙状结肠切除术。

14. 【答案】A

【解析】全麻术后体位去枕平卧位，头偏向一侧，病情平稳后，可半卧位。

15. 【答案】BC

【解析】结直肠癌术后复查2年内每3个月复查1次，2～5年每半年复查1次。

16. 【答案】B

【解析】该患者1周前行胃十二指肠溃疡修补、十二指肠和空肠造瘘术。现患者腹痛，T 39.2℃，腹腔引流引出胆汁样液体。术后1周左右是吻合口瘘的好发阶段。因此，考虑该患者并发了吻合口瘘。

17. 【答案】A

【解析】口服亚甲蓝后，若自小网膜孔附近引流出蓝色液体，则可确诊为吻合口瘘。

18. 【答案】ABDEF

【解析】堵瘘应在瘘管形成、病情好转后进行。

19. 【答案】ABCE

【解析】由于该患者已出现吻合口瘘及腹腔感染症状，在腹膜炎未控制前不能给予肠内营养，而应禁食、胃肠减压，保持腹腔引流通畅，取半坐卧位。

第十八章 肠疾病患者的护理（肠梗阻、肠瘘）

一、单选题

1.【答案】E

【解析】肠瘘的非手术治疗措施包括控制感染（是挽救生命的关键），纠正水电解质酸碱平衡，营养支持，药物治疗，充分负压引流，堵塞瘘管。

2.【答案】A

【解析】肠瘘的潜在并发症：出血，腹腔感染，粘连性肠梗阻。

3.【答案】A

【解析】肠梗阻发生的原因分类：机械性肠梗阻（最常见），动力性肠梗阻（分为麻痹性肠梗阻和痉挛性肠梗阻。麻痹性肠梗阻常见于急性弥漫性腹膜炎、低钾血症、细菌感染及麻醉药物、铅中毒），血运性肠梗阻。按肠壁有无血运障碍分类：单纯性肠梗阻，绞窄性肠梗阻。单纯性机械性肠梗阻梗阻以上肠管蠕动增强，疼痛多在腹中部，阵发性腹痛伴肠鸣音亢进是其特征。持续性阵发性加剧的绞痛提示绞窄性肠梗阻或机械性肠梗阻伴感染。麻痹性肠梗阻时表现为持续性胀痛，无绞痛。

4.【答案】D

【解析】结肠造口的护理：结肠造口一般于术后2~3天待肠蠕动恢复后开放，造口的结肠张力过大、缝合不严、血供障碍等均可导致肠段回缩、出血、坏死，开放前必须观察。造口开放后，早期粪便稀薄，次数多，患者取左侧卧位，用塑料薄膜将腹部切口与造口隔开，目的是防止流出的稀薄粪便污染腹部伤口，导致切口感染。保护肠造口四周皮肤，彻底清洗造口周边皮肤，在造口周围皮肤涂以皮肤保护剂复方氧化锌软膏、溃烂粉等。并发症的观察与护理：造口坏死、感染，观察造口血液循环情况，有无出现肠黏膜颜色变暗、变紫、变黑等异常；造口狭窄，为预防造口狭窄，术后1周开始用手指扩张造口，每周2次，每次5~10分钟，连续3个月，每次操作时手指套上涂液状石蜡沿肠腔方向逐渐深入，动作轻柔，忌用暴力，以免损伤造口或肠管；便秘患者术后1周应定时锻炼排便，如进食后3~4天未排便或因粪块堵塞发生便秘，可插入导尿管，不超过10厘米，用液状石蜡或肥皂水灌肠，注意压力不能过大，以免肠道穿孔。

5.【答案】C

【解析】机械性肠梗阻肠鸣音亢进，金属高调音，气过水音。麻痹性肠梗阻肠鸣音减弱或消失。

6.【答案】C

【解析】麻痹性肠梗阻常见于急性弥漫性腹膜炎、低钾血症、细菌感染及麻醉药物、铅中毒）。

7.【答案】D

【解析】高位肠梗阻由于呕吐频繁，呕吐物主要为胃十二指肠内容物，腹胀较轻。低位肠梗阻呕吐出现较晚，呕吐物初期为胃内容物，后期可呈粪样，腹胀明显。麻痹性肠梗阻表现为均匀性全腹胀。肠扭转时腹胀多不对称。

8.【答案】E

【解析】绞窄性肠梗阻腹腔穿刺抽出血性液体。

9.【答案】D

【解析】肠梗阻非手术治疗期间梗阻解除的标志是肛门排便排气。

10.【答案】B

【解析】单纯性机械性肠梗阻梗阻以上肠管蠕动增强，疼痛多在腹中部，阵发性腹痛伴肠鸣音亢进是其特征。

11.【答案】C
【解析】肠梗阻的基础治疗措施包括禁食、胃肠减压，纠正水、电解质、酸碱平衡失调，防治感染和中毒，给予生长抑素减少胃肠液的分泌量以减轻胃肠道膨胀，酌情应用解痉剂、镇静剂。

12.【答案】E
【解析】呕吐与肠梗阻发生的部位及类型有关，高位肠梗阻呕吐发生较早且频繁呕吐，主要为胃及十二指肠内容物。低位肠梗阻呕吐出现较晚，呕吐物初期为胃内容物，后期可呈粪样。若吐出蛔虫，多为蛔虫团引起的肠梗阻。麻痹性肠梗阻呕吐呈溢出性。绞窄性肠梗阻呕吐物为血性或棕褐色液体。呕吐迟以腹胀为主说明是结肠梗阻。

13.【答案】D
【解析】低位肠梗阻患者呕吐发生迟，体液的丢失主要是由于肠管活力丧失，无法正常吸收胃肠道分泌的大量液体，丢失的体液多为碱性或中性，丢失的钠、钾离子多于氯离子；毛细血管通透性增加导致血浆渗出，积存在肠腔、腹腔内，即丢失于第三间隙；同时组织灌注不良，导致酸性代谢产物增加，尿量减少，易引起代谢性酸中毒。

14.【答案】B

15.【答案】D
【解析】单纯性肠梗阻只有肠内容物通过受阻，而无肠管血运障碍。

16.【答案】B
【解析】肠梗阻全身变化为：水、电解质、酸碱平衡失调，感染和中毒，休克及多器官功能障碍；局部变化：肠管可缺血坏死而溃破穿孔。

17.【答案】C
【解析】不同类型肠梗阻的临床表现有其自身特点，但存在腹痛、腹胀、呕吐及停止排便排气等共同表现。

18.【答案】D

19.【答案】E
【解析】单纯性机械性肠梗阻，典型的局部病理生理变化是梗阻以上部位肠腔扩张，梗阻以下肠管瘪陷。

20.【答案】C
【解析】肠梗阻生命体征稳定者可取低半卧位，减轻腹肌紧张，使膈肌下降，减轻腹胀对呼吸系统的影响。

21.【答案】B
【解析】肠瘘按肠腔是否与体表相通，分为肠外瘘、肠内瘘。按肠道连续性是否存在，分为侧瘘、端瘘。按瘘管所在的部位，分为高位瘘、低位瘘。按肠瘘的日排出量，分为高流量瘘（500ml以上）、低流量瘘。

22.【答案】D
【解析】绞窄性肠梗阻的临床表现：持续性阵发性加剧的绞痛，呕吐物呈咖啡样或血性，不均匀腹胀，血性便或果酱便，早期出现中毒和休克征象，腹腔内有渗液，移动性浊音阳性，有固定压痛和腹膜刺激征，可扪及痛性包块。

23.【答案】C
【解析】肠梗阻全身变化为：水、电解质、酸碱平衡失调，感染和中毒，休克及多器官功能障碍。

24.【答案】D
【解析】蛔虫性肠梗阻的梗阻部位多在回肠。

25.【答案】D
【解析】对已有肠梗阻的患者禁忌口服钡餐透视。肠梗阻，尤其有坏疽、穿孔可能时，不做钡剂灌肠检查，因为钡剂溢入腹腔加重腹膜炎。

26.【答案】C
【解析】切除瘘管邻近已有病理改变的肠袢后最常用的手术方法为肠段部分吻合术。

27.【答案】E
【解析】按肠腔是否与体表相通，肠瘘分为肠外瘘、肠内瘘。

28.【答案】B
【解析】肠套叠患者大便的特征是果酱样粘液血便。

29.【答案】E
【解析】肠梗阻时，小肠内容物停滞，气液体分离，4~6个小时后，X线立位平片见梗阻近段多个气液平面及气胀肠袢，梗阻远端肠内无气体。空肠梗阻时 X 线平片是"鱼肋骨刺征"。结肠梗阻 X 线平片示结肠袋。麻痹性梗阻时 X 线片示小肠、结肠均扩张。腹部 X 线平片结肠和直肠内均含气体，提示不完全性肠梗阻或完全性肠梗阻早期。

30.【答案】C

【解析】等渗性缺水，以补充平衡盐溶液为主。

31.【答案】D

【解析】高压冲洗容易引起逆行感染。

32.【答案】D

二、多选题

1.【答案】ABC

【解析】细菌感染及麻醉药物引起的肠梗阻多属于麻痹性肠梗阻。慢性铅中毒引起的肠梗阻多属于痉挛性肠梗阻。

2.【答案】DE

【解析】痉挛性肠梗阻较少见，可继发于尿毒症、慢性铅中毒和肠功能紊乱。

3.【答案】ABCDE

4.【答案】ABDE

【解析】肠梗阻的基础治疗措施包括禁食、胃肠减压，纠正水、电解质、酸碱平衡失调，防治感染和中毒，给予生长抑素减少胃肠液的分泌量以减轻胃肠道膨胀，酌情应用解痉剂、镇静剂。

三、共用题干题

1.【答案】D

【解析】单纯性机械性肠梗阻，梗阻以上肠管蠕动增强，疼痛多在腹中部，阵发性腹痛伴肠鸣音亢进是其特征。

2.【答案】B

【解析】肠梗阻非手术治疗期间，梗阻解除的标志是肛门排便排气。

3.【答案】E

【解析】根据题干信息判断患者为肠梗阻，备选答案中肠扭转会引起的肠梗阻。

4.【答案】D

5.【答案】B

【解析】题干关键信息"口渴，烦躁不安"。

6.【答案】E

【解析】倾倒综合征是胃部术后常见的并发症。

四、案例分析题

1.【答案】A

2.【答案】ACD

3.【答案】ACDEF

【解析】单纯性机械性肠梗阻早期，梗阻以上肠管蠕动增加，克服肠内容物通过障碍；肠腔内因液体和气体的积贮而膨胀。急性完全性梗阻时，肠腔内压力迅速增加，肠壁静脉回流受阻，毛细血管及淋巴管淤积，肠壁充血、水肿、增厚，呈暗红色。

4.【答案】BC

【解析】麻痹性肠梗阻腹痛为全腹持续性胀痛或不适。绞窄性肠梗阻表现为腹痛间歇期不断缩短，呈持续性剧烈腹痛。

5.【答案】ACDF

【解析】绞窄性肠梗阻表现为腹痛间歇期不断缩短，呈持续性剧烈腹痛；病情发展迅速，早期出现休克；有腹膜炎的表现；呕吐出现早而频繁，呕吐物为血性或棕褐色液体，可排血性黏液样便。

6.【答案】ACDF

【解析】肠梗阻的基础治疗措施包括禁食、胃肠减压，纠正水、电解质、酸碱平衡失调，防治感染和中毒，给予生长抑素减少胃肠液的分泌量以减轻胃肠道膨胀，酌情应用解痉剂、镇静剂。

7.【答案】ABDE

【解析】粘连性肠梗阻非手术治疗时，体温升高、脉率增快、白细胞计数升高应予以警惕。

8.【答案】D

【解析】X 线检查对诊断肠梗阻有很大价值。

9.【答案】A

10.【答案】ABDE

11.【答案】ABCE

【解析】肠梗阻患者禁用吗啡镇痛，以免掩盖病情。

12.【答案】D

13.【答案】ABCD

【解析】乙状结肠扭转其肠梗阻类型可能属于急性肠梗阻、动力性肠梗阻、低位肠梗阻、绞窄性肠梗阻。

14.【答案】C

【解析】乙状结肠扭转致肠梗阻属于低位肠梗阻,易发生低钠低钾性酸中毒。

15.【答案】EF

【解析】当怀疑肠套叠、乙状结肠扭转或结肠肿瘤时,可行钡剂灌肠或CT检查,以明确梗阻的部位和性质。

16.【答案】D

【解析】手术治疗适用于各种类型的绞窄性肠梗阻以及由肿瘤、先天性肠道畸形引起的肠梗阻和非手术治疗无效者。

17.【答案】BCDE

【解析】为预防造口狭窄,术后1周开始用手指扩张造口,每周2次,每次5~10分钟,连续3个月,每次操作时手指套上涂液状石蜡沿肠腔方向逐渐深入,动作轻柔,忌用暴力,以免损伤造口或肠管,造口袋内容物超过1/3应该更换。

18.【答案】D

19.【答案】C

20.【答案】ABDE

21.【答案】C

【解析】手术治疗适用于各种类型的绞窄性肠梗阻以及由肿瘤、先天性肠道畸形引起的肠梗阻,非手术治疗无效者。

22.【答案】ABDE

23.【答案】C

第十九章 肝疾病患者的护理

一、单选题

1.【答案】C

【解析】肝癌临床分为三型：结节型最常见，巨块型、弥漫型最少见。病理组织学分为肝细胞型、胆管细胞型和混合型，我国以肝细胞型为多见。淋巴转移至肝门淋巴结最多。

2.【答案】B

【解析】原发性肝癌患者的癌症局限于一个肝叶内，可做肝叶切除。已累及一叶或伤及邻近肝叶者可做半肝切除。若已累及半肝，但无肝硬化者可考虑做三叶切除。位于肝边缘的肿瘤，亦可做肝段或次肝段切除或局部切除。对伴有肝硬化的小肝癌，可采用距肿瘤2cm以外的根治性局部肝切除术。肝切除手术一般至少保留30%的正常肝组织，肝硬化者肝切除量不应超过50%。

3.【答案】D

【解析】血清甲胎蛋白测定对诊断原发性肝癌具有较高特异性。

4.【答案】A

【解析】原发性肝癌最主要和最常见的症状是肝区疼痛，半数以上患者以此为首发症状。肝大与肝肿块是中晚期肝癌的主要体征。

5.【答案】B

【解析】经皮肝穿刺胆囊造影检查后应重点观察血压、腹膜刺激征。

6.【答案】A

【解析】肝癌术前饮食应高蛋白、高热量、高维生素、易消化，少量多餐。肝功能受损者应限制蛋白质的摄入，必要时给予肠内外营养支持，输注血浆或白蛋白，以纠正低蛋白血症，提高患者耐受力。术前应用抗生素，预防感染性并发症。行肠道准备，给予口服肠道抗生素（如链霉素等），以抑制肠道细菌。术前晚清洁灌肠，以减少血氨的来源，预防肝性脑病，并减轻术后腹胀。多数肝癌患者合并肝硬化，肝脏凝血因子合成减少，术前3天给予维生素K_1，必要时输注血浆和凝血因子，预防术中术后出血。

7.【答案】B

【解析】肝大与肝肿块是中晚期肝癌的主要体征。

8.【答案】C

【解析】肝动脉插管化疗护理措施：患者术后取平卧位，穿刺处拔管后压迫15分钟，再局部加压包扎，穿刺侧肢体伸直制动6小时，绝对卧床24小时防止穿刺处出血。严密观察穿刺侧肢端皮肤的颜色、温度及足背动脉搏动，注意穿刺点有无出血现象。妥善固定和维护导管，严格无菌原则，每次注药前消毒导管，注药后用无菌纱布包扎，防止逆行感染，注药后用肝素稀释液冲洗导管以防导管堵塞。肝动脉栓塞化疗后，多数患者可出现发热、肝区疼痛、恶心、呕吐、心悸、白细胞计数下降等临床表现。一般为低热，体温高于38.5℃，给予物理或药物降温；肝区疼痛多因栓塞部位缺血坏死，肝体积增大，包膜紧张所致，必要时适当给予镇痛药；恶心呕吐为化学治疗药物的反应，可给予甲氧氯普胺、氯丙嗪等；当白细胞计数低于4×10^9/L时，应暂停化疗并用升白药；介入治疗后嘱患者大量饮水，减轻化疗药物对肾的毒副作用，观察排尿情况。

9.【答案】A

【解析】肝癌临床分为三型：结节型最常见，巨块型、弥漫型最少见。

10.【答案】C

【解析】因高龄或严重肝硬化等不能或不愿手术的肝癌患者，肝动脉栓塞化疗（TACE）

可作为非手术治疗中的首选方法。

11. 【答案】A

12. 【答案】B
【解析】肝炎后肝硬化与原发性肝癌的发生关系最密切。

13. 【答案】B
【解析】原发性肝癌肝区疼痛的特点是持续性钝痛、刺痛或胀痛，夜间或劳累后加重。

14. 【答案】C

15. 【答案】D

16. 【答案】A

17. 【答案】D
【解析】血清甲胎蛋白 AFP≥400μg/L，持续性升高并能排除妊娠、活动性肝病、生殖腺胚胎源性肿瘤，即可考虑肝癌的诊断。

18. 【答案】B
【解析】肝癌术后最危险的是肝癌破裂出血。

19. 【答案】C

20. 【答案】C
【解析】出血是肝切除术后常见的并发症之一。

21. 【答案】B

22. 【答案】A

23. 【答案】C

24. 【答案】C
【解析】黄疸伴无痛性胆囊增大称库瓦西耶征，对胰头癌具有诊断意义。

25. 【答案】C
【解析】化疗药外渗后处理方法：立即停止给药，不拔针，接注射器回抽溢出的药液和注射解毒剂后，再拔针。

26. 【答案】C

27. 【答案】A
【解析】门静脉高压引起的肛门疾病是痔，主要原因是交通支大量开放、扩张、扭曲形成静脉曲张，若直肠上、下静脉丛扩张可引起继发性痔。

28. 【答案】B
【解析】肝门静脉高压症首先出现充血性脾大。肝门静脉高压症可见脾窦扩张，脾内纤维组织增生单核吞噬细胞增生和吞噬血细胞现象，导致外周血细胞减少，最常见的是红细胞、白细胞和血小板总数均降低，称为脾功能亢进。以白细胞计数降至 $3\times10^9/L$ 以下和血小板计数降至 $80\times10^9/L$ 以下最为明显。

29. 【答案】C
【解析】防止肝门静脉高压症分流术后血管吻合口破裂出血，48 小时内平卧位或 15° 低半卧位，翻身动作轻柔，一般术后卧床 1 周，保持排便排尿通畅。

30. 【答案】D
【解析】肝门静脉高压症以非手术治疗为主，但食管胃底静脉曲张破裂发生大出血，严重的脾大或伴明显的脾功能亢进，肝硬化引起的顽固性腹腔积液，须采取外科手术处理。外科治疗肝门静脉高压症的主要目的是防止食管胃底静脉曲张破裂出血。

31. 【答案】E
【解析】肝门静脉高压症术前应给予低脂、高蛋白、高热量、高维生素饮食，肝功能受损严重者限制蛋白质摄入量，补充支链氨基酸，限制芳香族氨基酸的摄入；贫血患者输注红细胞悬液，凝血机制障碍者输注新鲜血浆、肌内注射维生素 K_1；适当使用肌苷、辅酶 A、葡醛内酯（肝泰乐）等保肝药物，避免使用巴比妥类、盐酸氯丙嗪、红霉素等损害肝功的药物。手术前不放置胃管，以免损伤食管曲张静脉。

32. 【答案】B
【解析】门静脉高压时，若肝功能受损严重者应限制蛋白质摄入量，补充支链氨基酸，限制芳香族氨基酸的摄入。

33. 【答案】D
【解析】手术前不放置胃管，以免损伤食管曲张静脉。

34. 【答案】B
【解析】肝门静脉高压症食管曲张静脉破裂出血最易并发肝性脑病。

35. 【答案】A
【解析】肝性脑病患者暂停蛋白质饮食是为了减少氨的产生。

36. 【答案】C
【解析】肝门静脉高压症手术后，防止脾切除术后静脉血栓形成，手术后 2 周内每日或隔天复查一次血小板计数，如大于 $600 \times 10^9/L$，考虑抗凝治疗，并注意用药前后凝血时间的变化。

37.【答案】A

【解析】肝门腔分流术术后两天内应注意观察的并发症是血管吻合口破裂出血。

38.【答案】C

【解析】防止肝门静脉高压症分流术后血管吻合口破裂出血，48 小时内平卧位或 15°低半卧位，翻身动作轻柔，一般术后卧床 1 周，保持排便排尿通畅。

39.【答案】A

【解析】肝门静脉高压症首先出现充血性脾大。肝门静脉高压症可见脾窦扩张，脾内纤维组织增生、单核吞噬细胞增生和吞噬血细胞现象，导致外周血细胞减少，最常见的是红细胞、白细胞和血小板三系均减少，称为脾功能亢进。

40.【答案】A

【解析】门静脉和腔静脉之间的交通支：胃底食管下段交通支，直肠下段肛管交通支，前腹壁交通支，腹膜后交通支。肝门静脉交通支中最有意义的是胃底食管下段交通支，它离门静脉主干和腔静脉最近，压力差最大，因而受门静脉高压的影响最早、最显著，在机械性损伤、腹腔内压力升高的情况下，可发生致命的大出血。

41.【答案】E

【解析】肝门静脉高压症的并发症包括：出血、肝性脑病、感染、静脉血栓。

42.【答案】A

【解析】肝硬化导致门脉高压的表现有脾大、脾功能亢进、静脉交通支扩张、腹水。

43.【答案】A

【解析】肝门静脉高压症分流术后护理有：防止血管吻合口破裂出血，48 小时内平卧位或 15°低半卧位，翻身动作轻柔，一般术后卧床 1 周，保持排便排尿通畅。

44.【答案】B

【解析】肝功能严重受损及分流术后患者限制蛋白质摄入，为了减少血氨形成。

45.【答案】A

【解析】肝门静脉高压上消化道出血合并肝昏迷（肝性脑病），弱酸性灌肠液最适用于消除肠内积血，减少氨形成，忌用肥皂水灌肠。

46.【答案】E

【解析】肝门静脉血流阻力增加是门静脉高压的始动因素，按阻力增加的部位将门静脉高压症分为肝前、肝内和肝后 3 型。在我国，肝炎后肝硬化是引起肝窦和窦后阻塞性门静脉高压症的常见病因。

47.【答案】A

48.【答案】E

【解析】肝门静脉高压症患者术前护理诊断：恐惧；体液不足；体液过多：腹水；营养失调：低于机体需要量；潜在并发症：出血、肝性脑病、感染、门静脉血栓形成、肝肾综合征。

49.【答案】D

【解析】肝门静脉高压症患者应少量多餐，进食高热量、维生素丰富饮食，维持足够能量摄入，进食无渣软食，避免粗糙干硬及刺激性食物，以免诱发大出血。肝功能损害较轻者，酌情摄取优质高蛋白饮食（50~70g/d）。腹腔积液患者限制水和钠摄入。

50.【答案】B

【解析】术后 48 小时护理应注意预防出血。

51.【答案】E

52.【答案】C

【解析】分流手术前 2~3 天口服肠道不吸收抗生素，减少肠道氨的产生，防止术后肝性脑病，手术前 1 天晚清洁灌肠，避免手术后肠胀气，压迫血管吻合口，脾肾静脉分流术前要明确肾功能正常。脾切除术后不用维生素 K_1 及其他止血药物。分流术后易诱发肝性脑病，应限制蛋白质的摄入，减少血氨产生，忌用肥皂水灌肠，减少氨的吸收，遵医嘱测定血氨浓度。

二、多选题

1.【答案】ACDE

【解析】预防肝癌肝叶切除术后肝昏迷（肝性脑病）的措施有：病情观察；吸氧，做半肝以上切除时，需间歇吸氧3～4日，提高氧的供给，保护肝功能；避免肝性脑病的诱因（如上消化道出血，高蛋白饮食，感染，便秘，应用麻醉剂、镇静催眠药等）；禁用肥皂水灌肠，可用生理盐水或弱酸性溶液（如食醋1～2ml加入生理盐水100ml），使肠道pH值保持酸性；口服新霉素或卡那霉素以抑制肠道细菌繁殖，有效减少氨的产生；使用降血氨药物，如谷氨酸钾或谷氨酸钠静脉滴注；给予富含支链氨基酸的制剂或溶液，以纠正支链/芳香氨基酸的比例失调；限制蛋白质摄入，以减少血氨的来源；便秘者可口服乳果糖，促使肠道内氨的排出。

2.【答案】CDE

3.【答案】ABC

【解析】肝癌按病理形态大体分为3型：结节型、巨块型、弥漫型。

4.【答案】ABCD

【解析】原发性肝癌的病因和发病机制尚未明确，目前认为与肝硬化、病毒性肝炎、长期摄入黄曲霉素、水质有关。

5.【答案】BCDE

【解析】原发性肝癌术后在病情允许的情况下，适量活动，切忌过量过度。

6.【答案】ABCDE

【解析】治疗原发性肝癌采取的局部消融治疗方法主要有：射频消融、微波消融、冷冻治疗、高功率超声聚焦消融、无水乙醇注射治疗。

7.【答案】ABCE

【解析】原发性肝癌的辅助检查：肝癌血清标志物检测，超声检查，CT检查，核磁检查，选择性肝动脉造影，超声引导下肝穿刺针吸细胞学检查。

8.【答案】ABCE

【解析】原发性肝癌术后并发症：出血（腹腔内出血、肝断面出血、胃肠道出血），膈下积液及脓肿，胆汁漏，肝性脑病。

9.【答案】ABCD

【解析】肝门静脉高压症引起腹水的原因包括：肝门静脉系统毛细血管床的滤过压增加，低蛋白血症，血浆胶体渗透压下降，淋巴液生成增加。

10.【答案】ACD

【解析】肝门静脉高压症的病理生理变化为脾大、脾功能亢进，交通支扩张，腹腔积液。

11.【答案】CDE

【解析】门静脉高压症按门静脉血流阻力增加的部位，分为肝前、肝内和肝后3型。

12.【答案】ABC

【解析】肝门静脉高压症应用较广的分流手术方式：脾-肾静脉分流术，门-腔静脉分流术，肠系膜上-下腔静脉分流术。

13.【答案】ABCE

【解析】门腔静脉系间4个交通支：胃底、食管下段交通支；直肠下端、肛管交通支；前腹壁交通支和腹膜后交通支。

14.【答案】ABCD

三、共用题干题

1.【答案】D

2.【答案】B

3.【答案】D

4.【答案】C

5.【答案】D

【解析】甲胎蛋白是诊断原发性肝癌最常用、最有价值的肿瘤标志物。

6.【答案】E

【解析】肝组织活检是诊断肝癌的有效手段。

7.【答案】E

【解析】原发性肝癌患者宜采用高蛋白、高热量、高维生素、易消化饮食，少量多餐，合并肝硬化有肝功能损害者，应限制蛋白摄入。

8.【答案】C

【解析】肥皂水灌肠易诱发肝性脑病。

9.【答案】A

10.【答案】B

【解析】肝门静脉高压症首先出现充血性脾大。肝门静脉高压症可见脾窦扩张，脾内纤维组织增生、单核吞噬细胞增生和吞噬血细胞现象，导致外周血细胞减少，最常见的是红细胞、白细胞和血小板，称为脾功能亢进。以白

细胞计数降至 3×10^9/L 以下和血小板计数降至 80×10^9/L 以下最为明显。

11. 【答案】D

【解析】食管胃底静脉曲张破裂出血的手术治疗：断流术，手术阻断门奇静脉的交通支反常血流达到止血的目的；分流术，将肝门静脉系和腔静脉系的主要血管进行吻合；肝移植。脾大、脾功能亢进的外科手术治疗：脾切除术主要用于消除脾功能亢进。顽固性腹腔积液的手术治疗：有效的治疗是肝移植，顽固性腹腔积液也可采用腹腔静脉转流术。

四、案例分析题

1. 【答案】C
2. 【答案】E

【解析】早期诊断、早期采用手术切除为主的综合治疗，是提高肝癌长期治疗效果的关键。

3. 【答案】ABCD

【解析】巴比妥类药物、肥皂水灌肠可诱发肝性脑病。

4. 【答案】ABCD

【解析】术后 1~2 日应卧床休息。

5. 【答案】E
6. 【答案】E
7. 【答案】BCDE
8. 【答案】D
9. 【答案】C
10. 【答案】ABDE

【解析】肝门静脉高压症应用较广的分流手术方式，分为非选择性分流和选择性分流。非选择性门体分流术包括：脾肾静脉分流术，门腔静脉分流术，肠系膜上、下腔静脉分流术；选择性分流术包括：选择性远端脾肾静脉分流术、冠腔静脉分流术。

11. 【答案】ACDE

【解析】分流手术前 2~3 天口服肠道不吸收抗生素，减少肠道氨的产生，防止术后肝性脑病。手术前 1 天晚清洁灌肠，避免手术后肠胀气，压迫血管吻合口。脾肾静脉分流术前要明确肾功能正常。脾切除术后不用维生素 K_1 及其他止血药物。分流术后易诱发肝性脑病，应限制蛋白质的摄入，减少血氨产生，忌用肥皂水灌肠，减少氨的吸收；遵医嘱测定血氨浓度。

第二十章　胆道疾病患者的护理

一、单选题

1. 【答案】B

【解析】急性梗阻性化脓性胆管炎（AOSC）又称急性重症胆管炎，临床表现为以腹痛、发热和黄疸为典型表现的夏柯（Charcot）三联征，还有休克和精神症状，被称为雷诺（Reynolds）五联征。

2. 【答案】D
3. 【答案】B
4. 【答案】C
5. 【答案】C
6. 【答案】E

【解析】急性梗阻性化脓性胆管炎最关键的治疗是胆道减压手术，主要目的是解除梗阻、降低胆道压力，挽救患者生命。

7. 【答案】B

【解析】急性梗阻性化脓性胆管炎是急性胆管炎的严重阶段，"低血压，意识不清"提示病情恶化。

8. 【答案】C

【解析】T管拔管护理：若T管引流出胆汁色泽正常且引流量逐渐减少，可在术后10～14日试行夹管1～2日，夹管期间注意观察病情，若无发热、腹痛、黄疸等症状，可经T管胆道造影，造影后持续引流24小时以上，如胆道通畅，无结石或其他病变，再次夹闭T管24～48小时，患者无不适可拔管。年老体弱、低蛋白血症、长期使用激素者可适当延长T管留置时间，待窦道成熟后再拔管，避免胆汁渗漏至腹腔引起胆汁性腹膜炎。拔管后，残留窦道用凡士林纱布填塞，1～2天内可自行闭合，若胆道造影发现有结石残留，则需保留T管6周以上，再做取石或其他处理。

9. 【答案】C

【解析】急性胆囊炎的症状为胆绞痛持续6小时以上，典型表现为右上腹绞痛发作，放射至右肩背部，伴恶心呕吐。体征：右上腹可有不同程度、不同范围的压痛、反跳痛和肌紧张，Murphy征阳性。B超是诊断急性胆囊炎最常用的检查方法，可见胆囊肿大，壁厚呈"双边征"，结石光团和声影，胆汁淤积。

10. 【答案】C

【解析】B超是诊断胆囊结石的首选检查方法。

11. 【答案】A

【解析】AOSC的基本病理变化是胆管梗阻和胆管内化脓性感染。

12. 【答案】A

【解析】急性胆囊炎B超检查示胆囊增大，胆囊壁增厚，并可探及胆囊内结石影。

13. 【答案】D

【解析】T管拔管护理：若T管引流出胆汁色泽正常且引流量逐渐减少，可在术后10～14日试行夹管1～2日，夹管期间注意观察病情，若无发热、腹痛、黄疸等症状，可经T管胆道造影，造影后持续引流24小时以上，如胆道通畅，无结石或其他病变，再次夹闭T管24～48小时，患者无不适可拔管。

14. 【答案】B
15. 【答案】A

【解析】胆石症引起的胆道最基本损害是胆道梗阻和感染。

16. 【答案】C
17. 【答案】D
18. 【答案】D
19. 【答案】D

【解析】胆囊切除术是治疗胆囊结石的最佳选择。有出血倾向者禁忌采用腹腔镜胆囊切

476

除术。

20.【答案】D

【解析】胆道疾病做腹部超声检查前准备：检查前3天禁食牛奶、豆制品、糖类等易发酵产气的食物，检查前1天晚餐应清淡饮食，以保证胆囊内胆汁充盈，检查当日空腹、禁食、禁饮，以减少胃肠道气体干扰，肠道气体过多或便秘者可事先口服缓泻剂或灌肠。胆道疾病做B超检查时应禁食12小时，禁水4小时。

21.【答案】D

【解析】急性梗阻性化脓性胆管炎（AOSC）表现为雷诺五联征。

22.【答案】E

【解析】"白胆汁"见于胆囊积液。胆囊结石长期嵌顿或阻塞胆囊管未合并感染时，胆囊黏膜吸收胆汁中的胆色素，分泌黏液性物质，导致胆囊积液，积液呈透明无色，称"白胆汁"。

23.【答案】A

【解析】出现夏柯三联征（Charcot）表明有胆道急性梗阻和感染。

24.【答案】A

【解析】墨菲征阳性是急性胆囊炎的典型体征。

25.【答案】E

【解析】急性梗阻性化脓性胆管炎多数患者出现不同程度的黄疸。

26.【答案】D

【解析】术后各种引流管的观察护理最重要的是仔细观察引流物的流量和颜色变化。

27.【答案】A

【解析】急性重症胆总管炎患者梗阻的原因主要是胆管结石，细菌感染的致病菌多为肠道细菌。

28.【答案】A

【解析】急性胆囊炎在非手术治疗期间出现胆囊穿孔，最主要的护理措施是做好紧急手术的准备，一旦穿孔立即手术。

29.【答案】E

【解析】经T管做胆道造影，造影后持续引流24小时以上。

30.【答案】A

31.【答案】C

【解析】必要时，用生理盐水低压冲洗或用50ml注射器负压抽吸，操作时需注意避免诱发胆管出血。

32.【答案】D

【解析】胆囊结石胆绞痛的典型发作是在饱餐、进食油腻食物或睡眠中体位改变时，由于胆囊收缩或结石移位加上迷走神经兴奋，结石嵌顿在胆囊壶腹部或颈部，胆囊排空受阻，胆囊内压力升高，胆囊强力收缩而发生绞痛，疼痛位于右上腹或上腹部，呈阵发性，或持续疼痛阵发性加剧，可向右肩胛和背部放射。

33.【答案】C

【解析】肝内胆管结石禁用吗啡，以免引起Oddi括约肌痉挛。

34.【答案】A

【解析】肝外胆管结石分为原发性和继发性结石，原发性结石的病因与胆汁淤滞、胆道感染、胆道异物（包括蛔虫残体、虫卵、华支睾吸虫、缝线线结等）、胆道解剖变异等因素有关。继发性结石主要是胆囊结石排入胆总管内引起，也可因肝内胆管结石排入胆总管引起。

35.【答案】A

【解析】T管引流管，平卧时引流管的远端不可高于腋中线，坐位、站立或行走时不可高于引流管口平面，以防胆汁逆流引起感染。引流管口周围皮肤覆盖无菌纱布，保持局部干燥，防止胆汁浸润皮肤引起炎症反应。

36.【答案】C

37.【答案】B

【解析】题干提示重要信息"渐出现嗜睡"，提示出现中枢神经系统受抑制的表现，备选5个答案中可引起中枢神经系统症状的只有B选项。

38.【答案】E

【解析】上腹部剧烈钻顶样疼痛是胆道蛔虫的特点。

39.【答案】E

【解析】经皮肝穿刺胆囊造影和经皮肝穿刺胆囊引流术适用于深度黄疸且肝内胆管扩张者，可清楚显示梗阻部位、梗阻上方胆管扩张程度及受累胆管改变。

40. 【答案】D

【解析】胆囊造影饮食指导：检查前一天中午进高脂肪餐使胆囊排空，检查前一日晚餐进无脂肪、低蛋白、高糖饮食，晚餐后口服造影剂，禁食禁饮至次日晨，当日早晨禁食，第1次摄片如显示胆囊显影良好，则进高脂肪餐30分钟后再摄片。

41. 【答案】B
42. 【答案】E
43. 【答案】D

【解析】患者非手术治疗无效，病情恶化，故要做好急诊手术准备。

44. 【答案】B

【解析】患者的临床表现是典型的雷诺五联征。

45. 【答案】E
46. 【答案】B
47. 【答案】C
48. 【答案】B

【解析】肝外胆管结石表现为典型的Charcot 三联征。

49. 【答案】C

【解析】胆管结石为发生在肝内、外胆管的结石。左右肝管汇合部以下的肝总管和胆总管结石为肝外胆管结石，汇合部以上的结石为肝内胆管结石。肝外胆管结石可表现为典型的夏科三联征，即腹痛、寒战高热及黄疸。腹痛常发生在剑突下或右上腹，呈阵发性绞痛或持续性疼痛阵发性加剧，疼痛可向右肩背部放射，伴恶心呕吐，是结石嵌顿于胆总管下端或壶腹部刺激胆总管平滑肌或Oddi括约肌痉挛所致。高热寒战多发生在剧烈腹痛后，呈弛张热。

50. 【答案】B
51. 【答案】B

【解析】出现休克、精神症状，提示病情加重。

52. 【答案】D

【解析】出现休克、精神症状，提示病情加重，出现AOSC。

53. 【答案】C

54. 【答案】C

【解析】AOSC手术治疗的目的是解除梗阻，降低胆道压力，挽救生命，多采用胆总管切开减压T形管引流术。

55. 【答案】C

【解析】正常成人每日分泌胆汁800～1200ml，呈黄绿色清亮无沉渣，且有一定黏性，术后24小时内引流量约300～500ml，恢复饮食后可增至每日600～700ml，以后逐渐减少至每日200ml左右，如胆汁过多提示胆总管下端有梗阻的可能，如胆汁混浊应考虑结石残留或胆管炎症未完全控制。防止T管扭曲、折叠、受压。引流液中有血凝块、絮状物、泥沙样结石要定时挤捏，防止管道阻塞。必要时用生理盐水低压冲洗或用50ml注射器负压抽吸，操作时注意避免诱发胆管出血。

56. 【答案】D
57. 【答案】C

【解析】正常成人每日分泌胆汁800～1200ml，呈黄绿色清亮无沉渣，且有一定黏性，术后24小时内引流量约300～500ml，恢复饮食后可增至每日600～700ml，以后逐渐减少至每日200ml左右，如胆汁过多提示胆总管下端有梗阻的可能。

58. 【答案】E

二、多选题

1. 【答案】BC

【解析】胆囊结石胆绞痛典型的发作时间是饱餐、进食油腻食物后、睡眠中体位改变时。胆囊结石引起的上腹隐痛常在进食过多、吃油腻食物、工作紧张或疲劳时，感到上腹部或右上腹隐痛，或者有饱胀不适、嗳气、呃逆，常被误诊为胃病。

2. 【答案】BCD

【解析】胆结石术后半卧位的目的是利于腹腔引流，减轻伤口缝合张力，减轻疼痛。

3. 【答案】ABC
4. 【答案】ABCD

三、共用题干题

1. 【答案】C

【解析】补液试验后血压不变，中心静脉压升高，提示心功能不全。

2.【答案】C

【解析】AOSC致病菌多为肠道细菌，以大肠埃希菌、变形杆菌、克雷伯杆菌、铜绿假单胞菌等革兰阴性杆菌多见，常合并厌氧菌感染。

3.【答案】C

【解析】患者心功能不全，给予强心药。

4.【答案】B

5.【答案】E

【解析】雷诺五联征提示急性梗阻性化脓性胆管炎。

6.【答案】C

【解析】经内镜逆行胰胆管造影（ERCP）可诱发急性胰腺炎和胆管炎。经皮肝穿刺胆管造影（PTC），可了解肝内外胆管病变部位、范围、程度和性质，必要时置管引流胆汁，对了解胆道内部情况十分重要。

7.【答案】D

【解析】AOSC手术治疗的目的是解除梗阻，降低胆道压力，挽救生命，多采用胆总管切开减压T形管引流术。

8.【答案】C

9.【答案】D

【解析】腹痛、寒战高热、黄疸、休克、中枢神经系统受抑制，称为雷诺五联征，是AOSC的典型临床表现。

10.【答案】E

11.【答案】D

12.【答案】E

【解析】患者输液过程中如有不适，应立即停止输液，剩余溶液留检。

13.【答案】A

14.【答案】A

【解析】有胆道梗阻的患者表现黄疸症状。

15.【答案】D

【解析】急性胆囊炎给予禁食、解痉、输液、抗感染、营养支持、纠正水电解质及酸碱代谢失调等非手术治疗。多数患者经非手术治疗后病情缓解，再行择期手术。如病情无缓解或已诊断为急性化脓性坏疽穿孔性胆囊炎，需尽早手术治疗。慢性胆囊炎首选腹腔镜胆囊切除。

16.【答案】D

【解析】急性胆囊炎的临床表现是上腹部或右上腹持续性疼痛伴阵发性加剧。胆道蛔虫症的临床表现是突发剑突下剧烈绞痛，伴阵发性钻顶感，间歇时不痛，症状与体征相分离。

17.【答案】A

【解析】胆道蛔虫病腹部超声检查为首选方法，可显示蛔虫体影。

18.【答案】B

【解析】血常规检查可见白细胞计数和嗜酸性粒细胞比值升高。

19.【答案】E

【解析】首选非手术治疗，若病情未缓解，或合并胆管结石、急性梗阻性化脓性胆管炎等，可行胆总管探查、T管引流术，术中使用胆道镜去除虫体，术后驱虫治疗，防止胆道蛔虫复发。

20.【答案】B

【解析】根据题干信息，患者出现了雷诺五联征，故考虑急性重性胆管炎。

21.【答案】E

【解析】立即解除胆道梗阻并引流。

22.【答案】C

23.【答案】C

24.【答案】B

25.【答案】D

26.【答案】C

27.【答案】D

四、案例分析题

1.【答案】A

【解析】急性胆囊炎患者行腹腔镜胆囊切除术（LC）后，高碳酸血症的表现为呼吸浅慢，二氧化碳分压升高。

2.【答案】ABC

【解析】为避免高碳酸血症的发生，术后常规给予低流量吸氧，鼓励患者深呼吸、有效咳嗽，促进体内二氧化碳排出。

3.【答案】ABCD

【解析】若患者出现发热、腹胀、腹痛等腹膜炎表现或腹腔引流液呈黄绿色胆汁样，提示发生胆瘘。

4.【答案】BCD

5. 【答案】BCE
6. 【答案】ABCDE
7. 【答案】ACE
8. 【答案】ABCD
9. 【答案】ABD
10. 【答案】BCDEF
11. 【答案】ABD

【解析】黄疸的程度取决于梗阻的程度、梗阻的部位、是否继发感染。

12. 【答案】B
13. 【答案】ABCE
14. 【答案】ABCD

【解析】保留的T管无需定期冲洗，仅必要时冲洗T管。

第二十一章 胰腺疾病患者的护理

一、单选题

1.【答案】E

【解析】胰腺癌术后并发症：出血，感染，胰瘘，胆瘘。

2.【答案】A

【解析】壶腹部周围癌的组织类型以腺癌最多见，淋巴转移比胰头癌出现晚，远处转移多至肝。胰腺癌以导管细胞腺癌最多见，胰腺癌转移和扩散途径主要为局部浸润和淋巴转移。腺癌好发于胰头、尾部。

3.【答案】D

4.【答案】A

【解析】上腹痛是胰腺癌最早出现的症状，可出现上腹饱胀不适。黄疸是胰腺癌的主要症状，以胰头癌患者最常见。B超是首选检查方法。

5.【答案】C

【解析】导管细胞腺癌在胰腺癌中最多见，约占90%。

6.【答案】D

【解析】胰腺癌多发生于胰头部，约占70%~80%，其次为胰体、尾部。

7.【答案】C

【解析】血、尿淀粉酶测定是诊断急性胰腺炎最常用的诊断方法。

8.【答案】E

二、多选题

1.【答案】ABCDE

【解析】在胰腺癌的致病因素中，吸烟是唯一公认的危险因素。嗜酒、吸烟、高蛋白和高脂肪饮食是胰腺癌的危险因素；糖尿病、慢性胰腺炎和胃大部切除术后的患者，胰腺癌的发病率高于一般人群；也有遗传因素。

2.【答案】BC

【解析】壶腹周围癌是指发生于距十二指肠乳头2cm以内的肿瘤，主要包括壶腹癌、胆总管下段癌和十二指肠腺癌。从大体形态上分为肿块型和溃疡型。组织类型以腺癌最多见，淋巴转移比胰头癌出现晚，远处转移多至肝。

3.【答案】ABC

4.【答案】BE

三、共用题干题

1.【答案】A

【解析】题干重要信息"腹痛持续，牵扯腰背，不敢平卧，夜间不能入睡，痛苦难忍"。

2.【答案】E

3.【答案】A

【解析】胰腺癌术前进食高热量、高蛋白、高维生素、低脂饮食。

4.【答案】C

5.【答案】C

【解析】胰头或壶腹周围癌的典型症状是进行性黄疸。

6.【答案】E

7.【答案】D

【解析】胰头癌术后，胰瘘多发生在术后1周左右，与胰腺残端与空肠吻合不严密、吻合口张力过大、患者贫血或低蛋白血症及吻合口处感染等有关。胆瘘多发生于术后5~10天，常与胆管与空肠吻合不严、吻合口张力过大、T形管脱出、胆总管下端梗阻、患者贫血或低蛋白血症有关。胰腺癌术后每3~6个月复查1次，化疗期间定时复查血常规，白细胞计数<$4×10^9$/L暂停化疗。

第二十二章　腹部损伤患者的护理

一、单选题

1.【答案】E
【解析】诊断性腹腔穿刺抽得不凝血提示为实质性脏器或大血管破裂所致的内出血,因腹膜的去纤维作用使血液不凝固;血液迅速凝固多为误入血管所致。

2.【答案】A
【解析】空腔脏器损伤的排序依次是小肠、胃、结肠、膀胱。

3.【答案】C
【解析】区别空腔脏器与实质性脏器损伤的主要依据是腹腔穿刺抽出物。空腔脏器损伤主要是感染,实质性脏器损伤主要是出血。

4.【答案】E

5.【答案】E
【解析】诊断腹腔内实质性脏器损伤的主要依据是腹腔穿刺抽出不凝血。

6.【答案】C
【解析】腹腔实质性脏器易损伤的顺序为脾、肾、肝、胰腺。

7.【答案】C
【解析】区别空腔脏器与实质性脏器损伤的主要依据是腹腔穿刺抽出物。空腔脏器损伤主要是感染,实质性脏器损伤主要是出血。

8.【答案】B
【解析】诊断胃肠道破裂最有价值的发现是气腹。胃肠道穿孔者立位腹部X平片表现为膈下新月形阴影（游离气体）。

9.【答案】E
【解析】腹部实质性脏器破裂最主要的临床表现是内出血征象。空腔脏器损伤的主要临床表现是弥漫性腹膜炎。

10.【答案】A
【解析】上腹部手术的备皮范围是自乳头至耻骨联合平面,两侧到腋后线。

11.【答案】D

12.【答案】E
【解析】诊断性腹腔穿刺抽得不凝血提示为实质性脏器或大血管破裂所致的内出血,因腹膜的去纤维作用使血液不凝固。

13.【答案】B
【解析】空腔脏器损伤的主要临床表现是弥漫性腹膜炎。

14.【答案】A
【解析】超声检查主要用于诊断实质性脏器的损伤。

15.【答案】B
【解析】腹部损伤非手术治疗适用于轻度的单纯性实质性脏器损伤,或一时不能确定有无内脏损伤且生命体征平稳者。治疗方法包括:禁食,胃肠减压,补充血容量,应用抗生素,不搬动伤者,禁用镇痛药,严密观察病情变化。确认腹腔内脏器损伤,或非手术治疗者在观察期间出现以下情况,应终止观察,立即手术探查:腹痛和腹膜刺激征有进行性加重或范围扩大者;肠鸣音逐渐减弱、消失或出现腹胀明显者;全身情况有恶化趋势,出现口渴、烦躁、脉率增快或体温及白细胞计数升高者;红细胞计数进行性下降者;血压由稳定转为不稳定甚至下降者;胃肠道出血不易控制者;膈下游离气体或腹腔穿刺抽出不凝固血液或胃肠道内容物者;经积极抗休克治疗情况不见好转反而继续恶化者。手术方法为剖腹探查术,待查明损伤部位和器官后再针对性处理。

16.【答案】C
【解析】胸部及腹部X线可发现空腔脏器破裂的征象。

17.【答案】C

【解析】防治休克是治疗的重要环节,若经积极的抗休克治疗仍无改善,提示腹腔内有进行性大出血,应在抗休克同时尽快剖腹探查并止血。

18. 【答案】A

【解析】首先处理对生命威胁最大的损伤,积极进行心肺复苏。

19. 【答案】D

【解析】空腔脏器损伤的主要临床表现是弥漫性腹膜炎。

20. 【答案】D

【解析】由于腹膜有脱纤维作用,腹腔内的血液不会凝固,因此若腹腔穿刺抽到不凝血,提示腹内实质性脏器破裂出血;腹腔的实质性脏器破裂出血时腹痛呈持续性,但一般并不剧烈,腹膜刺激征不严重,内出血征象为最为主要的临床表现,以脾破裂多见。

21. 【答案】E

【解析】十二指肠损伤若发生在腹膜后,早期常无明显体征,以后可因溢出的空气、胰液和胆汁在腹膜后疏松结缔组织内扩散而引起严重的腹膜后感染;此期可逐渐出现持续而进行性加重的右上腹疼痛,也可向右肩和右睾丸放射,但并无腹膜刺激征,有时可有血性呕吐物出现。

22. 【答案】C

【解析】腹腔穿刺抽出粪性液体,提示结肠以下肠道段破裂,由于粪性液体所含细菌量大,污染较严重,在积极治疗休克的同时进行手术探查及修补术。

23. 【答案】E

【解析】膈下有游离气体是空腔脏器破裂的典型体征,也是诊断的金标准。

24. 【答案】E

25. 【答案】C

【解析】腹痛和腹膜刺激征范围扩大提示病情恶化,其他选项为好转的表现。

26. 【答案】A

【解析】题干提示重要信息"撞伤左上腹",考虑脾破裂。

27. 【答案】E

28. 【答案】B

【解析】脾损伤在腹部损伤中可高达40%~50%,致死率高。

29. 【答案】B

30. 【答案】C

【解析】脾损伤的非手术治疗适应证:无休克或容易纠正的一过性休克,超声检查或CT证实脾裂伤比较局限、表浅,无其他腹腔脏器合并伤者。

31. 【答案】B

32. 【答案】D

二、多选题

1. 【答案】ABCD

【解析】腹部损伤非手术治疗适用于轻度的单纯性实质性脏器损伤,或一时不能确定有无内脏损伤且生命体征平稳者。治疗方法包括:禁食,胃肠减压,补充血容量,应用抗生素,不搬动伤者,禁用镇痛药,严密观察病情变化。

2. 【答案】ABCE

【解析】体温升高为空腔脏器损伤患者发生腹膜炎后的表现。

3. 【答案】ABDE

【解析】肝、肾、脾、胰较其他腹腔脏器更容易受损的原因:位置比较固定,组织结构脆弱,血供丰富,为实质性脏器。

4. 【答案】CD

【解析】腹部手术后开始给予流质饮食的依据是肛门排气后;肠蠕动恢复。

5. 【答案】ABCDE

【解析】腹部闭合性损伤时,提示有内脏损伤的是呕血、血便;剧痛,并有腹膜刺激征;肝浊音界缩小;移动性浊音;早期出现休克。

6. 【答案】ABC

7. 【答案】ADE

8. 【答案】ABCDE

9. 【答案】CE

【解析】胃溃疡压痛点位于剑突与脐间的正中线或略偏左,十二指肠溃疡表现为上腹部或剑突下烧灼痛或钝痛,阑尾炎压痛点通常位于麦氏点,即脐至右髂前上棘连线外1/3处。

10. 【答案】ABCDE

11.【答案】ABC
12.【答案】ABC
13.【答案】BC
【解析】无休克或容易纠正的一过性休克、超声检查或CT证实脾裂伤比较局限、表浅、无其他腹腔脏器合并伤者可以非手术治疗。

三、共用题干题
1.【答案】C
2.【答案】D
【解析】急腹症患者禁用吗啡止痛。
3.【答案】D
【解析】半卧位利于炎症局限，同时减轻腹肌紧张，减轻疼痛。
4.【答案】B
【解析】腹腔脏器损伤诊断性腹腔穿刺准确率可达90%以上。
5.【答案】B
【解析】腹腔穿刺抽出不凝血考虑实质性脏器破裂，患者撞伤右侧腹部考虑肝破裂。
6.【答案】C
7.【答案】D
8.【答案】B
9.【答案】B
10.【答案】A
11.【答案】E
12.【答案】A
13.【答案】A
【解析】腹腔穿刺抽出不凝血考虑实质性脏器破裂，肝为实质性脏器。
14.【答案】E
【解析】根据题干信息，考虑患者肝破裂，此时应给予禁食。
15.【答案】A

四、案例分析题
1.【答案】ACDE
2.【答案】ABDEF
【解析】闭合性腹部损伤常由撞击、打击、坠落、挤压、冲击等钝性暴力所致。
3.【答案】AE
【解析】诊断性腹腔穿刺的穿刺点通常选择脐和髂前上棘连线的中外1/3交界处或经脐水平线与腋前线相交处。
4.【答案】ABCE
【解析】腹部损伤未明确诊断前，禁用镇痛剂。
5.【答案】ABCDF
【解析】体液平衡的护理措施包括：补充足够的平衡盐溶液、电解质等，防止水、电解质紊乱，纠正酸碱平衡失调，维持有效的循环血量，使收缩压升至90mmHg以上，必要时监测中心静脉压变化以评估体液不足的程度。
6.【答案】CDE
【解析】查体示空腔脏器损伤体征，而非实质性脏器损伤体征。
7.【答案】B
【解析】压痛、反跳痛、肌紧张的腹膜刺激征明显提示腹腔内空腔脏器损伤。
8.【答案】ABDE
9.【答案】B
10.【答案】C
11.【答案】ACDEF
12.【答案】C
【解析】诊断性腹腔穿刺术和腹腔灌洗术诊断阳性率可高达90%以上，胃溃疡腹腔穿刺抽出含有食物残渣的液体。
13.【答案】ABCEF
14.【答案】D
15.【答案】ABCEF
【解析】腹部损伤诊断未明确前禁用止痛药
16.【答案】E
17.【答案】A

第二十三章　周围血管疾病患者的护理

一、单选题

1.【答案】A
【解析】血栓闭塞性脉管炎是一种四肢中、小动脉慢性闭塞性疾病，其病理变化为中、小动脉血管壁的节段性、非化脓性炎症伴动脉血管腔内血栓形成，管腔闭塞引起肢体远端缺血而产生疼痛。故本题选 A。

2.【答案】D
【解析】动脉闭塞性硬化症患者原则上给予易消化、高蛋白质、高维生素、低脂肪饮食，忌生冷、辛辣等刺激性、难消化饮食。故本题选 D。

3.【答案】C
【解析】椎-基底动脉系统血管闭塞常见症状为复视、构音障碍和吞咽困难、眩晕和共济失调，双侧黑矇或同向性偏盲，猝倒发作，运动感觉障碍。故本题选 D。

4.【答案】B
【解析】大隐静脉曲张手术后鼓励早期活动，术后 6 小时可鼓励患者下地行走，这样可通过小腿肌肉的舒缩运动，促进下肢静脉的回流。故本题选 B。

5.【答案】E
【解析】下肢静脉曲张患者翘二郎腿时压迫静脉，阻止静脉回流，不利于缓解静脉曲张，故本题选 E。

6.【答案】B
【解析】该患者发生了下肢动脉栓塞，不宜热敷、按摩，避免因为栓塞斑块脱落流入其他地方造成更深、更危险部位的堵塞，引起严重甚至致命后果。故本题选 B。

7.【答案】C
【解析】A、B 选项是第 1 阶段，轻微主诉期；C 选项是第 2 阶段，间歇性跛行期；D 选项是第 3 阶段，静息痛期；E 选项是第 4 阶段，组织坏死期。

8.【答案】D
【解析】桡动脉为上肢动脉，不是下肢的评估要点，D 选项错误，其他均是评估下肢动脉缺血的症状和体征。

9.【答案】B
【解析】烟可以使血管收缩，加重病情，下肢动脉硬化闭塞患者要严格戒烟，因此选项 B 错误。

10.【答案】C
【解析】典型的腹主动脉瘤是一个向侧面和前后搏动的膨胀性肿块，半数患者伴有血管杂音。少数患者有压迫症状，以上腹部饱胀不适为常见。

11.【答案】E
【解析】腹主动脉瘤常见的病因有动脉粥样硬化，其他少见病因包括动脉中层囊性变性、梅毒、先天性发育不良、创伤、感染、结缔组织病等。腹主动脉瘤的常见致病危险因素包括：吸烟、高血压、高龄、男性等。但不包括高血糖，因此选项 E 错误。

12.【答案】D
【解析】深静脉位于深筋膜深面，与同名动脉伴行，行程与同名动脉相同。浅静脉位于皮下浅筋膜内。又称皮下静脉。浅静脉不与动脉伴行，最后注入深静脉。大隐静脉属于浅静脉。

13.【答案】C
【解析】一般在 2mm 以下和大静脉干以及头颈部的静脉均无静脉瓣，腔静脉内无静脉瓣。

14.【答案】A
【解析】由于解剖因素影响，左髂总静脉

较长,且较倾斜,先位于同名动脉的内侧,继位于右髂总动脉的后方。由于右髂动脉的压迫,造成血液回流缓慢,进而形成血栓,选A。

15.【答案】C

【解析】颈动脉体瘤发生于颈总动脉分叉部位的颈动脉体,周围有喉上、喉返神经等,手术剥离颈动脉体瘤时易损伤神经,故选C。

16.【答案】A

【解析】动脉粥样硬化是导致中、老年患者颈动脉狭窄最常见的病因。患者常常伴有高血压、糖尿病、高脂血症、肥胖、吸烟等其他易导致心脑血管损害的危险因素。

17.【答案】A

【解析】选项A为抗血小板药物,B、E为抗凝药,C、D为扩张血管药物。

二、多选题

1.【答案】ADE

【解析】血栓发生的14天之内为急性期,容易脱落,急性期间按摩下肢及下地活动易发生血栓脱落;患肢热敷,扩张血管易造成血栓脱落,因此选A、D、E。

2.【答案】ABCD

【解析】本病是由于小动脉痉挛和血栓形成造成闭塞,致使局部缺血。男性多见,以吸烟者为多,好发于中小动脉。故A、B、C、D正确。

3.【答案】ABD

【解析】静脉曲张多由于浅静脉瓣膜关闭不全导致的浅静脉血反流,增加下肢静脉压力引起。其次,先天性的静脉壁薄弱也是重要原因,患者常合并有周身或局限性的静脉壁缺陷,在静脉压力增加的情况下,便产生静脉的迂曲、扩张。

4.【答案】BCD

【解析】Perthes试验又称深静脉通畅试验,是识别下肢深静脉是否通畅的体征识别方法,尤其是下肢静脉曲张是否可以手术的重要体征;Pratt试验又称交通支瓣膜功能试验,Trendelenburg试验又称大隐静脉瓣膜功能试验,都是静脉曲张的特殊检查。

5.【答案】CDE

【解析】头低脚高位易造成下肢供血不足,加重病情,故C错误;热水袋易造成下肢烫伤,且温度升高造成代谢率增高,加重缺氧,故D错误;血栓闭塞性脉管炎患者下肢皮肤敏感度降低,用足趾试水温易造成烫伤,故E错误。

6.【答案】BC

【解析】皮肤颜色发紫和温度降低均为动脉缺血的表现,应考虑重建部位血管痉挛或继发性血栓形成。

7.【答案】AC

【解析】深静脉血栓保守治疗期间应卧床休息10~14天(急性期),禁止下地活动、按摩下肢和使用足底静脉泵,以免血栓脱落,故选项A正确,B、D错误;患肢抬高有助于静脉回流,减轻肿胀,故C正确;高脂使血脂增高,会促进血栓形成,应进食低盐低脂饮食,故E错误。

8.【答案】AE

【解析】静息痛为营养障碍期,不属于局部缺血期症状,故选项A错;坏死扩延至踝关节或小腿(手部超过腕关节)是坏死期3级,故选项E错。

9.【答案】AE

【解析】血管源性动脉栓塞一般是动脉瘤或人工血管腔内的血栓脱落、动脉粥样硬化斑块、胆固醇栓子;心源性动脉栓塞约90%的栓子来源于心脏,心房颤动与栓塞关系密切,房颤造成的栓塞,大部分来源于左心房附壁血栓。

10.【答案】BC

【解析】下肢静脉曲张可以引起活动无耐力,与下肢静脉回流障碍有关;皮肤完整性受损,与皮肤营养障碍、慢性溃疡有关。

11.【答案】AD

【解析】大隐静脉曲张术中损伤血管,易形成下肢深静脉血栓;曲张静脉如不加以保护,突出静脉容易破裂出血。

12.【答案】BCD

【解析】下肢静脉曲张形成的主要原因是由于先天性血管壁膜比较薄弱或长时间维持相同姿势很少改变,血液集聚在下肢,在日积月累的情况下破坏静脉瓣膜而产生静脉压过高,使血管突出皮肤表面的症状。血液集聚在下肢，患者会感到腹部酸胀乏力、久站时血液回流不佳，造成足部浮肿，静脉压增高造成下肢静脉隆起，突出表面。

13. 【答案】ACDE

【解析】选项B属于局部缺血期。

14. 【答案】ABCDE

15. 【答案】ABE

【解析】血栓闭塞性脉管炎是慢性血管疾病，多见于下肢，C、D错。

16. 【答案】ABCD

【解析】疼痛是血栓闭塞性脉管炎患者最痛苦的症状，当患者有溃疡、坏疽或并发感染时，疼痛更为剧烈，可适当给予止痛剂，A正确；绝对禁烟，消除烟碱对血管的收缩作用，B正确；患肢锻炼：患者取平卧位，抬高患肢约45°，保持2～3分钟，然后将患肢沿床边下垂3～5分钟，再放平患肢2～3分钟，同时进行踝部和足趾的活动，每日锻炼数次，每次5～6回，以便更好地恢复患肢机能，C正确；肢端坏疽应保持干燥，以免创面继发细菌感染，D正确；禁止用热水袋加温，以免加快组织代谢，加重缺血症状，E错误。

17. 【答案】BDE

【解析】血栓闭塞性脉管炎的临床分期如下：第Ⅰ期（局部缺血期）：患肢麻木、发凉、怕冷、间歇性跛行，休息后缓解，足背动脉搏动减弱。第Ⅱ期（营养障碍期）：除上述症状加剧外，疼痛转为持续性静息痛，夜间更剧。足背皮肤、趾（指）及小腿肌肉营养障碍，足背动脉搏动消失。第Ⅲ期（坏疽期）：患肢趾（指）端发黑、干瘪、干性坏疽、溃疡形成，继发感染时变为湿性坏疽。

18. 【答案】ADE

【解析】动脉硬化性闭塞症患者要严禁吸烟，防止患肢受冷、受潮，注意保暖，预防感冒和创伤，不用热水袋暖脚和热水泡脚，防止下肢缺血症状加重。故本题选A、D、E。

19. 【答案】ABCE

【解析】介入开通下肢血管后，会引起血液再灌注损伤，A正确；造影剂会增加肾功能损害，造成急性肾功能损害，B正确；动脉止血不良，会造成伤口渗血渗液，甚至假性动脉瘤，C、E正确；介入手术不会导致腹胀，D错误。

20. 【答案】BCDE

【解析】流行病学调查显示吸烟、糖尿病、高脂血症、高血压病、高同型半胱氨酸血症、高凝状态、血液黏着性增高及高龄等均是下肢动脉硬化性闭塞症的危险因素。

21. 【答案】ABC

【解析】下肢动脉硬化闭塞症患者应穿宽松的裤袜，以免影响血液循环、刺激皮肤，A错；皮肤瘙痒时，不可抓挠，以免皮肤破损难以愈合，B错；下肢不可热敷，热敷会增强组织耗氧，加重缺血，C错；不宜盘腿坐，以免影响血液循环，D正确；下肢保暖可用棉被，但尽量不接触伤口，以免加重疼痛，E正确。

22. 【答案】ACD

【解析】低分子肝素为药物预防，多饮水为一般预防，A、C、D均为机械预防。

23. 【答案】ABCDE

【解析】腹主动脉瘤患者，要绝对卧床休息，避免剧烈活动，以免动脉瘤破裂；同时要避免咳嗽、用力排便等增加腹压的活动，以免促使动脉瘤破裂；监测血压变化，避免血压增高，对动脉瘤压力增大造成动脉瘤破裂；遵医嘱给予镇痛，避免疼痛刺激血压增高，引起动脉瘤破裂。A、B、C、D、E正确。

24. 【答案】BCDE

【解析】腹主动脉瘤腹壁血栓如果不慎脱落，顺血流流向肢体远端造成堵塞，会引起远端血管闭塞，因此术后要观察足背动脉搏动、温度、感觉和运动，B、C、D、E正确；股动脉较粗，腹壁血栓不会堵塞在股动脉处，A不选。

25. 【答案】ACDE

【解析】腹主动脉瘤评估有无血压增高，高血压易引起动脉瘤破裂，A正确；腹主动脉瘤易有腹壁血栓，血栓脱落易造成远端肢体动脉闭塞，C正确；腹主动脉瘤压迫胃肠道，引起肠梗阻及坏死时，会出现黑便、呕血、腹痛及肠鸣音消失；腹主动脉瘤引起下肢血液循环障碍时，需要观察下肢血液循环、肢体感觉、运动及静脉充盈情况。

26. 【答案】ACDE

【解析】动脉瘤压迫神经会造成肢体麻木、放射性痛、运动功能失常；压迫静脉会造成远端肢体肿胀，搏动性肿块是本身症状，不是压迫症状，故不选。

27. 【答案】AE

【解析】下肢 DVT 患者禁止按摩患肢，A 不选；静脉滤器植入术是防止肺栓塞的手术，E 不选；B、C、D 均为治疗下肢 DVT 的手术。

28. 【答案】BDE

【解析】后期血栓吸收机化，常遗留静脉机能不全，出现浅静脉曲张、色素沉着、溃疡、肿胀等，称为深静脉血栓形成后综合征，C 错，E 正确。DVT 表现为凹陷性水肿，A 错误；小静脉丛 DVT 者，体积小，不会阻塞主要肺动脉，因此不易发生致命性肺动脉栓塞，B 正确；DVT 分为中央型和周围型，腘静脉以上为中央型，腘静脉以下为周围型，D 正确。

29. 【答案】ABCE

【解析】A、B 都是静脉曲张的直接原因，均正确；长期站立或久坐不动容易导致静脉血流瘀滞，导致静脉压增大，C 正确；女性往往比男性更容易患此病，D 错误；E 正确。

30. 【答案】ABCDE

【解析】A 为保守治疗方法，可促进下肢静脉回流，减轻症状；B 采用化学性方法闭合曲张静脉；D、E 采用物理方法利用热能来闭合曲张的静脉，达到治疗效果；C 为传统手术方式剥除曲张的静脉。

三、共用题干题

1. 【答案】B

【解析】血栓闭塞性脉管炎多见于青壮年，与吸烟、寒冷、潮湿、外伤等关系密切，好发于下肢。患肢呈现一时性或持续性苍白、发绀；有灼热及刺痛，病肢下垂时皮色变红，上举时变白，继之足趾麻木、小腿肌肉疼痛，行走时激发，休息时消失；小腿部常发生浅表性静脉炎和水肿。检查时发现足背动脉搏动减弱或消失。根据该患者表现，应诊断为血栓闭塞性脉管炎。故本题选 B。

2. 【答案】D

【解析】营养障碍期：症状加重，间歇性跛行明显，疼痛转为持续性静息痛，夜间剧烈。检查患肢皮温显著降低，色泽苍白，或出现紫斑、潮红，小腿肌萎缩，足背或胫后动脉搏动消失。此期动脉已处于闭塞状态，以器质变化为主，掺杂一些功能性因素，肢体依靠侧支循环保持存活，腰交感神经阻滞后仍可出现皮温增高。故本题选 D。

3. 【答案】E

【解析】目前患者已经到静息痛的程度，所以疼痛是他的主要护理问题。

4. 【答案】C

【解析】戒烟是血栓闭塞性脉管炎的治疗关键。本病的预后很大程度上决定于患者是否戒烟。其他治疗措施能否取得疗效也与是否戒烟密切相关。故本题选 C。

5. 【答案】C

【解析】血栓闭塞性脉管炎是慢性复发性中、小动脉和静脉的节段性炎症性疾病，下肢多见，表现为患肢缺血、疼痛（静息痛，夜间尤为剧烈）、间歇性跛行、足背动脉搏动减弱或消失和游走性表浅静脉炎，严重者有肢端溃疡和坏死。故本题选 C。

6. 【答案】D

【解析】勃格运动训练方法能有效预防或减轻膝关节以上骨折及软组织挫伤患者下床活动的患肢的症状，特别是足踝部重新出现肿胀、疼痛、发绀症状，促进患肢功能早日康复。故本题选 D。

7. 【答案】C

【解析】下肢静脉曲张在站立时具有明显的特征，加之患者职业的特殊性，需要长时间站立。故本题选 C。

8. 【答案】E

【解析】静脉壁的弹性发育较差和静脉血管内过高的压力是导致静脉曲张的直接原因。另外一些危险因素会增加罹患静脉曲张的机会，如静脉曲张家族史、长期腹压高、体重超重、孕妇、长期站立或久坐不动、不爱运动、吸烟、患有深静脉血栓。该患者职业要求站立时间长。故本题选 E。

9. 【答案】D

【解析】该患者应保持良好的坐姿，坐时避免双膝交叉过久，避免久站和肥胖，保持大便通畅。故本题选 D。

10. 【答案】D

【解析】深静脉通畅试验阴性表明深静脉通畅，手术治疗的经典方法是大隐静脉高位结扎（该处为最主要的反流点）、主干抽剥+曲张分支静脉剥脱。故本题选 D。

11. 【答案】B

【解析】目前该患者最主要的护理诊断为活动无耐力：与下肢静脉曲张致血液瘀滞有关。故本题选 B。

12. 【答案】E

【解析】术后应严密观察足背动脉搏动，避免绷带包扎过紧，影响动脉血供。故本题选 E。

13. 【答案】B

【解析】深静脉回流试验，也叫波氏试验，是为了鉴别下肢静脉曲张的性质所做的静脉瓣膜功能试验。波氏试验是检查深静脉是否通畅的方法。故本题选 B。

14. 【答案】E

【解析】下肢静脉曲张患者手术备皮范围包括患侧腹股沟区手术范围及患侧整个下肢至足趾。故本题选 E。

15. 【答案】D

【解析】静脉曲张手术后应尽早下床活动。通常下肢静脉曲张手术都在连续硬膜外麻醉（一种椎管内麻醉）下完成，麻醉要求手术后卧床 4~6 小时。下肢静脉曲张手术后返回病房 6 小时后就可以开始下地活动。故本题选 D。

16. 【答案】D

【解析】妊娠时腹腔压力增加，下肢静脉回流障碍，形成静脉曲张，其他几项也是静脉曲张原因，但题干未提及。

17. 【答案】D

【解析】静脉隆起，扩张迂曲，皮肤出现营养改变，如色素沉着，属于 4 级表现。

18. 【答案】B

【解析】皮肤瘙痒时不要用手抓挠，以免静脉破裂出血。

19. 【答案】A

【解析】皮肤完整性受损，与静脉曲张皮肤营养状态改变、色素沉着有关。

20. 【答案】C

【解析】穿弹力袜最佳时间是早上起床之时，此时腿部血管处于启动最大功能之时，肿胀还没有发生。

四、案例分析题

1. 【答案】BCD

【解析】患者为下肢缺血性病变，因此有外周组织灌注无效；剧烈疼痛，与下肢缺血病变有关；活动无耐力，与患者下肢疼痛不能行走有关。

2. 【答案】CE

【解析】患者目前不能行走，行走和热敷会增加耗氧量，加重病情，A、D 错误；目前尚有其他方式可治疗，指导截肢会给患者造成心理负担，B 错误。吸烟易造成血管痉挛，加重病情，因此要绝对禁烟，C 正确；患肢缺血状态下，皮肤损伤不易愈合，造成感染，因此应避免皮肤损伤，E 正确；抬高患肢会加重缺血，F 错误。

3. 【答案】ABCD

【解析】血管造影术后，为避免穿刺处出血，应卧床休息制动，故 A、B 正确；吸烟会加重血管痉挛，加重缺血，故 C 正确；术后应遵医嘱服用抗血小板药物，避免血栓，D 正确；造影术后为避免造影剂肾病，应多喝水促进造影剂排出，故 E 错误，应根据疼痛强度服用止痛药，以免疼痛引起心率、血压增高，加重病情，F 错误。

4. 【答案】CE

【解析】术后为加强血管侧支循环，应适当行走锻炼；抗血小板药物应遵医嘱按时服用，不可擅自停药，故 C、E 错误。

5. 【答案】B

【解析】根据患者症状，长时间站立后小腿部可见迂回的静脉团、酸胀，可确定为下肢静脉曲张，因此选 B。

6. 【答案】CD

【解析】患者为餐厅服务员，站立行走时间长，下肢静脉压力增加，造成下肢静脉曲张，因此选 C、D。

7. 【答案】ACDE

【解析】长时间站立，下肢静脉压力增高是下肢静脉曲张的重要原因，因此注意休息，适量活动，A 正确；穿紧身衣裤使静脉回流受阻，加重静脉曲张，B 错误；抬高下肢有助于静脉回流，降低静脉压，C 正确；弹力袜的梯度压力可促使静脉回流，减轻静脉曲张症状，D 正确；吸烟是静脉曲张的危险因素，戒烟有助于缓解症状，E 正确，热水泡脚扩张血管，加重病情，F 错误。

8. 【答案】AE

【解析】抬高下肢时，可促进下肢静脉血回流心脏，减轻肿胀症状，故 A、E 正确。

9. 【答案】ACD

【解析】术后卧床导致血流缓慢，血管手术造成血管损伤，手术应激反应造成血液高凝状态，这些均为深静脉血栓的高危因素，因此选 A、C、D。

10. 【答案】E

【解析】骨科手术后血液呈高凝状态、血管损伤、活动减少导致血流缓慢等均是血栓高危因素，结合同时出现的下肢肿胀、疼痛、颜色苍白等症状，判断患者发生了下肢深静脉血栓。

11. 【答案】CDF

【解析】深静脉血栓形成三因素：骨折后应激状态血液高凝、手术中血管损伤、术后活动减少导致血流缓慢，故 C、D、F 正确，A、B 是下肢静脉曲张的原因。

12. 【答案】D

【解析】患者有深静脉血栓，同时突然出现胸痛、呼吸困难、咯血、烦躁等肺栓塞症状，考虑患者出现肺栓塞。

13. 【答案】BC

【解析】肺动脉阻塞的情况下，肺动脉高压，若静脉血回流增加会加重右心负担，加重病情，故 D 错误。

14. 【答案】B

【解析】人体的下肢静脉系统主要有两个，浅静脉和深静脉，它们之间相互借交通支相通。在做大隐静脉曲张的手术时必须确定两静脉之间是否通畅。通畅为阳性，可以手术；不通畅为阴性，不能手术。

15. 【答案】ACDEF

【解析】术后需要早期下床，预防下肢深静脉血栓。

16. 【答案】D

【解析】根据患者的高危因素和临床表现，判断患者可能为血栓闭塞性脉管炎。

17. 【答案】DF

【解析】头低脚高可加重下肢缺血，加重病情，故 D 错误；热水泡脚会加快组织代谢，加重缺血缺氧，故 F 错误。

18. 【答案】ABCE

【解析】A、B、C、E 均为血栓闭塞性脉管炎的病因，血栓闭塞性脉管炎与先天因素、病毒感染无相关性。

19. 【答案】ABF

【解析】选项 C 为坏疽期临床表现，D、E 为营养障碍期临床表现。

20. 【答案】C

【解析】①局部缺血期，患肢动脉狭窄，侧支循环代偿。②营养障碍期，动脉严重狭窄，侧支循环失代偿。③组织坏死期，患处动脉完全闭塞。

21. 【答案】BCEF

【解析】应戒烟而不是少吸烟，A 错误；坚持变换姿势、做勃格运动，有利于促进侧支循环，B、C 正确，D 错误；选项 E、F 可减轻患者症状、减缓疾病进展。

22. 【答案】E

【解析】患者骨科术后，长时间卧床，均是深静脉血栓高危因素，结合患者的症状，判断患者可能发生了下肢深静脉血栓。

23. 【答案】E

【解析】深静脉发生的原因为长期卧床导致血流缓慢，骨科手术导致血管损伤。

24. 【答案】ACDE

【解析】抬高患肢促进静脉回流，减轻肿胀，选 A；患肢制动，避免血栓脱落，选 C；硫酸镁湿敷消肿，选 D；禁止患肢输液，避免损伤血管，选 E；深静脉血栓禁止按摩及足底静脉泵，避免血栓脱落。

25. 【答案】B

【解析】根据患者症状及B超结果，判断患者为下肢动脉硬化闭塞症。

26. 【答案】B

27. 【答案】BDF

【解析】患者喜高脂饮食，会促进动脉硬化进程，因此指导患者低盐低脂饮食，A正确；目前尚有其他方式可治疗，指导截肢会给患者造成心理负担，B错误；吸烟易造成血管痉挛，加重病情，因此要绝对禁烟，C正确；热敷会增加耗氧量，加重病情，D错误；患肢缺血状态下，皮肤损伤不易愈合，造成感染，因此应避免皮肤损伤，E正确；抬高患肢会加重缺血，F错误。

28. 【答案】C

【解析】根据患者动脉栓塞病史、房颤病史及临床表现，考虑为房颤血栓形成脱落阻塞下肢动脉造成动脉栓塞。

29. 【答案】E

30. 【答案】BCDEF

【解析】房颤易形成血栓，血栓脱落后沿动脉走行，堵塞远端动脉。

31. 【答案】F

【解析】据患者临床症状及B超结果，可提示下肢深静脉血栓形成。

32. 【答案】C

【解析】周围型指小腿肌肉静脉丛血栓形成，中央型是指髂总静脉至股静脉段血栓形成，另外此两型均可因血栓向上下扩展而形成整个下肢深静脉血栓，为混合型。选项D、E、F不是深静脉血栓的分型。

33. 【答案】BF

【解析】深静脉血栓禁止按摩及足底静脉泵，避免血栓脱落。

34. 【答案】AB

【解析】下肢深静脉血栓的特征性症状和体征是疼痛和下肢肿胀。

35. 【答案】BE

【解析】D-二聚体主要反映纤维蛋白溶解功能。只要机体血管内有活化的血栓形成及纤维溶解活动，D-二聚体就会升高，D-二聚体阴性一般可排除下肢深静脉血栓，D-二聚体阳性者，需要进一步做影像学检查；超声波检查对检查髂股静脉血栓形成最有价值。

36. 【答案】ACDE

【解析】血液高凝状态、血液淤滞、血管损伤是形成血栓的三要素，术后制动造成血流瘀滞，手术止血带的应用导致血流瘀滞；术中造成血管损伤；应激和手术导致高凝状态，这些都是血栓形成的诱因。

37. 【答案】BCEF

【解析】下肢DVT患者，应患肢制动，避免血栓脱落；采用华法林、肝素或低分子肝素抗凝，减少血栓形成，预防肺栓塞；放置下腔静脉滤器，防止血栓脱落后进入肺动脉；不可以进行压力治疗，以免加压时血栓脱落造成肺栓塞。

38. 【答案】ACDE

【解析】疼痛，与静脉回流障碍和手术创伤有关；自理缺陷，与急性期需绝对卧床有关；出血，与抗凝药使用有关；栓塞，与血栓脱落造成肺栓塞有关，选A、C、D、E。

39. 【答案】BCDEF

【解析】口服避孕药是血栓形成高危因素，因停止口服避孕药；血栓术后穿弹力袜，进行压力治疗，避免形成血栓后综合征；给予患者口服抗凝药使用宣教；指导患者预防血栓后综合征的注意事项；定期门诊复查血栓溶解情况和下肢静脉情况。选B、C、D、E、F。

第二十四章 泌尿外科疾病患者的护理

第一节 泌尿系统损伤患者的护理

一、单选题

1. 【答案】A
2. 【答案】D
3. 【答案】A

【解析】前尿道损伤多发生于球部,后尿道损伤多发生于膜部。

4. 【答案】B
5. 【答案】A

【解析】对尿道损伤者应先试插尿管排尿,并保留尿管4周。尿道损伤无法插入导尿管,膀胱胀满者应行膀胱穿刺造瘘术。

6. 【答案】E

【解析】非手术治疗期间,症状无缓解或进行性加重需考虑手术治疗。

7. 【答案】E

【解析】肾损伤多见于青壮年男性。

8. 【答案】B
9. 【答案】E

【解析】不能用暴力推进,以防后尿道破裂。

10. 【答案】A

【解析】肾挫伤或轻度撕裂伤,可非手术治疗。

11. 【答案】B

【解析】肾损伤非手术治疗时严格限制活动至少2周。

12. 【答案】E

【解析】肾挫伤或肾部分裂伤可引起明显肉眼血尿;而肾血管断裂、输尿管断裂或血块堵塞输尿管,可能仅表现为镜下血尿,甚至无血尿。

13. 【答案】A

【解析】肾挫裂伤早期的最佳治疗方法为卧床休息2~4周。

14. 【答案】E
15. 【答案】C

【解析】肾损伤最常见的症状是血尿,但血尿严重程度与损伤程度并不一致。

16. 【答案】A
17. 【答案】B
18. 【答案】D
19. 【答案】D

【解析】尿道损伤是泌尿系统最常见的损伤,多见于男性青壮年。

20. 【答案】A

【解析】肾损伤的临床表现包括:休克,血尿,疼痛,腰腹部肿块,发热。

21. 【答案】E

【解析】B超、CT可了解肾损伤的部位和程度,有无包膜下和肾周血肿及其他器官损伤,对侧肾情况。排泄性尿路造影可评价肾损伤的范围、程度及对侧肾功能。

22. 【答案】C

【解析】血尿是临床症状;肾损伤的护理诊断包括疼痛,焦虑,组织灌流量改变,潜在并发症休克、感染。

23. 【答案】B

【解析】肾部分切除术、肾修补术、肾周引流术后需绝对卧床休息2~4周。

24. 【答案】E

【解析】肾损伤手术后,嘱患者每天应饮水2500~3000ml。

25. 【答案】B

【解析】急性尿潴留患者禁止用力排尿。

26.【答案】C

【解析】尿道损伤患者术后要多饮水，保持尿量24小时>2000ml，达到冲洗作用。

27.【答案】E

【解析】后尿道损伤时，尿外渗漏的范围是尿液沿前列腺尖处外渗至耻骨后间隙和膀胱周围。

28.【答案】C

【解析】尿道损伤患者尿道狭窄的发生率较高，需要定期进行尿道扩张，以避免尿道狭窄。

29.【答案】A

【解析】肾挫伤或肾部分裂伤可引起明显肉眼血尿；而肾血管断裂、输尿管断裂或血块堵塞输尿管，可能仅表现为镜下血尿，甚至无血尿。

30.【答案】A

【解析】血尿出现在排尿的初始阶段，提示病变部位出现在尿道。

31.【答案】A

【解析】骑跨伤容易引起前尿道损伤，多损伤球部。

32.【答案】A

33.【答案】C

【解析】鼓励患者多饮水，增加尿量，起到内冲洗作用。

34.【答案】E

【解析】肾损伤患者禁止推拿按摩。

35.【答案】B

【解析】骑跨伤容易引起前尿道损伤，多损伤球部。

36.【答案】D

【解析】前尿道包括球部和阴茎体部，后尿道包括前列腺部和膜部。

37.【答案】E

【解析】根据题干信息，患者主要考虑休克征象、活动性出血、疼痛的部位及程度、肿块范围的大小变化。

38.【答案】D

39.【答案】B

【解析】肾挫伤保守治疗需绝对卧床2~4周，待病情平稳，血尿消失后才能起床活动，过早活动可能再度引起出血，加重肾脏损伤。

二、多选题

1.【答案】ACDE

【解析】严重肾裂伤、肾碎裂、肾蒂损伤及肾开放性损伤者，应尽早施行手术。

2.【答案】ABCD

3.【答案】ACD

【解析】肾挫伤的病理变化是肾包膜完好，肾实质轻微受损，包膜下血肿。

4.【答案】ABD

【解析】尿道损伤的病理类型包括尿道挫伤，尿道裂伤，尿道断裂（尿道球部断裂主要表现为尿外渗，尿道膜部断裂主要表现为出血）；肾损伤的病理类型包括肾挫伤，肾部分裂伤，肾全层裂伤，肾蒂损伤。

三、共用题干题

1.【答案】B

2.【答案】A

【解析】肾挫伤保守治疗需绝对卧床2~4周，待病情平稳，血尿消失后才能起床活动，过早活动可能再度引起出血，加重肾脏损伤。

3.【答案】E

【解析】肾挫伤保守治疗需绝对卧床2~4周，待病情平稳，血尿消失后才能起床活动，肾损伤后需经4~6周才趋于愈合，过早活动可能再度引起出血，加重肾脏损伤。

4.【答案】A

【解析】本题根据题意，患者应首先进行抗休克治疗。

5.【答案】E

【解析】肾损伤患者入院时尽快建立输液通道，并给予镇静止痛，绝对卧床休息，对休克者迅速抢救，同时确定有无其他脏器损伤，做好手术探查准备。

6.【答案】B

7.【答案】E

【解析】肾挫裂伤，应绝对卧床休息4~6周，有利于预防肾再度出血，有利于肾组织趋于愈合。过早活动易使血管内凝血块脱落，发生继发性出血。血尿停止，肿块消失后才允许病人下床活动。恢复后2~3个月不宜从事体力劳动，不宜做剧烈运动。5年内定期进行尿液及肾功能的检查。

8.【答案】D

【解析】肾挫伤，能及时反映肾出血情况的是尿量、尿色。辅助检查中诊断肾损伤的重要依据是尿液检查（血尿）。血液检查发现，血红蛋白与血细胞比容持续降低，表明有活动性出血；白细胞计数增多，提示有感染。

9.【答案】C

【解析】肾损伤患者入院时尽快建立输液通道，并给予镇静止痛，绝对卧床休息，对休克者迅速抢救，同时确定有无其他脏器损伤，做好手术探查准备。

10.【答案】C

【解析】生命体征作为判断休克的简单依据。

11.【答案】D

四、案例分析题

1.【答案】EF

【解析】肾挫伤，能及时反映肾出血情况的是尿量、尿色。

2.【答案】E

【解析】辅助检查中诊断肾损伤的重要依据是尿液检查（血尿）。

3.【答案】C

【解析】血液检查发现，血红蛋白与血细胞比容持续降低，表明有活动性出血。

4.【答案】B

【解析】白细胞计数增多，提示有感染。

5.【答案】ABCE

第二节 尿石症患者的护理

一、单选题

1.【答案】C

【解析】为了便于结石排出，成人需要保持每日尿量在3000ml以上。

2.【答案】A

【解析】上尿路结石包括肾、输尿管结石，下尿路结石包括膀胱结石、尿道结石；贫困国家或地区的人群中，以下尿路结石为多见。

3.【答案】D

4.【答案】A

5.【答案】D

6.【答案】B

7.【答案】A

8.【答案】E

9.【答案】E

【解析】尿路结石水化疗法：每日饮水2500～3000ml，保持每日尿量在2000ml以上。大量饮水配合适当的运动有利于小结石的排出，有助于稀释尿液、减少晶体沉积、起到内冲洗的作用，可延缓结石的增长和手术后结石的复发。

10.【答案】E

【解析】肾、输尿管结石常见血尿多为镜下血尿。

11.【答案】B

12.【答案】A

【解析】患者出现尿频、尿急、终末血尿，排尿突然中断，变换体位又能继续排尿，多见于膀胱结石。膀胱结石的典型症状是排尿困难，尿流中断，改变体位又可排尿。

13.【答案】D

【解析】老年人出现急性尿潴留，首先考虑为前列腺肥大。

14.【答案】B

【解析】痛风患者、使用抗结核药物和抗肿瘤药物者的尿酸排出增加。

15.【答案】A

【解析】易引起草酸盐结石的饮食是菠菜、番茄、芦笋，内源性合成草酸或肠道吸收草酸增加引起高草酸尿症。

16.【答案】B

【解析】肾和输尿管结石的血尿是疼痛后出现的全血尿，疼痛程度取决于结石大小和位置。

17.【答案】C

【解析】目前治疗肾和输尿管结石最理想、最常用的方法是体外冲击波碎石术，最适宜于直径<2.5cm的结石，两次治疗间隔时间超过7天。

18.【答案】C

19.【答案】A

【解析】临床常用于治疗尿酸结石的药物

是枸橼酸氢钾钠、碳酸氢钠。

20. 【答案】B

【解析】泌尿系排石疗法中，最重要的护理是多饮水（水化疗法），适当运动。

21. 【答案】E

【解析】体外冲击波碎石术前的护理措施：应嘱患者术前三天禁豆、奶等食品；患者碎石时勿移动体位；患者术前晚服用缓泻剂；术日晨禁食。

22. 【答案】B

【解析】泌尿系统碎石术后遵医嘱应用抗生素。

23. 【答案】B

【解析】肾实质切开取石，术后卧床时间为14天。

24. 【答案】C

25. 【答案】E

【解析】根据题干信息，患者可能患有良性前列腺增生，故选E。

26. 【答案】E

27. 【答案】A

【解析】患者发生肾绞痛应解痉镇痛治疗。

28. 【答案】B

【解析】通常用直肠指诊检查前列腺情况。

29. 【答案】D

30. 【答案】B

【解析】上尿路结石血尿多为镜下血尿。

31. 【答案】A

【解析】上尿路结石血尿多为镜下血尿。

32. 【答案】D

【解析】体外冲击波碎石术后会出现血尿、绞痛、发热、恶心、呕吐、皮肤损伤、咯血、"石街"形成。

33. 【答案】C

二、多选题

1. 【答案】DE

【解析】上尿路结石患者需要大量饮水，以增加尿量、稀释尿液，成人保持每日尿量多于2000ml，尤其是睡前、夜间饮水效果更好。

2. 【答案】ABCE

【解析】尿路结石按部位可分为上尿路结石和下尿路结石，按病因分为代谢性结石、感染性结石、药物性结石和特发性结石，按结晶成分可分为含钙结石与不含钙结石。

3. 【答案】ABDE

【解析】肾和输尿管结石的治疗方法包括：非手术治疗，适用于结石<0.6cm，包括镇痛：肾绞痛发作时，通过单独或联合应用药物，如注射阿托品、哌替啶、钙离子阻滞剂、黄体酮等，缓解肾绞痛；大量饮水，控制感染，调节尿pH值；饮食调节；中西医结合疗法，应用影响代谢的药物：别嘌醇可降低血和尿的尿酸含量。体外冲击波碎石最适宜于直径<2.5cm的结石。手术治疗包括非开放手术（输尿管肾镜取石或碎石术，经皮肾镜取石或碎石术）、开放手术。

4. 【答案】ABC

5. 【答案】ABCD

【解析】常用镇痛药物包括非甾体镇痛抗炎药，如双氯芬酸、吲哚美辛；阿片类镇痛药，如哌替啶、曲马朵，解痉药物主要有阿托品、黄体酮、钙离子通道阻滞剂。

6. 【答案】CDE

【解析】尿中形成结石晶体的盐类呈超饱和状态、尿中抑制晶体形成物质不足和核基质的存在是形成结石的主要因素。

7. 【答案】ABCDE

【解析】结石成分有草酸钙、磷酸钙和磷酸镁铵、尿酸、胱氨酸。

三、共用题干题

1. 【答案】E

2. 【答案】B

【解析】肾和输尿管结石首选的检查方法是尿路平片。

3. 【答案】D

【解析】肾盂造瘘管留置时间至少为2周。肾盂造瘘管，如果冲洗，每次5ml左右。拔管前做肾盂造影，拔管前1天应夹管观察，拔管后向健侧卧位。术后至少卧床2周。

4. 【答案】C

5. 【答案】E

6. 【答案】D

四、案例分析题

1. 【答案】B

2. 【答案】A

3. 【答案】B

4. 【答案】E

【解析】逆行肾盂造影用于其他方法不能确诊时，可发现X线不显影的结石，明确结石位置及双肾功能情况。泌尿系统X线平片，90%以上的结石能在正侧位平片中发现。排泄性尿路造影显示结石所致的尿路形态和肾功能改变、有无结石形成的局部因素，在X线平片不被显示的尿酸结石表现为充盈缺损。B型超声检查，除了能发现X线平片不能显示的小结石和透X线结石，还能显示肾结构改变和肾积水情况。肾图，能判断泌尿系梗阻程度及双侧肾功能。

5. 【答案】ABCEF

6. 【答案】A

7. 【答案】A

【解析】上尿路结石患者需要大量饮水，以增加尿量稀释尿液，成人保持每日尿量多于2000ml，尤其是睡前、夜间饮水效果更好。

第三节 泌尿系统结核患者的护理

一、单选题

1. 【答案】B

【解析】肾结核行病灶清除或部分切除术前，需应用抗结核药物治疗的时间是3~6个月。术后继续抗结核化疗6个月以上以防结核复发。

2. 【答案】B

【解析】肾结核病灶在肾，症状在膀胱，尿频是肾结核患者最早出现的症状，血尿是重要症状，为终末血尿，是由于结核性炎症及溃疡的膀胱排尿终末时收缩引发。

3. 【答案】E

【解析】脓尿患者一般抗感染治疗无效，普通培养无细菌生长，首先考虑泌尿系结核，脓尿是肾结核的常见症状。

4. 【答案】D

【解析】肾结核的药物治疗必须遵循早期、联合、足量、全程、规律用药。主张用短程化疗，即口服三种药物6个月疗法。药物治疗如无效果，必须行手术治疗。肾切除手术前服用抗结核药至少2周，肾部分切除术前抗结核药物治疗至少4周，术后继续服药6~9个月。

5. 【答案】B

【解析】尿沉渣涂片做抗酸染色，50%~70%的肾结核病例可找到结核分枝杆菌，以清晨第1次尿液检查阳性率最高，至少连续检查3次。尿结核分枝杆菌培养对肾结核诊断有决定性意义，阳性率高达90%，但费时较长，需4~8周。

6. 【答案】C

【解析】肾结核术后取健侧卧位，避免过早下床，肾切除术后需卧床3~5天，部分肾脏切除手术的患者需卧床1~2周。

7. 【答案】D

【解析】病理改变主要在肾、临床表现是膀胱，是肾结核的特有现象。

8. 【答案】E

【解析】肾结核是全身性疾病，在治疗过程中必须重视全身治疗，应劳逸适度，进食高蛋白、高热量、高维生素饮食，忌食肥腻、辛辣刺激性及过热食物，忌偏食、暴食，有条件者可少量多餐。

9. 【答案】B

【解析】肾结核术后应卧床休息1周，每个月检查尿常规、尿结核分枝杆菌、血沉，连续半年尿中无结核分枝杆菌，称为稳定阴转，5年不复发可认为治愈。但如果有明显膀胱结核或伴有其他器官结核，随诊时间延长10~20年或更长。

10. 【答案】B

【解析】肾结核是由结核分枝杆菌引起的肾感染。感染途径主要是结核菌经血流播散至肾脏，原发病灶在肺部。

11. 【答案】C

12. 【答案】B

13. 【答案】A

【解析】尿频、尿急、尿痛是肾结核的典型症状，尿频往往最早出现。

14. 【答案】E

【解析】肾结核是由结核杆菌引起的慢性、进行性、破坏性病变，原发病灶多在肺，结核分枝杆菌经血行播散进入肾。

15. 【答案】D

【解析】男性生殖系统结核主要来源于其他部位结核灶的血行感染，少数继发于泌尿系统结核。肾部分切除术后3~7天可下地活动。肾切除术适用于：无功能的结核肾，伴或不伴有钙化；结核病变累及整个肾脏导致实质广泛破坏，合并难以控制的高血压或伴有肾盂输尿管交界处梗阻者；结核合并肾细胞癌。

16. 【答案】D

17. 【答案】E

【解析】尿频、尿急、尿痛是肾结核的典型症状，尿频往往最早出现。

18. 【答案】E

【解析】尿结核杆菌培养，选取晨尿标本用于培养，一般培养3~5次。

19. 【答案】C

【解析】术后每个月检查尿常规、尿结核分枝杆菌、血沉，连续半年尿中无结核分枝杆菌称为稳定阴转，5年不复发可认为治愈。

20. 【答案】B

【解析】单纯药物治疗肾结核者必须每个月进行尿液检查及泌尿系统造影检查，注意有无变化。

21. 【答案】A

【解析】肾切除术适用于：无功能的结核肾，伴或不伴有钙化；结核病变累及整个肾脏导致实质广泛破坏，合并难以控制的高血压或伴有肾盂输尿管交界处梗阻者；结核合并肾细胞癌。

22. 【答案】A

23. 【答案】B

【解析】肾切除术前抗结核药物治疗至少2周。

24. 【答案】B

【解析】行肾全切除术者，建议早期下床活动，行肾部分切除术者常需卧床3~7日，以免继发性出血或肾下垂。

二、多选题

1. 【答案】BCD

【解析】附睾结核的主要病理改变为结核肉芽肿、干酪样变、空洞形成和纤维化。

2. 【答案】ABCDE

【解析】肾结核的辅助检查包括：尿液检查，B超检查，X线检查，CT和核磁，膀胱镜检查。CT、核磁一般不用于诊断肾结核。

3. 【答案】ABCDE

【解析】肾结核潜在的并发症有：出血，感染，尿瘘，肾衰竭，肝功能受损。肾结核可引起结核性肾盂肾炎、肾衰竭、输尿管结核、肝功能受损、尿瘘。

4. 【答案】BCDE

【解析】前列腺、精囊结核病变严重者可表现为精液减少、脓血样精液、性功能障碍、不育。

5. 【答案】ABC

【解析】肾结核患者勿用或慎用对肾脏有毒性的药物，如氨基糖苷类、磺胺类药物，尤其是双肾结核、孤立肾结核、肾结核双肾积水的患者。

6. 【答案】AB

【解析】肾结核时膀胱镜检查可见膀胱黏膜呈现炎性充血、水肿、浅黄色结节，结核性溃疡、肉芽肿及瘢痕等病变，以膀胱三角区和患侧输尿管口周围较为明显。晚期膀胱结核使整个膀胱充血、水肿。

7. 【答案】DE

【解析】肾结核的辅助检查包括：尿液检查，B超检查，X线检查，CT和核磁，膀胱镜检查。CT、核磁一般不用于诊断肾结核。

8. 【答案】ACDE

三、共用题干题

1. 【答案】E

【解析】肾结核临床表现为低热而非高热。结核病变波及肾包膜或继发感染时出现肾区疼痛，结核性脓肾时可出现腰部肿块，由于肾脏和膀胱的结核性炎症造成组织破坏可出现脓尿。

2. 【答案】C

【解析】IVU是早期肾结核最敏感的检查方法，典型表现为肾盏破坏，边缘不整如"虫蚀样"（"鼠咬状"），或由于肾盏颈部狭窄肾盏变形，严重形成空洞者，肾盏完全消失。X线检查在确定肾结核的诊断，明确病变的部位、范围、程度及对侧肾脏情况等方面有决定性意义。肾结核有钙化时在尿路X线平片上显示斑点状钙化或全肾钙化阴影。肾结核在尿路造影上的表现为：早期肾盏边缘呈"鼠咬状"；晚期肾结核导致肾功能亏损或肾自截时，表现为肾不显影。输尿管结核表现为边缘不光滑，多处狭窄或输尿管僵直。

3.【答案】E

【解析】肾切除术前抗结核药物治疗至少2周。

4.【答案】C

5.【答案】E

【解析】若出现肾窝引流管和导尿管引流量减少、切口疼痛、渗尿、触及皮下有波动感等情况时，可能发生尿瘘。

第四节 前列腺增生患者的护理

一、单选题

1.【答案】D

【解析】前列腺手术后保持会阴部清洁，用碘伏擦洗尿道外口每日2次。TURP术后5~7天尿液颜色清澈，即可拔出导尿管。耻骨后引流管术后3~4天，待引流量少时拔除。耻骨上前列腺切除术后7~10天拔除导尿管。膀胱造瘘管通常留置10~14天后拔除。

2.【答案】D

【解析】前列腺术后逐渐进行离床活动，保持排便通畅，预防粪便干结及用力排便时腹内压增高引起出血；术后早期禁止灌肠或肛管排气，以免造成前列腺窝出血。

3.【答案】C

【解析】前列腺增生排尿困难的程度主要取决于增生的部位。

4.【答案】A

【解析】行前列腺电切手术的体位是截石位。

5.【答案】D

【解析】夜间排尿次数增多是前列腺增生最早出现的症状。进行性排尿困难是前列腺增生最重要（典型）的症状。

6.【答案】A

【解析】前列腺增生主要发生于前列腺尿道周围移行带。引起症状最明显的是中叶增生。

7.【答案】D

【解析】前列腺增生手术方式有经尿道前列腺电切术（TURP）、耻骨上经膀胱前列腺摘除术、耻骨后前列腺摘除术、经会阴前列腺摘除术、经尿道前列腺汽化术。其中，最常用的治疗前列腺增生的手术方式是经尿道前列腺电切术。

8.【答案】A

【解析】前列腺特异抗原测定（PSA）是诊断前列腺癌的特异性指标，正常为0~4ng/ml。

9.【答案】A

【解析】B超可测量残余尿。能反映膀胱排空功能的检查是残余尿测定。

10.【答案】D

【解析】前列腺增生患者发生急性尿潴留处理方法首选留置导尿。

11.【答案】D

【解析】膀胱内充满尿液，其压力增高，迫使少量尿液自尿道口溢出，称为充盈性尿失禁。

12.【答案】B

【解析】前列腺增生主要发生于前列腺尿道周围移行带。

13.【答案】A

【解析】尿频、尿急，特别是夜间排尿次数增多，是前列腺增生最早出现的症状。

14.【答案】E

15.【答案】A

【解析】残余尿大于50ml需留置导尿。膀胱残余尿大于50ml或曾经出现过急性尿潴留的患者应手术治疗。

16.【答案】E

17.【答案】C

18.【答案】C

二、多选题

1.【答案】ABCE

【解析】良性前列腺增生术后禁止灌肠的时间是7天内。良性前列腺增生术后气囊导尿管的拔出时间是术后 10 天。良性前列腺增生术后耻骨上膀胱造口管拔出时间是术后 14 天。

2.【答案】AB

【解析】前列腺增生的药物治疗：α 受体阻滞药（降低尿道阻力），如酚苄明、坦洛斯；5α 还原酶抑制药（减少双氢睾酮生成），如非那雄胺（保列治）、依立雄胺（爱普列特）。

3.【答案】ABCD

【解析】前列腺增生患者的护理诊断：排尿障碍，急性疼痛，有感染的危险，潜在并发症（如 TUR 综合征、出血、尿失禁）。

三、共用题干题

1.【答案】D

【解析】饮酒是急性尿潴留的诱发因素，结合年龄、体检症状判断为前列腺增生。

2.【答案】A

【解析】急性尿潴留，应及时留置导尿管或膀胱造瘘管。前列腺增生者急性尿潴留多因着凉、过度劳累、饮酒、便秘引起。急性尿潴留者应及时留置导尿管引流尿液，恢复膀胱功能，预防肾功能损害，插导尿管时，若普通导尿管不易插入，可选择尖端细而稍弯的前列腺导尿管。如无法插入尿管，可行耻骨上膀胱穿刺或造瘘以引流尿液。

3.【答案】D

4.【答案】B

【解析】最常用的治疗前列腺增生的手术方式是经尿道前列腺电切术。

5.【答案】B

【解析】TURP 术后第 1 天适宜的体位是平卧位。

6.【答案】E

7.【答案】D

【解析】术后用生理盐水持续冲洗膀胱 3~5 日，以防止血凝块形成致尿管堵塞。

8.【答案】C

【解析】术后用生理盐水持续冲洗膀胱 3~5 日，以防止血凝块形成致尿管堵塞。

四、案例分析题

1.【答案】A

2.【答案】C

【解析】前列腺增生患者发生急性尿潴留处理方法首选留置导尿。

3.【答案】ABCD

【解析】前列腺增生的辅助检查：尿流率检查，确定前列腺增生患者排尿的梗阻程度，检查时要求排尿量在 150~200ml，如最大尿流率小于 15ml/s 提示尿排尿不畅，小于 10ml/s 提示梗阻严重，为手术指征之一。B 超，测量残余尿，残余尿正常应小于 10ml，一般残余尿 50ml 以上即提示膀胱逼尿肌已处于早期失代偿状态，可作为手术指征之一。前列腺特异抗原测定（PSA），是诊断前列腺癌的特异性指征。

4.【答案】ABCD

【解析】前列腺增生的临床表现包括尿频、尿急、排尿困难、血尿、尿潴留、充盈性尿失禁。

5.【答案】DF

第五节　泌尿、男性生殖系统肿瘤患者的护理

一、单选题

1.【答案】D

【解析】泌尿生殖系统常见的恶性肿瘤是膀胱癌。

2.【答案】C

【解析】膀胱癌的临床表现：血尿是膀胱癌最常见和最早出现的症状，表现为间歇性肉眼血尿，可自行减轻或停止，给患者造成好转或治愈的错觉而贻误治疗。

3.【答案】E

【解析】肾癌最常见的转移部位是肺。淋巴转移最先到肾蒂淋巴结。

4.【答案】A

【解析】经尿道切除膀胱肿瘤术后的患者一般都采用膀胱内药物灌注以防止肿瘤的复发，根据文献报道，卡介苗效果最好。

5.【答案】E

【解析】膀胱镜检查是诊断膀胱癌最可靠的方法。

6.【答案】C

7.【答案】A

【解析】肾癌有三种细胞类型：透明细胞、

颗粒细胞和梭形细胞,均来源于肾小管上皮细胞,以透明细胞癌最多见,梭形细胞较多的肾癌恶性程度高、预后差。

8.【答案】E

【解析】间歇无痛肉眼血尿为常见症状,表明肿瘤已侵及肾盏肾盂。

9.【答案】B

【解析】肾癌临床表现:肾癌三联征即血尿、腰痛、肿块。肾癌最早出现的症状是血尿。

10.【答案】A

11.【答案】C

【解析】肾癌临床表现:肾癌三联征即血尿、腰痛、肿块。肾癌最早出现的症状是血尿。

12.【答案】B

【解析】10%~40%的肾癌患者有副肿瘤综合征,临床表现为高血压、贫血、体重减轻、恶病质、发热、红细胞增多症、肝功能异常、高钙血症、高血糖、血沉增快、神经肌肉病变、淀粉样变性、溢乳症和凝血机制异常。同侧阴囊内发现精索静脉曲张,平卧位不消失,提示深静脉或下肢静脉内癌栓形成。

13.【答案】B

14.【答案】D

15.【答案】E

16.【答案】C

【解析】肾癌有三种细胞类型:透明细胞、颗粒细胞和梭形细胞,均来源于肾小管上皮细胞,以透明细胞癌最多见,梭形细胞较多的肾癌恶性程度高、预后差。

17.【答案】E

【解析】肾癌一经确诊,应尽早行肾癌根治性切除术。手术切除范围包括患肾、肾周围正常组织、同侧肾上腺、近端1/2输尿管、肾门旁淋巴结。腹腔镜肾癌根治性切除术已成为肾癌根治性切除术的首选方法。

18.【答案】E

【解析】肉眼血尿、腰痛和腹部肿块被称为肾癌的"三联症",其中任何一项都是病变发展到较晚期的临床表现。

19.【答案】E

20.【答案】C

【解析】肾癌术后监测24小时尿量主要目的是为了监测肾功能。

21.【答案】B

【解析】10%~40%的肾癌患者有副肿瘤综合征,临床表现为高血压、贫血、体重减轻、恶病质、发热、红细胞增多症、肝功能异常、高钙血症、高血糖、血沉增快、神经肌肉病变、淀粉样变性、溢乳症和凝血机制异常。同侧阴囊内发现精索静脉曲张,平卧位不消失,提示深静脉或下肢静脉内癌栓形成。

22.【答案】D

【解析】膀胱癌患者行肠道代膀胱术者,做肠道准备。术前3天进少渣半流质饮食,术前1~2天起进无渣流质饮食,口服肠道不吸收抗生素,术前一天及术晨进行肠道清洁。

23.【答案】A

24.【答案】C

【解析】膀胱刺激征:尿频、尿急、尿痛,多为膀胱癌的晚期表现,常因肿瘤坏死溃疡或并发感染所致。三角区及膀胱颈部肿瘤可梗阻膀胱出口,造成排尿困难,甚至尿潴留;骨转移患者有骨痛,腹膜后转移或肾积水患者可出现腰痛。多数患者无明显体征。

25.【答案】D

26.【答案】D

27.【答案】A

二、多选题

1.【答案】ABC

【解析】肾癌有三种细胞类型:透明细胞、颗粒细胞和梭形细胞,均来源于肾小管上皮细胞,以透明细胞癌最多见,梭形细胞较多的肾癌恶性程度高、预后差。

2.【答案】ACD

三、共用题干题

1.【答案】D

2.【答案】B

【解析】浸润深度是肿瘤临床和病理分期的依据。

3.【答案】D

【解析】经尿道膀胱肿瘤切除术适用于表浅膀胱肿瘤(T_a、T_1)的治疗,切除范围包括肿瘤基底部分周边2cm的膀胱黏膜。膀胱部分切除术适用于T_2期分化良好、局限的膀胱肿瘤。根治性膀胱全切术适用于复发，多发或侵犯膀胱颈、三角区的膀胱肿瘤。

4.【答案】E

【解析】膀胱癌术前进高热量、高蛋白、高维生素、易于消化的饮食，必要时通过静脉补充，纠正营养失调状态。

5.【答案】C

【解析】膀胱癌术后造口周围皮肤表面常可见有白色粉末状结晶物，是细菌分解尿酸而生。先用白醋清洗，后用清水清洗。

6.【答案】D

【解析】职业因素，如燃料、橡胶、皮革、染发、钢铁铸造、焦炭、煤焦油蒸馏等从业人员，膀胱癌发病危险性显著增加。

7.【答案】C

8.【答案】E

四、案例分析题

1.【答案】D
2.【答案】ABCDEF
3.【答案】ABCEF

【解析】可以帮助判断膀胱癌分期的方法包括：CT检查，MRI，静脉肾盂造影，B超检查，诊断性经尿道电切术。

4.【答案】E

5.【答案】A

【解析】膀胱癌术后随访最重要的措施是膀胱镜检查。保留膀胱手术后，每3个月进行1次膀胱镜检查，2年无复发者改为每半年1次。根治性膀胱手术后，终身随访，定期进行血常规、尿常规、生化检查、腹部B超、盆腔CT、尿路造影等检查。

6.【答案】DF

【解析】预防和推迟膀胱癌复发的措施包括戒烟、加强劳动保护、膀胱注射卡介苗、膀胱灌注化学治疗。

第二十五章 骨与关节疾病患者的护理

第一节 骨与关节创伤患者的护理

一、单选题

1. 【答案】B
2. 【答案】E
3. 【答案】C

【解析】脊髓震荡，脊髓仍保持完整，从组织形态学上无病理改变，只是出现暂时性的功能障碍，短时即可恢复，是脊髓损伤最轻的一种。

4. 【答案】C
5. 【答案】A
6. 【答案】A

【解析】造成膝关节半月板损伤的必要因素包括膝的内收外展、重力挤压、膝的半屈和膝的旋转。

7. 【答案】C
8. 【答案】A

【解析】股骨颈骨折的临床表现包括疼痛、患肢有轻度屈髋屈膝45°~60°外旋畸形、肿胀、功能障碍、患肢短缩。

9. 【答案】B

【解析】脊柱骨折患者急救运送方法是3人平托放于硬板上搬运。

10. 【答案】C

【解析】脊髓损伤包括脊髓震荡、脊髓挫伤、脊髓受压、脊髓断裂、马尾神经损伤。其中脊髓断裂，恢复无望，是最严重的病理改变。

11. 【答案】A

【解析】骨折早期并发症：休克、脂肪栓塞综合征、重要周围组织损伤、重要内脏器官损伤、骨筋膜室综合征。

12. 【答案】B

【解析】对所有类型股骨颈骨折患者均可进行闭合复位内固定术。

13. 【答案】B
14. 【答案】A

【解析】脊髓半切征，损伤平面以下同侧肢体的运动和深感觉丧失，对侧肢体的痛觉和温度觉丧失。

15. 【答案】A
16. 【答案】C

【解析】脊柱骨折，以胸腰段脊柱骨折最多见。

17. 【答案】A

【解析】胸段脊髓损伤表现为截瘫；颈段损伤表现为四肢瘫：上颈段损伤表现为四肢痉挛性瘫痪，下颈段损伤表现为上肢弛缓性瘫痪、下肢痉挛性瘫痪。

18. 【答案】D
19. 【答案】B
20. 【答案】B

【解析】骨折的治疗原则是复位、固定、功能锻炼。

21. 【答案】B
22. 【答案】A

【解析】骨盆骨折有大出血或严重内脏损伤的患者出现低血压表现。

23. 【答案】C

【解析】自身力量不足需要外力协助，尤其在启动时需要帮助的骨折患者应采取的功能锻炼方法为助力运动。

24. 【答案】B
25. 【答案】C

【解析】成人脊髓终止于第1腰椎体的下缘，当第1腰椎骨折损伤脊髓圆锥，表现为会阴部皮肤鞍状感觉消失，括约肌功能及性功能障碍，双下肢的感觉和运动功能保持正常。

26. 【答案】B

【解析】马尾神经损伤，表现为损伤平面以下弛缓性瘫痪，有感觉及运动功能障碍及括约肌功能丧失，肌张力降低，腱反射消失。

27. 【答案】B

【解析】脊柱结核患者姿势异常，腰椎结核表现为脊柱后凸，腰椎结核患者出现拾物试验阳性，脊柱结核常合并寒性脓肿。

28. 【答案】B

【解析】脊柱骨折患者，搬运过程中应保持患者脊柱中立位，严禁1人抬头1人抬脚，或用搂抱的方法搬运。

29. 【答案】C

【解析】MRI有助于观察和确定脊髓、神经及椎间盘损伤的程度和范围。

二、多选题

1. 【答案】ABE

【解析】骨折的治疗原则是复位、固定、功能锻炼。

2. 【答案】CDE

【解析】股骨颈骨折采用的手术治疗方法有闭合复位内固定、切开复位内固定、人工关节置换术。

3. 【答案】BCDE

【解析】膝关节半月板损伤常用的手术方式有半月板部分切除术、半月板缝合术、盘状半月板成形术、同种异体半月板移植术。

4. 【答案】ACDE

【解析】对内收型骨折和有移位的骨折、65岁以上老年人的股骨头下型骨折、青少年股骨颈骨折、股骨颈陈旧骨折不愈合以及影响功能的畸形愈合等，应采用手术治疗。

5. 【答案】ABCDE

【解析】骨盆骨折的并发症有腹膜后血肿、腹腔内脏损伤、膀胱或后尿道损伤、直肠损伤、神经损伤。

三、共用题干题

1. 【答案】A

2. 【答案】A

【解析】皮牵引患肢应采取外展中立位，卧床6~8周。

3. 【答案】B

【解析】选项A、C、D、E均为皮牵引的注意事项，护理时要避免。

4. 【答案】C

【解析】在牵引过程中，应指导患者进行患肢股四头肌等长收缩、踝关节和足趾屈伸及旋转运动。

5. 【答案】B

【解析】上段颈髓损伤表现为四肢痉挛性瘫痪；下段颈髓损伤表现为双上肢弛缓性瘫痪，双下肢痉挛性瘫痪。

6. 【答案】E

7. 【答案】D

【解析】下段颈髓损伤，行颅骨牵引治疗，受伤后2周之内出现尿潴留时插导尿管，受伤2周后导尿管每4~6小时开放1次。

8. 【答案】E

9. 【答案】E

【解析】患者左髋部疼痛，初步判断股骨颈骨折或粗隆骨折，结合选项，选定股骨粗隆间骨折。

10. 【答案】A

【解析】骨折的首选辅助检查为X线检查。

11. 【答案】D

12. 【答案】A

【解析】股骨粗隆间骨折，可能出现的并发症为髋内翻。

13. 【答案】C

【解析】患肢短缩，45°~60°外旋畸形是股骨颈骨折的体征。

14. 【答案】B

【解析】股骨颈骨折后，股骨头血供受损，可导致股骨头缺血坏死，其中最主要的是旋股内侧动脉损伤。

15. 【答案】B

【解析】股骨颈（经颈及基底型）骨折，一般常用的治疗方法是持续骨牵引。

16. 【答案】C

【解析】患肢短缩，45°~60°外旋畸形是股骨颈骨折的体征。

17. 【答案】A

【解析】髋部正侧位 X 线片检查可明确骨折的部位、类型和移位情况，是选择治疗的重要依据。

18.【答案】B

【解析】无明显移位的骨折，外展型或嵌插型稳定性骨折者，年龄过大，全身情况差或合并有严重心、肺、肾、肝等功能障碍者，可选择非手术治疗，患者可穿防旋鞋，下肢30°外展中立位，皮肤牵引，卧床6~8周。股骨颈骨折有移位，闭合复位成功后，最宜用股骨髁上骨牵引。

19.【答案】B

【解析】MRI 有助于观察和确定脊髓、神经及椎间盘损伤的程度和范围。

20.【答案】D

21.【答案】C

【解析】卧床期间，每2~3小时翻身1次。

四、案例分析题

1.【答案】ACDE

2.【答案】C

3.【答案】B

4.【答案】D

【解析】脊柱骨折的辅助检查包括：X 线检查、CT、MRI 检查。

5.【答案】ABCDF

【解析】瘫痪随病情发展可能出现的并发症包括呼吸衰竭和呼吸道感染、体温失调、泌尿系感染和结石、便秘、压疮。

6.【答案】ACDE

【解析】定期尿细菌培养是预防泌尿系感染的措施。

第二节 关节置换术患者的护理

一、单选题

1.【答案】C

【解析】血栓形成和栓塞是人工膝关节置换术后常见的并发症，同时也是术后早期主要致死原因。

2.【答案】C

【解析】全髋关节置换术能引起坐骨神经、股神经、闭孔神经和腓神经损伤，其中以坐骨神经受损最常见。

3.【答案】C

4.【答案】D

【解析】人工髋关节置换术后，早期的功能锻炼是在术后3天内，以股四头肌训练、踝关节跖屈背伸运动、臀肌收缩运动、髌骨推移运动、上肢肌力练习、深呼吸练习为主。中期锻炼在术后4~7天，加强肌肉的等张收缩和关节运动，进行直腿抬高运动、屈髋屈膝运动、抬臀运动、步行练习。后期是从术后第8天开始，逐渐以离床训练为主，非骨水泥型的患者，该时期的训练应在术后14天以后或更长时间进行。

5.【答案】B

【解析】全髋关节置换术后3个月内可取平卧位或半卧位，避免侧卧位。

6.【答案】D

【解析】人工膝关节置换术的禁忌证有：全身和局部关节的任何活动性感染，膝关节周围肌肉瘫痪，膝关节与长时间融合于功能位没有疼痛和畸形等症状。

7.【答案】A

【解析】全髋关节置换术后最常见的并发症是深静脉血栓。

8.【答案】D

【解析】髋关节置换术前12小时禁食，4小时禁水。

二、多选题

1.【答案】ABCD

【解析】人工髋关节置换术的禁忌证有：脑瘫，局部或全身的活动性感染，严重骨质疏松，极度衰弱者，外展肌力丧失，肥胖者。

2.【答案】ABCDE

【解析】人工膝关节置换术的适应证有：严重的风湿性关节炎，血友病性关节炎，骨性关节炎晚期等炎症性膝关节炎；胫骨高位截骨术失败后的骨性关节炎；部分创伤性关节炎和部分老年人的髌骨关节炎；静息的感染性关节炎，包括结核；部分原发的或继发性骨软骨坏死性疾病；股骨下端或胫骨上端良性肿瘤或低度恶性肿瘤曾行病骨切除者。

3. 【答案】ABCDE

【解析】人工髋关节置换术的护理诊断包括：焦虑恐惧，自理能力缺陷，体液不足，疼痛，有皮肤完整性受损的危险，便秘，知识缺乏，潜在并发症，如术后出血、深静脉血栓形成、感染、假体松动、假体脱落。

4. 【答案】ABCDE

【解析】人工膝关节置换术的护理诊断有：焦虑恐惧，疼痛，躯体移动障碍，康复欲望低下，有失用综合征的危险，知识缺乏，潜在并发症（如术后出血、伤口愈合不良、血栓形成和栓塞、感染、关节不稳、假体松动）。

5. 【答案】ABCE

【解析】人工髋关节置换术具有解除关节疼痛、保持关节活动度、维持关节稳定性、不影响且能修复肢体长度的优点；人工膝关节置换术的目的是切除病灶，清除疼痛，恢复关节的活动和原有的功能，术后膝关节能够负重、伸屈，有良好的稳定性。

6. 【答案】ABCD

第三节　骨感染性疾病患者的护理

一、单选题

1. 【答案】B

【解析】慢性骨髓炎X线片表现为三角状或"葱皮样"骨膜反应。

2. 【答案】E

3. 【答案】A

4. 【答案】B

【解析】急性化脓性骨髓炎，X线片变化出现在起病3周左右；超声检查变化多在发病4天左右显示骨膜抬高及少量积液，10天后显示骨质破坏；CT检查是发病7天左右出现骨密度不均，10天左右显示骨膜反应。

5. 【答案】B

【解析】脊柱结核，早期X线检查征象为椎体骨质稀疏，椎间隙变窄，随后有死骨和椎旁阴影扩大，椎体压缩呈楔形。中心型椎体结核者可见椎体中央骨质破坏有小死骨或椎体楔状变形；边缘型椎体结核者，早期椎体上缘或下缘有骨质破坏，椎间隙变窄或消失。颈椎结核可有咽后壁脓肿阴影，胸椎结核可见椎旁脓肿阴影，腰椎结核可见腰大肌阴影增宽。

6. 【答案】E

【解析】急性血源性骨髓炎早期诊断最主要的依据是骨髓穿刺抽得脓性液体，查有化脓菌。

7. 【答案】E

【解析】急性化脓性骨髓炎的并发症包括：休克，关节功能障碍，压疮，病理性骨折。

8. 【答案】E

【解析】急性化脓性骨髓炎的主要致病菌是金黄色葡萄球菌，最常见于儿童和青少年。

9. 【答案】A

10. 【答案】E

【解析】急性化脓性骨髓炎是因化脓性细菌所引起骨质、骨膜和骨髓的感染性炎症，好发于股骨、胫腓骨、肱骨及桡骨。骨髓炎常发生于长骨干骺端，下肢发病率高，以胫骨两端、股骨下端常见。致病菌多数是金黄色葡萄球菌，溶血性链球菌次之，大肠埃希菌、肺炎链球菌也可引起。

11. 【答案】A

【解析】急性化脓性骨髓炎80%以上为12岁以下儿童。

12. 【答案】A

【解析】边缘型椎体结核，常见于成人，好发于腰椎，以溶骨性破坏为主，死骨较少，易侵及椎间盘和邻近椎体，椎间盘破坏是此型的特征。中心型多见于10岁以下儿童，好发于胸椎，病变始于椎体中心松质骨，以骨质破坏为主，出现死骨，死骨吸收后遗留空洞，空洞内充满脓液和干酪样物质，椎体可压缩呈楔形，一般只侵犯1个椎体。

13. 【答案】D

14. 【答案】C

【解析】急性化脓性骨髓炎好发于长骨的干骺端。

15. 【答案】A

【解析】脊柱结核是结核杆菌侵及脊柱引起的一种继发性病变，发病率居全身骨关节结核的首位，其中以椎体结核占多数，多见于青壮年及10岁以下儿童。

16. 【答案】A
17. 【答案】C
18. 【答案】B

【解析】慢性骨髓炎的致病菌为多种细菌的混合感染,金葡菌仍是主要的病原体,革兰阴性杆菌约有50%。

19. 【答案】C
20. 【答案】C

【解析】急性骨髓炎早期以骨质吸收破坏为主,晚期以新生骨形成为主。

21. 【答案】E
22. 【答案】B

【解析】急性化脓性骨髓炎好发于长骨的干骺端,如胫骨近端、股骨远端、肱骨近端。

23. 【答案】E

【解析】急性化脓性骨髓炎早期手术的目的是减压和引流,切开引流是常用有效的治疗方法。

24. 【答案】A

【解析】根据骨髓炎的临床治疗经验,急性血源性骨髓炎早期应用广谱联合大剂量有效抗生素,经全身抗生素治疗48~72小时无效时,再考虑手术治疗。对于慢性骨髓炎一旦死骨形成并完全分离、骨包壳形成时,应行死骨摘除术。

25. 【答案】B
26. 【答案】C

【解析】弯腰动作受限,若要拾起地面的东西,需要挺腰、屈膝、下蹲才能完成,称为拾物试验阳性。

27. 【答案】C
28. 【答案】C

【解析】急性化脓性骨髓炎好发于长骨的干骺端。

29. 【答案】E
30. 【答案】B

【解析】"豆渣样"脓液是结核的提示信息。

31. 【答案】C

【解析】弯腰动作受限,若要拾起地面的东西,需要挺腰、屈膝、下蹲才能完成,称为拾物试验阳性。

32. 【答案】D

【解析】化脓性骨髓炎患者采用手术切开引流治疗,术后引流管应保持引流通畅,滴入瓶高于床面60~70cm,引流瓶低于床面50cm,观察引流液的量及色。常规24小时内连续快速灌洗,以防血块堵塞。

二、多选题

1. 【答案】ABCD

【解析】有些部位的慢性骨髓炎,如髂骨、肋骨、腓骨中上段、股骨大粗隆,对功能影响不大,可手术切除病骨。

2. 【答案】ABC

【解析】急性化脓性骨髓炎好发于长骨的干骺端,如胫骨近端、股骨远端、肱骨近端。

3. 【答案】AC

【解析】脊柱结核易发生截瘫的部位有胸椎、颈椎。以胸椎发病率最高

4. 【答案】ABCDE

【解析】急性化脓性骨髓炎做局部固定,使患肢制动,防止感染扩散,利于炎症吸收和减轻疼痛,利于肢体休息,防止畸形和病理性骨折。

5. 【答案】AB

【解析】急性化脓性骨髓炎的病理早期以骨质吸收、骨质破坏为主。

6. 【答案】ACD

三、共用题干题

1. 【答案】C
2. 【答案】E

【解析】化脓性骨髓炎早期治疗需要应用大量抗生素,使用4~6周。

3. 【答案】E
4. 【答案】E
5. 【答案】C

【解析】椎体结核患者严格卧硬板床休息。

6. 【答案】E
7. 【答案】C
8. 【答案】D

【解析】腰椎结核最可能出现的阳性试验为拾物试验阳性。

9. 【答案】C

【解析】腰椎结核最严重的并发症是截瘫。

四、案例分析题

1.【答案】D

2.【答案】ABDE

【解析】急性化脓性骨髓炎X线检查早期检查无异常。

3.【答案】E

【解析】急性血源性骨髓炎大量抗生素应用72小时无效则手术切开引流。手术先清除软组织和骨膜下脓肿，然后在骨质上钻孔或用骨凿开窗，引流骨髓腔脓液，用生理盐水冲洗髓腔，在骨髓腔内滴入抗生素。

第四节　腰腿痛和颈肩痛患者的护理

一、单选题

1.【答案】D

【解析】腰椎间盘突出症患者一般应卧硬床休息3周。

2.【答案】A

【解析】腰椎手术后护理主要侧重的方面是术后24小时平卧不翻身，以压迫伤口和止血。

3.【答案】A

【解析】腰椎间盘突出症引起坐骨神经痛，是因突出的椎间盘对坐骨神经根造成化学性和机械性刺激，表现为腰部、股及小腿后侧的放射性疼痛或麻木感。肢体麻木多与下肢放射痛伴发。

4.【答案】A

【解析】椎间盘退行性变是腰椎间盘突出的基本内因，外伤是腰椎间盘突出的重要因素。

5.【答案】C

【解析】呼吸困难是颈椎前路手术最危急的并发症，多发生于术后1~3天，术后应密切观察呼吸状态。颈深部血肿多见于术后当日，尤其是12小时内，术后应观察生命体征、伤口敷料及引流液。

6.【答案】C

【解析】马尾神经症状表现为会阴部麻木和刺痛感，排便和排尿困难。

7.【答案】D

【解析】腰椎间盘突出症，最多见于中年人，20~50岁为多发年龄，男性多于女性。发病率最高的节段是腰$_{4~5}$、腰$_5$骶$_1$。

8.【答案】D

【解析】颈椎病的健康指导包括：纠正不良姿势，保持颈部平直，以保护头颈肩；保持良好睡眠体位，头颈部保持自然仰伸位，胸部及腰部保持自然曲度，双髋及双膝略呈屈曲，使全身肌肉韧带关节最大限度地放松与休息；选择合适枕头，以中间低两端高，透气性好，长度超过肩宽10~16cm，高度以头颈部压下后一个拳头高为宜；避免外伤，适度颈部锻炼，避免过度劳动。

9.【答案】A

【解析】颈椎病分神经根型颈椎病（最常见）、脊髓型颈椎病、椎动脉型颈椎病、交感神经型颈椎病。

10.【答案】E

【解析】MRI显示椎间盘后突，硬膜囊受压。表现为四肢无力，握力弱，精细活动失调，步态不稳，有踩棉花感，病情加重后，出现上运动神经元损伤表现，四肢反射亢进，肌张力增强，出现病理征，躯体有感觉障碍平面，并可有括约肌功能障碍。

11.【答案】B

【解析】椎间盘突出症早期的基本治疗方法是绝对卧硬板床休息。

12.【答案】C

【解析】颈椎病分神经根型颈椎病、脊髓型颈椎病、椎动脉型颈椎病、交感神经型颈椎病。

13.【答案】C

【解析】腰椎间盘突出症，最多见于中年人，20~50岁为多发年龄，男性多于女性。

14.【答案】D

【解析】绝大部分腰椎间盘突出症患者有腰痛的症状，主要是由于变性的髓核进入椎体内或后纵韧带处，引起化学性和机械性神经根炎，以持续性腰背部钝痛为多见。

15.【答案】C

【解析】交感神经型颈椎病是颈椎不稳定、刺激颈交感神经所致，表现为一系列的交感神经症状。交感神经兴奋症状：偏头痛，视物模糊，眼球胀痛，耳鸣，听力下降，心律失常，心前区疼痛，血压升高等；交感神经抑制症状：畏光，流泪，头晕，视物模糊，血压下降等。

16.【答案】B

【解析】腰椎间盘突出症行髓核摘除术后第1天，患者应开始进行直腿抬高练习。

17.【答案】D

【解析】脊髓型颈椎病核磁可见脊髓受压，可引起截瘫，导致大小便失禁，宜早期手术。

18.【答案】C

【解析】脊髓型颈椎病禁止按摩、牵引。

19.【答案】E

【解析】腰部慢性病史、职业因素导致腰部慢性损伤，未出现腰椎间盘突出症的明确诊断指征。

20.【答案】D

【解析】引流液过多考虑活动性出血。

21.【答案】E

22.【答案】D

【解析】腰椎间盘突出症引起坐骨神经痛，是因突出的椎间盘对坐骨神经根造成化学性和机械性刺激，表现为腰部、股及小腿后侧的放射性疼痛或麻木感。

二、多选题

1.【答案】BE

【解析】腰椎间盘突出症由于椎间盘变性，纤维环破裂，髓核突出刺激和压迫神经根、马尾神经所引起的一种综合征，是腰腿痛最常见的原因之一。

2.【答案】ABCD

【解析】椎动脉型颈椎病是椎动脉供血不足所致，常由于颈椎退行性变、颈椎横突孔增生狭窄、上关节突增生肥大、周围韧带松弛或钙化对其中的椎动脉刺激或压迫引起，表现为椎-基底动脉缺血症状，主要有颈性眩晕，即颈部活动尤其是仰头时引起眩晕，平衡障碍和共济失调，甚至猝倒。

3.【答案】ABC

【解析】腰椎间盘突出症的手术指征为：诊断明确，经正规非手术治疗无效并影响工作和生活者；马尾神经损伤严重；症状虽不明显，但久治无效，影响步行和剧烈活动者；伴有椎管狭窄者。非手术治疗适用于首次发病者、较轻者、诊断不明确以及全身及局部情况不宜手术者。

三、共用题干题

1.【答案】B

【解析】椎间盘突出症，患者可出现间歇性跛行，是由于髓核突出，继发椎管狭窄，行走时椎管内受阻的椎静脉丛扩张，加重对神经根压迫而引起的。

2.【答案】A

【解析】马尾神经症状主要表现为会阴部麻木和刺痛感，排便和排尿困难。

3.【答案】D

【解析】术后第1天可以进行股四头肌收缩和直腿抬高锻炼。

4.【答案】A

5.【答案】A

【解析】腰椎间盘突出症术后并发症：脑脊液漏，由多种原因引起，如锐利的骨刺，手术时硬脊膜损伤。表现为恶心、呕吐、头痛，切口负压引流，量大色淡，应给予去枕平卧，伤口局部用1kg沙袋压迫，同时减轻引流球负压，静脉输注林格液，必要时探查切口，行裂口缝合或修补硬脊膜。椎间隙感染，是椎节深部的感染，多见于椎间盘造影、髓核化学溶解或经皮椎间盘切除术后，表现为背部疼痛和肌肉痉挛，并伴有体温升高，核磁是可靠的检查手段，一般采用抗生素治疗。

6.【答案】B

7.【答案】B

【解析】外伤是引起腰椎间盘突出症的主要外因。

8.【答案】C

【解析】MRI检查可显示椎管形态，全面反映各椎体、椎间盘有无病变及神经根和脊髓受压情况。

9.【答案】E

【解析】发作期卧硬板床休息。

10.【答案】E

四、案例分析题

1. 【答案】A
2. 【答案】ABDE

【解析】脊髓型颈椎病患者临床查体体征包括：双上肢病理征阳性，双下肢病理征阳性，双下肢肌张力增高，双手精细活动减弱。

3. 【答案】ABCDE

【解析】脊髓型颈椎病病情加重后会出现的临床表现包括：上运动神经元损伤，四肢反射亢进，肌张力增强，躯体有感觉障碍平面，躯体有括约肌功能障碍。

4. 【答案】C
5. 【答案】ACDE

【解析】神经根型、椎动脉型和交感神经型颈椎病以非手术治疗为主，治疗方法有颈椎牵引、颈椎制动、手法按摩、避免不良体位、保持良好睡眠休息体位、理疗、封闭疗法、针灸及药物外敷。脊髓型颈椎病以手术治疗为主，禁止推拿、按摩，可卧床、前路减压、后路减压、理疗及药物治疗。

6. 【答案】BCD

第五节　骨肿瘤患者的护理

一、单选题

1. 【答案】D

【解析】骨肿瘤早期出现的主要症状是疼痛，病初较轻，呈间歇性。

2. 【答案】A

【解析】骨巨细胞瘤是一种原发性潜在恶性骨肿瘤，好发于青壮年，好发部位依次为：股骨远端、胫骨近端、桡骨远端、胫骨远端、肱骨近端、股骨近端及腓骨近端。手术刮除后易复发。

3. 【答案】C

【解析】骨软骨瘤属于良性肿瘤。骨肉瘤、骨髓瘤、骨巨细胞瘤、尤文瘤均属于恶性肿瘤。

4. 【答案】D
5. 【答案】A

【解析】骨巨细胞瘤患者术后每小时引流液大于150ml，及时通知医生处理。

6. 【答案】E

【解析】骨巨细胞瘤多发生于20~40岁的青壮年，女性多于男性，好发部位长骨干骺端和椎体，特别是股骨远端和胫骨近端。

7. 【答案】C

【解析】血清碱性磷酸酶、乳酸脱氢酶升高，与肿瘤细胞的成骨活动有关，可发生于骨肉瘤。

8. 【答案】E

【解析】骨巨细胞瘤的X线表现主要为边缘清楚，骨皮质膨胀变薄，无骨膜反应，溶骨性破坏呈"肥皂泡"样改变。

9. 【答案】A
10. 【答案】A

【解析】骨肉瘤的X线检查，肿瘤生长顶起骨外膜，骨膜下产生新骨，表现为三角状骨膜反应阴影，称Codman三角，若恶性肿瘤生长迅速超过骨皮质，并血管随之长入，肿瘤与反应骨沿放射状血管方向沉积，表现为"日光射线"形态。

11. 【答案】D

【解析】骨肿瘤的好发部位在长管状骨干骺端。

12. 【答案】D

【解析】诊断骨肿瘤良恶性最主要的依据是病理组织学检查。

13. 【答案】B
14. 【答案】B

【解析】骨肉瘤是最常见的原发性恶性骨肿瘤，多见于10~20岁青少年，男性发病率高于女性，好发于四肢长管状骨骺端，如股骨远端、胫骨近端和肱骨近端的干骺端，瘤体一般呈梭形，恶性程度高，预后差。

15. 【答案】C

【解析】良性骨肿瘤的诊断特点为X线显示边缘清晰，无骨膜反应。

16. 【答案】A

【解析】恶性骨肿瘤的X线表现为边缘不清楚，骨质破坏，骨膜反应明显。

17. 【答案】A
18. 【答案】A

【解析】骨肉瘤患者最常见的肿瘤转移部位是肺。

19. 【答案】E

【解析】骨肉瘤的X线检查，肿瘤生长顶起骨外膜，骨膜下产生新骨，表现为三角状骨膜反应阴影，称 Codman 三角，若恶性肿瘤生长迅速超过骨皮质，并血管随之长入，肿瘤与反应骨沿放射状血管方向沉积，表现为"日光射线"形态。

20. 【答案】D
21. 【答案】A

【解析】诊断为骨肉瘤，目前尚未发生转移，此时应高位截肢。

22. 【答案】C
23. 【答案】B
24. 【答案】D
25. 【答案】E

【解析】骨肉瘤应以手术为主，结合化疗和生物学治疗的综合治疗，一般采用术前大剂量化疗，根据肿瘤浸润的范围做根治性切除瘤段灭活再植或植入假体的保肢手术或截肢术，术后再继续大剂量化疗。

26. 【答案】E

【解析】肢体离断术术后24小时最重要的观察内容是伤口出血情况。

二、多选题

1. 【答案】ABD
2. 【答案】ABCD

【解析】恶性骨肿瘤的诊断特点为生长快，容易有远处转移，X线摄片示骨破坏明显，边缘不清楚，局部症状明显。

3. 【答案】BCE
4. 【答案】BC

【解析】良性骨肿瘤的诊断特点为无症状或有轻微症状，X线摄片示边缘清晰，无骨膜反应。

三、共用题干题

1. 【答案】D

【解析】骨膜反应是骨肉瘤的特征，骨巨细胞瘤是介于良性和恶性肿瘤之间的临界瘤，骨肉瘤是好发于四肢长管状骨骺端的原发性恶性骨肿瘤。

2. 【答案】C

四、案例分析题

1. 【答案】B

【解析】骨肉瘤是最常见的原发性恶性骨肿瘤，多见于10~20岁青少年，男性发病率高于女性，好发于四肢长管状骨骺端，如股骨远端、胫骨近端和肱骨近端的干骺端，瘤体一般呈梭形，恶性程度高，预后差。

2. 【答案】ABCD

【解析】骨肉瘤病因不明，其发生与骨骼的活跃生长、放射线、遗传、病毒及良性骨疾患的恶变等因素有关。

3. 【答案】A
4. 【答案】ABC

【解析】骨肉瘤的辅助检查方法有：X线检查，放射性核素扫描，CT检查，实验室检查；骨巨细胞瘤的辅助检查有：X线检查，血管造影。

5. 【答案】D
6. 【答案】E

第二篇 外科护理学相关学科

第一章 护理伦理学

一、单选题

1.【答案】D

【解析】国际护士协会在1953年7月召开的国际护士会议上通过了护理伦理学国际法。故本题选D。

2.【答案】C

3.【答案】E

【解析】同情和理解患者的心理和行为变化，在理解的基础上以最真诚、亲切、慈爱的态度对待患者，维护其尊严。故本题选E。

4.【答案】A

【解析】事业感属于医德情感的范畴，医德情感是事业感的升华，是最高层次医德情感；责任感是医德良心的深化。故本题选A。

5.【答案】B

【解析】自主权即自己做主，不受别人支配的权利。患者的自主权是患者公民权利中最为基本的一种权利，是体现患者生命价值和人格尊严的重要内容。患者的自主权不是自由权，它是伦理学的一个重要概念，对这一概念做任何简单的描述或片面的理解都容易导致认识和实践上的错误。作为临床护患关系和伦理学的一个特定概念，它是指具有行为能力并处于医疗关系中的患者，在护患交流之后，经过深思熟虑，就有关自己疾病和健康问题所做出的合乎理性和自身价值的决定，并据此采取负责的行动。故本题选B。

6.【答案】D

【解析】将部分医德规范、观念纳入《中华人民共和国执业医师法》体现了医生和患者之间的权利与义务的法制化；患者可自主选择医生、护士、治疗小组的做法体现了患者的自主性。故本题选D。

7.【答案】E

【解析】护理道德评价包括社会评价（含同行评价）和自我评价。社会舆论评价具有广泛的影响力、感染力和强制力的特点，而且是应用最普遍的医德评价方式。自我评价只是医务人员内心的一种自觉激发和制约，而社会舆论评价则可以在行为者不论自愿与否的情况下，迫使其改变自己的行为，抑恶从善。故本题选E。

8.【答案】E

【解析】医患关系中基本的道德规范原则有不伤害原则、有利原则、自主原则、公正原则。不伤害原则是指在诊疗的过程中不使患者的身心受到损伤，但不伤害不是绝对的，因为很多检查和治疗，即使符合适应证，是必须实施的，也会给患者带来生理上或心理上不可避免的伤害，一定要控制在最低程度之内，而不可放任。故本题选E。

9.【答案】E

【解析】临终关怀是指对生存时间存限（6个月或更少）的患者进行临终关怀并辅以适当的医院或家庭的医疗及护理，以减轻其疾病的症状、延缓疾病发展的医疗护理，其宗旨是提高临终患者的生存质量，故本题选E。

10.【答案】E

【解析】患者的知情权是指患者有监督自己医疗权利实现,在支付医疗费用时有要求提供明细账单的权利;患者的选择权是指者在诊疗过程中有知悉自己病情、预后及选择和同意治疗计划的权利;患者的健康权是指患者有维持生命,享受公共医疗的权利;患者的隐私权是指有要求保护个人隐私的权利;患者的控制权是指患者就医疗干预和代理人问题事先表达的一种意愿。故本题选E。

11.【答案】D

【解析】主动安乐死是指采取药物等无痛苦的措施加速患者的死亡。非自愿安乐死是指患者没有表达过同意安乐死,即未经患者同意或自我要求而为其执行安乐死。主动非自愿安乐死是指由于患者未明确表达过安乐死意愿、又采取提早结束生命的方式,常不易被社会接受,最容易引起争议。故本题选D。

12.【答案】D

【解析】医患关系模式有3种:共同参与型、主动-被动型和指导-合作型。共同参与型的特点是医患双方各自发挥自己的积极性,相互支持,相互协同配合,共同和疾病作斗争;主动-被动型的特点是医护人员处于主动或支配地位,患者完全处于被动的、接受的从属地位,适用于危重、休克、昏迷手术、婴幼儿或失去知觉和意识障碍的患者;指导-合作型的特点是医患双方都具有主动性,患者的主动性以执行医护人员的意志为基础,告诉患者做什么,患者就做什么,使患者可以充分表达自己的意志和需要。故本题选D。

13.【答案】A

【解析】主动-被动型的特点是医护人员处于主动或支配地位,患者完全处于被动的、接受的从属地位,适用于危重、休克、昏迷手术、婴幼儿或失去知觉和意识障碍的患者。故本题选A。

14.【答案】C

【解析】医师权利是基于职业特权而产生的相关权利,如执业自主权、执业条件保障权、专业培训教育权、获得尊重权、获得报酬权等。故本题选C。

15.【答案】D

【解析】在医护关系中仍然要遵循"患者第一"的原则。护士在执行医嘱的时候,如果发现医生给出了危害患者的错误医嘱,就可以拒绝执行。故本题选D。

16.【答案】D

17.【答案】D

【解析】该题中患者家人的态度是犹豫不决的,医务人员要履行自己救死扶伤的人道主义援助,所以应该争取家人的配合,全力抢救患者。故本题选D。

18.【答案】A

【解析】发错药属于安全事故,首先应及时报告上级并采取有效措施防止发生严重的后果,然后立即向患者道歉,做好善后工作。故本题选A。

19.【答案】A

【解析】在患者情绪不佳,出言不逊时,护士应做到克制忍让,以情感人,有意识地多接近患者,鼓励患者倾吐内心的痛苦。同时,取得其周围患者的理解、关心与支持,并帮助家属分析患者情绪不稳定的原因及对策。故本题选A。

20.【答案】B

【解析】医学伦理中尊重原则是所有原则中最基本的,就是要求医患双方对彼此的决定给予尊重,这也是进行一切医疗行为的前提。因此,当受试者中途要求退出试验时,最合理的行为是尊重其决定,无条件地同意受试者退出。故本题选B。

21.【答案】D

【解析】患者对自己的病情、医生做出的诊断、即将接受的治疗及其效果、要支付或支付的医疗费用等,有权知道全部真实情况,并有权决定是否同意医生提出的手术及手术方案、特殊检查、使用贵重药品或其他特殊治疗建议。患者也可在法律允许的范围内(精神病、传染病患者的某些情况属不允许范围)拒绝治疗,也有权拒绝某些实验性治疗,但医生应说明拒绝治疗的危害,在不违反法律规定的范围内,先行体格检查后再决定进一步治疗方案。故本题选D。

22.【答案】E

【解析】我国社会保障制度虽已建立，但还需不断完善，存在着看病难、有限的医疗保健卫生资源分配不均的现象，将应用于毫无治疗价值的绝症患者身上的医疗卫生资源节省下来造福于更需要的其他人，体现了社会公益的原则。题中患者工伤发病，预后差，应取得家属与单位两方面的支持进行下一步工作。故本题选E。

23.【答案】A

【解析】医德基本原则是医德评价的最高标准。故本题选A。

24.【答案】C

【解析】医德评价的客观标准是：①有利于防病治病，有利于疾病的缓解；②有利于促进医学发展；③有利于人类生存环境的保护和改善。故本题选C。

25.【答案】E

【解析】护理伦理学作为一门护理学科，是研究护理道德的，是依据伦理学基本原则来帮助护士解决其在执业过程中所面临的伦理问题而形成的学科体系，它是护理与伦理的交叉，是应用规范伦理学。故本题选E。

26.【答案】B

【解析】有利原则是指医务人员的诊治行为以保护患者的利益、促进健康、增进其幸福为目的。有利原则要求医务人员的行为对患者确有助益，必须符合以下条件：患者的确患有疾病；医务人员的行动与解除患者的疾苦有关；医务人员的行动可能解除患者的疾苦；患者受益不会给别人带来太大的损害。故本题选B。

27.【答案】D

【解析】1979年卫生部重新发布了《解剖尸体规则》。该规则规定尸体解剖分为3种，即普通解剖、法医解剖和病理解剖。故本题选D。

28.【答案】C

【解析】尊重原则是指医务人员要尊重患者义务及其做出的理性决定，就是要求尊重患者的自主权。医务人员尊重患者的自主权绝不意味着放弃自己的责任，必须处理好患者自主与医生之间的关系。尊重患者包括帮助、劝导，甚至限制患者进行选择。医生要帮助患者选择治疗方案，必须向患者提供正确、易于理解、适量、有利于增强患者信心的信息。当患者充分了解自己病情的信息后，患者的选择和医生的建议往往是一致的。当患者的自主选择有可能危及生命时，医生应积极劝导患者做出最佳选择。当患者（或家属）的自主选择与他人或社会的利益发生冲突时，医生既要履行对他人、社会的责任，也要使患者的损失降低到最低限度。对于缺乏或丧失选择能力的患者，如婴幼儿和儿童患者、严重精神病和严重智力低下等患者，其自主选择权由家属或监护人代理。故本题选C。

29.【答案】D

【解析】对于性别鉴定，依据计划生育和相关人道主义要求，除非排除遗传类疾病，否则医生不得向被检者透露胎儿性别。故本题选D。

30.【答案】A

二、多选题

1.【答案】ABCE

【解析】治疗性沟通是一般性沟通在护理实践中的具体应用，信息发出者与接受者是护士和患者，而要沟通的事物是属于护理范畴以内的专业性事物（不仅限于在医院范围内的，可包括家庭和社区的，所有与健康照顾有关的内容），并且治疗性沟通是有目的的，即为患者健康服务、满足患者需要。故本题选A、B、C、E。

2.【答案】ABDE

【解析】医德以医术为依托，医术以医德为指导，临床医学决策同时也是伦理决策，需要符合一定的伦理道德，即使在能力范围内也不能无所顾忌，C错误。故本题选A、B、D、E。

3.【答案】ABCE

【解析】患者的主要义务包括积极配合诊治的义务、遵守医院各种规章制度的义务、保持和恢复健康的义务、支持医学科研试验等。故本题选A、B、C、E。

4.【答案】ABCD

5.【答案】ABDE

【解析】医技关系处理的原则有：共同维护患者利益和社会公益、彼此平等、互相尊重、彼此信任、互相协作和监督、互相学习、共同提高和发挥优势。故本题选A、B、D、E。

6.【答案】BCDE

【解析】医德评价是依据一定的医德标准，对医务人员的职业所作所为的一种善恶评判。医德评价具有多种方式，其中最常用的是社会舆论和自我反省。自我反省是医务人员进行自我医德评价的最重要手段。医德评价要对医务人员的行为进行全面考察，分析判断哪些行为是善的，哪些行为是恶的，进而帮助医务人员认清医德选择的方向，明确自己承担的责任。医德评价可以提示医务人员行为的善恶价值，判明这些行为是否符合一定的医德原则和规范，从而形成一种巨大的精神力量，以调整医务人员与患者之间、医务人员之间以及医务人员与社会之间的关系。故本题选B、C、D、E。

7.【答案】ABCD

8.【答案】ABCD

【解析】患者接受了医院所提供的医疗服务，则有支付医疗服务费用的义务，医院的正当权益应得到支持。故本题选A、B、C、D。

9.【答案】ABDE

【解析】知情同意权由知情权和同意权两者密切相联的权利组成，知情权是同意权得以存在的前提和基础，同意权也是知情权的价值体现。强调患者的知情同意权，主要目的在于通过赋予医疗机构及其医务人员相应的告知义务，使患者在了解自己将面临的风险、付出的代价和可能取得的收益的基础上自由做出选择，从而维护患者的利益，改变患者的弱势地位，主要包括了解权、被告知权、同意权、拒绝权等，不包括告知权，故本题选A、B、D、E。

10.【答案】BCDE

【解析】医患关系中基本的道德规范原则有不伤害原则、有利原则、自主原则、公正原则。不伤害原则是指在诊治过程中不使患者的身心受到损伤，但不伤害不是绝对的，因为很多检查和治疗，即使符合适应证，是必须实施的，也会给患者带来生理上或心理上不可避免

的伤害。不伤害原则要求对不可避免的伤害一定要控制在最低程度之内，而不可放任。故本题选B、C、D、E。

11.【答案】ABCE

【解析】有利原则是指医务人员的诊治行为以保护利益、促进健康、增进幸福为目的。尽量使有利、不伤害在患者身上得到统一，解除患者疾苦时不给别人带来太大损害。故本题选A、B、C、E。

12.【答案】BCDE

【解析】对患者进行健康评估分为直接评估、间接评估，直接评估即通过与患者的接触、谈话直接获得。A项属于直接评估。其他选项均为间接评估。故本题选B、C、D、E。

13.【答案】ABCDE

【解析】护理伦理学的研究对象包括：①护理人员与患者、家属之间的关系，是护理伦理学的主要研究对象；②护理人员之间、护理人员与其他医务人员之间的关系，是护理伦理学的重要研究对象；③护理人员与社会之间的关系；④护理人员与护理科学、医学科学发展的关系。故本题选A、B、C、D、E。

14.【答案】BCD

15.【答案】DE

【解析】医学科学研究的对象是人体及其疾病，它直接对人的健康和生命负责。要求科研工作者具有尊重科学、实事求是、严谨治学的优良品质，这是医学科研道德最基本的准则。故本题选D、E。

16.【答案】ABCDE

【解析】临终关怀是向临终患者及其家属提供的一种全面的照料，包括生理、心理、社会等方面，使临终患者的生命得到尊重，症状得到控制，生命质量得到提高，患者的身心健康得到维护和增强，使患者在临终时能够无痛苦、安宁、舒适地走完人生的最后旅程。因此，临终关怀不仅是一种服务，而且是一门以临终患者的生理、心理发展和为临终患者提全面照料减轻患者家属精神压力为研究对象的新兴学科。故本题选A、B、C、D、E。

17.【答案】BCE

【解析】护士的基本职责包括：增进健康、

预防疾病、恢复健康、减轻痛苦四个方面。与此相适应，护理医德的实质就在于：珍视人的生命，尊重人的尊严和权利，为个人、家庭、公众提供高质量的健康服务。故本题选B、C、E。

18. 【答案】CDE

19. 【答案】BCD

【解析】选题A、E为维系医德依靠的强制力量。

20. 【答案】CE

21. 【答案】BDE

【解析】尊重患者自主权是相对的，如果患者的选择不合法，或者损害他人的合法权益，那么，应该进行必要的干预。选项A、C错误，故本题选B、D、E。

22. 【答案】ABC

【解析】优生优育的措施有：进行产前诊断、提倡遗传咨询、禁止近亲结婚、适龄生育、孕妇定期到医院检查身体等。故本题选A、B、C。

23. 【答案】ABC

【解析】选项D侵犯了患者的隐私权；绝育手术分为女性绝育手术和男性绝育手术，根据患者自身情况，具体分析，所以选项E错误。故本题选A、B、C。

24. 【答案】BC

【解析】医德评价应坚持动机与效果、目的与手段的辩证统一论，防止片面的动机论或效果论、目的论或手段论。故本题选B、C。

25. 【答案】CD

【解析】医德修养作为一种重要的医德实践活动，其实质就是在医疗卫生领域中存在的两种或多种不同医德意识的冲突中，调节冲突和矛盾，使低层次的医德境界向高层次发展，使更多的医务人员提高医德认识，坚定医德信念，养成良好的医德行为和习惯，全面提高自身医德素质。故本题选C、D。

26. 【答案】ABC

【解析】门诊护理道德要求：①热情接待，主动协助患者；②保持优美、清洁、安静的环境；③密切联系，团结协作；④作风严谨，准确无误。故本题选A、B、C。

27. 【答案】ABCD

【解析】辅助检查包括实验室检查和特殊检查，它是借助于化学试剂、仪器设备及生物技术等对疾病进行检查和辅助诊断的方法，有时它对疾病的诊断起着关键作用。辅助检查的道德要求包括：①从诊治需要出发、目的合理。②知情同意、尽职尽责。③综合分析、切忌片面。④密切联系、加强协作。故本题选A、B、C、D。

28. 【答案】ABCD

【解析】心理治疗又称精神治疗，是用心理学的理论和技术治疗患者的精神障碍与矫正其行为的方法。心理治疗不但是心理性疾病的主要疗法，而且是整体疾病综合治疗中的一种。心理治疗的道德要求包括：①要掌握和运用心理治疗的知识、技巧去开导患者；②要有同情、帮助患者的诚意；③要以健康、稳定的心理状态去影响和感染患者；④要保守患者的秘密、隐私。故本题选A、B、C、D。

29. 【答案】ABCD

30. 【答案】ABCDE

【解析】传染病有传染性，患者心理问题多，由此引起的社会问题多。因此给传染病患者的护理也提出了更多的道德要求。应以预防为主，对社会负责，尊重科学，科学防治；抢救患者的生命是一切工作的前提，要求护士履行岗位职责、无私奉献，做好患者的心理护理，帮助患者树立战胜疾病的信心。故本题选A、B、C、D、E。

31. 【答案】ABCDE

【解析】对精神病患者护理道德要求较高，要了解和满足患者的心理需要，审慎思考，认真负责地工作，正直无私，保证患者安全，尊重患者的人格，患者的精神症状往往与社会因素相关，因此也须尊重其隐私权，保守秘密，故本题选A、B、C、D、E。

32. 【答案】ABCDE

33. 【答案】BCD

34. 【答案】ABCE

35. 【答案】BCDE

【解析】医务人员语言专业性强，现代医学知识广博浩瀚、医疗术语很多，与患者交流时会因为许多语言理解上的问题而无法有效沟通，排除选项A。医疗活动中，医务人员应当善于运用的语言是解释性语言和礼貌性语言、安慰性语言、保护性语言，简称"四性语言"。故本题选B、C、D、E。

36.【答案】DE

37.【答案】ABCDE

38.【答案】ABDE

39.【答案】ABE

40.【答案】AB

【解析】医德修养是指医学生和医务工作者为培养医德品质进行的勤奋学习、自我教育和自我陶冶的过程，以及经过长期医疗实践的磨练所达到的医德境界。其中包括在医疗实践中所形成的情操、举止、仪貌、品行等。故本题选A、B。

41.【答案】AD

【解析】个人利益与公益是相辅相成的，忠诚地维护被防治者的利益，一致时应两者兼顾，相矛盾时应以公益优先。故本题选A、D。

42.【答案】ABC

【解析】人体研究护理伦理的规范有保密原则、知情同意原则、有利原则、科学性原则、目的原则，考虑重点在于前三者。故本题选A、B、C。

43.【答案】ABCD

44.【答案】ABCD

【解析】在诊疗过程中，医生应一视同仁，尊重患者的权利，包括知情同意权、获得赔偿权等；同时应尊重医生的行医权利。故本题选A、B、C、D。

45.【答案】ABCDE

46.【答案】ABCDE

47.【答案】ABCD

【解析】执行"脑死亡标准"的伦理意义包括：有利于科学地确定死亡，弥补传统的死亡标准的不足，维护了人的生命，有利于节约卫生资源，有利于器官移植的开展。故本题选A、B、C、D。

三、共用题干题

1.【答案】D

【解析】凡来医院就诊的患者，均实行医院首诊负责制，医院对诊疗范围内的患者一律不得退诊。非诊疗范围内的患者如病情危重，危及生命的情况下应就地抢救，该医师行为违反了这一要求，故本题选D。

2.【答案】C

【解析】评价医务人员伦理道德应首先看医务人员的行为是否有利于患者疾病的缓解、治愈和患者健康，有利则为善，反之则为恶。故本题选C。

3.【答案】C

【解析】接诊医师对其所接诊患者，特别是对危、急、重患者应首先做好检查诊断，如不能明确诊断，应报告上一级会诊。只有当患者及其家属或单位要求转院或者病情允许转院，接诊医师在写好病历、进行必要的诊疗处方及充分的病情交代、途中风险告知、患方家属在病历及知情告知上签字同意，并落实好接受医院后方可转院。故本题选C。

4.【答案】A

【解析】为患者保守秘密和尊重患者的隐私是医疗工作中一个重要的伦理学原则，也是医护人员的传统义务。故本题选A。

5.【答案】E

【解析】在医疗中医务人员获得的有关患者的私人信息必须被看作是机密性的。为患者保守秘密和尊重患者的隐私是医疗工作中一个重要的伦理学原则，也是医生的传统义务。护士们在乘电梯时讨论患者病情，侵犯了个人隐私和个人尊严获得保护的权利。故本题选E。

6.【答案】A

【解析】医务人员若随意泄露医疗秘密，可能导致对患者的歧视，造成患者的痛苦，也可能使医方对医方产生信任问题，引发医患矛盾、家庭纠纷等。由于医疗机构及其医务人员的行为不当，造成患者身心损害的应根据国家的政策来执行的，不宜一概定性为医疗事故。故本题选A。

7.【答案】B

【解析】精神疾病患者的护理要点有：理解双重人格、同情爱护患者（D正确）；保守秘密，恪守慎独（A正确）；工作严谨，最大限度地保护患者安全（C正确）；举止端庄正确对待异性患者（E 正确）。故本题选 B。

8. 【答案】A

【解析】护理精神病患者应特别注意安全，防止某些患者的自伤或伤人、毁物行为，注意了解每个患者的行为，如因失职发生患者意外事故，将会被追究法律责任，故本题选 A。

9. 【答案】B

【解析】该患者在病态心理的支配下，产生自杀的动作行为，这是一种异常行为，故本题选 B。

10. 【答案】E

【解析】临床科研原则上是不可以用人类做实验研究的，只能用观察和分析的设计方案进行研究。防治方法的研究必须对药物安全性、方案可行性、技术成熟度有比较全面的把握才可以进行研究。研究的内容、诊治方案都需要经过受试者同意后才可以试用，需要符合伦理委员会的要求方可进行。故本题选 E。

11. 【答案】D

12. 【答案】D

【解析】患者拥有隐私保密权，也就是说患者有权要求有关其病情资料、治疗内容和记录如同个人隐私，须保守秘密。患者有权要求对其医疗计划，包括病例讨论、会诊、检查和治疗都应审慎处理，不允许未经同意而泄露，不允许任意将患者姓名、身体状况、私人事务公开，更不能与其他不相关人员讨论别人的病情和治疗，否则就是侵害公民名誉权，将受到法律的制裁。故本题选 D。

13. 【答案】E

【解析】医务人员的行为，往往不单纯给患者带来益处，还常常伴有副作用，此时有利原则要求医务人员权衡利害，使医疗行为能够得到最大可能的益处。故本题选 E。

14. 【答案】C

【解析】患者有获得全部实情的知情权，即有权获知有关自己的诊断、治疗和预后的信息。在医疗活动中，医疗机构及其医务人员应当将患者的病情、医疗措施、医疗风险等如实告知患者，及时解答其咨询；但是，应当避免对患者产生不利后果。故本题选 C。

15. 【答案】C

【解析】黄疸型肝炎是肝炎病毒引起的，有传染性。故本题选 C。

16. 【答案】E

【解析】黄疸型肝炎损害肝功能，危及生命，应立即住院接受治疗。故本题选 E。

17. 【答案】D

18. 【答案】B

【解析】危重患者和病情发展变化快的患者应给予对症处置，不宜给予安慰剂，以免延误抢救时机。故本题选 B。

19. 【答案】C

【解析】所谓人体实验，就是以人体作为受试对象，采用实验手段，有控制地观察和研究人体的行为过程。其中"人"既可以是患者，也可以是健康的受试者。以更好地维护增进人类健康、促进医学发展为目的的科学的合乎规范的人体实验，不仅是必然、必要的，而且也应该得到伦理的论证和支持。故本题选 C。

20. 【答案】B

【解析】患者自主权的界定：患者必须处于医疗关系之中；必须有行为能力；必须对自己的行为能力能够做出理性的判断；必须对自己的疾病和健康问题有权做出决定；必须对自己疾病的治疗和护理过程中的信息有权进行详细的了解。故本题选 B。

21. 【答案】E

【解析】患者神志清醒，有自主选择权，但医生具有干涉权，用来限制其自主权利以达到完成医生应对患者尽义务的目的。应尽量劝说，如果仍然不肯输血，则不予输血，但要求其签署相关文件。故本题选 E。

22. 【答案】D

【解析】在各项知情同意文件的签署中，患方必须由患者本人或其法定代理人签字生效。故本题选 D。

四、案例分析题

1. 【答案】AE

2. 【答案】F

【解析】为患者保守医密，实行保护性医疗，不泄露患者隐私与秘密，F 错误。故本题选 F。

3. 【答案】BE

【解析】有利原则是指医务人员的诊治行为以保护患者利益、促进健康、增进幸福为目的；不伤害原则指在诊治过程中不使患者的身心受到损伤，这是医务工作者应遵循的基本原则。结合题干，本题选 B、E。

4.【答案】ABDE

5.【答案】ABDEF

【解析】面对该患者的询问，不宜直接告诉没有心理准备的患者，而应与医生、家属探讨对策，加强沟通，做好心理护理。故本题选 A、B、D、E、F。

6.【答案】ABCEF

【解析】面对癌症患者，即使其有可能已经猜到自己的病情，但也先评估其心理状况，选择适当的时机、容易接受的方式，采取可减缓真相对患者冲击的方式进行告知，并严密观察患者情况。故本题选 A、B、C、E、F。

7.【答案】ABCD

8.【答案】BCD

9.【答案】BCE

10.【答案】B

【解析】知情同意原则是指临床医师在为患者作出诊断和治疗方案后，必须向患者提供包括诊断结论、治疗决策、病情预后及诊治费用等方面真实、充分的信息，尤其是诊疗方案的性质、作用、依据、损伤、风险、不可预测的意外、其他可供选择的诊疗方案及其利弊等信息，使患者或家属经深思熟虑自主做出选择，并以相应方式表达其接受或拒绝此种诊疗方案的意愿和承诺；在得到患方明确承诺后，才可最终确定和实施由其确认的诊治方案。故本题选 B。

11.【答案】D

12.【答案】BDE

第二章　护理心理学

一、单选题

1. 【答案】B
【解析】心理护理是以心理学的理论为指导，以良好的人际关系为基础，运用心理学的方法，通过语言和非语言的沟通，改变护理对象不良的心理状态和行为，促进康复或保持健康的护理过程。心理护理的目标包括：①提供良好的心理环境；②满足患者的合理需要；③消除不良的情绪反应；④提高患者适应能力。故本题选B。

2. 【答案】D
【解析】患者在适应患者角色过程中，与其患病前的各种角色发生心理冲突而引起的行为不协调称为患者角色行为冲突。小张的表现正是源于担心患病对自身学习与前途的影响。故本题选D。

3. 【答案】E
【解析】心理护理基本要素及作用包括：以心理学理论、技术为指导，评估患者的心理问题、选择护理对策，建立良好的护患关系，具有积极的职业心态。故本题选E。

4. 【答案】C
【解析】心理学的研究，既有与其他学科研究相同的方法，又有许多独特的地方。其常用的方法，主要有观察法、实验法、测验法、访谈法、问卷法、调查法。这些方法已经成为国内外人力资源管理的最基本方法之一。故本题选C。

5. 【答案】C
【解析】心理评估的方法有观察法、会谈法、调查法、心理测验法及临床评定量表。观察法是通过对被评估者的行为表现直接或间接地观察或观测而进行心理评估的一种方法。会谈法的基本形式是主试者与被评估者面对面的语言交流。调查法是当有些资料不可能从当事人那里获得时，就要从相关的人或材料那里得到。心理测量就是依据一定法则，用数量化手段对心理现象或行为加以确定和测定。故本题选C。

6. 【答案】D
【解析】心理测验的标准化具体体现在运用标准化的测验材料、统一指导语、统一时限、统一评分和建立常模等方面，其中标准化的指导语是对测验的解释和说明。故本题选D。

7. 【答案】E
【解析】疾病恢复期患者的心理反应是兴奋与欣慰、焦虑或忧伤、自卑或抑郁、悲观与绝望、依赖与退缩。故本题选E。

8. 【答案】A
【解析】所谓标准化原则是指测验的：①标准化工具；②标准化指导语；③标准施测方法；④固定施测条件；⑤标准记分方法；⑥代表性常模。而标准施测方法是指分测验顺序固定。故本题选A。

9. 【答案】B
【解析】比率智商由Terman提出，其公式如下：$IQ = (MA/CA) \times 100$。公式中，MA为心理年龄，是某一儿童在智力测验的成绩所达到的水平；CA为实际年龄，即该儿童在测验时的实际岁数。比率智商公式建立在儿童的智力水平随着年龄增长而增长的线性关系的基础上。但实际上智力发展到一定年龄便停止发展，呈平台状态，老年人的智力水平有所下降。因此，Wechsler提出了离差智商公式，$IQ = 100 + 15(X - M)/S$。公式中，M为该年龄阶段样本在智力测验的平均成绩，X为某受试者在智力测验的成绩，S为样本成绩的标准差。离差智商计算方法克服了比率智商计算方法受年龄限制的缺点，成为目前通用的 IQ 计算方法。故本题选 B。

10.【答案】B

【解析】防御机制是精神分析学派用语，是个人在精神受干扰时用以避开干扰，保持心理平衡的心理机制，最早由弗洛伊德提出，常在无意识状态下使用。有如下几种：压抑、升华、替代（置换）、拒绝、反应生成。压抑是最重要的防御机制，升华是唯一真正成功的防御机制，替代（置换）与升华一样，将冲动导入一个没有威胁性的目标。故本题选 B。

11.【答案】D

【解析】焦虑症患者经常出现过分担心、紧张害怕，但紧张害怕常常没有明确的内容和对象。此外，患者还常伴有头晕、胸闷、心慌、呼吸困难、口干、尿频、尿急、出汗等躯体方面的症状，应多注意患者心理方面的反应，心理问题一旦解决，躯体症状也就随之消失了。故本题选 D。

12.【答案】E

13.【答案】B

【解析】焦虑是术前常有的心理反应，患者不了解以后会怎样，一般会夸大后果，要纠正其心理错误认知。故本题选 B。

14.【答案】D

【解析】恶性肿瘤患者心理过程分为震惊否认期、愤怒期、磋商期、抑郁期及接受期。接受期患者可以正确认识到生命终点的到来，心境变得平和，此期能够很好配合治疗及护理。故本题选 D。

二、多选题

1.【答案】ABCDE

2.【答案】ABCDE

3.【答案】ABCD

【解析】心理护理的目的在于接触患者因疾病而产生的紧张、焦虑、恐惧、悲观等不良情绪，调动患者的主观能动性，树立战胜疾病的信心和勇气。故本题选 A、B、C、D。

4.【答案】ABC

【解析】广义的心理护理是指不拘泥于具体形式，给患者心理护理活动以积极影响的护士的一切言谈举止。狭义的心理护理是指护士主动运用心理学的理论和技能，按照程序、运用技巧，把患者的不佳身心状态调控至最适宜身心状态的过程。对"心理护理是运用于护理领域的独特概念"理解可将其概括为 3 个"不"：①不同于心理治疗，即不宜模仿或照搬心理治疗技术，须有自成体系的先进科学理论和规范操作模式；②不同于思想工作，即不同于人生观、价值观等思想教育工作；③不限于护患交谈，是护士不可或缺的知识结构。心理护理必须紧扣护理过程的每个环节，逐步发展成为有专业特色的系统理论和运用技术。故本题选 A、B、C。

5.【答案】ABCDE

6.【答案】ABCDE

7.【答案】ABCDE

【解析】患者的心理需要包括尊重、接纳和关心、信息、安全、和谐的环境、适度活动与刺激。故本题选 A、B、C、D、E。

8.【答案】ABCDE

【解析】患者易产生否认、抑郁、焦虑、怀疑、孤独、被动依赖等心理活动。故本题选 A、B、C、D、E。

9.【答案】ABCD

【解析】住院患者的心理反应是多种多样的，由于陌生的环境、疾病的威胁、信息的缺乏、患者的自我价值感降低、自尊心受挫，因而对有损于他们自尊心的言行特别敏感，变得感情脆弱、恐惧焦虑，需求增多。故本题选 A、B、C、D。

10.【答案】BC

11.【答案】ABCDE

【解析】智力包括观察力、注意力、记忆力、想象力和思维力，其中，思维力是核心。故本题选 A、B、C、D、E。

12.【答案】DE

【解析】思维过程的特征包括间接性、直接性、形象性、概括性，其中，间接性与概括性为重要特征。故本题选 D、E。

13.【答案】ABCDE

【解析】常见的认知歪曲有一叶障目、自动思维、主观臆想、乱贴标签、自我对话、非此即彼的绝对思想等。故本题选 A、B、C、

D、E。

14.【答案】ABE

【解析】黏液质气质的人典型的特征有敏感、稳重。选项A为胆汁质气质，B为抑郁质气质，E为多血质气质。故本题选A、B、E。

15.【答案】AB

【解析】认知行为治疗模式的治疗技巧有很多，主要有放松练习、系统脱敏、快速脱敏、模仿、厌恶疗法和冲击疗法等。故本题选A、B。

16.【答案】ABCD

【解析】压力的CPT模型，即认知-现象学-交互作用模型；16PF为卡特尔16种人格测验；MMPI为明尼苏达多项人格测验；EPQ即艾森克人格测验；SCL-90即症状自评量表。故本题选A、B、C、D。

17.【答案】ABCDE

【解析】谵妄是指由多种器质性因素引起的暂时性脑功能全面紊乱，是以意识障碍为主的一组非特异性脑器质性综合征。主要临床表现包括：意识障碍、感知觉障碍、认知障碍、情感障碍、意志行为障碍、睡眠-觉醒周期改变。故本题选A、B、C、D、E。

18.【答案】ABCDE

【解析】一般能力是指完成各种活动都需要的共同能力，它是有效掌握知识和顺利完成活动必不可少的心理条件。一般能力大致包括观察力、记忆力、想象力、思维能力、语言能力、操作能力、自学能力和科研能力等。故本题选A、B、C、D、E。

19.【答案】ABCDE

【解析】护士心理问题与社会支持、个人收入呈负相关，与生活事件、时间紧迫感、无端敌意呈正相关。维护护士心理健康的对策有解决重医轻护问题、加强思想教育、改善工作环境、建立护理工作支持系统及心理督导机构、提高护士的心理调试能力、养成良好的生活习惯，等。故本题选A、B、C、D、E。

20.【答案】BCDE

【解析】希波克拉底是最早划分气质类型并且提出气质类型学说的人，早在2500多年以前，他就根据自己的观察将人划分为胆汁质、多血质、黏液质和抑郁质四种气质类型。故本题选B、C、D、E。

21.【答案】ABCD

【解析】情绪的功能有：①适应功能，是通过信号交流作用来实现的。②动机功能。情绪、情感是动机的源泉之一，是动机系统的基本成分。③组织功能。情绪是一个独立心理过程，有自己的发生机制和发生、发展的过程。④信号功能。情绪和情感在人际间具有传递信息、沟通思想的功能。故本题选A、B、C、D。

22.【答案】ABCDE

【解析】弗洛伊德认为性欲发展分为口欲期、肛欲器、崇拜性器期、潜伏期、成年期。故本题选A、B、C、D、E。

23.【答案】BCDE

【解析】心理康复的治疗方法有支持性心理治疗、认知疗法、行为治疗法和精神分析法，其中错误的认知会阻碍患者的心理康复进程，主要包括错误及不合理的信念、否认作用、认同延迟及失能评价。故本题选B、C、D、E。

三、共用题干题

1.【答案】A

【解析】角色行为缺如是指否认自己有病，未能进入角色。虽然医生诊断为有病，但本人否认自己有病，根本没有或不愿意识到自己是患者。故本题选A。

2.【答案】B

【解析】角色行为冲突是指患者角色与其他角色发生心理冲突。同一个体常常承担着多种社会角色。当患病并需要从其他角色转化为患者角色时，患者一时难以实现角色适应。故本题选B。

3.【答案】C

【解析】角色行为减退是指因其他角色冲击患者角色，从事了不应承担的活动。已进入角色的患者，由于更强烈的情感需要，不顾病情而从事力所不及的活动，表现出对病、伤的考虑不充分或不够重视，而影响疾病的治疗。故本题选C。

4.【答案】D

【解析】角色行为强化是指安于患者角色

的现状,期望继续享有患者角色所获得的利益。由于依赖性加强和自信心减弱,患者对自己的能力表示怀疑,对承担原来的社会角色恐慌不安,安心于已适应的患者角色现状;或者自觉病情严重程度超过实际情况;小病大养。故本题选D。

5.【答案】E

【解析】角色行为异常是指患者受病痛折磨感到悲观、失望等不良心境的影响导致行为异常,如对医务人员的攻击性言行,病态固执、抑郁、厌世,甚至自杀等。故本题选E。

6.【答案】E

【解析】16PF为卡特尔16种人格测验,在临床医学中被广泛应用于心理障碍、行为障碍、心身疾病的个性特征的研究,对人才选拔和培养也很有参考价值;MMPI为明尼苏达多项人格测验,适用于年满16岁,具有小学以上文化水平,没有影响测试结果的生理缺陷人群;压力的CPT模型,即认知-现象学-交作用模型;EPQ即艾森克人格测验;SCL-90即症状自评量表,是当前使用最为广泛的精神障碍和心理疾病的门诊检查量表,协助了解其心理健康程度,适用对象为16岁以上者。题中该患者最需要做的是症状自评量表,故本题选E。

7.【答案】B

【解析】调查法是指借助于各种问卷、调查表和访谈等方式,了解被测试者的心理特征的方法;观察法是指研究者根据研究目的、研究提纲或观察表,用自己的感官或辅助工具直接观察被研究对象,从而获得资料的一种方法;访谈法是以口头形式,根据被询问者的答复搜集客观的、不带偏见的事实材料,以准确地说明样本所要代表的总体的一种方式。故本题选B。

8.【答案】E

【解析】利用SCL-90(该量表可用于自测),测验结果可直接告知被试本人,协助其从十个方面来了解自己的心理健康程度,应注意保护隐私,未征得本人同意不得擅自泄露检查结果。故本题选E。

9.【答案】E

【解析】选项A措施误把心理护理等同于政治思想工作,会使患者难以接受或有所反感,心理护理会受到质疑。选项B措施可暂时或部分缓解患者的心理反应,但往往只能治标难治本,另外还可能使其丧失对护士的基本信任。选项E措施可获得较满意、持续的效果,较充分的体现了心理学的科学性和有效性。选项C措施较为粗略。选项D措施片面,心理护理不能单单依靠心理治疗师。故本题选E。

10.【答案】E

【解析】护士应具有心理护理自觉意识和良好的职业心态,以心理学的理论和技术为指导,基本了解患者心理反应的特点、规律,善于因人而异地选择心理干预对策。故本题选E。

11.【答案】C

【解析】心理护理的基本要素包括患者、护士、患者心理问题、心理学知识,四者相互依存,彼此联系,构成环状运转系统。故本题选C。

12.【答案】B

【解析】韦氏儿童智力量表(WC)是美国心理学家韦克斯勒编制的一组采用个别施测的方法,评估6岁至16岁儿童智力水平的智力测验工具,是使用最为广泛的智力测验工具,对于临床心理学和学校心理学领域有着杰出的贡献。故本题选B。

13.【答案】D

【解析】离差智商是一种以年龄组为样本计算而得来的标准分数。离差智商=100+15Z,其中Z=(X-M)/S,其中M代表团体平均分数,X代表该团队分数的标准差,Z代表该人在团队中所处位置,即他的标准分数。故本题选B。

14.【答案】E

【解析】韦氏智力测验总智商分级标准:130以上:非常优秀;120~129:优秀;110~119:中上(聪明);90~109:中等;80~89:中下(迟钝);70~79:临界状态;70以下:智力缺陷。故本题选E。

四、案例分析题

1.【答案】A

【解析】该患者P 130次/分,BP 140/

80mmHg，通过计算可知基础代谢率为79%，结合其症状和体征，首先应考虑甲状腺功能亢进症，故本题选 A。

2.【答案】ABCDE

【解析】患者基础代谢率高，有营养失调患者的风险，入院后紧张与入睡困难会引起焦虑、活动无耐力，没有能力解决现有症状，因此现

存的护理问题有营养失调、活动无耐力、应对无效、焦虑、睡眠型态紊乱。故本题选A、B、C、D、E。

3.【答案】E

【解析】心理健康教育法对教育对象心理的各层面施加积极的影响，以促进其心理发展与适应、维护其心理健康，对该患者首先应帮助她认识心理康复在全面康复中的作用。故本题选 E。

4.【答案】BD

【解析】对患者进行心理健康教育要减少不良心理因素对康复过程的影响，提高患者对执行康复计划的依从性，从而促进患者的心理健康，使其达到全面康复的水平。故本题选B、D。

5.【答案】ABCDF

【解析】护理人员应重视对患者的心理护理，对待患者应富有爱心、责任心，尽可能多地给予关怀，控制不良情绪，以良好的情感去感染、鼓励患者树立战胜疾病的信心，恰当地运用表情动作、体态姿势、言语等给予患者帮助。故本题选 A、B、C、D、F。

6.【答案】E

7.【答案】B

【解析】对患者心理问题的准确评估是进行心理护理的前提，是保证心理工作顺利开展的重要准备工作。故本题选 B。

8.【答案】C

【解析】为确保心理护理有效进行，首先要取得患者的信任，建立良好的沟通关系。故本题选 C。

9.【答案】ACDE

【解析】通过心理护理，使该癌症患者接受患者角色、信任医护人员，进而配合治疗，

消除其负性情绪，防止其过激行为。故本题选A、C、D、E。

10.【答案】E

11.【答案】B

【解析】否认期是患者心理表现第一期，心理反应是拒绝接受事实，是一种防卫机制，它可减少不良信息对患者的刺激。故本题选 B。

12.【答案】DEF

【解析】临终关怀目标是提高患者的生命质量，通过消除或减轻病痛与其他生理症状，排解心理问题和精神烦恐，令患者内心宁静地面对死亡。同时，临终关怀还能够帮助病患家人承担一些劳累与压力。故本题选 D、E、F。

13.【答案】AC

【解析】患者情绪低落，担心不能恢复健康而成为家人的累赘，此时他主要是对疾病认知不清导致恐惧、抑郁，故本题选 A、C。

14.【答案】D

【解析】患者自尊心较强，不愿意给别人添麻烦，故本题选 D。

15.【答案】ABCDEF

【解析】针对患者抑郁、恐惧的心理，护士应多巡视病房，主动与患者沟通，取得信任，并鼓励他树立战胜疾病的信心，指导患者正确认识疾病、减少心理负担积极配合治疗，出院后也应加强健康指导，避免复发。故本题选 A、B、C、D、E、F。

16.【答案】F

【解析】呼吸机辅助通气的危重患者或严重创伤患者，一旦血流动力学稳定，酸碱失衡和电解质紊乱得到纠正，就应立即开始肠内营养。一般严重创伤后24～48小时内给予肠内营养最佳。对于择期手术的患者，如果存在营养不良，手术前就应该采取肠内营养，改善患者营养状况和免疫功能，提高手术耐受力，降低手术风险，减少手术并发症。F错误。故本题选 F。

17.【答案】B

【解析】谵妄综合征是一组表现为广泛的认知障碍，尤以意识障碍为主要特征的综合征，常因脑部弥漫、暂时的中毒感染或代谢紊乱等所引起，其临床特点为起病急骤、意识障

碍以及其他认知障碍症状昼轻夜重等。结合题干，本题选 B。

18.【答案】ABCEF

【解析】谵妄综合征伴有精神运动性兴奋，则情绪呈恐惧、激动或迷惑。在幻觉妄想的支配下，有时可出现危险的攻击或逃避行为，因而可能导致意外。选项 D 属于社会功能方面。故本题选 A、B、C、E、F。

19.【答案】ABCDEF

【解析】护理过程中，密切注意有暴力行为的患者。若患者存在暴力行为，首先对暴力行为发生的原因及危险因素进行评估，并对暴力行为发生的征兆进行评估；隔离患者，与他人分开；约束患者；行为方式重建，建立良好的治疗性关系。故本题选 A、B、C、D、E、F。

20.【答案】ABCDEFG

21.【答案】BCE

22.【答案】ABCDE

【解析】从本质来看，依赖心理是一种懒惰的心理表现，依赖别人，自己不必动脑筋费精力。结合题干，故本题选 A、B、C、D、E。

23.【答案】ABCF

24.【答案】ABCDEF

25.【答案】ABE

【解析】SAS 即焦虑自评量表，能够较好地反映有焦虑倾向的精神病求助者的主观感受。SDS 即抑郁自评量表，目前广泛应用于门诊患者的粗筛、情绪状态评定以及调查、科研等，不能用于诊断。CBCL 即儿童行为量表。MMPI 即明尼苏达多项人格测验，是行业内使用最多的测验之一。SCL-90 即 90 项症状清单，又称症状自评量表。故本题选 A、B、E。

26.【答案】ACEF

【解析】心理评估在心理学、医学、教育、人力资源、军事司法等部门有多种用途，其为临床所用时，主要有：单独或辅助做出心理诊断；指导制订心理干预措施，并常作为效果的指标；科学研究的方法。心理评估离不开对被试者的观察，是评估者获得信息的常用手段，不等于联络感情，排除 D。心理评估是通过观察和其他途径将各种渠道来的信息综合成整体，形成一个初步假说，再通过临床心理评估加以核实和修正，以便形成新的假说，排除 B。

27.【答案】DEF

28.【答案】DEF

【解析】临床常见的负性情绪有：由应激源（疾病）刺激引发的焦虑、抑郁及两者的混合状态。故本题选 D、E、F。

29.【答案】ABCD

30.【答案】ABCDE

【解析】患者情绪抑郁，应高度重视，加强安全监护，给予心理疏导、情感支持。选项 F 会加重患者的心理负担，不妥。故本题选 A、B、C、D、E。

第三章 护理教育学

一、单选题

1. 【答案】C
2. 【答案】C
【解析】学生在感知教材的基础上，逐步对教材进行理解和概括，形成科学概念，这是教学过程的中心环节。因为只有理解教材，形成科学概念，才能深入了解事物的本质，把握客观过程的规律。故本题选C。
3. 【答案】D
【解析】临床见习与临床实习都需要专业的带教老师授课指导。故本题选D。
4. 【答案】B
【解析】谈话法又称问答法、提问法，是教师通过学生已有的知识和经验提出新的问题，引导学生积极思考，通过师生之间的回答，得出结论，获得知识和发展智力的教学法。故本题选B。
5. 【答案】B
【解析】讨论法是围绕某些问题各抒己见展开辩论、辨明是非真伪，以此提高认识或弄清问题的方法，适用于富有争议性的问题、有多种可能答案的问题。故本题选B。
6. 【答案】A
7. 【答案】E
8. 【答案】B
【解析】高等护理教育兴起于美国，故本题选B。
9. 【答案】A
【解析】重要事件讨论会属于行为学习法。故本题选A。

二、多选题

1. 【答案】ABCDE
【解析】护理教育管理的基本原则包括：①方向性原则；②整体性原则；③民主性原则；④科学性原则；⑤规范性原则；⑥有效性原则。故本题选A、B、C、D、E。
2. 【答案】ABCE
【解析】继续教育的原则包括：①遵循一般的教学原则；②知识更新与发展能力相结合；③按需施教、学用一致；④教师辅导与学生自学相结合；⑤德智同步增长。故本题选A、B、C、E。
3. 【答案】CDE
【解析】问题、学生、教师是基于问题的学习的三大基本要素：问题是课程的组织核心，它们往往没有简单、固定、唯一的正确答案，但能激起学生探索、寻求解决方法的欲望，激发学生的思维；学生是致力于解决问题的主体，他们识别问题的症结，寻找解决问题的方法，并努力探求、理解问题的现实意义，构建并重构自己的知识，成为自主的学习者；教师是学生解决问题时的工作伙伴、指导者，他们要努力创造出一种支持开放性探究学习的环境，给与学生适时适量的指导。这三个要素统一在PBL的问题情境及进行的过程之中。故本题选C、D、E。
4. 【答案】ABCDE
【解析】临床护理教学存在于临床护理各个方面，其对象也多样化。故本题选A、B、C、D、E。
5. 【答案】ABCDE
【解析】教育的基本要素有教育者、受教育者、教育内容、教育手段、教育途径和教育环境。故本题选A、B、C、D、E。
6. 【答案】AD
【解析】1888年，福州医院开办了我国第一所护士学校，是我国近代护理教育的开端，B正确；我国从1992年开始招收首批全日制统招护理学硕士研究生，A 错误；1934 年教育部成立护士教育专门委员会，规定高级护士职业教育，C 正确；2004 年，第二军医大学、中南大学护理学院开始招收护理学博士研究生，D 错误；目前，我国护理教育虽已取得一定的成绩，但仍与国际普遍水平存在差距，E 正确。故本题选 A、D。

7. 【答案】 ACDE

【解析】护理教育学是在教育学理论指导下，在普遍教育学基础上发展起来的一门高度专业化的理论学科，是一门交叉学科。它源于护理实践，由护理学教师承担护理教育。故本题选 A、C、D、E。

8. 【答案】 BCDE

【解析】健康教育者已成为护理人员的主要角色目标之一，承担护理教育的是护理学教师，A 错误。

9. 【答案】 AE

【解析】护理教育紧紧围绕护理人才的培养目标，按照教育学的原则及护理教育学的学科结构特点选择和组织教学内容，以培养学生的教学能力及技巧为目的，综合培养学生的素质和能力，具备科学性、实践性、人文性的特点。故本题选 A、E。

10. 【答案】 CDE

11. 【答案】 BCDE

【解析】导师制是一种教育制度，以更好地贯彻全员育人、全过程育人、全方位育人的现代教学理念，更好地适应素质教育的要求和人才培养目标的转变。这种制度要求在教师和学生之间建立一种"导学"关系，针对学生的个性差异，因材施教，指导学生的思想、学习与生活。一个导师负责一个或几个小组，A 错误。

12. 【答案】 ACD

13. 【答案】 ACE

14. 【答案】 ABCE

【解析】带教制可使护生理论联系实际、变知识为技能，拓展了学习的具体内容。故本题选 A、B、C、E。

15. 【答案】 BDE

【解析】讲授法可以分讲授、讲解、讲演 3 种，所以选项 A 错误；讲授法是教师通过口头语言向学生传授知识、培养能力、进行思想教育的方法，在以语言传递为主的教学方法中应用最广泛，也是最有效的教学方法，选项 C 错误。故本题选 B、D、E。

16. 【答案】 ACE

【解析】教育评价的原则包括方向性原则、公平性原则、客观性原则、科学性原则、可行性原则、指导性原则。故本题选 A、C、E。

17. 【答案】 ABDE

18. 【答案】 BCD

19. 【答案】 ABCD

20. 【答案】 ABCD

21. 【答案】 CDE

【解析】形体美的训练首先要从形体姿态开始，包括站姿、坐姿、走姿，通过站立、就坐、行走等形体基本姿态的训练，使练习者在举止中呈现出良好的气质和美好的仪表，形成富有个性、韵味的美感。故本题选 C、D、E。

22. 【答案】 ABCD

23. 【答案】 ABCDE

【解析】教学方法是教师和学生为实现教育目的、完成教学任务所采用的手段和一整套工作方式。它包括教师教的方法和学生学的方法。教师利用教学方法引导学生掌握知识、形成技能和技巧、发展学生的认知能力。故本题选 A、B、C、D、E。

三、共用题干题

1. 【答案】 D

【解析】讨论法是学生在教师的指导下为解决某个问题而进行探讨、明辨是非、辨别真伪，以获取知识的方法，A 排除；教学实验法是依据一定的教学理论假说，在教学实践中进行的，运用必要的控制方法，变革研究对象，探讨教学的因果规律的一种科学研究活动，B 排除；PBL 是一种以临床问题激发学生学习动机并引导学生把握学习内容的教学方法，C 排除；角色扮演法指教师根据一定的教学要求，有计划地组织学生运用表演和想象情境，启发及引导学生共同探讨情感、态度、价值、人际关系及解决问题策略的一种教学方法，D 正确；临床学习讨论会是一种重要的临床教学活动,是在临床活动开始前和每次活动结束后举行的讨论,E 排除。故本题选 D。

2.【答案】D

【解析】角色扮演法是在培训情境下给予受训者角色实践的机会,使受训者在真实的模拟情景中,体验某种行为的具体实践,帮助他们了解自己,改进提高,是一种以陶冶训练为主的教学方法。故本题选 D。

3.【答案】D

【解析】明确角色扮演的目的,扮演在小范围内实施是提高角色扮演法教育效果的一项措施。故本题选 D。

4.【答案】A

【解析】讲授法分为讲述、讲解、讲演 3 种,排除 B;利于教师主导作用的发挥;教师在教学过程中要完成传授知识、培养能力、思想教育三项职能,同时要通过说明目的、激发兴趣、教会方法、启发自觉学习等调动学生的积极性,这些都适用讲授方法来体现自己的意图,表达自己的思想,排除 C、D;讲授法缺乏学生直接实践和及时做出反馈的机会,有时会影响学生积极性的发挥和忽视个别差异的存在,排除 E。故本题选 A。

5.【答案】A

【解析】讲授法缺乏学生直接实践和积极做出反馈的机会,有时会影响学生积极性的发挥和忽视个别差异的存在。故本题选 A。

6.【答案】B

【解析】增进讲授法教学效果的措施包括:①教学内容应充实,结构清晰。②教师思路明确,有目的地讲授。③教授时注意理论联实际。④注重教学语言的表达技巧。⑤掌握教学中非语言性的表达。故本题选 B。

四、案例分析题

1.【答案】ABDEF

【解析】临床护理教学查房是一种常规有效的护理工作方式。临床护理查房可由护士长或资深护士主持。故本题选 A、B、D、E、F。

2.【答案】F

【解析】营养/代谢型态评估主要是对患者的体格的测量评价,包括身高、体重、脉搏、呼吸、皮肤和黏膜颜色、蛋白质含量等,A、B、C、D、E 都属于评估的内容,故本题选 F。

3.【答案】ABCDEF

4.【答案】F

【解析】每次吸痰时间不能超过 15 秒,故本题选 F。

5.【答案】DE

【解析】患者入院后,护士需要进行相关入院健康宣教,内容包括住院环境、规章制度、自我介绍等;还可介绍与疾病相关的医学进展、新信息、新技术等知识;介绍与主动脉夹层动脉瘤相关的健康知识,告诉患者术前需要严格卧床休息;因此,A、B、C、F 选项是护士应该向患者介绍的健康宣教内容。D、E 两项是医生根据实际情况向患者解释的医疗内容,不包括在护士健康宣教的内容中。故此题的正确答案是 D、E,其中关键选项是 D。

6.【答案】ACDEF

【解析】冠状动脉造影术一般在局麻下进行,通常选择桡动脉进行穿刺,常规不需要禁食,故 B 选项是错误的;造影剂会对肾脏造成损害,故患者造影后需尽快排尿,以排出造影剂;患者因存在主动脉弓部瘤,应加强相关疾病知识宣教,如冠状动脉造影手术过程、造影术后避免剧烈咳嗽等;并应给予患者心理支持,缓解其紧张情绪。本题选 A、C、D、E、F。

7.【答案】ACDEF

【解析】B 选项(手术的方法和过程)属于专业医疗技术范畴,一般由医生在术前谈话时简要说明,不是护士的宣教内容。故本题选 A、C、D、E、F。

8.【答案】ACEF

【解析】冠状动脉旁路移植术后患者,因血容量不足或电解质紊乱易发生心律失常,题干提供的心电图所示患者心电示波为房颤心律。患者因突然心率加快,感觉心慌,易出现紧张情绪。此时护士应报告医生并给予相应处理;同时安抚患者,缓解其烦躁紧张情绪;不应直接告诉患者发生了心律失常,以免加重患者的恐慌和担忧,如患者提出疑问,应由医生进行解答。故此题的正确答案是 A、C、E、F,其中关键正确选项是 F。

9. 【答案】BCEF

【解析】患者要求进食馒头，此时责任护士应向主管医生汇报，医生在第一时间获悉患者的需求，通过科学判断作出决定，给予患者专业答复，护士应给予患者及家属相应的心理疏导和健康宣教，鼓励患者配合治疗，尽快康复，不应该遵从患者的意愿或不予理睬，以免造成不良后果影响康复。故本题选 B、C、E、F，其中关键正确选项是 B。

10. 【答案】ABCDEF

【解析】行杂交全主动脉弓置换的患者，为了避免分叉血管产生血栓，短期内需进行预防性抗凝治疗，服用抗凝药期间需注意观察有无出血征象；患者术后恢复周期长，术后初期卧床时间长，出院后进行肢体活动训练要循序渐进，注意安全；合理饮食，腹部有无不适也需要患者加以注意；术后应遵医嘱按时吃药；把血压控制在既能保证全身器官血液供应、又能避免夹层复发的合适范围；应按时复查主动脉 CT，以判断主动脉有无夹层复发；因此责任护士要详细向患者及家属讲明白术后自我监测的注意事项，确保手术治疗的远期效果。故此题各选项均是责任护士对患者进行宣教的内容。故本题选 A、B、C、D、E、F。

11. 【答案】ABCDFG

【解析】护理教学原则包括科学性与思想性相结合的原则、理论与实际相结合原则、统一要求因材施教相结合原则、专业性与综合性相结合原则、教学与科研相结合原则、巩固性与质效统一原则、启发性与量力性原则等，故本题选 A、B、C、D、F、G。

12. 【答案】ABC

【解析】为实现将理论知识运用到实践中的目标，其所需的认知技能包括解决问题、评判性思维、临床决策。故本题选 A、B、C。

13. 【答案】ACDEFGHI

【解析】护理教学中，书写教案包含的内容包括授课对象、使用的教材、教学组织形式、目的与要求、重点难点、教学进度、使用的教具、作业题或思考题。故本题选 A、C、D、E、F、G、H、I。

14. 【答案】G

【解析】基于问题的 PBL 教学法，是以学生为主体，充分调动学生学习的积极性和主动性的一种新的教学方法，该方法有利于培养学生的自主创新和发散思维能力，使学生综合素养得到提高。故本题选 G。

15. 【答案】BCDEF

【解析】现代教学媒体包括幻灯机、录音、录像、投影仪、动画图像、多媒体课件、电影等。故本题选 B、C、D、E、F。

16. 【答案】ABCDFG

【解析】对于评价学生带教效果，可采用测验法（理论考核、技能考试）、观察法（临床观察）、调查法（问卷调查、交流座谈）、自我评价法及互相评价法等多种评价方法。故本题选 A、B、C、D、F、G。

第四章 护理研究

一、单选题

1. 【答案】A

【解析】计量资料指连续的数据，通常有具体的数值，如身高、体重、血压、血红蛋白、胆红素和白蛋白等。故本题选A。

2. 【答案】C

【解析】方便抽样属非随机取样，是指研究者从最方便可得的被试中抽取样本的方法，如大学里的研究者常常以大学生为被试，工厂的研究者常以工人为被试，特点是方便、省时。

3. 【答案】D

【解析】根据数据收集方式，可以将临床研究分为前瞻性数据收集研究和回顾性数据收集研究。所谓前瞻性数据收集研究就是指预先制订研究方案，并且根据研究方案收集未来的数据。回顾性数据收集的研究是指制订研究方案后，回顾性地收集过去的数据。故本题选D。

4. 【答案】E

【解析】护理研究中设立对照的类型包括同期随机对照、非随机同期对照、自身对照、历史性对照、交叉设计对照、组间对照。故本题选E。

5. 【答案】B

【解析】自变量是"原因"，因变量是"结果"。在实验中，自变量是由实验者操纵、掌握的变量，因变量是因为自变量的变化而产生的现象变化或结果。故本题选B。

6. 【答案】E

【解析】统计图有饼图、直方图、直条图、统计地图和线段图等，其中线段图用于说明连续性资料，表示事物数量在时间上的变动情况或一种现象随另一种现象的变动情况。故本题选E。

7. 【答案】E

【解析】实验性研究具有因果性，是发现、确认事物之间的因果联系的有效工具和必要途径。故本题选E。

8. 【答案】B

【解析】质性研究资料的收集方法主要有三种：访谈法、观察法、证物法。访谈法是提出问题并获得答案的过程；观察法是通过文字记录、录音、录像等手段，将被研究者的日常活动记录下来作为研究的材料，通过对材料的分析得到研究者需要的答案；证物法是通过收集证物获得答案的过程，证物主要分为文字性证物和物质性证物，文字性证物如日记、书信等。故本题选B。

9. 【答案】D

【解析】类实验性研究亦称半实验研究，与实验性研究的区别是设计内容缺少按随机原则分组或没有设对照组，或两个条件都不具备，但一定有对研究对象的护理干预内容（操纵），在护理研究中比较实用，常用自身实验前后对照设计。故本题选D。

10. 【答案】D

11. 【答案】E

【解析】非结构式访谈只给调查者一个题目，由调查者与被调查者就这个题目自由交谈，被调查者可以随便地谈出自己的意见和感受，而无须顾及调查者的需要，调查者事先虽有一个粗略的问题大纲或几个要点，但所提问题是在访问过程中边谈边形成，随时提出的。此法可提供较深入的资料，适合探索性的研究，但资料的深度取决于观察者进入观察情景的能力和程度，且受研究人员主观因素的影响，很难进行定量分析和严格的对比研究。

12. 【答案】A

【解析】正常情况下代行知情同意权的资格顺序为配偶、子女、父母、兄弟姐妹、其他亲属、同事等，故本题选 A。

13.【答案】A

【解析】在进行质性研究时，研究者常根据自己对研究对象特征的判断，有目的地选取某些研究对象进行研究，这样的抽样方法称为目的抽样。故本题选 A。

14.【答案】B

【解析】抽样误差大小的顺序是：整群抽样＞简单随机抽样＞系统抽样＞分层抽样，故本题选 B。

15.【答案】B

16.【答案】A

【解析】临床试验设计时，实验组与对照组的主要差别是实验组给予某处理因素，而对照组没有。故本题选 A。

17.【答案】D

18.【答案】D

19.【答案】E

【解析】相对危险度（RR），是指队列研究中，两组之间发病率之比，表示疾病的发生与暴露因素之间的统计学关系强度。RR=1，提示暴露因素与疾病无关联。故本题选 E。

20.【答案】A

【解析】参加实验研究的对象必须随机地分配到实验组或对照组，即研究对象进入实验组或对照组的机会均等，从而提高两组的可比性或均衡性。故本题选 A。

21.【答案】E

【解析】分层抽样法也叫类型抽样法，是从一个可以分成不同子总体（或称为层）的总体中，按规定的比例从不同层中随机抽取样本（个体）的方法。故本题选 E。

22.【答案】B

【解析】护理学的服务形式不止适于医院，还包括社区和社会；不止针对已经患病的人，还包括为健康人群提供保健；护理伦理、护理人员的自身发展也属于护理学的研究范围。故本题选 B。

23.【答案】C

【解析】实验性研究应具备干预（亦称操纵）、设立对照（亦称控制）、随机（包括随机抽样和随机分组）。故本题选 C。

24.【答案】E

【解析】护理研究中确立研究问题的主要步骤包括提出研究问题、查阅文献、假设形成、陈述问题、确定研究变量等。故本题选 E。

25.【答案】E

【解析】统计分析中，可用于对计量资料（如身高）进行统计描述的统计量包括均数、标准差、极差、四分位数、变异系数。故本题选 E。

26.【答案】D

【解析】描述流行病学又称描述性研究，它是将专门调查或常规记录所获得的资料，按照不同地区、不同时间和不同人群特征分组，以展示该人群中疾病或健康状况分布特点的一种观察性研究。专门调查有：现况研究、生态学研究、个案调查以及暴发调查；常规记录有：死亡报告、出生登记、出生缺陷监测、药物不良反应监测和疾病监测等。故本题选 D。

27.【答案】B

【解析】在采用筛检方法时，必须遵循的原则包括：①筛检的疾病已有有效的治疗方法；②筛检的疾病已成为严重的公共卫生问题；③筛检出的可疑患者有能力接受进一步的诊断和治疗；④被筛检的疾病有合适的筛检试验；⑤筛检的领先时间应足够长；⑥筛检应该符合成本-效益分析。故本题选 B。

二、多选题

1.【答案】ACDE

【解析】护理科研成果是在护理领域内通过研究取得的具有一定学术意义或实用价值，并可以直接或间接地应用于护理实践中的创造性成果，对医疗新技术的开展有间接的指导作用。因此选项 B 错误，故本题选 A、C、D、E。

2.【答案】BCDE

【解析】概率抽样以概率论与数理统计为基础，首先按照随机的原则选取调查样本，使调查母体中每一个子体均有被选中的可能性，即具有同等被选为样本的概率，机遇均等，主要有简单随机抽样（又称单纯随机抽样）、系统抽样（等距抽样）、分层随机抽样（类型抽样）和分群随机抽样等方法。非概率抽样又称为不等概率抽样或非随机抽样，就是调查者根据自己的方便或主观判断抽取样本的方法，主要有方便抽样、主观抽样、定额抽样、滚雪球抽样等类型。故本题选 B、C、D、E。

3．【答案】ABCD

【解析】相对危险度亦称危险度比，是暴露组的危险度（测量指标是累积发病率）与对照组的危险度之比。危险度比是反映暴露于发病（死亡）关联强度的指标。RR = 暴露组累积发病率（或死亡率）/对照组累积发病率（或死亡率），表明暴露组发病率或死亡率是对照组发病率或死亡率的多少倍。说明暴露组发病或者死亡的危险性是非暴露组的倍数。RR 值越大，表明暴露的效应越大，暴露与结局的关联的强度越大。其数值意义：①RR 为 0.9~1 或 1.0~1.1，说明暴露因素与疾病无关联；②RR 为 0.7~0.8 或 1.2~1.4，说明暴露因素与疾病有弱的关联；③RR 为 0.4~0.6 或 1.5~2.9，说明暴露因素与疾病有中的关联；④RR 为 0.1~0.3 或 3.0~9.9，说明暴露因素与疾病有强的关联；⑤RR 小于 0.1 或大于 10，说明暴露因素与疾病关联很强。故本题选 A、B、C、D。

4．【答案】ABCD

【解析】知情同意书的基本内容应该包括研究介绍、风险描述、利益描述、保密描述、补偿描述、联系人说明和关于退出实验的说明等方面，不包括研究单位介绍。故本题选 A、B、C、D。

5．【答案】BCDE

【解析】问卷调查法的优点：节省时间、经费和人力；调查结果容易量化，便于统计处理与分析；可以进行大规模的调查。问卷法的缺点：面向设计的问题问卷调查比较难，设计难；调查结果广而不深，调查结果的质量常常得不到保证；回收率难以保证。故本题选 B、C、D、E。

6．【答案】ACD

【解析】质性研究常用的方法有现象学研究、扎根理论研究、人种学研究、田野研究、历史研究、行动研究等，其中前三种最为常用。故本题选 A、C、D。

7．【答案】BCE

【解析】周调媛为该篇文章的唯一作者，A 错误；该篇文章发表在 1999 年的《中华护理杂志》上，D 错误。故本题选 B、C、E。

8．【答案】ABCD

【解析】研究者在进行研究中应遵循的伦理准则包括客观性、真实性、诚实性、合作性、平等性和效率性，不包括公开性。故本题选 A、B、C、D。

三、共用题干题

1．【答案】B

【解析】社区医疗卫生服务，如妇女保健、儿童保健临床业务，妇女、儿童常见病和多发病的防治和监测，托幼机构管理等工作的开展适合采用普查的研究方法。故本题选 B。

2．【答案】C

【解析】抽样调查是根据部分实际调查结果来推断总体的一种统计调查方法，属于非全面调查的范畴，优点在于经济性好、实效性强、适应面广、准确性高。故本题选 C。

3．【答案】D

【解析】分层抽样法可较大地提高抽样的精度，而整群抽样由于组织实施简单，能较大地节约调查的时间与费用，如调查全市的母乳喂养情况，自然会考虑是否能同时做到精度与费用、时间的兼顾，一般会将两者结合，故本题选 D。

4．【答案】A

【解析】定额抽样又称配额抽样，是按调查对象总体的某种特征，将总体分为若干类，按一定比例在各类中分配样本数额，并按各类数额任意或主观抽样。故本题选 A。

5．【答案】B

【解析】观察法是指研究者根据一定的研究目的、研究提纲或观察表，用自己的感官和辅助工具去直接观察被研究对象，从而获得资料的一种方法。对心肺复苏的考察属于观察法，故本题选 B。

6．【答案】D

【解析】自然观察法是指研究者在自然条件下对个体的言谈、举止行动和表情等进行有目的、有计划地观察，以了解其心理活动的方法，A排除。非结构式观察法指观察者只有一个总的观察目的和要求，或是一个大致的观察内容和范围，但没有详细的观察项目和指标，亦无具体的记录表格，因而存在实际的观察活动中常常是根据当时的具体情况而有选择地进行观察，故B排除。结构式观察法指观察者事先设计好观察的内容和项目，制订出有关观察表格，并在实际观察活动中严格按照其进行观察记录，C排除。标准情形观察法是在特殊的实验环境下，观察调查对象对特定刺激的反应，标准情形中的观察是预先精心设计的，按一定程序进行，每一个观察对象都接受同样的刺激。故本题选D。

7. 【答案】B

【解析】类实验研究是因为受实际条件所限，不能随机分组或不能设立平行的对照组，类实验也可不另设对照组，而以实验组自身为对照，即干预试验前和干预试验后相比。故本题选B。

8. 【答案】C

【解析】结合题干，该类设计没有对照组，被试者在干预前后进行自身对照。故本题选C。

9. 【答案】A

10. 【答案】B

【解析】描述性研究又称为描述流行病学，是流行病学研究方法中最基本的类型，主要用来描述人群中疾病或健康状况及暴露因素的分布情况，目的是提出病因假设，为进一步调查研究提供线索，是分析性研究的基础；还可以用来确定高危人群，评价公共卫生措施的效果等。故本题选B。

11. 【答案】A

【解析】分层抽样适用于母体复杂、个体之间差异较大、数量较多的情况，该题中第一阶段抽样选定部分三甲和二甲医院，合起来组成样本。故本题选A。

12. 【答案】C

【解析】题中第二阶段是在医院抽取门诊等4个科室且符合入选标准的护士进行研究，是有意识地选择某些被判断为最能代表总体的研究对象作为样本。故本题选C。

13. 【答案】A

【解析】使用国外英文版量表前可采取的措施包括作者授权、翻译量表、专家审校量表、进行预试验。而中文专家回译量表应注意文化调适，并请有关专家对修改后的中文版量表的内容进行评判。故本题选A。

14. 【答案】C

【解析】发病率＝发病人数/总人数，即300/100000＝0.3%，故本题选C。

15. 【答案】E

【解析】患病率＝疾病总人数/总人数，即（300＋400）/100000＝0.7%，故本题选E。

16. 【答案】A

【解析】总死亡率＝死亡人数/总人数，即1000/100000＝1%。故本题选A。

四、案例分析题

1. 【答案】B

【解析】反应变量亦称因变量或应变量，指实验中由于实验变量而引起的变化和结果。实验变量是原因，反应变量是结果。故本题选B。

2. 【答案】ABD

3. 【答案】ABC

【解析】在显著水平为α的假设检验中存在两类错误，其中如果拒绝原假设，则可能犯第一类错误，第一类错误的概率最大不超过α。如表示随机事件发生的可能性大小的数叫做该事件的概率（P），一个随机事件发生的可能性很大，那么P的值接近1又不等于1。故本题选A、B、C。

4. 【答案】A

【解析】多元回归是用以评估和分析一个因变量与多个自变量之间线性函数关系的统计方法，可以定量地描述某一现象和某些因素间的线性函数关系。结合题干，故本题选A。

5. 【答案】C

【解析】护理科研论文文题的字数不能太长，一般不超过20个汉字，英文题目一般不超过10个英文实词，尽量不加标点符号。故本题选C。

6. 【答案】C

【解析】撰写护理科研论文，应遵循的原

则包括创新性、科学性、实用性、可读性、规范性。故本题选 C。

7. 【答案】ABCEF

【解析】论文中可选 3~5 个关键词，要写原形词，而不用缩写词。故本题选 A、B、C、E、F。

8. 【答案】C

【解析】科研论文题目要求用词质朴、明确、实事求是，避免用广告式的冗赘夸大的字眼，C 错误。故本题选 C。

9. 【答案】CF

【解析】目的、方法、结果和结论称为摘要的四要素。故本题选 C、F。

10. 【答案】BD

【解析】护理论文正文按四段式书写的内容包括前言（引言、导言）、材料与方法、结果、讨论与分析。故本题选 B、D。

第五章 社区护理学

一、单选题

1.【答案】C

【解析】对住房进行评估是由房产专业评估人员进行,不属于社区护士工作范围。故本题选C。

2.【答案】B

【解析】一级预防:针对致病因子采取的措施,用药物或宣传教育及饮食运动干预减少易感人群发生疾病的危险。二级预防:早发现、早诊断、早治疗,阻止病程进展、防止蔓延或减缓发展。三级预防:对已发生的疾病进行有效规范、科学的治疗,防止或延缓各种疾病并发症的发生。故本题选B。

3.【答案】B

【解析】选项B属于医生的工作职责。故本题选B。

4.【答案】E

【解析】知识是基础,信念是动力,行为改变为目的。但只有对知识进行积极的思考,并具有强烈的责任感,才能逐步形成信念。只有知识上升为信念,才有可能采取积极的态度去改变行为。故本题选E。

5.【答案】C

【解析】当社区护士在家访时遇到危险情况,应终止家访任务,视情况来处理,C错误。

6.【答案】B

【解析】住院部是患者接受进一步治疗的主要场所,而非门诊。故本题选B。

7.【答案】B

【解析】题中音乐疗法为护理干预措施,减轻癌症患者疼痛为干预效果。通过对照研究其因果关系是否成立,是一种实验研究方法。实验研究主要用于验证药物治疗效果、干预措施、疾病预防的效果以及危险因素等研究。故本题选B。

8.【答案】A

【解析】B级表示不完全性损害,神经平面以下包括骶段(S_{4-5})有感觉功能,但无运动功能,故脊髓损伤平面为T_5,损伤级别为B,代表意义是T_5为最后一个正常脊髓平面,T_5以下存在感觉功能,无运动功能,A是正确答案。

9.【答案】E

【解析】患者吸烟、饮酒是造成其心血管病发生的主要因素,属于不良行为和生活方式,故本题选E。

10.【答案】B

【解析】阶段变化理论包括:①前预期:不打算改变阶段,在未来6个月不打算改变,或有意坚持不改;②预期:打算改变阶段,打算在未来6个月改变不利于健康的行为;③准备:改变准备阶段,为行为改变做必要准备,未来1个月会改变行为;④行动:行为改变阶段,在过去6个月中,目标行为已有所改变;⑤保持:行为维持阶段,持续新行为6个月以上。故本题选B。

11.【答案】C

【解析】家庭访视简称家访,是指为了促进和维护个人及家庭的健康,在服务对象家中进行有目的的交往活动,是开展社区护理的重要工具。因家庭环境中的不安全、致病因素,加之家庭成员可能拒绝合作,护士对家访的控制力不确定因素较多,要求护士不仅要有更强的独立性、创造性和解决问题的能力,而且要求护士具有明确的法律意识和风险防范措施。故本题选C。

12.【答案】A

【解析】社区家访前,应做好相关准备工

作,确定访视目的、日期和具体时间(A 正确),制订计划应周详(B 错误);家庭访视最适宜的时间是 1 小时(E 错误),访视者向被访家庭做自我介绍、解释访视的目的,开门见山引出主题(D 错误);群体、传染病、急性病、生活贫困者为先,个人、非传染病、慢性病为后(C 错误)。故本题选 A。

13. 【答案】A
【解析】屏气法旨在通过增加腹压而提高膀胱压力引起排尿,耻骨上区轻叩法适于骶髓以上损伤者。故本题选 A。

14. 【答案】A
【解析】等张收缩可增加肌肉耐力,常用直接或间接举重练习法,对石膏固定时的肢体禁用;等长收缩可增加肌肉张力,适用于关节不宜活动时的肌力练习。故本题选 A。

15. 【答案】C
【解析】家庭健康评估应注意:认识家庭多样性,没有统一标准;避免主观判断;家庭成员状况非一成不变,要不断收集资料;充分利用其他医务工作者所收集的资料。故本题选 C。

16. 【答案】C
【解析】为提高老年人用药依从性,需要做到以下几个方面:严格给药规程,发药到手,帮助老人服药后方可离开;出院带药时说明或写明药名、用量、时间;社区护士定期到老人家中清点剩余药数;对于外用药物,要贴红色标签,告知不可口服;此外,开展健康教育,并建立合作性护患关系。故本题选 C。

17. 【答案】B
【解析】青春发育期的心理特点是:对性发育的困惑、独立意向发展很快、伙伴关系密切、认识社会的能力不强及自我意识发展迅速、人生理想形成。故本题选 B。

18. 【答案】A
【解析】产后访视一般 3 次,第一次在产妇出院后 3 日内或产后 5~7 日,第二次在产后 10 日,第三次在产后 28~30 日。故本题选 A。

19. 【答案】B
【解析】产前检查的频率根据孕龄大小:怀孕 28 周内,每 4 周检查 1 次;怀孕 29~36 周,每 2 周检查 1 次;怀孕 36 周后,每周检查 1 次。故本题选 B。

20. 【答案】E
【解析】为了保护患者的安全,防止自杀,抑郁症患者的药品必须由专人管理、定时定量发放、每次服药后仔细检查口腔确认服下;尤其警惕突然"症状好转"、伪装痊愈的患者,严密监视早醒的患者,因为抑郁的症状多晨重晚轻。故本题选 E。

21. 【答案】E
【解析】丙类传染病也称为监测管理传染病,包括:流行性感冒、流行性腮腺炎、风疹、急性出血性结膜炎、麻风病、流行性斑疹伤寒、地方性斑疹伤寒、黑热病、包虫病、丝虫病等。故本题选 E。

22. 【答案】C
【解析】根据社区健康问题的普遍性、严重性、紧迫性、效益性以及可干预性的原则来明确优先顺序。故本题选 C。

23. 【答案】D
【解析】加强宣传,动员居民广泛参与,积极宣传建立统一城乡居民健康档案的重要意义,提高居民健康意识,引导居民自觉自愿参与建档工作。故本题选 D。

24. 【答案】B
【解析】家庭权力结构类型:①传统权威型:由家庭所在的社会文化传统"规定"而形成的权威。如在男性主导社会,父亲通常是一家之主,家庭成员都认可他的权威,而不考虑他的社会地位、职业、收入、健康、能力等。②工具权威型:负责供养家庭、掌握经济大权的人,被认为是这种家庭类型的权威人物。妻子或子女若能处在这种位置上,也会成为家庭的决策者。③分享权威型:家庭成员分享权力,共同协商做出决定,由个人的能力和兴趣来决定所承担的责任。这是现代社会所推崇的类型。④感情权威型:由家庭感情生活中起决定作用的人担当决策者,其他家庭成员因对他或她的感情而承认其权威。故本题选 B。

25. 【答案】C
【解析】正常的吸呼比是 1:(1.5~2),阻塞性肺气肿患者肺内过度充气,含气量增加,因此指导患者呼吸训练时,应延长呼气时间,一般为1:(2～3),以利肺内气体的呼出。故本题选C。

26.【答案】D

【解析】访视次数可根据家庭具体情况而定,即家庭存在的问题和需要支持的程度。决定访视次数时还应考虑的因素有:社区护理工作人员数量、护理对象和社区护士的时间、护理对象需要解决问题的轻重缓急程度及预算。故本题选D。

27.【答案】A

28.【答案】A

【解析】锌在植物性食物中的含量少于动物性食物。其次,锌吸收减少或丢失过多亦可造成锌缺乏症,如腹泻,可减少锌的吸收;反复失血、外伤等使锌随体液丢失。故本题选A。

29.【答案】B

【解析】当疾病与健康发生冲突,生活与工作发生冲突,需要进行家庭角色的重新分配,以化解矛盾与冲突。故本题选B。

30.【答案】D

【解析】内因是事物发展的根本原因,外因是事物发展的必要条件。在家庭护理中,健康问题的决策者是家庭自己,故本题选D。

31.【答案】D

【解析】沟通时要注意技巧,谈话过程注意重复重要的内容,尽量简单明了,尽量用语通俗。故本题选D。

32.【答案】E

【解析】常用的社区护理干预措施包括评估性措施、教育性措施、预防、治疗、康复性措施。故本题选E。

33.【答案】D

【解析】社区健康教育是社区卫生服务的基本方法,通过有计划、有组织、有系统的社会活动和教育活动,促使人们采纳有益于健康的行为和生活方式,消除或减轻影响健康的危险因素,预防疾病、促进健康和提高生活质量,消除或减轻影响健康的危险因素,促进健康和提高生活质量。故本题选D。

34.【答案】D

【解析】社区护士家庭访视的对象是现存或潜在健康问题的个人或家庭,他们是社区的弱势群体。这些弱势群体主要包括:特困家庭、健康问题多发家庭、不完整家庭、具有遗传性危险因素或有残疾者的家庭、家庭功能不完善家庭、具有慢性患者且缺少支持系统的家庭。故本题选D。

35.【答案】E

36.【答案】E

【解析】根据家庭功能将家庭生活周期分成婚前期、新婚期、养育期、教育期、空巢期、老年期和孤老期。故本题选E。

37.【答案】C

【解析】糖尿病患者运动时随身携带糖果,但只在感觉有低血糖时才立即进食。故本题选C。

38.【答案】D

【解析】社区护理的工作范围主要包括社区保健,社区慢性身心疾病患者的管理,社区急、重症患者的转诊服务,社区健康教育,社区康复服务,社区临终服务。故本题选D。

39.【答案】C

【解析】保持同一种疫苗两次接种的最短间隔时间,可以更好地诱导机体免疫系统产生足够的抗体。如果缩短了多剂次疫苗接种的间隔,可干扰免疫系统的抗体反应,影响免疫效果。相反的是,延长同一种疫苗两次接种的间隔,则不会影响疫苗的免疫效果。故本题选C。

40.【答案】D

【解析】目前AIDS健康教育的内容主要是防止AIDS的传播,以安全性行为教育和禁毒教育为主。故本题选D。

41.【答案】E

42.【答案】B

【解析】康复医学的服务对象包括残疾人、老年人、术后患者、急性期和恢复早期患者、慢性病患者。故本题选B。

43.【答案】C

【解析】社区护理是以社区整体人群为服务对象,以家庭及社区为基本的服务单位,故本题选C。

44.【答案】E

【解析】家系图一般包含三代人。长辈在

上，晚辈在下；同辈中，长者在左，幼者在右；夫妻中，男在左，女在右。一般从家庭中首次就诊的患者这一代开始，向上下延伸。在代表每个人的符号旁边，可再标上成员的出生年月日、重大生活事件发生的时间、遗传病、慢性病等。故本题选 E。

45. 【答案】D

【解析】社区护士所收集资料的内容，对个人来讲应包括主观资料（多为患者的主观感觉，通过与患者及其亲友交谈获得）和客观资料（通过护理人员对患者的观察、体格检查或借助医疗仪器检查而获得）。故本题选 D。

46. 【答案】D

47. 【答案】A

【解析】根据护理程序，评估为开展护理的基础，故应首先普查社区内残疾人基本情况，本题选 A。

48. 【答案】B

【解析】反映健康教育深度和广度的指标是卫生知识的普及率和健康教育覆盖率；反映卫生知识水平的指标是卫生知识的达标率；反映卫生保健工作态度的指标是卫生保健行为的支持率；反映卫生行为形成情况的指标是不良行为转变率和卫生保健活动的参与率。故本题选 B。

49. 【答案】A

50. 【答案】B

51. 【答案】D

52. 【答案】B

【解析】社区护士的自我防护能力主要包括两个方面，即法律的自我防护及人身的自我防护。首先，社区护士常常在非医疗机构场所提供有风险的医疗护理服务，如在患者的家中进行静脉输液。社区护士应加强法律意识，不仅要完整记录患者病情，还要在提供一些医疗护理服务前与患者或家属签订有关协议书，以作为法律依据。其次，社区护士在非医疗机构场所提供护理服务时，应避免携带贵重物品，并注意自身的防护。故本题选 B。

53. 【答案】E

【解析】预见能力主要应用于预防性的服务，而预防性服务是社区护士的主要职责之一。社区护士有责任向患者或残疾人、家庭及健康人群提供预防性指导和服务。在医院，临床护士主要运用顺向思维，即针对已发生的问题，找出解决的方法并实施；而在社区，社区护士不仅要运用顺向思维，还要运用逆向思维，即在问题发生之前，找出可能导致问题发生的潜在因素，从而提前采取措施，避免和减少问题的发生。在护理患者或残疾人时，社区护士应有能力预见治疗、护理中可能出现的变化以提前采取措施；对于患者或残疾人的家庭，社区护士应有能力预见疾病和残疾将给家庭带来的直接与间接影响，如在健康上、经济上、心理上的影响；对于社区的健康人群，社区护士也应有能力预见可能将会发生的健康问题。故本题选 E。

54. 【答案】C

【解析】Barth 计分法：总分大于 60 分为良；总分在 41～60 分为中，视为有功能障碍，稍依赖生活需要帮助；总分小于 40 分为差，依赖明显且生活需较大帮助；20 分以下者生活完全需要帮助。故本题选 C。

55. 【答案】B

【解析】社区的基本构成要素包括：①人群：一定数量的人群是社区的主体，也是构成社区的第一要素。②地域：是社区存在和发展的前提，是构成社区的重要条件。③生活服务设施：基本的生活服务设施不仅是社区人群生存的基本条件，也是联系社区人群的纽带。④文化背景及生活方式：相对共同的文化背景和生活方式是社区人群相互关联的基础。⑤生活制度及管理机构：相应的生活制度和管理机构是维持社区秩序的基本保障，是构成"大集体"的必要条件。故本题选 B。

56. 【答案】D

【解析】老年性痴呆患者的日常生活能力下降，要尽量选择简单舒适衣物、鞋子穿着，避免太多纽扣的衣服，不要选择系带鞋子；进食方面应定时进食，最好与他人一起进餐；作息时间和常用物品陈设尽量不要改变，以便于患者记忆，避免造成患者不安；对于患者的异常行为（如责备他人偷东西时），不要过分看重患者的指责，也不要和他们争执，因为患者也未必能接受常理的解释；对于晚间滋扰他人的行为，应鼓励患者白天多进行体力活动，以减少白天睡眠；陪伴患者一段时间后，诱导患者重新入睡，不能单纯地限制其夜间活动。故本题选 D。

57.【答案】A

【解析】社区护士应具备综合护理能力，包括各专科护理技能及中西医结合的护理技能，而非某一专科护理知识。故本题选 A。

58.【答案】E

【解析】家庭健康护理的原则，除前四者外，还包括协助家庭成员改善和建立利于健康的环境和生活。故本题选 E。

59.【答案】E

【解析】讨论偏离主题时，社区护士应及时纠正。故本题选 E。

60.【答案】A

61.【答案】C

【解析】家庭病床服务收治对象应是诊断明确，病情稳定，适合在家庭和社区养老机构条件下进行检查、治疗和护理等服务的患者。故本题选 C。

62.【答案】D

【解析】社区功能评估的要点包括社区管理（社区组织之间的沟通方式、居民参与决策方式、社区档案的管理）、社区活动、社区发展（社区历史的传承、社区发展规划、社区评价体系）。故本题选 D。

63.【答案】E

【解析】社区个人健康档案的内容包括：个人健康问题记录、周期性健康检查记录、长期用药记录、特殊人群保健记录和慢性病随访记录等。故本题选 E。

64.【答案】B

【解析】社区护士给居家患者进行静脉输液，应在穿刺成功后，观察患者输液通畅情况。故本题选 B。

65.【答案】A

【解析】该患者为感染伤口，换药时应由外向内环状清洗伤口。如果为清洁伤口换药时，则由内向外清洗伤口。故本题选 A。

66.【答案】E

【解析】家庭输液完毕后，护士应将输液器、输液瓶、棉签等一并带回社区卫生服务中心集中处理，不能留在患者家中。故本题选 E。

67.【答案】B

【解析】脊髓损伤患者通常源于交通、施工及运动意外，为此，宣教安全防护，防损伤于未然是首要对策。故本题选 B。

二、多选题

1.【答案】ABDE

【解析】社区地理环境的评估包括社区界定、地理特征、气候、人文环境以及医疗保健服务的地点，至于具体的服务人员的评估则在不必要的评估内容中。故本题选 A、B、D、E。

2.【答案】ABDE

3.【答案】ABCE

【解析】居家护理就是在有医嘱的前提下，社区护士直接到患者家中，应用护理程序，向社区中有疾病的个人，即出院后的患者，或长期疗养的慢性患者、残障人士、精神病患者，提供连续的、系统的基本医疗护理服务。急性病的诊治与护理属于医院救治的范畴。故本题选 A、B、C、E。

4.【答案】ABCD

【解析】目前国际上常用的社区护理方法有家庭访视、健康指导、健康普查、健康教育和社区组织活动等，一般不采取流行病学调查。故本题选 A、B、C、D。

5.【答案】ABDE

【解析】现况研究包括普查和抽样调查两种类型，可提供疾病致病因素的线索，故本题选 A、B、D、E。

6.【答案】ABCD

【解析】疾病在家庭中的传播多见于感染性疾病和神经官能症，E 错误。

7.【答案】ABDE

【解析】"生活方式病"常由不良行为和生活习惯引起，主要是饮食、睡眠、风俗、运动等习惯。而旅游是短暂的，一般不会引起生活方式病。故本题选 A、B、D、E。

8.【答案】ABCE

【解析】核心家庭指两代人组成的家庭，核心家庭的成员是夫妻两人及其未婚孩子，结构简单、关系较稳定、资源少。故本题选 A、B、C、E。

9.【答案】 ABDE

【解析】家庭权力结构是反映在家庭内部的分布情况,决策时谁的作用最大,谁的作用次之,包括权力来源、权力结果和决策过程,决策来源视其成员的个性、角色、能力、家人认同而定,权力结果是指最后做主的人,决策过程是家庭产生共识时采取的行动方式。故本题选 A、B、D、E。

10.【答案】 ABDE

【解析】社区卫生服务面向整个社区(B 错误),其服务对象为社区全体居民(A 错误),属非营利性医疗机构,是为社区居民提供预防、保健、健康教育、计划生育和医疗、康复等服务的综合性基层卫生服务机构(D、E 错误)。故本题选 A、B、D、E。

11.【答案】 ABC

12.【答案】 ABDE

【解析】健康教育的基本原则包括因材施教、寓教于乐、循序渐进、启发诱导、社区参与、程序性原则。故本题选 A、B、D、E。

13.【答案】 ABC

【解析】老年人临床合理用药五大原则包括:受益原则、五种药物原则、小剂量原则、暂停药物原则、择时原则。故本题选 A、B、C。

14.【答案】 BCDE

【解析】老年人药疗方面的指导与教育:在药袋上用醒目颜色标明注意事项及药物名称和用法;老年人常发生失眠、便秘、疼痛,鼓励首选非药物性措施;指导老人不可以随意购买及服药;同时进行家属的安全用药知识教育;当老人用药出现不良反应时及时停药,防止用药不当的意外发生。故本题选 B、C、D、E。

15.【答案】 AC

【解析】家庭、学校、幼儿园等都是小儿意外伤害的高发地,学龄前儿童意外伤害主要发生在家中,学龄儿童意外伤害主要发生在上学途中和学校。故本题选 A、C。

16.【答案】 ABCE

【解析】社区护理以健康为中心,以社区人群为对象,以促进和维护社区人群健康为目标。故本题选 A、B、C、E。

17.【答案】 ABDE

【解析】社区护士对丧亲者的支持包括:帮助家属做好遗体料理,协助丧亲者做好善后处理,鼓励丧亲者表达悲哀情感,帮助丧亲者顺利渡过居丧期,建立居丧期随访制度。故本题选 A、B、D、E。

18.【答案】 ABCD

【解析】对传染病患者坚持"五早",即早发现、早诊断、早报告、早隔离、早治疗。故本题选 A、B、C、D。

19.【答案】 ABCE

【解析】社区健康教育侧重于引导社区居民养成有益于健康的行为和生活方式。故本题选 A、B、C、E。

20.【答案】 BCDE

21.【答案】 BCDE

【解析】居家照顾由多学科人员组成的团队负责,成员分工不同,但都以居家护理为中心,护士的作用是为居家患者提供持续性的护理照顾和健康教育指导,康复师指导其他专业人员对患者进行康复锻炼和日常生活活动能力的训练。故本题选 B、C、D、E。

22.【答案】 ABCE

【解析】家庭病床服务收治对象应是诊断明确、病情稳定、适合在家庭和社区养老机构条件下进行检查、治疗和护理等服务的患者。故本题选 A、B、C、E。

23.【答案】 ABCE

24.【答案】 ABCDE

【解析】从社会学的角度分析,社区具有很多功能。但在社区诸多功能中,与社区卫生服务密切相关的功能主要包括:空间功能、联接功能、社会化功能、控制功能、传播功能和援助功能。故本题选 A、B、C、D、E。

25.【答案】 ABCD

【解析】社区卫生服务只提供初级卫生保健,不能满足高级卫生服务。E 不妥,故本题选 A、B、C、D。

26.【答案】 ABCE

【解析】利用家庭圈进行家庭评估时，注意每个圈代表他认为重要的人，包括自己；圈的大小代表权威性或重要性的大小；圈之间的距离代表成员之间亲疏程度；家庭圈反映患者对家庭的看法，在家庭中的地位以及和其他成员的关系，并随着时间的改变和事件的发生而需要适当修正。故本题选A、B、C、E。

27. 【答案】CD

【解析】反映健康教育深度和广度的指标是卫生知识的普及率和健康教育覆盖率；反映卫生知识水平的指标是卫生知识的达标率；反映卫生保健工作态度的指标是卫生保健行为的支持率；反映卫生行为形成情况的指标是不良行为转变率和卫生保健活动的参与率。故本题选C、D。

28. 【答案】ABE

【解析】家庭访视的主要目的是预防疾病，促进健康，其具体表现为：①建立有效的支持系统，鼓励家庭充分利用各种的健康资源；②为居家的病、伤、残者提供各种必要的保健和护理服务；③促进家庭成员的正常生长发育，并提供有关健康促进和疾病预防的健康知识；充分发挥家庭功能，促进家庭成员之间的相互关心和理解；⑤消除家庭环境中的不安全、致病因素，确保家庭环境的健康。故本题选A、B、E。

29. 【答案】ABCDE

【解析】家庭及社会应从以下几方面对离退休老年人给予更多的关注，同时引导老年人努力实现离退休的社会角色转换：①调整心态，顺应规律；②发挥余热，重归社会；③善于学习，渴求新知；④培养爱好，寄托精神；扩大社交，排解寂寞；⑥生活规律，保健身体；⑦必要时进行药物和心理治疗。故本题选A、B、C、D、E。

30. 【答案】ABCE

【解析】临终包括自然衰老，各主要脏器衰竭，生活不能自理者；各种意外伤害，生命垂危无抢救意义者；无治疗意义的晚期癌症患者；以及慢性疾病终末期，存活3个月以内者。故本题选A、B、C、E。

31. 【答案】ABCD

【解析】糖尿病患者足部护理要求不能用热水袋温热足部，也不能日光下暴晒。故本题选A、B、C、D。

32. 【答案】ABDE

【解析】家庭访视的对象包括：新生儿、婴幼儿、孕产妇、高危人群、慢性病患者、行动不便者、临终者及其家属。故本题选A、B、D、E。

33. 【答案】ABDE

【解析】问卷调查需要注意：一个问题只涉及一件事情，避免诱导的方式，慎重处理敏感与隐私问题，合理安排顺序，最好随机抽样。故本题选A、B、D、E。

34. 【答案】BCDE

【解析】大部分HBV携带者肝脏本身并无明显损害，对健康也无大影响，完全可以、也应当正常生活。其中非活动性HBV携带者不但肝脏本身不存在炎症，其传染性也得到了控制。A错误，本题选B、C、D、E。

35. 【答案】ABD

36. 【答案】ABCDE

37. 【答案】DE

【解析】社区护理对象的重点人群包括老人、妇女、儿童、慢性病患者、残疾人等。故本题选D、E。

38. 【答案】ABCDE

39. 【答案】ACDE

【解析】反映社区老人健康水平的指标主要包括社区老年人口比、老年人死亡率（各阶段老人的死亡率、死因顺位）、预期寿命、患病情况（包括患病率、疾病构成比等）、健康行为、对卫生服务的利用、经济收入、受教育情况、婚姻状况、婚姻关系和生活安排，以及宗教信仰。故本题选A、C、D、E。

40. 【答案】ABC

41. 【答案】ABCDE

42. 【答案】BCDE

【解析】社区护士怀疑患者有自杀念头时，应与患者说理，指出自杀是不对的，帮助患者认识到自杀是病态表现，同时要了解患者产生自杀企图的压力来源，指导其减压的方法。A错误，故本题选B、C、D、E。

43.【答案】ABDE

【解析】家庭设施的改变属于家庭内资源中的结构支持，不属于家庭外资源。故本题选A、B、D、E。

三、共用题干题

1.【答案】A

【解析】A型性格的人脾气比较火爆、有闯劲、遇事容易急躁、不善克制、喜欢竞争、好斗、爱显示自己才华、对人常存戒心等。故本题选A。

2.【答案】D

【解析】A型人由于一系列的紧张积累，极易导致心血管病，甚至可随时发生心肌梗死而猝死。有统计表明，85%的心血管疾病，与A型行为有关。同样，有关研究也表明，A型性格与冠心病的发生密切相关。在心脏病患者中，A型性格达98%。现在临床上用是否为A型行为模式预测心脏病具有很高的准确性。故本题选D。

3.【答案】C

【解析】A型人应注意性格方面的调整，学会运用弹性思维，化逆境为顺境、变挫折为动力、化不和为友情，为自己创造一个积极、有序、宽松和谐的生存环境，把节奏放慢一些，要求放低一些，感觉就会轻松得多。故本题选C。

4.【答案】D

【解析】该患者处于康复期，应侧重于患肢康复锻炼知识的教育，以帮助其积极配合治疗，自觉进行康复锻炼，从而加快恢复健康，减少残障。故本题选D。

5.【答案】D

【解析】对于居家的脑梗死老年患者，社区护士要定期连续走访患者，多沟通，不仅对患者本人进行教育和指导，还要对照顾患者的家属进行健康教育，最大程度减少影响康复效果内外界因素。故本题选D。

6.【答案】B

7.【答案】B

【解析】由父母、有孩子的已婚子女三代人所组成的家庭属于主干家庭，女儿8岁，属于学龄期（6～13岁）。故本题选B。

8.【答案】C

【解析】女儿属于学龄期阶段，父母主要任务是教育子女，帮助子女适应学校的生活。选项A属于新婚期主要任务，B属于生产期主要任务，D属于中年期主要任务，E属于青少年期主要任务。故本题选C。

9.【答案】A

【解析】该患者人格改变符合阿尔茨海默病的临床表现，CT检查未发现有异常，可排除脑血管病变导致的痴呆。故本题选A。

10.【答案】D

【解析】记忆障碍常为阿尔茨海默病的首发症状，如经常失落物品，遗忘已许诺的事情，言语啰嗦、重复等。故本题选D。

11.【答案】A

【解析】阿尔茨海默病进行性发展，最后发展至严重的痴呆，丧失生活能力，需要人照顾。故本题选A。

12.【答案】B

【解析】罪恶妄想表现为患者毫无根据地坚信自己犯了严重错误或不可饶恕的罪行，应受到严厉的惩罚甚至自杀。故本题选B。

13.【答案】D

【解析】患者目前最首要的护理诊断是由自杀倾向引起的可能导致身体受到伤害，护理诊断为有受伤的危险。故本题选D。

14.【答案】C

【解析】对于有自杀倾向的患者，首先应对其进行安全护理，将其安排在护理人员或家属易观察及安全的环境中，避免独处或单独行动。故本题选C。

15.【答案】B

【解析】社区护士指导患者观察石膏固定部位远端的血液循环，应密切注意患肢肿胀程度、皮肤颜色、温度、感觉的变化等。若发生血液循环障碍最早出现的症状是疼痛，其他表现有苍白、厥冷、发绀、感觉麻木或减退等。故本题选B。

16.【答案】B

【解析】功能训练运动量应由小到大，运动强度由弱到强，活动时间由短到长，以个人耐受力为度，应个性化。故本题选B。

17.【答案】B

【解析】"知-行-信"模式中,知(知识和学习)是基础,信(信念和态度)是动力,行(促进健康行为)是目标。该患者及家庭对糖尿病的"五驾马车"治疗有待提高。故本题选B。

18.【答案】C

【解析】针对该患者及家庭缺乏对糖尿病有关知识,作为社区护士应制订饮食、活动方案,加强健康教育,定时监测血糖,使其认识到控制饮食、药物治疗、运动疗法、血糖监测、糖尿病教育的重要性。故本题选C。

19.【答案】E

【解析】排泄物消毒可用0.1%～0.5%过氧乙酸浸泡2～4小时或1:4漂白粉搅拌消毒2小时。故本题选E。

20.【答案】E

21.【答案】A

【解析】按照国际公认的标准,灾害现场的检伤分类分为四个等级:轻伤、中度伤、伤和死亡,统一使用不同的颜色加以标识,必须遵循下列的救治顺序:①第一优先:重伤员(红色标识);②其次优先:中度伤员(黄色标识);③延期处理:轻伤员(绿色或者蓝色标识);④最后处理:死亡遗体(黑色标识)。故本题选A。

22.【答案】D

【解析】在灾害现场,要求在1分钟内完成对一个受灾者的预检分诊。故本题选D。

23.【答案】C

【解析】按照国际公认标准,现场预检分诊的分类可分为四个等级,使用统一标识:死亡(黑色标识);重伤(红色标识)应在1小时内接受治疗;中度伤(黄色)应在4～6小时内接受治疗。故本题选C。

24.【答案】E

【解析】现场救护的原则是:先救命,后治伤;迅速判断致命伤;保持呼吸道通畅;维持循环稳定;呼吸心跳骤停立即心肺复苏(CPR)。该患儿为张力性气胸,故本题选E。

25.【答案】B

【解析】该患儿发生了创伤后应激障碍,受到异乎寻常的威胁性、灾难性心理创伤,导致延迟出现和长期持续的心理障碍。故本题选B。

26.【答案】B

【解析】该患者未能坚持按医嘱服药导致血糖控制不好,所以目前主要的护理诊断是药物依从性差,故本题选B。

27.【答案】E

【解析】由于该患者依从性差及未加强饮食控制导致血糖控制不好,目前最主要的护理目标是长期严格按医嘱服用降糖药和进行饮食控制,只有这样才能更好地控制血糖。故本题选E。

28.【答案】E

【解析】为了达到长期严格按医嘱服用降糖药和进行饮食控制的护理目标,目前必需的护理措施是加强药物方面的护理,比如指导用药、督促用药、定期检查等方法。故本题选E。

29.【答案】D

【解析】该患者既往有心血管病变,其临床表现符合心搏骤停的临床诊断。故本题选D。

30.【答案】B

31.【答案】D

【解析】处理心搏骤停患者,应立即胸外心脏按压、人工呼吸,故本题选D。

32.【答案】B

【解析】现行心肺复苏指南建议徒手心肺复苏时的胸外按压与人工呼吸的比例(按压通气比)为30:2,且该按压通气比在单人和双人心肺复苏中通用。故本题选B。

四、案例分析题

1.【答案】D

【解析】尿毒症首选肾脏替代疗法,即透析疗法。故本题选D。

2.【答案】D

【解析】腹膜炎是腹膜透析最常见的并发症,其发生与无菌操作不严格、切口及管道感染、免疫力低下、透析液污染、高龄等有关。故本题选D。

3.【答案】E

【解析】连续照顾性家庭访视可改善腹膜透析患者心理状况,增加其对治疗的积极性和依从性。故本题选 E。

4.【答案】ABCEF

【解析】如果被访视者不让进入家中，访视者应向其解释访视目的，若被访视者仍拒绝，可取消访视，并向所在卫生服务机构通报此事，D 错误。故本题选 A、B、C、E、F。

5.【答案】ABCDE

6.【答案】BCDEF

【解析】结束家庭访视后，护士应对使用的物品进行必要的处理，整理和补充访视包内的物品以及家庭访视记录，修改并完善护理计划，并与社区工作人员交流访视对象情况。故本题选 B、C、D、E、F。

7.【答案】ABCF

8.【答案】ABCDF

【解析】发病率是指一定时期内，一定人群中，某病新病例出现的频率，其分子是一定时期内的新发病人数，分母是可能发生该病的人群，常用于探讨发病因素，提出病因假说，评价防治措施效果。而患病率是指某特定时间内总人口中，曾患有某病者（新旧病例之和）所占的比例。患病率取决于发病率和病程两个因素，常用于表示病程长的慢性病的发生与流行情况，可为医疗设施规划、估计床位周转、卫生设施及人力需要量、医疗质量评价、医疗费的投入等提供科学依据，不会出现发病率与患病率相等的情况。选项 E 错误，故本题选 A、B、C、D、F。

9.【答案】A

【解析】横断面研究是指在某一特定时间内对某一范围内的人群，以个人为单位收集和描述人群的特征以及疾病或健康状况。它是描述流行病学中应用最为广泛的方法，客观地反映了这一时间点的疾病分布以及人们的某些特征与疾病之间的关联。故本题选 A。

10.【答案】DE

【解析】一级预防：用药物或宣传教育及饮食运动干预减少易感人群中发生疾病的危险。二级预防：早发现、早诊断、早治疗。三级预防：对已发生的疾病进行有效规范、科学的治疗，防止或延缓各种疾病并发症的发生。故本题选 D、E。

第六章 护理健康教育学

一、单选题

1.【答案】E

【解析】1971 年"斯坦福心脏病预防计划"的出现,标志着健康传播研究的开端。故本题选 E。

2.【答案】E

【解析】《渥太华宣言》中提出,健康促进的三个基本策略为倡导、赋权与协调,其核心策略是社会动员。故本题选 E。

3.【答案】A

【解析】在健康教育中,常用的人际传播形式有咨询、交谈或个别访谈、劝服及指导 4 种,故本题选 A。

4.【答案】A

【解析】护理健康教育学是护理学与健康教育学相结合的一门综合应用学科,它以患者及其家属为研究对象,利用护理学和健康教育的基本理论和基本方法,通过对患者及其家属进行有目的、有计划、有评价的教育活动,提高患者自我保健和自我护理能力,达到预防疾病、保持健康、促进康复,建立健康行为,提高生活质量的目的。故本题选 A。

5.【答案】B

【解析】"健康促进"是 1986 年 11 月 21 日世界卫生组织在加拿大渥太华召开的第一届国际健康促进大会上首先提出的,是指运用行政的或组织的手段,广泛协调社会各相关部门以及社区、家庭和个人,使其履行各自对健康的责任,共同维护和促进健康的一种社会行为和社会战略。故本题选 B。

6.【答案】A

【解析】健康教育是通过信息传播和行为干预,帮助个人和群体掌握卫生保健知识,树立健康观念,自愿采纳有利于健康的行为和生活方式的教育活动与过程。故本题选 A。

7.【答案】A

【解析】健康传播者因人、因地、因时选择传播途径,以保证传播的效果,在选择传播途径中,应遵循的原则包括准确性原则、针对性原则、速度快原则、经济性原则。故本题选 A。

8.【答案】B

9.【答案】E

【解析】健康教育的实质是一种干预,即通过多种活动从多侧面影响个体和群体,包括提供人们行为改变所必需的卫生保健知识和技能、相应的卫生保健服务,营造有益于健康的社会氛围等,达到形成有利于健康的行为的目的,故本题选 E。

10.【答案】D

【解析】健康教育的主要理论包括健康基本理论、健康行为基础理论、个体健康行为理论(健康信念理论、合理行动及扩展理论、行为分阶段改变理论、自我效能理论等)、群体健康行为理论(传播理论、创新扩散理论、Green 理论、社会市场理论、社区组织和组织改变理论等)。故本题选 D。

11.【答案】E

【解析】护士是患者健康教育的具体组织者和实施者。护士有为患者进行健康教育的责任和义务,扮演患者的护理者和教育者的双重角色,而健康教育是一个心理双向互动的过程,护士是健康教育的协调者。故本题选 E。

12.【答案】D

【解析】学校健康教育促进是指通过学校及学校所在社区成员的共同努力,提供能促进并保护学生健康的、全面的、积极的经验和组织机构。内容包括正式和非正式的健康教育课程，创建一个安全和健康的学校环境，提供适当的健康服务等。同时，促进家庭和社区更广泛参与，以便最大限度地促进和保障学生和社区成员的健康。故本题选 D。

13. 【答案】C

【解析】社区健康教育是在卫生行政部门和社区政府的领导和健康教育专门机构的业务指导下，在街道办事处、乡镇党政等有关部门的组织协调下，来开展社区健康教育工作。故本题选 C。

14. 【答案】C

【解析】医院健康教育，又称临床健康教育或患者健康教育，是以患者为中心，针对到医院接受医疗保健服务的患者个体及其家属所实施的有目的、有计划、有系统的健康教育活动，其目的是防治疾病、促进身心康复。故本题选 C。

15. 【答案】E

16. 【答案】D

【解析】选项 A 指健康教育处方，B 指随诊教育，C 指咨询教育，D 指候诊教育，E 指医院健康教育。故本题选 D。

17. 【答案】C

【解析】健康教育的研究领域有不同的划分方法，按目标人群或场所划分，可分为社区健康教育、学校健康教育、医院健康教育、职业人群健康教育、公共场所健康教育等；按教育目的或内容划分，可分为疾病防治的健康教育、人生各阶段健康教育、心理卫生教育、生殖健康教育等；按业务技术或责任划分，可分为健康教育的计划设计、健康教育的组织实施、健康教育素材制作、健康教育评价、社区组织与开发等。综上所述，故本题选 C。

18. 【答案】E

【解析】人的本能行为是指人类与生俱来的、不需教导和训练的、天赋的、在人类进化过程中形成的一些行为和能力，如吃饭、性行为、躲避行为、睡眠等。故本题选 E。

19. 【答案】B

20. 【答案】A

【解析】人类行为的主要适应形式有 6 种：反射、自我控制、调试、顺应、应对和应激，而最基本的反射与本能行为相联系。故本题选 A。

21. 【答案】E

【解析】根据行为改变阶段理论，当行为处于第一阶段，也就是无行为改变打算，而要想使一个人产生行为改变的意识，走出该阶段，进入下一阶段，需要通过传播知识和信息提高行为改变的认知水平、角色扮演、环境再评估来开展。故本题选 E。

22. 【答案】C

【解析】行为改变阶段的准备阶段是指即将改变的时期，1 个月内，特点是确立目标，确定停止的时期，并且患者准备进行计划。故本题选 C。

23. 【答案】A

【解析】3～12 岁内属于主动发展阶段，此阶段的行为有明显的主动性，其主要表现为爱探究、好攻击、易激惹、喜欢自我表现等。故本题选 A。

24. 【答案】A

【解析】知—信—行理论中，知：知识和学习，是基础；信：信念和态度，是动力；行：产生促进健康行为、消除危害健康行为等行为改变的过程，是目标。其中，"信"是健康教育的基本模式中的重点。故本题选 A。

25. 【答案】A

【解析】日常危害健康行为是指日常生活、职业活动中危害健康的行为习惯，如吸烟、酗酒、缺乏体育锻炼等。故本题选 A。

26. 【答案】A

【解析】预警行为是指预防事故发生和事故发生后正确处置的行为，如使用安全带，溺水、车祸、火灾等意外事故发生后的自救和他救属于此类健康行为。故本题选 A。

27. 【答案】C

【解析】人们的健康行为包括日常健康行为、保健行为、预警行为、改变危害健康的行为四大类，其中日常健康行为包括合理营养、适度睡眠等，保健行为包括预防接种、定期体检等，改变危害健康的行为包括主动回避、积极应对、戒除不良嗜好等，预警行为包括系安全带、事故后的自救等。故本题选 C。

28.【答案】A

29.【答案】C

【解析】反馈是沟通过程的一部分，所谓反馈就是在沟通过程中，信息的接收者向信息的发生者做出回应的行为。一个完整的沟通过程既包括信息发生者的"表达"和信息接收者的"倾听"，也包括信息接受者对信息发生者的反馈，其反馈机制就是重复。故本题选C。

30.【答案】E

【解析】点头、微笑是肯定的反馈，沉默和摇头是否定的反馈，插入"是吗""哦"等语言属于模糊性反馈行为，故本题选E。

31.【答案】B

【解析】开放式提问的答案是多样的，是没有限制的，是没有框架的，可以让对方自由发挥。故本题选B。

32.【答案】E

【解析】开放式提问是指提出比较概括、广泛、范围较大的问题，对回答的内容限制不严格，给对方以充分自由发挥的余地，A错误。封闭式提问是指提出答案有唯一性、范围较小、有限制的问题，对回答的内容有一定限制，提问时，给对方一个框架，让对方在可供的几个答案中进行选择，B错误。探索式提问又称探究式提问，问题为探索究竟、追究原因的问题，以了解对方某一问题、认识或行为产生的原因，C错误。复合式提问是说这问题本身潜藏了其他的问题，D错误。偏向式提问又称诱导式提问，在所提的问题中包含有提问者的观点，诱导对方做出提问者想要得到的答案。故本题选E。

33.【答案】D

【解析】知晓健康信息是传播效果中的最低层次，主要取决于信息传播的强度、对比度、重复率、新鲜度、定位点和创意性等信息的结构性因素，知晓健康信息是促使有效思考所必须的。而采纳健康的行为和生活方式是健康传播效果的最高层次。受传者接受健康信息后，在知识增加、健康信念认同、态度转变的基础上，改变其原有的不利于健康的行为和生活方式，采纳有利于健康的行为和生活方式，并提高了生活质量，这是健康传播的最终目

的。只有实现了这一效果，才能真正改变人的健康状况。故本题选D。

34.【答案】E

35.【答案】C

【解析】社会支持是指社会网络运用一定的物质和精神手段对社会弱势群体进行无偿帮助的行为的总和，是健康教育效应评价的强化因素，故本题选C。

36.【答案】C

37.【答案】A

【解析】世界卫生组织经研究提示影响个人健康和寿命有四大因素：生物学基础占15%、环境因素占17%、保健设施占8%和生活方式占60%。故本题选A。

38.【答案】A

【解析】受者在接触信息时，普遍存在着"四求"的心理：①求真：信息真实可信；②求新：信息新颖吸引人；③求短：信息短小精悍，简单明了；④求近：信息在生活、地域、情感、认识、知识等方面贴近受者。故本题选A。

39.【答案】D

【解析】意识到自己正在被别人观察的个人具有改变自己行为的倾向，这种现象称之为霍桑效应。霍桑效应可能导致偏倚，属于测量对象因素。故本题选D。

40.【答案】B

41.【答案】B

【解析】健康促进对行为的改变作用比较持久，有时带有一定的约束性；健康促进涉及整个人群和人们社会生活的各个方面；在疾病的三级预防中，健康促进强调一级预防甚至更早阶段；健康教育是健康促进的先导和基础；与健康教育相比，健康促进融合客观的支持与主观参与于一体，着重于个人与社会的参与意识与参与水平。故本题选B。

42.【答案】D

【解析】高可变性行为与低可变性行为是指通过健康教育干预，某行为发生定向改变的难易程度。低可变性行为：①形成时间已久的行为；②深深植根于文化传统或传统的生活方式之中的行为；③既往无成功改变实例的行

为。故本题选 D。

43.【答案】A

44.【答案】A

【解析】厌恶疗法是一种帮助人们（包括患者）将所要戒除的靶行为（或症状）同某种使人厌恶的或惩罚性的刺激结合起来，通过厌恶性条件作用，从而达到戒除或减少靶行为出现的目的，是一种较常用的行为治疗技术，理论基础为巴甫洛夫条件反射学说及斯金纳的操作条件反射学说，而以上两种学说属于行为主义学习理论。故本题选 A。

45.【答案】C

【解析】"仁者见仁，智者见智"体现了人的认识具有主体性，不同的人站在不同的立场对同一事物的认识不同。故本题选 C。

46.【答案】C

【解析】A 型行为基本特征为竞争意识强，对他人敌意，过分抱负，易紧张和冲动等，A 排除；B 型行为基本特征为安宁、松弛、随遇而安、顺从、沉默、声音低、节奏慢等，不好与人交往、缺乏创造力等，这类人患消化性溃疡的概率较高，B 排除；C 型行为就是容易使人患癌症的心理行为模式，主要表现为过度压抑情绪，尤其是不良的情绪，如愤怒、悲伤等，得不到合理的疏泄。根据题意，该患者的行为模式符合 C 型行为，故本题选 C。

47.【答案】E

【解析】替代性强化是指观察者看到榜样或他人受到强化，从而使自己也倾向于做出榜样的行为。该患者通过看到老黄戒烟而戒烟，这种行为属于替代性强化，故本题选 E。

48.【答案】C

【解析】该医院通过自己所储备的知识经验为患者答疑解难，起着充当顾问、参谋和"外脑"的作用，属于人际传播形式中的咨询，故本题选 C。

49.【答案】D

【解析】危害健康行为有一定的作用强度和持续时间，非偶然发生，多在后天生活中学到和养成，其特点包括危害性、明显性和稳定性、习得性。故本题选 D。

50.【答案】B

51.【答案】A

【解析】吸毒、性乱、药物滥用等危害健康的行为属于"违规行为"。这些行为不仅危害违规者个人健康，还严重影响社会健康及正常的社会秩序。故本题选 A。

52.【答案】A

【解析】该患者 BMI 为 26.13，为超重，平时饮食油腻、喜不健康饮食，不喜运动，有碍身体健康。

53.【答案】D

【解析】人的行为是受心理调节的，在掌握知识的基础上，形成积极的信念和态度，是采纳健康行为的必要动力。故本题选 D。

54.【答案】D

【解析】一般认为，健康信念的形成主要涉及三大方面的因素，即产生"恐惧"、对行为效果的期望和效能期望。故本题选 D。

55.【答案】D

【解析】模仿是人类行为形成和发展过程中必不可少的要素。模仿主要包括无意模仿、有意模仿和强迫模仿三种。无意模仿可获得日常生活行为，强迫模仿可获得规定行为。队列训练作为行为训练模式则是一种强迫模仿。故本题选 D。

56.【答案】C

【解析】"促进健康行为"包括基本健康行为、戒除不良嗜好、预警行为、避开环境危害、合理利用卫生服务（保健行为）。合理营养、平衡膳食、积极锻炼、适当的休息与充分睡眠等都属于"日常健康行为"。故本题选 C。

57.【答案】A

【解析】常用的非语言传播技巧有动态语言、仪表形象、同类语言、时空语。故本题选 A。

二、多选题

1.【答案】ACDE

【解析】人类行为的主要适应形式包括反射、自我控制、调试、顺应、应对、应激 6 种。故本题选 A、C、D、E。

2.【答案】ABDE

【解析】人的行为由 5 个基本要素构成，即行为主体、行为客体、行为环境、行为手段和行为结果。故本题选A、B、D、E。

3. 【答案】ABCD

【解析】卫生宣传一般指卫生知识的单向传播，其传授对象比较泛化，缺乏针对性，与健康教育相比，卫生宣传侧重于改变人们的知识结构和态度，不注重信息的反馈和效果。健康教育是双向传播，对象明确，针对性强，注重反馈信息，着眼于教育对象的行为改变，因此，健康教育是卫生宣传在功能上的拓展，内容上的深化。但应注意卫生宣传与健康教育密不可分，卫生宣传是健康教育实现行为改变目标的重要手段。故本题选A、B、C、D。

4. 【答案】ABDE

5. 【答案】ABCD

【解析】"为确定干预的环境目标奠定基础"为环境诊断的目的，E错误。故本题选A、B、C、D。

6. 【答案】BCDE

【解析】行为分为内在行为和外显行为，内在行为即人的心理活动过程，外显行为是可以被观察到的。外显健康行为，包括饮食的定时定量、适当的体育锻炼、不吸烟、不酗酒等；内在健康行为可表述为情绪愉快、关系和谐、人格统一、适应环境、有自知之明等。故本题选B、C、D、E。

7. 【答案】ABCE

【解析】总体目标一般由3个"W"和2个"H"组成：Who——对象；What——实现什么变化；When——实现变化的期限；How much——变化的程度；How to measure——测量的方法。故本题选A、B、C、E。

8. 【答案】ACDE

【解析】疾病行为指个体从感知到自身有病到疾病康复全过程所表现出来的一系列行为。不良疾病行为可能发生在上述过程的任何阶段，常见的行为表现形式有：疑病、恐惧、讳疾忌医、不及时就诊、不遵从医嘱、迷信乃至自暴自弃等。故本题选C、D、E。

9. 【答案】ABDE

【解析】健康促进是指健康教育以及能促使行为与环境改变的政策、法规、组织的结合体，是影响、教育人们健康的一切活动的全部

过程。健康教育是健康促进的组成要素，是健康促进的核心和基础，C正确。故本题选A、B、D、E。

10. 【答案】ABDE

【解析】过程评价的内容包括：针对个体的评价内容，针对组织的评价内容，针对政策和环境的评价内容，故本题选A、B、D、E。

11. 【答案】ABCDE

12. 【答案】ABDE

【解析】按目标人群或场所划分，健康教育包括城市健康教育、社区健康教育、学校健康教育、职业人群健康教育、患者健康教育、消费者健康教育、与卫生行业有关的健康教育。故本题选A、B、D、E。

13. 【答案】ABCD

【解析】医院健康教育的意义包括：①提高患者依从性；②心理治疗；③是一种治疗方法；④密切医患关系；⑤降低医疗成本。故本题选A、B、C、D。

14. 【答案】BCDE

15. 【答案】ABCD

16. 【答案】ABCDE

【解析】健康促进有5个领域：①制定能促进健康的公共政策，健康问题涉及很多部门，不仅要求卫生部门制定相应政策，也要求非卫生部门实行健康促进政策；②创造支持性环境，创造安全、满意、愉快的生活和工作环境，支持人们采纳有利于健康的行为；③加强社区行动，充分发动社会力量，积极有效地参与卫生保健计划的制订和实施，挖掘社会资源，解决社区的健康问题；④发展个人技能，提高人们的卫生保健知识和能力；⑤调整卫生服务方向，强调个人、社会团体、卫生人员与部门、其他机构、政府等共同分担健康责任，建立有助于健康的卫生保健系统。故本题选A、B、C、D、E。

17. 【答案】ABDE

【解析】健康教育是由医学（预防医学）、心理学、传播学、社会学、教育学、行为学、社会市场学等学科理论相互融合，并发展形成了自己独立学科特点的一门交叉学科，其特点是有计划、有组织、有系统的教育活动。故本

题选A、B、D、E。

18.【答案】ABCD

【解析】讲授法是开展健康教育的常用方式，E错误。故本题选A、B、C、D。

19.【答案】BCDE

20.【答案】AB

【解析】管理与政策诊断的核心内容是组织评估和资源评估。组织评估包括组织内分析和组织间分析两个方面；资源评估则是对实施健康教育与健康促进的资源进行分析。故本题选A、B。

21.【答案】ABDE

【解析】与大众传播相比，人际传播的速度慢，信息量相对较小，在一定的时限内传播信息覆盖的人群数量远不如大众传播。故本题选A、B、D、E。

22.【答案】ACDE

23.【答案】ABCE

24.【答案】ABCDE

25.【答案】ABD

【解析】个人与群体之间的传播形式有授课、报告、演讲、讲座等，群体与群体之间的传播形式有会谈、座谈、讨论等。故本题选A、B、D。

26.【答案】BE

27.【答案】BCDE

【解析】强化因素是使行为维持、发展或减弱的外界因素，包括生理效益、心理效益、经济效益、社会支持、影响等。故本题选B、C、D、E。

28.【答案】ABDE

29.【答案】ABCD

【解析】社会环境诊断包括经济指标、文化指标、卫生服务指标、社会指标和社区指标。目标人群生活环境的物理状况属于测量生活质量的主观指标。故本题选A、B、C、D。

30.【答案】BCDE

【解析】为确保小组讨论效果，讨论前应明确讨论主题，首先拟定讨论提纲。故本题选B、C、D、E。

31.【答案】ABCD

【解析】根据格林模式，健康教育诊断主要从社会、流行病学、环境、行为、教育、管理与政策六个方面进行诊断。故本题选A、B、C、D。

32.【答案】ABCD

【解析】人际传播的特点之一是及时反馈，即在人际传播中，传播者可以及时了解受传者对信息的理解和接受程度，从而根据受传者需要和特点及时调整传播策略、交流的方式和内容。故本题选A、B、C、D。

33.【答案】BCDE

【解析】确定优先项目重要性原则，即对人群健康影响的严重，目标人群所关心的问题。A是可行性原则的体现。故本题选B、C、D、E。

34.【答案】ACDE

【解析】巩固发展阶段在成年后，持续终生，此阶段的行为已基本定型，但由于环境、社会及个人状况不断变化，人们必须对自己的行为加以不断的调整、完善、充实和提高。故本题选A、C、D、E。

35.【答案】BCDE

【解析】群体传播的主要特点有：信息传播在小群体成员之间进行，是一种双向性的良好传播；群体传播在群体意识的形成中起重要作用，群体意识越强，群体的凝聚力就越强，越有利于群体目标的实现；在群体交流中形成的一致性意见会产生一种群体倾向，这种群体压力能够改变群体中个别人的不同意见，从而产生从众行为；群体中的"舆论领袖"对人们的认知和行为改变具有引导作用，往往是开展健康传播的切入点。故本题选B、C、D、E。

三、共用题干题

1.【答案】A

【解析】倾向因素是产生某种行为的动机或愿望，或是诱发产生某行为的因素，其中包括知识、态度、信念和价值观。老人、留守儿童知识缺乏，是诱发产生居家安全问题的因素，属于倾向因素，故本题选A。

2.【答案】B

【解析】促成因素是促使行为或愿望得以实现的因素，即实现或达到某行为所必要的技术和资源，包括保健设施、医务人员、诊所及类似的资源等。社会养老机构、留守儿童监管机制是影响健康的客观资源，属于促进因素，故本题选 B。

3.【答案】C

【解析】强化因素是存在行为后强化（或减弱）某种行为的因素，多指与个体行为有直接影响的人。同事、子女、朋友、上司等亲密人员对健康所持的态度和采取的行为对个人健康观的影响，是强化因素。故本题选 C。

4.【答案】A

【解析】健康教育的具体目标是指为实现总目标所要达到的具体结果，有明确、具体、可测量的指标。故本题选 A。

5.【答案】D

【解析】要求全体教师必须首先戒烟，营造一个支持性的环境，使他们从被动接受到主动参与、合作。故本题选 D。

6.【答案】B

【解析】一个健康教育计划的目标可分为总体目标和具体目标，"造就不吸烟的新一代"属于控烟计划的总体目标。故本题选 B。

7.【答案】B

【解析】促成因素是促使行为或愿望得以实现的因素，即实现或达到某行为所必要的技术和资源，包括保健设施、医务人员、诊所及类似的资源等。筛查标准是客观资料。

8.【答案】A

【解析】倾向因素是产生某种行为的动机或愿望，或是诱发产生某行为的因素，其中包括知识、态度、信念和价值观。故本题选 A。

四、案例分析题

1.【答案】ABCEF

2.【答案】ABCDE

【解析】患者进行健康需求评估的内容包括：疾病知识、学习动机、文化程度和环境因素。故本题选 A、B、C、D、E。

3.【答案】A

【解析】知－信－行模式中，知是基础、信是动力、行是目标。故本题选 A。

4.【答案】ADEF

【解析】糖尿病的"五驾马车"是治疗糖尿病治疗的五个原则，即：饮食治疗、运动治疗、糖尿病教育与心理治疗、药物治疗、糖尿病检测，能够有效控制糖尿病。故本题选 A、D、E、F。

5.【答案】D

【解析】格林模式中把影响行为的因素分为倾向因素、促成因素和强化因素。强化因素指激励行为维持、发展或减弱的因素，其中社会支持就属于强化因素。故本题选 D。

6.【答案】D

【解析】出院后慢性疾病患者长期健康指导、指导继续用药和定期复查等注意事项、为患者提供膳食指导、提供卫生保健知识等都属于出院健康教育的内容。C 选项为入院教育，只有选项 D 为病房教育。故本题选 D。

第七章　医院感染护理学

一、单选题

1. 【答案】A

【解析】医院感染中常见的病原体通常可分为细菌、病毒、真菌、肺孢子虫、弓形虫、衣原体和疟原虫等,其中以各种细菌最为常见,约占95%。所以,有人常把病原微生物笼统地称为病原菌或致病菌。故本题选A。

2. 【答案】C

【解析】隐性感染的特点是病原体侵入人体后,仅诱导机体产生特异性免疫应答,而不引起组织损伤,因而临床上不显示任何症状。故本题选C。

3. 【答案】D

【解析】医院内感染的发生必须具备的3个基本条件是感染源、传播途径、易感宿主,三者相互存在并相互联系,感染就会发生。故本题选D。

4. 【答案】D

5. 【答案】A

【解析】交叉感染亦称外源性感染,因为病原体来自患者体外,如其他患者、医院工作人员,以及污染的医疗器械、血液制品、病房用物及环境等,所以通过加强医院消毒、灭菌、隔离和屏障护理、无菌技术等措施的应用,基本上能达到有效预防和控制。故本题选A。

6. 【答案】E

【解析】医院Ⅱ类环境包括普通手术室、产房、婴儿室、早产儿室、普通隔离室、供应室无菌区、烧伤病房、重症监护病房,空气≤200cfu/m³,物表≤5cfu/cm²,医护人员手≤5cfu/cm²。A、B、C、D均属于Ⅱ类环境,E属于Ⅲ类环境,故本题选E。

7. 【答案】E

【解析】医院感染的预防和控制措施贯穿于护理活动的全过程,涉及护理工作的诸多方面。世界卫生组织(WHO)提出的有效控制医院感染的关键措施为:消毒、灭菌、无菌技术、隔离、合理使用抗菌药物,以及监测和通过监测进行效果评价。故本题选E。

8. 【答案】D

【解析】内源性感染也称自身感染。引起这类感染的微生物来自患者体内或体表的正常菌群或条件致病菌,包括虽是从其他患者或周围环境中来的,但已在该患者身上定植的微生物。例如,肠道、口腔、呼吸道、阴道、尿道及皮肤等部位易构成内源性感染的微生物"贮藏库"。在平时,定植于这些部位的正常菌群对宿主不致病,形成相互依存、相互制约的生态体系。但是,患者健康状况不佳,抵抗力下降或免疫功能受损,以及抗菌药物的应用等因素,可导致菌群失调或使原有生态平衡失调,菌群移位(易位),从而引发感染。故本题选D。

9. 【答案】B

【解析】医院感染研究的对象从广义上讲,是指一切在医院活动过的人群,如住院患者、门诊患者、医院职工、探视者或陪护家属。由于门诊患者、探视者和陪护家属在医院内逗留的时间短暂,而且感染因素较多,难以确定其感染源是否来自医院。因此,医院感染的研究对象主要应为住院患者和医务人员。故本题选B。

10. 【答案】C

【解析】仔细检查和明确患者的潜在病灶及金黄色葡萄球菌、沙门菌等带菌状态,并及时给予适当治疗,是对具有内源性感染危险因素的患者通常采取的预防原则之一。故本题选C。

11.【答案】E

【解析】医院感染根据发生的部位可分为呼吸、消化、泌尿、运动、神经、循环、生殖系统以及皮肤和软组织、手术部位、全身多个部位和其他感染等，压疮、疖、坏死性筋膜炎、乳腺炎、脐炎等属于皮肤和软组织感染。故本题选E。

12.【答案】B

【解析】根据感染发生部位，外科浅表切口感染、深部切口感染和腔隙感染属于手术部位感染。故本题选B。

13.【答案】D

【解析】医务人员为患者做治疗和护理时，手是最容易污染的。如果接触患者后不洗手，很容易导致交叉感染。因此手是医院感染间接传播最主要的方式。故本题选D。

14.【答案】D

【解析】医院感染定义明确规定了医院感染发生的时间和地点必须是在医院内，由于感染和发病是在不同的时间段内，其过程是感染－潜伏期－发病，而疾病的潜伏期是判断感染发生时间和地点的主要依据。故本题选D。

15.【答案】D

16.【答案】B

17.【答案】B

【解析】见本章第7题解析。

18.【答案】B

【解析】2001年颁布实施的《医院感染诊断标准》指出：原有感染基础上出现其他部位新的感染（除外脓毒血症迁徙灶），或在原有感染已知病原体基础上又分离出新的病原体（排除污染和原来的混合污染）的感染属于医院感染。此病例中患儿出现了新病原体引发的新的感染，因此，应属于医院感染中的交叉感染。故本题选B。

19.【答案】D

【解析】这是患者在医院内获得的感染，即使在住院期间没有发病，出院后才发病，也属医源性感染。故本题选D。

20.【答案】A

【解析】无明确潜伏期的感染，规定入院48小时后发生的感染为医院感染。故本题选A。

21.【答案】E

【解析】医院感染的定义是住院患者在医院内获得的感染，包括在住院期间发生的感染和在医院内获得出院后发生的感染，但不包括入院前已开始或入院时已存在的感染。故本题选E。

22.【答案】B

【解析】对感染危险指数高的患者，采取保护性隔离和选择性去污染等措施，控制内源性感染的发生条件。故本题选B。

23.【答案】D

【解析】医疗废物暂时贮存应严格执行相关规定要求，不得露天存放，暂存时间不得超过48小时。故本题选D。

24.【答案】C

【解析】医务人员应在标准预防的基础上，严格实施接触隔离措施：尽量选择单间隔离，也可将同类多重耐药菌感染患者或定植患者安置在同一房间；与患者直接接触的相关医疗器械、器具及物品等专人专用，并及时消毒处理；医务人员对患者实施诊疗护理操作时，应当将高度疑似或确诊多重耐药菌感染患者或定植患者安排在最后进行；严格执行手卫生，接触多重耐药菌感染患者或定植患者的伤口、溃烂面、黏膜、血液、体液、引流液、分泌物、排泄物时戴手套，必要时穿隔离衣，完成操作后，脱去手套和隔离衣，进行手卫生；医务人员应严格遵守无菌技术操作规程，特别是在实施各种侵入性操作时，避免污染，有效预防多重耐药菌感染；加强病区诊疗环境的清洁、消毒工作。故本题选C。

25.【答案】B

【解析】出血热的主要传染源是老鼠，其传播途径一般包括呼吸道传播、消化道传播、接触传播、母婴传播和虫媒传播，在我国临床上主要以消化道传播最为常见。故本题选B。

26.【答案】E

【解析】艾滋病潜伏期长，受血者在受血后6个月内可出现HIV抗体阳性，可作为初步诊断依据，但需进一步进行确认试验。故本题选 E。

27. 【答案】E
28. 【答案】A
29. 【答案】D

【解析】金黄色葡萄球菌是医院感染败血症最常见的病原菌，也是社区获得性败血症较常见的病原菌。故本题选 D。

30. 【答案】A

【解析】麻疹病毒的发病率几乎达 100%，故显性感染最多。

31. 【答案】A

【解析】微生态失衡是指在外环境影响下，正常微生物之间及正常微生物与宿主之间平衡状态改变，由生理性组合转变成病理组合的状态。微生态失衡会引起菌群失调和移位。故本题选 A。

32. 【答案】A
33. 【答案】E

【解析】移位菌群失调也称为定位转移或易位，即正常菌群由原籍生境转移到外籍生境或本来无菌的部位定植或定居，如大肠中的铜绿假单胞菌、大肠埃希菌转移到泌尿道或呼吸道定居，多为抗生素使用不当所致。故本题选 E。

34. 【答案】E

【解析】抗菌药物使用应该慎重，不可滥用，使用前要做药敏试验，针对特定敏感性细菌使用，不可盲目过早使用抗生素以免导致细菌耐药。故本题选 E。

35. 【答案】B

【解析】经消化道传播的疾病，可按病种居住，做好床旁隔离。故本题选 B。

36. 【答案】E

【解析】预防下呼吸道感染，特别是做好呼吸机相关性肺炎（VAP 发生率为 18%～60%，治疗困难，病死率高达 30%～60%）的预防与护理。使用声门下分泌物引流（SSD）方法是预防 VAP 有效且简单的方法，但采取综合措施更为重要。如呼吸机的湿化器用无菌水，每天更换；防止冷凝水倒流，及时倾倒并洗手；管道定期更换；做好气道护理及有效的吸痰、拍背等。故本题选 E。

37. 【答案】D
38. 【答案】A

【解析】需要预防性使用抗生素：污染手术，术后高度可能发生感染者；一旦发生感染将引起严重后果者；各种人造物修补、置换或留置手术均属清洁手术，但仍需预防性使用抗生素。故本题选 A。

39. 【答案】B

【解析】新购进的紫外线灯管其辐射强度不得低于 $90\mu W/cm^2$，使用中的旧灯管辐射强度值不低于 $70\mu W/cm^2$ 时，可继续使用；辐照强度值小于 $70\mu W/cm^2$ 时，应更换成新灯管。照射强度监测应每半年 1 次。生物监测必要时进行，经消毒后的物品或空气中的自然菌应减少 90% 以上，人工染菌杀灭率应达到 99%。故本题选 B。

40. 【答案】E

【解析】护士穿隔离衣后，必须限制在污染区内活动。所谓污染区，是传染病患者直接接触、被病原微生物污染的区域。包括病室走廊、化验室、病室等。故本题选 E。

41. 【答案】E

【解析】来苏儿主要成分是甲酚，对人体具有毒性，且不易裂解，已较少用于常规消毒，亦不能用于食品和餐具的消毒，目前多用于浸泡、擦拭污染物，如浴池、便器、脸盆等物品的表面消毒。故本题选 E。

42. 【答案】C
43. 【答案】A

【解析】大肠埃希菌能黏附在泌尿道的上皮细胞上，从而成为泌尿道感染的主要病原菌。故本题选 A。

44. 【答案】E

【解析】该患者发生了三度失调，其原因为广谱抗菌药物的大量应用使大部分正常菌群消失，代之以过路菌或外袭菌，并大量繁殖而成为该部位的优势菌。三度失调表现为急性重病症状，如难辨梭菌引起的假膜性肠炎。白色念珠菌、铜绿假单胞菌和葡萄球菌等都可能成为三度失调的优势菌。正常菌群的三度失调亦称菌群交替症或二重感染。移位菌群失调表现为：横向转移，如从下消化道向上消化道转移,从上呼吸道向下呼吸道转移;纵向转移,如从皮肤及黏膜表层向深层转移;从肠腔向腹腔转移;经血循环或淋巴循环向远处转移。外科手术、插管等侵入性诊疗容易引发移位菌群失调;免疫力低下的患者易发生移位菌群失调。故本题选E。

45. 【答案】C
【解析】对结核分枝杆菌污染环境的消毒:地面(水泥)为浓度2000mg/L的消毒液,量 = 350ml/m² × 15m² = 4250ml;墙面为2000mg/L的消毒液,量 = 200ml/m² × 15m² = 3000ml。故本题选C。

46. 【答案】C
【解析】水痘、风疹的皮疹多发生于发病第1天,猩红热于第2天,天花于第3天,麻疹于发热后3~4天,斑疹伤寒于发病第5天,伤寒于第6天。故本题选C。

47. 【答案】B
【解析】2001年《医院感染诊断标准》规定对于无明确潜伏期的感染,在入院48小时后发生的感染为医院感染;对于有明确潜伏期的感染,自入院时起超过平均潜伏期后发生的感染为医院感染。故本题选B。

48. 【答案】B
【解析】隐性感染是指病原体侵入人体后,仅诱导机体产生特异性免疫应答,而不能或只引起轻微的组织损伤,因而在临床上不显示出任何症状、体征,甚至生化改变,只有通过免疫学检查才能发现。是最常见的表现。故本题选B。

49. 【答案】B
【解析】外源性感染微生物的扩散方式包括接触传播、空气传播、共同媒介传播、生物媒介传播和医源性传播。母婴传播主要是指胚胎内的婴孩通过产道感染或宫内感染疾病,这种疾病传播是从母亲传至子代,因而也称为垂直传播,不属于外源性感染微生物的传播方式。故本题选B。

50. 【答案】D
【解析】临床护理的每一个环节都以控制医院感染为前提,其中的每一个细节都是为了预防医院感染,医院护理部与医院感染管理专职人员在医院感染管理中起协同作用,D错误。故本题选D。

51. 【答案】E
【解析】医院继续教育预防、控制医院感染专业知识包括医院感染诊断标准及医院感染监测,标准预防,无菌技术操作规程,细菌耐药机制、抗感染药物合理应用;消毒灭菌制度等等。故本题选E。

52. 【答案】D
【解析】手部被大量含病原体血液污染时,为防止污染面积扩大,首先应用消毒剂对污染物病原体进行杀灭后再进行洗手。故本题选D。

53. 【答案】B
【解析】预防控制医院感染的措施包括加强医院感染的管理;加强感染源的管理;开展医院感染的监测;加强临床抗菌药物的管理;加强医院消毒灭菌的监督管理;加强医务人员手的清洁与消毒;加强医院卫生学监测;加强医源性传播因素的监测与管理;严格探视与陪护制度;加强临床使用一次性无菌医疗用品的管理;加强重点部门、重点环节、高危人群与主要感染部位的医院感染管理;对易感人群实行保护性隔离;及时总结与反馈临床上分离的病原体及其对抗菌药物的敏感性;开展医院感染的宣传教育。故本题选B。

54. 【答案】D
【解析】手工清洗适用于精密、复杂器械的清洗和有机物污染较重器械的初步处理,清洗步骤包括:冲洗、洗涤、漂洗、终末漂洗。故本题选D。

55. 【答案】C
【解析】重复使用的医疗器械、器具和物品,使用后应先清洁,再进行消毒或灭菌。故本题选C。

56. 【答案】A

57. 【答案】B

58. 【答案】D
【解析】多孔材料表面消毒时宜采用浸泡或喷雾消毒法。故本题选D。

59. 【答案】B

60. 【答案】D
【解析】循环风紫外线空气消毒器采用低

臭氧紫外线灯制备，消毒环境中臭氧浓度低于0.2mg/m³，对人安全，故可在有人的房间内进行消毒。而其他选项进行消毒灭菌时均会对人体造成伤害，不得有人在室内。故本题选D。

61. 【答案】D

【解析】医院感染发病率＝感染病例数/患者总数。故本题选D。

62. 【答案】A

【解析】某病种的罹患率＝某病种感染发病人数/总人数，即4/200＝2%。故本题选A。

63. 【答案】D

【解析】设置隔离室的目的是将感染源与易感染宿主从空间上分开，减少或去除任何途径的传播机会。故本题选D。

64. 【答案】A

【解析】对怀疑患有同类感染的病例进行确诊，计算其罹患率，若罹患率显著高于该科室或病房历年医院感染一般发病率水平，则证实有流行或暴发。故本题选A。

65. 【答案】B

【解析】由于题干给出的是发生医院感染的患者数，而未给出各科室在2017年度的所有住院患者数，因此无法计算发生率。只能计算各科室感染人数占全院感染人数的构成比，分子为各科室感染患者数，分母为医院感染总人数。呼吸内科医院感染在全院的构成比＝40/200＝20%；普通外科医院感染在全院的构成比＝100/200＝50%；妇产科医院感染在全院的构成比＝50/200＝25%。故本题选B。

66. 【答案】A

【解析】100张病床以下Ⅰ类切口手术部位感染率应低于10%，100～500张以及500张以上病床Ⅰ类切口手术部位感染率应低于0.5%。故本题选A。

67. 【答案】C

【解析】100张病床以下医院感染发病率应低于7%，100～500张病床医院感染率低于8%，500张病床以上的医院感染率低于10%。故本题选C。

68. 【答案】E

69. 【答案】C

70. 【答案】E

【解析】多数厂家生产的循环风紫外线空气消毒器的循环风量按适用（消毒房间）体积的8倍来计算，故本题选E。

71. 【答案】C

【解析】医院环境分为四类，Ⅰ类环境包括层流洁净手术室和层流洁净病房，Ⅱ类环境包括普通手术室、产房、婴儿室、早产儿室、普通保护性隔离室、供应室无菌区、烧伤病房、重症监护病房，Ⅲ类环境包括儿科病房、妇产科检查室、注射室、换药室、治疗室、供应室清洁区、急诊室、化验室、各类普通病室和房间，Ⅳ类环境指传染科及其病房。故本题选C。

72. 【答案】A

【解析】临床上诊断埃博拉出血热在早期相当困难，因其症状并无特殊性。故本题选A。

73. 【答案】B

【解析】艾滋病采取血液-体液隔离，伤寒采取消化道隔离，肺结核采取呼吸道隔离，鼠疫采取严密隔离措施，新生儿脓疱疮采取接触隔离。故本题选B。

74. 【答案】E

【解析】下排气压力蒸汽灭菌敷料包的条件为：121℃，30分钟，灭菌后迅速排气，敷料包干燥后方能取出。故本题选E。

75. 【答案】E

【解析】卡那霉素联合使用庆大霉素可以增加血液水平或增加药物的副作用，可致中毒性耳聋。故本题选E。

76. 【答案】D

【解析】可重复使用的医用物品被污染后，及时进行分类、清洗、干燥和检查保养，D错误，故本题选D。

77. 【答案】C

【解析】预防ICU医院感染的原则是提倡非介入性监护的方法，减少介入性血流动力学监护的使用频率。故本题选C。

78. 【答案】A

【解析】菌血症是指外界的细菌经由体表的入口或是感染的入口进入血液系统后，在人体血液内繁殖并随血流在全身播散，后果是很严重的。故本题选A。

79. 【答案】A
80. 【答案】C
81. 【答案】B
82. 【答案】D

【解析】医院感染资料收集的调查方法有前瞻性调查和回顾性调查（D错误）。

83. 【答案】D

【解析】严密隔离适用于传染性强或传播途径不明的疾病，如鼠疫、霍乱等烈性传染病，A错误；消化道隔离适用于病原体通过污染食物、食具、手及水源，并经口引起传播的病症，如病毒性肝炎、伤寒、细菌性痢疾等，B错误；呼吸道隔离适用于病原体经呼吸道传播的疾病，如麻疹、白喉、百日咳、流行性脑脊髓膜炎等，C错误；接触隔离适用于经体表或伤口直接或间接接触而感染的疾病，如破伤风、气性坏疽等，E错误；保护性隔离指为防止易感者受周围环境中的微生物感染而设计的隔离，主要适用于抵抗力低或极易感染的患者，如早产儿、大面积烧伤患者，故本题选D。

84. 【答案】B

【解析】体内物质隔离范围主要指血液、精液、阴道分泌物、脑脊液、心包液、腹膜液、胸膜液、滑膜液、羊水等。而不包括汗液、泪液、唾液、鼻腔分泌物、痰液、呕吐物、尿液、粪便等，除非明显带血。故本题选B。

85. 【答案】E

【解析】医院感染监测包括全面综合性监测和和目标监测，其中，全面综合性监测是医院感染管理工作的基础。故本题选E。

86. 【答案】E

【解析】医院内感染监测的最终目的是控制和减少医院内感染及其造成的损失，保证医疗安全（E正确）。

87. 【答案】B

【解析】医院感染发生率=（同一时期内新发医院感染例数/同一时期内处于危险中患者数）×100% 或 =（同期新发生医院感染例数/同期住院患者人数或出院患者人数）×100%，该题中无新发医院感染例数，故本题选B。

88. 【答案】A

【解析】压力蒸汽灭菌生物监测指示菌株为嗜热芽胞杆菌，细菌的芽胞对外界不良环境的抵抗力极强，因此一般以杀灭芽胞作为压力蒸汽灭菌是否合格的指标。故本题选A。

89. 【答案】B
90. 【答案】D

【解析】洗手时机包括接触患者前后、进行无菌操作前、体液暴露后、接触患者周围环境后。故本题选D。

91. 【答案】D

【解析】消毒后的纤支镜要求细菌菌落数应≤20cfu/件，不得检出致病菌。故本题选D。

92. 【答案】D

【解析】臭氧的衰减期一般是半个小时，用臭氧灭菌灯进行消毒后，进入现场的间隔时间为关灯后30分钟。故本题选D。

93. 【答案】C

【解析】清洁手术预防用药时间在术前30分钟到2小时内1剂，术后24小时停药；清洁-污染手术可至48小时。故本题选C。

94. 【答案】B

【解析】《医院消毒卫生标准》中规定的Ⅲ类环境空气、物体表面、医护人员手细菌菌落总数卫生标准分别为≤500cfu/m^3，≤10cfu/cm^2，≤10cfu/cm^2。故本题选B。

95. 【答案】A

【解析】物品污染后危害程度可分为3类，对3类物品，选择不同的消毒方法。①高度危险性物品：这类物品是穿过皮肤或黏膜而进入无菌的组织或器官内部的器材，或与破损的组织、皮肤、黏膜密切接触的器材和用品，例如：手术器械和用品、穿刺针、输血器材、输液器材、注射的药物和液体、透析器、血液和血液制品、导尿管、膀胱镜、腹腔镜、脏器移植物和活体组织检查钳等。对这类物品，应选择灭菌的方法。②中度危险性物品：这类物品仅和破损皮肤、黏膜相接触，而不进入无菌的组织内。例如，呼吸机管道、胃肠道内窥镜、气管镜、麻醉机管道、子宫帽、避孕环、压舌板、喉镜、体温表等。对此类物品，应选择中水平消毒的方法。③低度危险性物品：虽有微生物污染，但在一般情况下无害，只有当受到一定量的病原微生物污染时才造成危害的物品。这类物品和器材仅直接或间接地和健康无损的皮肤相接触，包括生活卫生用品和患者、医护人员生活和工作环境中的物品。例如：毛巾、面盆、痰盂（杯）、地面、便器、餐具、茶具、墙面、桌面、床面、被褥、一般诊断用品（听诊器、听筒、血压计袖带等）等。对这类物品应选择低水平消毒的方法。故本题选A。

96. 【答案】B

【解析】若连续进行下一台手术，医务人员应重新按外科手消毒法进行洗手。故本题选B。

97. 【答案】A

【解析】干热灭菌箱使用温度为160℃以上时，灭菌时间需2~4小时，故本题选A。

98. 【答案】A

99. 【答案】E

【解析】白假丝酵母菌、铜绿假单胞菌、葡萄球菌等都可能成为原位菌群三度失调的优势菌，而乳酸菌、肠球菌、双歧杆菌等为肠道中的正常菌群，具有降胆固醇、降血氨、抗衰老等作用。故本题选E。

100. 【答案】B

【解析】老年患者是医院易感人群，预防老年患者医院感染发生的最重要措施是加强生活护理，鼓励多翻身、咳出痰液，防止压疮的发生。故本题选B。

101. 【答案】A

【解析】设20%的过氧乙酸原液量X，则20%X=1%·100，计算得出X=5；计算灭菌蒸馏水的量，100-5=95ml。故本题选A。

102. 【答案】C

【解析】对于高危的剖宫产术，应在脐带钳夹后立即给予预防性应用抗生素。故本题选C。

103. 【答案】B

【解析】感染发生率=新发感染人数/住院总人数×100%，该医院新发感染人数为250人，住院总人数为2500人，感染发生率=250/2500×100%=10%（B正确）。

104. 【答案】E

【解析】标准预防是将普遍预防和体内物质隔离的许多特点进行综合，认定患者血液、体液、分泌物、排泄物均具有传染性，需进行隔离，不论是否有明显的血迹污染或是否接触非完整的皮肤与黏膜。故本题选E。

105. 【答案】A

【解析】HIV主要存在于感染者和患者的血液、精液、阴道分泌物、乳汁中。主要传播有：①性行为；②静脉注射吸毒；③母婴传播；④血液及血制品（包括人工授精、皮肤移植和器官移植）。故本题选A。

106. 【答案】E

【解析】同一种细菌，医院内病原体菌株接触的抗生素次数更多，其分离出的病原体菌株的耐药性更强、更广。故本题选E。

107. 【答案】E

【解析】适合于环氧乙烷灭菌的包装材料有纸、复合透析纸、布、无纺布、通气型硬质容器、聚乙烯等。不能用于环氧乙烷灭菌的包装材料有金属箔、聚氯乙烯、玻璃纸、改变包装材料等。故本题选E。

108. 【答案】D

【解析】灭菌物品应摆放在距地面20cm，距天花板50cm，距墙壁超过5cm的无菌存放柜或四平架上。按灭菌先后顺序分类放置，先发近期，后发远期。D错误。

109. 【答案】C

【解析】标准预防是针对医院所有患者和医务人员所采取的一组预防感染措施。主要措施包括：手卫生、使用个人防护用品（包括手套、口罩、防护面罩、护目镜、隔离衣、防护服、帽子、鞋套等）、呼吸卫生/咳嗽礼仪；安全注射；正确安置及运送患者，防止感染源传播；及时、正确地处理污染的医疗器械、器具、织物和环境，防止其成为感染源的传播媒介，但不包括隔离室的设置。故本题选C。

110. 【答案】C

【解析】臭氧为强氧化剂，主要依靠其强大的氧化作用杀菌；臭氧灭菌灯内有臭氧发生器，在电场的作用下，将空气中的氧气转换为高纯臭氧；臭氧消毒时，要求达到臭氧浓度≥20mg/m³，消毒时间应≥30分钟；其消毒效果受温度、湿度、有机物、pH等因素的影响。故本题选C。

111.【答案】D

【解析】消毒后的器械使用前用无菌生理盐水冲净，避免消毒剂刺激人体组织。

112.【答案】E

【解析】白假丝酵母菌属于真菌，故本题选E。

113.【答案】C

【解析】感染患病率=感染病例数/患者总数×100%，即（30+20）/25000×100%=0.2%，故本题选C。

114.【答案】E

【解析】病房各级患者护理时数的总和=5×10+3×15+1×15+20=130小时，平均护理时数=各级患者护理时数的总和/该病房患者总数，即：该病房平均护理时数=按工作量计算护理人员编制，计算公式为：130/40=3.25（小时）；应编护士数=（病房床位数床位使用率平均护理时数/每名护士每日工作时间）+机动数，公式中床位使用率为92%，即应编护士数=（40×90%×3.25/8）×（1+20%），即该病房护士的编制为18人。故本题选E。

115.【答案】B

【解析】紫外线消毒的效果受环境温度、湿度的影响。该病室内湿度过高，为保证良好的消毒效果，应延长消毒时间。故本题选B。

116.【答案】D

117.【答案】C

【解析】消毒供应室应相对独立，选址宜接近手术室、产房或临床科室，周围环境清洁、无污染源，内部通风、采光良好。故本题选C。

118.【答案】A

【解析】压力蒸汽灭菌法杀灭包括芽胞在内的所有微生物，是灭菌效果最好的方法，手术结束后，手术器械的消毒灭菌方法应首选压力蒸汽灭菌。故本题选A。

119.【答案】A

【解析】原位菌群失调是指正常菌群虽生活在原来部位，亦无外来菌入侵，但发生了数量或种类结构上的变化，即出现了偏离正常生理组合的生态学现象，可对宿主产生某种不良影响。故本题选A。

120.【答案】A

121.【答案】C

【解析】高度危险性物品进入人体无菌组织、器官、脉管系统，或有无菌体液从中流过的物品或接触破损皮肤、破损黏膜的物品，一旦被微生物污染，具有极高感染风险。故本题选C。

122.【答案】C

【解析】消毒是指清除或杀灭传播媒介上病原微生物，使其达到无害化的处理。故本题选C。

123.【答案】C

【解析】使用中的皮肤黏膜消毒液染菌量应≤10cfu/ml，其他使用中消毒液染菌量≤100cuf/ml。故本题选C。

124.【答案】C

125.【答案】B

【解析】碘伏适用于手、皮肤、黏膜及伤口的消毒，口腔黏膜及创面消毒，用含有效碘1000~2000mg/L的碘伏擦拭，作用3~5分钟。故本题选B。

126.【答案】B

127.【答案】D

128.【答案】A

129.【答案】B

【解析】人与带有炭疽杆菌的物品接触后，通过皮肤上的破损处或伤口感染可形成皮肤炭疽；也可通过消化道感染形成肠炭疽，及呼吸道感染形成肺炭疽。故本题选B。

130.【答案】B

【解析】对受到细菌芽胞、真菌孢子、分枝杆菌和经血传播病原体（乙型肝炎病毒、丙型肝炎病毒、艾滋病病毒等）污染的物品，选用高水平消毒法或灭菌法。故本题选B。

131.【答案】A

【解析】紫外线灯表面应保持清洁，每周用无水乙醇棉球擦拭一次。发现灯管表面有灰尘、油污时，应及时擦拭。故本题选A。

132.【答案】D

【解析】过氧乙酸属灭菌剂,具有广谱、高效、低毒、稳定性差等特点,过氧乙酸对金属有腐蚀性,不能用于金属器械的消毒。故本题选 D。

133.【答案】C

【解析】过氧乙酸稀释液临用前配制,配制溶液时忌与碱或有机物相混合。故本题选 C。

134.【答案】D

【解析】苯扎溴铵(新洁尔灭)、氯己定等对阴离子表面活性剂有拮抗作用,过氧乙酸对阴离子表面活性剂无拮抗作用。故本题选 D。

135.【答案】B

二、多选题

1.【答案】BC

【解析】医院内感染又称医院获得性感染或医院感染,其定义是发生在医院内的一切感染。医院内感染为患者在住院期间发生的感染,住院前获得的感染、住院时正值潜伏期而于住院后发病者不能作为医院内感染;反之,住院期间获得的感染,出院后才发病者,应为医院内感染。新生儿通过产道时发生的感染,如 B 群链球菌感染,为医院内感染;经胎盘传播的胎儿感染,如先天性梅毒、风疹、巨细胞病毒感染、单纯疱疹、弓形虫病等皆属院外感染。住院时已存在的感染在住院期间有所扩展或发生并发症者皆不能视为医院内感染,除非其病原菌有所改变。住院时已有的感染,根据流行病学资料说明此感染与以前的住院有关,此种情况应为医院内感染,潜伏期不明的感染和发生于住院后 48~72 小时内者,应视为院内感染,除非流行病学和临床资料能说明此感染系在院外获得。故本题选 B、C。

2.【答案】ABCE

【解析】临床科室出现医院感染流行或暴发时,应查找原因,协助调查和执行控制措施,证实流行或暴发,按照《突发公共卫生事件暴发处置规范》要求上报相关部门。故本题选 A、B、C、E。

3.【答案】ABCD

【解析】高度危险性物品包括穿过皮肤或黏膜进入无菌组织或器官内部的器材,以及与破损的皮肤、黏膜密切接触的器材和物品;中度危险性物品包括与完整黏膜相接触,进入人体无菌组织、器官和血流,也不接触破损皮肤、破损黏膜的物品,如胃肠道内镜、气管镜、喉镜、肛表等。故本题选 A、B、C、D。

4.【答案】BCDE

【解析】β-内酰胺类药物为时间依赖性药物,这类药物的浓度在最低抑菌浓度的 4~5 倍时,杀菌作用即处于饱和状态,用药后 24 小时内有 40%~60% 的时间体内血药浓度超过致病菌 MIC 时抗菌疗效最佳,宜采用间歇给药方案。而大环内酯类可采用连续给药方案,避免毒性反应。故本题选 B、C、D、E。

5.【答案】ABCE

【解析】干热灭菌法用于高温下不损坏、不变质、不蒸发物体的灭菌及不耐湿热的金属器械的灭菌,故可用于耐热的玻璃器材;过氧化氢属高效消毒灭菌剂,可用于丙烯酸树脂制成的外科埋植物,不耐热的塑料制品、餐具等的消毒及口腔含漱、外科伤口清洗,一般用 3% 过氧化氢,用于漱口时可用 1%~1.5% 过氧化氢;戊二醛属高效消毒灭菌剂,可用于不耐热的医疗器械和精密仪器等的消毒和灭菌,常用浓度 2%;过氧乙酸属高效消毒灭菌剂,用于耐腐蚀物品、环境及皮肤等的消毒与灭菌,用于物品表面时常用浓度 0.2%~0.4%。故本题选 A、B、C、E。

6.【答案】ACDE

【解析】手术金属器械宜选用弱碱洗涤剂进行清洗,故本题选 A、C、D、E。

7.【答案】ABCD

【解析】静脉滴注抗生素必须注意配伍禁忌,原则上 2 种抗生素不宜置于同一溶液中滴注,以免发生相互作用,而致抗生素的活力受到影响,或者导致溶液变色、混浊、沉淀等。E 错误,故本题选 A、B、C、D。

8.【答案】ABCD

【解析】漏报调查样本量应不少于年监测患者数的 10%,漏报率应低于 20%。故本题选 A、B、C、D。

9.【答案】ABDE

【解析】预真空压力蒸汽灭菌时应在通入蒸汽前先将内部抽成真空,形成 2.0~2.67kPa

的负压,以利蒸汽的穿透。压力达105.95kPa,温度达132℃,5~10分钟即可灭菌,用于预真空灭菌器的物品包<30cm×30cm×50cm;金属包重量<7kg,敷料包<5kg,装载量不超过柜室容积的90%,物品包捆扎不宜过紧,利于化学指示胶带粘贴,灭菌包内放置化学指示卡,一般放于柜室的上层。故本题选A、B、D、E。

10.【答案】ABDE

【解析】 为了保证灭菌效果,一般规定:135~140℃,灭菌3~5小时;160~170℃,灭菌2~4小时;180~200℃,灭菌0.5~1小时。C错误,故本题选A、B、D、E。

11.【答案】BCDE

【解析】 环氧乙烷广谱、高效、穿透力强,对消毒物品损害轻微,能将某些塑料溶解,故在消毒过程中应防止环氧乙烷液体与塑料物品直接接触,B错误;乙醇属于中效消毒剂,其杀菌作用较快,消毒效果可靠,对人刺激性小、无毒,对物品无损害,多用于皮肤消毒以及临床医疗器械的消毒,C错误;过氧乙酸消毒剂是一种强氧化剂,对金属类具有很强的腐蚀性,不可用于棉布的消毒,D错误;碘对皮肤黏膜等组织有强烈刺激性,若使用浓度过高可引起皮肤起疱、脱皮,E错误。故本题选B、C、D、E。

12.【答案】BCDE

【解析】 为防止交叉感染,处理同一患者不同部位的伤口应按要求严格洗手(A错误),故本题选B、C、D、E。

13.【答案】ACDE

【解析】 肠道菌群是人体肠道的正常微生物,如双歧杆菌、乳酸杆菌等能合成多种人体生长发育必需的维生素,如B族维生素(维生素B_1、维生素B_2、维生素B_6、维生素B_{12})、维生素K、烟酸、泛酸等,还能利用蛋白质残渣合成必需氨基酸,如天门冬氨酸、苯丙氨酸、缬氨酸和苏氨酸等,并参与糖类和蛋白质的代谢,同时还能促进铁、镁、锌等矿物元素的吸收,但不能合成维生素A。B错误,故本题选A、C、D、E。

14.【答案】ABDE

【解析】 肥皂、阴离子表面活性剂、碘、蛋白酶、过氧化物及钙、镁、铁、铝等金属离子对季铵盐类消毒剂有拮抗作用(C错误)。故本题选A、B、D、E。

15.【答案】BCDE

【解析】 碘伏、氯己定碘、醇类和氯己定碘的复方、醇类和季铵盐类化合物的复方、酚类等消毒剂达到中水平消毒,可杀灭除细菌芽胞以外的各种病原微生物(包括分枝杆菌),但不能达到灭菌效果,A错误,故本题选B、C、D、E。

16.【答案】AE

【解析】 医院感染监测可分为全面综合性监测和目标监测两大类。故本题选A、E。

17.【答案】AC

【解析】 需要预防性应用抗生素:①涉及感染病灶或切口接近感染区域的手术;②肠道手术;③操作时间长、创伤大的手术;④开放性创伤,创面已污染或有广泛软组织损伤,创伤至实施清创的间隔时间较长,或清创所需时间较长以及难以彻底清创者;⑤癌肿手术;⑥大血管的手术;⑦需要植入人工制品的手术;⑧脏器移植术。故本题选A、C。

18.【答案】ABCE

【解析】 抗菌药物的联合应用要有明确的指征,单一药物可有效治疗的感染,不需联合用药,仅在下列情况时联合用药:①病原菌尚未查明的严重感染,包括免疫缺陷者的严重感染。②单一抗菌药物不能控制的需氧菌及厌氧菌混合感染,如腹腔脏器穿孔。③单一抗菌药物不能有效控制的感染性心内膜炎或败血症等重症感染。④需长程治疗,但病原菌针对某些抗菌药物产生抗药性的感染,如结核、慢性骨髓炎。⑤药物不易渗入的部位感染。由于药物协同抗菌作用,联合用药时应将毒性大的抗菌药物剂量减少。故本题选A、B、C、E。

19.【答案】ADE

【解析】 呼吸道隔离是防止由患者的飞沫和鼻咽分泌物传染他人。经呼吸道传播的疾病执行呼吸道隔离。例如麻疹、流感、流脑、百日咳、开放性肺结核等疾病,就需要进行呼吸道隔离。故本题选A、D、E。

20.【答案】ACDE

【解析】外科手消毒应按规定顺序刷洗3遍，时间应为2~6分钟（B错误），故本题选A、C、D、E。

21.【答案】BCDE

【解析】2%中性戊二醛对手术刀片等碳钢制品有腐蚀性，使用前应先加入0.5%亚硝酸钠防锈（A错误），故本题选B、C、D、E。

22.【答案】ACDE

【解析】中度危险品仅和皮肤、黏膜相接触，而不进入无菌的组织内，如呼吸机管道、胃肠道内窥镜、气管镜、麻醉机管道、子宫帽、避孕环、压舌板、喉镜、体温表等。选项B属于高度危险品，故本题选A、C、D、E。

23.【答案】BCDE

【解析】空气消毒的方法包括通风换气与保持室内洁净，空气净化器净化，消毒剂的喷雾与熏蒸消毒（常用空气喷雾与熏蒸消毒的化学消毒剂有：含氯消毒剂、过氧乙酸、戊二醛、二氧化氯等），紫外线杀菌灯消毒。甲醛熏蒸消毒后空气中遗留有刺激性气味，不适宜作为常规空气消毒剂应用。故本题选B、C、D、E。

24.【答案】ABDE

【解析】化学消毒的作用机制包括：①改变细胞膜通透性：表面活性剂、酚类及醇类可导致胞膜结构紊乱并干扰其正常功能，使小分子代谢物质溢出胞外，影响细胞传递活性和能量代谢，甚至引起细胞破裂。②蛋白变性或凝固：酸、碱和醇类等有机溶剂可改变蛋白构型而扰乱多肽链的折叠方式，造成蛋白变性。如乙醇、大多数重金属盐、氧化剂、醛类、染料和酸碱等。③改变蛋白与核酸功能基团的因子作用于细菌胞内酶的功能基（如巯基）而改变或抑制其活性。如某些氧化剂和重金属盐类能与细菌的巯基结合并使之失去活性。故本题选A、B、D、E。

25.【答案】ABCD

【解析】严格掌握化学消毒剂的有效时间和浓度，盛放容器应加盖，现用现配，根据消毒对象，正确选择消毒剂种类，注意安全防护。故本题选A、B、C、D。

26.【答案】ABCD

【解析】麻疹病毒可通过呼吸道传播，宜采取呼吸道隔离，E错误，故本题选A、B、C、D。

27.【答案】DE

【解析】移位菌群失调表现为横向转移（A正确）、纵向转移（B正确）、肠腔向腹腔、经血循环或淋巴循环向远处转移（C正确），一度失调、二度失调是原位菌群失调的表现（D、E错误），故本题选D、E。

28.【答案】BD

【解析】使用后的针头不复帽也不复用（B错误）。进行风险评估和医学观察确定暴露级别，对于暴露源开展针刺伤后感染HBV、HCV、HIV等经血传播疾病的流行病学调查，以便根据患者检验报告情况采取相应的预防治疗措施，而非保留好锐器来确定可能的病原体，以防再次发生针刺伤（D错误）。故本题选B、D。

29.【答案】AB

【解析】手消毒的目的为消除致病性微生物，预防感染与交叉感染，避免污染无菌物品和清洁物品。适用范围：实施侵入性操作前后（D正确）；护理免疫力低下的患者或新生儿前（C正确）；接触血液、体液和分泌物后，接触被致病性微生物污染的物品后，护理传染病患者后（E正确）。故本题选A、B。

30.【答案】BC

【解析】适用于标准预防并通过空气传播的感染源有结核分枝杆菌（C正确）、麻疹病毒（B正确）、水痘病毒、播散性带状疱疹病毒等疑似或确诊感染或定植的患者。故本题选B、C。

31.【答案】ABE

【解析】在医院最为常见的是泌尿道感染、手术部位感染、呼吸机相关肺炎、血管内导管相关性感染。故本题选A、B、E。

32.【答案】ABC

【解析】需要预防性使用抗生素的是：污染手术，术后高度可能发生感染者；一旦发生感染将引起严重后果者；各种人造物修补、置换或留置手术均属清洁手术，但仍需预防性使用抗生素。故本题选A、B、C。

33.【答案】CDE

【解析】严密隔离是为传染性强、死亡率高的传染病设计的隔离，适用于经飞沫、分泌物、排泄物直接或间接传播的烈性传染病，如鼠疫、霍乱、炭疽等。故本题选C、D、E。

34.【答案】AB

【解析】C、D、E属于中效消毒剂，故本题选A、B。

35.【答案】ABE

【解析】苯扎溴铵是最常用的表面活性剂之一，具有洁净、杀菌消毒和灭藻作用，广泛用于杀菌、消毒、防腐、乳化、去垢、增溶等方面，是迄今工业循环水处理常用的非氧化性杀菌灭藻剂、黏泥剥离剂和清洗剂之一；0.5%含氯消毒剂常用于诊疗用品、抹布、拖把、病区地面及各类用品的消毒。C、D通常不用于手消毒。故本题选A、B、E。

36.【答案】BD

【解析】几乎所有的消毒剂在短时间内均可将离体后的HIV灭活（A正确）。淋病和梅毒主要是通过性行为传播，此外当皮肤、黏膜破损时，直接接触病灶或接触有传染性的分泌物也可感染。向生殖器官喷涂消毒剂，不能有效预防在性生活中感染淋病（B错误）。低效消毒剂即可杀灭梅毒病原体（C正确）。炭疽杆菌可形成芽胞，故在消毒中不得使用中、低效消毒剂（D错误）。结核杆菌只能使用高、中效消毒剂（E正确）。故本题选B、D。

37.【答案】AB

【解析】臭氧消毒用于空气消毒应达到一定浓度，但又不可太高，因太高的臭氧浓度会对室内某些物品有损害。一般来说，室内应75%≤RH≤95%，作用时间应达30分钟；采用臭氧消毒室内空气，室内必须无人；消毒后必须在室内臭氧浓度降低至国家允许浓度（0.2mg/m³）以下，人员才可进入。故本题选A、B。

38.【答案】ABD

【解析】选项C、E适用于Ⅰ类环境的空气消毒，故本题选A、B、D。

39.【答案】ABCD

【解析】一般轻度病毒感染，不合并其他感染，体内的免疫系统都可以清除，并且病毒感染具有自限性，E错误。故本题选A、B、C、D。

40.【答案】AC

【解析】选项A为医院及医院感染管理委员会的职责，C为省医院感染管理专家咨询委员会在省卫生行政部门领导下应履行的职责之一。故本题选A、C。

41.【答案】BCDE

【解析】新生儿经产道时获得的感染属于医院感染；新生儿经胎盘获得的感染如巨细胞病毒、弓形体等，出生后48小时内发生的感染，不属于医院感染。A错误，故本题选B、C、D、E。

42.【答案】ABDE

【解析】在冲洗水龙头后，可取干净的纸巾包住水龙头并关闭。同时将纸巾直接丢弃，否则双手可能沾染细菌，C错误，故本题选A、B、D、E。

43.【答案】ABCD

【解析】特殊或新发病原体的医院感染、出现可能造成重大公共影响或者严重后果的医院感染，须于2小时内报县级卫生行政部门，并同时报告县级疾病控制中心，所在地的县级卫生行政部门确认后，应当在2小时内逐级上报至省级卫生行政部门。故本题选A、B、C、D。

44.【答案】ABDE

【解析】甲型肝炎患者可通过日常生活接触传播，这是甲肝最主要的传播方式。此种传播途径经常发生在卫生条件差、居住拥挤的地方，主要通过患者粪便污染的手、用具、餐具、玩具、衣服等，直接或间接经口传播，如在托儿所、幼儿园、学校和军队中的发病。C错误。故本题选A、B、D、E。

45.【答案】ABDE

【解析】直接为传染病患者进行检查、治疗及护理，或处理传染患者的污物后，应先洗手，然后进行卫生手消毒，C错误。故本题选A、B、D、E。

46.【答案】ABDE

【解析】发生针刺伤后，应立即在流动水

下挤压伤口，尽可能挤出损伤处血液而后消毒、上报，定时监控是否存在感染，C 错误。故本题选 A、B、D、E。

47.【答案】ACDE

【解析】结核、水痘、麻疹患者（飞沫核<5个/μm）除执行标准预防外，需根据疾病传播类型增加基于传播方式的隔离预防措施。隔离重点：使用负压、每小时至少换气 6 次；工作人员戴高效口罩；患者只能待在病房。故本题选 A、C、D、E。

48.【答案】ABCD

【解析】在大多数传染病中，隐性感染是最常见的表现，隐性感染过程结束后，多数患者获得不同程度的特异性免疫，病原体被清除。故本题选 A、B、C、D。

49.【答案】ACDE

【解析】病毒性感染一般不用抗生素，选项 B 错误，故本题选 A、C、D、E。

50.【答案】ACDE

51.【答案】ABDE

【解析】总的预防时间一般不超过 24 小时，选项 C 错误。故本题选 A、B、D、E。

52.【答案】ABCDE

53.【答案】ABCD

【解析】E 是电离辐射灭菌法的灭菌机制，故本题选 A、B、C、D。

54.【答案】CE

【解析】医用一次性纸袋包装的无菌物品，有效期宜为 1 个月；医用无纺布包装的无菌物品、使用一次性纸塑袋包装的无菌物品以及硬质容器包装的无菌物品，有效期宜为 6 个月。故本题选 C、E。

55.【答案】ACDE

【解析】化学消毒剂效果监测方法包括：①生物监测：消毒剂每季度 1 次，细菌含量必须小于 100cfu/ml，不得检出致病性微生物。灭菌剂每月 1 次，不得检出任何微生物。②化学监测：含氯消毒剂、过氧乙酸等每天监测；戊二醛每周不少于 1 次。B 错误，故本题选 A、C、D、E。

56.【答案】ACDE

【解析】手部消毒指征：①进入和离开隔离病房、穿脱隔离衣前后；②接触血液、体液和被污染的物品后；③接触特殊感染病原体后。故本题选 A、C、D、E。

57.【答案】ABCE

【解析】通过加强医院消毒、灭菌、隔离和屏障护理、无菌技术等措施的应用，基本上能达到有效预防和控制交叉感染。选项 D 属于交叉感染，故本题选 A、B、C、E。

58.【答案】BCDE

【解析】预防无菌手术切口感染正确的措施：严格的无菌操作；不用无抗菌能力的水冲洗切口；选用吸附性很强的切口敷料；尽量采用封闭式重力引流；更换敷料前洗手；保持室内空气清洁。故本题选 B、C、D、E。

59.【答案】ABDE

【解析】保护性隔离时，凡患呼吸道疾病或咽部带菌者均应避免接触患者。C 错误，故本题选 A、B、D、E。

60.【答案】BCDE

【解析】患者个人用物，包括衣物，应经消毒后带出病区，A 错误，故本题选 B、C、D、E。

61.【答案】ABCD

【解析】盘、盆、碗等器皿类物品，尽量单个包装；包装时应将盖打开；若必须多个包装在一起时，所用器皿的开口应朝向一个方向；摆放时，器皿间用吸湿毛巾或纱布隔开，以利蒸汽渗入。故本题选 A、B、C、D。

62.【答案】ACDE

【解析】无菌包污染后应重新打包消毒，B 错误，故本题选 A、C、D、E。

63.【答案】ABCDE

64.【答案】ABD

【解析】职业暴露后的处理流程：①用流动水和生理盐水反复冲洗黏膜。②利器刺伤或割伤，轻轻挤压伤口，尽可能挤出损伤的血液，再用水反复冲洗伤口，冲洗后消毒伤口，必要时包扎。③报告科室领导及院感办公室。④填写针刺伤报告表。⑤如果暴露源阳性，尽快为暴露者实施相应措施。⑥暴露后随访。故本题选 A、B、D。

65.【答案】AE

【解析】 医院感染暴发是指在医疗机构或其科室的患者中，短时间内发生3例以上同种同源感染病例的现象。当发现医院感染暴发事件时，科室应及时报告相关部门并查找原因，协助调查和执行控制措施；医院感染控制科及时进行流行病学调查处理后写出调查报告，总结经验，制订防范措施；主管院长接到报告后，应及时组织相关部门协助感染控制科开展流行病学调查与控制工作，并从人力、物力、财力方面给予保证；等等。故本题选 A、E。

66. 【答案】ABCDE
67. 【答案】ABCD
68. 【答案】ACDE

【解析】 压力蒸汽灭菌时，化学指示胶带在130℃、4分钟后颜色改变，或化学指示卡在121℃、20分钟后颜色改变，表示灭菌合格，B正确、E选项错误；使用中的消毒液含菌量≤100cfu/ml，即使未检出致病菌，也不可用于空气喷洒，A错误；接触黏膜的医疗用品不可以检出致病微生物，C错误；普通30W新灯管辐照强度≥90μW/cm²为合格。故本题选A、C、D、E。

69. 【答案】ABCDE

【解析】 预防和控制多重耐药菌传播的措施包括加强医务人员的手卫生；严格实施隔离措施；加强抗生素的合理应用；加强病房内物品表面的清洁与消毒；加强多重耐药菌的医院感染管理；等等。故本题选 A、B、C、D、E。

70. 【答案】ABCD
71. 【答案】ABC
72. 【答案】ABCD

【解析】 环境表面有明显污染时，随时消毒，采用0.5%过氧乙酸或1000mg/L含氯消毒剂擦拭。E错误，故本题选 A、B、C、D。

73. 【答案】ABC

【解析】 特殊感染是指气性坏疽、破伤风、炭疽、肮粒或不明原因的暴发等特殊病原体所致感染。故本题选 A、B、C。

74. 【答案】ABCDE

【解析】 感染性废物包括棉球、棉签、病原体的培养基、标本、菌种和毒种保存液、各种废弃的医学标本、血液、血清、大便、痰等

及使用过的一次性毛细管和手套等。故本题选A、B、C、D、E。

75. 【答案】ACDE

【解析】 HBV抵抗力很强，对热、低温、干燥、紫外线及一般浓度消毒剂均能耐受。B错误，故本题选 A、C、D、E。

76. 【答案】ABCD

【解析】 淋病主要通过性行为传播，此外当皮肤、黏膜有破损时，直接接触病灶或接触有传染性的分泌物也可受染，因此患者使用后均需消毒处理。故本题选 A、B、C、D。

77. 【答案】ABCD

【解析】 医务人员具有较高的感染风险，尤其是护理人员，在入职及调离时均应进行健康检查，查明有无感染、感染的性质，是否取得免疫力，并进行详细记录。故本题选 A、B、C、D。

78. 【答案】BCDE

【解析】 对炭疽患者用后的医疗废物和有机垃圾应进行焚烧处理。A正确，故本题选 B、C、D、E。

79. 【答案】ABCD

【解析】《医务人员艾滋病病毒职业暴露防护工作指导原则》第七条中明确指出，禁止将使用后的一次性针头重新套上针头套。禁止用手直接接触使用后的针头、刀片等锐器。故本题选 A、B、C、D。

80. 【答案】ABCD

【解析】 医院感染的病原体主要是细菌，E错误，故本题选 A、B、C、D。

81. 【答案】ABCDE
82. 【答案】BCDE

【解析】 环氧乙烷气体杀菌力强、杀菌谱广，可杀灭各种微生物（包括细菌芽胞），属灭菌剂。A错误，故本题选 B、C、D、E。

83. 【答案】BE
84. 【答案】AB

三、共用题干题

1. 【答案】C
2. 【答案】D
3. 【答案】B

【解析】 已经开展2年以上全院综合性监

测的医院应开展目标性监测。目标性监测持续时间应连续6个月以上。故本题选B。

4.【答案】C

【解析】医院感染患病率调查应每年至少开展1次。故本题选C。

5.【答案】C

【解析】医疗机构发生10例以上的医院感染暴发事件或发生特殊病原体或者新发病原体的医院感染，或可能造成重大公共影响或者严重后果的医院感染等情形时，应当按照《国家突发事件相关信息报告管理工作规范（试行）》的要求进行报告。故本题选C。

6.【答案】E

【解析】国家卫生健康委员会和国家中医药管理局负责组织对重大医院感染暴发事件进行调查和业务指导。各级卫生、中医药行政部门负责组织对本辖区内的医院感染暴发事件进行调查和业务指导。故本题选E。

7.【答案】C

【解析】根据卫生部《编制原则》，300~450张床位医院工作人员的编设按1:(1.4~1.5)计算，即400×1.4 - 400×1.5 = 560~600（人）。故本题选C。

8.【答案】C

【解析】卫生技术人员占总编设的70%~72%，则最多配备560×72%~600×72% = 403~432（人）。故本题选C。

9.【答案】C

【解析】护理人员占卫生技术人员的50%，应为403×50%~432×50% = 202~216（人）。故本题选C。

10.【答案】B

【解析】医院感染管理专职人员的配备，1000张床位以上的大型医院不得少于5人，500张床位以上的医院不得少于3人；300~500张床位的医院不得少于2人；300张床位以下的医院不少于1人。基层医机构必须指定专人兼职负责医院感染管理工作。故本题选B。

11.【答案】E

12.【答案】C

13.【答案】E

【解析】结核病是由结核分枝杆菌引起的慢性传染病，通过空气传播，可侵及许多脏器，以肺部结核感染最为常见，宜采取空气隔离。该患者为肺结核，故本题选E。

14.【答案】E

【解析】结核病是结核杆菌引起的一种慢性传染病。结核病的致病性、病变范围及发病时期，常取决于人体的免疫状态，尤其是根据过敏性与免疫两者之间的平衡状态而定。绝大多数人在初次感染产生结核菌素过敏后，结核灶被包围或钙化，只有其中的5%~15%可发展为活动性结核，以婴幼儿多见，可发展为急性全身性结核或粟粒性结核及脑膜炎。眼部组织，除晶状体外，均有发生结核的可能，葡萄膜的结核感染相对多见。结核菌素试验是判定人体是否受过结核菌感染的一种方法，其他如X线检查、红细胞沉降率测定均为诊断结核病的重要参考手段。故本题选E。

15.【答案】E

【解析】《医院消毒供应中心第3部分：清洗消毒及菌效果监测标准》中规定，灭菌包外应有化学指示物，高度危险性物品包内应放置包内化学指示物，置于最难灭菌的部位。如果透过包装材料可直接观察包内化学指示物的颜色变化，则不必放置包外化学指示物。故本题选E。

16.【答案】E

【解析】建立质量控制过程记录与追踪制度，记录应易于识别和追溯，清洗、消毒监测资料和记录保存期应6个月，灭菌质量记录保留期限应不少于3年。故本题选E。

17.【答案】C

【解析】通常情况，灭菌器械包配置重量不宜超过7kg，敷料包重量不宜超过5kg。故本题选C。

18.【答案】D

【解析】预真空和脉动真空压力蒸汽灭菌器的装载量不应超过柜室容积的90%，也不应小于容积的10%或15%。故本题选D。

19.【答案】A

20.【答案】D

21.【答案】B

【解析】执行职务的医疗保健人员发现甲

类、乙类和监测区域内的丙类传染病患者、病原携带者、疑似传染病患者，必须按照国务院卫生行政部门规定的时限向当地卫生防疫机构报告疫情。故本题选 B。

22.【答案】A

【解析】传染病责任报告人、疫情管理员、网络直报员瞒报、缓报、谎报传染病疫情的，给予直接责任人及其主管领导行政处分，并给予相应经济处罚。故本题选 A。

四、案例分析题

1.【答案】F

【解析】结合题干，该患者发生了白色念珠菌感染，是由自身抵抗力下降而导致的一种菌群失调症，故本题选 F。

2.【答案】AB

【解析】三度失调是指原来的正常菌群大部分被抑制，只有其中的少数菌种成为优势菌，出现急性临床表现，甚至病情凶险。如难辨梭状芽胞杆菌引起的抗菌药物相关性腹泻（抗菌药物相关性肠炎、伪膜性肠炎）以及真菌性肠炎等，又称菌群交替症或二重感染。三度菌群失调如果是发生在住院期间，且与住院后使用抗菌药物有关，则属于院内感染；如果是患者在院外应用了大量抗菌药物，入院后出现了三度菌群失调，则不属于院内感染。故本题选 A、B。

3.【答案】B

【解析】结合题干，患者患有肛周脓肿，治愈的方法只有手术，且越早越好。故本题选 B。

4.【答案】BCDEF

【解析】普通病区安置患者时，也应考虑患者是否存在感染，对多重耐药菌感染患者或特殊传染疾病应做好隔离标志，A 错误。故本题选 B、C、D、E、F。

5.【答案】BCDF

【解析】戴无菌手套不可代替手卫生，无菌物品包装破损或受到污染应及时更换，A、E 错误。故本题选 B、C、D、F。

6.【答案】ADEF

7.【答案】A

【解析】治疗流脑首选青霉素 + 磺胺嘧啶联合给药。故本题选 A。

8.【答案】ABCDEF

【解析】流脑并发症包括继发感染，败血症播散至其他脏器而造成的化脓性病变，脑膜炎本身对脑及其周围组织造成的损害，以及变态反应性疾病。故本题选 A、B、C、D、E、F。

9.【答案】B

【解析】流脑治愈率达 95%，暴发型患者病情凶险，预后较差，死亡率较高，需及早发现，积极治疗。故本题选 B。

第八章　护理管理学

一、单选题

1. 【答案】B
【解析】科学管理理论的创始人泰勒，在1911年出版的《科学管理原理》一书中，提出了科学管理的概念，他被公认为"科学管理之父"。故本题选B。

2. 【答案】A
【解析】法国人法约尔对组织管理进行了系统的、独创的研究，1925年出版了《工业管理与一般管理》一书，后人把他称为"管理过程之父"。法约尔提出，管理活动包含五种职能：计划、组织、指挥、协调、控制。故本题选A。

3. 【答案】D
【解析】在我国古书中最早明确提出"人为本"的是春秋时期齐国名相管仲，梅奥在管理学方面的最大贡献在于提出了"以人为本"的管理思想。故本题选D。

4. 【答案】C
【解析】泰勒的科学管理理论可以概括为劳动方法标准化原则，选择、培训工人科学化原则，管理人员与工人合作原则，分工负责原则。故本题选C。

5. 【答案】D
【解析】法约尔的管理过程理论和韦伯的行政组织理论为代表，称为经典管理理论。故本题选D。

6. 【答案】B
【解析】赫茨伯格提出了"激励保健理论"，又称"双因素理论"；"X-Y理论"由麦格雷戈提出；"人类需要层次理论"由马斯洛提出；"成熟度理论"由克里斯·阿古里斯提出，故本题选B。

7. 【答案】D
【解析】美国管理大师彼得·德鲁克于1954年在其著作《管理实践》中最先提出了"目标管理"的概念，其后他又提出"目标管理和自我控制"的主张。故本题选D。

8. 【答案】A
【解析】按照重要性和紧迫性，四象限时间管理法把事情分成两个维度，一方面是按重要性排序，另一方面是按紧迫性排序，然后把所有事情纳入四个象限，按照四个象限的顺序灵活而有序地安排工作。故本题选A。

9. 【答案】E
【解析】管理职能是指管理的职责和功能，是管理者在管理活动中应当承担的职责和任务，是管理活动内容的理论概括，包括：计划职能、组织职能、人员管理、领导职能、控制职能。故本题选E。

10. 【答案】A
【解析】从护理管理的发展趋势上看，管理思想正朝着多元化、系统管理，定性与定量结合，重视激励因素，重视软件、信息管理等八个方面的现代化管理转变，强调管理思想的现代化，管理向不同层次、多元化管理目标转变。故本题选A。

11. 【答案】D
【解析】综合护理以护理程序为核心，将护理程序系统化，在护理哲理、护士的职责与评价、标准化的护理计划、教育计划、出院计划、各种护理表格的填写、护理质量的控制等方面都以护理程序为框架，环环相扣，整体协调一致，以确保护理服务的水平及质量。故本题选D。

12. 【答案】B
【解析】护理成本管理包括护理人力成本（用人费用），也就是护理人工成本分析；药材成本;设备费用;作业费用,也就是公务费、卫生业务费、卫生材料费、低值易耗品的消费;行政管理费用;教学研究费用等。故本题选B。

13.【答案】E
【解析】有效控制系统的特征包括适时控制、适度控制、客观控制、弹性控制、自我控制等。

14.【答案】A
【解析】护理管理者的任务包括:完善护理内容服务体系;建立护理服务评估体系;实施护理项目成本核算,实现互利成本核算标准化、系统化、规范化的管理;探寻护理管理工作规律,提供高品质的护理服务。故本题选A。

15.【答案】D
【解析】在PDCA循环中,处理(Action)是一个循环的关键。故本题选D。

16.【答案】D
【解析】系统的层次性是指系统结构功能的单元要素等级次序排列及其进化的性质,强调整体功能是系统的主要特征,但在运用系统的思想和方法解决具体问题时,把握系统的层次性就把握了系统思想与方法的精髓。换句话讲,从系统的较高层次分析可以看到系统的全貌,而从系统的较低层次分析可以看到系统每部分的细节。故本题选D。

17.【答案】D
【解析】个案护理也称为特别护理或专人护理,是由一名护理人员在其当班期间承担一名患者所需要的全部护理;小组制护理是以小组的形式对患者进行护理,小组成员由不同级别的护理人员组成,在小组长的计划、指导下参与并完成护理任务,实现确定的目标;功能制护理是以工作为中心的护理方式,护士长按照护理工作的内容分配护理人员,每1~2名护士负责其中一个特定任务,各班护士相互配合共同完成患者所需的全部护理,护士长监督所有工作;责任制整体护理是以患者为中心,由责任护士对患者的身心健康实施有计划、有目的的整体护理。故本题选D。

18.【答案】A
【解析】反馈控制作用发生在行动之后,主要将工作机会与控制标准相比较,对出现的偏差进行纠正,防止偏差的继续发展或再度发生,护理质量控制中的"压疮发生率"属于反馈控制的统计指标。故本题选A。

19.【答案】E
【解析】护理人员编设是根据医院各科室工作岗位的实际工作量、员工的工作效率、工作班次、出勤率为依据,确定人员编制的方法。故本题选E。

20.【答案】E
【解析】现代管理理论的特点是强调系统化,重视人的因素,重视理论与实践的结合,强调创新,故本题选E。

21.【答案】A
【解析】诊疗环节质量是医疗质量的核心内容。以评估诊疗程序的规范和诊疗效率为重点,评估内容为医院诊疗过程中的门诊环节质量、住院环节质量、急诊环节质量、护理环节质量等;医技环节质量:医技各专业科室的技术性较强,根据不同专业的技术要求,为保证各专业科室的环节质量,在评估医技科室工作量时,主要检查相应的质量指标、工作规范、管理制度、具体措施的执行情况及医技影像图片质量标准;医院感染控制环节质量:医院感染控制贯穿于医疗机构整个业务环节,着重对医院感染控制的制度、培训、关键部位的设置、消毒隔离、抗生素应用和医疗废物处置等均按照规程办理。故本题选A。

22.【答案】E
【解析】前馈控制又称预先控制,是面向未来的控制,是计划实施前采取预防措施防止问题的发生,而不是在实施过程中出现问题后的补救。在护理管理中称为基础质量控制,包括:人员配置,如编制人数、职称、学历构成等;可开展业务项目及合格程度的技术质量仪器设备质量、药品质量、器材质量、环境质量(设备、空间、环境管理)、排班、值班传呼等时限质量、规章制度等。故本题选E。

23.【答案】D
【解析】我国医院人员配备:300张床位以下按1:1.3~1:1.4,300~400张床位按1:1.4~1:1.5,500张床位以上按1:1.6~

1:1.7,故本题选 D。

24.【答案】E
【解析】工作不认真、缺乏责任感包括：护士责任心不强，如巡视病房不及时；语言不严谨，如在患者及家属面前说话不考虑后果，不注意语气与形象等；护理记录缺陷，如护理记录不完整、病案管理不善等。故本题选 E。

25.【答案】D

26.【答案】D
【解析】组织内有效的授权能减少决策失误，节约高层的时间和精力，调动下属的工作积极性，增加组织的灵活性，进而提高组织的竞争力；而有效监督就是为了保证授权管理的顺利进行，既使授权者放心，又使被授权者专心尽力。故本题选 D。

27.【答案】A
【解析】协调目标原理是指个人目标与组织目标能取得协调一致，人们的行为就会趋向统一，为实现组织目标所取得的效果就会越好，A 正确；沟通联络原理是指主管人员与下属之间有效、准确、及时地沟通联络，使整个组织成为一个真正的整体，B 排除；指明目标原理是指领导工作越能使全体人员明确理解组织的目标，人们为实现组织目标所做的贡献就越大，C 排除；激励原理是指组织通过设计适当的外部奖酬形式和工作环境，以一定的行为规范和惩罚措施，借助信息沟通来激发、引导、保持和规划组织成员的行为，以有效地实现组织及其成员个人目标的系统性活动，D 排除；直接管理原理是指主管人员同下级的直接接触越多，所掌握的各种情况就会越准确，从而指导与领导工作就会更加有效，E 排除。故本题选 A。

28.【答案】B
【解析】基础质量评价的工作重点是防止所使用的各种资源在质和量上产生偏差，是通过对病房急救物品完好情况进行检查属此类控制。结果质量是对护理服务结果的评价，对患者护理工作满意度进行评价属于结果质量评价。环节质量评价主要是对护理活动的过程质量进行评价，对病房一人一针一管执行率进行检查属于环节质量评价。故本题选 B。

29.【答案】A
【解析】数据分层法就是将性质相同的，在同一条件下收集的数据归纳在一起，以便进行比较分析。故本题选 A。

30.【答案】D
【解析】三级医院的高级、中级、初级员工的比例为 1:3:6。故本题选 D。

31.【答案】C
【解析】知识是人类社会历史经验的总结和概括，知识本身就是一种力量，是科学赋予的一种力量。现代化大生产对知识科技有更高的要求，尊重知识、尊重与重用知识型人才，是现代管理的一个重要特点。故本题选 C。

32.【答案】A
【解析】应编护士人数 = （病房床位数×床位使用率×平均护理时数/每名护士每日工作时间）+ 机动数，也就是（40×90%×3.3/8）×（1+20%）=18。故本题选 A。

33.【答案】A
【解析】环节质量常用评价指标：护理技术操作合格率；基础护理合格率；特护、一级护理合格率；各种护理表格书写合格率；一人一针一管执行率；常规器械消毒灭菌合格率。故本题选 A。

34.【答案】A
【解析】终末质量评价（护理结果评价）是评价护理活动的最终效果，指每个患者最后的护理结果或成批患者的护理结果质量评价。故本题选 A。

35.【答案】D
【解析】综合法即计算机辅助法，结合患者分类系统及 DRG 分类，应用计算机技术建立相应护理需求的标准，实施护理，来决定某组患者的护理成本，能较准确地进行护理成本的测算。故本题选 D。

36.【答案】C
【解析】选项 A、B、D、E 选项内容均可以数字定量，而护士的服务态度为定性指标。故本题选 C。

37.【答案】D
【解析】直线型组织结构是最古老、最简单的一种组织结构类型，其特点是组织系统职权从组织上层"流向"组织基层，上下级关系是直线关系，即命令与服从的关系，组织内部不设参谋部门。故本题选D。

38. 【答案】B

【解析】创造良好的沟通环境的方法包括：沟通中少用评价需要、判断性语言，多用描述性语言；沟通表示愿意合作，绝不能试图控制和改变对方；坦诚相待；认同对方的问题和处境；平等待人，谦虚谨慎；不急于表达和下结论。故本题选B。

39. 【答案】D

【解析】护理人员的质量评价内容包括本素质评价、行为过程评价、行为结果评价、综合评价。护理人员的技术考核成绩、理论测试成绩属于基本素质评价。其他选项属于临床护理活动的质量评价。故本题选D。

40. 【答案】E

【解析】美国心理学家伍得斯提出了著名的S-O-R行为表示式，即S（stimulus）代表刺激，O（organism）代表有机体，R（reaction）代表行为反应。故本题选E。

41. 【答案】E

【解析】护理管理控制的关键点有：关键制度、高危护士、高危患者、高危设备和药品、高危科室、高危时间和高危环节。故本题选E。

42. 【答案】E

【解析】护理质量标准化的意义有：①标准化是实行科学管理的目的；②是实施护理活动的重要技术手段；③是护理管理的基础与关键，它不仅是衡量护理工作优劣的准则，也是指导护士工作的指南。故本题选E。

二、多选题

1. 【答案】ABCDE

【解析】领导者有效沟通的技巧包括：①注意语言和非语言技巧；②恰当的自我表露；③合理的立场；④积极的倾听和同感理解。故本题选A、B、C、D、E。

2. 【答案】ABCDE

【解析】影响护理人员编制的因素包括承担任务轻重和工作量的大小、人员数量和质量因素、人员比例和管理因素、社会因素和条件差异。故本题选A、B、C、D、E。

3. 【答案】ABCDE

【解析】临床路径特点：①临床路径是一种设计好的计划，通常情况下用工作流程图的方式来表示。②强调时效性：是医务人员在医疗活动中可操作的时间表，它明确规定了各处置及活动介入的时间及对住院天数的界定。③强调有效性：路径中所涉及的所有方法都是为了患者尽快康复。④关注实践性：使医护理标准化，患者一旦进入医疗程序，对医务人员该怎样做，均有明确规定，让患者在进入临床路径后的时间段内都依此模式接受照顾。⑤强调完整性和合作性：由提供医疗照护的所有成员共同研拟治疗内容及执行时间，临床实践中以患者为中心，整合多个部门的工作，强调部门间的横向联系与沟通。⑥强调合理费用：临床路径对服务成本花费、医疗资源分配有严格的限定和控制。故本题选A、B、C、D、E。

4. 【答案】ACDE

【解析】选项B项应为个人发展与医院战略目标相适应原则。

5. 【答案】ABCD

【解析】马斯洛阐述了人的基本需求可分为五个层次，即：①生理需求：饥饿、口渴等；②安全的需求：感到安全、无忧无虑，没有危险；③友爱和归属的需求：与别人交往被接受、有所归属；④尊敬的需求：得到承认、有能力的、达到目标；⑤自我实现的需求：寻求自我成就和实现一个人的潜力。而绝大多数员工具有的心理需求是希望适度自由的心理。E错误，故本题选A、B、C、D。

6. 【答案】ABCE

【解析】行为改造型激励理论重点研究激励的目的是改造、修正行为，主要包括斯金纳的"强化理论"、韦纳的"归因理论"等。故本题选A、B、C、E。

7. 【答案】ACE

【解析】人员管理基本原则包括职务要求明确原则、责权利一致原则、公平竞争原则、系统管理原则。故本题选A、C、E。

8. 【答案】ABDE

9. 【答案】CE

【解析】时间管理"四象限法则"是由美国管理学家柯维提出的,把工作按重要和紧急两个维度的变量划分成四个"象限"。故本题选 C、E。

10. 【答案】ACDE

【解析】质量评价同级方法包括分层法、调查表法、排列图法、因果分析图、控制图。故本题选 A、C、D、E。

11. 【答案】AB

【解析】管理的艺术性指的是在管理过程中,遵循管理规律,熟练地运用管理科学知识采取巧妙、灵活的方式或方法,达到管理效果所表现出来的性质。它体现管理者生气勃勃的创造力,受制于管理者自身的主观因素。故本题选 A、B。

12. 【答案】ABCE

【解析】组织结构设计的原则包括专业化和劳动分工的原则、管理幅度原则、目标统一原则、效率原则、分级原则、授权原则、职责的绝对性原则、职权与职责相对等的原则、统一指挥的原则、平衡原则、职能明确性等。故本题选 A、B、C、E。

13. 【答案】ACDE

【解析】责任制护理是在生物－心理－社会医学模式影响下产生的一种新的临床护理模式。强调以患者为中心,由一位责任护士运用护理程序的工作方法,对其所管患者从入院到出院提供连续的、全面的、整体的护理组织方式。在责任制护理中,责任护士是主导,可直接向医生汇报患者的病情变化,并与其他医护人员、家属沟通。这种护理方式,责任护士的责任明确,能较全面了解患者情况,且文字记录书写任务较多,人员需要也较多。故本题选 A、C、D、E。

14. 【答案】AC

【解析】护理业务管理信息系统主要包括病房信息系统和个案病例护理信息系统两个子系统。故本题选 A、C。

15. 【答案】BCDE

【解析】小组护理是将护理人员和患者分成若干小组,一个或一组护士负责一组患者的护理模式。小组成员由不同级别的护理人员组成,小组组长负责制订护理计划和措施,指导小组成员共同参与和完成护理任务。小组护理的优点是护理工作有计划和评价,患者得到较全面的护理。选项 B、D 为责任制护理的优点,C、E 为功能制护理的优点。故本题选 B、C、D、E。

16. 【答案】ABDE

【解析】护理人员排班基本原则包括以患者为中心原则、弹性排班原则、人性化原则、合理搭配原则。故本题选 A、B、D、E。

17. 【答案】ABCD

【解析】院内护士培训方法包括:自学、临床实践、定期查房、专题讲座、读书报告会、短期培训班、实际操作训练、长期半脱产或业余学习班、科室轮转。故本题选 A、B、C、D。

18. 【答案】AD

【解析】护理质量要素评价主要着眼于评价执行护理工作的基本条件,包括组织机构设施、仪器设备及护理人员素质等。故本题选 A、D。

19. 【答案】BCDE

【解析】非程序化决策又称非常规决策,一般指涉及面广、偶然性大、不定因素多、无先例可循、无既定程序可依的决策。故本题选 B、C、D、E。

20. 【答案】ABC

【解析】有效沟通的要求包括及时、准确、全面,故本题选 A、B、C。

21. 【答案】ABDE

22. 【答案】BCDE

【解析】学会拒绝是时间管理的策略,选项 A 错误。

23. 【答案】ACDE

【解析】人际关系学说表明人是"社会人",而不是"经济人",企业中存在着非正式组织,新的领导能力在于提高工人的满意度,在决定劳动生产率的诸因素中,首位因素是工人的满意度,而生产条件、工资报酬只是第二位的,因此劳动效率取决于人际关系,故本题选 A、C、D、E。

24. 【答案】ABDE

【解析】领导职能一般特点包括合法权力性、主导性、决断性、公正性、协调性、规范性。故本题选A、B、D、E。

25.【答案】ABDE

【解析】权力性影响力又称强制性影响力，权力性影响力对人的影响带有强迫性、不可抗拒性，它是通过外推力的方式发挥其作用的，非权力影响力的因素刚好是由其他四个选项构成。故本题选A、B、D、E。

26.【答案】BCDE

27.【答案】ACDE

【解析】不适当的沟通方式有突然改变话题；急于陈述自己的观点，表达个人的判断；虚假或不适当的保证；迅速做出结论或解答；引用事实不当等。而护士在与患者沟通时，与患者目光接触的时间应不少于全部交谈时间的30%。故本题选A、C、D、E。

28.【答案】ABDE

【解析】沟通是人与人之间、人与群体之间思想与感情的传递和反馈的过程，以求思想达成一致和感情的通畅。故本题选A、B、D、E。

29.【答案】ABDE

30.【答案】ABCDE

31.【答案】ABCE

32.【答案】ABCE

【解析】激励因素是能促使人们产生工作满意感的因素，是指与工作内容紧密相关的因素，这类因素的改善会使人们产生工作满意感，领导赏识属于激励因素，故本题选A、B、C、E。

33.【答案】BCDE

【解析】表现兴趣的态度，是让对方相信你在注意聆听的最好方式，是发问和要求对方阐明正在讨论的一些论点。故本题选B、C、D、E。

34.【答案】ABCD

【解析】授权是组织运作的关键，它是以人为对象，将完成某项工作所必需的权力授给部属人员，其实质是让别人做原本属于自己的事。故本题选A、B、C、D。

35.【答案】ABCD

【解析】护理人员编设原则：满足患者的护理需要原则、合理结构原则、优化组合原则、经济效能原则、动态调整原则。故本题选A、B、C、D。

36.【答案】BCDE

【解析】护理管理不善造成的缺陷有抢救设备、药品管理不善、贻误抢救时机、疏于对护士的业务培训和技术考核、护理人员法律知识缺乏、法律责任意识不强。故本题选B、C、D、E。

37.【答案】ABC

【解析】授权的原则包括视能授权、合理合法、监督控制、权责对等。故本题选A、B、C。

38.【答案】CE

【解析】护理人才的培养方法包括基础训练、定向培养、知识更新、实践提高。故本题选C、E。

39.【答案】ABDE

40.【答案】ABDE

【解析】有利于提高经济效益和减少主观主义是经济方法的优点，而行政管理不利于发挥基层的能动性和信息的传递，但行政管理有利于常规问题的处理。故本题选A、B、D、E。

41.【答案】ABCD

42.【答案】BCDE

【解析】领导是领导者为实现组织的目标而运用权力向其下属施加影响力的一种行为或行为过程。领导工作包括五个必不可少的要素，领导者、被领导者、作用对象（即客观环境）、职权和领导行为。成功的领导依赖于合适的行为、技能和行动。故本题选B、C、D、E。

43.【答案】BCDE

【解析】功能制护理的优点包括：①节省人力、经费、设备、时间，护士长便于组织工作；②有利于提高护士技能操作的熟练程度，工作效率较高；③分工明确，有利于按护士的能力分工。故本题选B、C、D、E。

44.【答案】ACDE

【解析】成本控制的程序通常是首先制订成本控制标准，其次控制成本形成过程，然后揭示成本差异、制定考核奖惩措施。故本题选A、C、D、E。

45. 【答案】ACDE

【解析】临床护理质量评价中，纠正偏差的程序包括判断分析找出产生偏差的原因、提供反馈信息、提出纠正偏差的措施、选择适当的矫正方案、确定可以接受的偏差范围、保持有效控制的原则。故本题选A、C、D、E。

46. 【答案】BCDE

【解析】赫茨伯格发现，觉得不满意的项目和工作的"外在环境"有关，即为保健因素。保健因素消极地维持原有的状况，只能消除人们的不满，不会带来满意感。这些因素的变化可让员工的工作态度短期改变，也叫做"维持因素"。故本题选B、C、D、E。

47. 【答案】ABDE

【解析】解码包括了接收、译码和理解三个环节，C错误。

48. 【答案】ABCE

【解析】按控制的业务范围不同，可分为技术控制、质量控制、资金控制、人力资源控制等；按控制的时间不同，可分为日常控制、定期控制；按控制内容的覆盖面不同，可分为专题、专项控制和全面控制。故本题选A、B、C、E。

49. 【答案】BCDE

【解析】护理人才的智能结构包括智力结构和能力结构，能力结构包括获取知识的能力、表达能力、实际操作能力、组织管理能力、科研能力和创新能力等。故本题选B、C、D、E。

50. 【答案】ABCD

【解析】护理质量控制内容包括基础护理管理；专科护理管理；新业务、新技术管理；护理信息管理；预防护理缺陷的管理。故本题选A、B、C、D。

51. 【答案】ABDE

52. 【答案】ACDE

【解析】时间管理的基本程序是评估、计划、实施、评价。故本题选A、C、D、E。

53. 【答案】ABDE

【解析】处理冲突的传统方法包括协商、妥协、第三方仲裁、推延、不予理睬、和平共处、压制冲突、转移目标、教育、重组组织；其他方法包括确定公正处理冲突的原则；预先处理可能导致冲突的隐患，消除潜在性冲突；明确工作职责和权限；以合作与竞争并重的激励措施，取代过分强调竞争的做法；明确共同的组织目标；专设仲裁、调节冲突的机构或人员；培训有关人员，提高管理者处理冲突的能力；设立意见箱，建立投诉系统。加强组织内部竞争意识不属于处理冲突的方法，故本题选A、B、D、E。

54. 【答案】BCDE

【解析】控制条件包括有明确可衡量的标准、畅通的信息传递渠道、控制人员有较高的素质、以目标和执行者的积极性为基础。故本题选B、C、D、E。

55. 【答案】DE

【解析】制订专科护理技术常规时，应遵循科学性和先进性，即制定的基本护理常规既具有科学性，又能反映当代临床护理的先进技术。故本题选D、E。

56. 【答案】BCDE

【解析】确定目标应包括4个要素，即内容、标准、条件和时间。故本题选B、C、D、E。

57. 【答案】ABDE

【解析】反馈控制又称后馈控制、结果质量控制，这类控制作用发生在行动之后。只要将工作结果与控制标准相比较，对出现的偏差进行纠正，防止偏差的继续发展或再度发生，如护理质量管理中的"褥疮发生率"、"基础护理合格率"、"护理差错事故发生次数"等统计指标。故本题选A、B、D、E。

58. 【答案】ABDE

【解析】直线型组织结构具有权责明确、命令统一、决策迅速、反应灵敏和管理机构简单的优点，故本题选A、B、D、E。

59. 【答案】CD

【解析】护理人员质量评价包括综合评价、基本素质评价、行为过程评价、行为结果评价。故本题选C、D。

60. 【答案】ABCD

【解析】要素质量是指提供护理工作的基础条件质量，是构成基础服务的基本要素。内容包括：人员配置，如编制人数、职称、学历构成等；可开展业务项目及合格程度的技术质量、仪器设备质量、药品质量、器材质量、环境质量（设备、空间、环境管理）、排班、值班传呼等时限质量、规章制度等基础质量管理。故本题选 A、B、C、D。

61. 【答案】ABCD

【解析】持续质量改进是在全面质量管理的基础上发展起来的，更注重过程管理和环节质量控制的一种新的管理理论。它以患者需求为动力，强调护士、管理者、患者、家属及全社会共同参与到质量控制活动中来，持续的、不间断地收集资料，进行动态观察，随时对质量管理加以改进，它能前瞻性地预防问题的发生，通过常规检查和评估，发现问题的发展趋势，在问题发生前就采取积极的预防措施，防患于未然，它强调质量标准的修订与提高和改进质量评估的方法、强调对员工的尊重。故本题选 A、B、C、D。

62. 【答案】CDE

【解析】领导工作的基本原理包括指明目标原理、目标协调原理、命令一致原理、直接管理原理、沟通联络原理、激励原理。故本题选 C、D、E。

63. 【答案】ACDE

【解析】常用的激发建设性冲突的技巧包括重新构建组织、运用沟通、引进外部成员、任命批评家、奖励持异议者。故本题选 A、C、D、E。

64. 【答案】ABCD

【解析】过度加工，导致信息的模糊或失真属于信息接收者的障碍。故本题选 A、B、C、D。

65. 【答案】ACDE

【解析】在管理职能中，控制的对象包括对财务的控制、对作业的控制、对信息的控制、对人员的控制。故本题选 A、C、D、E。

66. 【答案】ABCDE

67. 【答案】ABE

【解析】自管理科学成为独立学科以来，大体经历了古典管理理论阶段、行为科学理论阶段、现代管理理论阶段三个阶段。故本题选 A、B、E。

68. 【答案】DE

【解析】护理工作的宗旨包括护理活动、患者、护士三个方面的认识和观点。故本题选 D、E。

69. 【答案】ABCD

【解析】控制系统包括受控和施控两个子系统，其中控制对象包括人、财、物、作业、信息和组织的总体绩效。故本题选 A、B、C、D。

70. 【答案】ABC

【解析】控制是组织为确保实现既定目标而进行的检查、监督、纠偏等管理活动一个过程，其目的是保证组织实现目标。故本题选 A、B、C。

71. 【答案】AC

【解析】双因素理论，又称激励保健理论，是激励理论的代表之一，由美国心理学家赫茨伯格于1959年提出。该理论认为引起人们工作动机的因素主要有两个：一是激励因素，二是保健因素。只有激励因素才能够给人们带来满意感，而保健因素只能消除人们的不满，但不会带来满意感。故本题选 A、C。

72. 【答案】ABCD

【解析】护理组织文化形式包括言谈举止、护士服饰、文字符号、实物形象、视听设备、知识竞赛、会议、文艺演出等。故本题选 A、B、C、D。

73. 【答案】ACDE

【解析】护理管理者授权应坚持的原则是合理授权原则、以信为重原则、宽容失败原则、量力授权原则。故本题选 A、C、D、E。

74. 【答案】AB

【解析】领导者影响力的来源于职位权力、个人权力。故本题选 A、B。

三、共用题干题

1. 【答案】C

【解析】人是社会的一员，需要友谊和群体的归宿感，人际交往需要彼此同情、互助和赞许。结合题干，故本题选 C。

2. 【答案】A

【解析】生理需要是个人生存的基本需要。故本题选A。

3. 【答案】B

【解析】安全需要，包括生理上与物质上的安全保障，如不受盗窃的威胁，预防危险事故等。将患者置于离护士站较近的床位，可使其更有安全感。故本题选B。

4. 【答案】A

【解析】期望值是指一个人对某个目标能够实现的可能性大小（概率）的估计，即对某件事情有几成把握。结合题干，故本题选A。

5. 【答案】B

【解析】效价是指行为目标对于满足个体需要的价值，即个体对行为结果的重视程度。故本题选B。

6. 【答案】B

【解析】孟斯特伯格是工业心理学的主要创始人，被尊称为"工业心理学之父"，第1位重视人的心理状态的管理学家。

7. 【答案】D

8. 【答案】D

【解析】我国护理人力资源职称结构分布不合理，初级职称人员多、高级职称人员少的现象十分明显，D正确，故本题选D。

9. 【答案】C

【解析】自我排班是由病区护理人员自己排班，可激励护理人员的自主性，提高工作满意度。优点有：①提高护理人员的积极性；②促进团体凝聚力的提高；③护士长与护理人员关系融洽；④护士长节省排班时间。缺点与分权式排班类似。故本题选C。

10. 【答案】C

11. 【答案】E

【解析】在"设计组织的运行方式"阶段的主要任务包括联系方式的设计、管理范围的设计、各类运行制度的设计、工作程序的设计。故本题选E。

12. 【答案】D

【解析】职位说明书也称职务说明书、岗位说明书，是通过职位描述的工作把直接的实践经验归纳总结上升为理论形式，使之成为指导性的管理文件。故本题选D。

四、案例分析题

1. 【答案】BCDE

【解析】在制订科室岗位数量时，应遵循的原则包括结构合理、能级对应、控制成本、动态调整。故本题选B、C、D、E。

2. 【答案】ABCE

3. 【答案】C

【解析】护士长或带教老师对新上岗的护士、实习生、进修生的控制常采用直接监督控制方法。故本题选C。

4. 【答案】D

【解析】决策过程中最关键的步骤是总体权衡、选定方案。故本题选D。

5. 【答案】A

【解析】目前国内医院进行护理环节质量评价最常用的指标主要包括以下两类：患者护理质量指标，护理环境和人员管理指标。故本题选A。

6. 【答案】ABCDF

【解析】对新入职护士进行培训的基本原则是按需施教，学用一致；综合素质与专业素质培训相结合；重点培训与全员培训相结合；长期性与急用性相结合；与组织战略发展相适应；采取理论知识培训和临床实践能力培训相结合的方式。故本题选A、B、C、D、F。

7. 【答案】A

【解析】基础质量评价即要素质量评价，主要着眼于评价执行护理工作的基本条件，包括组织机构、设施、仪器设备以及护理人员素质等。故本题选A。